Rins

Tradução:
Vicente de Paulo Castro Teixeira
Médico nefrologista. Professor da Pós-Graduação na Disciplina de Nefrologia da Universidade Federal de São Paulo (UNIFESP). Mestre e Doutor em Nefrologia pela UNIFESP. Pós-Doutor pela Ludwig-Maximilians Universität de Munique.

Consultoria, supervisão e revisão técnica desta edição:
Elvino Barros
Médico nefrologista do Serviço de Nefrologia do Hospital de Clínicas de Porto Alegre. Professor associado do Departamento de Medicina Interna da Faculdade de Medicina da Universidade Federal do Rio Grande do Sul (UFRGS). Doutor em Nefrologia pela Universidade Federal de São Paulo/Escola Paulista de Medicina (UNIFESP/EPM). Doutorando em Epidemiologia da UFRGS.

S355r   Schmitz, Paul G.
          Rins : uma abordagem integrada à doença / Paul G. Schmitz ; [tradução: Vicente de Paulo Castro Teixeira ; revisão técnica: Elvino Barros]. – Porto Alegre : AMGH, 2012.
          xvi, 330 p. : il. color. ; 28 cm.

          ISBN 978-85-8055-141-9

          1. Urologia. 2. Nefrologia. 3. Rim. I. Título.

CDU 616.6

Catalogação na publicação: Ana Paula M. Magnus – CRB 10/2052

Rins

Uma abordagem integrada à doença

Paul G. Schmitz, MD, FACP
Professor of Internal Medicine
Department of Internal Medicine
Division of Nephrology
Saint Louis University School of Medicine
St. Louis, Missouri

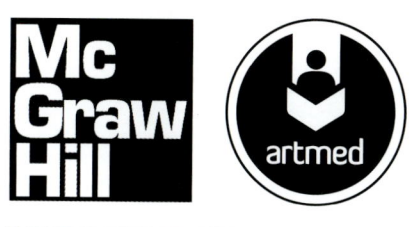

AMGH Editora Ltda.

2012

Obra originalmente publicada sob o título
Renal: an integrated approach to disease, 1st Edition
ISBN 0071621555 / 9780071621557

Original edition copyright © 2012, The McGraw-Hill Companies, Inc.,
New York, New York 10020. All rights reserved.

Portuguese language translation copyright (c)2012, AMGH Editora Ltda.,
a division of Grupo A Educação S.A. All rights reserved.

Arte sobre capa original
VS Digital

Preparação de originais
Cecília Jabs Eger

Leitura final
Lisiane Andriolli Danieli

Coordenador editorial
Alberto Schwanke

Gerente editorial
Letícia Bispo de Lima

Projeto e editoração
Armazém Digital® Editoração Eletrônica – Roberto Carlos Moreira Vieira

Nota

A medicina é uma ciência em constante evolução. À medida que novas pesquisas e a experiência clínica ampliam o nosso conhecimento, são necessárias modificações no tratamento e na farmacoterapia. Os editores desta obra consultaram as fontes consideradas confiáveis, num esforço para oferecer informações completas e, geralmente, de acordo com os padrões aceitos à época da publicação. Entretanto, tendo em vista a possibilidade de falha humana ou de alterações nas ciências médicas, os leitores devem confirmar estas informações com outras fontes. Por exemplo, e em particular, os leitores são aconselhados a conferir a bula de qualquer medicamento que pretendam administrar, para se certificar de que a informação contida neste livro está correta e de que não houve alteração na dose recomendada nem nas contraindicações para o seu uso. Esta recomendação é particularmente importante em relação a medicamentos novos ou raramente usados.

Reservados todos os direitos de publicação, em língua portuguesa, à
AMGH EDITORA LTDA., uma parceria entre GRUPO A EDUCAÇÃO S.A.
e MCGRAW-HILL EDUCATION
Av. Jerônimo de Ornelas, 670 – Santana
90040-340 – Porto Alegre – RS
Fone: (51) 3027-7000 Fax: (51) 3027-7070

É proibida a duplicação ou reprodução deste volume, no todo ou em parte,
sob quaisquer formas ou por quaisquer meios (eletrônico, mecânico, gravação,
fotocópia, distribuição na Web e outros), sem permissão expressa da Editora.

Unidade São Paulo
Av. Embaixador Macedo Soares, 10.735 – Pavilhão 5 –
Cond. Espace Center – Vila Anastácio
05095-035 – São Paulo – SP
Fone: (11) 3665-1100 Fax: (11) 3667-1333

SAC 0800 703-3444

IMPRESSO NO BRASIL
PRINTED IN BRAZIL

Sobre o autor

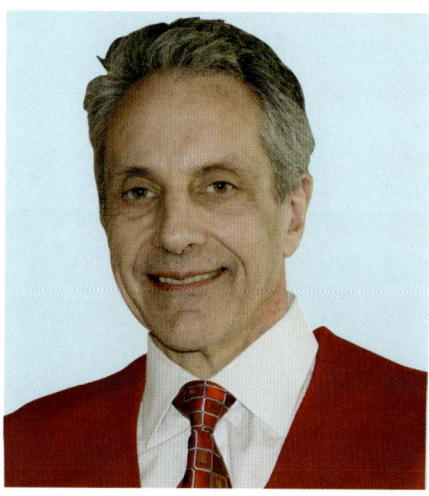

Dr. Schmitz é um importante médico-cientista que há mais de uma década consta na lista dos *America´s Best Doctors*. Ele recebeu diversos prêmios de ensino em diferentes níveis de formação, desde estudantes de graduação em medicina, até residentes, pós-graduandos e professores. Em 2003, recebeu o prestigiado *Missouri Governor's Award* do governador William Holden por excelência de ensino em educação superior. Dr. Schmitz tem estado diretamente envolvido com o currículo de sistemas orgânicos na Saint Louis University School of Medicine. Sua filosofia de aprendizagem salienta as bases científicas da medicina, com o compromisso firme de construir pontes entre as ciências básicas e a medicina clínica.

Coautores

Bahar Bastani, MD
Professor of Internal Medicine
Department of Internal Medicine
Division of Nephrology
Saint Louis University School of Medicine
St. Louis, Missouri

Kevin J. Martin, MB, BCh, FASN
Professor of Internal Medicine
Department of Internal Medicine
Director, Division of Nephrology
Saint Louis University School of Medicine
St. Louis, Missouri

Para os estudantes e residentes de medicina
para quem tive o privilégio de ensinar

Agradecimentos

Esta é, de longe, a seção mais difícil de escrever. É inevitável concluir, entretanto, que muitos dos conceitos contidos neste livro foram influenciados pelos estudantes, residentes, pós-graduandos e colegas com quem tive o privilégio de trabalhar. Eles me inspiraram de tal forma que não há palavra que possa descrever adequadamente tal importância. Obrigado por compartilhar os seus bens mais preciosos – tempo e conhecimento. Na verdade, este livro foi inspirado pela sabedoria coletiva desses nefrologistas exemplares. Sou especialmente grato aos muitos colegas da University of Minnesota e da Saint Louis University, que compartilharam a sua paixão pela aprendizagem e continuam a ser uma inspiração para aspirantes a educadores. Durante os primeiros anos da minha carreira, havia muitos paradigmas maravilhosos que estimulavam a missão acadêmica e muito influenciaram meu entusiasmo pelos princípios científicos que fundamentam a medicina clínica. Sou eternamente grato a Morris Davidman por seu apoio e entusiasmo decidido no ensino de residentes e pós-graduandos. Bill Keane guiou-me através das águas turbulentas da academia (especialmente a capacidade da escrita e do pensamento crítico). Michael O'Donnell passou incontáveis horas ensinando-me os rigores da micropunção renal, enquanto me educava na coleta de dados. A amplitude de conhecimento e sua paixão para integrar ciência e medicina clínica forneceram os fundamentos que moldaram a minha carreira na educação e na pesquisa. Após me mudar para St. Louis, tive a sorte de iniciar um relacionamento profissional e pessoal com Kevin Martin e Saulo Klahr: sua ênfase no médico "completo" (clínica, pesquisa e educação) proporcionou os alicerces deste livro. Sinto muito a falta da notável capacidade de Saulo[*] para conectar a ciência médica com a atenção ao paciente. Gostaria também de registrar, mesmo que postumamente, um agradecimento muito especial a meu colega patologista Luis Madrigal-Salinas, que faleceu em 2009. Luis era um nefropatologista dedicado, um participante regular em nossos seminários semanais de nefrologia e uma autoridade em patologia renal. Muitas das imagens dos Capítulos 2, 16 e 17 foram doadas por Luis para fins de ensino. Não consigo pensar em melhor maneira de honrar sua memória do que a publicação dessas belas imagens. Gostaria também de agradecer a codiretora do Módulo Renal do Programa de Sistemas Orgânicos Humanos pelos últimos 10 anos, Carole Vogler. Seu compromisso com a excelência e suas contribuições para o sucesso de nosso Módulo são maravilhosos (e, sem dúvida, difundidos ao longo deste livro). Gostaria também de agradecer a Stuart Slavin (Associate Dean of Curricular Affairs) por sua crítica construtiva e apoio incondicional durante a preparação deste livro. Além disso, sou muito grato a Adrian DiBisceglie (Chair, Internal Medicine, Saint Louis University) e Philip Alderson (Dean, Saint Louis University School of Medicine) por apoiar a disponibilidade de tempo necessária para completar esta obra. Mais importante, gostaria de agradecer aos estudantes de Medicina da Saint Louis University, que constantemente me desafiaram a melhorar minhas habilidades educacionais. Muito obrigado aos nossos colegas da McGraw-Hill, especialmente Michael Weitz, que confiou neste projeto, e Christie Naglieri, que assegurou a fidelidade deste belo livro. Finalmente, um agradecimento especial às Sras. Diane Goebel, por coordenar o projeto do nosso escritório na St. Louis, e Jayne Wright, por administrar o curso de nefrologia durante os últimos cinco anos. E, o mais importante, eu gostaria de agradecer à minha incrível família, Beth, Hannah e Zachary: o seu essencial apoio durante a preparação deste livro não foi menos que perfeito.

Paulo G. Schmitz

---

[*]Saulo Klahr faleceu em junho de 2010.

Apresentação

Durante muitos anos na medicina acadêmica e por meio de inúmeras entrevistas com alunos, residentes, pós-graduandos das especialidades e aspirantes ao corpo docente, tenho ficado frequentemente impressionado pela resposta à pergunta sobre a razão pela qual o candidato deseja fazer carreira na medicina acadêmica. A resposta mais frequente é que eles "gostam de ensinar". Quando perguntado *por que* eles gostam de ensinar, muitas vezes é dito que ensinar nos conserva atualizados e que se pode aprender muito com os alunos e residentes. Dessa forma, eles estão usando o "ensinar" para eles mesmos aprenderem! Na prática, muitos gostam simplesmente de "se exibir" com o que sabem e impressionar os alunos com a complexidade e a profundidade de seus conhecimentos.

Esse quadro contrasta com a atitude do autor deste livro, Paul Schmitz, a quem eu conheço como amigo e colega há muitos anos. Ele tem o que acredito ser a verdadeira motivação de um professor, que é ministrar o conteúdo de uma palestra ou discussão de forma que possa ser compreendido. Ele tem a capacidade única de se colocar no lugar do aluno, do residente, do pós-graduando ou do membro mais novo do corpo docente e traçar seu plano de ensino com o objetivo de ministrar o conteúdo de uma forma sob medida às necessidades deles e em nível apropriado. Sua sólida formação clínica, seu treinamento em pesquisa básica e em fisiologia e sua habilidade em ler e assimilar as novidades da ciência e da medicina proporcionam um panorama abrangente para o aprendizado contínuo. Ele pode apresentar uma visão geral simplificada, se necessário, ou detalhada, se for preciso. Ele sempre avalia o resultado do seu esforço de ensino perguntando se a mensagem apropriada foi recebida, orgulha-se de um trabalho bem feito e fica verdadeiramente decepcionado e preocupado se a classe não apreender a mensagem por completo. Essa atitude pode ser vista neste livro, no qual ele se deu ao enorme trabalho de apresentar o conteúdo de maneira facilmente compreensível, incorporou conceitos científicos de forma lógica e prática e acrescentou ilustrações bem trabalhadas e muito úteis para esclarecer conceitos complexos.

Este projeto começou realmente há vários anos, quando Dr. Schmitz assumiu o papel de liderança no ensino do módulo renal na Saint Louis University School of Medicine. Ele procurou longa e arduamente um texto adequado ou fonte de referência para os alunos. No final, organizou uma apostila que não apenas estabeleceu o padrão para a escola de medicina, como recebeu muitos elogios por parte dos alunos, de modo que serviu como um modelo para muitas outras disciplinas. Isso, então, foi estendido para os residentes da medicina interna e, posteriormente, para os estagiários da especialidade de nefrologia. Em cada nível, seus esforços foram reconhecidos com inúmeros elogios e prêmios de ensino ao longo dos anos. Ele tem liderado o ensino na Divisão de Nefrologia, elevou o patamar para alcançar a excelência, e seus esforços ininterruptos para melhorar e refinar a apostila original evoluíram para finalmente culminar neste livro, que é uma destacada contribuição para a educação médica. Isto é o que "gostar de ensinar" deve significar!

Kevin J. Martin, MB, BCh, FASN
Professor of Internal Medicine
Director, Division of Nephrology
Saint Louis University
Saint Louis, MO

Prefácio

Nas duas últimas décadas, as escolas médicas têm feito a transição para um currículo integrado que está focado nos sistemas orgânicos específicos. De forma importante, esses novos modelos são implicitamente translacionais* e pretendem mesclar os elementos centrais da biologia celular e molecular, da fisiologia, da farmacologia, da patologia e da anatomia com a medicina clínica. Este livro (e outros da série) foi concebido para servir como um auxílio para cursos de escolas que utilizam uma abordagem de ensino baseada em órgãos.

Este livro deve atrair em especial alunos que desejam preencher a lacuna entre a ciência da medicina e a prática da medicina. Foi tomado grande cuidado para sintetizar a farta e relevante literatura em conceitos digeríveis. Assim como um edifício requer uma base sólida para a sua estabilidade, alterações e atualizações, o estudante de medicina perspicaz precisa de uma base sólida nas ciências básicas para desenvolver uma abordagem segura no diagnóstico diferencial e tratamento. Em todo o livro, incluí correlações clínicas que vinculam conceitos fundamentais com cenários clínicos. Isso é evidente principalmente nos primeiros capítulos, direcionados para as ciências básicas. As correlações clínicas fornecem um poderoso incentivo para a absorção de conceitos importantes, mas também são bastante desafiadoras para alunos com pouca exposição clínica. Para esses leitores, gostaria de sugerir uma abordagem minimalista com foco no contexto e posterior retorno para as correlações clínicas, depois de estarem confortáveis com o conteúdo central.

Cada capítulo é dividido em cinco seções principais com objetivos específicos:

1. Os objetivos de aprendizagem são elaborados no sentido de articular claramente o resultado do aprendizado pretendido.
2. O conteúdo central enfatiza conceitos. Meu objetivo foi transformar um tema complexo em uma apresentação compreensível, completa e atual. O uso de ilustrações originais com legendas extensas e detalhadas permite ao aluno se concentrar em conceitos importantes ou difíceis. Além disso, correlações clínicas foram cuidadosamente incorporadas para enfatizar a relevância da ciência para o cuidado com o paciente ou para esclarecer uma área complexa. Para maior clareza, conteúdos controversos foram simplificados. Contudo, a bibliografia serve para refletir sobre áreas controversas (notadamente, cientistas e médicos nem sempre estão de acordo).
3. Uma breve bibliografia comentada composta de 5 a 15 referências "legíveis". A prioridade foi colocada tanto na legibilidade quanto no impacto. Em minha experiência, os alunos são em geral sobrecarregados pelo grande volume e densidade das leituras complementares. Meu objetivo foi selecionar artigos originais bem escritos e revisões que inspirem o aluno e proporcionem uma perspectiva adicional.
4. Um resumo dos pontos-chave que mostram o "grande cenário". A seção resumo deve ser especialmente útil para revisão rápida antes dos exames padronizados e, é claro, depois de completar um capítulo.
5. Exemplos de exercícios com explicações detalhadas. O formato da pergunta é quase sempre baseado em casos e semelhante aos utilizados nos exames padronizados, como o USMLE** ou de conselhos nacionais. Incluí uma discussão sobre a justificativa para a resposta correta, assim como para as respostas incorretas, para deixar a aprendizagem mais completa.

As seções clínicas, que compreendem o último terço do livro, foram projetadas para o aluno em nível avançado, embora as informações sejam de natureza conceitual e incorporem ou se baseiem em princípios científicos fundamentais.

Por que participar na autoria de todos os capítulos? Eu ocasionalmente me encontrei fazendo essa mesma pergunta nas altas horas da noite e nas sessões matinais. No entanto, estou convencido de que tal abordagem gera uma fluidez que permanece firmemente focada em conceitos de

---

* N. de T. Embora essa palavra não exista nos dicionários de língua portuguesa, atualmente no meio acadêmico fala-se muito em medicina translacional, que significa a transposição de descobertas da investigação básica para aplicações clínicas, incluindo a validação científica dos resultados experimentais.

** N. de T. USMLE: sigla em inglês para Exame de Licenciamento Médico dos Estados Unidos. É um exame pelo qual o médico é obrigado a se submeter para obter a licença para praticar a Medicina.

aprendizagem, em vez de memorização de fatos. Tive a sorte de recrutar vários especialistas no campo para auxiliar com todos os capítulos, seja como coautor, ou simplesmente como um par de olhos (ver agradecimentos).

Finalmente, este livro reflete o compromisso de 20 anos com o ensino e a aprendizagem. Claramente, estou esperançoso de que a combinação da minha experiência clínica e científica repercuta no aluno, independentemente do nível. Apesar das longas horas e do tempo longe dos amigos e familiares, tive muito prazer em elaborar este livro. Espero que ele preencha uma lacuna para aqueles que procuram por uma ferramenta de aprendizado que faça a ponte entre a ciência e a medicina clínica – especialmente, os estudantes de medicina em transição para a prática profissional, residentes ou pós-graduandos de nefrologia ou residentes interessados à procura de uma revisão dos conceitos básicos, e profissionais que desejem sucintamente revisar os mais recentes avanços científicos no campo nefrológico. Mais importante, espero que este livro lhes inspire a alcançar seu vasto potencial como profissionais da saúde.

Paul G. Schmitz

Sumário

SEÇÃO I | ANATOMIA RENAL

1. **Desenvolvimento normal e anomalias congênitas** 3
   PAUL G. SCHMITZ

2. **Anatomia macro e microscópica e correlações fisiológicas** 11
   PAUL G. SCHMITZ E BAHAR BASTANI

SEÇÃO II | FISIOLOGIA RENAL

3. **Composição dos fluidos corporais e administração de líquidos** 29
   PAUL G. SCHMITZ

4. **Hemodinâmica glomerular** 39
   PAUL G. SCHMITZ

5. **Princípios da depuração renal** 47
   PAUL G. SCHMITZ

6. **Transporte de eletrólitos e de água no túbulo proximal** 51
   PAUL G. SCHMITZ

7. **Transporte de eletrólitos e de água na alça de Henle** 63
   PAUL G. SCHMITZ

8. **Transporte de eletrólitos e de água no túbulo distal** 73
   PAUL G. SCHMITZ

9. **Endocrinologia renal** 83
   PAUL G. SCHMITZ E KEVIN J. MARTIN

SEÇÃO III | DISTÚRBIOS ELETROLÍTICOS

10. **Distúrbios hídricos** 93
    PAUL G. SCHMITZ

11. **Distúrbios do potássio** 105
    PAUL G. SCHMITZ

12. **Edema e uso de diurético** 117
    PAUL G. SCHMITZ

SEÇÃO IV | ÁCIDO-BASE

13. **Fisiologia acidobásica** 133
    PAUL G. SCHMITZ E BAHAR BASTANI

14. **Distúrbios acidobásicos** 147
    PAUL G. SCHMITZ E BAHAR BASTANI

SEÇÃO V | DOENÇA RENAL

15. **Abordagem do paciente com doença renal e do trato urinário** 161
    PAUL G. SCHMITZ

16. **Doença glomerular** 175
    PAUL G. SCHMITZ

17. **Doenças túbulo-intersticiais** 203
    PAUL G. SCHMITZ

SEÇÃO VI | INSUFICIÊNCIA RENAL

18. **Lesão renal aguda** 223
    PAUL G. SCHMITZ

19. **Doença renal crônica** 239
    PAUL G. SCHMITZ, KEVIN J. MARTIN E BAHAR BASTANI

SEÇÃO VII | DOENÇAS DIVERSAS

20. **Hipertensão** 267
    PAUL G. SCHMITZ

21. **Doenças urológicas** 293
    PAUL G. SCHMITZ

Respostas dos exercícios 313
Índice 321

Lista de abreviaturas

ADAMTS13	uma disintegrina-metaloproteinase-símile com trombospondina tipo 13
AEE	agente estimulador da eritropoese
AGU	*anion gap* urinário
AINE	anti-inflamatório não esteroide
AKIN	rede de estudo da lesão renal aguda
ALLHAT	estudo com tratamento anti-hipertensivo e hipolipemiante para prevenir o infarto cardíaco
ANCA	anticorpo citoplasmático antineutrófilo
AQ-1	aquaporina 1
AQP	aquaporina
ARA	agente bloqueador de receptor da angiotensina
ASI	atividade simpaticomimética intrínseca
ATR	acidose tubular renal
ATRd	acidose tubular renal distal
BCC	bloqueadores de canais de cálcio
BUN	nitrogênio derivado da ureia
C3NeF	fator nefrítico C3
CAP	células apresentadoras de antígeno
CAPD	diálise peritoneal ambulatorial contínua
CCE-R	canal de cloreto específico do rim
CCE-RB	canal de cloreto específico do rim-B
CCK	cotransportador do cloreto de potássio
CCNa	cotransportador do cloreto de sódio
CCPD	diálise peritoneal cíclica contínua
CCR	carcinoma célula renal
CENa	canal epitelial de sódio
CERA	ativador contínuo do receptor de eritropoetina
CNaB	cotransportador sódio-bicarbonato
CnaB-1	cotransportador sódio-bicarbonato-1
CSA	ciclosporina
CTLA4	antígeno citotóxico da célula T4
CTRF	canal transmembrana regulador da fibrose cística
DAR	dispositivo de assistência renal
DASH	abordagem dietética contra hipertensão
DCCT	estudo sobre controle e complicações do diabetes
DCM	ducto coletor medular
DHRP1	doença hepática e renal policística 1
DIC	diabetes insípido central
DIN	diabetes insípido nefrogênico
DMID	diabetes melito insulinodependente
DMNID	diabetes melito não insulinodependente
DPO	diurese pós-obstrutiva
DRC	doença renal crônica
DRCT	doença renal crônica terminal
DRP	doença renal policística
DRPA	doença renal policística do adulto
EAM	síndrome do excesso aparente de mineralocorticoide
FENa	fração de excreção de sódio m
FENU	fração de excreção de nitrogênio ureico
FGF	fator de crescimento do fibroblasto
GATC	gobulina antitimócito de coelho
GESF	glomeruloesclerose segmentar e focal
GKTT	gradiente de potássio transtubular
GLUT	transportador de glicose
GLUT-2	transportador de glicose
GM	glomerulopatia membranosa
GNA	glomerulonefrite aguda
GNMP	glomerulonefrite membranoproliferativa
GNPE	glomerulonefrite pós-estreptocócica
GNPI	glomerulonefrite pós-infecciosa
GNRP	glomerulonefrite rapidamente progressiva
HAC	hiperplasia adrenal congênita
H-ATPase	ATPase do hidrogênio
HIF1	fator induzível por hipoxia 1
HOXP	hiperoxaluria primária
HRG	hipertensão remediável por glicocorticoides
HSI	hipertensão sistólica isolada
ICC	insuficiência cardíaca congestiva
IEC	inibidor da enzima de conversão
IF	imunofluorescência
IRA	insuficiência renal aguda
ITU	infecção do trato urinário
JNC	junta do comitê nacional sobre prevenção, detecção e tratamento da hipertensão arterial
KDOQI	ação sobre a qualidade dos resultados em diálise renal
LCE	lesão crônica do enxerto
LECO	litrotripsia extracorpórea por ondas de choque
LES	lúpus eritematoso sistêmico
LSA	lesão renal aguda

LTA	lesão tubular aguda	ROMK	canal de potássio da medula externa renal
MAPA	monitoração ambulatorial da pressão arterial	RPLA2	receptor de fosfolipase-A2
		rPTH1	receptor 1 do paratormônio
MDRD	estudo sobre a modificação da dieta em doença renal	RSCa	receptor sensor de cálcio
		SDO	síndrome de desmielinização osmótica
ME	microscopia eletrônica	SGK1	quinase regulada pelo glicocorticoide sérico 1
MHC	complexo principal de histocompatibilidade		
		SHR	síndrome hepatorrenal
MIA	microalbuminuria	SHU	síndrome hemolítico-urêmica
MLR-1	molécula de lesão renal-1	SIHAD	síndrome da secreção inapropriada do hormônio antidiurético
MMF	mofetil de micofenolato		
MO	microscopia óptica	SLC	grupo carregador de soluto
MT	microangiopatia trombótica	SNAREs	receptores solúveis para proteínas de ligação ao fator sensível ao N-ethylmaleimide
mTOR	alvo da rapamicina de mamífero		
NAG	N-acetil-b-D-glucosaminidase		
NC1	domínio não colagênico	SRA sistema	renina-angiotensina
NCX1	contratransportador sódio/cálcio	SRAA	sistema renina-angiotensina-aldosterona
ND	nefropatia diabética	TA-1	trocador de ânion-1
Nedd4-2	expresso na célula precursora neural, infrarregulado no desenvolvimento 4-2	TAO	transportador aniônico orgânico
		TCO	transportador catiônico orgânico
NFAT	fator nuclear da célula T ativada	THP	proteína de Tamm-Horsfall
NFT	nefronoftise	TPN	cotransportador de fosfato dependente de sódio
NGAL	lipocalcina associada à gelatinase do neutrófilo		
		TPN2a	cotransportador de fosfato dependente de sódio 2a
NHANES	Inquérito Nacional sobre Exames de Saúde e Nutricional		
		TPN2c	cotransportador de fosfato dependente de sódio 2c
NHE	trocador de sódio por hidrogênio		
NHLBI	Instituto Nacional do Coração, Pulmão e Sangue	TRPC	canais de cátion da família dos receptores de potencial transitório
NKCC2	cotransportador sódio, potássio, 2 cloretos	TRPM6	canal de receptor de potencial transitório melastatina tipo 6
NKF	Fundação Nacional do Rim		
NTA	necrose tubular aguda	TRPV5	canal de receptor de potencial transitório vaniloide tipo 5
NTI	nefrite túbulo-intersticial		
NTIA	nefrite túbulo-intersticial aguda	TSGL	cotransportador de sódio-glicose
NTIC	nefrite túbulo-intersticial crônica	t-SNARE	SNARE-alvo
PAD	pressão arterial diastólica	TSR	terapia substitutivas renais
PAM	pressão arterial média	TU-A	transportador de ureia-A
PAN	peptídeo atrial natriurético	TU-B	transportador de ureia-B
PAS	pressão arterial sistólica	V1R	receptor de vasopressina 1
PC1	policistina-1	V1Ra	receptor de vasopressina 1 subtipo a
PC2	policistina-2	V1Rb	receptor de vasopressina 1 subtipo b
PCN	peptídeo cerebral natriurético	V2R	receptor de vasopressina 2
PFGAs	produtos finais de glicação avançada	VAMP	proteína de membrana associada à vesículas
PLC	fosfolipase C		
PLFK	proteína ligante do FK506	VCE	volume circulante efetivo
PMCA1b	ATPase de cálcio da membrana plasmática 1b	VDR	receptor de vitamina D
		VEGF	fator de crescimento endotelial vascular
PNC	peptídeo natriurético tipo C	v-SNARE	SNARE de vesículas
PTCA	angioplastia transluminal percutânea	WNK	proteinaquinase deficiente de lisina ou sem lisina
PTH	paratormônio		
PTT	púrpura trombocitopênica trombótica	WNK1	proteinaquinase deficiente de lisina 1
pVHL	supressor de tumor von Hippel-Lindau	WNK4	proteinaquinase deficiente de lisina 4
RIFLE	risco, lesão, insuficiência, perda de função e DRCT	WT1	supressor de tumor de Wilms 1

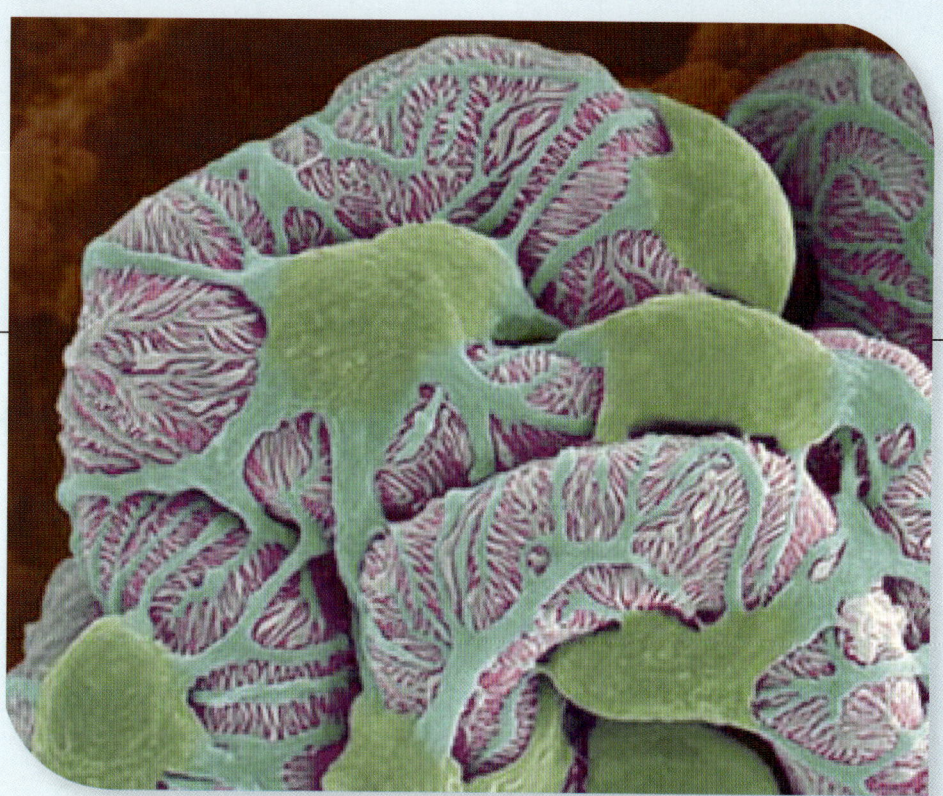

SEÇÃO I

ANATOMIA RENAL

Capítulo 1

Desenvolvimento normal e anomalias congênitas

PAUL G. SCHMITZ

Objetivos de aprendizagem

O leitor deverá:

- Descrever a ontogenia e a função do pronefro, mesonefro e metânefro durante o desenvolvimento normal.
- Listar as estruturas que são derivadas do mesonefro, metanefro e broto uretérico durante o desenvolvimento normal.
- Elaborar um diagrama representando o intercâmbio molecular entre o broto uretérico e o blastema metanéfrico. Discutir como esse fenômeno está envolvido no desenvolvimento normal do rim e do sistema coletor.
- Descrever as anormalidades no desenvolvimento que levam a anomalias congênitas do trato urinário.
- Listar e fornecer uma breve descrição das anomalias congênitas dos rins, das artérias renais, dos ureteres, da bexiga e da uretra.

Introdução

Os sistemas genital e urinário originam-se do mesoderma intermediário, uma crista longitudinal de células mesenquimais (saliência urogenital) ao longo da parede dorsal da cavidade amniótica (Figura 1.1). O mesoderma intermediário (cordão nefrogênico) dá origem a uma unidade excretora no sentido craniocaudal que é dividida em três unidades (Figura 1.2):

- Pronefro
- Mesonefro
- Metanefro (rim definitivo)

Pronefro

O pronefro é vestigial, transitório e não funcional. Ele é análogo aos rins no peixe primitivo, consistindo em poucos agrupamentos de células (também conhecidas como nefró-

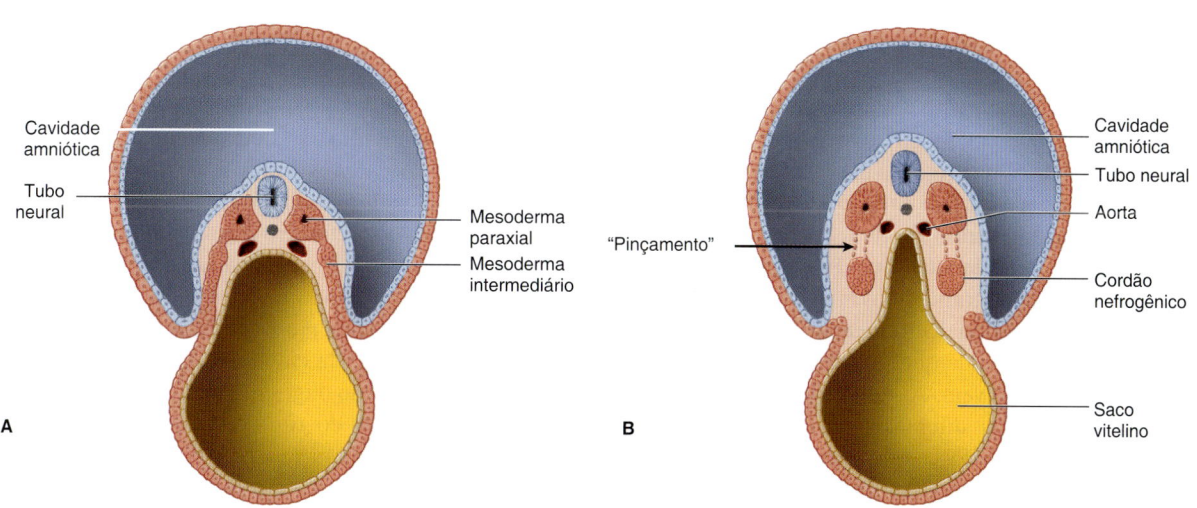

FIGURA 1.1 Secção transversal de um embrião de 28 dias, revelando o mesoderma intermediário (**A**) que é gradualmente separado pelo "pinçamento" do mesoderma paraxial e forma o cordão nefrogênico. (**B**) O cordão nefrogênico estende-se da região cervical à caudal (não mostrado).

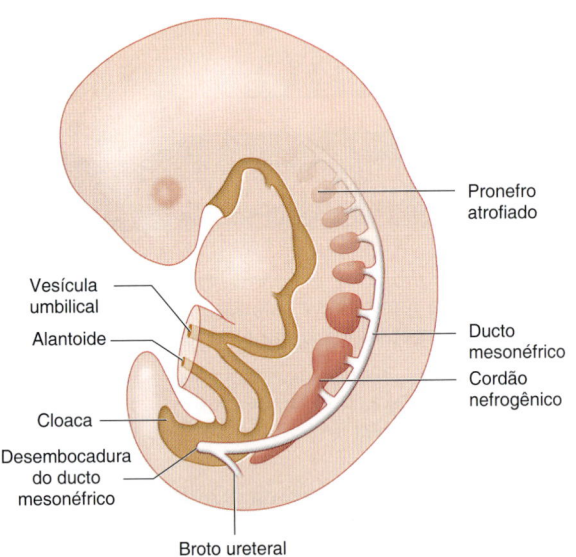

FIGURA 1.2 Secção sagital por meio de um embrião de 4 semanas. Observar o cordão craniocaudal de tecido (cordão nefrogênico), com segmentação na região cranial (pronefro). O pronefro se atrofia enquanto o mesonefro se diferencia no ducto mesonéfrico ou Wolffiano (que se funde e se esvazia na cloaca) e em túbulos curtos em forma de S que se associam com capilares derivados de ramos da aorta. Essas unidades formam um sistema excretor transitório que se assemelha ao néfron adulto. Por volta da 10ª semana, o sistema mesonéfrico se degenera à medida que o rim definitivo se desenvolve a partir do metanefro.

tomos) na região cervical. Essas unidades excretoras regridem ao final da quarta semana de gestação à medida que as regiões mais caudais do cordão nefrogênico se desenvolvem.

Mesonefro

No embrião humano, no 22º dia de gestação, células mesenquimais comprometidas do mesoderma intermediário anterior proliferam-se para formar a crista urogenital. Nessa área, aparecem agrupamentos de tecido nefrogênico segmentalmente arranjados em sequência cefalocaudal. Em cada cordão urogenital desenvolve-se um tubo longitudinal sólido, o ducto mesonéfrico, que se abre na cloaca. O tecido mesonéfrico dá origem a uma alça em forma de S (túbulo excretor), que adquire um tufo de capilares também conhecido como glomérulo (Figura 1.3). Coletivamente, essas estruturas compreendem um corpúsculo renal. Em média, 30 conjuntos de corpúsculos renais segmentalmente arranjados drenam para o ducto mesonéfrico. A formação de urina começa à medida que as unidades excretoras do mesonefro se desenvolvem. À proporção que as unidades mesonéfricas caudais se diferenciam, as unidades craniais se degeneram. No sexo masculino, alguns túbulos segmentados mesonéfricos caudais persistem para se transformar nos ductos eferentes dos testículos; ao passo que os ductos mesonéfricos se tornam o epidídimo e o ducto deferente. No segundo trimestre, o mesonefro já não é mais funcional.

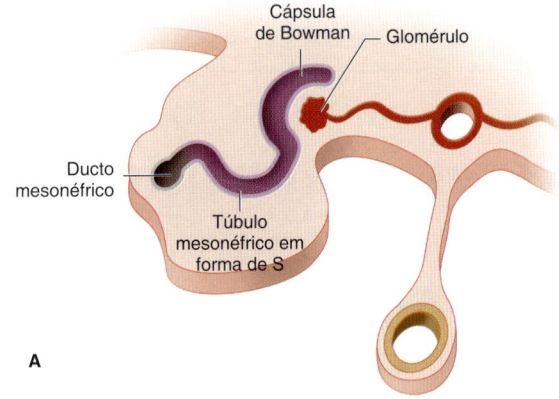

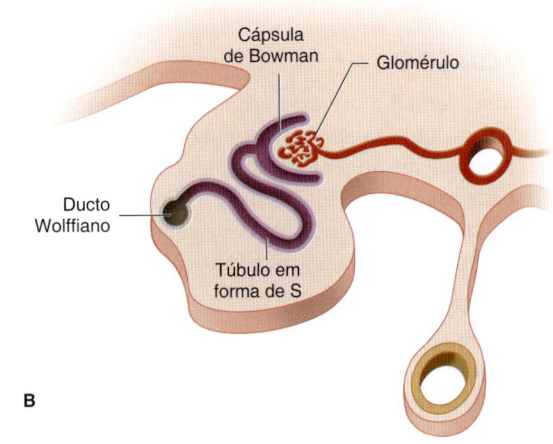

FIGURA 1.3 A. Corte transversal revelando um túbulo em forma de S que se associou com o ducto mesonéfrico. **B.** Observar a estrutura em forma de taça que envolve um tufo capilar (glomérulo). Coletivamente, este néfron primitivo produz urina a partir, aproximadamente, da 4ª até 10ª semana de gestação.

Metanefro

O metanefro (rim definitivo), começa a se desenvolver na quinta semana e torna-se funcional pela nona semana. Embora a eliminação dos resíduos metabólicos seja primeiro realizada pela placenta, o metanefro produz urina. A urina derivada do metanefro é essencial para o acúmulo do fluido amniótico que, por sua vez, é crucial para o crescimento e desenvolvimento normais do feto. Qualquer condição que interfira na produção da urina ou impeça sua drenagem para dentro da cavidade amniótica leva a uma condição referida como oligo-hidrâmnio.

O sistema coletor do rim definitivo desenvolve-se a partir de um divertículo metanéfrico epitelial ou broto uretérico que surge a partir do ducto mesonéfrico nas proximidades de sua desembocadura na cloaca (Figura 1.4). O broto uretérico penetra o tecido metanéfrico (blastema metanéfrico) e se subdivide até 15 vezes para formar o sistema de Henle, túbulo contorcido distal e túbulo conector. As células endoteliais migram para a extremidade oposta ao do túbulo em formato de S e se diferencia no tufo capilar ou glomérulo. O tufo capilar glomerular recebe o sangue de uma arteríola aferente (derivada de ramos da aorta dorsal) e drena sangue para uma arteríola muscular eferente. A arteríola eferente envolve os túbulos, servindo, dessa forma, como o principal suprimento sanguíneo para os túbulos renais. Os túbulos e glomérulos compõem a unidade funcional básica do rim, isto é, o néfron. Após a nefrogênese estar completa, aproximadamente na 32ª semana de gestação, os rins aumentam em tamanho pela hipertrofia dos néfrons existentes.

Indução recíproca no desenvolvimento renal

Se o broto uretérico não se forma ou é anormal, o blastema metanéfrico não se desenvolve. Ao contrário, se o blastema metanéfrico é defeituoso, não ocorre a ramificação ordenada e o crescimento do broto uretérico. Várias horas de contato da ampola do broto uretérico com o blastema metanéfrico são necessárias para induzir a formação da vesícula epitelial e o subsequente desenvolvimento do néfron. Antes da indução, o supressor de tumor de Wilms 1 (WT1) é expresso na massa metanéfrica e acredita-se que ele induza competência (capacidade de resposta a sinais moleculares) ao broto uretérico (Figura 1.6). O WT1 também regula a síntese do fator neurotrópico derivado da glia (GNDF) e o fator de crescimento do hepatócito (HGF) no mesênquima. Esses fatores estimulam a ramificação do broto uretérico. Os receptores de tirosina-quinase, RET e MET, funcionam como receptores para o GNDF e HGF, respectivamente. RET e MET são expressos inicialmente no ducto mesonéfrico e depois localizam-se na ponta do broto uretérico. O fator de crescimento do fibroblasto 2 (FGF-2) e da proteína morfogenética óssea 7 (BMP7) são expressos pelo broto uretérico. Essas moléculas sinalizadoras impedem a apoptose no blastema metanéfrico e sinalizam para o mesênquima crescer e agregar. Elas também parecem induzir a expressão de WT1. Subsequentemente, WNT9B e WNT6 são expressas no broto uretérico que, por sua vez, induzem a expressão de PAX2 e WNT4 no mesênquima metanéfrico. PAX2 induz a agregação do mesênquima metanéfrico, enquanto WNT4 induz o desenvolvimento do epitélio tubular renal no mesênquima agregado (transformação mesênquimo-epitelial).

Ascensão dos rins

Os rins se desenvolvem inicialmente na região pélvica em ambos os lados da aorta. O crescimento relativo e a retificação do corpo elevam o rim para dentro do abdome (aproximadamente ao nível de T12-L3). Durante a ascensão, os

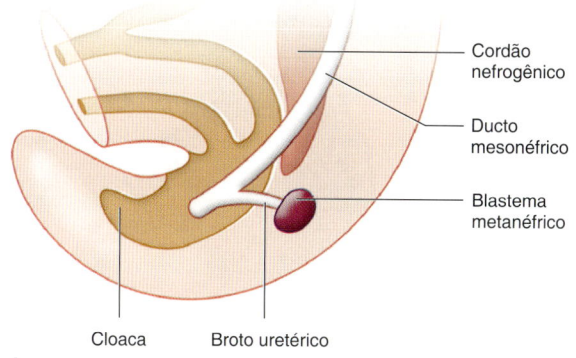

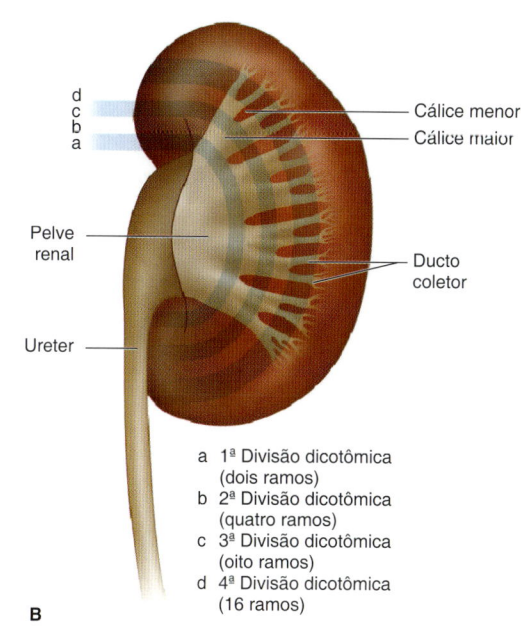

FIGURA 1.4 A. O rim definitivo é derivado da interação do broto uretérico com o blastema metanéfrico circundante. A pelve renal surge da extremidade dilatada do broto uretérico. **B.** Várias fases de ramificação (talvez até 15 gerações) são responsáveis pela formação dos cálices maiores e menores e 1 a 3 milhões de túbulos coletores.

coletor definitivo, incluindo o ureter, a pelve renal, os cálices maiores e menores e 1 a 3 milhões de túbulos coletores.

O blastema metanéfrico (também conhecido como massa metanéfrica do mesoderma intermediário ou blastema metanefrogênico) é formado pelo mesoderma da porção caudal do cordão nefrogênico. Ele se condensa e se encapsula ao redor da porção mais distal do broto uretérico (Figura 1.5). O broto uretérico induz as células mesenquimais na massa metanéfrica a gerar as vesículas metanéfricas (vesículas renais), as quais se alongam originando os túbulos em formato de S. Uma extremidade do túbulo em S se funde com a extremidade distal do broto uretérico para estabelecer continuidade da via urinária. O túbulo se alonga e se diferencia no túbulo contorcido proximal, alça

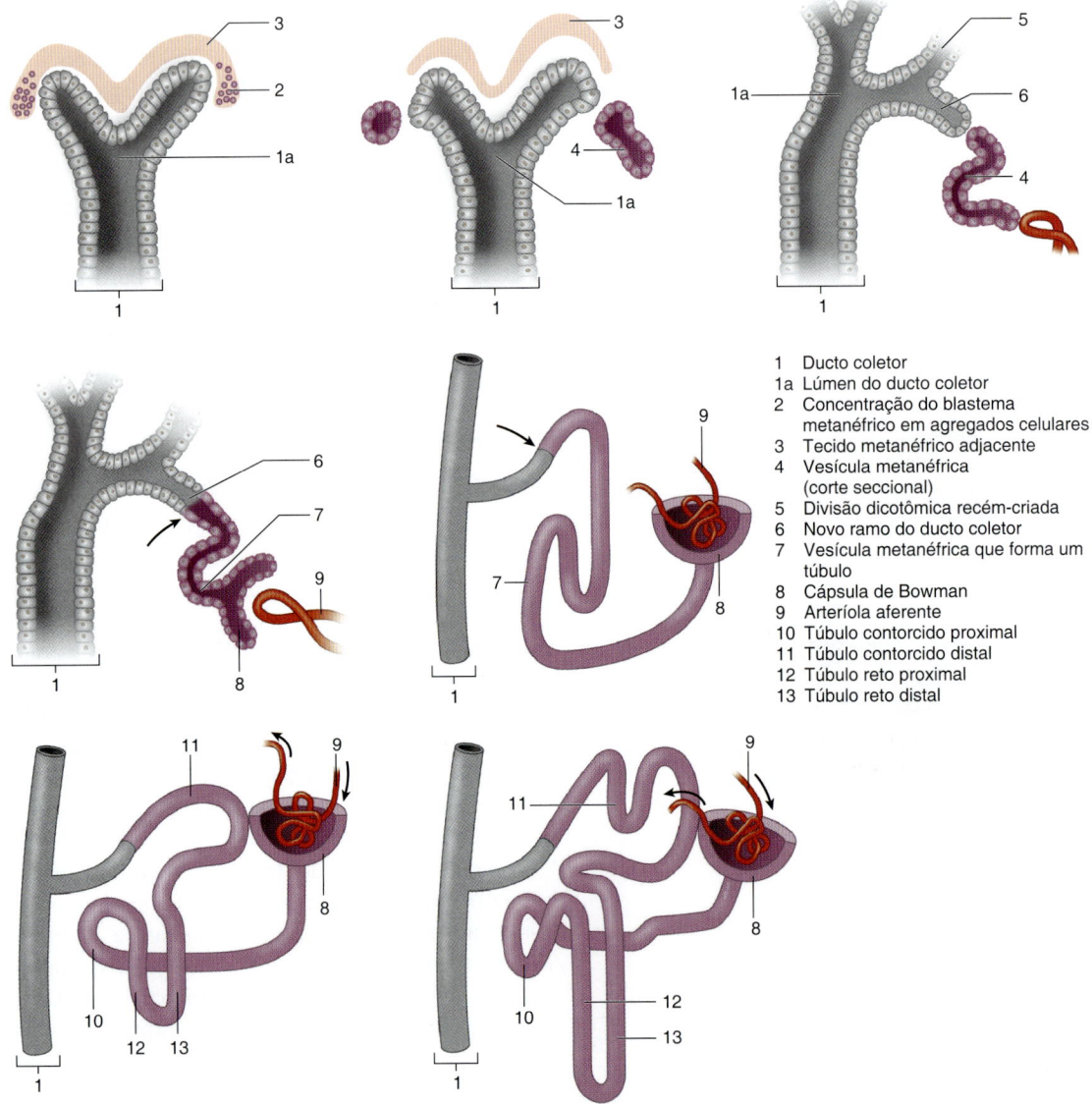

FIGURA 1.5 O tecido metanéfrico inicialmente se aglutina em torno do broto uretérico. A indução recíproca do blastema inicia a formação das vesículas metanéfricas. As vesículas se alongam em estruturas tubulares em forma de S que se fundem em uma extremidade com ramos do ducto coletor (derivado da divisão dicotômica do broto uretérico) e na extremidade oposta com um tufo de capilares derivado de ramos da aorta. O crescimento e alongamento dos túbulos levam à formação do túbulo contorcido proximal, alça de Henle e túbulo contorcido distal, isto é, o néfron adulto.

rins são deslocados lateralmente e seus hilos associados, que estão situados ventralmente, mudam para a posição medial. Essa mudança deve-se em parte ao crescimento excedente dos lábios do hilo e à rotação. Na sua posição pélvica, os rins são perfundidos por ramos das artérias ilíacas comuns. À medida que eles ascendem a cada nível, novas artérias renais originam-se do segmento cefálico da aorta e os ramos inferiores se degeneram. As artérias renais definitivas são os ramos mais craniais que suprem os rins. A ascensão dos rins cessa quando eles entram em contato com as glândulas adrenais. Devido ao processo de aparecimento e degeneração sequenciais dos ramos da aorta que suprem os rins, 25% da população pode apresentar duas ou mais artérias renais supranumerárias (acessórias) (Figura 1.7).

Bexiga urinária

Durante a sexta semana de gestação, a cloaca é dividida pelo septo urorretal em reto posterior e seio urogenital, o qual é contínuo com a alantoide que apresenta uma base

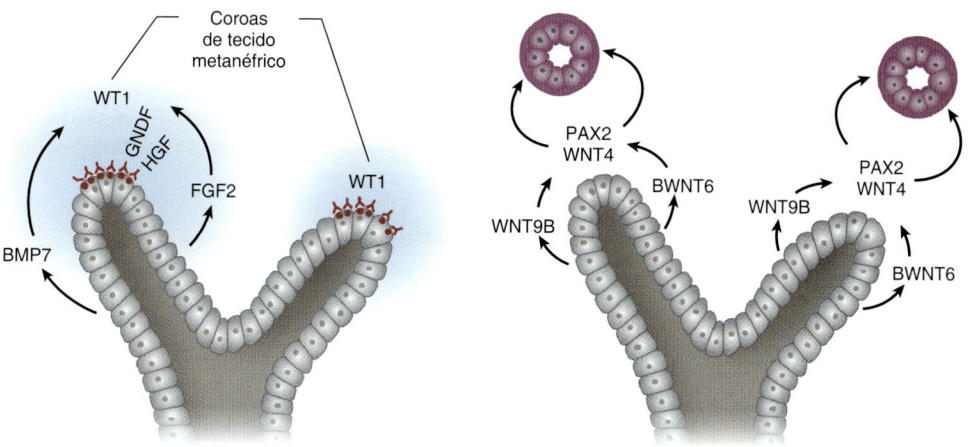

FIGURA 1.6 Mecanismos de sinalização envolvidos na regulação do desenvolvimento renal normal (ver *Indução recíproca*, anteriormente). De forma importante, o broto uretérico e o blastema metanéfrico produzem sinais críticos que regulam o seu próprio desenvolvimento, assim como um ao outro. (Modificada com a permissão de TW Sadler, ed. Langman's Medical Embryology New York, NY: Wolters Kluwer Health, 2010. http://lww.com. Fig.15-7, p 239.)

dilatada. O seio urogenital é dividido em um segmento cefálico vesical dilatado, segmento médio pélvico estreito e segmento caudal fálico. O segmento vesical forma a bexiga urinária. O segmento pélvico médio, na mulher, forma a maior parte da uretra e, no homem, forma a uretra prostática e membranosa. O segmento caudal fálico (também conhecido como seio urogenital definitivo) é coberto pela membrana urogenital. Nas mulheres, o seio urogenital definitivo origina uma pequena porção da uretra e vestíbulo e, nos homens, ele forma a uretra peniana.

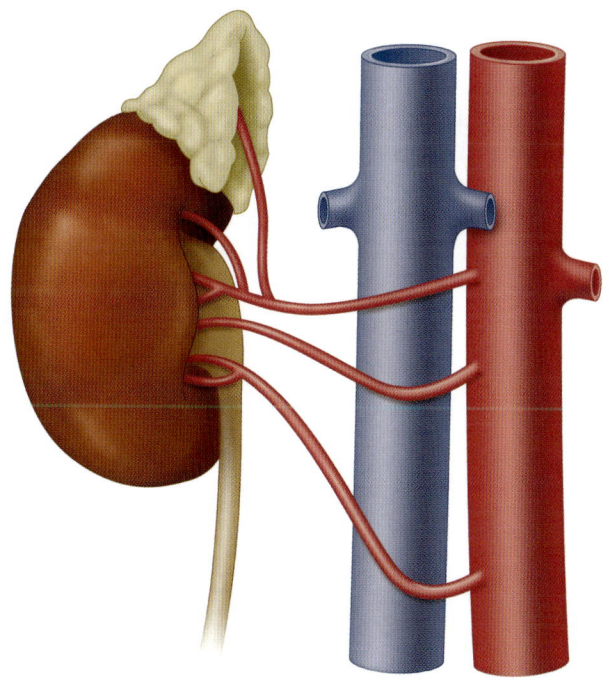

FIGURA 1.7 Artérias renais acessórias. Múltiplos vasos renais ocorrem por causa da persistência de vasos embrionários durante a ascensão dos rins.

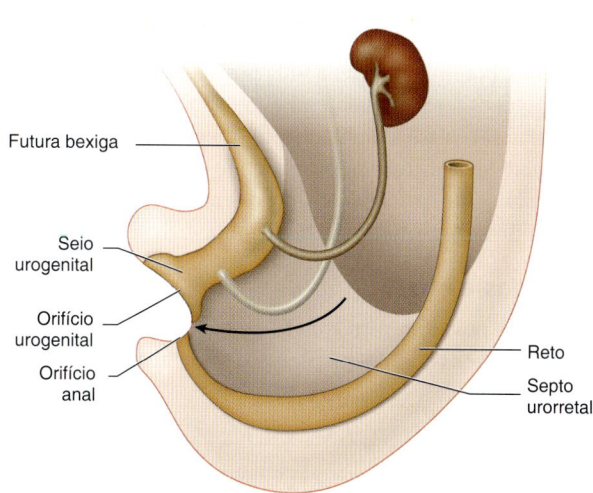

FIGURA 1.8 Segmentação da cloaca. Notar que o septo urorretal dividiu a cloaca em seio urogenital (a parte superior torna-se a bexiga definitiva) e reto.

Anomalias congênitas do rim e trato urinário (ACRTU)

Anormalidades no desenvolvimento anatômico renal e do trato urinário podem originar malformações congênitas em 3-4% dos recém-nascidos. A maior parte das lesões pode ser detectada antes do nascimento por meio da ultrassonografia renal.

Anomalias renais

Agenesia renal

A agenesia renal ocorre quando o broto uretérico falha na indução do blastema metanéfrico. Possíveis explicações incluem a incapacidade do broto uretérico de penetrar e fazer contato com o blastema metanéfrico, regressão ou degeneração precoce do broto uretérico, ausência do blastema ou falha do blastema de produzir ou responder às substâncias indutoras (ver *Indução recíproca no desenvolvimento renal*, anteriormente). A agenesia renal foi primeiro descrita por Potter, em 1946, e era caracterizada por um feto com nariz achatado, pregas epicânticas proeminentes e orelhas com implantação baixa e posteriormente rotadas.

A ausência de ambos os rins ocorre em cerca de 1:6.000 nascidos vivos. A agenesia é mais frequente no sexo masculino (3:1). Em aproximadamente metade dos fetos atingidos não há outras malformações, exceto aquelas associadas com a síndrome de Potter. O oligo-hidrâmnio é resultado da falha na produção da urina. Fetos com agenesia renal também podem apresentar circunferência torácica reduzida associada com a hipoplasia pulmonar. A maioria dos fetos femininos com agenesia renal bilateral também apresenta anormalidades no sistema reprodutor, ao passo que a maioria dos masculinos apresenta anatomia reprodutora normal. Em alguns casos, são encontradas anomalias do trato gastrintestinal, sistema cardiovascular e sistema musculoesquelético. Uma vez que a placenta é o principal órgão excretório, essa condição é compatível com a vida pré-natal, porém, não com a vida pós-natal.

A agenesia renal unilateral é um achado casual. O rim contralateral passa por hipertrofia compensatória, isto é, o número de néfrons e seu tamanho está aumentado. A produção de urina fetal e a função renal pós-natal não são comprometidas na agenesia renal unilateral.

Hipoplasia renal

Esses rins possuem menos néfrons que o esperado para a idade de desenvolvimento. Eles podem também apresentar

> ▶▶ CORRELAÇÃO CLÍNICA
>
> Evidência recente sugere que o número reduzido de néfrons pode ser o precursor de uma variedade de doenças renais crônicas que ocorrem no cenário de doenças sistêmicas (p. ex. diabetes) ou após exposição a nefrotoxinas ambientais (p. ex. chumbo). Imagina-se que o número reduzido de néfrons seja uma representação da diminuição da reserva renal. Por conseguinte, uma diminuição da reserva renal pode aumentar o risco para doença renal clínica, uma vez que menos néfrons não podem compensar adequadamente a perda dos néfrons lesados.

número diminuído de papilas e cálices. Em casos graves, essa condição pode causar insuficiência renal na infância.

Rins acessórios

Rins acessórios podem surgir da ramificação precoce e excessiva do broto uretérico. Os rins extras em geral são pequenos e completamente separados do rim normal.

Ectopia renal

A ectopia renal ocorre quando um rim está localizado fora da sua posição normal. A pelve é a localização mais comum de um rim ectópico. Na ectopia renal cruzada, ambos os rins estão situados em um lado do corpo. Frequentemente eles estão fundidos e acredita-se que se originem de um blastema metanéfrico comum. Hidronefrose, hidroureter ou alterações displásicas desenvolvem-se de forma frequente nesses rins.

Rim em ferradura

Rim em ferradura é encontrado em 1 para 500 nascidos vivos e pode também ser achado em até 7% das crianças com síndrome de Turner. Ele é o resultado da fusão dos polos inferiores dos rins antes da sua ascensão. A área fusionada consiste em tecido conectivo e uma ponte cortical superficial. A massa renal assim formada é deslocada para a borda da cavidade pélvica. (Figura 1.9). Dois ureteres separados cursam ventralmente e drenam para a bexiga. A ascensão da massa renal é impedida pela artéria mesentérica inferior.

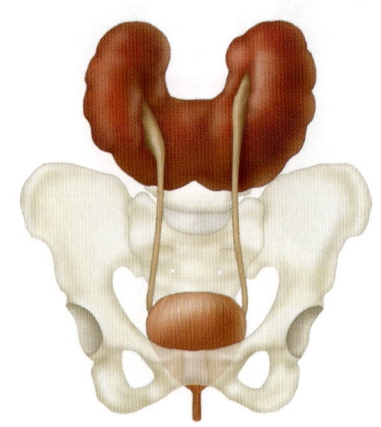

FIGURA 1.9 Acredita-se que o rim em ferradura surja durante a quinta semana de desenvolvimento, quando ambos os rins estão relativamente próximos. A artéria mesentérica inferior impede a ascensão da massa renal.

Uma hipótese plausível para explicar essa condição é o deslocamento medial dos metanefros pelas artérias umbilicais, a convergência dos brotos uretéricos ou a migração medial do tecido nefrogênico. Embora os rins em ferradura sejam frequentemente assintomáticos, o rim pélvico, em geral, está sujeito à incidência aumentada de infecção e obstrução.

Doença renal cística

Uma variedade de anomalias do desenvolvimento pode levar à formação de cistos no rim fetal. Alterações císticas renais é a anomalia morfológica identificada com mais frequência no recém-nascido.

Displasia renal

A displasia renal é a causa mais comum de cistos renais. Nesses rins, a arquitetura do córtex e da medula está desorganizada, os glomérulos são pequenos e imaturos e os túbulos são rudimentares e atróficos. A formação dos cistos é variável e pode envolver qualquer parte do rim. Os rins displásicos são geralmente grandes, porém disfuncionais. Acredita-se que essa anomalia resulta de um dano ao broto uretérico e interfere com a transformação mesênquimo-epitelial normal. A obstrução do trato urinário é uma ocorrência frequente na displasia renal.

Doença renal policística

A doença renal policística (DRP) abrange pelo menos dois modos de herança. Um é recessivo autossômico ou DRP infantil; o outro é autossômico dominante ou DRP adulta (DRPA). (Ver Capítulo 17 para detalhes.) Os rins no tipo recessivo autossômico são muito aumentados e contêm numerosos cistos alongados e radialmente dispostos.

O tipo dominante autossômico da DRP pode permanecer assintomático. Em muitos pacientes com DRPA, os sintomas clínicos ocorrem entre 40 e 50 anos. Contudo, os rins nos fetos estão às vezes aumentados e podem revelar formação precoce de cistos. Os cistos são pequenos no início e não são dispostos radialmente. Foram identificados pelo menos dois genes anormais na DRPA usando-se análise de ligação. A linhagem mais comum está associada a um gene anormal no braço curto do cromossomo 16.

Anomalias do ureter

Ureter duplo

Um ureter duplo deriva da ramificação do broto uretérico antes de ele entrar no blastema metanéfrico. Frequentemente, duas pelves separadas e dois ureteres proximais estão presentes. Em geral, os ureteres se unem e um único ureter entra na bexiga. Se ambos os ureteres permanecem separados, o ureter do polo superior é com frequência ectópico e entra na bexiga inferiormente. No sexo masculino, o ureter pode abrir-se na uretra prostática, na vesícula seminal ou em qualquer outra parte da uretra. No sexo feminino, ele pode abrir-se na uretra, no vestíbulo ou na vagina. Alterações displásica e hidronefrótica podem desenvolver-se com essas anomalias.

Obstrução ureteral

A obstrução da junção ureterovesical com hidronefrose é uma anomalia frequente identificada por exame ultrassonográfico do trato urinário fetal. A obstrução é causada por aplasia ou hipoplasia da luz ureteral na sua entrada na bexiga.

Anomalias da bexiga urinária

Bexiga ausente ou bexiga pequena

Bexigas ausentes ou pequenas estão associadas com agenesia ou displasia renal.

Extrofia

A extrofia da bexiga surge de um defeito na musculatura inferior da parede abdominal que expõe a superfície mucosa da bexiga. A mucosa da bexiga é contínua com as margens da parede abdominal. Os ossos púbicos estão amplamente separados. O fechamento incompleto da parede abdominal é causado pela falha do mesoderma de invadir a região abdominal inferior central onde uma cunha de membrana cloacal persiste. Quando a membrana cloacal se desintegra, os epitélios do seio urogenital e intestino posterior ficam expostos. A extensão da extrofia depende do grau de deficiência da migração mesodérmica e da extensão da ruptura da membrana cloacal. Foi sugerido que o supradesenvolvimento da membrana cloacal pode atrasar ou impedir o movimento e a fusão mesenquimal. Essa condição é frequentemente acompanhada de epispadia.

Epispadia

Epispadia é uma abertura da uretra no dorso do pênis. A incontinência urinária é um sintoma comum. Acredita-se que ocorre como resultado da ruptura dorsal do seio urogenital.

Anomalias da uretra

Válvulas de uretra posterior

As válvulas de uretra posterior são pregas epiteliais que se projetam da mucosa da uretra próxima a base da bexiga. Elas são as causas mais comuns de obstrução do trato urinário inferior. Quando completamente obstruído, pode desenvolver oligo-hidrâmnio.

Síndrome do abdome em ameixa seca (*Prune-Belly*)

A síndrome do abdome em ameixa seca resulta da obstrução do trato urinário inferior. A maioria dos casos está associada com atresia, estenose, tortuosidade uretral ou válvulas de uretra posterior. O feto apresenta abdome liso, acentuadamente distendido, que impede ou bloqueia a migração do mesoderma somático para a parede corporal anterior. Consequentemente, os músculos abdominais estão ausentes ou hipoplásicos. Na maioria dos casos, os testículos permanecem na cavidade abdominal e a próstata está ausente ou hipoplásica. Essa condição geralmente afeta o sexo masculino. Na gestação tardia ou na infância precoce, o sistema urinário se rompe e o fluido da cavidade peritoneal drena para a cavidade amniótica.

Pontos-chave

- As unidades excretoras primitivas e definitivas do ser humano são derivadas do mesoderma intermediário.
- O rim definitivo e o sistema coletor são derivados do blastema metanéfrico e do broto uretérico.
- Sinais moleculares produzidos pelo broto uretérico e blastema metanéfrico desempenham um papel crítico no desenvolvimento do sistema renal. Embora não totalmente entendido, uma lista crescente de mais de 20 vias de sinalização induz e controla o desenvolvimento desse sistema.
- A desorganização dos sistemas de sinalização molecular está provavelmente envolvida na origem de várias anomalias congênitas descritas para os tratos renal e urinário.
- As malformações congênitas dos tratos renal e urinário se encaixam em quatro categorias principais: (1) anomalias renais, (2) anomalias do ureter, (3) anomalias da bexiga urinária e (4) anomalias da uretra.

Bibliografia comentada

1. Sadler TW. Langman's Medical Embryology. 11th ed. 2010;235-264, Chap.15. Lippincott Williams & Wilkins, Philadelphia, PA. *Uma visão geral concisa da embriogênese renal.*
2. Vainio S, Lin Y. Coordinating early kidney development: lessons from gene targeting. *Nat Rev Genet.* 2002; 3:533-543. *Uma descrição detalhada dos sinais moleculares envolvidos na embriogênese renal.*
3. Pohl M, Stuart RO, Sakurai H, Nigam SK. Branching morphogenesis during kidney development. Annu Rev Physiol. 2000;62: 595-620. *Uma revisão magnífica do desenvolvimento do broto uretérico.*
4. Pohl M, Bhatnagar V, Mendoza SA, Nigam SK. Toward an etiological classification of developmental disorders of the kidney and upper urinary tract. *Kidney Int.* 2002;61:10-19. *Uma discussão completa dos sinais moleculares envolvidos no desenvolvimento renal e o papel potencial deles nas anomalias congênitas renal e do trato urinário.*

EXERCÍCIOS

1. Identifique as estruturas numeradas nesta secção transversal de um embrião de 28 dias.

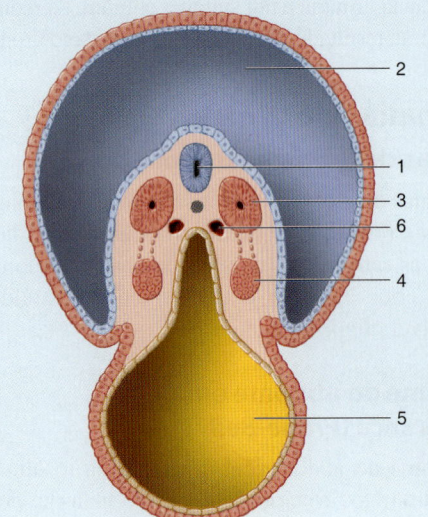

2. Identifique as estruturas numeradas nesta secção sagital de um embrião de 35 dias.

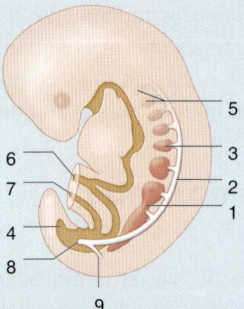

3. Todos as seguintes alternativas são prováveis causas de oligo-hidrâmnio, exceto:

   A) Mutações no gene codificador do WNT4.
   B) Doença renal policística.
   C) Atresia dos ureteres.
   D) Agenesia renal unilateral.
   E) Ruptura amniótica.

Capítulo 2

Anatomia macro e microscópica e correlações fisiológicas

PAUL G. SCHMITZ E BAHAR BASTANI

Objetivos de aprendizagem

O leitor deverá:

- Identificar os cálices maiores e menores, córtex, medula, raio medular, pirâmide medular e colunas de Bertin em uma secção transversal de um rim normal.
- Relacionar as estruturas que compõem o raio medular, a pirâmide medular e a coluna de Bertin.
- Identificar os segmentos tubulares que compõem o néfron.
- Descrever os aspectos ultraestruturais únicos e o significado funcional de cada segmento do túbulo renal.
- Identificar as estruturas envolvidas no retardamento da filtração de macromoléculas (proteínas, lipídeos) e células em uma secção transversal do glomérulo.
- Descrever a arquitetura ultraestrutural e molecular do diafragma da fenda.
- Descrever os aspectos ultraestruturais e o significado funcional do aparelho justaglomerular.
- Reproduzir o diagrama dos vasos sanguíneos intrarrenais maiores e menores.
- Descrever os aspectos estruturais do trato urinário inferior, incluindo a pelve renal, ureter, bexiga e uretra e o significado funcional da inervação da bexiga.

Anatomia macroscópica

Os rins são órgãos em forma de feijão que se situam fora da cavidade peritoneal na parede abdominal posterior (espaço retroperitonial), cada um pesando aproximadamente 150 g. Eles são divididos grosseiramente em polo superior, polo inferior e hilo (Figura 2.1). Uma cápsula delgada de tecido conectivo cobre a superfície renal e é contínua com o tecido conectivo hilar. A cápsula é composta por duas camadas distintas:

- Uma camada externa composta de tecido conectivo denso.
- Uma camada interna composta de miofibroblastos contráteis envolvidos por uma matriz de tecido conectivo. As células contráteis mantêm a arquitetura e volume total do rim sob condições fluxo sanguíneas renais alteradas.

O hilo é uma fenda profunda localizada medialmente por onde a pelve renal, os vasos sanguíneos maiores e os nervos entram e deixam o rim. A pelve renal é afunilada e se bifurca em 3-4 cálices maiores, os quais se subdividem em vários cálices menores. A pelve se funde imperceptivelmente com os ureteres (a junção ureteropélvica). Cada ureter tem aproximadamente 30 cm de comprimento e desemboca de forma oblíqua na parede posterior da bexiga urinária (ver Figura 2.19).

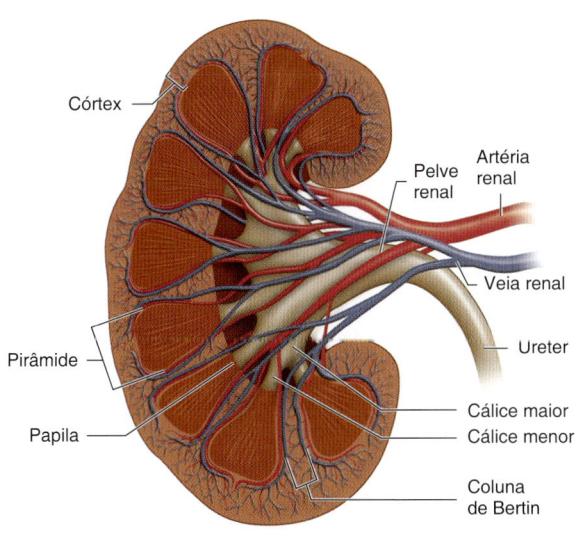

FIGURA 2.1 Aspecto medial do rim revelando uma fissura profunda (o hilo), que serve de via para os principais vasos sanguíneos renais, o ureter e os nervos renais (não mostrado). Os vasos interlobares e arqueados circundam uma pirâmide renal (claramente visível na hemissecção do rim). O córtex de 1 cm flanqueia a pirâmide renal em sua base.

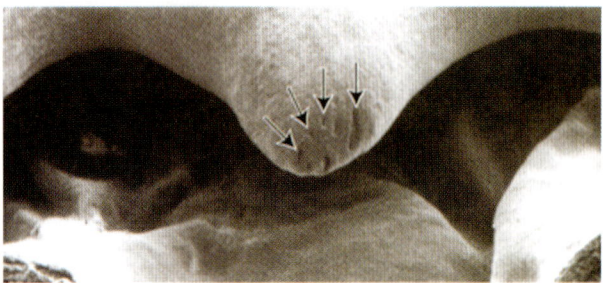 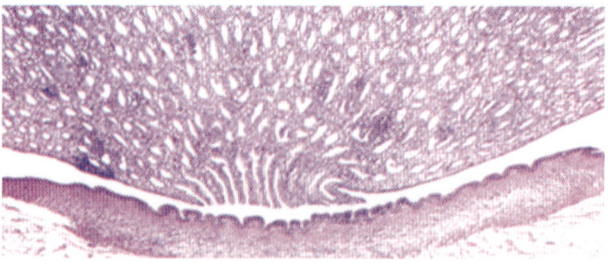

FIGURA 2.2 Micrografia eletrônica de varredura (painel esquerdo) da ponta da papila revelando numerosas aberturas (setas) que drenam a urina para um cálice menor. As aberturas representam os ductos coletores de Bellini. O painel direito é uma secção transversal de uma pirâmide renal corada com hematoxilina e eosina. Observar as aberturas dos ductos coletores. (Painel esquerdo: cortesia do Dr. CC Tisher, Universidade da Flórida, e reproduzido com permissão de Brenner Barry M, ed. Brenner and Rector's THE KIDNEY, 2nd ed. W.B. Saunders Co., Philadelphia. 1981. Chapter one "Anatomy of the Kidney," pp.3-75. Copyright © Elsevier) (Painel direito: reproduzido com permissão de Ross M, ed. Histology: A Text and Atlas, 4ed. Wolters Kluwer Health. 2003. Page 650, Figure 20.4B).

Córtex e medula

O exame do parênquima renal em corte transversal revela uma superfície externa granular de 1 cm de largura denominada córtex renal. O córtex consiste em glomérulos, túbulos retos e contorcidos e ductos coletores corticais.

Há 8 a 12 estruturas cônicas visíveis dentro da medula renal designada de pirâmides renais. A base de cada pirâmide renal defronta com o córtex na junção corticomedular, enquanto o vértice ou papila é coberto por um cálice menor. A ponta da papila (área cribriforme) é perfurada por 10 a 25 aberturas derivadas dos ductos coletores (Figura 2.2).

O córtex se estende pela face lateral das pirâmides como as colunas renais de Bertin. Embora as colunas sejam extensões do córtex renal, elas são consideradas como parte da medula renal. Estrias verticais parecem irradiar a partir da medula e prolongar ao longo do córtex. Essas estrias são referidas como raios medulares. (Nota: os raios medulares estão localizados no córtex e não na medula). Um raio medular compreende as partes retas dos túbulos ascendentes proximal e distal e ductos coletores (Figura 2.3). O tecido adjacente ao raio medular é referido como labirinto cortical. Esse compartimento contém os glomérulos, os túbulos contorcidos proximais e distais, os vasos interlobulares, os capilares, os túbulos conectores e os túbulos coletores iniciais.

A medula renal é ainda subdividida em uma zona interna e uma zona externa (adjacente ao córtex). Cada uma dessas zonas pode ser facilmente diferenciada em um corte sagital do rim. As zonas contêm segmentos distintos do néfron (Figura 2.4). Os ductos coletores constituem o principal componente da medula interna e dão origem à aparência listrada característica dessa região.

Uma pirâmide e seu córtex circunjacente constituem um lobo renal. Há entre 8 e 12 lobos em cada rim. No ser humano em desenvolvimento, os lobos são visíveis a olho nu. Eles geralmente desaparecem depois do nascimento, mas podem persistir por vários anos. Um lóbulo renal consiste em um raio medular e o tecido cortical circundante, contendo todos os néfrons, drenando no ducto coletor.

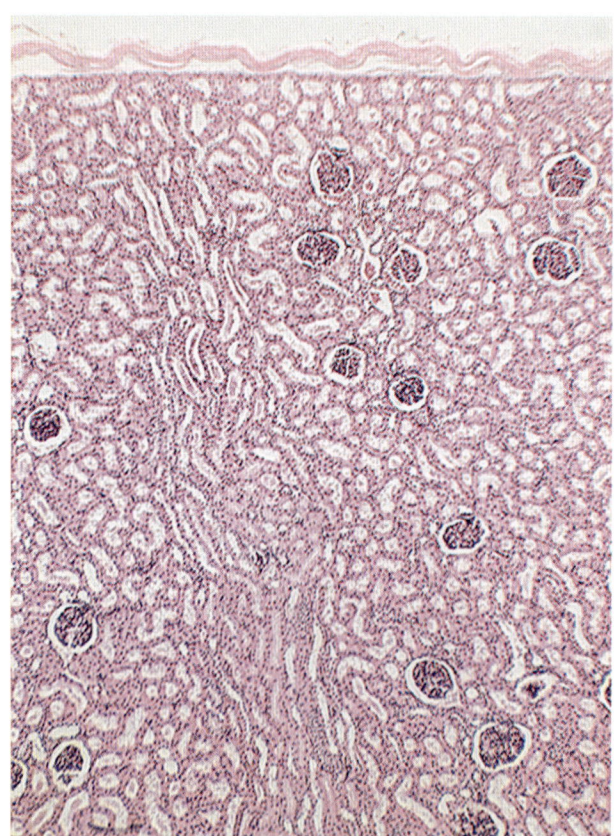

FIGURA 2.3 Esta secção sagital do córtex renal, corada com hematoxilina e eosina, revela um raio medular (estrutura estriada contendo túbulos retos e ductos coletores) cercado pelo labirinto cortical (contendo numerosos glomérulos e túbulos contorcidos). (Cortesia do Dr. LM Salinas, Saint Louis University, Departamento de Patologia.).

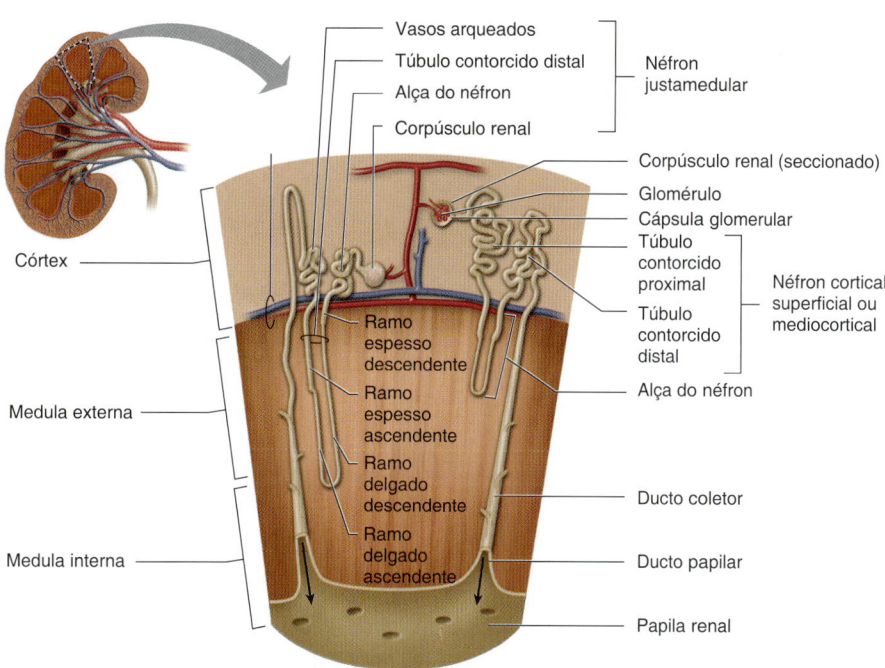

FIGURA 2.4 Secção transversal de uma pirâmide renal e córtex adjacente. Os néfrons justamedulares estão localizados próximos da junção corticomedular e são caracterizados por alças de Henle longas (penetrando na medula interna). Esses néfrons desempenham um papel fundamental na concentração urinária. O limite entre o ramo delgado e espesso da alça de Henle divide a medula externa em duas zonas conhecidas como faixa interna e externa. Um raio medular consiste no túbulo reto proximal, ramo espesso ascendente de Henle e ducto coletor inicial (esses segmentos tubulares prolongam-se até à superfície cortical, não mostrada). (Reproduzida com permissão de McKinley M e O'loughlin V, eds Human Anatomy 2nd ed. New York, NY: McGraw-Hill, Inc, 2008).

O néfron

O néfron é a unidade funcional essencial do rim. Há aproximadamente um milhão de néfrons em cada rim. Cada néfron consiste em um corpúsculo renal e um longo túbulo que é subdividido em três segmentos principais (néfron proximal, alça de Henle e néfron distal). A excreção da urina depende de dois processos sequenciais:

- A ultrafiltração do plasma pelo corpúsculo renal para o espaço de Bowman.
- A reabsorção e a secreção de substâncias químicas e água nos segmentos tubulares.

Corpúsculo renal

O corpúsculo renal funciona como uma barreira semipermeável que gera um ultrafiltrado do plasma. Ele consiste em três componentes:

- Glomérulo
- Cápsula de Bowman
- Espaço de Bowman

Um único glomérulo representa um feixe vascular de 10 a 20 alças capilares interconectadas que cobrem o mesângio, formando um tufo (Figura 2.5). Cada glomérulo é suprido por uma única arteríola aferente e é drenado por uma única arteríola eferente. Ambos os vasos estão sob controle tônico por substâncias vasoativas (eicosanoides, óxido nítrico, etc.). Essa anatomia especializada assegura uma alta pressão hidrostática capilar que promove a ultrafiltração. A arteríola aferente divide-se em 2 a 5 ramos que se subdivide no plexo capilar glomerular. O glomérulo é altamente permeável à água e pequenos solutos, mas restringe a passagem de macromoléculas (i.e., proteínas do plasma do mesmo tamanho da albumina ou maiores) e células.

A cápsula de Bowman consiste em um polo urinário (fundindo-se com o túbulo proximal) e um polo vascular (Figura 2.6). O espaço entre as células epiteliais parietais que revestem internamente a cápsula de Bowman e as células epiteliais viscerais que revestem o exterior das alças capilares é chamado de espaço de Bowman.

Anatomia glomerular

O corte transversal de um glomérulo mostra uma rede capilar entrelaçada, densamente compactada, cercando o mesângio, uma região composta de matriz de tecido conectivo e de células (Figura 2.5). As células mesangiais, situadas dentro do mesângio, incluem células com propriedades fagocíticas (provavelmente derivadas de monócitos circulantes) e células contráteis, as quais parecem ser células musculares lisas modificadas. As células mesangiais

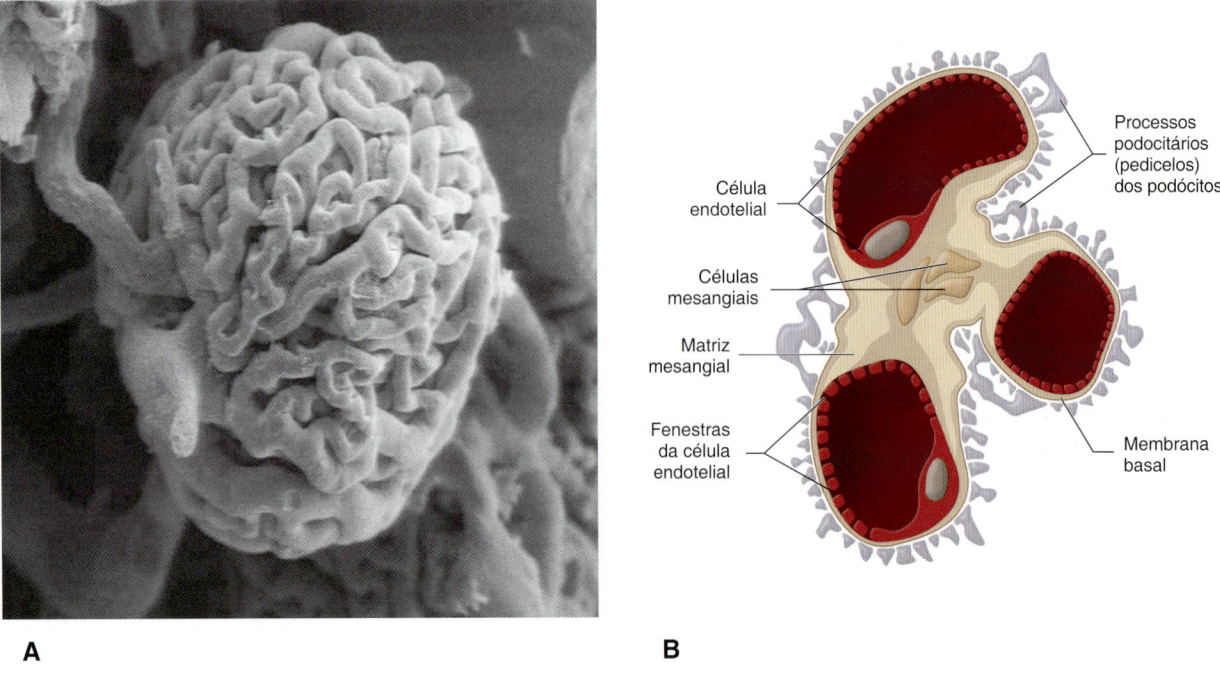

FIGURA 2.5 A. Micrografia eletrônica de varredura de um glomérulo individual. Observe o feixe capilar entrelaçado e bem compactado. Este feixe vascular densamente compactado aumenta a área de superfície para filtração. **B.** Corte transversal de um glomérulo revelando alças capilares interligadas pela matriz mesangial (constituída de colágeno, laminina e glicoproteína). Células mesangiais contráteis e fagocíticas estão inseridas dentro da matriz mesangial. (Figura 2.5A: cortesia do Dr. LM Salinas, Saint Louis University, Departamento de Patologia) (Figura 2.5 B: modificada com a permissão de Ross MH, Pawlina W, eds. Histology: A Text and Atlas, 5ed. New York, NY: Wolters Kluwer Health, 2006. Fig. 20,10, p 656.)

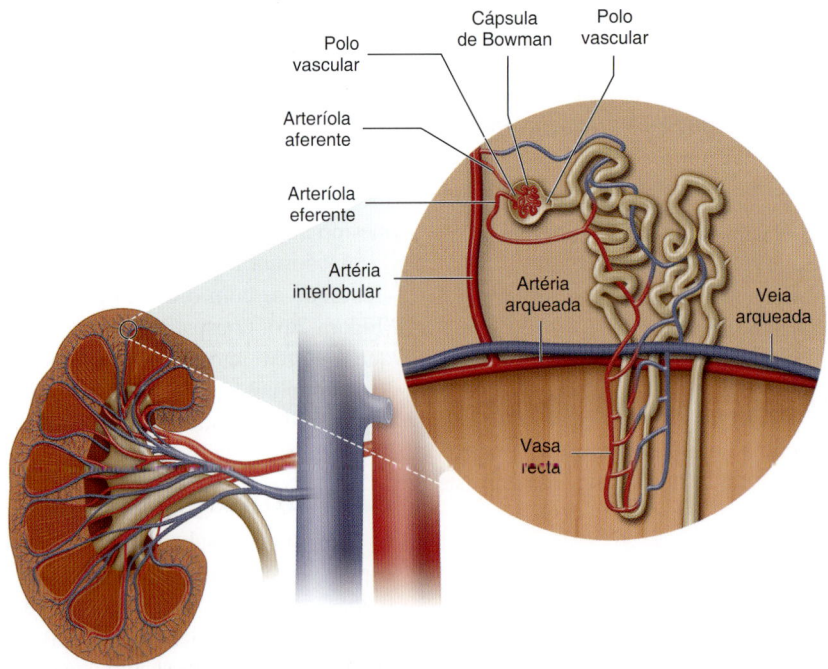

FIGURA 2.6 O corte revela um único néfron e seu suprimento vascular associado (polo vascular). Observe a arteríola aferente (derivado de uma artéria interlobular), o feixe capilar glomerular entrelaçado e a arteríola eferente (que serve como o principal suprimento de sangue para o túbulo). A cápsula em torno do feixe vascular é referida como espaço de Bowman.

também sintetizam matriz extracelular que apresenta composição similar, mas não idêntica, à membrana basal glomerular (MBG) e inclui colágeno tipo IV, fibronectina, laminina, decorina, tenascina e proteoglicanos. As células mesangiais possuem receptores para hormônios vasoativos (p. ex., angiotensina II, peptídeo atrial natriurético, prostaglandinas) e contêm os filamentos actina e miosina. Essas células parecem atracadas aos capilares glomerulares. Os receptores e filamentos capacitam essas células a se contraírem em resposta aos agentes vasoativos, os quais, por sua vez, podem acarretar a oclusão capilar e alterar a área de superfície de filtração. As células mesangiais fagocitam e metabolizam as macromoléculas filtradas (p. ex. lipoproteínas, complexos de imunoglobulina, etc.) que atravessam a MBG e ficam presas no mesângio. Em suma, elas "depuram" o mesângio do material particulado que acumula durante a filtração. As células mesangiais também sintetizam citocinas inflamatórias e fibrogênicas (interleucina 1, PDGF, TNF, TGFβ, prostaglandinas e metaloproteinases de matriz) que podem participar na patogênese da doença renal.

A parede do capilar glomerular é composta por três camadas que juntas constituem a barreira à filtração. Essas camadas incluem:

- A interna, a célula endotelial capilar fenestrada (perfurada)
- A média, a MBG
- A externa, a célula epitelial visceral (CEV)

As CEVs que cobrem as alças capilares são também denominadas de podócitos (Figura 2.7). Os podócitos são células grandes com muitas interdigitações ou processos podálicos (pedicelos) que estão fixados à camada externa da MBG por meio de proteínas de adesão. Os espaços de 25 a 60 nm entre os processos podálicos adjacentes são designados de poros da fenda. Porém, os poros da fenda estão, na realidade, recobertos por uma membrana extremamente fina (6 nm de espessura) conhecida como diafragma da fenda. A MBG é produzida pelas CEVs e é composta de três camadas: a camada média ou lâmina densa é eletrodensa e é cercada por camadas eletrolucentes: a lâmina rara interna e a lâmina rara externa (Figura 2.8).

A MBG tem espessura de 300 a 350 nm e é composta por colágeno tipo IV, sialoglicoproteínas, glicoproteínas não colagenosas (laminina, fibronectina, nidógeno) e glicosaminoglicanos (sulfato de heparan). As células endoteliais, que contêm poros amplos conhecidos como fenestras, recobrem a superfície interna da alça capilar. As fenestras são mais amplas (70 a 100 nm) e mais numerosas do que aquelas nos capilares de outros órgãos. Elas não possuem diafragmas (diferentes das células endoteliais de outros capilares). A superfície da célula endotelial é carregada negativamente devido à presença de glicoproteínas polianiônicas e contribui para a seletividade de carga do glomérulo. A célula endotelial impede a filtração de elementos celulares sanguíneos (CSVs, CSBs e plaquetas). As CEVs e a MBG revestem aproximadamente três quartos da superfície do capilar glomerular. Na região restante não revestida, o mesângio está em contato direto com a célula endotelial da parede capilar.

Aproximadamente 20% do plasma que flui por meio do tufo capilar glomerular é removido pela filtração. O ultrafiltrado entra no espaço de Bowman e subsequentemente passa livremente para o túbulo proximal.

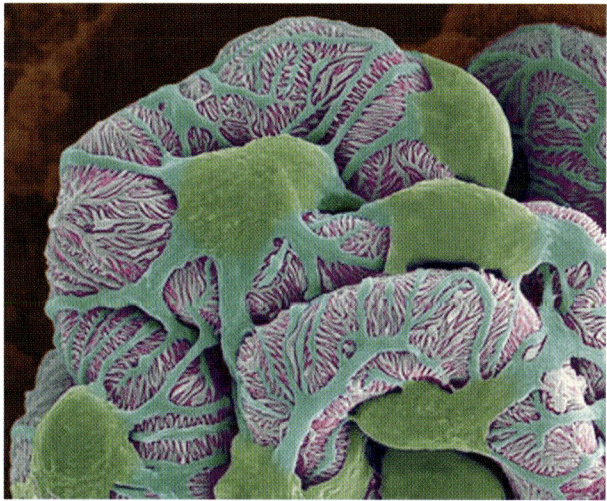

FIGURA 2.7 Micrografia eletrônica de varredura dos podócitos. Observe seus grandes corpos celulares com inúmeros processos podálicos interdigitantes (verde), que envolvem o capilar glomerular (vermelho). Um diafragma tênue (não visível) cobre o espaço entre os processos podálicos (reproduzida com a permissão de Dennis Kunkel Microscopy, Inc.).

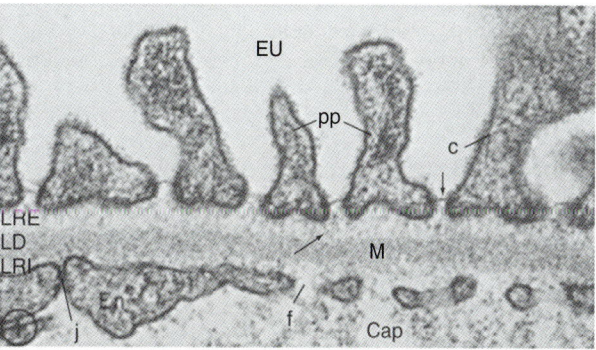

FIGURA 2.8 Micrografia eletrônica revelando as camadas da barreira de filtração glomerular. (M, membrana basal glomerular; C, citoplasma; Cap, luz capilar; En celular endotelial; f, fenestras; pp, processos podálicos, j, junção oclusiva, LD, lâmina densa; LRE, lâmina rara externa; lâmina LRI, rara interna; EU, espaço [de Bowman] urinário.) Observar a tênue membrana conectando os processos podálicos adjacentes (seta pequena). (Cortesia do Dr. LM Salinas, Saint Louis University, Departamento de Patologia).

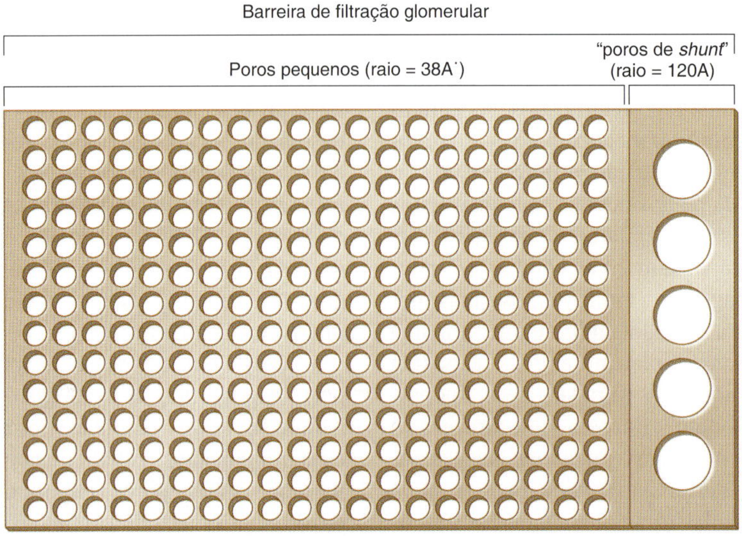

FIGURA 2.9 O modelo heteroporoso da filtração glomerular. O modelo matemático sugere que a barreira de filtração funcione como se fosse constituída de duas populações de poros: (1) um número muito pequeno de poros grandes que deixa vazar proteína (também referida como "vias de *shunt*"), e (2) um grande número de poros menores que permitem a filtração de pequenas moléculas (água, eletrólitos e ureia), mas restringem a passagem de proteínas.

Os detalhes da anatomia molecular que restringe a passagem das proteínas plasmáticas por meio do glomérulo, mas que permite a filtração de resíduos de menor peso molecular e eletrólitos, compõem uma área de investigação ativa. Modelos matemáticos prognosticam um modelo heteroporoso de ultrafiltração glomerular. A membrana funciona como se consistisse em duas populações de poros; uma grande população de poros pequenos e uma pequena população de poros maiores; esse último contribuindo indubitavelmente para o vazamento invariável, porém relativamente pequeno de proteínas de tamanhos maiores (Figura 2.9). Além disso, a MBG e as CEVs são revestidas por sialoglicoproteínas carregadas negativamente que impedem a filtração de substâncias de carga similar, como a albumina. Em consequência, o glomérulo impõe uma barreira à filtração tanto física quanto elétrica.

A biologia da fenda podocitária

Estudos recentes em humanos e em animais têm demonstrado que o diafragma da fenda desempenha um papel crítico na restrição da passagem de macromoléculas plasmáticas (proteínas, lipoproteínas, anticorpos). As várias proteínas da fenda envolvidas em restringir a passagem de proteínas incluem: nefrina, Neph1 e Neph2, FAT1 e FAT2, podocina e CD2AP (Figura 2.10). Muitas dessas proteínas interagem com o citoesqueleto de actina dos podócitos pelas proteínas ligantes (zona oclusiva, caderinas, cateninas). O rearranjo do citoesqueleto de actina do podócito é universalmente observado em condições clínicas caracterizadas pela proteinuria.

Anatomia tubular com correlações funcionais

A porção tubular do néfron consiste em uma camada única de células epiteliais repousando sobre uma membrana basal. Cada segmento é dotado de elementos estruturais exclusivos que justificam sua função especializada. Um aspecto importante de todas as células epiteliais envolvidas no transporte de soluto e água é a presença das junções oclusivas (Figura 2.11). Essas estruturas estão concentradas próximas à membrana luminal (região apical) da célula e, entre outras funções, servem para unir as células. As junções oclusivas possuem vários graus de "vedação",

▶▶ CORRELAÇÃO CLÍNICA

Mutações em genes que codificam proteínas do podócito medeiam alterações cruciais na arquitetura da fenda do podócito que acarreta perda proteica na urina (proteinuria). Por exemplo, mutações da nefrina foram primeiramente descritas em famílias com a síndrome nefrótica congênita finlandesa (proteinuria> 3,5 g/d).

▶▶ CORRELAÇÃO CLÍNICA

Evidências recentes sugerem que as junções oclusivas participem diretamente na regulação da composição iônica do plasma. Por exemplo, as junções oclusivas na alça de Henle são guarnecidas com canais de magnésio altamente específicos. A proteína que codifica esses canais é conhecida como paracelina. Mutações na paracelina foram descritas em pacientes com hipomagnesemia grave.

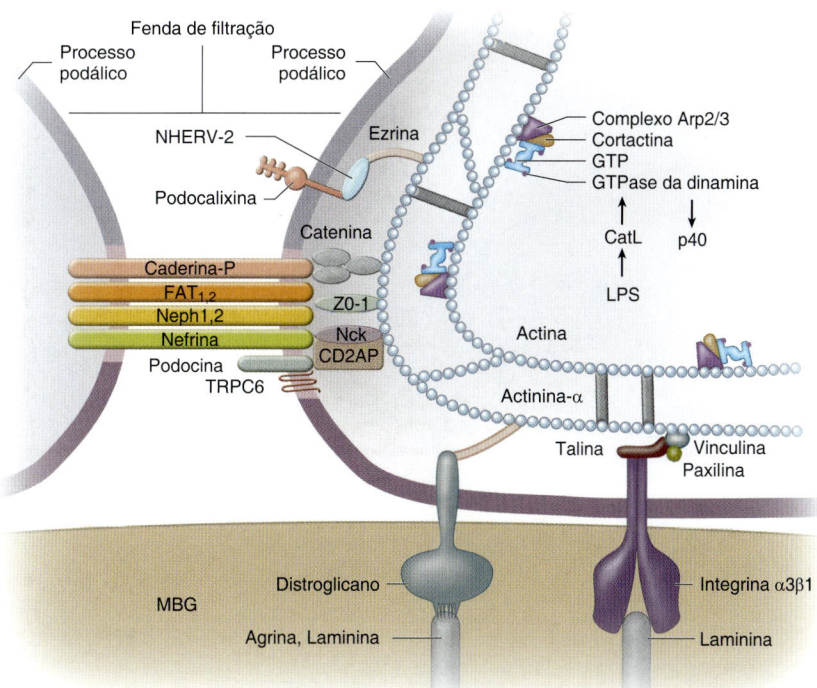

FIGURA 2.10 Este desenho mostra os principais componentes do diafragma da fenda. A fenda de filtração e os processos podálicos adjacentes formam a principal barreira à perda proteica. Os principais componentes da fenda incluem: (1) proteínas conectoras (Neph-1, Neph-2, Nefrina, FAT1, FAT2, caderina-P), (2) proteínas ligantes (cateninas, zona-oclusiva, CD2AP) que ligam a proteínas conectoras ao citoesqueleto de actina do processo podálico, e (3) o complexo do citoesqueleto de actina (actina, actinina, vinculina, cortactina, paxilina). Mutações em vários dessas proteínas têm sido descritas e estão associadas com perda significativa de proteína na urina. (Reproduzida com permissão de J Clin Invest 2007;. 117 (8):2079-2082.)

dependendo do segmento tubular estudado. Por exemplo, no início do túbulo proximal, as junções oclusivas parecem mais permeáveis a solutos e água (muitas vezes referida como junções oclusivas "vazadoras") do que aquelas presentes no final do túbulo proximal.

Segmentos tubulares

O segmento inicial do túbulo proximal é tortuoso e, portanto, é chamado de túbulo contorcido proximal ou *pars convoluta*. A porção final do túbulo proximal é reta e referida como *pars recta* ou ramo espesso descendente. O túbulo contorcido proximal situa-se no córtex, enquanto a porção reta está localizada na faixa externa da medula externa.

Os néfrons são classificados em néfrons de alça longa ou curta, com base no comprimento dos ramos delgados da alça de Henle (ver Figura 2.4). O glomérulo de um néfron de alça curta está normalmente localizado na região superficial ou mediocortical, enquanto os glomérulos dos néfrons de alça longa estão localizados mais profundamente no córtex, próximos à junção corticomedular (néfrons justamedulares). Aproximadamente 80 a 90% dos néfrons possuem alça curta. Os néfrons de alça longa apresentam um ramo espesso descendente curto na medula externa, ramos delgados descendentes e ascendentes longos na medula interna e um ramo espesso ascendente na medula externa. Os glomérulos justamedulares são ligeiramente maiores do que os glomérulos corticais e são essenciais para concentração urinária máxima. O ramo espesso ascendente funde-se com o túbulo contorcido distal no córtex. Esse segmento é seguido pelo segmento conector, ducto coletor cortical, ducto coletor medular externo e, finalmente, ducto coletor medular interno.

O aparelho justaglomerular

No córtex, o ramo espesso ascendente de cada néfron aproxima-se do seu glomérulo de origem e coloca-se junto das arteríolas aferente e eferente (Figura 2.12). O epitélio que reveste este segmento do néfron é diferente quando comparado com o epitélio dos outros segmentos. As células são mais altas e os núcleos estão compactados em contiguidade. Além disso, o aparelho de Golgi está localizado abaixo do núcleo. Devido a essa densa compactação nuclear, o epitélio é conhecido como mácula densa (MD) (Figura 2.12). O

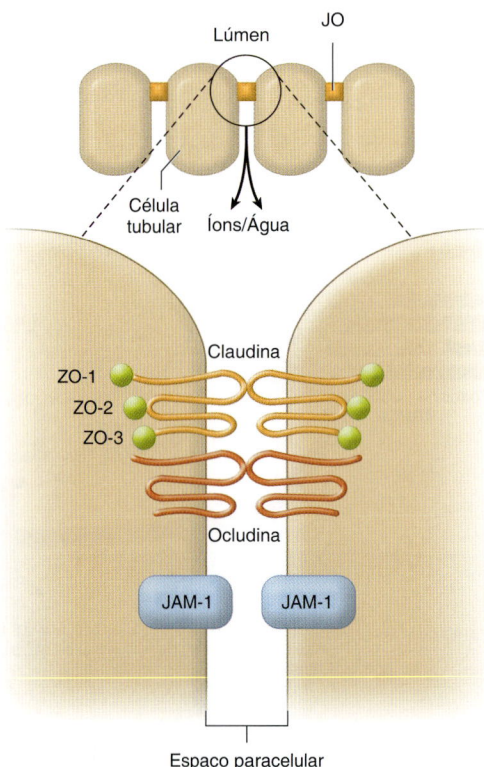

FIGURA 2.11 Representação esquemática de uma junção oclusiva (JO) em uma célula epitelial tubular renal. O complexo proteico da JO regula a permeabilidade à água e íons do espaço paracelular. As JOs consistem em dois componentes principais: (1) proteínas transmembranas (claudinas, ocludinas e JAMs) e (2) âncoras citoplasmáticas (zônula oclusiva, ZO-1, ZO-2 e ZO-3). As junções que se estendem profundamente (mais próximas da membrana basal) são, em geral, menos permeáveis aos solutos. Além disso, a composição de claudina da JO tem sido associada ao transporte de íons (p. ex., paracelina-1, um membro da família das claudinas (claudina-16), é expressa no ramo espesso ascendente e desempenha importante papel na reabsorção de magnésio).

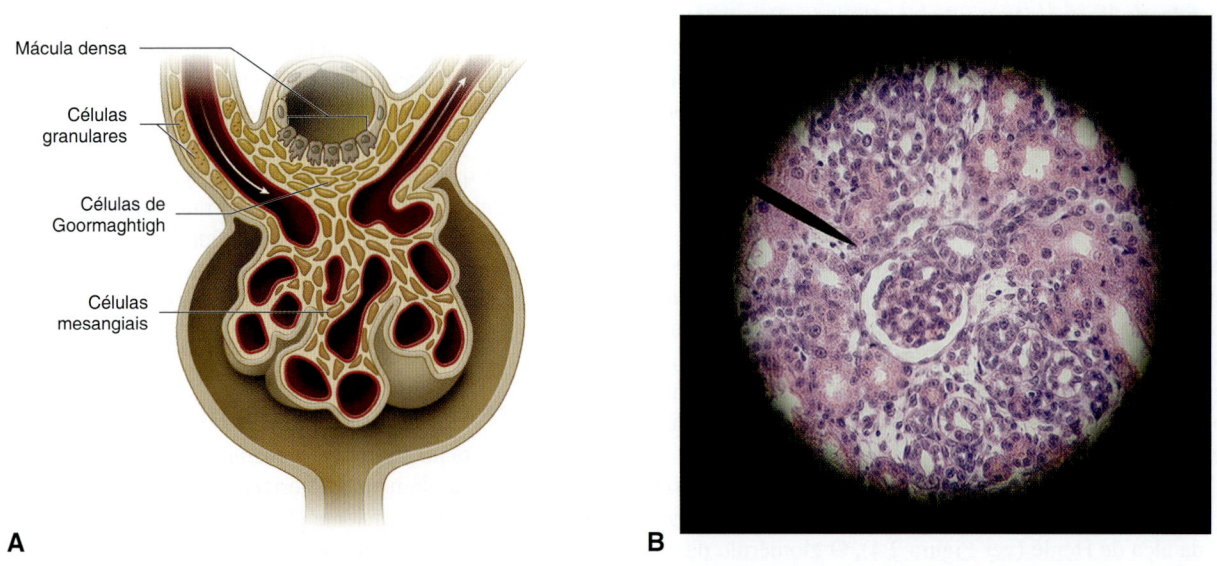

FIGURA 2.12 A. Representação esquemática da organização estrutural do aparelho justaglomerular. Observe as células altas (mácula densa) adjacentes às arteríolas aferente e eferente. As células musculares lisas da arteríola aferente contêm grânulos intracitoplasmáticos repletos de renina. As células Lacis ou de Goormaghtigh estão localizadas entre a MD e as arteríolas. Sua função exata não é completamente conhecida. **B.** Coloração de hematoxilina e eosina do aparelho justaglomerular. Note as células mais altas (mácula densa) no ramo espesso ascendente que se situa contíguamente ao corpúsculo renal. (Figura 2.12B: cortesia do Dr. LM Salinas, Saint Louis University, Departamento de Patologia).

conjunto das células da MD, arteríolas aferente e eferente e as células mesangiais extraglomerulares adjacentes, é conhecido como aparelho justaglomerular (AJG).

As células da MD do AJG detectam alterações na composição iônica tubular e no ritmo de fluxo do fluido tubular (há alguma controvérsia quanto ao verdadeiro sinal detectado pela MD). Quando a MD percebe mudanças na composição iônica ou no ritmo de fluxo, ela promove a liberação de sinais das células mesangiais adjacentes, as quais, por sua vez, exercem efeito regulador sobre a filtração glomerular e fluxo sanguíneo renal (isso é conhecido como retroalimentação túbulo glomerular).

A túnica média da arteríola aferente na região do AJG é modificada. As células musculares lisas, ou células JG, têm uma aparência mioepitelioide, com núcleos esféricos, em vez de elípticos. A membrana elástica interna da arteríola aferente desaparece e as células musculares lisas possuem grânulos citoplasmáticos que contêm a enzima renina (Figura 2.12A).

> ▶▶ CORRELAÇÃO CLÍNICA
>
> A diminuição da pressão arterial estimula as células JG a produzir renina, que converte o angiotensinogênio circulante em angiotensina I, que é então convertida em angiotensina II – um vasoconstritor potente que aumenta a pressão arterial.

Células de coloração clara (também conhecidas como células Lacis, células mesangiais extraglomerulares, de Polkissen, ou células de Goormaghtigh) estão justapostas entre o mesângio e a MD (Figura 2.12A). Essas células são ultraestruturalmente semelhantes às células mesangiais. Suas funções não são bem compreendidas, mas acredita-se que elas interliguem os sinais da MD com as arteríolas glomerulares e mesângio.

Variação celular regional

Os diferentes segmentos do túbulo renal desempenham funções distintas. Para realizar estas tarefas especializadas, as células de cada segmento são dotadas de aspectos ultraestruturais adequados às suas funções primárias. Por exemplo, o túbulo proximal reabsorve aproximadamente 60% da água, sódio e cloreto, bem como praticamente toda a glicose, bicarbonato e aminoácidos filtrados. Para executar essas funções, o túbulo proximal contém proteínas de transporte específicas e canais iônicos, que estão localizados na membrana luminal (apical) da célula. A membrana luminal do túbulo proximal é coberta por um arranjo denso de longos microvilos que constitui a borda em escova (Figura 2.13). A presença da borda em escova aumenta a área de superfície luminal em até 36 vezes, permitindo, assim, a reabsorção de grandes quantidades de soluto e água. As células tubulares proximais são caracteri-

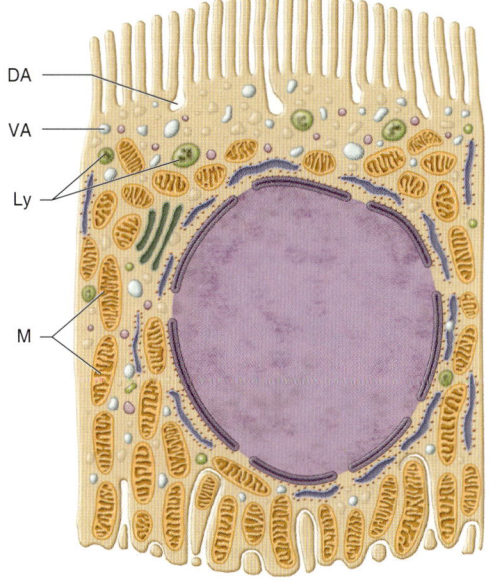 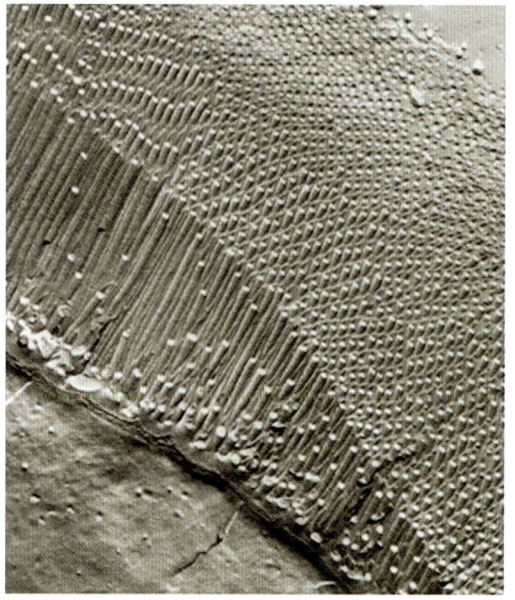

FIGURA 2.13 A. Representação esquemática de uma célula epitelial tubular proximal. (DA, depressão apical; VA vesícula apical; Li, lisossomos.) A célula é caracterizada por abundantes microvilos apicais, numerosas mitocôndrias (M), e invaginações basolaterais. Essas estruturas amplificam a área de superfície para a reabsorção de vastas quantidades de líquido. O suprimento rico de mitocôndrias fornece uma fonte renovável de energia para o transporte ativo. **B**. Micrografia de criofratura revelando a extensa borda em escova da célula epitelial tubular proximal. (Figura 2.13B: reproduzida com permissão de *Orci L, Humbert F, Brown D, Perrelet A, eds. Membrane Ultrastructure in Urinary Tubules. International Review of Cytology, Vol 73. Pp 183-242, Fig 12. Copyright © Elsevier, 1981*).

zadas pela presença de estruturas tubulovesiculares apicais (indicando endocitose ativa) e extensas invaginações da membrana basolateral com mitocôndrias longas confinadas em suas dobras. A grande proximidade das mitocôndrias à membrana basolateral correlaciona-se com o enorme consumo de energia do túbulo proximal e confere uma coloração eosinofílica característica ao citoplasma.

As estruturas tubulovesiculares (invaginações) entre os microvilos são revestidas com glicocálice que se liga à proteína do filtrado. Essas vesículas pinocitóticas absorvem vários gramas de proteínas, que são normalmente filtradas no glomérulo todo dia. As vesículas pinocitóticas fundem-se com os lisossomos, onde as proteínas reabsorvidas são decompostas em aminoácidos, e voltam para a circulação.

O início do epitélio tubular proximal é caracterizado por junções oclusivas "vazadoras" que promovem transporte paracelular passivo de água e soluto. Em contraste, o epitélio tubular proximal final possui junções oclusivas bem desenvolvidas, que limitam o retrovazamento de solutos. A heterogeneidade axial da junção oclusiva permite abundante transporte de quantidades maciças de soluto e água no início do túbulo proximal, além de absorção completa dos aminoácidos e da glicose no final do túbulo proximal.

Os ramos delgados descendentes e ascendentes da alça de Henle são caracterizados por um epitélio plano simplificado, consistindo em poucas microprojeções apicais, mitocôndrias celulares e invaginações da membrana celular lateral (Figura 2.14). Enquanto o segmento descendente é permeável à água, o segmento ascendente é impermeável a ela. O segmento espesso ascendente transporta sódio para o interstício circundante. As células do ramo espesso ascendente exibem microprojeções apicais, extensas invaginações na membrana basolateral e numerosas mitocôndrias alongadas mantidas dentro das dobras basolaterais. A natureza altamente especializada dessas células corresponde às propriedades funcionais conhecidas deste segmento, que inclui a reabsorção ativa de NaCl. O contraste observado na permeabilidade de solutos e água entre a alça de Henle descendente e ascendente é crucial para a geração de urina concentrada ou diluída (ver Capítulo 7).

O túbulo contorcido distal (TCD) é menor que o túbulo proximal. Ele é revestido por epitélio cuboide simples, com microvilosidades curtas, profundas invaginações da membrana basilar e mitocôndrias alongadas entre os dobramentos da membrana (Figura 2.15). O TCD está principalmente envolvido no transporte de sódio, água e cálcio.

O ducto coletor cortical é conectado em ângulo reto por várias ramificações de pequenos túbulos coletores que drenam um raio medular. Existem dois tipos principais de células no ducto coletor cortical e na medular externa (Figura 2.16):

- Células claras (células principais) que representam cerca de 40% das células no sistema coletor. Elas se apresentam pálidas com um único cílio, poucos microvilos curtos e pequenas mitocôndrias esféricas.

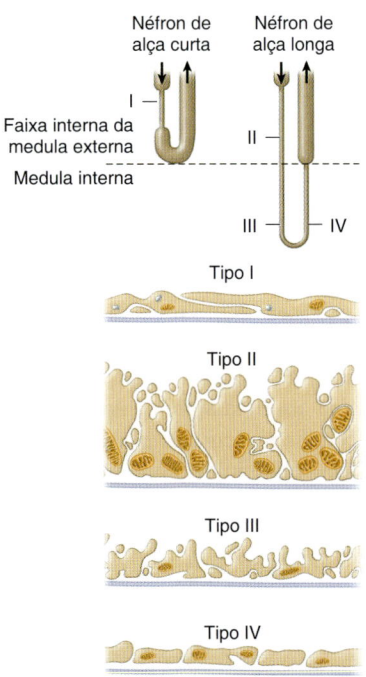

FIGURA 2.14 Representação esquemática dos tipos de célula na alça de Henle. Em geral, essas células são mais planas e parecem menos desenvolvidas do que aquelas do túbulo proximal. As células do tipo 1 são planas com quase nenhuma organela; elas não apresentam transporte ativo mas são permeáveis à água. As células do tipo II são encontradas apenas nos néfrons de alças longas. Embora mais altas e aparentemente mais complexas, suas características funcionais parecem semelhantes às das células do tipo 1. As células dos tipos III e IV são encontradas somente na medula interna. As células do tipo III são permeáveis à água, mas não a sal, enquanto as células do tipo IV são permeáveis a sal, mas não à água. (Modificada com a permissão de Ed Ross MH, Pawlina W, eds. Histology: A Text and Atlas, 5ed. New York, NY: Wolters Kluwer Health; 2006. Fig. 20.17, p 663.)

As células principais são responsáveis pela reabsorção ativa de sódio e secreção de potássio sob a influência da aldosterona circulante. Elas também respondem ao hormônio antidiurético e são, dessa forma, importantes na regulação da homeostase da água. Na presença de hormônio antidiurético (ADH), partículas se agregam na membrana luminal e formam canais específicos para água conhecidos como aquaporinas.

- Células escuras (células intercaladas), que representam cerca de 60% das células no túbulo coletor. Essas células possuem muitas mitocôndrias com citoplasma denso e "escuro", pregas citoplasmática apicais e microvilos. Elas têm altos níveis citoplasmáticos de anidrase carbônica II e estão envolvidos na homeostase ácido-base.

Conforme os ductos coletores avançam mais profundamente na medula, o epitélio aumenta sua altura e assume a forma colunar. Perto dos ápices da pirâmide medular, os ductos coletores medulares internos têm mais de 200 μm de diâmetro e são denominados de ductos de Bellini (ver

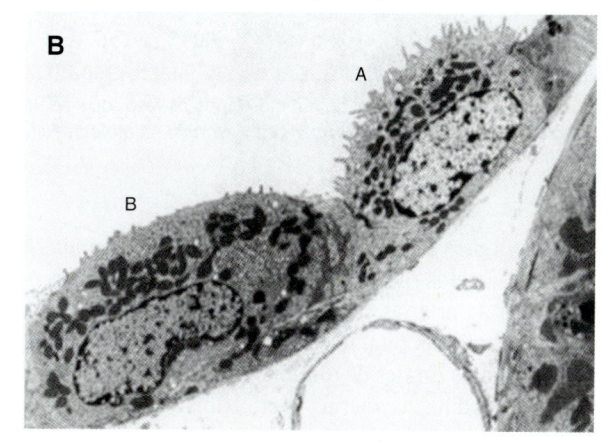

FIGURA 2.16 A micrografia eletrônica mostra uma célula principal normal (CP) no painel A e no painel B, células intercaladas (CI) do tipo A (secretora de ácido) e do tipo B (secretora de bicarbonato). Ver texto para discussão.

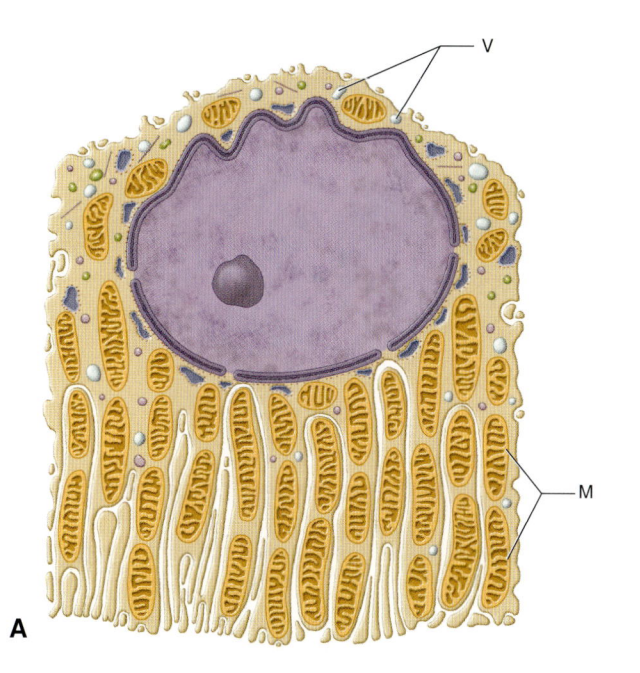

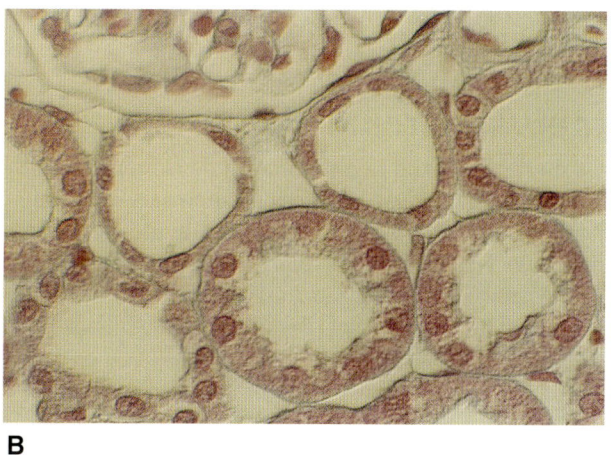

FIGURA 2.15 A. Representação esquemática de uma célula epitelial do túbulo contorcido distal. A membrana apical é levemente arredondada e menos bem desenvolvida do que as células tubulares proximais. Invaginações basais com numerosas mitocôndrias são também observadas. Essas células transportam cloreto de sódio, cálcio e magnésio. **B.** coloração de hematoxilina e eosina dos túbulos no labirinto cortical. As células mais planas (menores) são representativos do epitélio tubular distal. (Figura 2.15B: cortesia do Dr. LM Salinas, Saint Louis University, Departamento de Patologia).

Figura 2.2). As células dos ductos coletores da medula interna revelam um pequeno número de organelas e quase nenhuma invaginação da membrana basal. O ducto coletor da medula interna é constituído por células intercaladas (<10%) e um tipo singular de célula, denominada de célula do ducto coletor da medula interna (IMCD). A célula IMCD está envolvida com a regulação final da homeostase de água, cloreto e sódio.

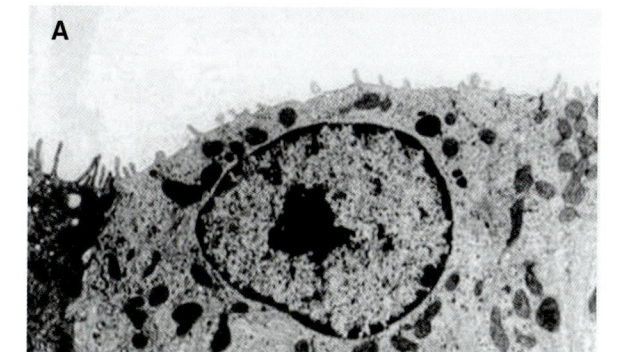

O interstício renal

O interstício do rim consiste em células e tecido conectivo. O volume intersticial é relativamente escasso em comparação com túbulos e glomérulos (<10% do total). Algumas células intersticiais assemelham-se a fibroblastos e controlam a síntese e secreção de matriz extracelular. Acredita-se que essas células desempenhem um papel crucial no desenvolvimento da fibrose renal em doenças caracterizadas pela perda progressiva da função dos rins. As células fagocíticas também estão presentes no interstício. Vale ressaltar que a eritropoetina (um hormônio envolvido na síntese das CSVs) é produzida principalmente por fibroblastos peritubulares do córtex renal.

Vascularização renal

A artéria renal recebe 20% do débito cardíaco (~1,2 L/min), o mais alto fluxo sanguíneo tecidual específico de

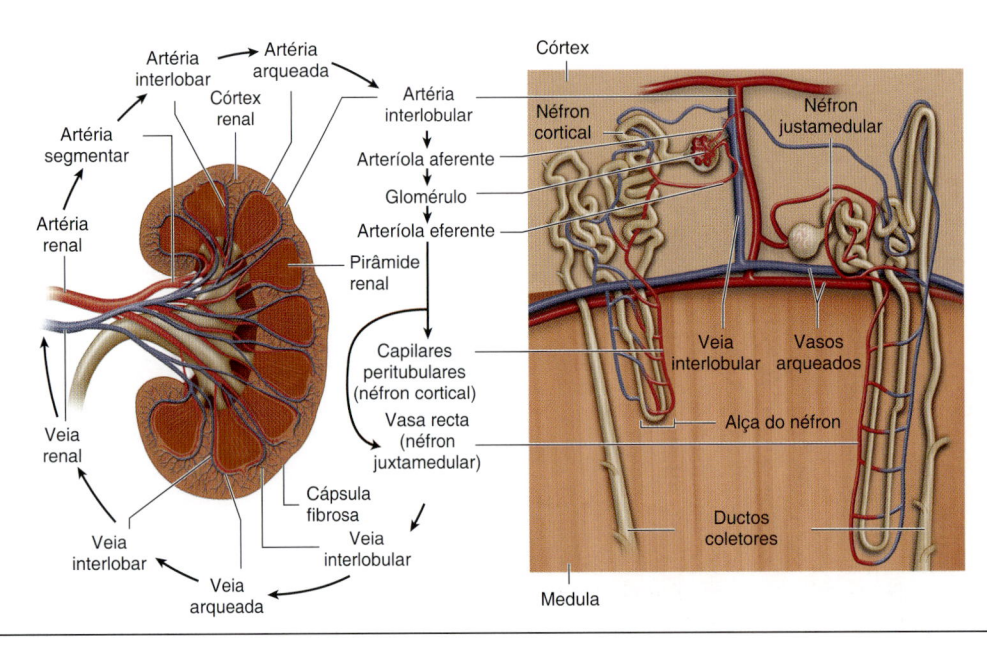

FIGURA 2.17 Secção sagital do rim mostrando os vasos que perfundem o córtex e a medula renal. (Reproduzida com permissão de *McKinley M, O'loughlin V, eds. Human Anatomy. 2nd ed. New York, NY: McGraw-Hill, Inc; 2008*.)

todos os órgãos principais. Todo o sangue que circula no corpo passa pelos rins a cada 4 a 5 minutos. A artéria renal dá origem às artérias interlobares (Figura 2.17). Elas se localizam entre as pirâmides renais (colunas de Bertin) e estabelecem os limites de um lobo renal. No limite entre o córtex e a medula, as artérias interlobares se ramificam nas artérias arqueadas (arciformes). A partir das artérias arqueadas, as artérias interlobulares estendem-se dentro do córtex. Elas formam o limite de um lóbulo renal (raio medular mais o labirinto cortical adjacente). A arteríola aferente, que surge a partir da artéria interlobular, apresenta um diâmetro ligeiramente maior e musculatura lisa mais visível do que a arteríola eferente.

O glomérulo é um tufo de capilares, tortuoso e ramificado, por meio do qual o sangue turbilhona durante o processo de filtração. A arteríola eferente origina-se do feixe de capilar glomerular e sai no polo vascular do corpúsculo renal (ver Figura 2.6). É menor em diâmetro com musculatura lisa menos notável do que a arteríola aferente. Os capilares peritubulares (que circundam os túbulos) são derivados das arteríolas eferentes. As arteríolas eferentes justamedulares dão origem a alças capilares delgadas que correm ao lado das alças de Henle longas, conhecidas como vasa recta. A vasa recta permite a troca de soluto e água com o interstício contíguo e, dessa forma, participa na concentração urinária. Os capilares drenam nas veias interlobulares na adjacência das artérias interlobulares. A veia interlobular escoa para a veia arqueada (arciforme) situada entre o córtex e a medula próxima da artéria arqueada. A veia arqueada drena para as veias interlobares entre as pirâmides renais, e, por fim, as veias interlobares juntam-se à veia renal.

Inervação renal

Os rins recebem um rico suprimento de neurônios simpáticos distribuídos para as arteríolas aferentes e eferentes, para o aparelho justaglomerular e para muitos segmentos do túbulo. Não há inervação parassimpática significante do rim. Alterações na atividade do sistema nervoso simpático regulam o fluxo sanguíneo renal e o ritmo de filtração glomerular.

Anatomia microscópica do trato urinário inferior

A urina excretada na área cribriforme flui progressivamente pelo cálice menor, cálice maior, pelve renal, ureter, sendo finalmente armazenada na bexiga urinária. Todo o trajeto excretor é composto da mesma estrutura geral (Figura 2.18):

1. Mucosa (composta por epitélio de transição)
2. Muscular (composta por músculo liso)
3. Adventícia ou serosa (composto por tecido conectivo)

A estrutura do epitélio de transição é adaptada unicamente para possibilitar a contração e o relaxamento do trajeto excretor (Figura 2.19). As células da superfície são arredondadas e se salientam para o lúmen. A face luminal da superfície celular é irregular com fendas penetrando no citoplasma apical e há zonas modificadas na superfície da membrana celular chamadas placas que são mais espessas. Filamentos delgados são visíveis na superfície interna das placas e se estendem até o citoplasma apical. No estado relaxado, as placas se dobram para dentro do citoplasma

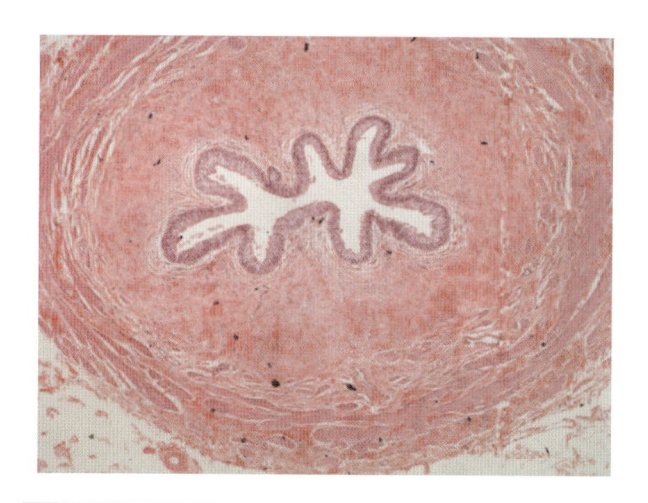

FIGURA 2.18 Transecção do ureter mostrando as camadas principais do sistema coletor: (1) epitélio transicional (que reveste o lúmen), (2) muscular média, que consiste em músculo liso, e (3) camada de tecido conectivo adventícia ou externa. (Cortesia do Dr. LM Salinas, San Louis University, Departamento de Patologia).

apical, onde elas aparecem como fissuras e vesículas fusiforme. Com a distensão, as fissuras e as vesículas são infladas para a superfície celular resultando em adelgaçamento e planificação do epitélio transicional. No estado relaxado, o epitélio transicional parece ter espessura de 5 a 8 camadas; no entanto, quando distendido, o epitélio apresenta espessura de apenas três células.

Os cálices e a pelve renal
Mucosa
O cálice menor envolve a ponta de uma pirâmide. A camada visceral do cálice menor, que cobre a ponta da papila, consiste em um epitélio de transição mais delgado do que o da camada parietal.

Muscular
A camada muscular evidencia-se como uma fina camada de músculo liso que cerca os cálices. A musculatura torna-se mais proeminente à medida que o cálice se funde com a pelve renal.

Adventícia
A camada adventícia dos cálices e da pelve renal consiste em tecido conectivo denso.

Ureter
Mucosa
A superfície do epitélio transicional no ureter mostra-se pregueada, o que justifica a natureza distensível do ureter.

Muscular
Na parte superior ou proximal do ureter é visível uma camada longitudinal interna e uma camada circular externa de músculo liso. No terço inferior ou distal ureter, é observado uma camada longitudinal externa adicional de músculo liso.

Adventícia
A adventícia ureteral consiste em tecido conectivo denso.

Bexiga (Figura 2.20)
Mucosa
A plasmalema adluminal das células superficiais do epitélio de transição (denominadas de células da superfície ou células de guarda-chuva) é responsável pela barreira osmótica entre a urina e os fluidos teciduais. Dentro de seu citoplasma encontram-se vesículas elípticas ou discoides, que espessam substancialmente (12 nm) a membrana que se defronta com a luz vesical. À medida que a bexiga enche e o epitélio da superfície se distende, as vesículas aplainam e ampliam a membrana da célula luminal contribuindo, assim, para tornar mais espessa a membrana de superfície, o que impede a difusão dos fluidos teciduais para dentro da bexiga.

Submucosa
A submucosa contém diversos vasos sanguíneos calibrosos. Ela não é encontrada na região do trígono, onde os ureteres desembocam na bexiga.

Muscular
Três camadas de músculos são descritas (exceto para o trígono):

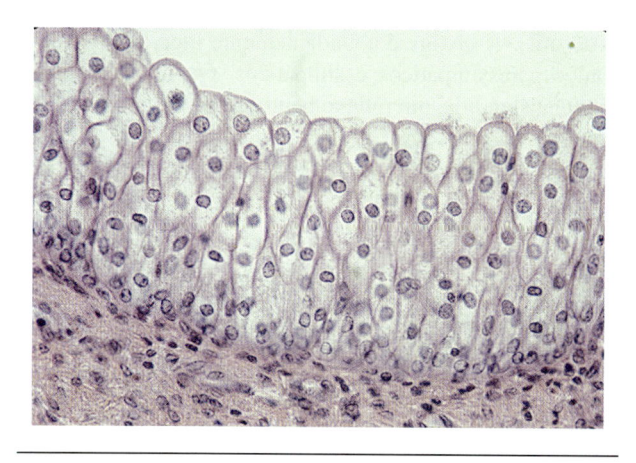

FIGURA 2.19 Epitélio transicional da bexiga urinária não distendida. Observar a superfície em forma de cúpula das células epiteliais transicionais e o empilhamento de 5 a 8 núcleos. Quando totalmente distendida com urina, o epitélio da bexiga faz a transição (se adelgaça) para a espessura de três células (não mostrado). (Cortesia do Dr. LM Salinas, Saint Louis University, Department of Patologia).

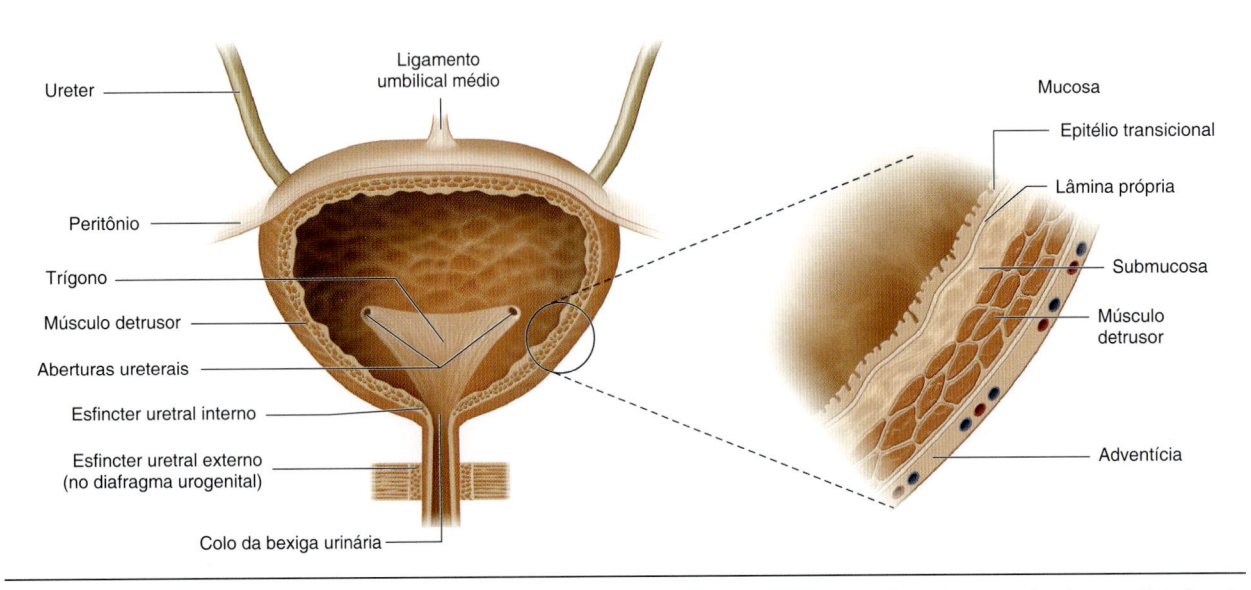

FIGURA 2.20 Aspectos anatômicos da bexiga urinária e da uretra. O detrusor e o esfincter externo (formados por músculo esquelético) estão sob controle voluntário. Esses músculos são abundantemente inervados com nervos somáticos e autonômicos (simpáticos e parassimpáticos) e derivados de S2-S4. (Reproduzida com permissão da *McKinley M, O'loughlin V, eds*. Human Anatomy. *2nd ed. New York, NY: McGraw-Hill, Inc; 2008*.)

- Camada longitudinal interna
- Camada circular média
- Camada longitudinal externa

O entrelaçamento de feixes de músculo liso dificulta a diferenciação das camadas. No trígono, o músculo liso evidencia-se como uma continuação da camada longitudinal dos ureteres.

Serosa ou adventícia

A membrana peritoneal cobre a cúpula da bexiga. O restante da bexiga (e trajeto excretor) é coberto por tecido conectivo pélvico.

Função do trato urinário inferior

A urina sai dos cálices e da pelve renal e flui através dos ureteres para a bexiga, onde é armazenada. O ureter é um tubo muscular de aproximadamente 30 cm de comprimento. Cada ureter desemboca na bexiga em sua face posterior, perto do colo vesical. A bexiga é constituída pelo fundo, ou corpo que armazena a urina, e pelo colo, que é afunilado e junta-se com a uretra.

A bexiga é revestida por epitélio transicional é cercado por um músculo liso denominado detrusor. As fibras musculares lisas no colo da bexiga formam o esfincter interno.

O esfincter interno não está sob controle consciente. Seu tônus inerente impede o esvaziamento da bexiga até que haja um estímulo adequado. A uretra passa por meio do diafragma urogenital que contém uma camada de músculo esquelético denominada esfincter externo. O esfincter externo está sob controle consciente. No sexo feminino, o esfincter externo é menos desenvolvido, sendo responsável pela maior frequência de incontinência urinária nas mulheres.

As paredes da bexiga, da uretra e dos ureteres, são altamente distensíveis. A distensibilidade própria da bexiga permite que grandes volumes de urina sejam armazenados (400 mL). A bexiga é abundantemente inervada por neurônios parassimpáticos e simpáticos. Quando suficientemente distendida, um reflexo neuronal (reflexo miccional), envolvendo o sistema nervoso autônomo, contrai a bexiga e relaxa o esfincter externo e, consequentemente, esvazia a bexiga urinária.

▶▶ CORRELAÇÃO CLÍNICA

Doenças que lesam o sistema nervoso autônomo, como o diabetes melito, podem apresentar-se junto à incontinência urinária (falta de controle voluntário sobre a micção).

Pontos-chave

- Os rins estão localizados no espaço retroperitoneal e são grosseiramente divididos em polo superior, polo inferior e hilo.
- O córtex contém todos os glomérulos, túbulos contorcidos proximal e distal, partes dos túbulos retos, e ducto coletor cortical; enquanto a medula contém as alças de Henle e os ductos coletores medulares.
- O néfron é constituído de um corpúsculo renal e um túbulo segmentado (os néfrons justamedulares possuem longas alças, enquanto os néfrons corticais possuem alças mais curtas).
- O corpúsculo renal funciona como um filtro plasmático (o ritmo de filtração é de aproximadamente 180 L/d). Pequenas moléculas, substâncias, e resíduos metabólicos são filtrados; porém, células e macromoléculas (proteínas) em geral não podem transpassar o corpúsculo.
- O túbulo proximal possui abundante borda em escova e mitocôndrias e é responsável pela maior parte (~120 L/d) do transporte de fluido.
- O segmento delgado da alça de Henle apresenta epitélio plano com variada permeabilidade para água e sódio. Ele é responsável pela concentração e diluição urinária. O segmento espesso é caracterizado pelo transporte ativo de sódio desacompanhado de água (segmento diluidor).
- O túbulo distal e o ducto coletor são revestidos por vários tipos peculiares de células (células intercaladas, células principais e células do túbulo distal). Essas células estão envolvidas na homeostase ácido-base, equilíbrio do potássio, sódio, cálcio e reabsorção de magnésio, além da concentração urinária.
- O aparelho justamedular está envolvido na regulação do ritmo de filtração, do volume plasmático e da pressão arterial (por meio da enzima renina).
- Os trajetos excretores (ureter, bexiga) são distensíveis devido ao epitélio transicional e à elasticidade do músculo liso circundante. Os nervos que se originam porção na S2-S4 da medula espinal inervam o músculo do trato urinário. A atividade coordenada do sistema nervoso autônomo induz a contração e, dessa forma, impele a urina pelos trajetos excretores para o exterior.

Bibliografia comentada

1. Ross MH, Pawlina W. *Histology: A Text and Atlas*. 5th ed. Baltimore, MD: Lippincott Williams and Wilkins, 2006: 646-672 (Chap. 20). *Visão geral concisa da histologia do trato urinário.*
2. Madsen KM, Tisher CC. Structural-functional relationship along the distal nephron. *Am J Physiol*. Jun 1986;250(6, pt 3): F1-15. *Excelente discussão sobre as técnicas utilizadas para estudar a função dos néfrons. Descreve a heterogeneidade estrutural ao longo do néfron distal, especialmente do ducto coletor. Análise cuidadosa dos principais tipos de células observados no túbulo distal e ducto coletor.*
3. Gumbiner B. Structure, biochemistry, and assembly of epithelial tight junctions. *Am J Physiol*. Dec 1987;253 (6, pt 1):C749-758. *Uma das primeiras (e talvez ainda a melhor) descrição da anatomia e fisiologia da junção oclusiva. Um clássico.*
4. Jacobson HR. Functional segmentation of the mammalian nephron. *Am J Physiol*. Sep 1981; 241 (3):F203-218. *Artigo de referência que resume as relações estruturais e funcionais em todos os principais segmentos do néfron.*
5. Tryggvason K, Patrakka J, Wartiovaara J. Hereditary proteinuria syndromes and mechanisms of proteinuria. *N Engl J Med*.Mar 30, 2006;354(13):1387-1401. *Revisão de referência da biologia do diafragma da fenda e seu papel na proteinuria.*

EXERCÍCIOS

1. Identifique o nome das estruturas numeradas nesta secção sagital de um rim adulto.

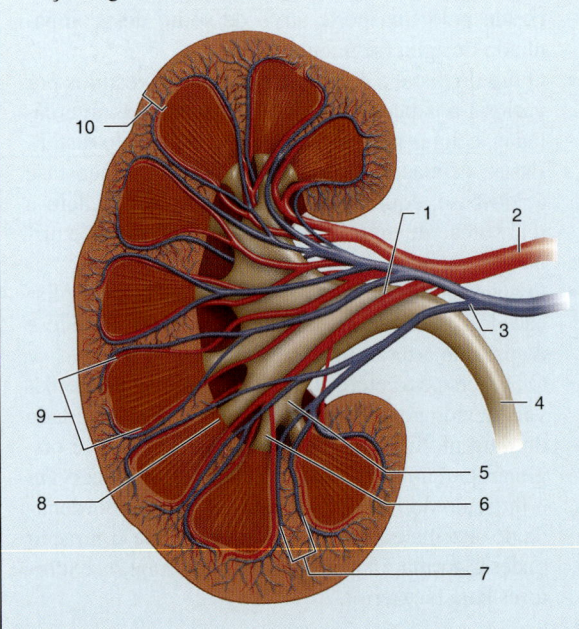

2. Identifique o nome das estruturas desses néfrons.

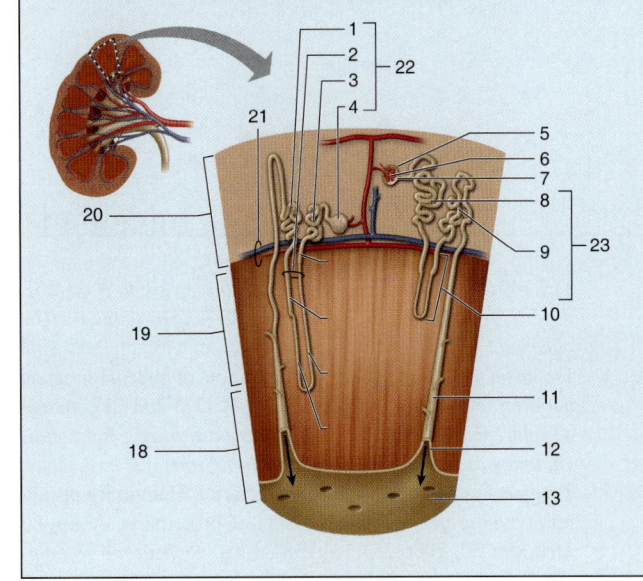

3. Seu paciente desenvolve hematuria (sangue na urina) 12 horas após uma biópsia renal (inserção de uma agulha especial que remove um pequeno fragmento do rim). Durante a biópsia é possível que você tenha lacerado a:

   A) Artéria arqueada.
   B) Artéria interlobular.
   C) Artéria Interlobar.
   D) Arteríola aferente.
   E) Arteríola eferente.

4. A causa mais comum de síndrome nefrótica (grandes quantidades de proteína na urina) em crianças é a doença de lesão mínima. Essa síndrome é caracterizada por microscopia óptica normal. Contudo, a microscopia eletrônica revela apagamento completo dos processos podálicos. Mutações na(s) seguinte(s) proteína(s) podem provavelmente ser responsáveis por esta doença:

   A) Nefrina.
   B) Neph1.
   C) Neph2.
   D) Podocina.
   E) Todas as alternativas anteriores.

SEÇÃO II

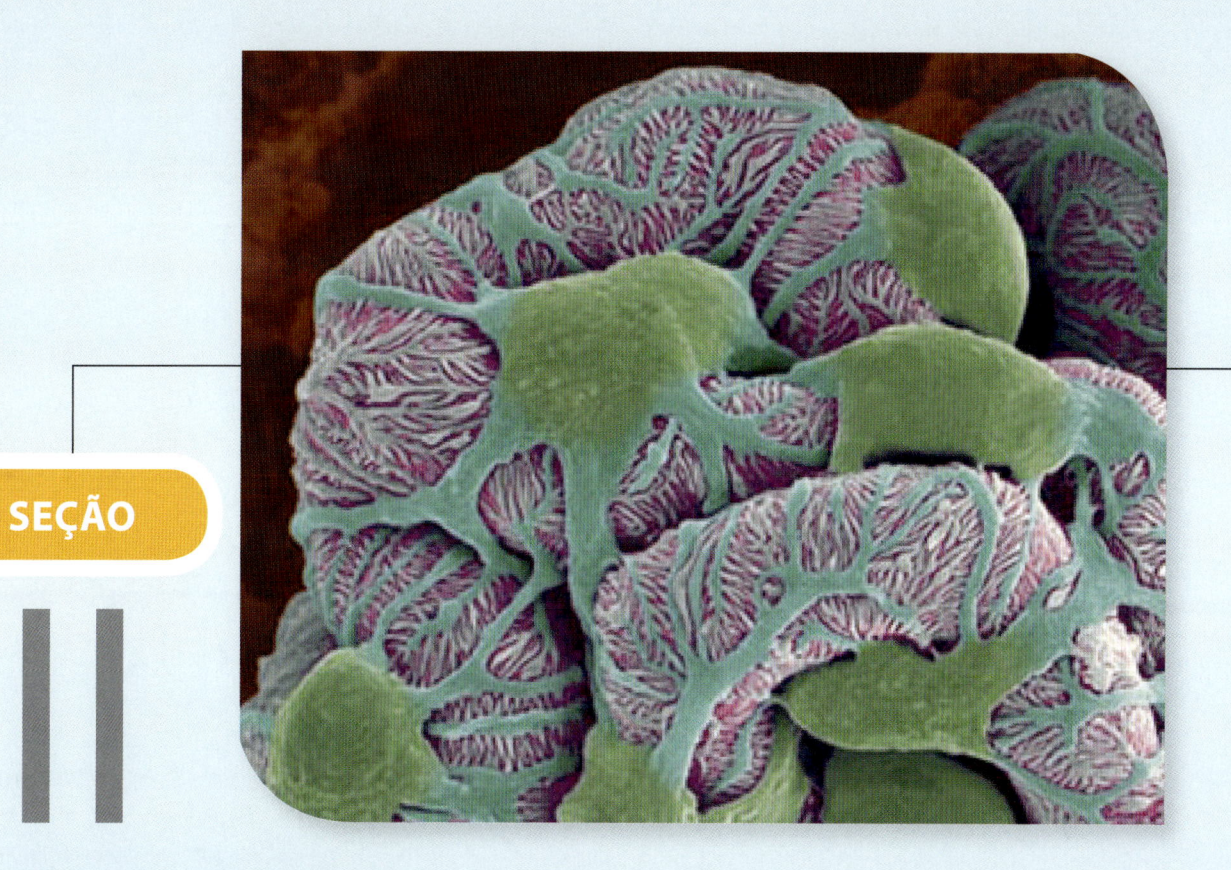

FISIOLOGIA RENAL

Capítulo 3

Composição dos fluidos corporais e administração de líquidos

PAUL G. SCHMITZ

Objetivos de aprendizagem

O leitor deverá:

- Definir molaridade, molalidade, equivalência, osmolaridade, osmolalidade, pressão osmótica pressão oncótica e densidade.
- Comparar e contrastar soluções isosmóticas *versus* soluções isotônicas.
- Criar um diagrama representando a distribuição de água, sódio e potássio entre os compartimentos do corpo. Além disso, ser capaz de calcular a água corporal total estimada a partir do peso corpóreo.
- Discutir o conceito de equilíbrio no contexto dos distúrbios hidreletrolíticos.
- Descrever os mecanismos ativo e passivo envolvidos no transporte de água e solutos por meio das membranas das células epiteliais.
- Relacionar os fluidos disponíveis para administração intravenosa e discutir as vantagens e desvantagens de cada solução.

Introdução

Tecidos epiteliais, como o revestimento do trato gastrointestinal e do túbulo renal, transportam íons específicos, nutrientes e água entre os fluidos corpóreos e o meio exterior. Ao ajustar as taxas de absorção e excreção de substâncias orgânicas e inorgânicas, as células epiteliais regulam o volume e a composição dos fluidos corpóreos. Esse equilíbrio dinâmico entre entrada e saída, em que o volume e a composição dos fluidos corporais permanecem constantes, é em grande parte alcançado pela interação do sistema endócrino e órgãos de transporte, como o intestino e o rim. De forma simples, a composição dos fluidos corporais é mantida constante pelo equilíbrio dos sistemas de entrada (água, alimentos) e saída (urina, fezes). Esse conceito de equilíbrio é fundamental para a compreensão dos mecanismos dos distúrbios hidreletrolíticos e acidobásicos.

Propriedades físico-químicas dos elementos em solução

O peso molecular de um elemento é baseado na média da massa de cada isótopo do elemento (p. ex. carbono = 12,1115) ou na massa do isótopo mais abundante, também conhecido como massa monoisotópica (carbono = 12). Os pesos moleculares dos elementos fisiologicamente importantes estão listados na Tabela 3.1.

Molaridade

Um mol de qualquer substância é definido como o peso atômico (PA) ou molecular da substância em gramas. Por exemplo, 1 g de ureia (CO[NH2]2) é igual a 0,016 mol:

$$\text{Mol de Ureia} = \frac{\text{g de ureia}}{\text{MW}} = \frac{1}{60} = 0,016$$

Molaridade se refere ao número de mols de uma substância dissolvida em 1L de solução. Dessa forma, a molaridade de 2 g de ureia dissolvida em 1L de água é igual a 0,032 (2/60) mol/L.

Tabela **3.1** Pesos moleculares de elementos fisiologicamente relevantes

Substância	Peso molecular
Cálcio	40
Magnésio	24
Fósforo	31
Sódio	23
Bicarbonato	61
Dióxido de carbono	44
Glicose	180
Ureia	60
Água	18

Molalidade

A molalidade reflete o número de mols de uma substância por quilograma de solvente. A determinação da molalidade requer apenas uma balança precisa, porque as massas de ambos, solvente e soluto, podem ser obtidas por pesagem. Diferentemente da molaridade, a molalidade independe das condições físicas como temperatura e pressão. Em uma solução aquosa diluída em temperatura ambiente e pressão atmosférica padrão, molaridade e molalidade serão muito similares. Isso porque nessas condições, 1 kg de água corresponde aproximadamente ao volume de 1 L e já que a solução é diluída a adição do soluto produz impacto insignificante sobre o volume da solução.

Equivalentes

Quando ânions e cátions se combinam, eles o fazem de acordo com sua carga iônica e não de acordo com seu peso molecular. A equivalência eletroquímica refere-se ao poder de combinação de um íon. Um equivalente é definido como o peso em gramas de um elemento que se combina com ou substitui 1 g de íons de hidrogênio. Tendo em vista que 1 g de hidrogênio é igual a 1 mol de hidrogênio, um mol de qualquer ânion univalente é igual a um equivalente. Íons divalentes, como o cálcio (Ca^{2+}), possuem duas cargas e, portanto, combinam-se com 2 ânions. Consequentemente, o poder da combinação do cálcio é o dobro em relação ao hidrogênio. Assim, 1 mol/L de Ca^{2+} é igual a 2 equivalentes/L.

A concentração dos íons e solutos clinicamente relevantes em geral é expressa em milimols (mM) ou miliequivalentes (mEq) por causa de suas pequenas concentrações no plasma.

Osmolaridade e osmolalidade

Osmolaridade é equivalente à concentração de partículas de soluto por litro de água. É diferente de molaridade (que mede mols de soluto em vez de mols de partículas de solutos) porque alguns solutos podem se dissociar em solução. Por exemplo, cloreto de sódio (NaCl) se dissocia em íons de sódio e cloreto. Logo, para cada 1 mol de NaCl em solução, existem 2 osmol de partículas de soluto. Osmolalidade é expressa por quilograma de solução. Em condições fisiológicas, há pouco diferença entre a osmolalidade e osmolaridade.

Pressão osmótica

A pressão osmótica é a pressão que deve ser aplicada a uma solução para evitar a entrada de água por uma membrana semipermeável. A pressão osmótica de uma solução em um modelo de múltiplos compartimentos, como o ilustrado na Figura. 3.1 depende de dois fatores: o número de partículas dissolvidas na solução e a permeabilidade do

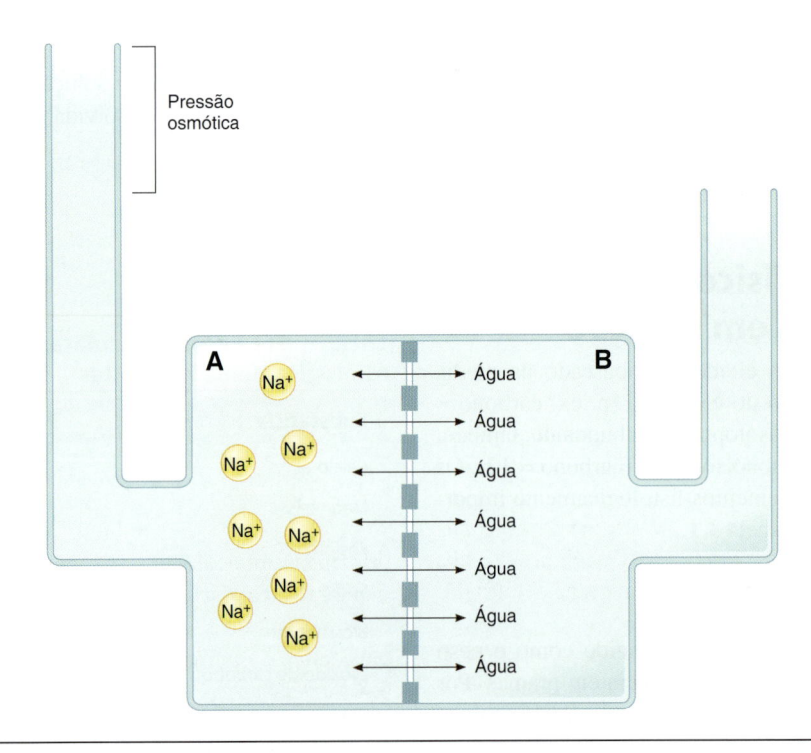

FIGURA 3.1 O sódio no compartimento A causa o deslocamento da água a partir do compartimento B e aumenta a pressão hidrostática do compartimento A. A pressão hidrostática finalmente sobe o bastante para impedir o movimento adicional de água do compartimento B. A pressão no equilíbrio é equivalente à pressão osmótica da solução no compartimento A.

soluto por meio da membrana que separa os compartimentos. A pressão osmótica (em atmosferas) de uma solução é calculada usando a lei de van't Hoff:

$$\pi = \sigma n C R T$$

onde π é a pressão osmótica, σ é o coeficiente de reflexão (medida de permeabilidade), n é o número de partículas dissociáveis (para o NaCl, isso seria 2), C é a concentração do soluto, R é a constante dos gases, e T é a temperatura em graus kelvin.

> ▶▶ CORRELAÇÃO CLÍNICA
>
> A osmolalidade do plasma normal é estimada pela medida da concentração dos principais solutos no plasma (sódio, ureia e glicose). O sódio em geral é multiplicado por 2, porque cada íon de sódio é acompanhado por um ânion (normalmente cloreto e bicarbonato). Alterações na osmolalidade plasmática podem ocorrer devido a alterações na concentração de íons (sódio) ou soluto (glicose, etanol). As alterações na osmolalidade plasmática podem induzir deslocamento de fluidos entre os compartimentos (compartimento celular *versus* extracelular) que pode ser clinicamente importante. Por exemplo, a hiponatremia (baixa concentração plasmática de sódio) induz edema celular cerebral e lesão cerebral.

Iso-osmótica

Soluções com a mesma osmolalidade que o plasma são denominadas iso-osmóticas.

Iso-osmótica *versus* Isotônica

Considera-se que as soluções que restringem o movimento de fluidos para dentro ou para fora dos compartimentos corpóreos, como as células, exerçam tonicidade. Essas soluções contêm solutos que não podem atravessar a barreira (membrana celular) entre os compartimentos. Medições da osmolalidade não fazem distinção entre solutos permeáveis ou impermeáveis; medidas de tonicidade fazem essa distinção. Esse é um conceito simples, mas crucial, que serve de base para a abordagem lógica da administração de fluidos na prática clínica. Por exemplo, a administração de uma solução de ureia iso-osmótica resulta em edema das células vermelhas do sangue, porém pouca mudança no volume extracelular ou vascular. Isso ocorre porque a água segue passivamente a ureia para dentro da célula à medida que a ureia se equilibra por meio da membrana celular dos glóbulos vermelhos (já que a ureia é um soluto permeável). Se a solução consistisse em cloreto de sódio iso-osmótico, não haveria nenhuma alteração no volume celular, mas o volume extracelular iria se expandir, uma vez que sódio e cloreto são solutos impermeáveis (ou seja, restritos ao compartimento extracelular). Assim, o cloreto de sódio iso-osmótico também é considerado isotônico. Nesse contexto, a ureia é considerada um osmol "ineficaz", enquanto o cloreto de sódio é considerado um osmol "eficaz" porque expande o volume extracelular. Esse é um objetivo desejável quando se administra fluidos a pacientes desidratados.

Pressão oncótica

A pressão oncótica é uma medida da pressão osmótica decorrente das proteínas dissolvidas no plasma. Embora o número de partículas de proteína dissolvida no plasma seja relativamente pequeno e, portanto, produza uma pressão osmótica relativamente pequena (~ 1,5mOsm/kg de água), a pressão oncótica é um fator importante envolvido no movimento de fluidos por meio do vaso sanguíneo. Isso é devido à insignificante permeabilidade da parede do vaso às proteínas plasmáticas.

> ▶▶ CORRELAÇÃO CLÍNICA
>
> A hipoalbuminemia (baixa concentração de proteína plasmática) pode levar ao acúmulo de fluido intersticial resultando em formação de edema. A síndrome nefrótica e a cirrose são comumente associadas com hipoalbuminemia (devido a perdas de proteínas na urina ou diminuição da síntese hepática de albumina, respectivamente) e edema.

Gravidade específica (densidade relativa)

A gravidade específica é semelhante, mas não idêntica, à osmolalidade. Especificamente, ela é definida como o peso de um volume de solução dividido por um peso de igual volume de água destilada. Desde que a gravidade específica depende do peso, bem como do número de partículas dissolvidas em solução, ela não é idêntica à osmolalidade. No entanto, a gravidade específica de certos fluidos corporais (urina) é facilmente obtida no consultório ou laboratório e, portanto, fornece uma estimativa rápida da osmolalidade.

Distribuição e composição dos fluidos corporais

A água do corpo é distribuída em dois compartimentos principais, intracelular e extracelular, separados por uma membrana celular semipermeável. O fluido extracelular consiste em dois subcompartimentos, o compartimento plasmático ou intravascular e o compartimento intersticial ou extravascular (Figura 3.2).

A água corporal total é responsável por 50 a 70% do peso de massa magra nas mulheres e 55 a 60% nos homens. A água corporal total encontra-se distribuída no espaço extracelular (1/3) e intracelular (2/3). Aproximadamente 40%

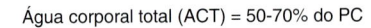

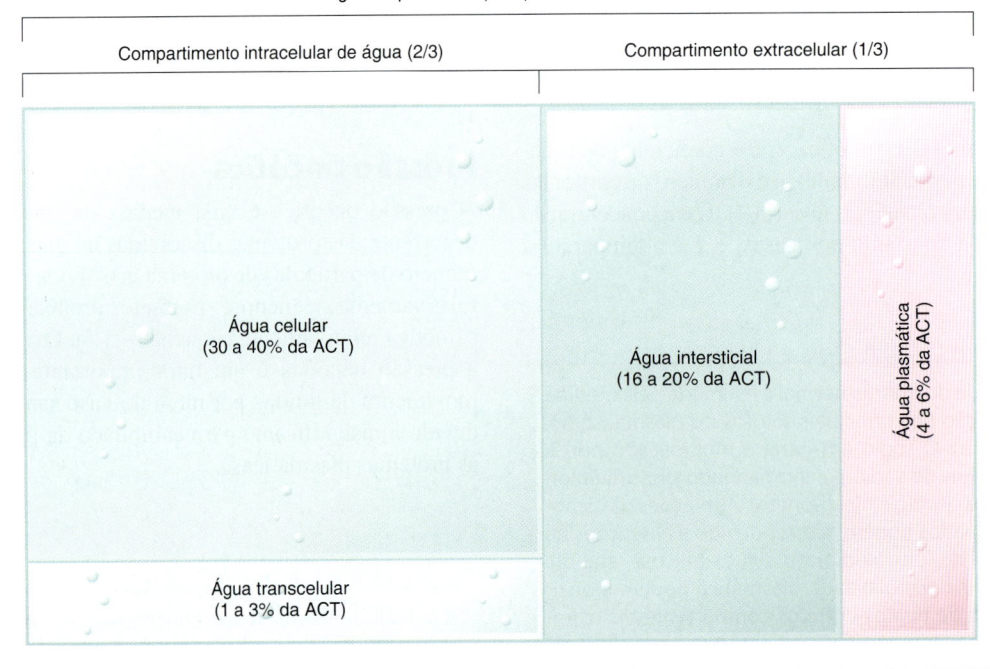

FIGURA 3.2 Distribuição da água entre os principais compartimentos corporais. Todos os compartimentos estão em equilíbrio osmótico. As composições iônicas dos compartimentos plasmático e intersticial são quase idênticas. Os compartimentos transcelulares incluem os espaços pleural, pericárdico e peritoneal. Exceto em certos estados fisiopatológicos (ascite), o compartimento transcelular é muito pequeno. (ACT, água corporal total; PC, peso corporal em quilogramas.)

da água corporal total concentram-se no músculo, 20% na pele, 10% no sangue, e o restante em outros órgãos (Tabela 3.2). O volume de água nos vários compartimentos pode ser avaliado pelo uso de técnicas de diluição indicadoras, nas quais uma substância conhecida por se distribuir em um ou vários compartimentos é medida no estado estacionário. O volume de distribuição da substância pode ser calculado a partir da dose administrada. As substâncias utilizadas para a medição da distribuição da água nos seres humanos incluem: óxido de deutério para medição da água corporal total, inulina para a medição do volume extracelular e células vermelhas radiomarcadas para medida de volume intravascular. Os compartimentos que não podem ser mensurados diretamente são calculados pelo uso dos volumes medidos.

Tabela **3.2** Distribuição de água em vários tecidos de um homem de 70 kg

Tecido	% de água	% do peso corporal	Litros
Pele	72	18	9
Músculo	76	42	22
Esqueleto	22	16	2,5
Cérebro	75	2	1
Fígado	68	2	1
Coração	79	0,5	0,25
Pulmões	79	0,7	0,4
Rim	83	0,4	0,25
Baço	76	0,2	0,1
Sangue	83	8	4,7
Intestino	75	1,8	1
Adiposo	10	10	0,7

Composição iônica do líquido extracelular

A composição média de eletrólitos do líquido extracelular (FEC) em seres humanos está resumida na Tabela 3.3. Vários aspectos merecem destaque:

- O sódio é o principal cátion extracelular e, juntamente com ânions acompanhantes, é responsável pela maior parte da osmolalidade do líquido extracelular.
- As concentrações de potássio, cálcio e magnésio são pequenas, embora elas sejam extremamente importantes para a função celular.
- Cloreto e bicarbonato são os principais ânions.

A composição iônica do fluido intersticial e do plasma é ligeiramente diferente, pois a concentração de grandes proteínas aniônicas é maior no compartimento plasmático,

Tabela **3.3** Concentrações médias de soluto (mEq/L) nos vários compartimentos dos fluidos corporais

Solutos	Plasma	Intersticial	Intracelular
Sódio	142	145	10
Potássio	4	4	155
Cálcio	5		3
Magnésio	2		26
Cloreto	103	114	3
Bicarbonato	26	31	10
Sulfato	1		20
Proteína	16		55
Ácido orgânico	6		

o que promove o movimento de um pequeno número de cátions para o compartimento plasmático (ver Tabela 3.3). Um pequeno número de ânions tenderá a se deslocar na direção oposta (para o compartimento intersticial). Esse efeito é também conhecido como equilíbrio de Gibbs-Donnan. Sua significância clínica é incerta.

Composição iônica do fluido intracelular

As concentrações de eletrólitos do fluido intracelular (FIC) são difíceis de mensurar com precisão e grandes distinções podem existir entre os diferentes tipos de células. As concentrações aproximadas estão resumidas na Tabela 3.3. Em contraste com o líquido extracelular, o potássio é o principal cátion intracelular. Ele é osmoticamente análogo ao sódio extracelular. Além disso, o magnésio é muito mais concentrado no fluido intracelular que no extracelular. As concentrações de cloreto e bicarbonato são muito baixas no líquido intracelular. A grande diferença na composição iônica do líquido extracelular em comparação com o intracelular associado com as características de permeabilidade da membrana celular resulta em um potencial elétrico de membrana variando entre -50 a -90 mV em relação ao fluido extracelular.

Osmolaridade dos compartimentos dos fluidos corporais

Uma vez que as membranas de praticamente todas as células são permeáveis à água, a osmolalidade do compartimento intracelular é igual a do compartimento extracelular. Alterações na concentração de solutos em um compartimento induzem a redistribuição da água até que um novo equilíbrio osmótico seja alcançado. O deslocamento de água de um compartimento de menor para outro de maior osmolalidade pode acarretar profundas consequências fisiológicas. Por exemplo, uma diminuição na concentração de sódio no compartimento extracelular (hiponatremia) induz edema celular. Enquanto muitas células podem tolerar mudanças no volume, uma expansão de 15 a 20% do volume das células cerebrais está associada com pressão intracraniana aumentada, herniação cerebral, coma e morte.

O conceito de equilíbrio de fluidos

Em geral, o volume e a composição dos compartimentos dos fluidos corporais permanecem constantes, isto é, em equilíbrio. Dessa forma, as entradas de íons e água são iguais às perdas. Apesar de que, perturbações no equilíbrio ocorrem transitoriamente à medida que o corpo se ajusta a variações na ingestão (comida e bebida) ou na excreção (micção, sudorese). Desconsiderando o equilíbrio positivo de água e eletrólitos, que é parte do crescimento e desenvolvimento normais, desvios persistentes do equilíbrio com saldo nulo são anormais.

Equilíbrio hídrico

Existem duas principais fontes de ganho de água:

1. Ingestão de água;
2. Produção de água pelo metabolismo.

As perdas de água podem ser insensíveis, como por evaporação pelo trato respiratório e pela pele (não são facilmente medidas e referidas como insensíveis), ou sensí-

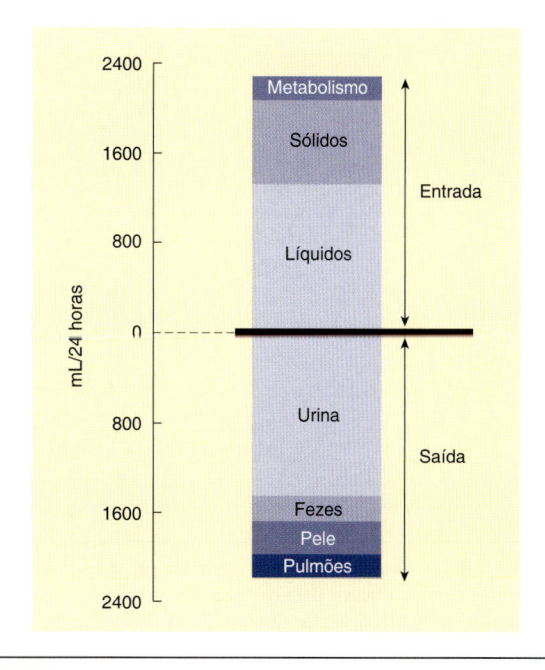

FIGURA 3.3 Diagrama de barras representando entrada e saída aproximada de água no homem normal.

veis (mensuráveis), como pela urina ou fezes. As estimativas da magnitude dos ganhos e perdas de água no adulto saudável estão resumidas na Figura 3.3. Conceitualmente, diagramas de barras análogas podem ser criados para íons, como sódio e potássio, e para excreções, como a ureia. De fato, um diagrama de equilíbrio é um instrumento útil para entender distúrbios no equilíbrio hidreletrolítico e ácido-básico.

Dinâmica de água e do transporte de íons

A água e os solutos são continuamente trocados entre os compartimentos. O transporte de solutos e água entre os compartimentos é considerado passivo, se ele não requer energia metabólica, enquanto o transporte ativo precisa de energia a partir do metabolismo intermediário. O transporte de solutos ocorre por ambos os mecanismos, ativo e passivo, enquanto o deslocamento da água ocorre passivamente a favor do gradiente osmótico. A membrana celular é a principal barreira para a difusão de solutos. Um arsenal de proteínas de transporte e canais iônicos altamente específicos regula o movimento de solutos e água pelas membranas celulares (Figura 3.4). O transporte de solutos também pode ocorrer mediante vias paracelulares (entre células).

Difusão simples

O deslocamento passivo de soluto por meio de uma membrana requer a presença de gradiente de concentração favorável, uma vez que as partículas em solução estão em movimento aleatório constante e, portanto, são capazes de se mover tanto em uma direção quanto em outra. Além disso, o movimento passivo de íons carregados é afetado pelo potencial elétrico da membrana. Uma vez que cargas iguais se repelem e cargas opostas se atraem, os íons carregados positivamente se moverão para o lado negativo da membrana e íons com carga negativa se moverão para o lado positivo da membrana.

Difusão facilitada

A maioria dos solutos não atravessa a membrana celular, na ausência de uma proteína transportadora específica ou de um canal. As vias específicas de transporte facilitam o deslocamento de íons a favor do gradiente eletroquímico, um processo conhecido como difusão facilitada. Essas vias não utilizam energia. Talvez o melhor exemplo desse tipo de transporte no rim envolve a captação de glicose pelas células do epitélio tubular proximal. Transportadores de glicose altamente específicos estão envolvidos nesse processo. Um exemplo da especificidade desse processo é ilustrado na Figura 3.5, mostrando que a D-glicose pode

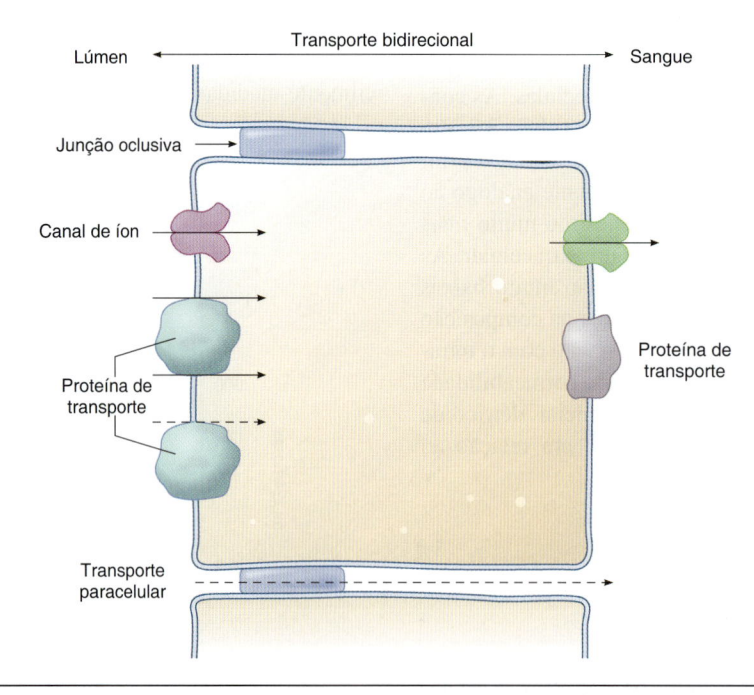

FIGURA 3.4 Modelo geral de transporte no epitélio do túbulo renal. Observe que o transporte paracelular é mais importante do que se pensava anteriormente, em particular para certos solutos como o magnésio. Canais de íons ou de solutos são proteínas com multisubunidades que se interpõem na membrana celular tanto do lado luminal quanto do lado do sangue. Os canais iônicos são em geral altamente específicos, por exemplo, um íon = um canal. Proteínas de transporte inseridas na membrana (localização luminal ou basolateral) estão envolvidas no transporte de solutos. Elas podem transportar um ou mais solutos na mesma (cotransportador) ou em direção oposta (contratransportador). As especificidades dos transportes serão discutidas em detalhes nos capítulos seguintes.

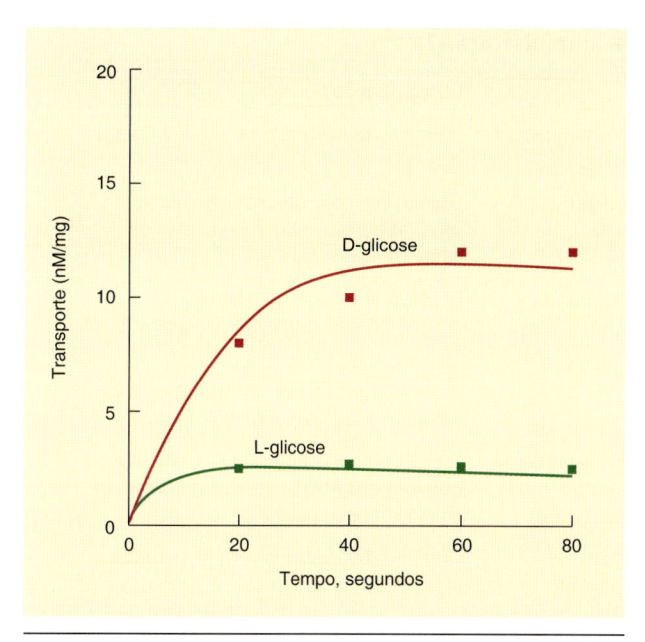

FIGURA 3.5 Transporte de D-glicose *versus* L-glicose em cultura de células epiteliais tubulares renais.

entrar no eritrócito em um ritmo muito mais rápido do que o seu estereoisômero, L-glicose, apesar de ambos os compostos apresentarem o mesmo tamanho molecular.

Transporte acoplado

Transporte acoplado refere-se ao transporte vinculado e simultâneo de dois ou mais solutos pela membrana celular. Quando os dois solutos se deslocam na mesma direção, o transportador é denominado cotransportador. Quando os solutos estão se movendo em direção oposta, o transportador é referido como contratransportador. Embora o transporte acoplado possa parecer semelhante à difusão facilitada simples, ele difere em um importante aspecto; pelo menos um dos solutos é transportado contra um gradiente eletroquímico.

Transporte ativo

Quando solutos são transportados contra gradientes de concentração ou elétricos é necessário energia. Embora existam gradientes passivos favorecendo o movimento de sódio para dentro da célula e de potássio para fora, isso é equilibrado pelo transporte ativo de sódio e potássio contra esses gradientes pelas bombas Na^+-K^+ATPase. Essa enzima catalisa a hidrólise do ATP em ADP. A energia liberada por essa reação é utilizada para o transporte ativo de sódio e potássio. Em geral, essa proteína transportadora apresenta taxa de transporte de 3:2, de forma que três íons de sódio são bombeados para fora da célula para cada dois íons de potássio que são bombeados para dentro. A Na^+-K^+ATPase desempenha papel fundamental no transporte epitelial renal.

Transporte ativo secundário

A baixa concentração intracelular de sódio na célula tubular proximal cria um gradiente químico favorável para o transporte acoplado ao sódio. No túbulo proximal, o sódio no lúmen move-se passivamente para dentro da célula tubular, uma vez que a membrana apical é relativamente permeável ao sódio, e a concentração luminal de sódio excede em muito a da célula. A energia gerada por esse movimento descendente de sódio permite que outro soluto, como a glicose, seja cotransportada para dentro da célula contra seu gradiente de concentração. A energia para esse processo é indiretamente fornecida pela bomba Na^+-K^+ATPase na membrana basolateral. Por meio da extrusão ativa de sódio da célula, essa bomba mantém baixa concentração de sódio intracelular, o que é necessário para a entrada contínua de sódio na célula.

Arraste do solvente

O movimento da água por si mesmo pode induzir o transporte de outros solutos como o sódio e o potássio. Esse tipo de movimento é conhecido como arraste do solvente. Fatores que podem contribuir para o arraste do solvente incluem:

1. Perda de água, que aumenta a concentração de solutos dentro da célula, criando, assim, um gradiente de concentração favorável para a reabsorção de soluto.
2. Forças de atrito entre a água e solutos induzem o deslocamento de solutos pelos poros na membrana da célula.

Terapia de reposição hídrica

A terapia de reposição hídrica constitui a base da conduta de uma variedade de alterações hidreletrólitos e acidobásicas. Fluidos intravenosos são muitas vezes utilizados para tratar ou evitar a desidratação em pacientes de risco (incapazes de ingerir líquidos). Os fluidos intravenosos são classificados de modo geral em cristaloides e coloides (Tabela 3.4). Os cristaloides são soluções cujo principal osmólito é o sódio. Os coloides são compostos por proteínas plasmáticas como a albumina ou agentes farmacêuticos como o hidroxietilamido, que teoricamente permanecem no espaço vascular. Os coloides são consideravelmente mais caros que as soluções cristaloides. No geral, parece haver pouca vantagem de uma classe de fluido sobre a outra, exceto em situações clínicas específicas.

Além disso, os fluidos podem ser manipulados pela farmácia hospitalar para se conseguir um fluido de reposição ideal para um cenário clínico particular.

Tabela 3.4 Comparação entre os fluidos disponíveis para administração IV

Fluido	Tipo	Principais usos	Complicações
NaCl a 0,9% (soro fisiológico, SF)	Cristaloide	Depleção de volume; fluido de manutenção em pacientes normovolêmicos	Edema pulmonar, em caso de administração excessiva
NaCl a 0,45% (SF1/2 com ou sem glicose a 5%)	Cristaloide	Fluido de manutenção em pacientes normovolêmicos; tratamento da hipernatremia	Edema pulmonar; hiponatremia; edema cerebral, em hipernatremia em caso de administração rápida
NaCl a 0,2% (SF1/4 com ou sem glicose a 5%)	Cristaloide	Fluido de manutenção em pacientes normovolêmicos; tratamento da hipernatremia	Edema pulmonar; hiponatremia; desmielinização osmótica em hipernatremia
Glicose a 5% em água (SG5)	NA	Hipernatremia	Risco de edema cerebral se correção rápida; hiponatremia se administração excessiva
Ringer com Lactato (RL)	Cristaloide	Depleção de volume; fluido de manutenção em pacientes normovolêmicos	Hiperlactatemia produzindo hipotensão; possíveis distúrbios eletrolíticos em caso de administração rápida
NaCl a 3% (solução salina hipertônica)	Cristaloide	Hiponatremia (somente quando acompanhado por sintomas graves)	Desmielinização osmótica; hipernatremia
Albumina a 5%	Coloide	Depleção de volume	Edema pulmonar
Albumina a 25%	Coloide	Depleção de volume; hipoproteinemia	Edema pulmonar
Hidroxietilamido	Coloide	Depleção de volume	Sangramento

Cristaloides

Solução salina a 0,9%

Também conhecida como soro fisiológico (SF), essa solução consiste em 154 mEq/L de sódio e cloreto dissolvido em 1.000 mL de água. Consequentemente, a osmolalidade é de 308; em outras palavras, essa solução se aproxima da osmolaridade do plasma normal. O SF é geralmente considerado o expansor de volume plasmático por excelência porque a água dissolvida permanece inteiramente dentro do espaço extracelular.

Solução salina a 0,45%

Também conhecida como SF1/2, já que a sua osmolalidade é exatamente metade daquela da osmolalidade plasmática. Ela é geralmente considerada a melhor solução de reposição em pacientes recebendo pouca ou nenhuma ingestão oral de líquidos. Isso é razoável, já que a concentração de NaCl, excretada pelas perdas insensíveis, evaporação e pelas perdas urinárias é de aproximadamente 75 mEq/L.

Soro glicosado a 5% pode ser adicionado ao SF ou ao SF1/2 para fornecer um moderado suplemento energético (ou abreviado G_5SF $G_51/2SF$). Os suplementos de glicose podem ser valiosos em curto prazo para indivíduos incapazes de comer. A glicose pode servir como uma fonte de energia simples, evitando, assim, a degradação do músculo (gliconeogênese), que poderia ocorrer na situação de restrição de consumo. A intoxicação hídrica (hiponatremia) é uma importante complicação que pode ocorrer quando fluidos diluídos são administrados por via intravenosa.

Soro glicosado a 5%

Conhecido simplesmente como soro glicosado. A água livre não pode ser administrada sozinha a um paciente por risco de hemólise dos eritrócitos. Para evitar a hemólise, a glicose é incluída em uma concentração que é comparável à osmolalidade do plasma. No entanto, assim que a glicose é metabolizada, apenas a água permanece. Dessa forma, essa solução é utilizada para tratar pacientes com déficit de água livre (hipernatremia).

Soro glicosado a 5% mais SF1/4

Também conhecido como $G_5SF1/4$. Essa solução pode ser utilizada em pacientes que requerem relativamente mais água do que NaCl, por exemplo, déficits combinados. Contudo, há pouca evidência de que essa solução ofereça uma vantagem significativa em relação a soluções cristaloides mais concentradas.

Aditivos

Outros suplementos que podem ser adicionados a essas soluções de estoque incluem: cloreto de potássio, cloreto de cálcio, fosfato de potássio e bicarbonato de sódio. Por exemplo, a suplementação com cloreto de potássio é essencial no tratamento de hipocalemia, enquanto o bicarbonato de sódio pode ser preferível ao cloreto de sódio padrão em pacientes com acidose metabólica.

Ringer com lactato (RL)

A solução de Ringer com lactato (RL) é uma solução que é composta pelos seguintes eletrólitos: sódio 130 mEq/L, potássio 4,0 mEq/L, cloreto 109 mEq/L, lactato 28 mEq/L, e cálcio 3,0 mM/L. Embora a RL se assemelhe mais à composição eletrolítica do plasma, ela não é comumente empregada na medicina clínica. As razões para isso são resumidas a seguir:

- Os pacientes muitas vezes necessitam de 20 a 30 mEq/L de suplementação com cloreto de potássio (ou mais, com déficits de potássio). Apenas 4 mEq/L de potássio estão presentes na RL.
- O lactato é metabolizado pelo fígado e produz bicarbonato. Vale ressaltar que o metabolismo do lactato não é confiável em pacientes com doença hepática, o que leva a hiperlactatemia. Tendo em vista que o lactato também é um vasodilatador sistêmico, isso pode levar a uma queda da pressão arterial – um efeito que não é desejável em pacientes com déficits de fluido.
- Infusões de cálcio devem ser adaptadas ao quadro clínico do paciente. Portanto, a inclusão de cálcio na solução de RL pode ser prejudicial se administrada a um indivíduo com cálcio elevado, ou inadequada para pacientes com cálcio baixo.

Finalmente, há pouca evidência para sugerir que a solução de RL está associada a um melhor resultado em comparação com outras soluções cristaloides.

Coloides

Teoricamente, as soluções coloidais (como a albumina ou o hidroxietilamido) oferecem um benefício na conduta da desidratação ou hipotensão, uma vez que eles ficam restritos ao compartimento vascular. No entanto, vários estudos controlados randomizados falharam na confirmação dessa vantagem teórica. Evidências recentes sugerem que essas moléculas grandes atravessam os capilares muito mais rapidamente do que o previsto, atenuando, assim, as supostas vantagem das soluções coloidais. Além disso, as soluções coloidais são consideravelmente mais caras do que as cristaloides e, em alguns casos, estão associadas com efeitos indesejáveis, como hemorragias e reações anafiláticas (relatados com o hidroxietilamido).

Pontos-chave

- Um mol de soluto é igual à massa do soluto dividido pelo seu peso molecular.
- A concentração de íons e solutos em soluções fisiológicas é geralmente expressa como milimols/L ou miliequivalentes/L.
- O sódio é o principal soluto extracelular, enquanto o potássio é o principal soluto intracelular.
- Soluções fisiológicas que exercem tonicidade contêm solutos ou íons que são restritos ao compartimento extracelular, ou seja, não atravessam a membrana celular.
- As soluções isotônicas apresentam a mesma osmolalidade do plasma normal.
- O epitélio renal contém proteínas e canais de transportes altamente específicos que são essenciais para a manutenção da composição dos fluidos corporais.
- A maioria do transporte de solutos no rim é direta ou indiretamente acoplada a reabsorção ativa de sódio.
- A administração intravenosa de fluidos é útil para tratar distúrbios hidreletrolíticos ou substituir perdas em desenvolvimento.

Bibliografia comentada

1. Brown TE, LeMay HE, Bursten BE, Murphy C, Woodward P. *Chemistry: The Central Science.* 11th ed. Philadelphia, PA: Prentice Hall; 2008. *Compêndio clássico. As definições químicas dos puristas.*
2. Alberts B, Johnson A, Lewis J, Raff M, Roberts K, Walter P. Membrane transport of small molecules and the electrical properties of membranes. In *Molecular Biology of the Cell.* New York, NY:Garland Science; 2008: 651-694. *Discussão das descobertas mais importantes no transporte de membrana.*
3. Shafiee MAS, Bohn D, Hoorn EJ, Halperin ML. How to select optimal maintenance intravenous fluid therapy. Quar J Med.2003; 96:601-610. *Excelente discussão sobre as perdas insensíveis de fluidos.*
4. Finfer S, Bellomo R, Boyce N, French J, Myburgh J, Norton R. A comparison of albumin and saline for fluid resuscitation in the intensive care unit. N Engl J Med. May 27,2004;350(22):2247-2256. *Este estudo revela que o uso de solução salina normal ou albumina a 4% para ressuscitação com fluidos resultam em desfechos em 28 dias.*

EXERCÍCIOS

1. Um homem de 25 anos está apresentando sintomas de hipocalcemia porque seu cálcio sérico é de 7,1 mg/dL (normal = 9-10 mg/dL). Você calcula que ele necessitará de 1.900 mg de cálcio elementar para corrigir seus níveis séricos de cálcio para os valores normais. A farmácia informa que dispõe em estoque de ampolas com 50 cc de gluconato de cálcio a 10% (PA = 430). Quantas ampolas devem ser administradas para restaurar os valores normais de cálcio deste paciente?

   A) 1 ampola.
   B) 2 ampolas.
   C) 3 ampolas.
   D) 4 ampolas.
   E) 5 ampolas.

2. Uma menina de 4 anos é levada ao departamento de emergência com uma história de 3 dias de diarreia. A criança está letárgica, pele com turgor diminuído e pressão arterial de 80/60 mmHg. Qual é a melhor solução para corrigir a desidratação desta paciente?

   A) SG5% + SF0,9%.
   B) SG5% + SF0,45%.
   C) SF0,9%.
   D) Albumina a 25%.
   E) SG5%.

O médico da emergência administra 500 mL de soro fisiológico. Quanto desse fluido permanece no compartimento vascular?

   A) 125 mL.
   B) 250 mL.
   C) 400 mL.
   D) 50 mL.
   E) 500 mL.

Capítulo 4

Hemodinâmica glomerular

PAUL G. SCHMITZ

Objetivos de aprendizagem

O leitor deverá:

- Calcular a fração de filtração.
- Listar os cinco maiores determinantes de regulação do ritmo de filtração glomerular.
- Explicar precisamente o papel dos principais determinantes na regulação do ritmo de filtração glomerular.
- Explicar os efeitos das alterações no fluxo plasmático renal sobre a pressão oncótica glomerular e o ritmo de filtração glomerular.
- Elaborar um gráfico mostrando a relação entre a pressão arterial média e o FSR sob condições de autorregulação.
- Listar os principais fatores envolvidos na autorregulação e seus efeitos na ultrafiltração glomerular.
- Descrever como a redução significativa do volume plasmático pode suplantar a autorregulação renal normal.

Introdução

A função primária do rim é a manutenção das concentrações estáveis de íons inorgânicos (Na^+, K^+, Ca^{2+}, etc.) e água, assim como a remoção de resíduos metabólicos (ureia, prótons e eletrólitos em excesso). As alterações na excreção urinária dessas substâncias é a via principal pela qual o rim mantém a homeostase hidreletrolítica.

As substâncias predominantes que são acumuladas endogenamente e são excretadas na urina são:

1. Sal em excesso, potássio, água e outras substâncias químicas (drogas) que são consumidas diariamente.
2. Produtos do metabolismo (ureia, prótons e compostos orgânicos).

O glomérulo funciona como uma unidade filtradora de plasma. Por exemplo, solutos pequenos (Na^+, ureia e água) atravessam os capilares glomerulares e são, então, processados pelo túbulo renal (Figura 4.1). Já, substâncias maiores (células, imunoglobulinas e proteínas de grande peso molecular) não são filtradas. A filtração seletiva de solutos é clinicamente importante, uma vez que a perda de imunoglobulinas comprometeria a defesa do hospedeiro, a perda de células vermelhas sanguíneas resultaria em anemia e a perda de proteína resultaria na formação de edema. O ultrafiltrado gerado pelo glomérulo é processado pelo túbulo renal através de mecanismos complexos de reabsorção e secreção. Algumas substâncias (K^+) sofrem tanto reabsorção como secreção antes de sua eliminação na urina. Outras substâncias, como o Na^+, sofrem primeiro reabsorção enquanto ácidos orgânicos sofrem principalmente secreção. Independentemente, a ultrafiltração plasmática constitui um primeiro passo essencial na manutenção da homeostase dos fluidos corporais.

Em um homem normal, em repouso, a taxa de filtração glomerular (TFG) é em média de 125 mL/min. O ultrafiltrado é derivado de um fluxo plasmático renal (FPR) total médio de 600 mL/min. A razão entre a taxa de filtração glomerular e o fluxo plasmático renal é conhecida como fração de filtração (FF):

$$FF = \frac{TFG}{FPR} \quad (4.1)$$

A FF representa a fração do plasma que é filtrada através do leito capilar glomerular. Alterações na FF podem ter um importante efeito na reabsorção tubular proximal de fluidos (ver Capítulo 6 *Regulação da reabsorção de fluidos no túbulo proximal*). A TFG é várias vezes maior que a filtração em outros leitos capilares porque a área de superfície mais a permeabilidade da membrana capilar glomerular é 100 vezes maior do que a de outros leitos capilares.

Regulação do ritmo de filtração glomerular

A filtração final através do leito capilar glomerular é regida pela soma algébrica das pressões hidrostática e oncótica através da parede capilar (Figura 4.2).

O ritmo de filtração glomerular pode ser derivado da seguinte relação matemática:

$$TFG = K_f \times (\bar{P}_{CG} - \bar{P}_T) - (\bar{\mu}_{CG} - \bar{\mu}_T)$$
$$TFG = K_f \times (\Delta \bar{P} - \Delta \bar{P})$$
$$TFG = K_f \times \bar{P}_{UF} \quad (4.2)$$

onde K_f é igual a permeabilidade da membrana X área de superfície; P_{CG} igual à pressão hidrostática no capilar glo-

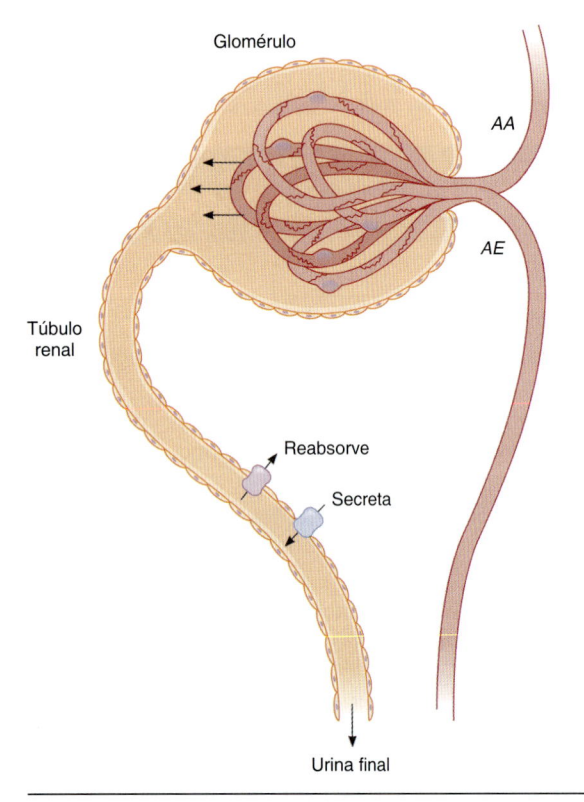

FIGURA 4.1 Representação esquemática das etapas envolvidas na formação da urina. A composição final da urina reflete os efeitos conjuntos das vias secretoras e reabsortivas do túbulo agindo no ultrafiltrado gerado no glomérulo. (AA, arteríola aferente; AE, arteríola eferente.)

merular; P_T igual à pressão tubular; μ_{CG} igual à pressão oncótica no capilar glomerular; μ_T igual à pressão oncótica tubular; ΔP igual à pressão hidrostática transcapilar ($P_{CG} - P_T$); $\Delta\mu$ igual à pressão oncótica transcapilar ($\mu_{CG} - \mu_T$); e P_{UF} é a pressão final de ultrafiltração (indicada pela área azul na Figura 4.3). Todas as pressões são expressas como valores médios (notar as barras superiores na Equação 4.2) para justificar as mudanças de pressão ao longo do capilar glomerular (ver Figura 4.3).

Uma vez que o ultrafiltrado glomerular é praticamente livre de proteínas, a μ_T é considerada igual a zero, e, portanto, a pressão oncótica tubular em geral é excluída da análise acima.

Consequentemente, os principais determinantes diretos do TFG incluem:

- P_{CG} (mmHg)
- P_T (mmHg)
- K_f (nL/s/mmHg)
- μ_{CG} (mmHg)

Além desses determinantes do TFG, o FPR também modula indiretamente TFG e será discutido a seguir.

Determinantes da filtração glomerular

P_{CG}

A $\boldsymbol{P_{CG}}$ é dependente de dois fatores:

1. Pressão arterial sistêmica (um aumento na pressão arterial aumentará a $\boldsymbol{P_{CG}}$ enquanto a razão entre a resistência da arteríola aferente (AA) e arteríola eferente (AE) se mantiver constante).
2. Razão entre a resistência na AA (R_A) e AE (R_E) (um aumento na R_A/R_E diminuirá a $\boldsymbol{P_{CG}}$ contanto que a pressão sanguínea sistêmica não mude).

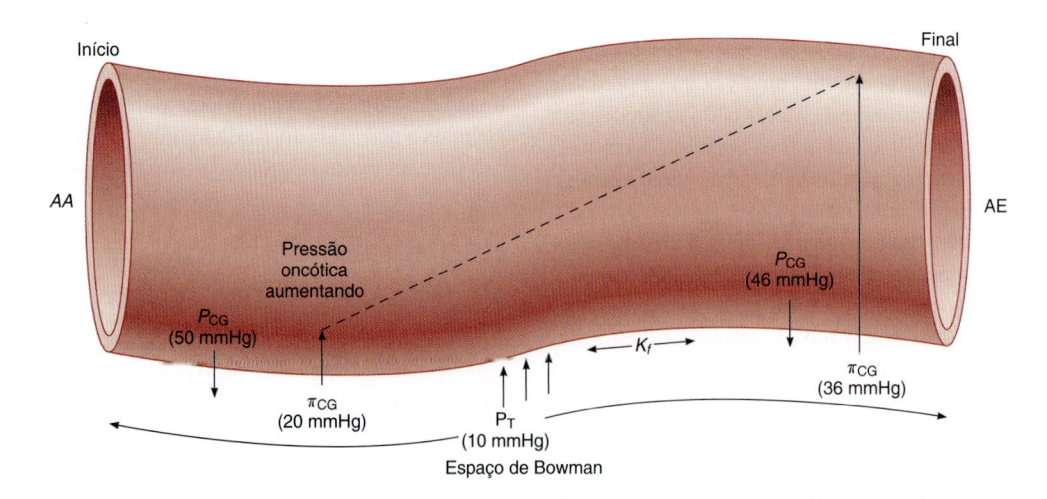

FIGURA 4.2 Representação esquemática dos determinantes físicos responsáveis pela formação de um ultrafiltrado plasmático. A principal força propulsora para formação do ultrafiltrado glomerular é a pressão hidráulica dentro do capilar glomerular (P_{CG}). A P_{CG} depende da pressão arterial sistêmica e da razão entre as resistências na arteríola aferente e eferente (AA e AE, respectivamente). As principais forças opositoras à filtração incluem a pressão oncótica (π_{CG}) no capilar glomerular e a pressão hidrostática no túbulo (P_T). A TFG resultante depende também da permeabilidade hidráulica do capilar glomerular e da área de superfície total disponível para a filtração (K_f). Note que a pressão oncótica aumenta significativamente desde o início até o fim do capilar (linha pontilhada).

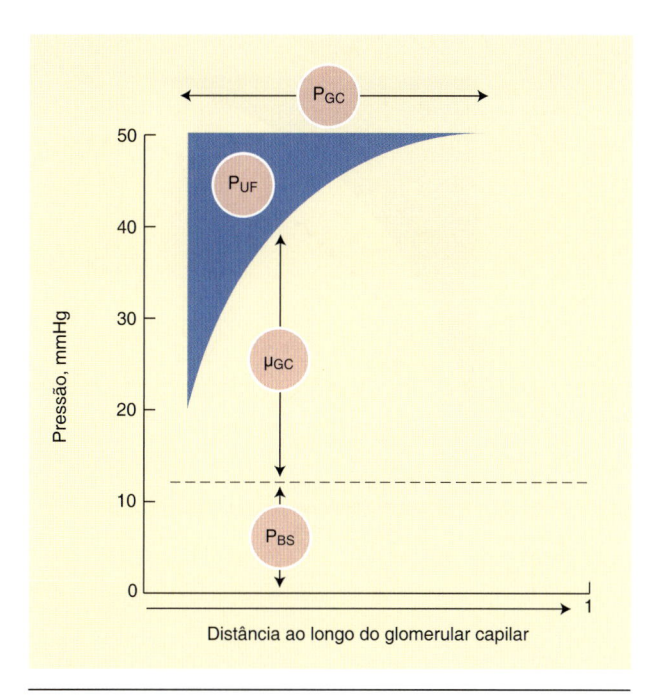

FIGURA 4.3 Representação esquemática das alterações nas pressões de filtração ao longo do capilar glomerular. Devido ao fato de a resistência do capilar glomerular ser pequena, há pequena mudança na pressão hidrostática ao longo do capilar. Além disso, a pressão hidrostática no espaço de Bowman é quase constante devido ao fluxo livre à montante. Assim, a pressão hidrostática transcapilar (ΔP) se mantém relativamente constante ao longo do capilar. Em contraste, a pressão oncótica aumenta progressivamente (embora de modo não linear) porque o ultrafiltrado no espaço de Bowman não contém proteína. O aumento na pressão oncótica pode alcançar o equilíbrio de filtração (EF), em cujo ponto, a soma das pressões que favorecem a filtração está exatamente contrabalançada pelas forças que se opõem a ela (ultrafiltração resultante de zero). A pressão da ultrafiltração resultante (P_{UF}) é proporcional à área sombreada em azul.

▶▶ CORRELAÇÃO CLÍNICA

Pacientes com hipertensão sistêmica normalmente não se apresentam com TFG aumentado porque a RA aumenta e impede que a pressão sistêmica seja transmitida para o capilar glomerular (a P_{CG} permanece inalterada).

Um aumento na P_{CG} irá aumentar o TFG, enquanto uma diminuição resultará em uma queda no TFG. Há apenas uma mudança de 2 a 4 mmHg na pressão glomerular do começo ao fim do capilar (P_{CG} média = 50 mmHg). Logo, o capilar glomerular é um leito vascular de baixa resistência. Entretanto, a rede capilar glomerular está justaposta entre duas arteríolas musculares de alta resistência (arteríola aferente ou AA e a arteríola eferente ou EA). Esse arranjo vascular permite o controle preciso do FSR e da TFG (Figura 4.4) e desempenha um papel crucial na regulação fisiológica da TFG e do FSR em várias doenças clínicas. Por exemplo, alterações fisiológicas na razão entre a resistência da AA e da AE permitem a manutenção do FSR e da TFG quando a pressão de perfusão ao rim é diminuída.

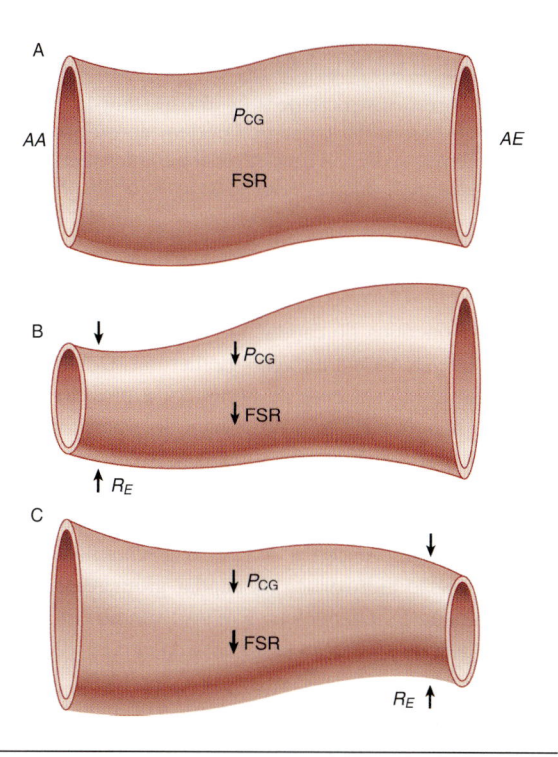

FIGURA 4.4 Relação entre a pressão capilar glomerular (P_{CG}), fluxo sanguíneo renal (FSR) e resistência arteriolar (R). Devido ao fato de o capilar glomerular estar interposto entre duas arteríolas de resistência (aferente e eferente), há um sistema robusto para regular a pressão hidrostática glomerular (e, consequentemente, a TFG). Por exemplo, um aumento na resistência da arteríola aferente (R_A, painel B) reduz o FSR e a P_{CG}. Ambos os efeitos diminuem a TFG. A resistência aumentada na arteríola eferente (R_E, painel C) aumenta a P_{CG}, mas reduz o FSR. Embora esses efeitos tendam a exercer efeitos opostos na TFG, um aumento da R_E geralmente causa um aumento líquido na TFG.

K_f

O mesângio glomerular contém células contráteis que acredita-se que sejam reguladoras da área de superfície glomerular (e, por isso, do K_f) estreitando (contração) ou alargando (relaxamento) os capilares glomerulares aos quais elas estão fixadas. Ultraestruturalmente, as células mesangiais contráteis parecem estar ancoradas à AE, ressaltando, talvez, seu papel na regulação da TFG. Como esperado, aumentos no K_f aumentarão a TFG enquanto uma queda no K_f reduzirá a TFG. Embora além do escopo dessa discussão, a mudança exata na TFG em resposta às alterações no K_f é dependente do fato de haver ou não equilíbrio de filtração *versus* desequilíbrio.

P_T

A pressão tubular proximal se mantém constante (pressão média ~ 10-12 mmHg) devido ao fluxo livre de filtrado glomerular. Uma obstrução do fluxo urinário na saída do espaço de Bowman resultará em uma queda na ΔP (e consequentemente da TFG) por causa do aumento no espaço de Bowman.

▶▶CORRELAÇÃO CLÍNICA

Pacientes com obstrução do trato urinário devido a câncer, litíase ou hipertrofia prostática podem apresentar reduções intensas na TFG. A função renal pode frequentemente ser restaurada após a remoção da lesão obstrutiva.

μ_{CG}

A pressão oncótica do capilar glomerular é o fator predominante que se opõe à filtração glomerular. Devido ao fato de o ultrafiltrado ser livre de proteínas, a pressão oncótica aumenta não linearmente ao longo do comprimento do capilar glomerular. Portanto, o ritmo de filtração glomerular diminui gradualmente (ver Figura 4.3). As medidas diretas da hemodinâmica glomerular no rato e no cão demonstraram que a pressão oncótica do capilar glomerular contrabalança a pressão hidrostática no capilar glomerular antes do fim do capilar. Esse fenômeno é referido como equilíbrio de filtração porque a filtração cessa nesse ponto.

FPR

Em condições caracterizadas por um aumento do fluxo plasmático renal, o equilíbrio de filtração é deslocado distalmente ao longo do leito capilar, resultando em aumento da P_{uf} (área sombreada em azul) e aumento da TFG. O FPR, assim, modula a TFG alterando o perfil da pressão oncótica (Figura 4.5) ou a pressão oncótica média (ver Equação 4.2).

Regulação do fluxo sanguíneo renal

A regulação do FSR é mediada por alterações na resistência vascular renal e descrita pela seguinte razão:

$$FSR = \frac{\text{Pressão de perfusão renal}}{\text{Resistência vascular renal}} \quad (4.3)$$

onde a pressão da perfusão renal é a diferença entre pressão sistêmica e pressão venosa renal, e a resistência vascular renal (RVR) é primariamente uma consequência do tônus arteriolar nas arteríolas aferente e eferente. De fato, 85% do total da RVR é secundário ao tônus vascular nessas arteríolas.

Autorregulação renal

Embora a Equação 4.3 preveja um aumento linear no FSR em resposta a um aumento na pressão de perfusão, o FSR (e a TFG) se mantém notavelmente constante em uma ampla faixa de pressões arteriais sistêmicas (Figura 4.6). Esse fenômeno é chamado de autorregulação. A significância fisiológica da autorregulação é manter o FSR, a TFG e a excreção de solutos relativamente constantes durante

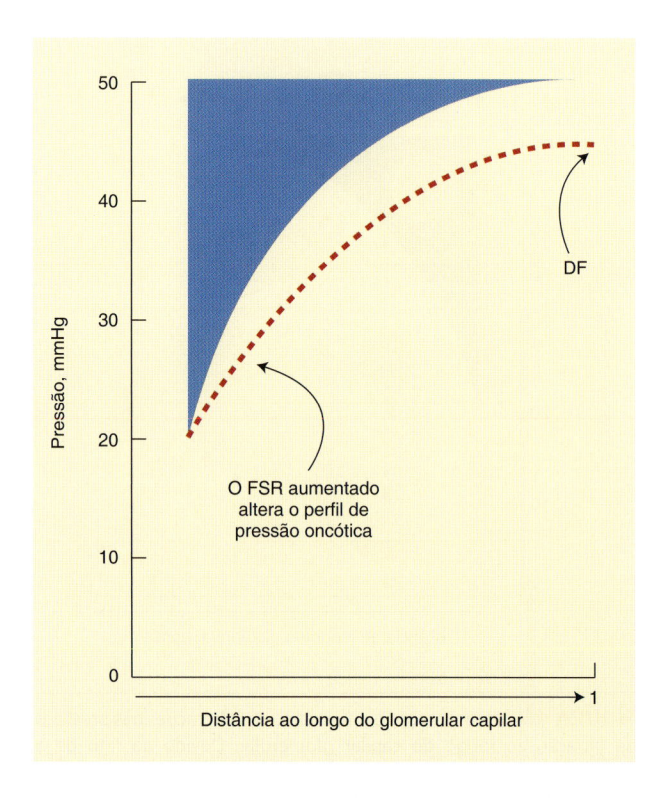

FIGURA 4.5 Efeitos do FSR crescente na pressão de ultrafiltração resultante (P_{UF}). Embora o FSR não seja incluído diretamente na derivação matemática da TFG, ele é assim mesmo um determinante importante da TFG porque ele altera o perfil da pressão oncótica do capilar glomerular (π_{CG}). A área sombreada em azul representa o perfil normal da pressão oncótica. Após um aumento do FSR, o equilíbrio de filtração é movido distalmente ao longo do capilar (linha pontilhada vermelha). Portanto, a área embaixo da curva aumenta (i.e., a pressão de ultrafiltração resultante aumenta) resultando em TFG aumentado. Note que o FSR aumentado pode induzir um estado de desequilíbrio de filtração (DF).

variações normais de postura e exercícios cotidianos que tendem a alterar a pressão sistêmica e a perfusão renal. Contudo, é essencial reconhecer que a autorregulação tem limites, que podem ser excedidos sob circunstâncias clínicas específicas, como o que acontece na contração grave de volume, por exemplo, hemorragia ou desidratação (ver Figura 4.9).

Postula-se que há três mecanismos principais que contribuem para o fenômeno da autorregulação:

1. Distensão miogênica.
2. Retroalimentação túbulo-glomerular.
3. Alterações na atividade do sistema renina-angiotensina.

Reflexo miogênico de distensão

O mecanismo miogênico é similar ao descrito em outros leitos vasculares autorreguladores. Em resposta a uma diminuição da pressão da perfusão, a arteríola aferente se dilata e atenua a queda do FSR e da TFG. A sequência oposta de acontecimentos ocorre seguindo-se a uma elevação da pressão de perfusão renal (como pode ocorrer com

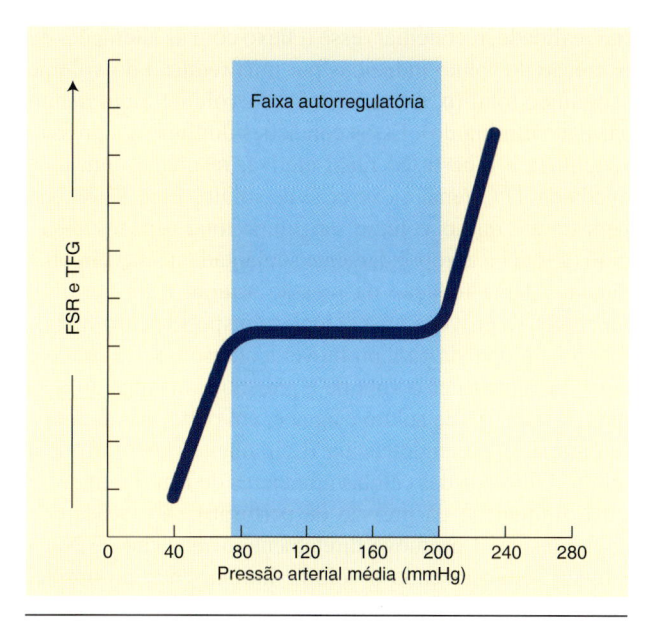

FIGURA 4.6 A autorregulação do FSR e do ritmo de filtração glomerular em uma faixa de pressões arteriais médias. O FSR e a TFG são mantidos constantes no intervalo de ~80-200 mmHg. As pressões que excedem esse limite alterarão o FSR e a TFG como representado na ilustração. Vale ressaltar que a curva autorregulatória normal pode ser alterada (deslocada para a direita ou para esquerda) após exposição de longo prazo a algumas condições subjacentes como hipertensão. É por isso que a TFG pode cair quando há redução da pressão arterial ao normal em pacientes hipertensos de longa data. Essa mudança na autorregulação pode ser reversível após um período de semanas a meses de um bom controle de pressão arterial.

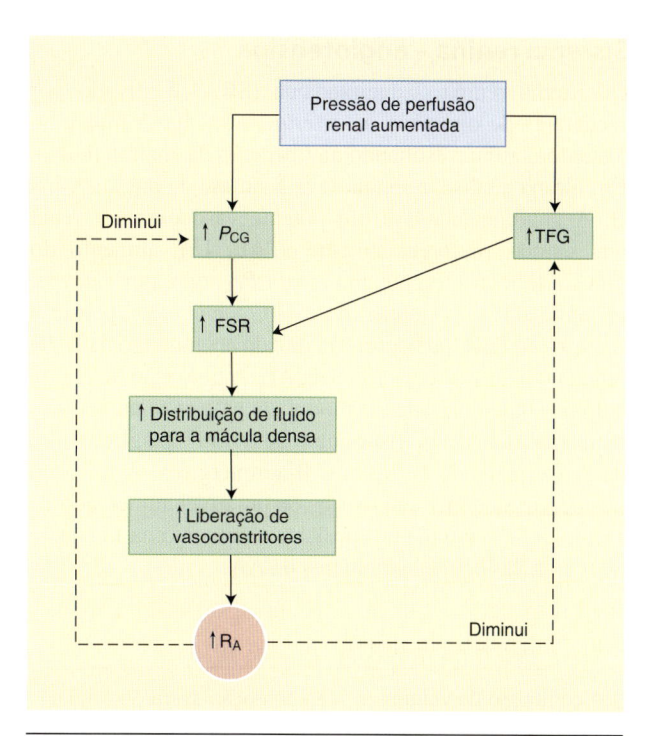

FIGURA 4.7 Representação esquemática da retroalimentação túbulo-glomerular. Neste exemplo, um aumento na pressão de perfusão renal aumentaria a pressão hidrostática do capilar glomerular (P_{CG}) e do fluxo sanguíneo renal (FSR). Ambos os efeitos aumentam a TFG. Contudo, o aumento na carga filtrada (i.e., TFG aumentada) que é levada até à mácula densa causa aumento na síntese de um vasoconstritor renal (a adenosina é um vaso constritor renal que parece desempenhar um papel central neste modelo), que aumenta o tônus vascular na arteríola aferente (R_A). Um aumento na R_A reduz a P_{CG} e o FSR, e, dessa forma, restabelece a TFG ao normal. Efeitos opostos ocorreriam com uma diminuição da pressão de perfusão (não mostrado).

a hipertensão sistêmica). O mecanismo celular pode envolver a entrada variável de Ca^{2+} nas células.

Retroalimentação *feedback* túbulo-glomerular

A retroalimentação túbulo glomerular (RTG) é uma alça de retroalimentação intrínseca desenvolvida para proteger contra grandes flutuações na excreção de solutos (Figura 4.7). Por exemplo, um aumento na pressão da perfusão renal tende a aumentar a P_{CG} e o FSR. Esses fatores, por sua vez, elevam a TFG. Um aumento na TFG aumentaria o fluxo urinário e a excreção de solutos. Indiscutivelmente, isso poderia resultar em perdas urinárias significantes de solutos e água. Entretanto, as células da mácula densa no néfron distal percebem alterações na distribuição de NaCl ou água, resultando na liberação de um potente vasoconstritor da arteríola aferente renal (provavelmente a adenosina). Esse mecanismo de "freio" inibe o aumento da TFG e a excreção de solutos por meio da contração da arteríola aferente fazendo com que o FSR e a P_{CG} retornem ao normal.

Embora a RTG possa ter um papel protetor em certas situações clínicas (lesão tubular aguda), o seu papel global na manutenção da função renal ainda não é muito bem compreendido. Muitas dúvidas, como qual variável é sentida na mácula densa (solutos, água ou ambos) e quais os que provocam mudanças no tônus arteriolar (adenosina), são controversas. Em geral, acredita-se que a RTG atue na proteção contra flutuações da TFG e do FSR diante das variações cotidianas da TFG e excreção de soluto que ocorreriam com uma mudança de postura ou exercício.

> ▶▶ **CORRELAÇÃO CLÍNICA**
>
> A RTG pode desempenhar um papel importante na prevenção da perda de fluidos que potencialmente ameaçam a vida depois de uma lesão ao epitélio tubular renal de reabsorção (também conhecido como lesão tubular aguda, LTA). Por exemplo, os antibióticos aminoglicosídeos comumente lesam o epitélio do túbulo proximal e podem precipitar perdas maciças de fluidos (tendo em vista o grande volume de fluido normalmente reabsorvido pelo túbulo proximal). Entretanto, a ativação da RTG reduziria a TFG e o FSR do glomérulo de origem diminuindo a filtração (e as perdas de fluido). De forma interessante, doenças que resultam em lesão do epitélio tubular proximal estão associadas invariavelmente com marcantes reduções (protetoras) da TFG.

Sistema renina – angiotensina

O sistema renina – angiotensina (SRA) é ativado por receptores de distensão na arteríola aferente do aparelho justaglomerular, resultando na liberação da enzima renina. Em última análise, a renina leva à síntese de angiotensina II. A angiotensina II é um potente vasoconstritor renal que contrai preferencialmente a AE. Um aumento do tônus arteriolar eferente aumenta a P_{CG} que, por sua vez, aumenta a TFG. O aumento de TFG tende a compensar a redução no FSR, que ocorreria devido ao aumento da RVR induzido pela vasoconstrição da AE. A liberação de renina pelo rim também pode ser modulada pelo sistema nervoso simpático, tendo em vista que o aparelho justaglomerular da AA é inervado pelo fibras β-adrenérgicas. A ativação dos nervos que inervam os rins ou um nível aumentado de catecolaminas circulantes provocam aumento na liberação de renina das células granulares da AA.

> ▶▶ **CORRELAÇÃO CLÍNICA**
>
> A contração de volume evoca a retenção ávida de NaCl e água pelo rim. A diminuição do ritmo de fluxo distal produz um aumento da renina e angiotensina II circulantes (mediada pelas células da mácula densa). Um aumento na angiotensina II promove diretamente a reabsorção de NaCl e água no túbulo proximal. Este efeito restaura o volume e a pressão sanguínea arterial ao normal.

Colocando a mácula densa em contexto

A importância da mácula densa como sensor de fluxo de fluido é diferente dependendo das circunstâncias clínicas. Em indivíduos normais, a mácula densa está provavelmente envolvida na manutenção da TFG e do FSR diante das contínuas variações da pressão de perfusão renal. Por exemplo, uma mudança na postura produzirá mudança aguda na pressão de perfusão glomerular e na TFG. Isso alteraria a distribuição de soluto e água para a mácula densa. A ativação da mácula densa dessa maneira promove uma mudança apropriada no tônus arteriolar e restabelece a TFG e a excreção de soluto ao normal. Neste contexto, a mácula densa serve como sensor para a RTG e deveria ser encarada como um fenômeno intrarrenal desenvolvido para manter a distribuição constante de soluto durante variações agudas na pressão da perfusão renal. Deve-se contrastar (na realidade, reconciliar) esse reflexo com as alterações na excreção de soluto induzidas por uma redução do volume sanguíneo total (p. ex., contração do volume e um débito cardíaco diminuído). Essas condições diminuem a pressão sanguínea e a perfusão renal efetiva, resultando em uma queda da TFG renal e excreção de soluto. Esse fenômeno persiste até que o volume sanguíneo total seja restabelecido (a RTG é apropriadamente suplantada nessas circunstâncias). Uma redução da pressão arterial e da perfusão renal efetiva provoca uma complexa resposta neuro-humoral que é projetada para promover a reabsorção de soluto e água e restabelecer o volume e pressão sanguínea ao normal. A retenção de soluto e água é, em parte, secundária a um aumento da angiotensina II circulante (lembrar que a renina é liberada das células granulares do rim seguindo-se uma diminuição da pressão de perfusão). A elevação da angiotensina II promove diretamente a retenção de NaCl e água, restabelecendo o volume intravascular ao normal (ver Figura 4.8).

Por que a autorregulação falha?

É importante considerar que apesar da autorregulação, o FSR e a TFG podem variar substancialmente do normal quando certas condições excedem os limites da autorregulação "normal" (Figura 4.9). Por exemplo, as arteríolas aferentes e eferentes são inervadas de forma abundante com receptores α_1 adrenérgicos. Esses receptores são ativados pelo sistema nervoso simpático. As catecolaminas ocasionam potencialmente vasoconstrição da vasculatura renal e suplantam o sistema autorregulatório, produzindo uma diminuição do FSR e da TFG. Esses incluem contração grave de volume, hemorragia significante, insuficiência cardíaca grave ou choque.

Mediadores da resistência vascular renal alterada

A Tabela 4.1 resume os efeitos dos compostos vasoativos fisiologicamente importantes na hemodinâmica renal. Algumas dessas substâncias podem participar em estados fisiopatológicos que são caracterizados pelas mudanças no FPR e na TFG. Por exemplo, estudos recentes sugerem que a endotelina pode contribuir para a redução acentuada no FPR e na TFG observada após lesão renal aguda.

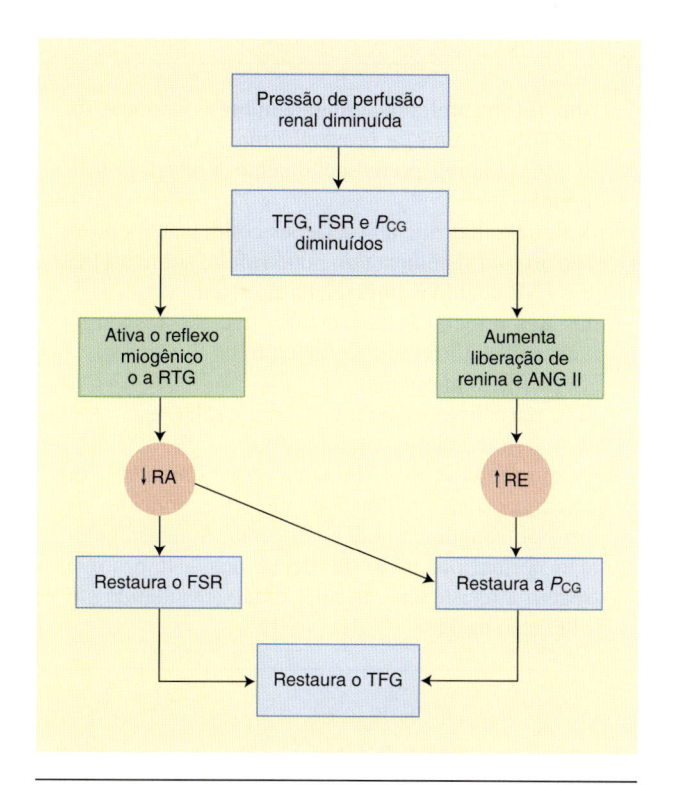

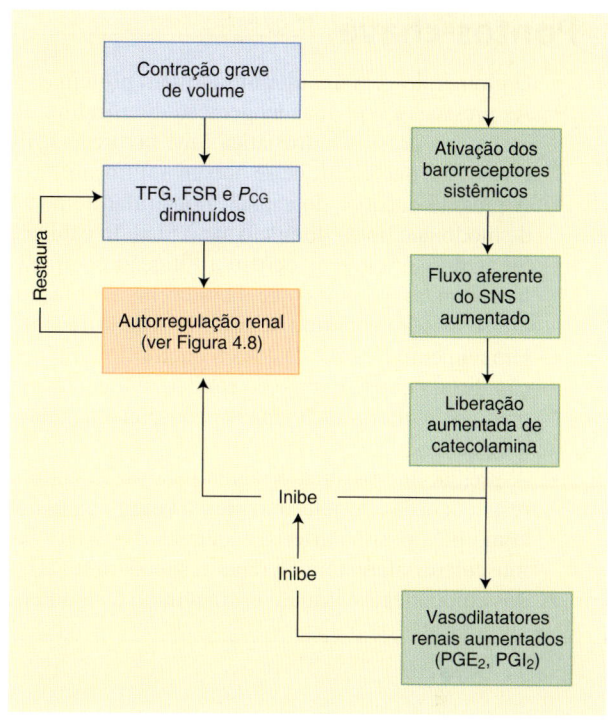

FIGURA 4.8 Resumo da adaptação renal a uma redução na pressão da perfusão. Pelo menos três fatores contribuem para a manutenção do FSR e da TFG quando a pressão da perfusão está reduzida: (1) reflexo miogênico, (2) retroalimentação túbulo-glomerular e (3) angiotensina II. Neste exemplo, uma diminuição da pressão de perfusão renal diminui a TFG, mediante uma queda na P_{CG} e FSR. A arteríola aferente detecta a queda da pressão de perfusão e ativa duas vias (o reflexo de distensão miogênica e a retroalimentação túbulo-glomerular, RTG) que dilatam a arteríola aferente (R_A). A dilatação de R_A aumenta a P_{CG} e o FSR, que restabelecem a TFG ao normal. Além disso, uma queda na pressão da perfusão é detectada pelas células secretoras de renina do aparelho justaglomerular, que aumenta a secreção de renina. A renina, por sua vez, aumenta o nível local de angiotensina II (ANG II). A ANG II contrai a arteríola eferente (R_E) e aumenta a P_{CG} e a TFG.

FIGURA 4.9 Mecanismo da TFG prejudicado na situação de contração de volume (falha da autorregulação). Uma redução grave no volume sanguíneo (p. ex., desidratação grave) provoca sinais neuro-humorais que interferem com a autorregulação renal. Assim, a contração grave de volume ativa os barorreceptores carotídeos que aumentam o tônus simpático. O sistema nervoso simpático (SNS) contrai fortemente as arteríolas renais e promove queda acentuada no FSR. Esta ação excede os limites da autorregulação normal. Vale ressaltar que mecanismos contrarregulatórios (prostaglandinas vasodilatadoras) parecem "frear" esta resposta dessa forma: evitando ou minimizando a lesão renal secundária à isquemia. Uma pérola clínica importante que deriva desta resposta é que a autorregulação renal pode ser excedida quando o organismo intacto é submetido a um grave dano clínico. Neste caso, a pressão arterial sistêmica é mantida à custa de uma diminuição da TFG e FSR. Entretanto, o "mecanismo contrarregulatório" minimiza (espera-se que impeça) a lesão do órgão secundária à isquemia renal.

Tabela **4.1** Efeitos hemodinâmicos intrarrenais de componentes vasoativos selecionados

Mediador	Fonte	Tônus da AA	Tônus de AF	FSR	P_{CG}
Endotelina	Células endoteliais	↑↑	↑↑	↓↓	↔
PGE$_2$, PGI$_2$	Lipídeos de membrana	↓↓	↓	↑	↔
TXA$_2$	Lipídeos de membrana	↑	↑↑	↓	↑
Óxido Nítrico	Células endoteliais	↓↓	↓↓	↑↑	↔
Angiotensina II	Angiotensinogênio	↑	↑↑	↓	↑

PGE$_2$, prostaglandina E$_2$; PGI$_2$, prostaciclina I$_2$; TXA$_2$, tromboxano A$_2$. O número de setas indica potência relativa.

Pontos-chave

- O glomérulo gera um ultrafiltrado sem proteínas.
- As pressões envolvidas na geração do ultrafiltrado incluem a pressão hidrostática (que favorece a filtração) e a oncótica (que se opõem a filtração).
- A pressão oncótica do capilar glomerular aumenta de modo não linear do início até o final do capilar.
- Se as pressões que se opõem a filtração contrabalançarem as pressões que favorecem a filtração, diz-se existir um estado de equilíbrio de filtração.
- Um aumento no FSR desloca o equilíbrio de filtração distalmente ao longo do capilar, aumentando a pressão de ultrafiltração final e, consequentemente, a TFG.
- A pressão hidrostática é regida pela razão entre a resistência da arteríola aferente e da eferente, assim como pela pressão arterial sistêmica. As arteríolas musculares aferente e eferente respondem a variados componentes vasoativos, incluindo a angiotensina II (que preferencialmente induz a contração da arteríola eferente) e prostaglandinas das séries I e E (que dilatam preferencialmente a arteríola aferente).
- Vale ressaltar que as variações cotidianas na pressão arterial sistêmica têm pouco efeito sobre a TFG e o FSR devido à autorregulação renal.
- Os três principais mecanismos que são responsáveis pela autorregulação incluem
  1. o reflexo miogênico,
  2. a retroalimentação túbulo-glomerular, e
  3. o sistema renina-angiotensina.
- A autorregulação é eficiente, mas limitada. Por exemplo, aumentos ou diminuições acentuadas na pressão sanguínea podem suplantar a autorregulação normal por meio de efeitos nos sistemas que regem a resistência vascular renal), resultando em alteração na TFG.

Bibliografia comentada

1. Baylis C, Brenner BM. The physiological determinants of glomerular ultrafiltration. *Rev Physiol Biochem Pharmacol*. 1977; 80: 1-45. *Marco de resumo do principal trabalho nesta área pelos pioneiros. Ainda considerada a melhor revisão sobre o assunto.*

2. Arendshorst WJ, Gottschalk CW. Glomerular ultrafiltration dynamics: historical perspective. *Am J Physiol*. 1985; 248: 163-174. *Excelente relato histórico do desenvolvimento desta área. Analisa todos os modelos animais nos quais as medidas da dinâmica do ritmo de filtração foram feitas e compara os K_fs e os status de EF/DF.*

EXERCÍCIOS

1. Uma mulher branca de 38 anos apresentou diarreia como complicação de gripe. O exame físico mostrou veias cervicais planas, turgor da pele diminuído e queda postural da pressão sanguínea. A creatinina sérica basal, obtida 6 meses antes, era de 0,8 mg/dL. O exame laboratorial atual, revela creatinina sérica de 0,9 mg/dL. Tudo o que se segue são provavelmente mecanismos importantes envolvidos na manutenção da TFG deste paciente, exceto?

   A) Vasodilatação da arteríola aferente.
   B) Vasoconstrição da arteríola eferente.
   C) Aumento na síntese de angiotensina II.
   D) Aumento na síntese de prostaglandinas vasodilatadoras renais.
   E) Diminuição da pressão arterial sistêmica.

2. Um homem de 27 anos fica 5 dias com vômitos persistentes. No exame físico, sua pressão arterial é de 100/60 mmHg, as veias jugulares estão planas e o tugor da pele está diminuído. Um erro de medicação acaba fazendo com que o paciente receba 50 mg do inibidor da enzima de conversão, captopril. Depois de 24 horas, a creatinina sérica aumentou de 1,1 mg/dL para 3,0 mg/dL. O mecanismo mais provável responsável pela queda da TFG nesse paciente é:

   A) Uma diminuição no fluxo plasmático renal.
   B) Uma diminuição na pressão hidráulica do capilar glomerular.
   C) Um aumento na pressão oncótica média do capilar glomerular.
   D) Uma diminuição do K_f.
   E) O aumento na creatinina é devido a erro laboratorial.

Capítulo 5

Princípios da depuração renal

PAUL G. SCHMITZ

Objetivos de aprendizagem

O leitor deverá:

- Definir depuração e fazer cálculos precisos de depuração para substâncias quando dada a concentração da substância no plasma e na urina.
- Discutir os usos e limitações da depuração da creatinina endógena como uma medida do ritmo de filtração glomerular.
- Elaborar um gráfico que represente a relação entre a concentração plasmática de creatinina e a taxa de filtração glomerular.
- Discutir as implicações da relação não linear entre a creatinina plasmática e a taxa de filtração glomerular.
- Estimar a taxa de filtração glomerular usando as fórmulas de Cockroft-Gault e MDRD. Discutir os usos e as limitações dessas estimativas na taxa de filtração glomerular.

Introdução

Em 1929, Van Slyke estabeleceu a depuração de ureia como uma medida da função renal. Esses primeiros estudos empregavam as medidas de concentração da ureia na urina e plasma juntamente com o fluxo urinário. Especificamente, a depuração de ureia foi definida como o volume de sangue ou plasma completamente depurado de ureia em um intervalo de tempo específico. Sabendo que a massa de qualquer soluto é igual à sua concentração multiplicada pelo volume no qual ele está dissolvido, segue-se que:

Massa urinária de uréia = Ureia urinária × Volume de urina (5.1)

A massa da ureia excretada na urina é aproximadamente igual à massa da ureia filtrada (a ureia passa livremente pelo glomérulo para o espaço de Bowman).

Massa urinária de ureia = Ureia filtrada (5.2)
= Depuração da ureia × Ureia plasmática

A depuração renal normalmente é expressa em unidades de volume por tempo (mL/min). Combinando as Equações (5.1) e (5.2) e resolvendo a depuração da ureia se produz a seguinte relação:

$$\text{Depuração de ureia (mL/min)} = \frac{\text{Ureia urinária (MG/dL)} \times \text{Volume urinário (mL/min)}}{\text{Ureia plasmática (MG/DL)}} \quad (5.3)$$

Vale ressaltar que a depuração renal de qualquer soluto pode ser calculada usando-se a Equação 5.3. A depuração não é uma medida momentânea e, assim, requer a coleta de urina por um intervalo de tempo específico. Além disso, a concentração plasmática da substância depurada deve se manter constante durante a coleta da urina, por exemplo, a substância deve estar em um estado de equilíbrio.

Usando a depuração para estimar a taxa de filtração glomerular (TFG)

Se uma substância é livremente filtrada no glomérulo e não é secretada nem reabsorvida pelo néfron, sua depuração aproximaria-se da taxa de filtração glomerular (TFG), já que a quantidade da substância excretada se igualaria à quantidade filtrada, como segue:

Soluto excretado = (Soluto urinário) × Volume urinário
Soluto filtrado = TFG × Volume urinário (5.4)

Encaminhando-se para o campo da TFG produz-se a Equação 5.5:

$$\text{TFG} = \frac{(\text{Soluto urinário}) \times \text{Volume urinário}}{\text{Soluto plasmático}} \quad (5.5)$$

A inulina, um polímero da frutose com peso molecular de 5.000, não é secretada nem reabsorvida pelo néfron, mas é livremente filtrada ao longo do glomérulo. Dessa forma, a depuração da inulina é equivalente a TFG.

▶▶ CORRELAÇÃO CLÍNICA

Uma infusão contínua de inulina é administrada para calcular a TFG. Por exemplo, assume-se uma concentração plasmática de inulina em estado de equilíbrio de 8 mg/L. Depois de atingir o estado de equilíbrio, obtém-se uma coleta de urina cronometrada. Nesse caso, a urina é coletada por 2 horas; contudo, a urina é geralmente coletada por no mínimo 4-6 horas para maximizar a precisão. Se o volume de urina excretado durante as 2 horas de coleta foi de 200 mL (0.1 L/h) e a concentração urinária de inulina é de 720 mg/L, a depuração da inulina (e a TFG) pode ser obtida como a seguir:

$$TFG = \frac{720 \times 0{,}1}{8{,}0}$$
$$= 9 \text{ L/h ou } 150 \text{ mL/min}$$

Embora a depuração de inulina seja precisa na avaliação da TFG, as determinações de depuração utilizando a inulina são tecnicamente difíceis e pouco práticas na rotina clínica; portanto, não são adequadas para o uso clínico rotineiro.

Depuração de creatinina

A depuração de creatinina é usada clinicamente para determinar a TFG. A creatinina é produzida a partir do metabolismo da creatina no músculo esquelético e liberada no sangue em um ritmo constante. Portanto, ela fornece uma concentração plasmática estável análoga a uma infusão contínua de inulina. A creatinina é filtrada livremente pelo glomérulo e não é reabsorvida pelos túbulos. Porém, aproximadamente 10% da creatinina excretada na urina é derivada da secreção tubular proximal por meio de uma proteína transportadora de cátion orgânico. Dessa forma, a depuração da creatinina tenderá a superestimar a TFG. Felizmente, isso é compensado por um "erro" de igual magnitude na medida laboratorial da creatinina plasmática. O ensaio de creatinina empregado pela maioria dos laboratórios clínicos usa o método do picrato alcalino. Esse ensaio colorimétrico também pode detectar outras substâncias, incluindo fármacos (cefalosporina e flucitosina) e metabólitos endógenos (acetoacetato). A presença de certos fármacos (cimetidina e trimetoprim) pode aumentar o nível da creatinina sérica por meio da diminuição de sua secreção.

Há duas limitações adicionais para o uso da depuração da creatinina como um índice da TFG:

1. Uma coleta inadequada de urina (geralmente secundária a não aderência);
2. Insuficiência renal grave.

Uma vez que mais de 60% da creatinina urinária pode ser derivada da secreção tubular com a diminuição importante da TFG, a depuração de creatinina superestima a TFG real à medida que a função renal diminui. Esse fenômeno torna-se problemático quando a TFG alcança um valor de 50% do normal, por exemplo, 50 a 60 mL/min. Recentemente a administração oral de cimetidina, um inibidor da secreção de creatinina endógena, tem sido utilizada para fornecer uma medida mais precisa da TFG na situação de insuficiência renal. Por fim, se a taxa de produção da creatinina estiver mudando rapidamente (lesão renal aguda), a medida da depuração da creatinina endógena será um indicador ruim da verdadeira TFG.

Relação entre a creatinina plasmática e a TFG

Alterações na TFG podem ser presumidas a partir das alterações na concentração plasmática de creatinina. A excreção de creatinina (ignorando-se a secreção tubular) é igual à quantidade de creatinina filtrada:

$$\text{Creatinina filtrada} = \text{Excreção de creatinina}$$
$$= \text{TFG} \times (\text{Creatinina plasmática}) \quad (5.6)$$

Como a produção de creatinina é constante sob condições estáveis, quando a TFG diminui, a concentração de creatinina plasmática deve aumentar e finalmente alcançar um novo estado de equilíbrio na concentração (a excreção urinária de creatinina mantém-se constante para manter o equilíbrio). Por exemplo, uma duplicação da concentra-

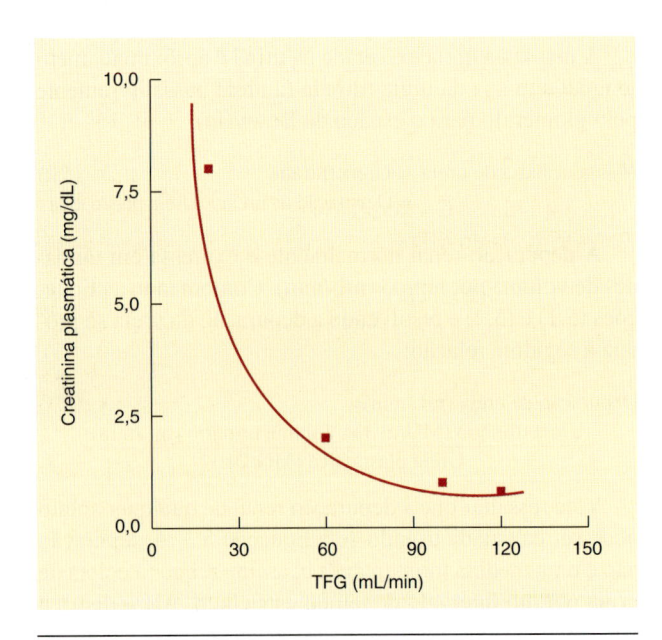

FIGURA 5.1 Relação entre a concentração de creatinina plasmática e a TFG em estado de equilíbrio. A relação é claramente não linear. Assim, grandes mudanças na TFG estão associadas com pequenas mudanças na creatinina sérica quando a linha da creatinina basal está próxima do normal (~1,0 mg/dL).

ção plasmática de creatinina reflete em uma diminuição de 50% na TFG. A análise dessa relação (5.1) revela que pequenos incrementos na concentração plasmática de creatinina indicam grandes reduções na TFG quando a concentração plasmática basal de creatinina é pequena. Em contraste, na insuficiência renal avançada (TFG ~40 mL/min ou menos), mesmo grandes incrementos na concentração plasmática de creatinina implicam mudanças absolutas menores na TFG, embora não necessariamente menos importante.

A concentração de creatinina em estado de equilíbrio depende da massa muscular total. Por exemplo, maior quantidade de creatinina é produzida por um halterofilista do que por uma idosa com cerca de 45 kg. Assim, a concentração de creatinina sérica em estado de equilíbrio será bem mais alta em um indivíduo com maior massa muscular, mas não deve ser necessariamente interpretada como anormal. Reciprocamente, uma aparente elevação menor da concentração plasmática de creatinina em um indivíduo com massa muscular reduzida poderia refletir em uma grande diminuição na TFG.

Estimativas rápidas da TFG

Várias fórmulas foram derivadas de dados populacionais que permitem estimativas à beira do leito da TFG (TFGe) ou da depuração de creatinina (ClCre). Essas estimativas são clinicamente valiosas porque podem ser feitas rapidamente e têm se mostrado razoavelmente bem correlacionadas com as determinações da depuração da inulina. Duas fórmulas são amplamente utilizadas:

1. A fórmula de Cockcroft-Gault.
2. A fórmula do MDRD.

A fórmula de Cockcroft-Gault utiliza a idade do paciente, o peso corporal e a creatinina plasmática, como a seguir:

$$\text{ClCre} = \frac{(140 - \text{idade}) \times \text{PC (kg)}}{72 \times \text{Cr (mg/dL)}} \times 0{,}85 \text{ (se sexo feminino)} \quad (5.7)$$

Recentemente, muitos laboratórios defendem calcular a TFG usando uma fórmula desenvolvida pelo Modification of Diet in Renal Disease Study Group (MDRD-TFGe). A fórmula mais usada é a variante 4 da MDRD, que estima a TFG usando a creatinina sérica, a idade, a etnia e o sexo.

$$\text{TFGe} = 186 \times \text{Cr}^{-1{,}154} \times \text{Idade}^{-0{,}203}$$
$$\times [1{,}210 \text{ se negro}] \times [0{,}742 \text{ se sexo feminino}] \quad (5.8)$$

Entretanto, a adoção da MDRD-TFGe tem sido muito criticada, porque ela tende a subestimar a TFG em pacientes com função renal relativamente normal (TFG > 60 mL/min).

A fórmula do CKD-EPI (*Chronic Kidney Disease Epidemiology Collaboration*) foi desenvolvida para contornar os problemas com a fórmula MDRD. Dez estudos, que incluíram 8.254 participantes, foram usados para o desenvolvimento e validação interna dessa fórmula. Dezesseis estudos adicionais, que incluíram 3.896 participantes, foram usados para validação externa. A equação do CKD-EPI funcionou melhor do a que a do MDRD para uma TFG mais alta.

As recomendações relacionadas com a melhor determinação prática da TFG ainda são controversas; porém, a abordagem predominante é utilizar as equações do MDRD ou de Cockcroft-Gault quando a creatinina for 2,0 mg/dL ou superior e a depuração de creatinina quando for menor que 2,0 mg/dL. Nenhuma das equações foi validada para insuficiência renal aguda.

Usando a depuração para determinar o fluxo plasmático renal

O para-amino-hipurato (PAH) é filtrado livremente pelo glomérulo, mas também é secretado ativamente pelo túbulo proximal. Quando uma substância tem uma depuração maior que a TFG, essa substância deve ter passado também por secreção tubular. A combinação de filtração e secreção praticamente elimina o PAH do plasma durante uma passagem pelo rim. Esse fenômeno pode ser explorado para medir o fluxo plasmático renal, uma vez que:

Fluxo plasmático renal × (PAH plasmático) =
PAH excretado = (PAH urinário) × Volume urinário

Rearranjando e resolvendo para o fluxo plasmático renal (FPR), temos:

$$\text{TFG} = \frac{(\text{PAH urinário}) \times \text{Volume urinário}}{(\text{PAH plasmático})} \quad (5.9)$$

As medidas do fluxo plasmático renal em geral não são realizadas em situação clínica rotineira por causa de sua limitada utilidade clínica e da inconveniência de se administrar, mensurar e obter o PAH.

Pontos-chave

- A depuração renal de uma substância pode ser calculada pela razão da excreção urinária da substância dividida por sua concentração plasmática.
- A depuração de inulina é única porque ela é igual a TFG. Isso é verdadeiro porque a inulina é livremente filtrada nos glomérulos e não é secretada nem reabsorvida pelos túbulos.
- A depuração de creatinina é aproximadamente igual à de inulina, mas bem mais conveniente de se medir. Portanto, a depuração de creatinina é usada mais frequentemente na prática clínica.
- A depuração de creatinina tende a ser superior à depuração de inulina porque 10% da creatinina urinária derivam-se da secreção e não da filtração. Essa porcentagem pode aumentar para mais de 50% quando a TFG está diminuída (geralmente menos de 50 mL/min).
- Foram desenvolvidas várias fórmulas que podem estimar rapidamente a TFG a partir da idade do paciente, peso corporal, sexo e creatinina sérica. Esses métodos são comparáveis quando a TFG é menor que 50-60 mL/min. Entretanto, variações significativas foram observadas com extremos de idade e peso corporal ou quando a TFG é maior que 60 mL/min.

Bibliografia comentada

1. Moller E, McIntosh JF, Van Slyke DD. Studies of urea excretion.II. Relationship between urine volume and the rate of urea excretion by normal adults. *J Clin Invest.* 1928;6:427. *Trabalho original sobre depuração pelos pioneiros.*
2. Rahn KH, Heidenreich S, Bruckner D. How to assess glomerular function and damage in humans. *J Hypertens.* 1999;17:309-317. *Excelente revisão dos usos e limitações dos vários métodos utilizados para avaliar a função renal, incluindo o uso da inulina, creatinina e métodos radioisotópicos.*
3. Shoker A, Hossain MA, Koru-Sengul T, Raju DL, Cockcroft D. Performance of creatinine clearance equations on the original Cockcroft-Gault population. *Clin Nephrol.* 2006;66:89-97. *Importante estudo que revisitou a acurácia da equação original de Cockcroft-Gault quando comparada com a depuração de creatinina. Embora tenha sido observada excelente correlação na maioria das situações clínicas, quando a função renal estava gravemente comprometida (TFG < 50 mL/min), o modelo de Cockcroft não foi confiável.*
4. Levey AS, Bosch JP, Lewis JB, Greene T, Rogers N, Roth D.A more accurate method to estimate glomerular filtration rate from serum creatinine: a new prediction equation. Modification of Diet in Renal Disease Study Group. *Ann Intern Med.*1999;130:461-470. *Estudo original mostrando a acurácia da variante 6 da equação do MDRD.*

EXERCÍCIOS

1. Uma mulher branca de 58 anos está sendo tratada por causa de uma infecção urinária com um antibiótico aminoglicosídeo. O antibiótico é primariamente (~ 85%) eliminado na urina. Há um mês a paciente fez uma coleta de urina de 24 horas para a depuração de creatinina. Naquela época sua creatinina sérica era de 1,4 mg/dL, a creatinina urinária, 50 mg/dL, e o volume urinário de 1.500 mL/24 h. Suponha que a dosagem do antibiótico deva ser reduzida 1% para toda queda de 1% na TFG (TFG normal = 100 mL/min). Qual é a dosagem mais apropriada para essa paciente?

   A) 85% do normal.
   B) 60% do normal.
   C) 40% do normal.
   D) 20% do normal.
   E) Essa medicação não deveria ser dada.

2. Calcular a TFG usando a equação de Cockcroft-Gault e a variante 4 da MDRD na paciente no Caso 1. Suponha um peso corporal de 78 kg. Qual é a diferença em mL/min entre esses dois métodos?

   A) 1 mL/min.
   B) 12 mL/min.
   C) 30 mL/min.
   D) 5 mL/min.
   E) 60 mL/min.

3. Um homem de 24 anos de idade estava passando por uma avaliação metabólica de litíase renal. Uma coleta de urina de 24 horas revelou os seguintes valores para excreção de fósforo: fósforo urinário = 40 mg/dL e volume urinário total = 2.500 mL/d. O nível de fósforo sérico era de 5,1 mg/dL. A TFG estimada do paciente é 125 mL/min. Qual das seguintes afirmações é provavelmente verdadeira?

   A) O fósforo passa por secreção tubular final.
   B) O fósforo passa por reabsorção tubular final.
   C) A depuração de fósforo é igual ao ritmo de filtração glomerular.
   D) O fósforo é reabsorvido ao longo de todo o néfron.

Capítulo 6

Transporte de eletrólitos e de água no túbulo proximal

PAUL G. SCHMITZ

Objetivos de aprendizagem

O leitor deverá:

- Descrever as características estruturais do túbulo proximal e as correlacionar com suas funções.
- Descrever e discutir o conceito de Tm (transporte máximo tubular).
- Construir modelos celulares que representem as vias de transporte (transportadores proteicos e canais) de solutos e água no túbulo proximal.
- Discutir a importância da reabsorção proteica no túbulo proximal.
- Diferenciar as vias proeminentes de transporte de solutos e de água do túbulo proximal, da alça de Henle, do túbulo distal e do ducto coletor.
- Discutir a importância da secreção de cátions e ânions orgânicos no túbulo proximal.
- Calcular a reabsorção resultante de fluido no túbulo proximal utilizando um conjunto de variáveis.
- Discutir o papel da pressão oncótica do capilar peritubular na regulação da reabsorção resultante de fluido.
- Elaborar um diagrama representando a relação entre o ritmo de filtração glomerular e a absorção de fluido no túbulo proximal, por exemplo, o equilíbrio túbulo-glomerular.

Introdução

Aproximadamente 180 L de filtrado é gerado a cada dia pelos rins. O filtrado no espaço de Bowman contém quantidades iso-osmolares (similar no sangue) de glicose, aminoácido, fosfato, cálcio, sódio, cloreto, bicarbonato, potássio, e uma pequena fração de proteína. A Tabela 6.1 resume o manuseio dessas substâncias pelo túbulo proximal comparado ao restante do néfron. Por exemplo, praticamente toda a glicose e aminoácidos filtrados são reabsorvidos no túbulo proximal, enquanto mais de 66% do sódio e água filtrados são recuperados. As células epiteliais do túbulo proximal são capazes para cumprir essa enorme tarefa devido a extensas microvilosidades de sua borda em escova que aumenta a área de superfície das células, e de abundantes mitocôndrias, gerando a energia necessária para transportar uma vasta quantidade de soluto.

Conceito de transporte máximo tubular

Embora o túbulo proximal seja extremamente competente para o transporte de grandes quantidades de soluto e água, há um limite máximo ou Tm, acima do qual os solutos aparecerão na urina. Por exemplo, em indivíduos normais o Tm para glicose é 375 mg/min. Isso é bem maior que a carga normal filtrada de 125 mg/min.

> ▶▶ CORRELAÇÃO CLÍNICA
>
> Suponha uma concentração de glicose de 100 mg/dL (1 mg/mL). Tendo em vista que a TFG é em média 125 mL/min e a glicose é livremente filtrada no glomérulo, 125 mg/min de glicose chega ao túbulo proximal (125 mL/min x 1 mg/mL). Já que o transporte máximo para glicose é de 375 mg/min, toda a glicose filtrada será reabsorvida. Em pacientes com diabetes melito, a glicose plasmática pode exceder 300 mg/dL, dando origem a uma carga filtrada que excede 375 mg/min (125 mL/min x 3,0 mg/mL). Isso resultaria em glicosuria, um sinal do estado diabético.

Vale ressaltar que a glicose pode ser detectada na urina quando a concentração plasmática de glicose é < 300 mg/dL. De fato, a glicosuria é comum com concentrações plasmáticas de glicose entre 180-200 mg/dL. Esse desvio do previsto é chamado de biselamento (*splay*). O biselamento é um fenômeno que ocorre por causa da heterogeneidade de Tm entre os néfrons. Acredita-se que reflete um ritmo de filtração glomerular desproporcionalmente alto comparado à capacidade reabsortiva do túbulo proximal em alguns néfrons. Em consequência, em níveis de glicose plasmática de 180-200 mg/dL, pode-se começar a detectar pequenas quantidades de glicose na urina.

Anatomia microscópica

O túbulo proximal tem aproximadamente 8 a 10 mm de comprimento, consistindo em um lúmen interno revestido por células que são unidas por junções oclusivas apicais. Um espaço intracelular lateral pode ser detectado entre cada célula. A membrana apical está direcionada para o

Tabela **6.1** Resumo da carga filtrada e do transporte de solutos no túbulo proximal comparado ao restante do néfron

Substância	Quantidade filtrada/dia	Quantidade excretada/dia	% absorvida pelo TP	% absorvida pelo néfron
Água (L)	180	0,5-3,0	65-70	98-99
Sódio (mEq)	25.000	50-200	70	99
Cloreto (mEq)	19.500	50-200	60-65	99
Bicarbonato (mEq)	4.500	0	85-90	100
Glicose (g)	180	0	100	100
Cálcio (mg)	8.500	100-200	50-60	98
Fósforo (mg)	7.000	250-500	80	80-95
Aminoácido (mg)	900	< 20	95-98	95-98

TP, túbulo proximal.

lúmen tubular enquanto a membrana basolateral compreende os lados basais e laterais da célula (Figura 6.1). Para visualizar a estrutura tridimensional das células epiteliais dos túbulos, o exemplo de Coe do pacote de seis cervejas é útil. As latas de cervejas são análogas às células epiteliais tubulares, a malha de plástico que mantém as cervejas juntas é análoga às junções oclusivas e a parte superior das latas é análoga à membrana apical. O resto da lata constituiria a membrana basolateral e os espaços entre as latas corresponderiam aos espaços intercelulares laterais.

A presença de proteínas exclusivas (canais de íon e transportadores) na membrana apical *versus* a membrana basolateral confere polaridade, fornecendo, assim, um mecanismo para transporte unidirecional (vetorial) de soluto e água. Por exemplo, o transporte de sódio geralmente ocorre a partir do lado apical para o basolateral da célula epitelial. O deslocamento de fluido e soluto pode ocorrer através do interior da célula (conhecido como transporte transcelular) ou por entre as células (conhecido como transporte paracelular). Em geral, o transporte transcelular requer gasto de energia, enquanto o transporte paracelular em geral é um processo passivo.

O túbulo proximal é dividido em três segmentos, S_1, S_2 e S_3. O S_1 compreende o segmento contornado inicial (também conhecido como *pars convoluta*), o S_2 consiste no final do segmento contornado e no início do segmento reto (a porção reta do túbulo proximal é conhecida também como a *pars recta*) e o S_3 consiste no restante da *pars recta*. Cada um desses segmentos é dotado de características ultraestruturais distintas que são adequadas para a realização de suas tarefas especializadas. Por exemplo, a grande capacidade reabsortiva do S_1 é respaldada por um prodigioso suprimento de energia (numerosas invaginações basolaterais e mitocôndrias) e área de superfície abundante (numerosas microvilosidades apicais altas). A junção oclusiva no S_1 consiste em diferentes proteínas transmembranas (claudinas/ocludinas), o que não ocorre nos segmentos finais. Por exemplo, o S_3 possui proteínas de junções oclusivas que são mais permeáveis ao cloreto e ao sódio, o que pode facilitar suas absorções paracelulares. Além disso, as junções oclusivas do S_3 são altamente

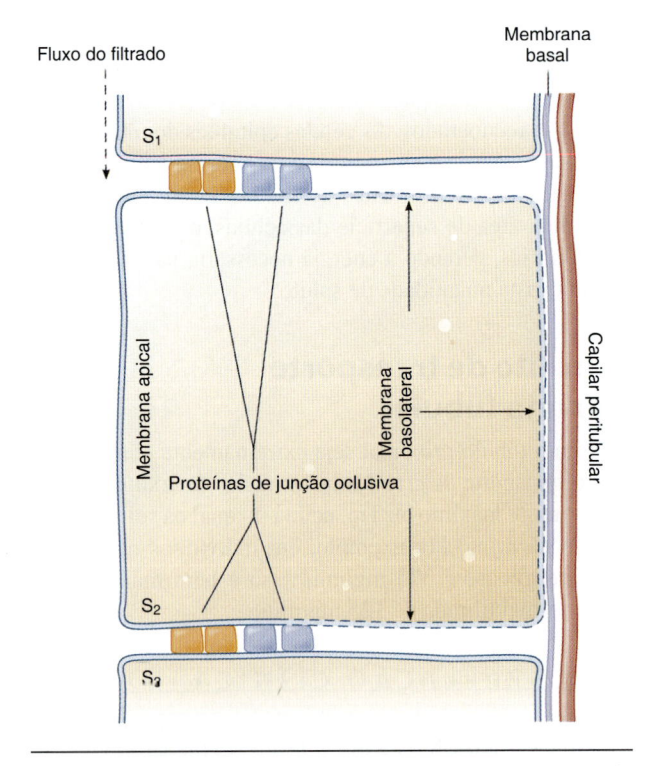

FIGURA 6.1 Arranjo espacial dos principais aspectos estruturais do revestimento epitelial do túbulo renal. O S_1 apresenta microvilosidades mais altas e mitocôndrias mais abundantes (não mostrado) comparado ao S_2. Notar que a membrana basolateral estende-se até o complexo de junção oclusiva. As proteínas de junção oclusiva compartimentalizam (membrana apical *versus* basolateral) as proteínas transportadoras e também participam diretamente do transporte de íon. O transporte pode ocorrer em ambas as direções dependendo das proteínas específicas de membrana. (EIL, espaço intercelular lateral.)

impermeáveis a aminoácidos e a glicose, o que minimiza o refluxo desses solutos – permitindo a absorção completa desses solutos no túbulo proximal. A heterogeneidade axial do túbulo proximal é projetada logicamente, realizando transporte maciço nos segmentos iniciais e "sintonia-fina" nos segmentos finais.

Suprimento sanguíneo

A arteríola eferente origina a rede capilar peritubular que envolve o túbulo proximal. Os néfrons corticais são perfundidos pelas arteríolas eferentes do glomérulo de origem, enquanto os néfrons justamedulares recebem seu suprimento sanguíneo da arteríola aferente de vários glomérulos adjacentes.

Fisiologia celular do transporte de soluto e água

A ATPase de sódio e potássio (Na/K-ATPase) é uma proteína de transporte ubíqua composta por várias subunidades que mantêm os gradientes de sódio e potássio através de todas as células dos mamíferos. Ela contém uma subunidade catalítica alfa, subunidade beta (que está envolvida na inserção/localização da proteína), e uma proteína FXYD que parece regular a atividade do transportador. A Na/K-ATPase renal fornece a energia (direta ou indiretamente) para o transporte de praticamente todos os solutos e de água reabsorvidos no túbulo proximal (Figura 6.2). A Na/K-ATPase renal está restrita à membrana basolateral da célula epitelial do túbulo proximal. A extrusão de sódio da membrana celular basolateral tubular proximal reduz a concentração intracelular de sódio (geralmente < 10 mEq/L). A baixa concentração intracelular de sódio fornece um gradiente químico favorável para o deslocamento do sódio do lúmen tubular para o interior da célula (facilitado por canais de íons exclusivos e proteínas transportadoras). A extrusão contínua de sódio basolateral mantém a baixa concentração intracelular de sódio. A captação de sódio pela célula tubular proximal está acoplada à reabsorção de vários importantes solutos filtrados (esse é um exemplo de difusão facilitada), incluindo:

- Glicose (via cotransportadores Na/glicose, SGLT)
- Aminoácidos (via cotransportadores Na/aminoácidos)
- Bicarbonato (via trocador Na/H, NHE)
- Fosfato (via cotransportadores de Na/Pi, TNP)

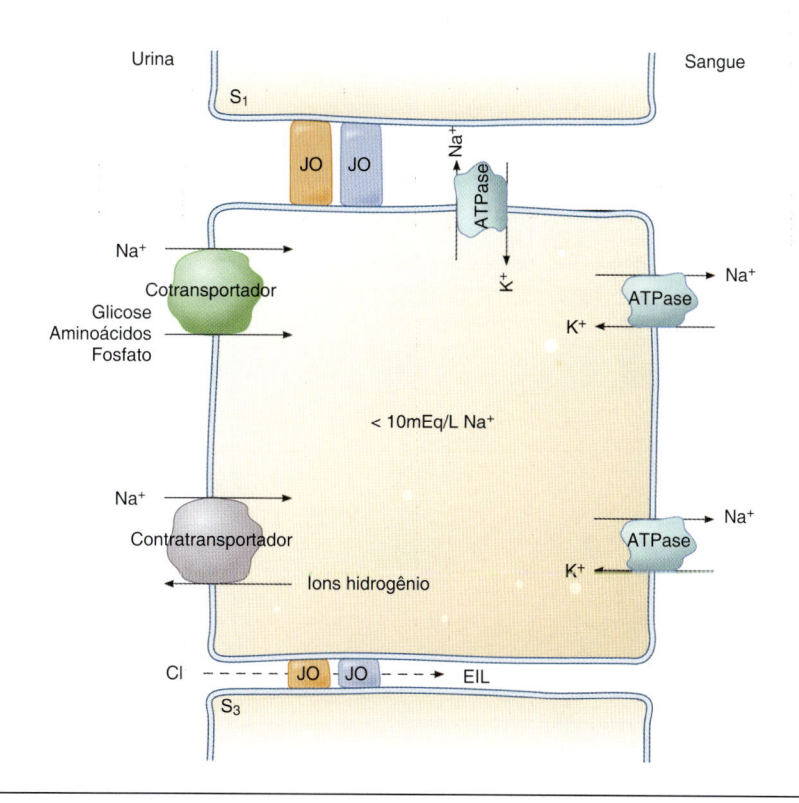

FIGURA 6.2 Modelo celular geral representando o transporte de solutos no túbulo proximal. A baixa concentração de sódio dentro da célula (mantida pela extrusão contínua de sódio pela Na/K-ATPase) cria um gradiente químico favorável para a entrada de sódio. A entrada de sódio está acoplada ao deslocamento de muitos outros solutos utilizando proteínas transportadoras específicas conhecidas como cotransportadores e contratransportadores. O cotransporte envolve a movimentação de solutos na mesma direção, enquanto o contratransporte desloca substâncias na direção oposta. O transporte paracelular através de proteínas específicas de junção oclusiva (geralmente as claudinas) também ocorre e pode ser a via dominante para o transporte de alguns solutos (p. ex., cloreto e magnésio). (JO, proteínas de junção oclusiva.)

Essas proteínas transportadoras pertencem a uma superfamília de proteínas transportadoras de membrana conhecida como grupo transportador de soluto (GTS). Há pelo menos 47 famílias de GTS descritas no tecido humano. Além das proteínas transportadoras acopladas ao sódio, outras proteínas da membrana do túbulo proximal envolvidas no transporte de água e de soluto incluem:

- Canais de glicose (GLUT)
- Canais de água (aquaporinas ou AQPs)
- Proteínas transportadoras de cátion orgânico (TCO)
- Proteínas transportadoras de ânion orgânico (TAO)
- Canais de cloreto específicos do rim (CCE-R)

A maior parte do transporte da glicose, do aminoácido, do bicarbonato e do fosfato ocorre nos primeiros poucos milímetros do S_1. A reabsorção de glicose, aminoácidos, bicarbonato e fosfato está acoplada ao transporte de sódio.

O transporte de sódio/glicose no S_1 é um processo eletrogênico (a proporção que o soluto neutro, a glicose, acompanha a entrada de cátion), produzindo um potencial negativo no lúmen (-2 mV). O potencial negativo no S_1 e S_2 fornece um gradiente elétrico favorável para a reabsorção de cloreto. A reabsorção de cloreto ocorre através das junções oclusivas (especificamente, claudina-2), como também dos canais CCE-R e das proteínas trocadoras de cloreto/ânion na membrana apical (ver Figura 6.7). A maior parte da reabsorção de cloreto ocorre em S_1 e S_3.

Cotransporte de sódio/glicose

Duas proteínas transportadoras são responsáveis pelo transporte de glicose no túbulo proximal, a SGLT-2 e a SGLT-1 (Figura 6.3). A SGLT-2 é um transportador de alta capacidade e baixa afinidade que é expresso principalmente no início do túbulo proximal. A SGLT-1 é um transportador de baixa capacidade e alta afinidade que é expresso no final do túbulo proximal. Este arranjo facilita o transporte maciço de glicose no início do túbulo proximal, enquanto diminui a concentração tubular de glicose para níveis baixos no final do túbulo proximal. A glicose intracelular sai da célula seguindo o gradiente descendente de concentração através de canais específicos de glicose conhecidos como GLUT-2.

Cotransporte de sódio/aminoácido

O transporte de aminoácido acoplado ao sódio envolve várias proteínas transportadoras com sobreposição de especificidades de substrato. Em geral, existem três sistemas de proteínas para o transporte de aminoácido no túbulo proximal:

1. Transportadores de sódio/aminoácido neutro (a maior parte dos aminoácidos plasmáticos são neutros);
2. Transportadores de sódio/aminoácido dibásico (aniônico);
3. Transportadores de sódio/aminoácido dicarboxílico (catiônico) (Figura 6.4).

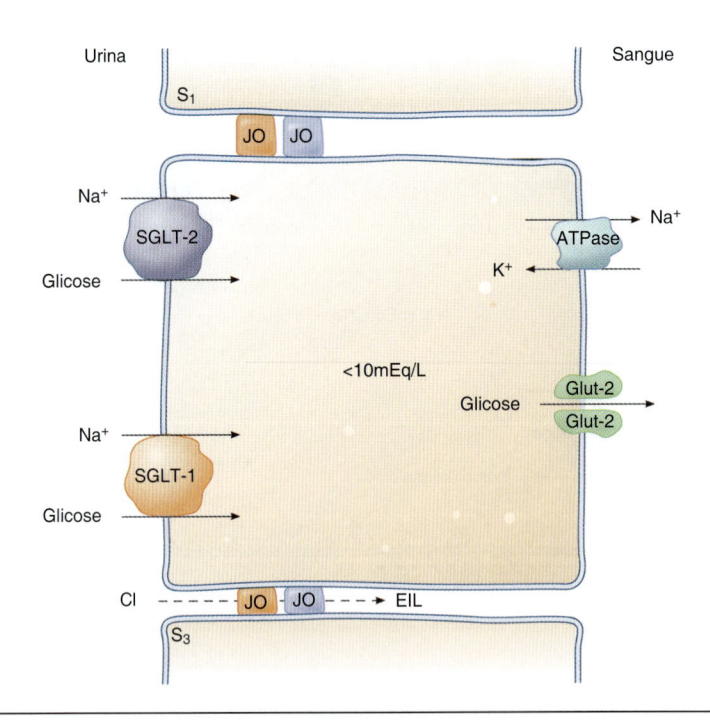

FIGURA 6.3 Modelo celular representando o transporte de glicose no túbulo proximal. A maior parte da glicose é reabsorvida no início do túbulo proximal mediante um transportador específico de glicose acoplado ao sódio (SGLT-2). Esse é um cotransportador de alta capacidade e baixa afinidade responsável pela maioria da glicose reabsorvida. A SGLT-1 é expressa do meio para o final do túbulo proximal. Esse é um cotransportador de alta afinidade e baixa capacidade bem adequado para recuperar completamente a glicose restante. A glicose sai da célula por gradiente de concentração descendente através de um canal específico de glicose (GLUT-2).

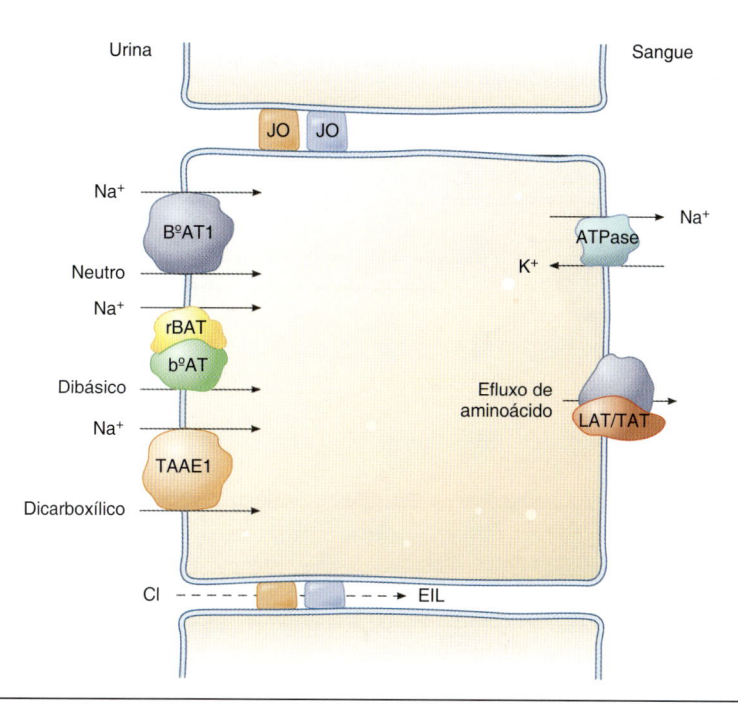

FIGURA 6.4 Modelo celular representando o transporte de aminoácido no túbulo proximal. Esse é um sistema complexo que reabsorve 20 aminoácidos diferentes. A maioria dessas proteínas de transporte está acoplada à reabsorção de sódio. Parece haver múltiplas proteínas envolvidas, e algumas podem ser altamente específicas para um aminoácido individual ou um pequeno grupo de aminoácidos (nem todos são mostrados). Os principais membros dessas proteínas de transporte são divisíveis em três grupos. Aquelas que transportam (1) aminoácidos neutros, (2) aminoácidos dibásicos (catiônicos) e (3) aminoácidos dicarboxílicos (aniônicos) (somente proteínas transportadoras nomeadas são mostradas). As vias de efluxo da célula envolvem uma série de proteínas de transporte mal definidas, das quais as mais conhecidas são as proteínas LAT/TAT. (TAAE, transportador de aminoácido excitatório; TA, transportador de aminoácido).

Parece haver vários membros em cada uma dessas famílias e foram descritas mutações em algumas delas. Além disso, o arranjo sequencial dos transportadores de baixa e alta afinidade (análogos ao SGLT-2 e SGLT-1) também está presente para o sistema de transporte de aminoácidos, maximizando, assim, a recuperação de aminoácido do filtrado. A saída do aminoácido pela membrana basolateral envolve um grupo diverso (ainda mal definido) de proteínas transportadoras de aminoácido.

Reabsorção de bicarbonato

A recuperação de bicarbonato é uma função importante do túbulo proximal e é essencial para a manutenção da homeostase ácido-base. A fisiologia acidobásica será descrita em detalhes no Capítulo 13. Resumidamente, o bicarbonato no filtrado combina-se com um íon hidrogênio secretado via NHE-3 (Figura 6.5). O íon de hidrogênio combina-se com o bicarbonato para produzir ácido carbônico (H_2CO_3), que é degradado para água e CO_2 via anidrase carbônica IV. A anidrase carbônica IV está localizada na membrana em borda de escova luminal do túbulo proximal. O CO_2 intracelular (derivado do plasma ou por meio da difusão do lúmen) é convertido em bicarbonato via anidrase carbônica II. O bicarbonato intracelular é então transportado para o capilar peritubular por um cotransportador de sódio-bicarbonato (CNB).

Cotransporte de sódio-fosfato

O cotransporte acoplado de sódio/fosfato é outra função importante do túbulo proximal. Aproximadamente 80% do fosfato filtrado é reabsorvido no túbulo proximal principalmente por meio de dois transportadores (TNP2a e TNP2c) (Figura 6.6). Embora muitos fatores pareçam influenciar o transporte de fosfato no túbulo proximal, o hormônio da paratireoide (PTH) tem um papel essencial. Aumento do PTH induz a endocitose de TNP2a e aumenta a excreção de fosfato. A hipofosfatemia é um distúrbio clínico comum em pacientes com PTH elevado. Novas importantes evidên-

> **▶▶ CORRELAÇÃO CLÍNICA**
>
> A cistinuria é uma doença autossômica dominante caracterizada pelo transporte comprometido de cistina (e outros aminoácidos dibásicos). Várias mutações do cotransportador dibásico/cistina (b°AT, rBAT, ver Figura 6.4) foram descritas. Essas mutações podem afetar qualquer subunidade de uma grande proteína que pertence à família de transporte de aminoácido heteromérico (TAHs). A presença recorrente de cálculos de cistina é um indicativo dessa doença.

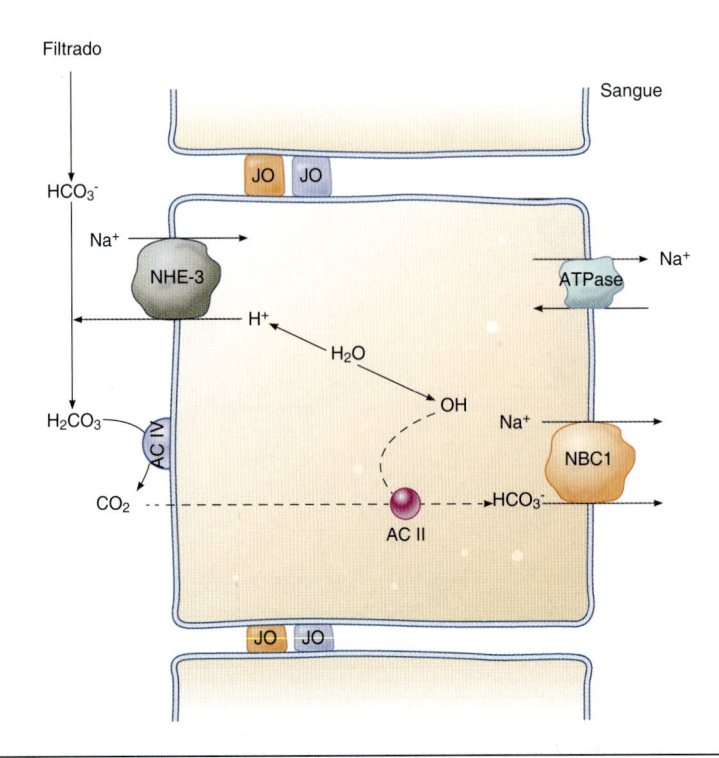

FIGURA 6.5 Modelo celular representando a recuperação de bicarbonato no túbulo proximal. O bicarbonato filtrado é consumido (convertido à ácido carbônico, H_2CO_3) por um íon hidrogênio (H^+), que é secretado mediante o contratransportador de sódio/hidrogênio (NHE-3). O ácido carbônico urinário é convertido a dióxido de carbono (CO_2) e água (H_2O) pela enzima da borda em escova, anidrase carbônica IV. O dióxido de carbono difunde-se para dentro da célula (da urina e sangue) e combina-se com um íon hidroxila para gerar bicarbonato por meio da ação da anidrase carbônica II. O bicarbonato é expelido da célula por um cotransportador de sódio/bicarbonato (NBC).

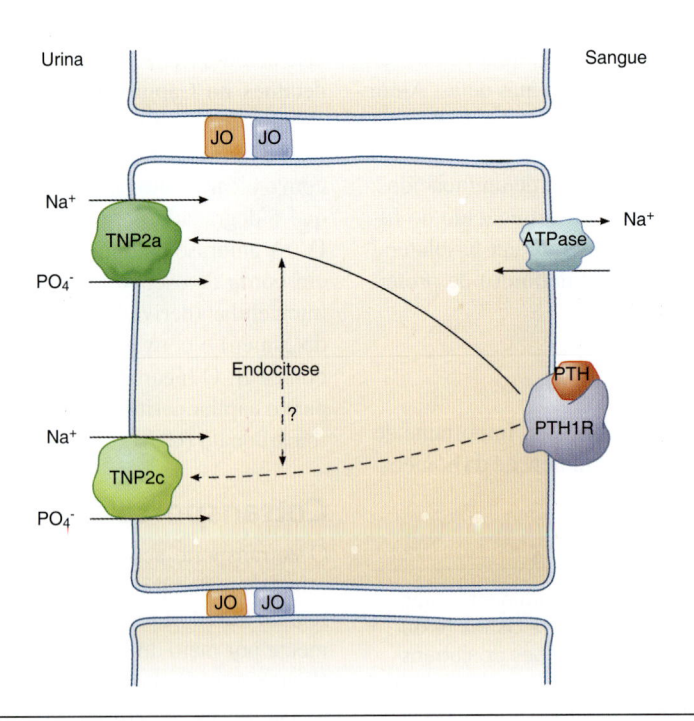

FIGURA 6.6 Modelo celular representando o transporte de fosfato no túbulo proximal. A maior parte do fósforo é reabsorvido pelo transportador de sódio/fosfato 2a (TNP2a). Essa proteína é altamente expressa nas células epiteliais no túbulo proximal. O hormônio da paratireoide (PTH) exerce um grande efeito inibitório na reabsorção de fosfato. O PTH combina-se com um receptor na membrana basolateral (PTH1R) e induz a endocitose do TNP2a. Novas evidências sugerem que o TNP2c também desempenha um papel importante no transporte de fosfato (p. ex., mutações nessa proteína estão associadas com uma forma de raquitismo hereditário).

cias sugerem que o fator de crescimento de fibroblasto-23 (FGF-23) inibe o transporte de fosfato através de alterações na expressão de TNP. Acredita-se que o efeito fostatúrico do FGF-23 tem um papel essencial em doenças clínicas caracterizadas pela hipofosfatemia (como o raquitismo).

Reabsorção de cálcio e magnésio

Estudos de micropunção renal sugerem que 50% da carga filtrada de cálcio e 30% de magnésio são reabsorvidos no túbulo proximal. Grande parte ocorre por meio das vias paracelulares no S_2 e acredita-se que dependa do gradiente elétrico e do gradiente de concentração. A reabsorção de cálcio e magnésio tende a ser paralela à reabsorção de sódio e água. Sistemas regulatórios específicos não parecem participar do transporte de cálcio ou magnésio no túbulo proximal.

Reabsorção de água

A presença da AQ-1 nas membranas apical e basolateral do túbulo proximal permite a reabsorção de grandes quantidades de água filtrada (aproximadamente 100 L são reabsorvidos no túbulo proximal). A força motriz para o deslocamento da água deriva de pequenos gradientes osmóticos estabelecidos através da membrana celular como resultado do transporte de soluto.

Reabsorção de cloreto

Os segmentos finais do túbulo próximal reabsorvem principalmente sódio, cloreto e água. Uma vez que a concentração de cloreto é comparavelmente alta, relativamente ao plasma, existe um gradiente químico favorável para a reabsorção do cloreto. A reabsorção de cloreto no final do túbulo proximal gera um potencial positivo no lúmen (+ 2 mV). Esse potencial promove o transporte paracelular de sódio. Além disso, a reabsorção ativa de cloreto no túbulo proximal é realizada via sistema de troca de cloreto-ânion que utiliza o ácido fórmico (Figura 6.7). O ácido fórmico é gerado no lúmen tubular à medida que o formato filtrado se combina com íons hidrogênio (derivado do NHE). O ácido fórmico então se difunde através da membrana para dentro da célula. O ph intracelular promove a dissociação do ácido fórmico para um íon hidrogênio e formato. Os íons de hidrogênio são, então, secretados via NHE, enquanto o formato é secretado pela troca de cloreto/formato. Enquanto a maior parte do sódio é retirada da célula via Na/K-ATPase, existem muitas vias de saída para o cloreto. Estas incluem o cotransporte de KCl (KCC), CCE-R e troca de cloreto/bicarbonato. A contribuição exata de cada uma dessas vias para o transporte de cloreto ainda não está muito bem elucidada. A Figura 6.8 resume as mudanças na concentração dos solutos e água ao longo do túbulo proximal.

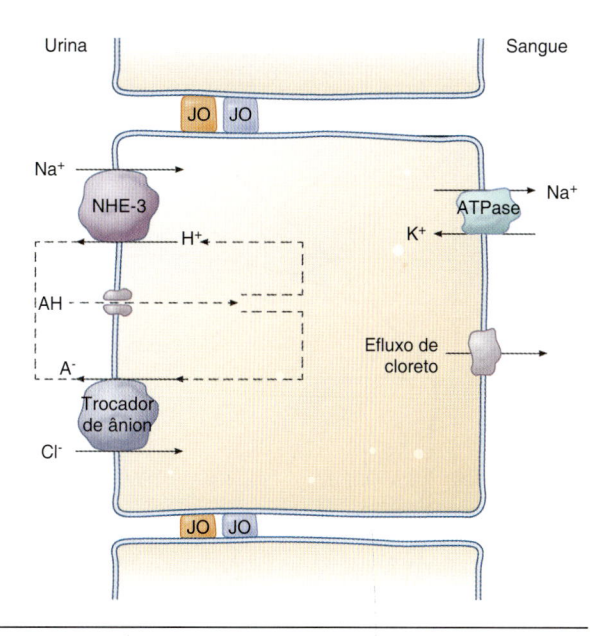

FIGURA 6.7 Modelo celular representando o papel da troca de ânion na reabsorção de cloreto. Os ânions filtrados (A⁻) combinam-se com íons de hidrogênio (secretados pelo NHE-3) para produzir AH. O AH difunde-se para dentro da célula por gradiente químico descendente (por uma via mal definida) e então se dissocia em A⁻ e um íon de hidrogênio. A secreção de A⁻ na urina é acoplada ao transporte de cloreto por uma proteína trocadora de ânion (contratransportador) expressa na membrana apical. O efluxo de cloreto para o capilar peritubular provavelmente envolve várias proteínas e canais de íon (não mostrado).

Transporte de proteína

Uma modesta quantidade de proteína filtrada (talvez algumas gramas por dia) é absorvida pelo túbulo proximal (Figura 6.9). A maior parte da proteína é metabolizada em aminoácidos, os quais, por sua vez, são secretados no sangue peritubular e retornam à circulação sistêmica. A megalina e a cubulina são proteínas grandes localizadas na membrana apical do túbulo proximal e parecem ser os principais receptores proteicos para endocitose nessas células.

Além da reabsorção de proteína, a via endocítica também tem um papel essencial na homeostase de vitamina D. A vitamina D filtrada (ligada a proteína ligante de vitamina D) sofre endocitose pelas células epiteliais tubulares proximais e é convertida para seu metabólito ativo, 1-25-di-hidroxivitamina D (calcitriol) mediante ação da hidroxilase alfa-1 (uma enzima altamente expressa na mitocôndria das células epiteliais tubulares proximais).

Secreção de cátions e ânions orgânicos

Uma vasta gama de cátions (CO) e ânions orgânicos (AO) são secretados pelo túbulo proximal. A única característica comum desses componentes é que eles possuem carga elétrica no pH fisiológico (Tabela 6.2). Fato importante é

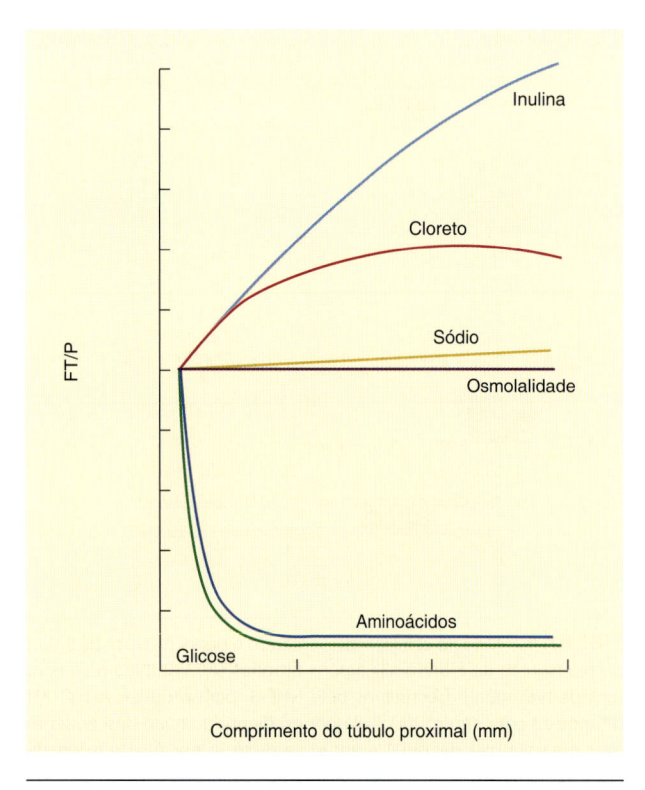

FIGURA 6.8 Visão geral da reabsorção de soluto ao longo do túbulo proximal. FT/P representa a razão entre o fluido tubular e a concentração plasmática. A glicose e os aminoácidos são quase completamente reabsorvidos nos primeiros milímetros (mm) do túbulo proximal. Embora uma vasta quantidade de sódio seja reabsorvida no túbulo proximal, sua concentração se mantém praticamente inalterada à medida que a água se desloca passivamente por seu gradiente de concentração descendente. Devido ao deslocamento passivo da água, a osmolalidade no fim do túbulo proximal é praticamente idêntica a do início. A concentração de cloreto aumenta porque a reabsorção de sódio está acoplada ao transporte de outros (não cloreto) solutos. A concentração de inulina (um polímero de frutose de PM 5000 que não é nem secretado nem reabsorvido no túbulo proximal) aumenta de modo linear à medida que a água é reabsorvida. Embora não mostrado, as razões FT/P para cálcio, magnésio, e bicarbonatos caem significativamente à medida que estes solutos são reabsorvidos.

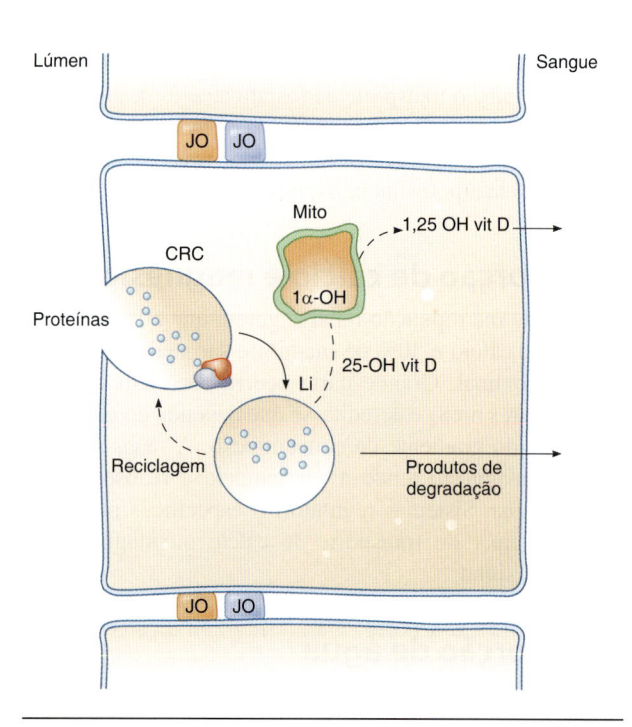

FIGURA 6.9 Modelo celular do manuseio de proteína no túbulo proximal. A proteína filtrada (geralmente menos de 1 g/d) é ligada à megalina (M) e à cubulina (C) em cavéolas (ou depressões celulares) revestidas com a proteína clatrina, isto é, cavéolas revestidas de clatrina (CRC). A clatrina induz a endocitose das proteínas ligadas. As proteínas absorvidas são finalmente no lisossomo (Li). Os produtos da degradação, que incluem aminoácidos, vitaminas e minerais, são transportados de volta à circulação sistêmica. A vitamina D é exclusiva, uma vez que o túbulo proximal desempenha papel crucial na ativação dessa vitamina. Especificamente, a 25-hidroxivitamina D (25-OH vit D) é transportada para a mitocôndria adjacente (Mito) e hidroxilada na posição 1 pela 1α-hidroxilase (1α-OH). A 1,25 di-hidroxivitamina D (1,25 OH vit D) é a forma ativa da vitamina D. Esse produto é transportado para locais distantes (osso e intestino) após a sua extrusão da célula. Endossomos e lisossomos são reciclados de volta para a membrana.

que muitas substâncias e toxinas são eliminadas do corpo mediante secreção tubular renal. Essas vias de desintoxicação representam uma adaptação evolucionária para permitir a excreção de uma variedade de compostos nocivos aos quais os mamíferos são expostos, ou geram, durante o metabolismo intermediário. Essas vias estão com frequência envolvidas em interações clínicas significantes entre componentes endógenos e exógenos. Por exemplo, o fármaco cimetidina inibe a secreção renal de creatinina.

Secreção de cátion orgânico

Os cátions orgânicos são captados pela célula na membrana basolateral mediante difusão facilitada eletrogênica

Tabela 6.2 Exemplos de cátions e ânions orgânicos secretados pelo túbulo proximal

Cátions orgânicos	Ânions orgânicos
Anti-histamínicos	Eicosanoides
Relaxantes musculares	Nucleotídeos cíclicos
Antiarrítmicos	Ácido úrico
β-bloqueadores	Citrato
Anestésicos	Estrógenos
Morfina	Antibióticos
Catecolaminas	Salicilatos
Bloqueadores de canais de cálcio	Diuréticos
Diuréticos	Agentes quimioterápicos
Antibióticos	Inibidores da ECA

(i.e., potencial negativo da membrana interna) via um unitransportador (TCO) (Figura 6.10). Os cátions orgânicos são expelidos para o filtrado mediante troca eletroneutra pelo íon hidrogênio (trocador CO/H$^+$). O NHE providencia o íon hidrogênio luminal para a secreção de CO. Portanto, a Na/K-ATPase fornece indiretamente a energia para a secreção de cátion. Alguns COs, como a carnitina, são reabsorvidos ativamente. Mutações em uma proteína transportadora de CO conhecida como OCTN2 leva à deficiência de carnitina, que pode produzir fraqueza muscular e insuficiência cardíaca congestiva.

Secreção de ânion orgânico

Os ânions orgânicos são consideravelmente mais variados que os COs. A fisiologia e a biologia molecular da secreção de AO é menos compreendida. Famílias múltiplas de transportadores foram descritas. Um desses transportadores, o NaDC1 (transportador de sulfato de dicarboxilato), está envolvido na reabsorção do citrato. O NaDC1 é muito sensível ao pH; qualquer condição que acidifique a célula epitelial tubular proximal (acidose metabólica) aumenta a reabsorção de citrato (portanto, diminui sua excreção urinária). A hipocitraturia é um fator de risco importante na patogênese da formação do cálculo renal (ver Capítulo 21, *Hipocitraturia*).

Regulação de reabsorção de fluido no túbulo proximal

A absorção resultante de água do túbulo proximal é regida pela hemodinâmica do capilar peritubular. Especificamente, a captação de água pode ser calculada empregando-se a seguinte relação:

$$\text{Reabsorção Resultante} = K_f \times (P_{cap} - P_{if}) - (\pi_{cap} - \pi_{if})$$
$$= K_f = (\Delta P - \Delta \pi) \quad (6.1)$$

onde P_{cap} é igual a pressão hidrostática do capilar peritubular; P_{if} é igual a pressão hidrostática intersticial; π_{cap} é igual a pressão oncótica do capilar peritubular; e π_{if} é igual a pressão oncótica intersticial. Esses determinantes são análogos às forças de Starling que regem o ritmo de filtração glomerular. O determinante físico primário que favorece a reabsorção de água no túbulo proximal é a pressão oncótica do capilar peritubular. A pressão oncótica do capilar peritubular é alta porque não há proteína no filtrado, o que concentra a proteína na arteríola eferente. A regulação da reabsorção de fluido pode ser afetada mediante alterações na hemodinâmica capilar peritubular. Por exemplo, a vasoconstrição arteriolar eferente resulta em aumento da TFG acoplado com uma diminuição no fluxo plasmático renal (i.e., fração de filtração aumentada). Portanto, o plasma que entra no capilar peritubular terá uma alta concentração de proteína plasmática (e pressão oncótica). Isso promove a reabsorção resultante de fluido. Reciprocamente, uma diminuição na fração de filtração diminuiria a concentração proteica arteriolar eferente e reduziria a captação de água no túbulo proximal.

Equilíbrio túbulo-glomerular

Há muito tempo já se sabe que as alterações no ritmo de filtração glomerular são balanceadas por mudanças equivalentes na reabsorção de fluido no túbulo proximal (Figura 6.11).

O mecanismo do equilíbrio túbulo-glomerular não é completamente compreendido. Entretanto, especula-se que a dependência da carga no túbulo proximal seja um fator participante. Assim, aumentos na carga filtrada de glicose, aminoácidos e bicarbonatos promovem aumentos paralelos em seus transportes acoplados ao sódio (com a água seguindo de forma passiva).

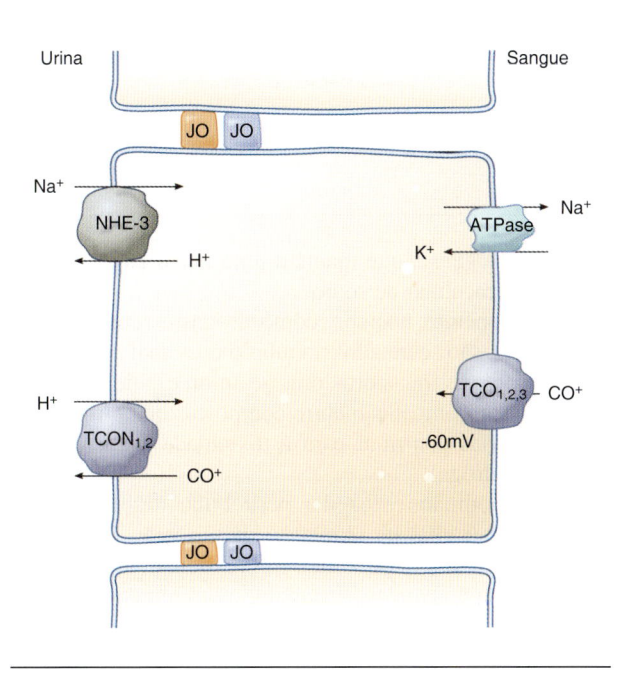

FIGURA 6.10 Modelo celular representando a secreção de cátion orgânico. Embora não mostrada, a secreção de ânion orgânico parece utilizar um sistema análogo para transporte. Os cátions orgânicos (CO$^+$) entram na célula mediante uma proteína de transporte na membrana basolateral (TCO). Sabe-se que existem múltiplas isoformas de TCO, presumivelmente com diferentes especificidades para cátions. O potencial intracelular negativo favorece o deslocamento de CO$^+$ para dentro da célula. A secreção urinária envolve um contratransportador que troca o íon hidrogênio por um CO$^+$. O íon hidrogênio é derivado da secreção pelo NHE-3.

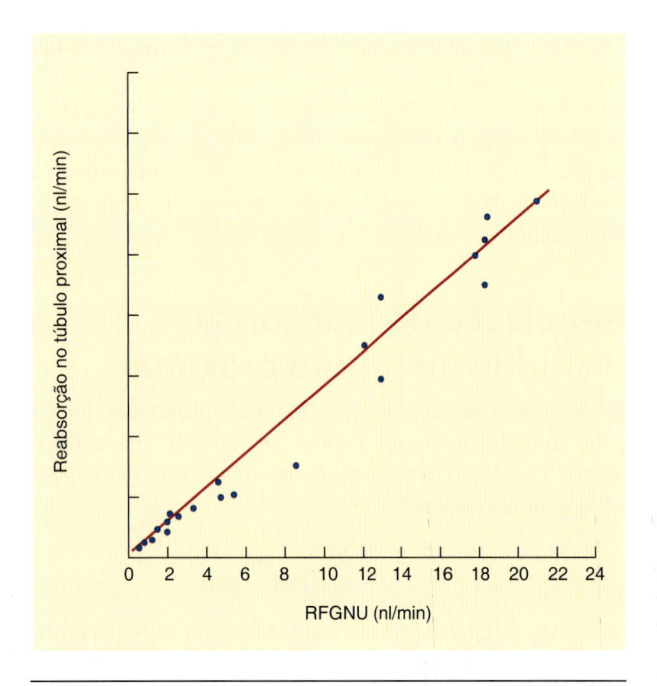

FIGURA 6.11 Dados representativos de micropunção revelando a relação entre o ritmo de filtração glomerular de néfron único (RFGNU) e a reabsorção de fluido tubular proximal. À medida que o ritmo de filtração aumenta, a reabsorção absoluta de fluido aumenta de forma paralela. Esse fenômeno é conhecido como equilíbrio túbulo-glomerular.

▶▶ IMPLICAÇÃO CLÍNICA

Se uma quantidade fixa de fluido é reabsorvida a cada dia (178 L de 180 L filtrados), então um aumento no TFG para 185 L deveria resultar na excreção de 7 L de urina. Entretanto, isso é indesejável já que perdas de urina desta magnitude poderiam produzir depleção de volume com risco de morte. Por isso, o túbulo proximal varia a reabsorção para compensar as mudanças na ultrafiltração glomerular. Especificamente, o túbulo proximal reabsorve uma fração constante, em vez do volume absoluto, do filtrado glomerular. No exemplo acima, um aumento na filtração glomerular de 180 para 185 L/d aumentaria unicamente o débito urinário em cerca de 500 mL/d.

Pontos-chave

- O túbulo proximal é responsável pela reabsorção de todos os aminoácidos e glicose filtrados.
- Além disso, 70% da carga filtrada de sódio, cloreto e água, 85% do bicarbonato filtrado e 50% do cálcio e magnésio filtrados são reabsorvidos nesse local.
- Muitos solutos reabsorvidos nesse túbulo estão especificamente acoplados ao transporte de sódio através de uma série de cotransportadores e contratransportadores.
- As proteínas de junção oclusiva (claudinas e ocludinas) participam do transporte paracelular de íons (especialmente o cloreto).
- A força motriz para a reabsorção de praticamente todos os solutos no túbulo proximal deriva da Na/K-ATPase, que mantém uma baixa concentração intracelular de sódio.
- Componentes nocivos, como drogas e seus metabólitos, são secretados no túbulo proximal mediante proteínas transportadoras de ânion e cátion orgânicos. A competição entre compostos que utilizam essas vias contribui para a toxicidade (interações droga-droga).
- A hemodinâmica capilar peritubular desempenha um papel vital na regulação da absorção final de fluido do túbulo proximal. Em particular, a pressão oncótica do capilar peritubular é um regulador importante da reabsorção de fluido.

Bibliografia comentada

1. Jacobsen HR, Seldin DW. Proximal tubular reabsorption and its regulation. *Ann Rev Pharmacol Toxicol*. 1977;17: 623-646. *Revisão histórica do principal trabalho feito nesta área por pioneiros.*
2. Geering K. Functional roles of Na,K-ATPase subunits. *Curr Opin Nephrol Hypertens*. 2008;17:526-532. *Excelente revisão do papel emergente da regulação da subunidade da Na/K-ATPase na fisiologia celular.*
3. Wood S, Trayhurn P. Glucose transporters (GLUT and SGLT): expanded families of sugar transport proteins. *Brit J Nutr*. 2003;89:3-9. *Revisão concisa das proteínas transportadoras de glucose.*
4. Farrow EG, White KE. Recent advances in renal phosphate handling. *Nat Rev Nephrol*. 2010;6:207-217. *Revisão esplêndida do papel emergente do FGF-23 e klotho no transporte de fosfato. Ênfase especial nas implicações clínicas.*
5. Verrey F, Singer D, Ramadan T, et al. Kidney amino acid transport. *Eur J Physiol*. 2009; 458:53-60. *Uma leitura curta, mas desafiadora. Fornece o entendimento mais atual do transporte do ácido amino renal a partir de sua escrita.*
6. Verroust PJ, Christensen EI. Megalin and cubulin—the story of two multipurpose receptors unfolds. *Nephrol Dial Transplant*. 2002;17:1867-1871. *Resumo simples, mas valoroso das vias endocíticas proteicas no túbulo proximal. Boa introdução para esse campo.*
7. Wright SH, Dantzler WH. Molecular and cellular physiology of renal organic cation and anion transport. *Physiol Rev*. 2004;84:987-1049. *Revisão exemplar dessas vias. Nada melhor foi feito antes ou depois. Leitura muito desafiadora.*

EXERCÍCIOS

1. Uma garota de 11 anos apresenta fraqueza profunda e fadiga. Exames laboratoriais revelam hipofosfatemia grave, glicosuria, aminoaciduria e acidose metabólica. Quais dos seguintes defeitos mais provavelmente explicam essa disfunção clínica?

   A) Mutação com perda da função de TNP2a.
   B) Mutação com perda da função de NHE-3.
   C) Mutação com ganho de função de GLUT-2.
   D) Mutação com perda da função da Na/K-ATPase.
   E) Mutação com ganho de função de CNB-1.

2. Um homem de 50 anos de idade é encaminhado para sua clínica para avaliação de diabetes melito. O paciente afirma que ele tem glicose em sua urina há "muitos" anos. Atualmente ele está recebendo um agente hipoglicemiante oral para controlar o diabetes. Contudo, sua hemoglobina glicada (que reflete o controle geral da glicose) e o teste de tolerância a glicose oral estão normais. Além disso, a sua glicose sérica nunca esteve aumentada. Sua glicose atualmente é de 90 mg/dL. Ele tem um teste de fita urinária marcantemente positivo para glicose. Ele não tem nenhuma outra anormalidade sérica ou urinária. O diagnóstico mais provável neste caso é:

   A) Mutação com perda de função de SGLT-2.
   B) Mutação com ganho de função de GLUT-2.
   C) Mutação com perda de função da NA/K-ATPase.
   D) A carga filtrada excedeu o Tm para a glicose.

Capítulo 7

Transporte de eletrólitos e de água na alça de Henle

PAUL G. SCHMITZ

Objetivos de aprendizagem

O leitor deverá:

- Discutir a importância da concentração e diluição urinárias para a manutenção da composição plasmática de eletrólitos.
- Diferenciar o transporte de água e sódio na alça de Henle ascendente e na alça descendente.
- Esboçar um modelo celular representando os transportadores e canais de íons no ramo espesso ascendente medular.
- Descrever o mecanismo de transporte paracelular de cálcio e magnésio no ramo espesso ascendente.
- Descrever o "efeito único" na alça de Henle e os efeitos do fluxo de contracorrente sobre a osmolalidade intersticial medular.
- Discutir o papel do hormônio antidiurético na concentração urinária.
- Discutir o papel da reciclagem da ureia na origem da concentração urinária.

Introdução

A alça de Henle é formada pelo ramo delgado descendente, ramo delgado ascendente e ramo espesso ascendente. O ramo espesso é adicionalmente subdividido em segmentos medular (REAm) e cortical (REAc). Para ficar mais claro, neste capítulo assumiremos que o ramo ascendente é fisiologicamente homogêneo (a partir de agora referido como REAm). A alça reabsorve 25% do NaCl filtrado, mas apenas 15% da água filtrada. A dissociação entre a reabsorção de NaCl e água justifica a excreção de urina com osmolalidade diferente do plasma. A Figura 7.1 ilustra a importância da diluição e concentração urinária na regulação da osmolalidade plasmática. A ingestão de uma carga hídrica vai diminuir temporariamente a osmolalidade plasmática (referido como hipo-osmolalidade). O rim preserva o equilíbrio hídrico produzindo urina diluída. A geração de urina diluída é uma consequência da reabsorção ativa de NaCl no REAm, como discutido abaixo. Em contraste, a perda de água (p. ex., através do suor, respiração e fezes) aumenta a osmolalidade plasmática (hiperosmolalidade). É importante dizer que o rim se defende contra um aumento na osmolalidade reduzindo a perda de água urinária (i.e., concentração urinária).

Características gerais do transporte na alça de Henle

A produção de urina com osmolalidade diferente do plasma é consequência das propriedades estruturais e funcionais exclusivas dos ramos descendente e ascendente da alça de Henle, respectivamente (Figura 7.2). O ramo descendente é altamente permeável à água, mas impermeável ao NaCl. O ramo ascendente reabsorve ativamente o NaCl, mediante o cotransportador Na-K-2-Cl (NKCC2, na Figura 7.3), mas é impermeável à água. A excreção de urina diluída ou concentrada depende, em última análise, da concentração circulante do hormônio antidiurético (ADH) que, quando elevada, aumenta de forma significativa a permeabilidade à água do ducto coletor (descrito a seguir).

Transporte de íon no REAm

As células epiteliais que revestem o REAm são dotadas de proteínas de transporte e canais iônicos exclusivos (Figura 7.3). A entrada do sódio (energizada pela ATPase basolateral) ocorre através do NKCC2, um cotransportador ele-

>> IMPLICAÇÃO CLÍNICA

As alterações na osmolalidade plasmática podem ser fatais. Por exemplo, a hipo-osmolalidade plasmática promove o deslocamento de água do compartimento extracelular para o compartimento intracelular resultando no "inchamento" da célula. Embora muitas células possam tolerar aumentos agudos no volume celular, este não é o caso das células cerebrais. Tendo em vista que o crânio é um compartimento rígido, um aumento relativamente pequeno de água cerebral (5-10%) produz um grande aumento na pressão intracraniana. A pressão intracraniana elevada pode precipitar uma variedade de distúrbios neurológicos, incluindo letargia, desorientação, náusea, convulsões e coma. Um aumento de 10 a 20% no volume cerebral pode resultar em herniação cerebral e morte.

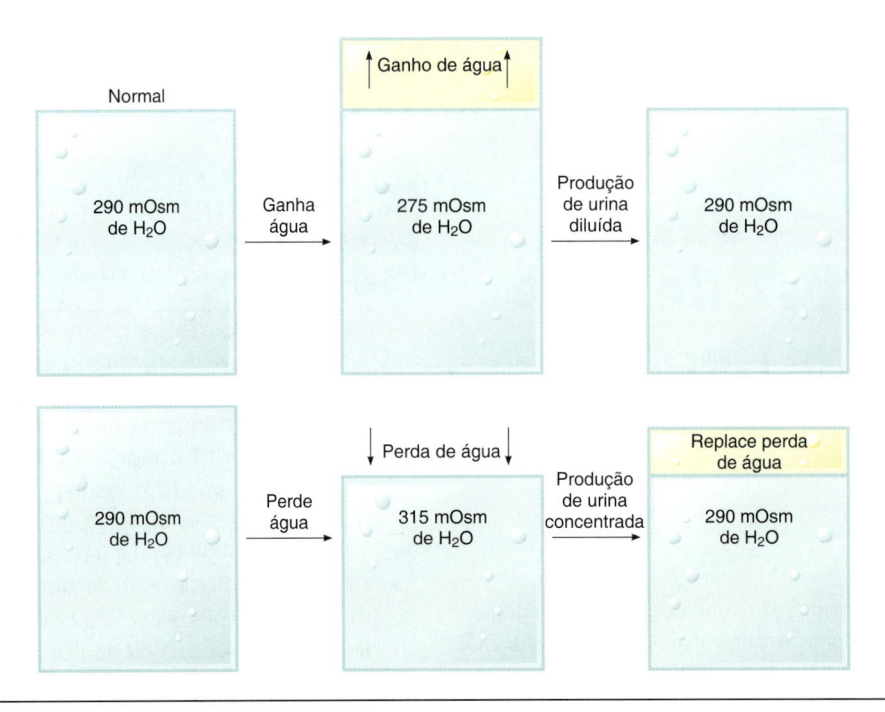

FIGURA 7.1 A osmolalidade plasmática deve ser mantida dentro de uma faixa bastante estreita (~280-300 mOsm/Kg de H_2O) para impedir lesão/edema excessivo da célula. O rim desempenha um papel muito importante na minimização de flutuações na osmolalidade, alterando o conteúdo da água da urina (a concentração urinária se limita entre 50 e 1.200 mOsm/Kg de H_2O). Por exemplo, a ingestão de água mais que soluto leva a uma queda na osmolalidade plasmática (painel superior). A hipo-osmolalidade inibe a secreção do hormônio antidiurético, permitindo a excreção de urina diluída e restaurando a osmolalidade ao normal. O painel inferior revela que a perda de água (suor, diarreia aquosa) produzirá um aumento na osmolalidade do plasma. A hiperosmolalidade estimula a secreção de hormônio antidiurético resultando em concentração urinária. Isto minimiza o aumento na osmolalidade. Mais importante, a ingestão de água também deve ser aumentada para restabelecer completamente a osmolalidade ao normal.

troneutro localizado na membrana apical e sensível à furosemida. Os diuréticos de alça (furosemida, bumetanida, torsemida) inibem o NKCC2 mediante a ligação com o sítio do cloreto e induzindo uma mudança conformacional na proteína. O NKCC2 é um membro da família de proteínas transportadoras de soluto, especificamente SLC12. A entrada de sódio requer a operação simultânea de várias proteínas de transporte além do NKCC2, incluindo:

- O canal de potássio da medula externa renal (ROMK)
- O canal de cloreto B específico do rim (CCE-RB)

Os íons de potássio são reciclados de volta para o lúmen tubular através do ROMK. A reciclagem de potássio desempenha papel crucial para a função do NKCC2. Uma vez que a concentração de potássio do fluido tubular é baixa (~4mEq/L), a reciclagem contínua é essencial para impedir a queda de potássio luminal à níveis baixos críticos que resultem na falha da bomba de NKCC2. A reciclagem de potássio também cria um potencial luminal positivo (aproximadamente +10 Mv em relação à membrana basolateral) que, por sua vez, promove a reabsorção paracelular de vários cátions, incluindo magnésio, cálcio, sódio e potássio. Esses íons passam indubitavelmente por canais iônicos específicos das junções oclusivas (p. ex., paracelina-1/claudina-16). O cloreto intracelular reabsorvido sai da célula através do CCE-RB, que consiste em duas subunidades. Considerando que as células epiteliais do REAm não expressam aquaporinas, elas são impermeáveis à água. Assim, a diluição urinária ocorre neste segmento (o REAm é referido como o segmento diluidor do néfron). O REAm também contribui para homeostase ácido-base, já que a amônia pode substituir o potássio na NKCC2 (ver Capítulo 13). Há muito tempo se conhece que um aumento no cálcio sérico inibe a função da NKCC2 e produz diurese. Estudos recentes sugerem que o receptor sensor de cálcio (RSCa), um membro da classe C da superfamília dos receptores acoplados à proteína G, é expresso na membrana basolateral das células epiteliais do REAm.

▶▶ IMPLICAÇÃO CLÍNICA

Em 1962, Bartter descreveu uma síndrome caracterizada pela perda de sal, contração de volume, hipocalemia, hipomagnesemia e alcalose metabólica. As manifestações clínicas da síndrome eram análogas àquelas descritas em pacientes que faziam uso abusivo de diurético, sugerindo a função comprometida de NKCC2. A base molecular da síndrome de Bartter foi recentemente caracterizada e inclui mutações inativadoras de NKCC2 (Bartter tipo 1),

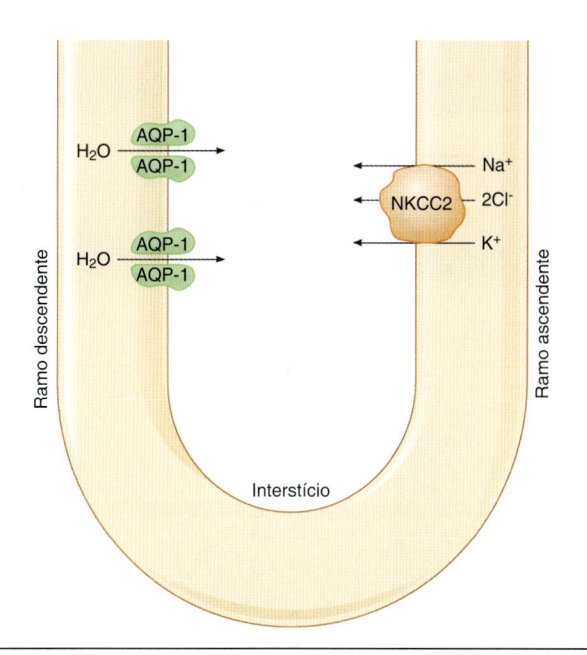

FIGURA 7.2 Esta ilustração resume as característica gerais de transporte na alça de Henle. Nota-se que o ramo descendente é permeável à água. O ramo descendente expressa aquaporina-1 (AQP-1) em abundância justificando sua alta permeabilidade à água, enquanto o ramo ascendente não expressa nenhuma das isoformas conhecidas de AQP, justificando sua baixa permeabilidade por água. No entanto, o ramo ascendente transporta ativamente NaCl para o interstício circundante através do cotransportador de Na+, K+, 2Cl- (NKCC2).

ROMK (Bartter tipo II) e CCE-RB (Bartter tipo III e IV). As mutações ativadoras de RSCa produzem a síndrome de Bartter tipo V. Uma vez que cada uma dessas mutações produz um fenótipo similar, é provável que o responsável seja em última instância a função comprometida de NKCC2 (ver Figura 7.3).

Princípios da diluição e concentração da urina

A osmolalidade urinária em humanos pode variar de 50 mOsm/kg de H_2O, a 1.200 mOsm/kg de H_2O (aproximadamente quatro vezes maior que a osmolalidade do plasma (~290 mOsm/kg de H_2O). Essas adaptações ocorrem rapidamente. Por exemplo, depois de um jejum noturno a osmolalidade da urina pode exceder 1.000 mOsm/kg de H_2O. Em contraste, dentro de horas de consumo de água, a osmolalidade da urina pode cair tão baixo quanto 50 mOsm/kg de H_2O. Em rins de mamíferos, a osmolalidade intersticial aumenta progressivamente do córtex para a ponta papilar (ver Figura 7.5). O gradiente corticomedular é menor durante a diurese quando comparado à antidiurese (ver também Figura 7.7).

A geração de um interstício medular hipertônico requer transporte ativo de NaCl (sem água) no REAm, que cria um gradiente transverso de concentração entre o lúmen e o interstício circunjacente em cada nível (conhecido como o efeito único, Figura 7.4). A configuração em grampo de cabelo da alça de Henle aumenta o gradiente transverso (ver multiplicação de contracorrente, posteriormente neste capítulo). Em geral, os néfrons de alças mais longas têm a maior capacidade de concentrar a urina. A osmolalidade final da urina é determinada em última instância pela permeabilidade à água do ducto coletor, que, por sua vez, é regulada pelos níveis circulantes de vasopressina (também conhecida como hormônio antidiurético). Na ausência de ADH, a urina é excretada osmoticamente inalterada (diluída). Na presença de ADH, a água se desloca por gradiente descendente de concentração para o interstício circundante produzindo urina concentrada.

O efeito único

A Figura 7.4 representa as etapas envolvidas na produção de urina diluída simultaneamente com interstício e ramo descendente concentrados. Embora o líquido esteja fluindo continuamente pela alça (setas para baixo e para cima), as ilustrações 7.4 e 7.5 empregam imagens de fluxo parado (linha pontilhada horizontal) para simplificar a visualização do processo. No tempo zero, o fluido em toda a alça (como também o interstício circundante) é osmoticamente equivalente ao plasma. Na etapa 1, um gradiente de concentração transverso é gerado pela extrusão de NaCl para o interstício circundante pelo NKCC2. O gradiente transverso estabelecido é de aproximadamente 200 mOsm/kg de H_2O em humanos. Devido ao fato de o REAm ser impermeável à água, a concentração do fluido tubular cai em relação ao plasma. Na etapa 2, a água no ramo delgado descendente se equilibra com o interstício hipertônico circundante. Notavelmente, a expressão de aquaporina (especificamente, a AQP-1) é abundante no ramo descendente, mas ausente no ramo ascendente. A diluição do interstício (devido ao movimento passivo de água do ramo descendente) é impedida pelo transporte contínuo de NaCl. O efeito dessas etapas é a produção de urina diluída no ramo ascendente simultaneamente com concentração do interstício circunjacente e ramo descendente (em relação ao plasma).

Multiplicação em contracorrente

A Figura 7.5 representa o efeito do fluxo em contracorrente sobre o gradiente transverso discutido acima. Em essência, o fluxo em contracorrente multiplica o efeito único como se segue. Um gradiente transverso de 200 mOsm/kg de H_2O é estabelecido na etapa 1. Na etapa 2, uma coluna hiperosmótica de fluido do ramo descendente move-se para o ramo ascendente. Além disso, fluido iso-osmótico do túbulo proximal entra no ramo descendente. Na etapa 3, o gradiente osmótico transverso de 200 mOsm

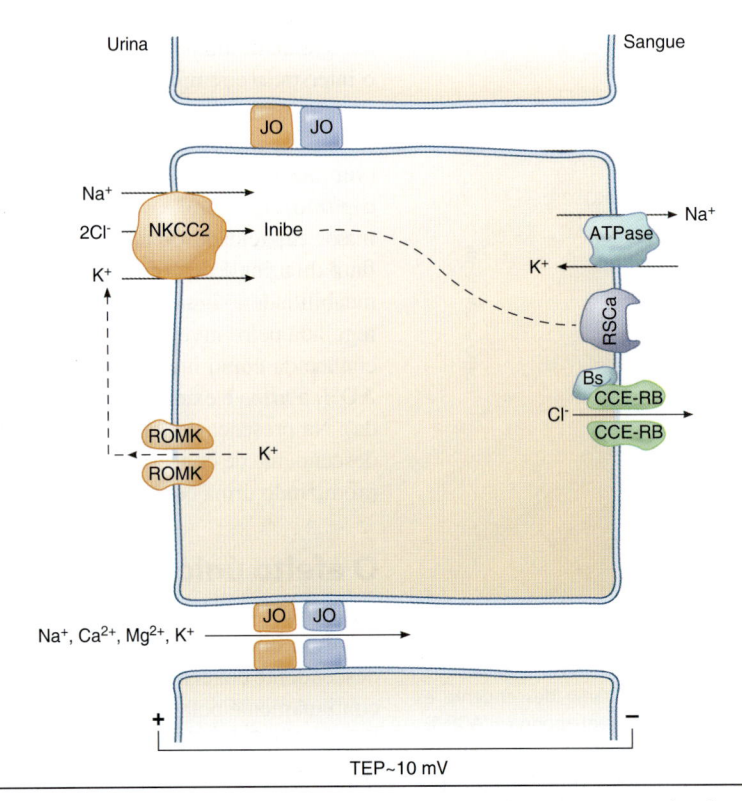

FIGURA 7.3 Resumo das vias de transporte de íon no ramo ascendente. O NKCC2 é um cotransportador eletroneutro que transporta 2 cátions (especificamente, sódio e potássio) e 2 ânions (cloreto) para dentro da célula. A Na/K-ATPase mantém um gradiente químico favorável para a captação de sódio. A reciclagem de potássio através do canal de potássio apical, conhecido como ROMK, é absolutamente essencial à função do NKCC2. A reciclagem de potássio também cria um potencial transepitelial (PTE) de aproximadamente + 10 m V (em relação ao lado sanguíneo da célula). O PTE aciona o transporte paracelular de sódio, cálcio, magnésio e potássio. Esses íons movem-se através das claudinas, proteínas específicas de junções oclusivas (JO). Por exemplo, a paracelina-1 ou claudina-16 promove o transporte de magnésio (não mostrado). O efluxo de cloreto ocorre por meio de um canal de cloreto específico do rim (CCE-RB). O CCE-RB é composto de duas subunidades; a subunidade do canal, que permite o transporte de cloreto, e uma subunidade de escolta (chaperone), que direciona o canal para a membrana basolateral (neste caso, a subunidade Barttin, Bs). Mutações com perda da função, afetando NKCC2, ROMK, CCE-RB, e a subunidade Barttin prejudicam a função de NKCC2 e produz a perda de sal (síndrome de Bartter tipos I-IV, respectivamente). Finalmente, estudos recentes sugerem que o receptor sensor de cálcio (RSCa) é altamente expresso no ramo ascendente. A ativação do receptor impede a função do NKCC2. Mutações com ganho de função do RSCa pode produzir perda de sal e pressão arterial diminuída (Bartter tipo V).

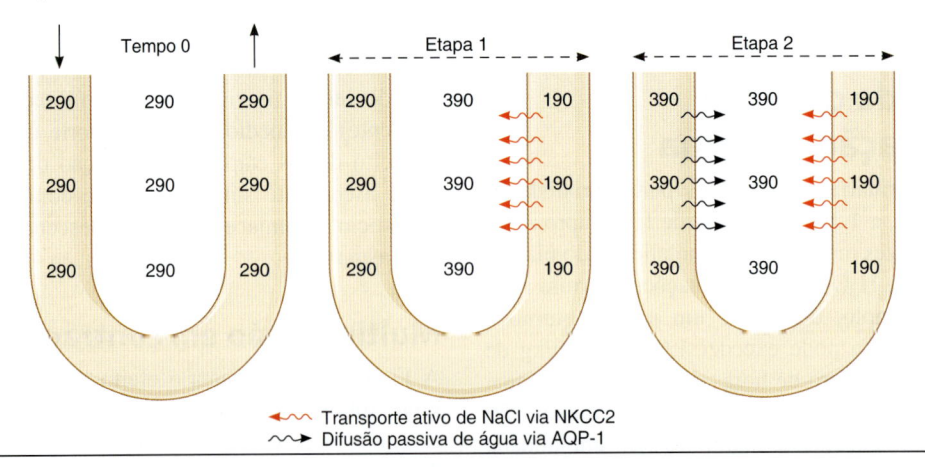

FIGURA 7.4 Ilustração representando a geração de urina diluída, acoplada com um interstício medular circundante concentrado. No tempo 0, a urina está fluindo livremente pela alça de Henle, mas não houve transporte, isto é, a osmolalidade é de 290 do início ao fim. Durante a etapa 1, o transporte de NaCl ocorre (via NKCC2), que produz um gradiente de concentração transversa de 200 mOsm em cada nível (as linhas tracejadas indicam que o fluxo parou temporariamente para facilitar a visualização do processo). Repare que a osmolalidade do interstício circundante aumentou, enquanto a osmolalidade urinária no ramo descendente diminuiu. Na etapa 2, a água move-se em direção ao seu gradiente de concentração do ramo descendente e equilibra o interstício circundante. O transporte em curso de sódio via NKCC2 mantém o gradiente transverso de concentração de 200 mOsm enquanto a água flui para o interstício partindo do ramo descendente.

foi restabelecido pelo transporte ativo de NaCl no REAm e o movimento passivo de água do ramo descendente. Notavelmente, o fluido saindo do ramo ascendente está mais diluído após a etapa 3 (comparado a etapa 1), juntamente com uma osmolalidade mais alta no interstício circundante e ramo descendente. As etapas 4-5 representam mais uma repetição do processo. A osmolalidade máxima da ponta papilar depende do comprimento do ramo descendente e o grau do gradiente transverso. Por exemplo, as chinchilas apresentam alças de Henle muito longas e podem produzir uma osmolalidade urinária que excede 8.000 mOsm/kg de H_2O.

O que determina a osmolalidade final da urina?

A urina que sai do ramo ascendente está diluída em relação ao plasma (~100 mOsm/kg de H_2O). O início do túbulo contornado distal pode diluir adicionalmente a urina para níveis tão baixos quanto 50 mOsm/kg de H_2O (via transporte ativo de NaCl). Contudo, a osmolalidade final da urina depende da permeabilidade à água do ducto coletor. Na ausência de ADH, a permeabilidade à água em todo o ducto coletor é muito baixa. Sob essas condições, a urina será excretada osmoticamente inalterada (diluída). Essa é a resposta apropriada para uma carga hídrica. Elevações no ADH circulante produzem um aumento acentuado na permeabilidade à água do ducto coletor. A água se equilibrará com o interstício hiperosmótico circundante resultando na excreção de urina concentrada. A secreção de ADH é sensível a mudanças na osmolalidade plasmática, que dispara "osmorreceptores" que se localizam no hipotálamo (ver Capítulo 9). Um aumento na osmolalidade ativa esses osmorreceptores e provoca aumento no ADH plasmático, enquanto uma diminuição na osmolalidade plasmática suprime a liberação de ADH.

Fisiologia molecular da ação do hormônio antidiurético

O mecanismo celular pelo qual o ADH aumenta a permeabilidade à água do ducto coletor é representado na Figura 7.6. O ADH circulante liga-se ao receptor acoplado à proteína G (receptor de vasopressina-2 ou V2R) na membrana basolateral da célula principal. Outras isoformas de receptores de vasopressina incluem o V1a e o V1b/V3. Esses receptores são expressos principalmente no músculo liso vascular, enquanto o V2R é expresso somente no rim e orelha interna. A ativação do V2R estimula a adenililciclase produzindo AMP cíclico intracelular. O AMP cíclico induz uma cascata de reações de fosforilação de proteínas, que culminam no recrutamento de canais de água (aquaporina-2, AQP2) para a membrana apical. As proteínas específicas envolvidas nesse mecanismo de transposição ainda

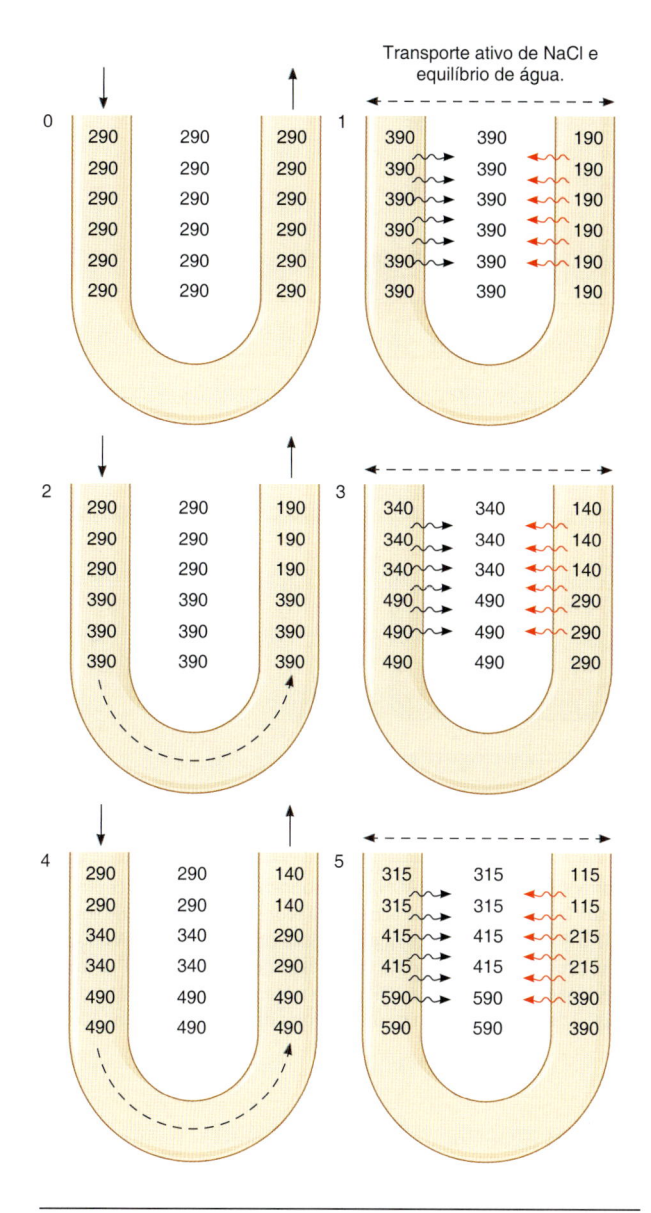

FIGURA 7.5 O efeito do fluxo de contracorrente na osmolalidade intersticial está representada nesta ilustração. Para facilitar a visualização desse processo, é representada uma série de etapas que se alternam entre o fluxo urinário (setas para baixo e para cima), mas sem transporte; e a parada do fluxo (linhas tracejadas), durante o qual o transporte estabelece/restabelece um gradiente transverso de 200 mOsm. Assim, na etapa 0 a osmolalidade ao longo de toda a alça de Henle e o insterstício é igual à osmolalidade do plasma (~ 290 mOsm). Na etapa 1 um gradiente transverso de 200 é gerado, enquanto o fluxo foi temporariamente suspenso. A distribuição de fluido isosmótico a partir do túbulo proximal é representada na etapa 2. Além disso, o fluxo durante a etapa 2 "empurra" uma coluna de fluido hiperosmótico do ramo descendente para o ramo ascendente. O restabelecimento do gradiente transverso de 200 mOsm ocorre na etapa 3 (enquanto o fluxo está temporariamente parado). Os resultados das etapas 1-3 têm duas consequências importantes, (1) o fluido que sai da alça ascendente de Henle é diluído e (2) o fluxo de contracorrente multiplica o gradiente transverso em um maior gradiente longitudinal. As etapas 4-5 são análogas às etapas 2-3, aumentando ainda mais a diluição da urina no ramo ascendente terminal e a concentração na ponta do ramo descendente e medula interna.

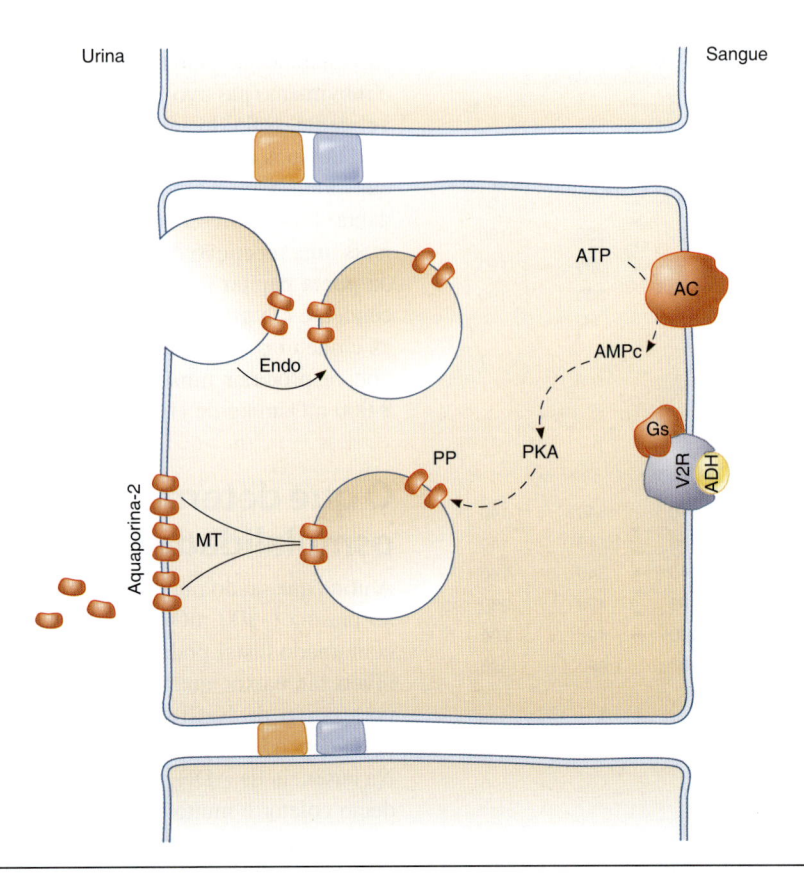

FIGURA 7.6 Fisiologia molecular da vasopressina (também conhecida como hormônio antidiurético [ADH]). A vasopressina liga-se ao receptor de vasopressina-2 (V2R) na membrana basolateral das células principais no ducto coletor. O V2R é um receptor acoplado à proteína G. A ligação do ligante ativa os Gs, que, por sua vez, ativa a adenililciclase (AC). A AC ativada converte ATP à AMP cíclico (AMPc), que fosforila a proteína quinase A (PKA). A PKA ativada fosforila a aquaporina-2 e outras proteínas de vesícula (não mostrado) promovendo a fusão de vesículas enriquecidas de AQP-2 com a membrana apical. O citoesqueleto e a rede microtubular (MT) provavelmente direcionam as vesículas de AQP-2 para a membrana apical. Quando os níveis de ADH caem, a AQP-2 sofre endocitose e é reempacotada. Um pouco de AQP-2 também é perdida na urina depois da estimulação com ADH.

não são totalmente conhecidas, embora quase com certeza as proteínas SNAP/SNARE estão envolvidas. Quando os níveis de ADH estão baixos, a AQP2 é reciclada de volta para a célula por um mecanismo endocítico.

Aquaporinas

O primeiro canal de água foi caracterizado em 1988. Desde então, 13 isoformas foram clonadas. O peso molecular dessas proteínas varia entre 25 e 30 kDa. A primeira proteína clonada (de células vermelhas) era conhecida como CHIP 28k (em inglês, proteína renal integral formadora de canal), sendo conhecida agora como AQP1. A AQP1 é expressa ao longo de todo o túbulo proximal e do ramo delgado descendente de Henle. A expressão de AQP1 confere a permeabilidade à água necessária para o transporte maciço de água naqueles locais. Nenhuma AQP é expressa no ramo ascendente de Henle, coerente com a sua baixa permeabilidade de água. As AQPs também são expressas em uma variedade de tecidos transportadores de fluido, incluindo pulmões, olhos, plexo coroide e rim. A AQP3 e a AQP4 estão constitutivamente expressas na membrana basolateral das células dos ductos coletores. As AQPs agora são subclassificadas como ortodoxas (como a AQP1 e a AQP2), que são altamente específicas para água, e mistas (como a AQP3 e a AQP9), que permitem o transporte de moléculas não água, incluindo amônia e glicerol. A significância fisiológica do grupo de mistas é muito pouco compreendida.

> **▶▶ IMPLICAÇÃO CLÍNICA**
>
> O diabetes insípido é uma síndrome clínica caracterizada pela incapacidade de concentrar maximamente a urina. Essa síndrome está associada a defeito na liberação ou síntese de vasopressina, desregulação da transposição de AQP2 (o lítio é um agressor bem conhecido), e mutações com perda de função em AQP2 ou V2R. As mutações no V2R são predominantemente ligadas ao X, enquanto as mutações na AQP2 em geral são autossômicas recessivas.

Transporte de ureia e concentração urinária

A ureia é uma molécula pequena que é gerada no fígado durante o catabolismo proteico. Há muito tempo se sabe que o resíduo nitrogenado é excretado principalmente como ureia. Além disso, vários estudos mostraram que a privação de proteína (que reduz a geração de ureia) está associada com concentração urinária comprometida. Essas primeiras observações permitiram a clonagem da expressão do transportador de ureia renal no início dos anos 1990. Dois genes para transportadores de ureia foram clonados:

- Transportador de ureia A (TU-A)
- Transportador de ureia B (TU-B)

Múltiplas isoformas de cada gene também foram caracterizadas, embora a significância funcional das isoformas permaneça não totalmente conhecida. O TU-A1 é expresso no ducto coletor da medula interna e o TU-A2 está confinado ao ramo descendente de Henle. O TU-A3 é expresso principalmente na membrana basolateral das células do ducto coletor da medula interna. O ADH aumenta a permeabilidade à ureia do ducto coletor da medula interna induzindo o recrutamento de TU-A1 para a membrana apical (análogo ao mecanismo de transposição da AQP). Isso leva ao acúmulo de ureia na medula interna devido à difusão passiva de ureia. A difusão passiva de ureia ocorre durante a antidiurese por causa das características de permeabilidade exclusivas do ducto coletor (Figura 7.7). No ducto coletor cortical e da medula externa, a água é reabsorvida sob a influência do ADH; entretanto, a permeabilidade à ureia é baixa. Nessas condições, a concentração de ureia do fluido tubular que entra no ducto coletor da medular interna é alta. Isso favorece a difusão passiva para a medula interna circundante. O acúmulo de ureia no interstício medular interno aumenta a osmolalidade intersticial. Mutações com perda da função afetando o TU-A1 diminuem a concentração de ureia na medula interna e produz uma diurese osmótica (a excreção urinária de ureia força a perda de água) e diminui a concentração urinária máxima.

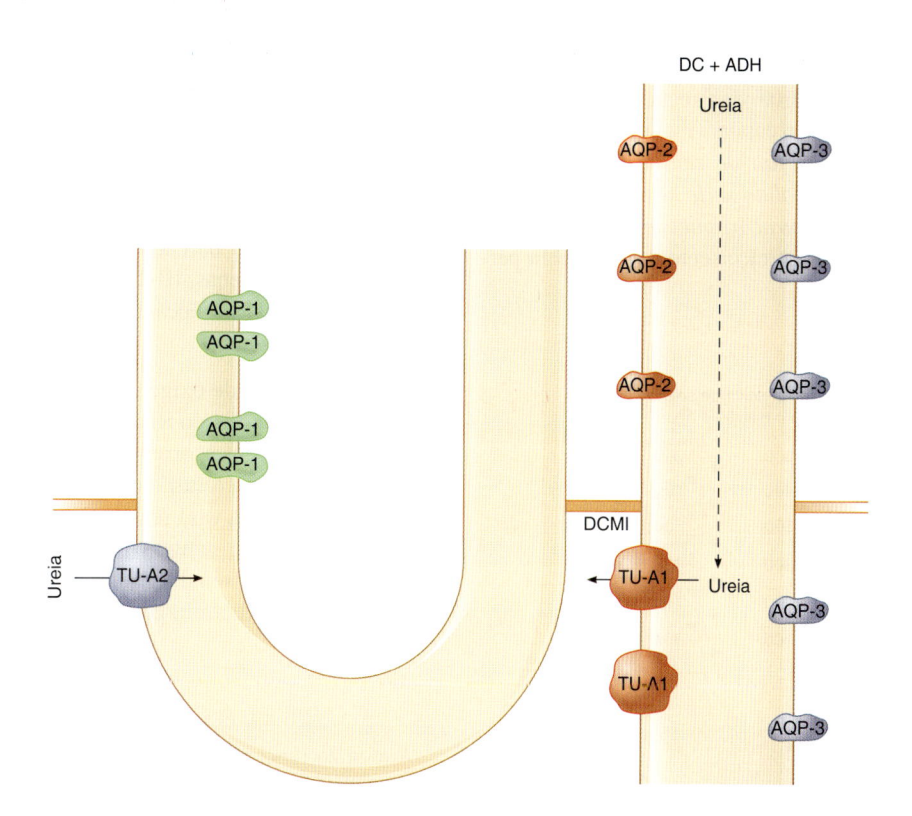

FIGURA 7.7 Transporte de ureia e água na alça de Henle e ducto coletor sob a influência do hormônio antidiurético (DC + ADH). A concentração de ureia da medula interna é substancial, principalmente durante a antidiurese (e contribui para a concentração urinária máxima). A ureia na medula interna deriva de três fontes: (1) a ureia filtrada pelo glomérulo, (2) a ureia transportada para a medula interna pelo transportador de ureia A1 (TU-A1), e (3) a ureia transportada da vasa recta descendente via TU-B (não mostrado). Os transportadores de ureia não foram caracterizados na medula externa ou córtex. Assim, a ureia não é transportada nesses locais. O ADH facilita o acúmulo de ureia na medula interna pela concentração da urina ao longo da extensão do ducto coletor da medula externa. Como a água é reabsorvida através da AQP-2 (membrana apical) e AQP-3 (constitutivamente expressa na membrana basolateral), a concentração de ureia aumenta à medida que a urina desce pelo ducto coletor (indicado pelo tamanho do texto). Uma vez que o fluxo urinário no ducto coletor da medula interna (DCMI), a ureia se desloca passivamente em seu gradiente descendente de concentração (através do TU-A1) para o interstício do DCMI. A ureia é reciclada de volta para a alça de Henle através do TU-A2.

Reciclagem da ureia

Duas vias de reciclagem da ureia contribuem para a alta concentração de ureia na medula interna (ver Figura 7.7). A maior parte da reciclagem da ureia ocorre do ducto coletor da medula interna (TU-A1/TU-A3) para os ramos delgados descendentes (TU-A2). O TU-B (que é idêntico ao antígeno do grupo sanguíneo Kidd) é expresso principalmente nas células endoteliais da vasa recta descendente. A ureia se difunde para o interstício a partir da vasa recta descendente, garantindo alta concentração de ureia na medula interna. Os humanos que não expressam o antígeno do grupo sanguíneo Kidd apresentam concentração urinária máxima deficiente (geralmente menos de 800 mOsm/Kg de H_2O).

Troca de contracorrente

A vasa recta descendente e ascendente leva sangue para a medula interna. Estes capilares estão arranjados em uma configuração de contracorrente que envolve a alça de Henle. Esses vasos são altamente permeáveis a soluto e água. A difusão passiva de soluto do interstício hipertônico circundante ao capilar e água do capilar ao interstício circundante ocorre no ramo descendente da vasa recta. Isso resulta em equilíbrio osmótico dentro do capilar (Figura 7.8). *Se o sangue hipertônico tivesse que sair do rim na ponta papilar, quantidade substancial de soluto seria removida e os efeitos da multiplicação da contracorrente seriam dissipados*; porém, a configuração de contracorrente da vasa recta permite que os solutos e a água se reequilibrem à medida que o capilar ascende pelo interstício circundante. A troca de água e soluto entre a vasa recta e o interstício circundante é conhecida como troca de contracorrente.

Reabsorção de soluto e água na alça

Aproximadamente 25% da carga filtrada de sódio (1.500 mEq/d) e 15% da carga filtrada de água (27 L) são reabsorvidas na alça de Henle. A vasa recta transporta o soluto e a água de volta à circulação sistêmica. Uma vez que o equilíbrio de soluto e água na vasa recta descendente e ascendente acontece em um ritmo levemente diferente, a osmolalidade do fluido na vasa recta ascendente (quando sai da medula) é maior do que o fluido que entra pela vasa recta descendente. Além disso, o fluxo maciço de fluido saindo do ramo ascendente é maior do que o do ramo descendente. Essas disparidades na osmolalidade e ritmo de fluxo contribuem para a remoção contínua de soluto e água pela alça de Henle. A remoção estável de soluto e água da alça é importante para impedir que a medula inche descontroladamente.

Tensão de oxigênio na medula interna renal

Em todas as espécies de mamíferos (incluindo os humanos), a tensão de oxigênio medular renal é baixa. Por exemplo, a pressão parcial de oxigênio na medula renal é em média de apenas 10-20 mmHg quando comparada com o córtex renal. O mecanismo responsável pela hipoxia medular renal inclui:

- Alto consumo de oxigênio devido ao enorme requerimento de energia do REAm.
- A *troca* de contracorrente reduz a tensão de oxigênio por promover a difusão de oxigênio da vasa recta descendente para a vasa recta ascendente.
- Suprimento de sangue relativamente mais escasso para a medula renal. O fluxo sanguíneo na medula é em média 1,9 cc/min/g, no córtex é 4,2 cc/min/g.

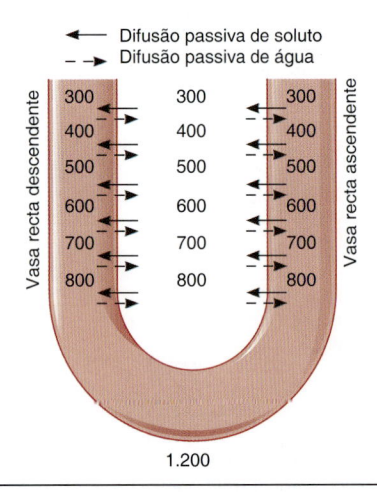

FIGURA 7.8 Troca em contracorrente. O plexo capilar da vasa recta é altamente permeável á água e ao NaCl. Portanto, o ramo descendente acumulará soluto (setas) e perderá água (setas tracejadas) à medida que alcança a ponta papilar. Se o sangue saísse na papila, os efeitos da multiplicação da contracorrente se dissipariam. A configuração em grampo de cabelo da vasa recta permite a difusão de soluto acumulado da vasa recta para o interstício circunjacente à medida que ela sobe através de concentrações de soluto relativamente mais baixas.

▶▶ CORRELAÇÃO CLÍNICA

A medula renal é incomparavelmente suscetível à lesão isquêmica (também conhecida como lesão renal aguda). Esse tipo de lesão é caracterizado por necrose e apoptose do epitélio do REAm. Interessante é que os inibidores de transporte no ramo espesso ascendente, como os diuréticos de alça, aumentam a pressão parcial medular de oxigênio de aproximadamente 20 para mais de 40 mmHg, e sua utilidade foi comprovada em modelos animais de lesão renal aguda isquêmica. Infelizmente, estudos clínicos feitos em humanos não foram capazes de confirmar os promissores estudos em animais.

Pontos-chave

- A alça de Henle absorve 25% do NaCl e 15% da água filtrada.
- O transporte de soluto no ramo ascendente é alto (via NKCC2), mas a permeabilidade à água é baixa (devido à ausência de AQPs). Reciprocamente, a permeabilidade à água do ramo descendente é alta (via AQP-1), mas não se conhece a ocorrência de transporte de soluto.
- O transporte de íon no REAm (via NKCC2), sem água, produz urina diluída e um interstício concentrado. Esse efeito é amplificado por causa do fluxo de urina em contracorrente.
- O transporte paracelular de cálcio, magnésio, sódio e potássio é uma importante via na regulação da concentração plasmática desses íons. O canal de potássio no ramo ascendente (ROMK) desempenha um papel crítico na reabsorção desses íons por meio de um processo de reciclagem que produz um potencial transepitelial positivo.
- A osmolalidade urinária final depende da permeabilidade à água da membrana apical da célula principal. A AQP-3 é constitutivamente expressa na membrana basolateral; entretanto, a permeabilidade geral à água do ducto coletor é baixa. Quando a vasopressina aumenta, a AQP-2 é inserida na membrana apical das células principais do ducto coletor, aumentando drasticamente a sua permeabilidade à água.
- A osmolalidade plasmática é a principal variável na regulação da secreção da vasopressina. A hipo-osmolalidade suprime a liberação de vasopressina, enquanto a hiperosmolalidade aumenta.
- O acúmulo de ureia na medula interna, mediante transporte pelo TU-A1 e reciclagem pelo TU-A2, aumenta a osmolalidade intersticial medular.

Bibliografia comentada

1. Sands JM, Layton HE. The physiology of urinary concentration: an update. *Semin Nephrol.* 2009;29:178-195. *Revisão concisa e clara dos temas importantes na área.*
2. Gamba G, Friedman PA. Thick ascending limb: the Na+:K+:2Cl– co-transporter, NKCC2, and the calcium-sensing receptor, CaSR. *Pflugers Arch – Eur J Physiol.* 2009;458: 61-76. *Revisão abrangente da biologia celular e molecular do NKCC2 e a importância do RSCa em sua regulação.*
3. Nielsen S, Froklaer J, Marples D, Kwon T, Agre P, Knepper M. Aquaporins in the kidney: from molecules to medicine. *Physiol Rev.* 2002;82:205-244. *Revisão marcante das aquaporinas por especialistas do ramo. Leitura desafiadora, mas recompensadora.*
4. Welling PA, Ho K. A comprehensive guide to the ROMK potassium channel: form and function in health and disease. *Am J Physiol Renal Physiol.* 2009;297:F849-F863. *Excelente revisão do papel do ROMK na homeostase de água e sal.*
5. Fenton RA. Urea transporters and renal function: lessons from knockout mice. *Curr Opin Nephrol Hypertens.* 2008;17:513-518. *Revisão concisa do papel dos transportadores de ureia na concentração urinária.*

EXERCÍCIOS

1. Pacientes consumindo dietas pobres em proteínas são incapazes de concentrar maximamente suas urinas. O mecanismo mais provavelmente responsável por esse defeito é:

    A) Expressão diminuída de TU-A1 na medula interna.
    B) Síntese e secreção deficientes de ADH.
    C) Geração de ureia diminuída.
    D) Função de NKCC2 diminuída.
    E) Transposição deficiente de AQP-2 para a membrana apical da célula principal.

2. Os portadores do gene da célula falciforme (traço falciforme) são geralmente assintomáticos. Entretanto, eles podem manifestar comprometimento da capacidade de concentrar e diluir urina maximamente. De fato, a sua osmolalidade urinária se mantém fixa em aproximadamente 290 mOsm/kg de H_2O. Esse fenômeno é chamado de isostenuria. Qual dos itens abaixo é responsável por esse defeito?

    A) Reciclagem de ureia deficiente na medula interna.
    B) Lesão isquêmica dos néfrons justamedulares (alças longas).
    C) Acúmulo de NaCl reduzido na medula interna.
    D) Transporte de água diminuído na medula interna.
    E) Todas as alternativas anteriores.

Capítulo 8

Transporte de eletrólitos e de água no túbulo distal

PAUL G. SCHMITZ

Objetivos de aprendizagem

O leitor deverá:

- Descrever a função primária de cada um dos seis principais segmentos do néfron distal.
- Descrever o mecanismo da reabsorção do cálcio e magnésio no TCD1 e TCD2, respectivamente.
- Descrever a fisiologia celular envolvida na homeostase de sódio, potássio e ácido-base no ducto coletor cortical.
- Descrever o papel do ducto coletor medular e, especificamente, os tipos das células intercaladas na homeostase ácido-base.
- Elaborar uma ilustração do néfron distal que representa a expressão de CCN, TRPV5, TRPM6, ENaC, ATPase-H, ATPase-H-K, AE1 e pendrina. Discutir a função de cada uma dessas proteínas.
- Discutir a importância funcional do ductor coletor da medula interna na homeostase hidreletrolítica.

Introdução

O néfron distal inicia na mácula densa e abrange vários segmentos com propriedades funcionais únicas (Figura 8.1):

- Início do túbulo contornado distal (TCD1)
- Final do túbulo contornado distal (TCD2)
- Segmento conector (SC)
- Ducto coletor cortical (DCC)
- Ducto coletor medular externo (DCME)
- Ducto coletor medular interno (DCMI)

10% do soluto e água filtrados (~20 L) alcança o néfron distal, e < 2% é excretado na urina. Assim, o néfron distal é um sistema de transporte de capacidade relativamente baixa em comparação ao túbulo proximal e alça de Henle. Mais importante, o néfron distal é responsável pelas alterações quantitativas finais no potássio, sódio, cálcio, magnésio, ácido e água na urina. As células epiteliais tubulares do néfron distal possuem junções oclusivas bem desenvolvidas (minimizando a retrodifusão passiva), que são perfeitamente adequadas para a tarefa de regular com precisão a composição hidreletrolítica final da urina. Por exemplo, o néfron distal pode alcançar um gradiente de concentração de 1.000:1 para íons hidrogênio e pode reduzir a concentração eletrolítica para <1 mEq/L, quando necessário.

Transporte no túbulo contornado distal

O túbulo contornado distal (TCD) é responsável pela reabsorção de aproximadamente 5% do NaCl filtrado. A reabsorção de sódio ocorre mediante um cotransportador de cloreto de sódio (CCN). O CCN é expresso predominantemente do início para o meio do TCD ou TCD1 (Figura 8.2). O CCN pertence à família SLC12 dos cotransportadores de cloreto de cátion eletroneutros. O CCN responde às alterações na distribuição da carga de sódio e é especificamente inibido pelos diuréticos tiazídicos. Os diuréticos tiazídicos ligam-se ao sítio do íon cloreto no CCN e interferem na função de transporte. A Na-K-ATPase basolateral fornece um gradiente químico favorável para a reabsorção de sódio. O efluxo de cloreto ocorre por meio do CCE-RB, que é expresso na membrana basolateral. Estudos recentes mostraram que o CCN é regulado pelas quinases de serina/treonina da família WNK (sem lisina). Quatro quinases WNK de mamíferos foram identificadas. Elas são amplamente expressas nos tecidos; contudo, a WNK1 e a WNK4 localizam-se no TCD e no ducto coletor cortical. As mutações com perda de função da WNK1 e com ganho de função da WNK4 inibem a atividade da CCN.

> ▶▶ IMPLICAÇÃO CLÍNICA
>
> Em 1966, Gitelman descreveu uma síndrome caracterizada pela alcalose metabólica hipocalêmica e perda de sal. Esses pacientes também apresentavam hipocalciuria e hipermagnesuria. As manifestações clínicas da síndrome eram análogas àquelas descritas em pacientes que faziam uso abusivo de diuréticos tiazídicos, sugerindo comprometimento da função de CCN. Estudos moleculares recentes indicam que a maioria dos pacientes com a síndrome de Gitelman possui mutações inativadoras de CCN. Uma pequena porcentagem dos pacientes tem mutações inativadoras de CCE-RB, o que explica, talvez, as variações fenotípicas vistas em alguns indivíduos acometidos.

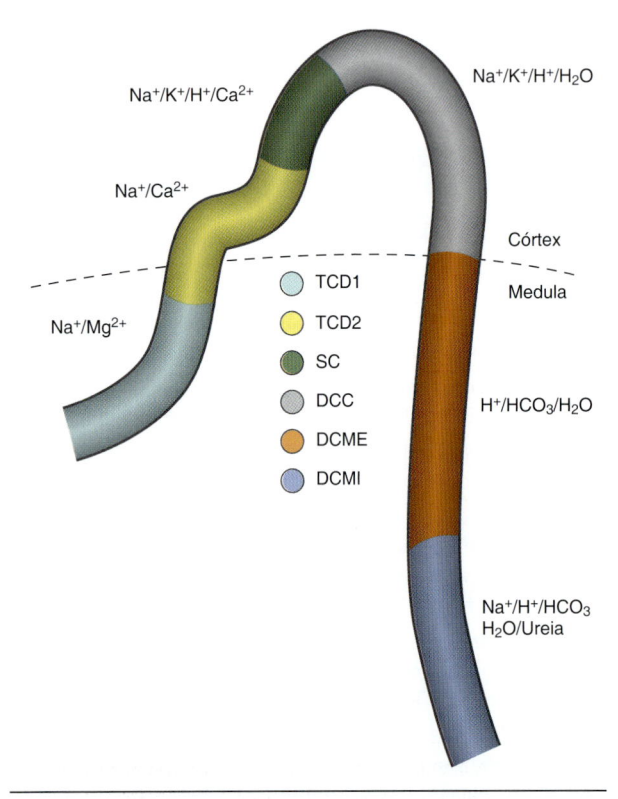

FIGURA 8.1 Resumo da relação estruturais e funcionais no néfron distal. Para maior clareza, somente os principais eletrólitos transportados por cada segmento são mostrados. O início do túbulo contornado distal (TCD1) é responsável pelo transporte de sódio e magnésio, enquanto o final do túbulo contornado distal (TCD2) está mais envolvido no transporte de cálcio. O segmento conector (SC) é dotado de canais de sódio e potássio, H-ATPase, e trocador de cloreto/bicarbonato. O SC também expressa um pouco de canal de cálcio. O ducto coletor cortical (DCC) é responsável principalmente pela reabsorção de sódio e excreção de potássio. Além disso, a acidificação renal mediante a H-ATPase ocorre no DCC. O ducto coletor da medula externa (DCME) expressa H-ATPse e trocador de cloreto/bicarbonato. O ducto coletor medular interno (DCMI) expressa H-ATPase, trocador de cloreto/bicarbonato e canais de sódio sensíveis à amilorida. O DCMI também pode transportar ureia. O ducto coletor inteiro exibe alta permeabilidade à água quando estimulado pelo ADH.

A diluição urinária também ocorre no TCD, já que esse segmento é relativamente impermeável à água. A urina pode atingir neste local osmolalidade tão baixa quanto 50 mOsm/L.

Mais de 85% do magnésio filtrado é reabsorvido por mecanismos passivos no túbulo proximal e na alça de Henle. O TCD (especificamente o TCD1) tem um papel crítico na regulação do transporte transcelular de magnésio e rege a concentração plasmática e urinária final de magnésio. O TRPM6 (canal de receptor de potencial transitório melastatina tipo 6) é um canal de magnésio expresso predominantemente no TCD inicial e médio (Figura 8.3). Ele é o sexto membro da subfamília melastatina dos canais de receptor de potencial transitório (TRP). Os canais TRP compõem uma família de canais de cátion que é subdividida em sete subfamílias com propriedades exclusivas de condutância de íons. O efluxo de magnésio do TCD é pouco compreendido. Muitos fatores reguladores foram implicados no controle do transporte de magnésio; entretanto, nada emergiu como fator regulatório primário. Mutações com perda de função no TRPM6 estão associadas com hipomagnesemia grave.

A maior parte do cálcio (~ 80-90%) é reabsorvida passivamente ao longo do túbulo proximal e da alça de Henle. A concentração plasmática de cálcio é regulada por um sistema complexo que envolve a absorção intestinal de cálcio, a mobilização óssea e o transporte renal. O transporte transcelular de cálcio no TCD desempenha papel essencial na regulação do conteúdo de cálcio corporal total (Figura 8.4). O TRVP5 (canal de receptor de potencial transitório vaniloide tipo 5) é um canal de cálcio expresso quase que exclusivamente no TCD2. A reabsorção de cálcio envolve o influxo de cálcio por meio do TRPV5, a ligação com a proteína transportadora citoplasmática, calbindina-D28k, que facilita o deslocamento de cálcio para a membrana basolateral, e o efluxo celular via um contratransportador de sódio/cálcio (NCX1) e uma proteína de transporte cálcio-ATPase (PMCA1b). O hormônio da paratireoide (que é sensível às alterações na concentração plasmática de cálcio) facilita a reabsorção de cálcio nesse segmento, aumentando a expressão de TRVP5, calbindina-D28k, e NCX1. A forma ativa da vitamina D (1,25 di-hidroxivitamina D) também aumenta a transcrição dessas proteínas da via transportadora de cálcio.

Transporte no segmento conector

Este segmento do néfron abrange o TCD e o ducto coletor. O epitélio nesse segmento relativamente curto expressa uma pequena quantidade de TRPV5. No entanto, o segmento conector contém principalmente uma rica população de células principais e células intercaladas. Essas células, que expressam ROMK, ENaC (canal de sódio sensível à amilorida), e H-ATPase (tipo V ou ATPase de hidrogênio vacuolar), estão envolvidas na homeostase ácido-base (H-ATPase), na reabsorção de sódio (ENaC) e na excreção de potássio (ROMK). A contribuição porcentual do segmento conector para toda a homeostase eletrolítica e ácido-base, em relação ao ducto coletor, é controversa.

Transporte no ducto coletor

O DCC, DCME, e um terço inicial do DCMI são compostos quase inteiramente por células principais e células intercaladas. O ducto coletor terminal consiste em um tipo de célula distinta, chamada de célula do DCMI. A abundância relativa desses tipos de células (e seus papéis funcionais) em cada segmento é difícil definir, já que o ducto

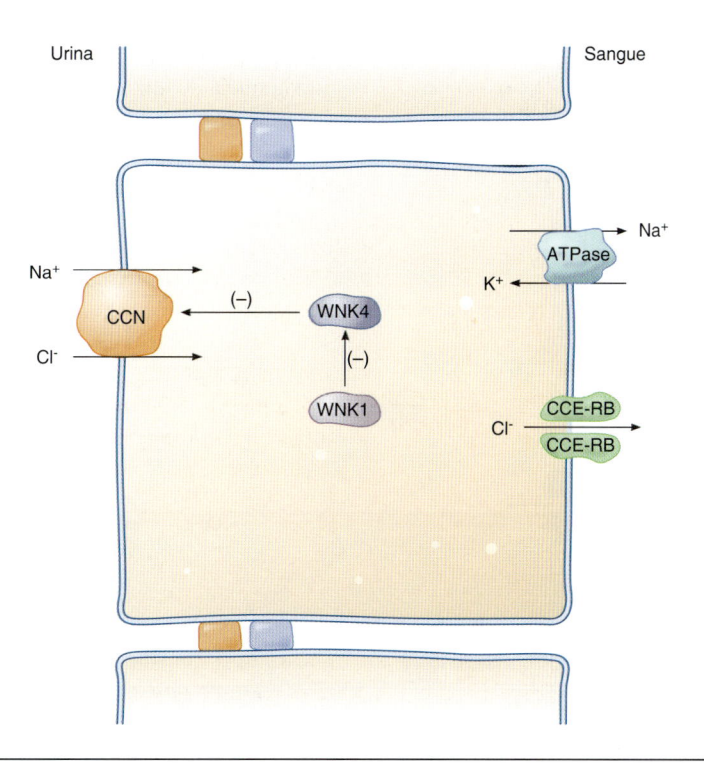

Capítulo 8 Transporte de eletrólitos e de água no túbulo distal 75

FIGURA 8.2 Modelo celular representando o transporte de sódio no TCD. O cotransportador de cloreto/sódio (CCN) é predominantemente expresso no TCD1. O CCN é inibido pelos diuréticos tiazídicos e por uma nova quinase de serina/treonina conhecida como WNK4. As mutações da WNK4 estão associadas com a perda de sal. A WNK1 inibe a WNK4 e pode ter um papel importante na regulação da excreção de sal. A Na-K-ATPase promove um gradiente químico favorável para a reabsorção de sódio. O efluxo de cloreto ocorre pelo canal de cloreto, CCE-RB.

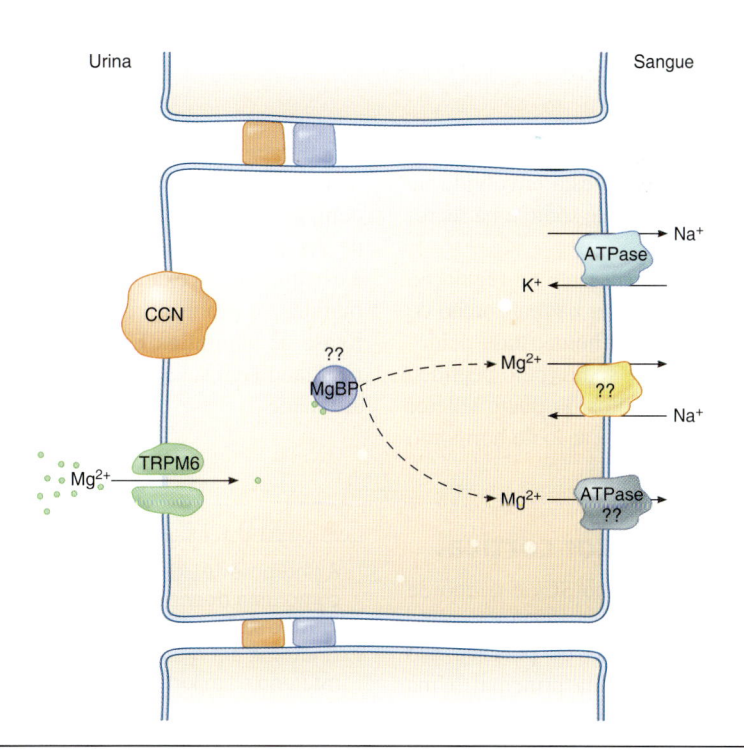

FIGURA 8.3 Modelo celular representando o transporte de magnésio no TCD1. A reabsorção de magnésio pode ser vista como um processo de três etapas: (1) transporte por um canal de magnésio expresso na membrana apical. Esse canal é um membro da família de canais de cátion de receptores de potencial transitório (TRPM6); (2) translocação da membrana apical para a basolateral por um mecanismo de transporte envolvendo uma proteína ligadora de magnésio (MgBP); e (3) efluxo celular através de uma magnésio-ATPase e um trocador de sódio/magnésio. A existência das etapas 2-3 é inferida, mas não foi confirmada por experiência.

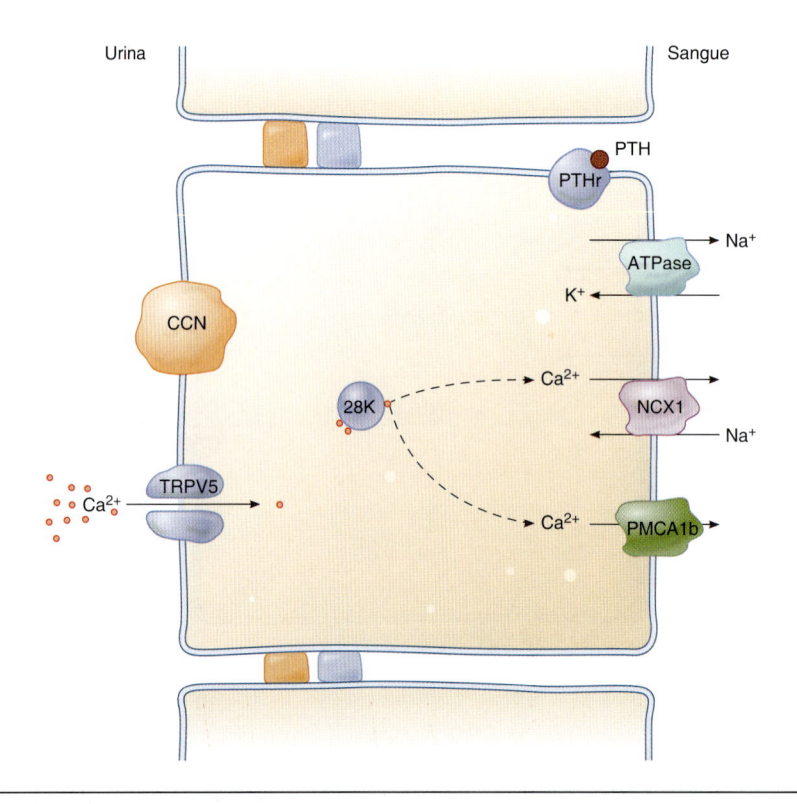

FIGURA 8.4 Modelo celular representando o transporte de cálcio no TCD2. A reabsorção de cálcio pode ser vista como um processo de três etapas: (1) transporte mediante um canal de cálcio expresso na membrana apical. Esse canal é um membro da família dos canais de cátion de receptores de potenciais transitórios (TRPV5); (2) translocação da membrana apical para a basolateral por um mecanismo de transposição envolvendo uma proteína ligadora de cálcio, conhecida como calbindina D28K (28K); e (3) efluxo celular por uma cálcio-ATPase (PMCA-1b) e um trocador de sódio/cálcio (NCX1). Essas etapas foram bem caracterizadas. As proteínas envolvidas nas três etapas são suprarreguladas pelo hormônio da paratireoide (PTH) e vitamina D (não mostrado). (PTHr, receptor do hormônio da paratireoide.)

coletor é relativamente inacessível para estudos morfológicos e fisiológicos. Em geral, o DCC está envolvido na homeostase ácido-base, na reabsorção de sódio e na secreção de potássio.

O DCME está envolvido principalmente na regulação ácido-base, mas também pode participar na reabsorção de potássio. O DCMI está envolvido na homeostase ácido-base como também no manuseio de sódio (pelo peptídeo atrial natriurético). Todos os segmentos do ducto coletor expressam aquaporinas e são sensíveis à ação do hormônio antidiurético (ADH).

Transporte no ducto coletor cortical

A célula principal no DCC (e talvez no SC) é o tipo de célula primariamente responsável pela secreção de potássio no rim (Figura 8.5). Vários canais de potássio são expressos na membrana apical da célula principal. Uma vez que o ROMK é abundantemente expresso e possui alta probabilidade de abertura, ele parece ser o principal canal de potássio envolvido na secreção apical.

Além do mais, as células principais contribuem para a conservação do sódio (ver Figura 8.5). A reabsorção de sódio ocorre por um canal apical que é bloqueado pelo diurético fraco amilorida. Esse canal é conhecido como ENaC (canal de sódio epitelial). O ENaC é composto por um complexo de três subunidades (α, β e γ) em uma relação de 2:1:1, respectivamente (existe controvérsia em relação à estequiometria exata das subunidades). A ativação da subunidade α promove reabsorção de sódio. A Nedd4-2, uma ligase de ubiquitina E3, marca o ENaC com a ubiquitina, resultando em sua internalização e, assim, extinguindo sua atividade.

▶▶ IMPLICAÇÃO CLÍNICA

A síndrome de Liddle foi descrita pela primeira vez em 1936 como uma doença familiar caracterizado por hipertensão grave e supressão dos níveis de aldosterona plasmática. A síndrome era muito sensível aos inibidores de ENaC, triamtereno e amilorida, mas não respondia aos antagonistas dos receptores da aldosterona. Mutações envolvendo as subunidades γ ou β do ENaC são responsáveis pela maioria da síndrome de Liddle. As subunidades mutadas são resistentes à ação do Nedd4-2 e, consequentemente, o ENaC se mantém constitutivamente ativo (expresso), resultando em retenção descontrolada de sódio e hipertensão.

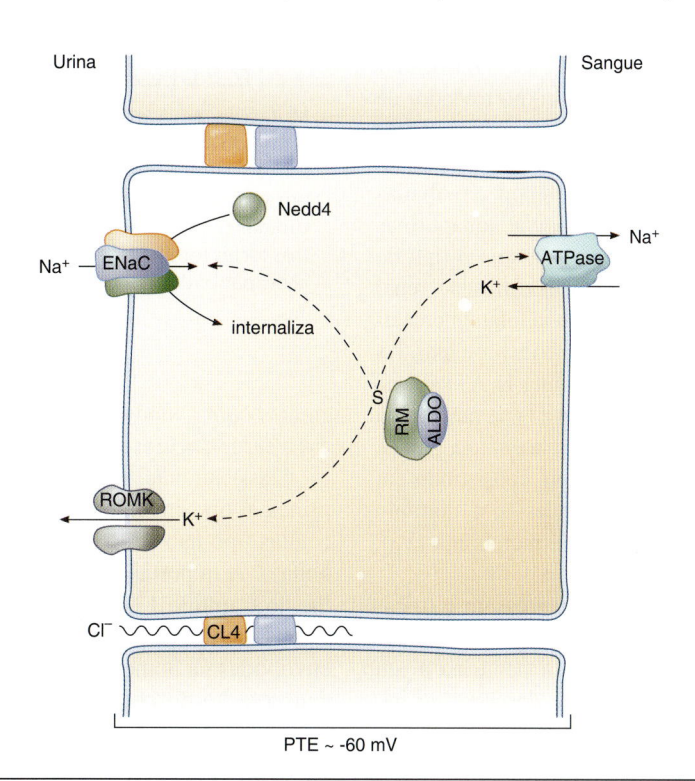

FIGURA 8.5 Modelo celular representando o transporte de sódio e potássio no DCC. O canal de sódio epitelial sensível à amilorida, ENaC, é uma proteína heterotrimérica composta das subunidades α, β, e γ (estequiometria não mostrada). A expressão de ENaC na membrana apical promove reabsorção de sódio. O Nedd4 é uma ligase que marca o ENaC para internalização e degradação (via ubiquitinação). A reabsorção de sódio produz um potencial transepitelial considerável (-60 mV). Esse potencial elétrico promove a secreção de cátion, em particular, íons potássio (via ROMK) e hidrogênio (via H-ATPase, não mostrado). Fármacos que bloqueiam o ENaC (amilorida e triamtereno) também interferem na secreção do potássio e íon hidrogênio e podem produzir hipercalemia e acidose metabólica. O cloreto é reabsorvido pela claudina-4 (CL4), que é uma proteína de junção oclusiva. A aldosterona aumenta a reabsorção de sódio e a secreção de potássio estimulando (E) a expressão do ENaC e ROMK na membrana e aumentando a expressão de Na-K-ATPase. Embora não mostrado, a quinase WNK4 inibe a condutância iônica do ENaC, CL4, e ROMK.

A reabsorção de sódio no DCC promove um potencial negativo no lúmen em relação à face basolateral da célula (i.e., potencial transepitelial). O potencial transepitelial do DCC é grande e pode exceder -60 mV, um potencial bem maior do que em qualquer outro segmento do néfron. O potencial transepitelial do DCC facilita a secreção de vários cátions, em particular, íons potássio e hidrogênio. O potencial transepitelial negativo também promove a reabsorção de cloreto. A claudina 4, expressa na junção oclusiva do DCC, é altamente permeável aos íons cloreto. Evidências atuais indicam que WNK1 e WNK4 desempenharam papel central na regulação da condutância do íon cloreto, na expressão de ROMK e na expressão do ENaC no DCC. Geralmente, o WNK4 inibe o transporte de íon no CCN, NKCC2, ROMK, e claudina 4, enquanto o WNK1 inibe o WNK4. Essas novas interações contribuirão para a nossa compreensão da homeostase eletrolítica. Elas já produziram novas perspectivas sobre várias doenças genéticas do equilíbrio eletrolítico, mas esses raros distúrbios estão além do escopo dessa discussão. A Na-K-ATPase também contribui para o transporte de sódio e potássio no DCC, aumentando e baixando a concentração intracelular de potássio e sódio, respectivamente.

A aldosterona (um hormônio produzido pela glândula adrenal) é o principal fator envolvido na regulação do transporte de sódio e potássio no SC e no DCC. A aldosterona estimula a síntese e a atividade da Na-K-ATPase, afetando, dessa forma, a concentração intracelular de sódio e potássio. A aldosterona também induz alteração conformacional (provavelmente por causa da fosforilação de subunidade pela SGK1, também conhecida como quinase de glucocorticoide sérica 1) no ENaC e no ROMK que impulsiona a condutância do íon e estabiliza sua expressão na membrana apical. Uma dieta rica em potássio ou concentração de potássio plasmático aumentado também promove a secreção de potássio no SC e no DCC pelo aumento da aldosterona circulante. Isso constitui uma alça de retroalimentação negativa, que mantém a concentração sérica de potássio dentro de um faixa muito estreita (geralmente 4-5 mEq/L).

Transporte no ducto coletor da medula externa

O DCME está envolvido principalmente na regulação da homeostase ácido-base; porém, reabsorção de potássio também ocorre nesse local. Esse local consiste quase inteiramente em células que expressam H-ATPase e o trocador bicarbonato-cloreto (também conhecido como trocador de ânion). Embora as células principais tenham sido descritas no DCME, a secreção de potássio não ocorre nesse local. É provável que as células principais estejam envolvidas principalmente na reabsorção de água via aquaporinas 2 e 4. Acredita-se que a célula intercalada seja o tipo de célula responsável primariamente pela acidificação renal no DCME. Pelo menos dois subtipos de células intercaladas foram descritos com base em expressão de proteínas. As células intercaladas tipo A expressam muita H-ATPase na membrana apical e trocador de ânion 1 (AE1) na membrana basolateral (Figura 8.6). A H-ATPase é uma enzima grande com múltiplas subunidades (14 proteínas), consistindo em dois complexos principais de subunidades: um domínio citosólico (V_1) e um domínio integral de membrana (V_0), que medeia o transporte de próton.

As células intercaladas tipo não A expressam o trocador de ânion, pendrina, na membrana apical e H-ATPase na membrana basolateral (Figura 8.7). A pendrina é um trocador de ânion que foi originalmente descrito em pa-

> **▶▶ IMPLICAÇÃO CLÍNICA**
>
> Mutações em várias subunidades da proteína H-ATPase têm sido caracterizadas. Essas mutações com perda de função comprometem a acidificação renal e produzem um tipo de acidose metabólica conhecida como acidose tubular renal distal. Já que a H-ATPase é expressa em outros locais (orelha interna), as mutações são algumas vezes acompanhadas por outros defeitos (p. ex., surdez).

cientes com a síndrome de Pendred (hipotireoidismo, bócio e surdez neurosensorial).

Classicamente, as células tipo A são consideradas o principal tipo envolvido na excreção de ácido, enquanto as células tipo não A estão envolvidas na excreção de bicarbonato. A importância funcional disso é descrita em detalhe no Capítulo 13. As células do tipo A também expressam H-K-ATPase na membrana luminal e estão, portanto, envolvidas na homeostase do potássio, especificamente na conservação do potássio. Por exemplo, a H-K-ATPase é

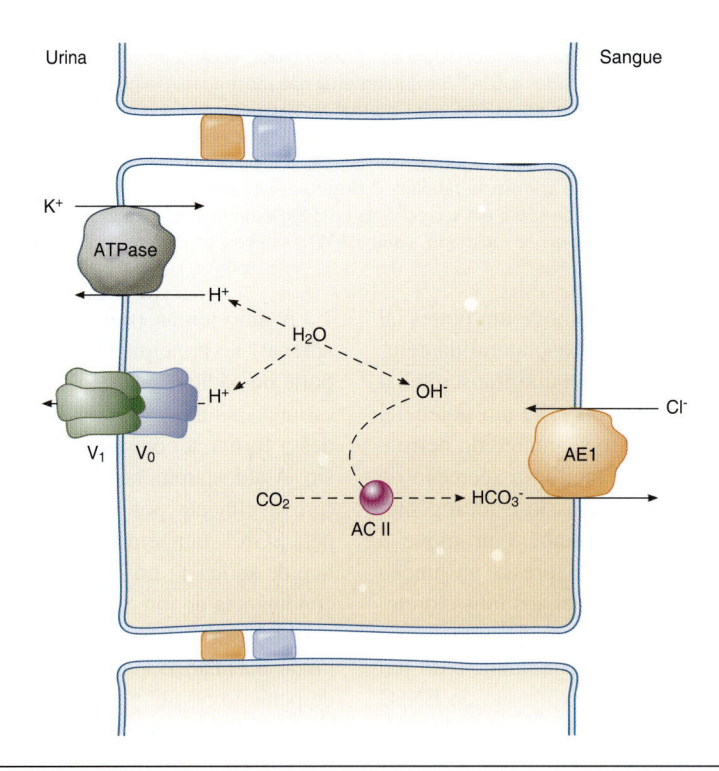

FIGURA 8.6 Modelo de uma célula intercalada tipo A. Essas células secretam ácido (íons hidrogênio, prótons, ou H+) e baixam o pH urinário. A maioria do ácido excretado na urina ocorre no ducto coletor, sem local predominante conhecido. A maioria da secreção de próton ocorre através da H-ATPase. A H-ATPase é uma proteína complexa de múltiplas subunidades (nem todas as subunidades são mostradas) com dois domínios principais, V_1 (extracelular) e V_0 (transmembrana). Os íons hidrogênio derivam da atividade da anidrase carbônica II (AC II). O bicarbonato (HCO_3^-) gerado é secretado via trocador de ânion cloreto/bicarbonato tipo 1 (AE1), que é expresso na membrana basolateral. Mutações foram descritas no V_1, V_0, e AE1; todas estão associadas com acidose metabólica. Essas células também reabsorvem potássio por uma H-K-ATPase eletroneutra, similar à descrita na mucosa gástrica normal.

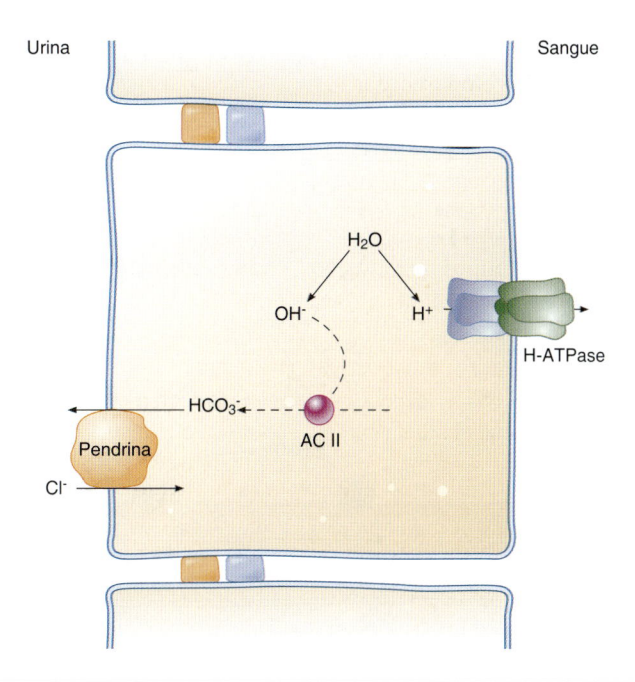

FIGURA 8.7 Modelo de uma célula intercalada tipo não A. Essas células geralmente são chamadas de células intercaladas tipo B. Elas são uma imagem especular da célula tipo A, com a H-ATPase expressa na membrana basolateral e trocador de cloreto/bicarbonato expresso na membrana apical (conhecido como pendrina). Acredita-se que essas células secretam bicarbonato em situações caracterizadas por um aumento na geração de bicarbonato, por exemplo, alcalose metabólica.

provavelmente importante na reabsorção de potássio em condições caracterizadas por baixa ingestão de potássio ou quando a concentração plasmática de potássio está baixa. A contribuição do H-K-ATPase para a homeostase ácido-base parece ser mínima. Todas as células intercaladas expressam a anidrase carbônica II. Estudos recentes sugerem que as células intercaladas tipo A são expressas a partir do final do TCD até o terço inicial do DCMI. As células tipo não A parecem estar concentradas no TCD2, embora a secreção de bicarbonato tenha sido demonstrada claramente ao longo de todo ducto coletor.

Transporte no ducto coletor da medular interna

O terço inicial do DCMI consiste em células intercaladas e em algumas células principais. As células principais não estão envolvidas na homeostase do potássio ou sódio, mas servem para aumentar a permeabilidade à água em resposta ao ADH.

O segmento terminal do DCMI é composto por um tipo único de célula chamada simplesmente de célula do DCMI. Elas compartilham algumas características ultraestruturais com as células principais, mas são funcionalmente diferentes. As características destas células incluem:

- Canais de sódio sensíveis à amilorida que são distintos do ENaC.
- Receptores para o peptídeo atrial natriurético (PAN).
- Expressão de H-K-ATPase.
- Expressão de aquaporinas 2 e 4 e receptores para ADH.

Vários estudos sugerem que o sódio entra na célula DCMI por um canal de sódio sensível à amilorida, que é regulado pelo PAN e aldosterona (Figura 8.8). O PAN impede a entrada de sódio luminal e contribui para o efeito natriurético desse hormônio *in vivo*. O GMPc medeia os efeitos de transporte de PAN. A aldosterona promove a reabsorção de sódio no DCMI através do aumento da condutância iônica do canal de sódio sensível à amilorida e da atividade da Na K ATPase. Vale ressaltar que o DCMI é o mediador final da concentração urinária de sódio.

Tendo em vista que a concentração de sódio neste segmento do néfron é baixa (< 10mEq/L), a reabsorção de sódio não pode ser conduzida por gradientes químicos passivos. Em contraste, um potencial transepitelial positivo promove a reabsorção de sódio. O transporte de próton eletrogênico (via H-ATPase) cria um pequeno potencial transepitelial de aproximadamente +10 mV no DCMI.

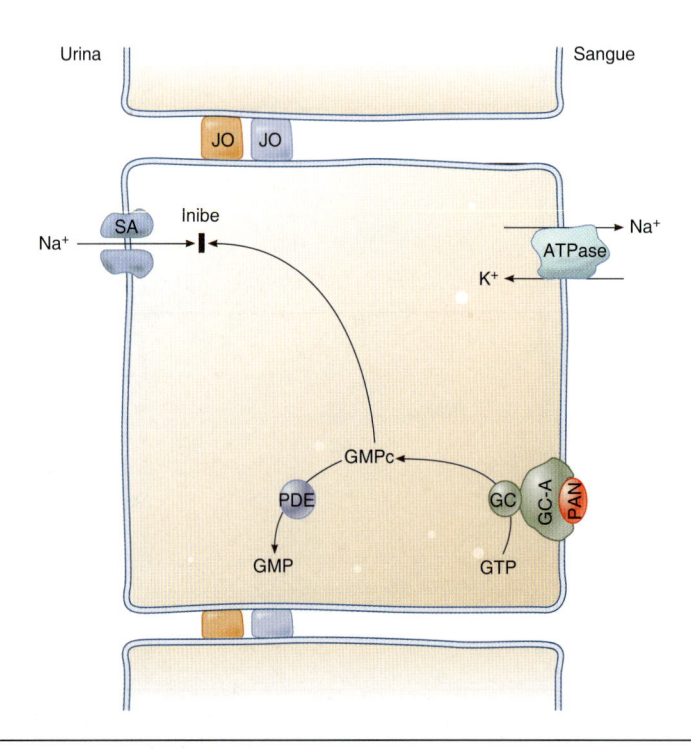

FIGURA 8.8 Modelo celular do transporte de sódio no DCMI. O DCMI é relativamente inacessível para estudos e, portanto, sua função exata e arquitetura celular são controversas. De qualquer modo, o DCMI provavelmente está envolvido na reabsorção de sódio sob controle do peptídeo atrial natriurético (PAN). O PAN liga-se ao seu receptor, o guanilato ciclase-A (GC-A) e estimula a conversão de GTP para GMPc pelo domínio catalítico intracelular (GC). O GMPc bloqueia a função de um canal de sódio sensível à amilorida (SA). A fosfodiesterase (PDE) inativa o GMPc convertendo-o a GMP.

Pontos-chave

- O néfron distal é o mediador final da concentração urinária de potássio, sódio, magnésio, cálcio, íon hidrogênio e água.
- Os tipos celulares no néfron distal são variados, expressando uma série de proteínas envolvidas no transporte iônico.
- Os canais de sódio sensíveis à amilorida (ENaC) e o CCN estão envolvidos na conservação de sódio.
- A família de canais de íons de receptor de potencial transitório está envolvida na homeostase do cálcio (TRVP5) e magnésio (TRPM6). A reabsorção de cálcio é aumentada pelo hormônio da paratireoide e vitamina D.
- Os canais de água (aquaporinas) são expressos ao longo de todo o ducto coletor e são sensíveis ao hormônio antidiurético.
- As células intercaladas são expressas a partir do SC até o terço interno do DCMI. Elas são compostas por pelo menos dois subtipos: células tipo A e tipo B. A célula tipo A está envolvida principalmente na excreção de uma carga ácida, enquanto a célula tipo B secreta bicarbonato.
- A aldosterona é o principal fator regulatório envolvido na secreção de potássio e reabsorção de sódio no ducto coletor por meio da célula principal. Os segmentos do néfron sensíveis à aldosterona incluem o SC e o DCC. A aldosterona aumenta a expressão do ENaC, do ROMK e do Na-K-ATPase. Além disso, a aldosterona aumenta a probabilidade de abertura (permeabilidade) do ROMK e do ENaC e a atividade do Na-K-ATPase.
- O peptídeo atrial natriurético aumenta a excreção de sódio na célula do DCMI mediante o GMPc.

Bibliografia comentada

1. Gambo G. The thiazide-sensitive Na⁺-Cl⁻ cotransporter: molecular biology, functional properties, and regulation by WNKs. *Am J Physiol Renal Physiol.* 2009;297:F838-F848. *Excelente revisão do CCN e sua regulação pela quinase da família WNK.*
2. Xi Q, Hoenderop JGJ, Bindels RJM. Regulation of magnesium reabsorption in the DCT. *Pflugers Arch-Eur J Physiol.* 2009; 458:89-98. *Resumo conciso da fisiologia molecular do transporte de magnésio no TCD.*
3. Boros S, Bindels RJM, Hoenderop JGJ. Active Ca2+ reabsorption in the connecting tubule. *Pfluger Arch-Eur J Physiol.* 2009;458: 99-109. *Resumo conciso da fisiologia molecular do transporte de cálcio no TCD.*
4. Huang C, Yang S, Lin S. Mechanism of regulation of renal ion transport by WNK kinases. *Curr Opin Nephrol Hypertens.* 2008; 17:519-525. *Resumo atual sobre o papel das quinases WNK na regulação do transporte de íons na saúde e na doença. Leitura de dificuldade moderada, mas vale a pena o esforço.*
5. Hamm LL, Feng Z, Hering-Smith KS. Regulation of sodium transport by ENaC in the kidney. *Curr Opin Nephrol Hypertens.* 2010;19:98-105. *Discute o canal de sódio sensível à amilorida com ênfase principal no papel da clivagem da subunidade sobre a função.*
6. Wang W, Giebisch G. Regulation of potassium handling in the renal cortical collecting duct. *Pflugers Arch-Eur J Physiol.* 2009;458:157-168. *Revisão abrangente da secreção de potássio no ducto coletor cortical. Ênfase considerável nos sinais moleculares envolvidos na sua regulação.*
7. Wagner CA, Devuyst O, Bourgeois S, Mohebbi N. Regulated acid-base transport in the collecting duct. *Pflugers Arch-Eur J Physiol.* 2009;458:137-156. *Revisão atual da regulação ácido-base no ducto coletor.*

EXERCÍCIOS

1. Uma mulher de 34 anos apresenta dormência e formigamento nas mãos e nos pés. Fora isso, ela se encontra saudável e não está tomando medicamentos. Exames laboratoriais revelam sódio e potássio séricos normais, fósforo sérico diminuído e cálcio sérico aumentado. A urina de 24 horas da paciente revela menos de 50 mg de cálcio (normal = 250-300 mg/24 h) e 2.000 mg de fósforo (normal = 400-1.200 mg/24 h). O mecanismo provavelmente responsável pela síndrome clínica do paciente é:

    A) Hiperparatireoidismo.
    B) Intoxicação por vitamina D.
    C) Mutação com ganho de função no TRPM6.
    D) Mutação com perda de função no TRPV5.
    E) Hiperaldosteronismo.

2. Uma mulher de 76 anos começou a tomar diurético tiazídico há 1 mês para o tratamento de hipertensão arterial. Ela também estava tomando um inibidor ECA e um bloqueador de canal de cálcio. Ela está em seu consultório para um acompanhamento de rotina. Os exames laboratoriais revelam uma diminuição no potássio sérico e um aumento no cálcio sérico. Todos os seguintes itens estão provavelmente envolvidos no distúrbio eletrolítico desta paciente, exceto:

    A) Hiperaldosteronismo.
    B) Atividade aumentada do TRPV5.
    C) Atividade diminuída do TRPV5.
    D) Potencial transepitelial aumentado no DCC.
    E) Distribuição de sódio para o DCC aumentada.

Capítulo 9

Endocrinologia renal

PAUL G. SCHMITZ E KEVIN J. MARTIN

Objetivos de aprendizagem

O leitor deverá:

- Resumir os efeitos do hormônio da paratireoide sobre a excreção de eletrólitos nos rins.
- Elaborar um diagrama representando as etapas na produção de 1,25 di-hidroxivitamina D.
- Descrever o mecanismo responsável pelo escape da aldosterona.
- Discutir os efeitos da tensão de oxigênio sobre a atividade do fator indutor por hipoxia (FIH) e sobre a transcrição da eritropoetina.
- Citar o tipo primário de célula afetado pela eritropoetina endógena.
- Comparar os efeitos da angiotensina II e angiotensina (1-7) sobre o crescimento celular e a resistência vascular.
- Criar um diagrama representando os efeitos da ECA-1, ECA-2 e da quimase sobre o sistema renina angiotensina (SRA).
- Discutir os efeitos dos fatores osmóticos e não osmóticos sobre o nível provável da vasopressina.
- Discutir os efeitos da PGE_2 e PGI_2 sobre o fluxo sanguíneo renal e excreção de sódio.

Introdução

Os rins funcionam como um órgão endócrino por meio da síntese e da secreção de diversos compostos peculiares que agem sistemicamente, incluindo: renina, 1,25 di-hidroxivitamina D3 (calcitriol) e eritropoetina. Além disso, existem vários hormônios que são sintetizados em outros lugares e agem sobre os rins, incluindo: hormônio da paratireoide (PTH), vasopressina (hormônio antidiurético, HAD), aldosterona e peptídeo atrial natriurético (PAN). Por fim, os rins sintetizam uma variedade de substâncias que funcionam como mensageiros químicos intrarrenais, incluindo: angiotensina II produzida localmente e prostaglandinas.

Hormônio da paratireoide ou paratormônio

O paratormônio (PTH) é responsável pela regulação da concentração plasmática do cálcio. O receptor sensor de cálcio (RSCa) é um receptor acoplado à proteína G que detecta a concentração de cálcio extracelular. O RSCa é expresso nas células da glândula paratireoide, onde exibe uma sensibilidade inversa à concentração circulante de cálcio. Por exemplo, cálcio sérico baixo aumenta a secreção de PTH e vice-versa.

O PTH exerce seus efeitos renais por meio da ativação de várias vias de sinalização, em especial das proteínas quinases A e C. No túbulo distal, o PTH aumenta a reabsorção do cálcio pelo estímulo da expressão de TRPV5. O PTH também interage com receptores (rPTH1) em células tubulares proximais, resultando na inibição do TPN e, portanto, reabsorção renal de fosfato (ver Figura 6.6). Um importante efeito adicional do PTH é o aumento da síntese de calcitriol pela ativação da 1α-hidroxilase renal (Figura 9.1).

Vasopressina

A vasopressina é um hormônio polipeptídeo sintetizado nos núcleos supraóptico (NSO) e paraventricular (NPV) no hipotálamo. A vasopressina é sintetizada nos corpos celulares dos neurônios magnocelulares localizados no NPV e no NSO e migra ao longo do trato supraóptico-hipofisário para o lobo posterior da hipófise (Figura 9.2).

A vasopressina aumenta a permeabilidade à água da membrana luminal dos ductos coletores corticais e medulares, permitindo o equilíbrio osmótico com o interstício circundante (ver Figura 7.6). A vasopressina também desempenha um papel importante na geração de uma medula hipertônica pelo aumento da permeabilidade à ureia do ducto coletor medular interno (ver Figura 7.7). O efeito antidiurético da vasopressina é mediado pelos receptores de vasopressina-2 (RV2), que são acoplados à ciclase de adenilato através de uma proteína G heterotrimérica. Uma outra classe de receptores de vasopressina, RV1, estimula as células do músculo liso vascular e aumenta a resistência vascular.

Vários fatores são conhecidos por modular a secreção da vasopressina, em particular, a osmolalidade plasmática (via osmorreceptores) e o volume intravascular.

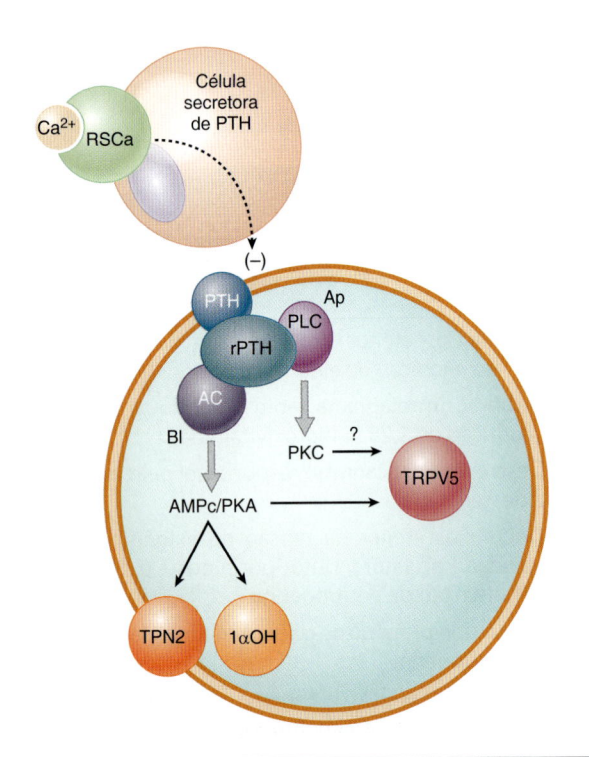

FIGURA 9.1 Principais vias de sinalização e efetores do paratormônio (PTH). O PTH é sintetizado nas glândulas paratireoides, que estão localizadas nos polos superiores e inferiores da glândula tireoide (não mostrado). As células do PTH são extremamente sensíveis à concentração sérica de cálcio. O cálcio liga-se ao receptor sensor de cálcio (RSCa) e inibe a transcrição e secreção de PTH. Quando a secreção de PTH está aumentada, ele se liga ao seu receptor (rPTH) presente em vários tipos de células, incluindo células ósseas e células tubulares renais proximal e distal. Nos rins, a ativação do rPTH aumenta a proteína quinase C (PKC) intracelular e a proteína quinase A (PKA) via fosfolipase C (PLC) e adenilato ciclase (AC), respectivamente. A PLC acoplada ao rPTH está localizada na membrana apical (Ap) das células renais, enquanto o AC acoplado ao rPTH está localizado na membrana basolateral (Bl). A PKA aumenta o fluxo de cálcio através do TRPV5. O significado da ativação do TRPV5 pela PKC não é bem compreendida. A PKA também ativa a 1α-hidroxilase, que gera a forma ativa da vitamina D (calcitriol). A PKA inibe TPN2, o que diminui a reabsorção renal de fosfato. No geral, o PTH aumenta a concentração sérica de cálcio, que, por sua vez, diminui o PTH sérico (constituindo uma alça de retroalimentação).

Osmorreceptores

Os osmorreceptores estão localizados na lâmina terminal próxima do hipotálamo. A concentração plasmática de sódio é o principal determinante de liberação de vasopressina, uma vez que os sais de sódio são os principais osmols extracelulares. Os osmorreceptores são extremamente sensíveis a alterações na osmolalidade plasmática, respondendo a mudanças na osmolalidade plasmática tão mínimas quanto 1%. Em humanos, o limiar osmótico para a liberação de vasopressina é de 280-290 mOsm/kg de H_2O (Figura 9.3). O sistema é tão eficiente que a osmolalidade plasmática em geral não varia mais de 1%, apesar de grandes flutuações na ingestão de água. A osmolalidade

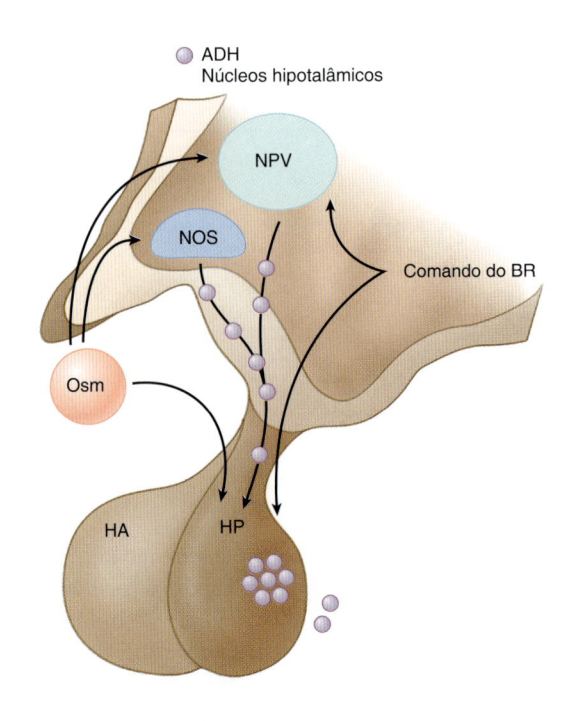

FIGURA 9.2 Desenho representando o papel do hipotálamo/hipófise na secreção de vasopressina (ADH). O ADH é sintetizado nos núcleos paraventricular (NPV) e supraóptico (NSO) do hipotálamo. O ADH migra inferiormente ao longo do trato hipofisário para a hipófise posterior (HP), onde é armazenado em grânulos. A secreção de ADH é primeiramente afetada pelos osmorreceptores (Osm) (localizam-se próximo, mas fora da barreira hematoencefálica) que aumentam a síntese e secreção de ADH quando submetidos a hiperosmolalidade (geralmente hipernatremia). Além disso, os barorreceptores (BRs), que são ativados pela depleção de volume intravascular ou pressão arterial baixa, aumentam a síntese e secreção de ADH.

também influencia a sede. A hiperosmolalidade aumenta a ingestão de água. O limiar osmótico para a sede é de 2-5 mOsm/kg de H_2O, maior que o necessário para liberação de vasopressina.

Volume intravascular

A depleção de volume é um potente estímulo para secreção de vasopressina. Se for grave (queda > de 5%-10%), a depleção de volume pode suplantar a supressão da vasopressina induzida por uma baixa osmolaridade do plasma. Os nervos aferentes parassimpáticos nos barorreceptores do seio carotídeo parecem mediar essa resposta. A sensibilidade dos receptores de volume é diferente daquela dos osmorreceptores. Os osmorreceptores respondem a alterações na osmolalidade plasmática tão mínimas quanto 1%. Em comparação, pequenas reduções no volume ou na pressão exercem poucos efeitos sobre a liberação de vasopressina. No entanto, um declínio no volume de 5-15% pode levar a um aumento acentuado na secreção de vasopressina, resultando em níveis circulantes de hormônio que excedem substancialmente aqueles induzidos por hiperosmolalidade (Figura 9.4). Embora, os principais estímulos para a secreção de vasopressina sejam hiperosmolaridade e volume, há uma série de outros fatores que podem influenciar a sua secreção (Tabela 9.1).

> **IMPLICAÇÃO CLÍNICA**
>
> A hiponatremia é um distúrbio eletrolítico extremamente comum caracterizado pela retenção de água e níveis circulantes aumentados de vasopressina. Uma vez que a osmolalidade plasmática está baixa nesta condição clínica, outros fatores devem suplantar os efeitos da hipo-osmolalidade sobre a secreção da vasopressina. A Tabela 9.1 inclui os fatores mais comuns que podem produzir aumento ou diminuição de vasopressina. Vale ressaltar que nos estados fisiopatológicos o nível existente de vasopressina reflete os efeitos combinados de múltiplas variáveis (alguns dos quais podem aumentar a vasopressina e outros que podem suprimi-la).

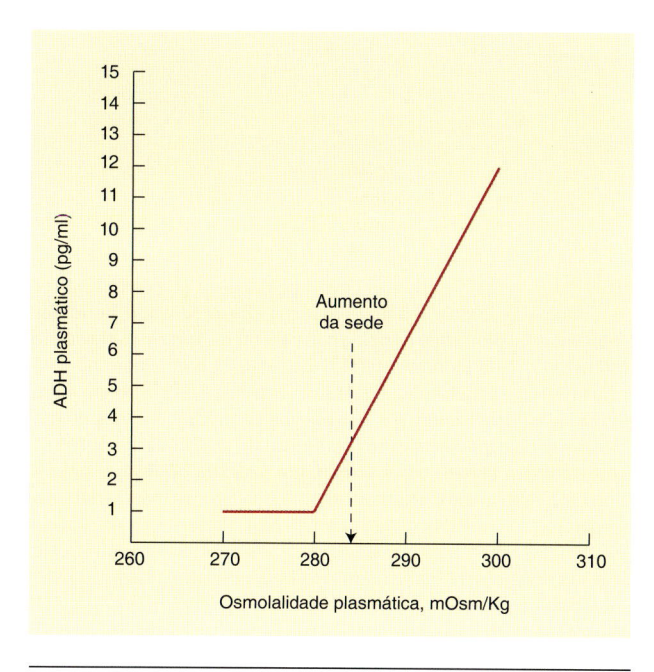

FIGURA 9.3 Efeitos da osmolalidade plasmática na sede e nos níveis plasmáticos de vasopressina (ADH). Notar que existe um limiar (~ 280 mOsm/kg) acima do qual a concentração de ADH aumenta acentuadamente. O ADH aumenta a reabsorção de água, o que normalizaria a osmolalidade do plasma. A sede é muito influenciada pela hiperosmolalidade, embora o limiar seja um pouco superior àquele observado para o ADH. A ingestão de água é, em última análise, essencial para corrigir um déficit hídrico.

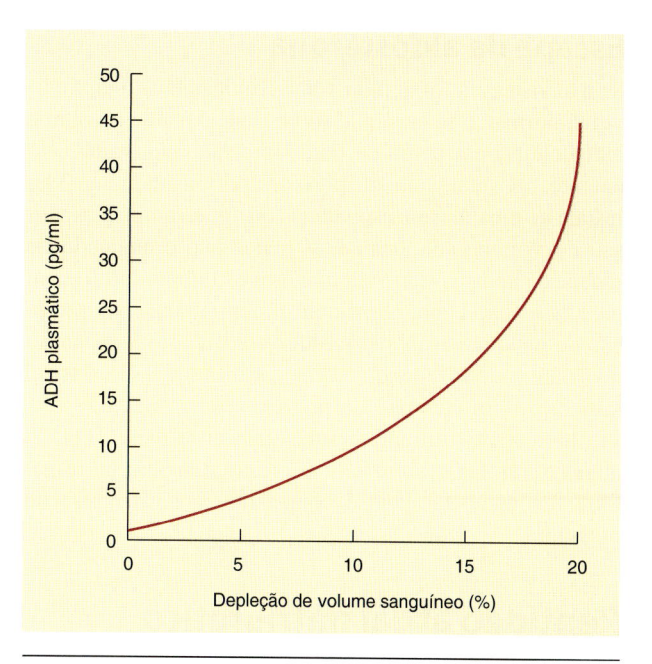

FIGURA 9.4 Relação do volume sanguíneo com a vasopressina circulante (ADH). Observar que a contração de volume superior a 5-10% resulta em um marcado aumento na concentração plasmática de ADH. Esse fenômeno pode preponderar completamente sobre o efeito inibidor de uma baixa osmolalidade plasmática.

Tabela **9.1** Efetores da secreção da vasopressina

Estimula vasopressina	Inibe vasopressina
Hiperosmolalidade	Hipo-osmolalidade
Depleção de volume	Expansão de volume
Náusea	Etanol
Dor	Peptídeo atrial natriurético
Gravidez	Opiáceos
Hipoglicemia	Lesão cerebral tardia
Pneumonia	Norepinefrina
Infecção pelo HIV	Tolvaptano
Lesão cerebral inicial	
Diversas substâncias	

Aldosterona

A aldosterona age principalmente no néfron distal (especificamente no SC e no DCC). Ela aumenta a reabsorção de sódio e secreção de potássio; age dentro da célula por meio da ativação de receptores citosólicos específicos, que interagem com o DNA nuclear (ver Figura 8.5); desempenha papel importante na manutenção do volume e equilíbrio do potássio por meio de seus efeitos sobre a excreção de sódio e potássio. Dessa forma, é lógico que a angiotensina II (cuja produção varia inversamente com o volume) e a hipercalemia sejam importantes estímulos para a secreção de aldosterona. O potássio estimula a secreção da aldosterona por meio do efeito direto sobre as células da zona glomerulosa da glândula adrenal. As células da zona glomerulosa são sensíveis a incrementos na concentração plasmática de potássio tão mínimos quanto 0,1-0,2 mEq/L.

Escape da aldosterona

Se a aldosterona for administrada cronicamente a um indivíduo normal, a retenção de sódio (que expande o volume extracelular) e a perda de potássio serão observadas. No entanto, após um ganho de peso de aproximadamente 3 kg instala-se uma diurese espontânea que interrompe a expansão do volume adicional. Esse fenômeno é chamado de escape da aldosterona. Pelo menos dois fatores contribuem para esse fenômeno. O primeiro é um aumento na secreção do peptídeo atrial natriurético (secundário à expansão do volume), e o segundo é a elevação na pressão arterial sistêmica. Um aumento da pressão arterial eleva a pressão hidrostática intraglomerular que aumenta a TFG. O aumento da TFG promove a excreção de sódio na urina. Esse fenômeno também é conhecido com natriurese de pressão.

Peptídeo atrial natriurético

A expansão do volume extracelular induz normalmente uma perda apropriada de sódio e de água na urina. Experimentos de circulação cruzada mostraram que a resposta natriurética é mediada, pelo menos em parte, por fatores humorais. Um deles é o peptídeo atrial natriurético (PAN). O PAN é liberado a partir das células miocárdicas nos átrios, em resposta à expansão de volume. Ele apresenta dois efeitos principais: vasodilatação direta, que reduz a pressão arterial sistêmica e a excreção urinária de sódio intensificada (ver Figura 8.8).

Calcitriol

Os rins regulam a homeostase do íon de cálcio e a remodelação óssea por meio de seus efeitos sobre o metabolismo da vitamina D (Figura 9.5). Após a absorção no intestino delgado ou síntese não enzimática na pele a partir do 7-de-hidrocolesterol, a vitamina D3 (colecalciferol) é transportada para o fígado ligada a proteína ligante da vitamina D (PLD). O colecalciferol é metabolizado em 25-hidroxivitamina D (calcidiol) pela enzima hepática 25-hidroxilase. O calcidiol circula até o rim, ligado à PLD, e é filtrado no glomérulo (ver Figura 6.9). O complexo proteico é reabsorvido no túbulo proximal via endocitose mediada por receptor. A megalina e a cubilina são essenciais na mediação da captação desse complexo. Mutações da megalina estão associadas com a excreção de calcidiol na urina e com a deficiência de vitamina D. As células epiteliais do túbulo proximal contêm a enzima 1α-hidroxilase, que hidroxila o calcidiol, produzindo a 1,25 di-hidroxivitamina D (calcitriol). A regulação da síntese do calcitriol é modulada pela concentração plasmática de cálcio (baixa), de fosfato (baixa) e de PTH (alta), que agem para estimular sua produção. A biossíntese de calcitriol é suprimida pela hipercalcemia, hiperfosfatemia e pela própria concentração plasmática de calcitriol (alça de retroalimentação negativa). Quando a produção de calcitriol é suprimida, a enzima 24-hidroxilase renal é induzida e a 24,25 di-hidroxivitamina D torna-se o metabólito da 25-hidroxivitamina D predominante. Em geral, acredita-se que a 24,25 di-hidroxivitamina D é inativa.

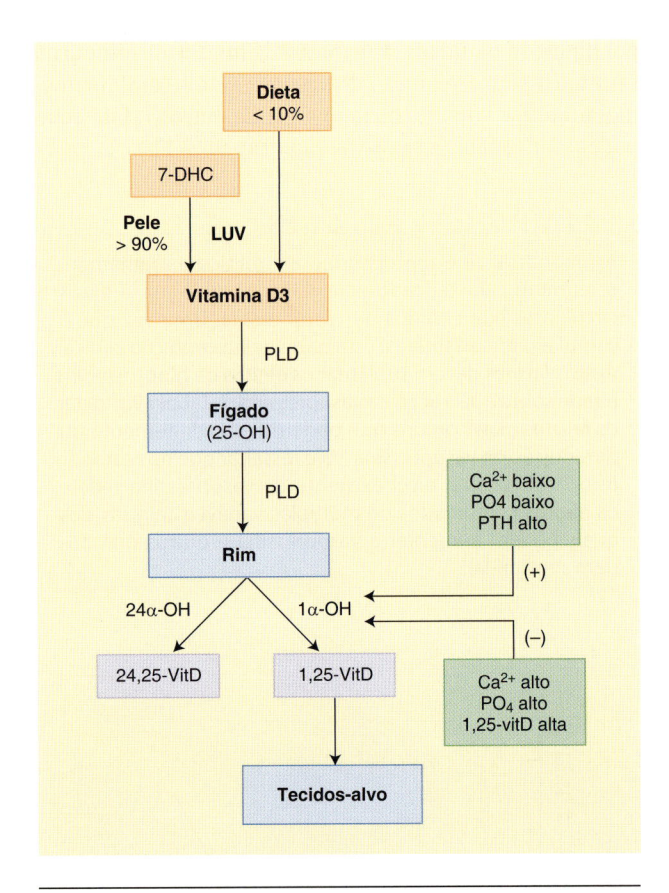

FIGURA 9.5 Vias metabólicas envolvidas na geração dos compostos de vitamina D. O colecalciferol (vitamina D3) é derivado de fontes dietéticas e/ou produzido na pele a partir da interação da luz ultravioleta (UVL) com o 7-de-hidrocolesterol (7-DHC). A D3 é transportada para o fígado (ligada à proteína ligante de vitamina D, PLD), onde sofre hidroxilação, produzindo 25-OH vitamina D (calcidiol). Essas etapas iniciais não parecem ser ativamente reguladas. O calcidiol (ligado à PLD) é transportado para os rins e sofre hidroxilação na posição 1 (1,25 vit D ou calcitriol), quando estimulado por hipocalcemia, hipofosfatemia ou paratormônio (PTH). Hipercalcemia, hiperfosfatemia e o próprio calcitriol favorecem a conversão ao metabólito 24,25. Acredita-se que esse metabólito seja inativo, embora haja polêmica quanto ao seu papel fisiológico. (LUV, luz ultravioleta)

> ▶▶ **IMPLICAÇÃO CLÍNICA**
>
> A doença renal crônica é caracterizada pela deficiência de vitamina D e remodelação óssea anormal. A doença óssea é uma das complicações mais frequentes em pacientes com insuficiência renal avançada. A administração de compostos de vitamina D é comum nessa situação.

Enquanto o rim é o principal local para a produção do calcitriol, o calcitriol extrarrenal pode ser produzido em algumas condições clínicas. Por exemplo, cânceres e doenças granulomatosas, como a tuberculose e a sarcoidose, podem produzir excessos de calcitriol. Essas condições frequentemente são acompanhadas de aumento do cálcio sérico.

Nos seus tecidos-alvo, o calcitriol funciona, em grande parte, como um hormônio esteroide clássico. Modelos atuais da ação do calcitriol sugerem que a 1,25 di-hidroxivitamina D entra na célula, liga-se ao seu receptor citosólico e transloca-se para o núcleo onde a transcrição de gene é induzida. O calcitriol circulante exerce seus efeitos em três órgãos-alvo principais:

1. O intestino, onde ele aumenta a absorção de cálcio e, em menor grau, do fósforo;
2. O esqueleto, onde ele estimula a atividade dos osteoclastos e a remodelação óssea;
3. O túbulo contorcido distal, onde aumenta a reabsorção do cálcio via TRPV5.

O calcitriol também é produzido localmente por muitos tecidos e parece desempenhar um papel no crescimento e diferenciação celular.

Eritropoetina

A eritropoetina (EPO) é um hormônio glicoproteico responsável pela regulação da formação dos glóbulos vermelhos. O gene codificador da eritropoetina humana está localizado no cromossomo 7 e codifica um polipeptídeo de 193 aminoácidos, o qual é clivado durante a secreção em uma proteína madura de 165 aminoácidos. A importância da síntese renal da EPO é salientada pela ocorrência universal de anemia no contexto da doença renal crônica e a observação de que a injeção parenteral de EPO corrige completamente a anemia.

Após a clonagem do gene da EPO, em 1985, ela tem sido produzida em quantidades abundantes com tecnologia do DNA recombinante e aplicada no tratamento de pacientes com insuficiência renal com sucesso extraordinário. Diferentemente de vários outros fatores de crescimento hematopoéticos, a EPO é em larga medida específica de linhagem influenciando quase que exclusivamente o crescimento de células precursoras eritroides (Figura 9.6). A unidade formadora de colônia-célula eritroide (UFC-E) parece ser a principal célula responsiva à EPO.

Embora vários estudos tenham demonstrado conclusivamente que a principal fonte de síntese de EPO ocorre dentro dos rins, a célula renal responsável pela síntese da EPO permanece um tanto controversa. Análises de *blot* de RNA sugerem que o RNAm da EPO é predominantemente derivado dos fibroblastos peritubulares. A transcrição do RNAm da EPO está intimamente acoplada à tensão de oxigênio do ambiente. Por exemplo, seguindo-se ao início da hipoxia, é observado um aumento de RNAm da EPO em 60 minutos. Um componente regulador chave da transcrição do gene da EPO é fator induzível por hipoxia 1 (HIF1). Em condições de hipoxia, o HIF1 (que consiste em duas subunidades, HIF-α e HIF-β) transloca-se para o núcleo e liga se a elementos de resposta específica envolvidos na transcrição da EPO. A tensão normal de oxigênio resulta na hidroxilação e degradação das subunidades HIF-α (Figura 9.7).

A EPO liga-se a um receptor específico transmembrana (EpoR) resultando em transfosforilação do receptor quinase de tirosina 2 da família Janus (JAK-2). Embora os precursores eritroides da medula óssea expressem o maior número de receptores de EPO, tecidos não eritroides também expressam EpoR. Em geral, a ativação de EpoR inibe a apoptose. De forma importante, estudos recentes sugerem que o efeito antiapoptótico da EPO pode induzir a regeneração de tecidos. Resultados encorajadores têm surgido

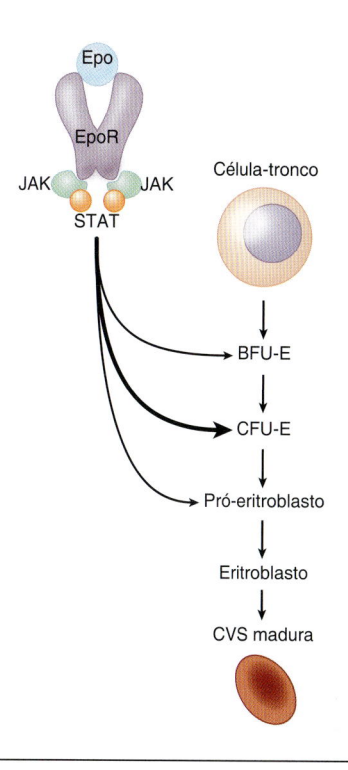

FIGURA 9.6 Efeitos da eritropoetina (EPO) na produção das células vermelhas do sangue (CVS). A EPO liga-se ao seu receptor (EpoR), que é um membro da família de receptores de citocina tipo 1. Dímeros de EpoR transfosforilam seus domínios citoplasmáticos e, então, ativam a quinase Janus 1 (JAK). A JAK ativa o transdutor de sinal e ativador de transcrição, STAT, que migra para o núcleo e promove a transcrição de genes-alvo (não mostrado) que inibem a apoptose. A principal célula-alvo da EPO a jusante é a unidade formadora de colônia-eritroide (CFU-E). No entanto, a EPO também aumenta a maturação da unidade formadora da explosão eritroide (BFU-E) e o proeritroblasto. Recentemente, pequenos peptídeos que ativam o EpoR estão sendo estudados como alternativa potencial para a tecnologia recombinante da EPO.

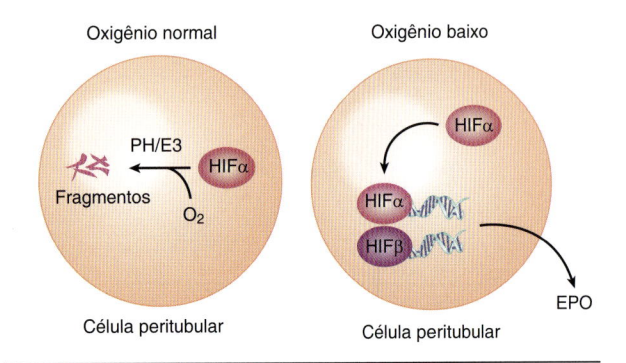

FIGURA 9.7 Papel da hipoxia na síntese da eritropoetina (EPO). A tensão de oxigênio renal detectada pelo fibroblasto peritubular ou célula endotelial é o principal regulador da síntese de EPO. A tensão normal de oxigênio promove a fragmentação do fator alfa induzível pela hipoxia (HIFα) através da prolil hidroxilase e da via de degradação de proteína pela ubiquitina (PH/E3). Quando a tensão de oxigênio é baixa, o HIFα combina-se com o HIFβ para produzir o fator de transcrição, HIF1. O HIF1 induz a transcrição da EPO, elevando a massa de CVS e a disponibilidade de oxigênio.

nos pacientes com lesão da medula espinal. Vários novos compostos que apresentam um alto grau de especificidade para EpoR têm sido desenvolvidos e estão sendo submetidos a testes clínicos para uma ampla gama de aplicações (p. ex., derrame e lesão cerebral).

Sistema renina-angiotensina (SRA)

A renina é uma enzima proteolítica secretada pelas células granulosas da arteríola aferente. Ela atua no plasma sobre um substrato de origem hepática, o angiotensinogênio, para formar o decapeptídeo angiotensina I. Na presença da enzima conversora da angiotensina (ECA), dois aminoácidos são clivados a partir da angiotensina I para formar o octapeptídeo angiotensina II. A angiotensina II é um potente vasoconstritor sistêmico; ela estimula a aldosterona, induz sede e aumenta a reabsorção renal de sódio. O sistema renina-angiotensina é um dos vários sistemas que regulam a homeostase de volume e pressão arterial.

A secreção de renina é primariamente regulada pela angiotensina II (inibidora), potássio (estimulador), sistema nervoso simpático (estimulador) e pressão de perfusão renal.

Avanços em nossa compreensão do SRA têm lançado novas luzes sobre a natureza complexa desse sistema (Figura 9.8). Em seres humanos, é provável que a maioria da angiotensina II produzida no coração e nos vasos sanguíneos seja derivada de vias que não envolvem a ECA (p. ex., quimase). Além disso, a ECA existe em duas isoformas (ECA-1 e ECA-2). A ECA-2 produz um fragmento de 7 aminoácidos (ANG 1-7). A ANG 1-7 liga-se a um receptor exclusivo (Mas) e produz efeitos que são o contrário dos promovidos pela ANG II (vasodilatação, inibição do cres-

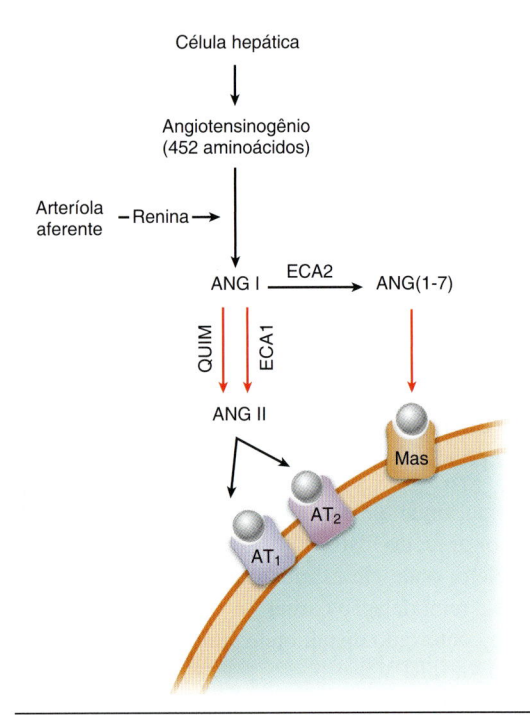

FIGURA 9.8 Visão atual do sistema renina-angiotensina. O angiotensinogênio é constitutivamente secretado pelas células do fígado (hepatócitos). A renina secretada pela arteríola aferente é alterada por vários fatores, como pressão de perfusão renal, catecolaminas e diversas substâncias. A renina cliva o angiotensinogênio em angiotensina I (ANG I), que é rapidamente transformada no metabólito ativo, a angiotensina II (ANG II), por meio da enzima conversora (ECA). Estudos recentes indicam que a maioria da ANG II em humanos pode ser derivada de uma protease de serina conhecida como quimase (QUIM), em vez da ECA. Além disso, existem duas isoformas da ECA, por exemplo, a enzima clássica (ECA-1) produz ANG II, enquanto a isoforma caracterizada mais recentemente, a ECA-2, produz ANG (1-7). O modo como essas várias enzimas são reguladas ainda é mal compreendido. A ANG II liga-se a distintos subtipos de receptores, o receptor 1 de angiotensina (AT1) e receptor 2 de angiotensina (AT2). Esses receptores são expressos em todos os tecidos, embora sua densidade varie consideravelmente. Além do mais, a ativação do AT1 *versus* AT2 provoca efeitos diferentes (ver texto). De forma importante, fármacos bloqueadores do receptor de angiotensina são específicos para AT1. Por fim, a ANG (1-7) liga-se a um receptor de proteína G exclusivo, denominado, mas que diminui o crescimento celular e a resistência vascular.

cimento celular). Por fim, outros subtipos de receptores de angiotensina já foram bem caracterizados. O receptor AT_1 clássico medeia a maioria dos efeitos comumente atribuídos à angiotensina II, incluindo um aumento no crescimento celular, secreção de aldosterona e vasoconstrição. Em contraste, o receptor tipo 2 de angiotensina (AT_2) exerce fundamentalmente efeitos opostos quando ativado pela angiotensina II (apoptose, diminuição do crescimento celular e vasodilatação).

Vários tecidos (cérebro, vasos sanguíneos, coração, rins) expressam os substratos e enzimas necessários para gerar localmente a angiotensina II. O SRA local é, sem dúvida, importante na modulação da função do órgão; no entanto, seu papel preciso na fisiologia normal e na fisiopatologia permanece desconhecido.

As prostaglandinas renais

Os rins produzem várias substâncias biologicamente ativas que exercem seus efeitos localmente. Essas substâncias são rapidamente metabolizadas pelos rins e, portanto, não entram na circulação sistêmica. A biossíntese de prostaglandinas renais constitui um dos principais sistemas que contribui para a regulação local da função renal. As prostaglandinas renais são sintetizadas a partir de precursores de ácidos graxos (notadamente o ácido araquidônico), que

> ▶▶ IMPLICAÇÃO CLÍNICA
>
> Os anti-inflamatórios não esteroides (AINEs) são comumente usados para controle da febre e da dor. A maioria desses medicamentos são inibidores não seletivos de COX1 e COX2 renais. Eles invariavelmente diminuem o fluxo sanguíneo renal e o ritmo de filtração glomerular, em particular nos pacientes com doença renal preexistente. Exercem seus efeitos hemodinâmicos renais por meio de diminuição da síntese renal de PGE_2 (que normalmente dilata a arteríola aferente). Quantidades excessivas desses agentes podem produzir reduções agudas e graves no fluxo sanguíneo renal. Além disso, esses agentes atenuam os efeitos da maioria dos fármacos anti-hipertensivos porque promovem retenção renal de sódio (via inibição da síntese de PGE_2).

são convertidos pelas ciclo-oxigenases (COX1 e COX2) a endoperóxidos cíclicos TXA_2, PGD_2, PGF_{2a}, PGI_2, e PGE_2 (Figura 9.9). A autorregulação da perfusão renal é mediada, em parte, pela síntese local das prostaglandinas. Algumas prostaglandinas (PGE2) aumentam a excreção renal de eletrólitos, em particular, do sódio.

Catabolismo renal de hormônios

O rim é um local importante para o catabolismo de proteínas de pequeno e médio porte (< 50 kDa). Como a maioria dos hormônios peptídicos insere-se nessa faixa de peso molecular, os rins participam no metabolismo de numerosos hormônios peptídicos e, consequentemente, desempenham um papel importante na homeostase endócrina. A contribuição renal para o metabolismo de muitos hormônios é substancial e varia entre 30 e 60% de suas taxas de depuração metabólica total. Tendo em vista que o manejo renal desses hormônios é caracterizado por alta extração (remoção) da circulação renal enquanto a excreção uriná-

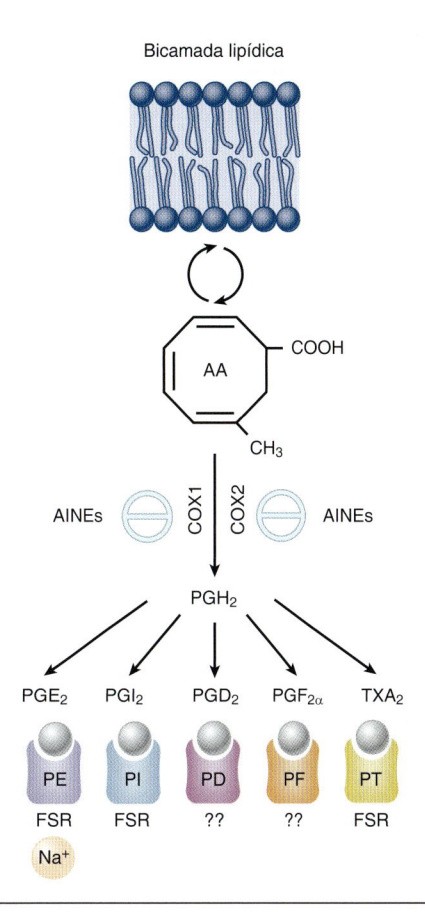

FIGURA 9.9 Biossíntese das prostaglandinas renais e fisiologia dos receptores. O ácido araquidônico (AA) recicla entre os fosfolipídeos do citoplasma e da membrana celular. A ciclo-oxigenase 1 (COX1) e 2 (COX2) são expressas nos rins; no entanto, a COX1 é constitutiva, enquanto a COX2 é regulada pelo estresse e lesões. Ambas as enzimas COX renais são inibidas pelos anti-inflamatórios não esteroides (AINEs). A COX converte o AA em um intermediário endoperóxido cíclico, o PGH_2. As sintetases de prostaglandinas específicas são responsáveis pela conversão de PGH_2 nas cinco principais classes de prostaglandinas (PGE_2, PGI_2, PGD_2, PGF_{2a} e TXA_2). Cada classe de prostaglandina liga-se a um receptor específico (PE, PI, PD, PF e PT). Os efeitos biológicos das prostaglandinas dependem da sua expressão celular e da regulação das sintetases específicas e dos receptores. Todas as cinco classes foram caracterizadas no rim, embora suas funções permaneçam não totalmente entendidas. Em geral, a PGE_2 aumenta o fluxo sanguíneo renal (FSR) e a excreção de sódio. A PGI_2 aumenta FSR. Ambas as PGE_2 e PGI_2 medeiam seus efeitos dilatando a arteríola aferente. O TXA2 diminui FSR contraindo a arteríola eferente. Os efeitos de PGD_2 e PGF_{2a} no rim não são conhecidos.

ria é desprezível, fica claro que os hormônios removidos pelos rins são degradados localmente. O túbulo proximal é o principal local envolvido na degradação destes peptídeos via endocitose mediada por receptor.

A diminuição do metabolismo dos hormônios pelos rins é importante quando a função renal está reduzida e também na interpretação dos exames desses hormônios no sangue de pacientes com doença renal.

Pontos-chave

- Os rins servem tanto de alvo para hormônios circulantes (PTH e vasopressina) como também produzem substâncias que atuam em locais distantes (EPO, vitamina D e renina).
- O PTH está envolvido principalmente na manutenção do cálcio sérico dentro de uma faixa estreita, pela modulação da reabsorção de cálcio no néfron distal e pela estimulação da síntese de calcitriol.
- A vasopressina desempenha um papel crítico na manutenção do equilíbrio hídrico.
- Os rins produzem EPO em resposta a mudanças na tensão de oxigênio do ambiente. Assim, os rins afetam a massa de CSV e o fornecimento de oxigênio a todos os outros sistemas orgânicos.
- Novas evidências respaldam a natureza complexa do SRA. Múltiplas vias de síntese da ANG II, vários subtipos de receptores e fragmentos de ANG (1-7) são acoplados com efeitos a jusante exclusivos que afetam o crescimento celular, a remodelação de tecidos e o controle da pressão arterial. A compreensão deste sistema permitirá o desenvolvimento de agentes farmacológicos que exerçam efeitos exclusivos, por exemplo, fármacos bloqueadores dos receptores de ANG II.
- A geração local de prostaglandinas regula o FSR e homeostase do volume. Fármacos que interferem com a síntese das prostaglandinas renais podem afetar adversamente o FSR e o controle da pressão arterial.

Bibliografia comentada

1. Lehmann B, Meurer M. Vitamin D metabolism. *Dermatologic Therapy.* 2010;23:2-12. *Revisão atual da biossíntese da vitamina D. Enfatiza o papel da ULV versus a ingestão dietética.*
2. Lee M, Partridge NC. Parathyroid hormone signaling in bone and kidney. *Curr Opin Nephrol Hypertens.* 2009;18:298-302. *Revisão concisa, mas detalhada, das vias de sinalização envolvidas na mediação dos efeitos do PTH.*
3. Santos RAS, Ferreira A. Angiotensin (1-7) and the renin-angiotensin system. *Curr Opin Nephrol Hypertens.* 2007;-16:122-128. *Excelente revisão das emergentes complexidades do SRA. Focado nos fragmentos de angiotensina, isoformas da ECA e biologia do receptor.*
4. Foley RN. Erythropoietin: physiology and molecular mechanisms. *Heart Fail Rev.* 2008;13:405-414. *Além de resumir a biologia da EPO, um excelente resumo dos estudos clínicos em doença crônica*
5. Hao C, Breyer MD. Physiologic regulation of prostaglandins in the kidney. *Annu Rev Physiol.* 2008;70:357-377. *Excelente visão geral da biossíntese das prostaglandinas e biologia dos receptores.*

EXERCÍCIOS

1. Um homem de 27 anos é levado ao departamento de emergência após ter sofrido traumatismo craniano em um acidente de veículo motor. Doze horas após a internação na unidade de terapia intensiva (UTI) sua concentração de sódio sérico aumentou de 140 mEq/L para 190 mEq/L. Seu débito urinário na UTI foi de 1,5 L/h e osmolalidade urinária foi de 50 mOsm/kg de H_2O. O nível de etanol do paciente era normal no momento da admissão. Qual é a causa mais provável da poliúria intensa deste paciente e a subsequente hipernatremia?

    A) Mutação com perda de função do receptor V1.
    B) Mutação com perda de função da aquaporina-2.
    C) Diminuição da liberação de vasopressina pela hipófise posterior.
    D) Aumento da liberação de vasopressina pela hipófise posterior.
    E) Aumento da síntese hipotalâmica da vasopressina.

2. Todas as alternativas seguintes aumentariam a síntese de EPO em humanos, exceto:

    A) Diminuição da massa de CSV.
    B) Diminuição da tensão de oxigênio no sangue.
    C) Aumento da atividade do sistema da prolil-hidroxilase em células peritubulares produtoras de EPO.
    D) Aumento da atividade de HIF1.
    E) Aumento da massa de CSV.

SEÇÃO III

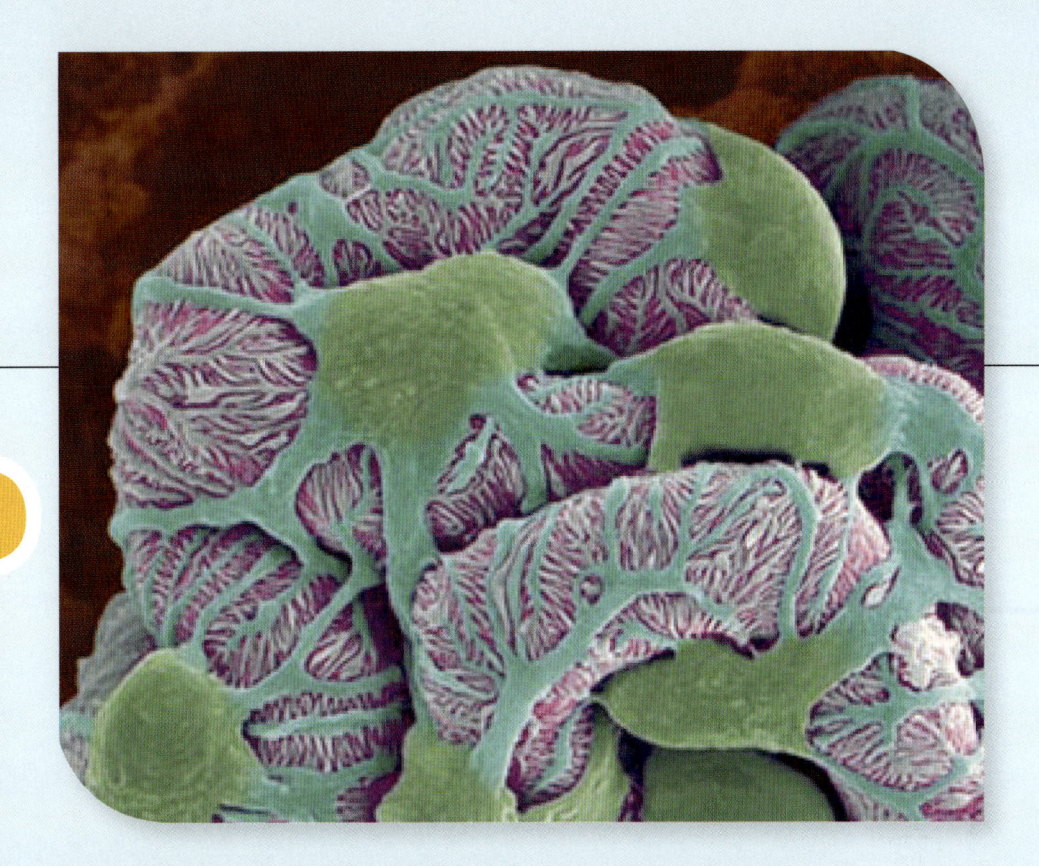

DISTÚRBIOS ELETROLÍTICOS

Capítulo 10

Distúrbios hídricos

PAUL G. SCHMITZ

Objetivos de aprendizagem

O leitor deverá:

- Descrever como o desequilíbrio hídrico afeta a osmolalidade sérica. Isso será contrastado com o desequilíbrio de sódio.
- Discutir os principais fatores que influenciam a ingestão e a excreção de água. Essa informação será usada para formular o diagnóstico diferencial de hiponatremia e hipernatremia.
- Discutir o mecanismo responsável pelos sintomas da hiponatremia e os efeitos da diminuição na concentração de sódio sérica relativa e absoluta na gravidade dos sintomas.
- Elaborar um algoritmo clínico representando o diagnóstico diferencial de hiponatremia e hipernatremia usando a avaliação clínica do *status* de volume, da concentração de sódio urinária e da osmolalidade urinária.
- Preparar uma lista das causas principais de SIADH, diabetes insípido central e diabetes insípido nefrogênico.
- Discutir a fisiopatologia e a prevenção da síndrome de desmielinização osmótica.
- Descrever a estratégia geral envolvida no tratamento da hiponatremia e hipernatremia. Descrever as principais abordagens do tratamento agudo *versus* crônico.
- Discutir os mecanismos e o diagnóstico diferencial da poliuria.

Introdução

É necessário que haja um equilíbrio hídrico anormal para ocorrer hiponatremia ou hipernatremia. Inversamente, os distúrbios do equilíbrio de sódio (ver Capítulo 12) produzem contração ou expansão de volume. Existem várias situações clínicas comuns em que ambos distúrbios de água e sódio coexistem. Por exemplo, hiponatremia e expansão do volume coexistem em pacientes com insuficiência cardíaca congestiva. Na verdade, transtornos mistos são mais comuns do que distúrbios de equilíbrio isolados. A consciência dessa realidade clínica é essencial para evitar confusões desnecessárias quando se analisa um problema eletrolítico.

A distinção entre o equilíbrio de água e de sódio pode ser avaliada de forma complementar, considerando-se os sistemas fisiológicos que respondem às mudanças de volume *versus* osmolalidade. Os sistemas são específicos e independentes. Modificações na osmolalidade plasmática alteram a secreção do hormônio antidiurético (ADH), sem afetar o transporte de sódio. O ADH, então, altera a concentração de água na urina. Em estados fisiopatológicos, a retenção de água diminui a osmolalidade do plasma, enquanto a perda de água aumenta a osmolalidade plasmática. De modo previsível, hiponatremia e hipernatremia são com frequência associadas a níveis alterados de ADH plasmático.

Alterações do volume plasmático induzem uma resposta neuro-humoral que altera diretamente o transporte renal de sódio. Embora a água possa acompanhar o deslocamento de sódio (via difusão passiva), isso é feito de forma isosmótica. Em consequência, o transporte de sódio em si não altera diretamente a concentração de sódio. No entanto, o ganho ou perda correspondente de sódio (e água) vai expandir ou contrair o líquido extracelular, respectivamente. Alterações de volume são praticamente sinônimas de transporte de sódio alterado.

> ▶▶ **IMPLICAÇÃO CLÍNICA**
>
> O hiperaldosteronismo primário é uma condição clínica caracterizada pelo aumento na aldosterona circulante. A aldosterona promove a reabsorção de sódio no ducto coletor via ENaC. Clinicamente, esses pacientes desenvolvem expansão de volume e hipertensão grave, mas não desenvolvem hipernatremia.

Hiponatremia

A hiponatremia é um distúrbio eletrolítico muito comum. A concentração plasmática média de sódio em pacientes hospitalizados é de aproximadamente 8 mEq/L menor do que a observada em condição ambulatorial. A hiponatremia tem uma frequência de 5 a 30%, dependendo da população estudada (p. ex., muito comum nos idosos e pacientes institucionalizados). A hiponatremia é frequentemente acompanhada por outras comorbidades e, portanto, distúrbios eletrolíticos e acidobásicos adicionais muitas vezes acompanham esse problema.

Avaliação laboratorial

O diagnóstico definitivo de hiponatremia requer a determinação laboratorial da concentração sérica de sódio. Contudo, concentração sérica de sódio falsamente baixa é observada em duas situações:

1. Hiponatremia hipertônica
2. Pseudo-hiponatremia

A hiponatremia hipertônica é causada por um aumento na concentração de glicose plasmática. O aumento da concentração de glicose aumenta a osmolalidade do plasma, que promove difusão passiva de água do compartimento celular para o compartimento extracelular. O ganho em água extracelular reduz a concentração de sódio. Uma distinção importante entre esse fenômeno e hiponatremia hipo-osmolar clássica é que a osmolaridade plasmática está aumentada, não diminuída. Além disso, a hiponatremia hipo-osmolar induz edema celular, não retração, porque a água desloca-se para dentro do compartimento celular. Os efeitos da hiperglicemia sobre a concentração sérica de sódio são bastante previsíveis. Assim, um aumento de 100 mg/dL de glicose em geral diminui a concentração sódio em torno de 1,6 mEq/L.

A pseudo-hiponatremia é causada pelo aumento na concentração de proteínas ou lipídeos (Figura 10.1). A diminuição da concentração plasmática de sódio ocorre quando técnicas baseadas em diluição são empregadas para medir a concentração de sódio. Essas técnicas subestimam a verdadeira concentração plasmática de sódio, uma vez que o volume de diluente usado para preparar a amostra para análise é aumentado à proporção que concentração de proteínas ou lipídeos se eleva. No entanto, uma vez que concentração de sódio na fase aquosa permanece inalterada, a osmolalidade não é afetada pela hiperlipidemia ou hiperproteinemia. A mensuração da osmolalidade utilizando a depressão do ponto de congelamento confirma a osmolalidade normal, logo, a designação pseudo-hiponatremia.

Os sintomas da hiponatremia

As principais manifestações da hiponatremia resultam do volume celular alterado. Enquanto a maioria dos sistemas pode tolerar um modesto aumento de volume, o crânio rígido está associado com um aumento da pressão intracerebral quando as células do cérebro aumentam o volume além de 5%. A pressão intracraniana aumenta exponencialmente com redução de apenas 10% na osmolalidade plasmática (Figura 10.2), portanto, as manifestações clínicas

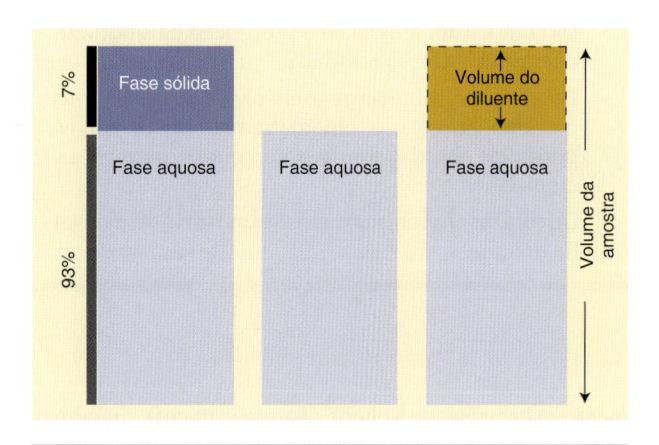

FIGURA 10.1 Determinação laboratorial da concentração de sódio usando fotometria de chama. Uma amostra de plasma normal (coluna da esquerda) é constituída por uma fase aquosa (93%) e uma fase sólida (7%, principalmente proteínas e lipídeos). A fase aquosa é isolada por meio de ultracentrifugação (coluna do meio) e diluída com uma quantidade padrão de solvente para alcançar um volume padrão de amostra (coluna da direita). A concentração de sódio na amostra reconstituída é medida por meio de um analisador. Quando os compostos da fase sólida aumentam (hiperlipidemia grave), o montante de diluente adicionado deve necessariamente aumentar para conseguir um volume padrão de amostra. Assim, a concentração de sódio medida diminui, embora a concentração de sódio na fase aquosa não seja afetada. Essa subestimação da concentração de sódio pode ser evitada pelo uso de um sistema de análise que empregue um eletrodo para íon específico (que mede a concentração de sódio na fase aquosa).

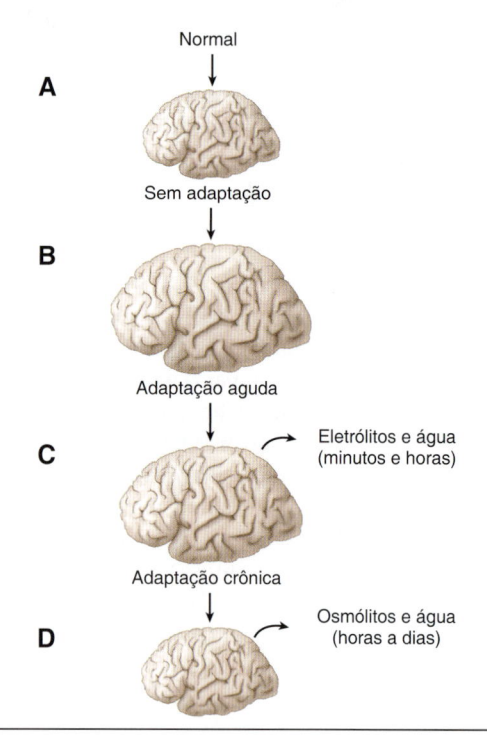

FIGURA 10.2 Estágios do edema cerebral na hiponatremia grave. Sem adaptação celular, o cérebro edemacia consideravelmente (painéis A a B), produzindo edema cerebral com risco de morte. Felizmente, as células do cérebro adaptam-se de forma rápida a alterações na concentração sérica de sódio. Dentro de horas, as células começam a expulsar eletrólitos e água, o que minimiza o edema (painel B a C). Dentro de alguns dias, o volume do cérebro retorna para próximo do normal (painel C para D), mesmo com diminuições acentuadas na concentração sérica de sódio, à medida que osmólitos orgânicos (inositol, betaína, mioinositol) são extrudados das células.

cardinais da hiponatremia hipo-osmolar são secundárias ao edema do sistema nervoso central (SNC). Esses sintomas incluem:

- Náuseas e vômitos
- Mudanças comportamentais
- Diminuição do nível de consciência, avançando para o coma
- Convulsões

A maioria das células é dotada de um sistema intrínseco de regulação osmótica que mantém o volume celular constante de célula. A adaptação celular ocorre agudamente (dentro de 24 horas), mas vários dias são necessários para atingir o volume celular quase normal. Na completa ausência de adaptação, edema cerebral com risco de morte pode ocorrer com diminuição de apenas 5% a 10% na osmolalidade. A adaptação aguda é principalmente secundária à extrusão de sódio e água intracelular. Ela é eficaz, embora de efeito limitado. A adaptação crônica depende da extrusão celular de compostos orgânicos específicos conhecidos como osmólitos. A adaptação crônica pode normalizar completamente a pressão intracerebral. Dessa forma, o ritmo de diminuição da concentração sérica de sódio é muito mais importante na determinação dos sintomas do que o valor absoluto da redução.

▶▶IMPLICAÇÃO CLÍNICA

Mesmo a redução extrema na concentração sérica de sódio (< 110 mEq/L) pode ser assintomática, se o ritmo da redução for lento. A hiponatremia assintomática é particularmente comum em determinadas situações clínicas (insuficiência cardíaca, cirrose, secreção ectópica de ADH por tumores). Vale ressaltar que o sódio sérico desses pacientes não deve ser corrigido de forma rápida, pois a readaptação requer vários dias. Se a concentração de sódio for corrigida rapidamente, a bainha de mielina dos axônios e dos neurônios pode ser lesada. Esse fenômeno é conhecido como síndrome da desmielinização osmótica.

Fisiopatologia da hiponatremia

Um aumento na ingestão de água em relação à sua excreção é necessário para que se desenvolva hiponatremia (Equação 10.1). Uma vez que o ADH é o principal determinante da excreção de água, ele está frequentemente envolvido na patogênese dessa síndrome clínica. Embora haja muitas condições clínicas que cursam com hiponatremia, a patogênese é similar – desequilíbrio hídrico. O entendimento dos fatores que regulam a ingestão e excreção de água permite uma abordagem lógica no diagnóstico diferencial de hiponatremia.

$$\text{Ingestão de água} > \text{Excreção de água} \quad (10.1)$$

Embora teoricamente seja possível ingerir água suficiente para causar hiponatremia, a maioria dos casos é secundária a uma combinação de excreção renal de água livre comprometida e ingestão de água normal ou um pouco aumentada. A taxa máxima de fluxo urinário é impressionante em circunstâncias normais e fornece uma proteção extraordinária contra o desenvolvimento de hiponatremia a partir da ingestão isolada de água. A taxa máxima de fluxo urinário pode ser calculada a partir do conhecimento da (1) osmolalidade urinária mínima (~ 50 mOsm/kg de H_2O em seres humanos normais) e (2) da excreção média urinária de solutos (~ 600 mOsm/d, que é composta de sódio, potássio e ureia). Portanto, um cálculo simples resulta em um volume máximo de urina de 12 L/d (Equação 10.2):

$$\text{Volume urinário} = \frac{600 \text{ mOsm de solutos por dia}}{50 \text{ mOsm de soluto em cada litro de urina}} \quad (10.2)$$

Consequentemente, a ingestão de água deve ser extraordinária para gerar hiponatremia sem um defeito simultâneo na diluição da urina. Tendo em vista que o volume urinário depende do soluto total excretado, é possível limitar drasticamente a excreção de água livre restringindo a ingestão de soluto. Embora relativamente incomum, esse fenômeno tem sido descrito em idosos e alcoólicos, nos quais a ingestão de soluto pode ser inferior a 100 mOsm/d.

A Figura 10.3 mostra as etapas envolvidas na excreção renal de água. Na etapa 1, a água e o sódio são reabsorvidos no túbulo proximal. Logo, a distribuição de água para o restante do néfron está vinculada à reabsorção de fluido no túbulo proximal. Condições caracterizadas pelo aumento da reabsorção de fluido no túbulo proximal podem reduzir a capacidade renal de excretar água. Por exemplo, estados de baixo débito cardíaco, como a insuficiência cardíaca ou a desidratação, aumentam a reabsorção tubular proximal de sódio e água. Na etapa 2 a urina passa por diluição (ver Figura 7.4) no ramo espesso ascendente medular da alça de Henle.

A água livre de eletrólitos é gerada nesse local. Os diuréticos de alça interferem com a diluição urinária máxima inibindo o NKCC2. Na etapa 3, a água é excretada (ADH suprimido) ou conservada (aumento de ADH). A etapa 3 é o passo mais importante na excreção renal de água. A maioria dos estados hiponatrêmicos é caracterizado por um aumento de ADH circulante e conservação de água por meio da etapa 3. O nível prevalente de ADH reflete os efeitos dos múltiplos fatores que podem estimular ou inibir secreção (ver Tabela 9.1).

Em resumo, a ingestão de água deve exceder a excreção de água para se desenvolver hiponatremia. O reconhecimento dos fatores que influenciam o equilíbrio hídrico é essencial para se formular um diagnóstico diferencial lógico. Somente a ingestão de água é improvável causar hiponatremia. O ADH desempenha papel proeminente na excreção de água, e está, portanto, frequentemente implicado na patogênese da hiponatremia. Uma vez que muitas condições clínicas influenciam a secreção de ADH, a hiponatremia é um distúrbio eletrolítico relativamente comum.

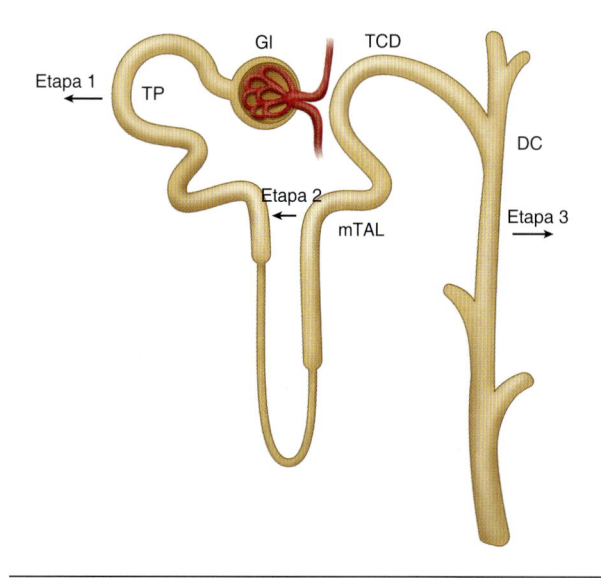

FIGURA 10.3 A geração de água livre de eletrólitos no rim envolve três etapas. A etapa 1, ou reabsorção de ultrafiltrado no túbulo proximal (TP), influencia a geração máxima de água livre, alterando a distribuição de urina para o segmento diluidor (mTAL, ramo espesso ascendente medular). Condições que estão associadas com reabsorção aumentada de NaCl e água no TP diminuem a geração de água livre sem afetar diretamente a diluição da urina. Na etapa 2, o mTAL e o início do túbulo contornado distal (TCD) reduzem a osmolaridade urinária para <100 mOsm/kg de H_2O. As doenças túbulo-intersticiais (que lesam os túbulos) interferem com a diluição máxima de urina e reduzem a excreção de água livre. Finalmente, a etapa 3 envolve a reabsorção de água no ducto coletor (DC), que é exclusivamente influenciada pelo nível circulante do hormônio antidiurético (ADH). O ADH é comumente envolvido na patogênese dos distúrbios hídricos. (Gl, glomérulo).

Diagnóstico diferencial da hiponatremia

A hiponatremia pode ser classificada em duas categorias principais com base no volume circulante efetivo (VCE):

1. Condições associadas com VCE baixo;
2. Condições associadas com VCE normal.

A distinção entre o volume corporal total e VCE é sutil, mas crucial. O volume corporal total reflete o volume combinado de todos os principais compartimentos de fluidos do corpo (intravascular, intersticial e intracelular). Em contraste, o VCE reflete o volume intravascular e especificamente implica na diminuição da perfusão de órgãos vitais. É possível desenvolver expansão do volume corporal total e, ainda assim, manifestar VCE diminuído. Por exemplo, a insuficiência cardíaca congestiva é acompanhada pela expansão de volume total (que se manifesta como edema), mas também é acompanhada por diminuição do débito cardíaco, o que é equivalente a uma queda no VCE. Qualquer condição que diminui o VCE desencadeia uma resposta neuro-humoral que se associa com um aumento no ADH circulante e retenção renal de sódio.

Condições associadas com baixo VCE

Quatro síndromes clínicas são responsáveis pela maioria desses estados (Figura 10.4):

- Contração de volume
- Insuficiência cardíaca congestiva (ICC)
- Síndrome nefrótica
- Cirrose

Todos esses transtornos são caracterizados por aumento no ADH circulante devido à diminuição do VCE. O mecanismo responsável pela queda no VCE é intuitivo na

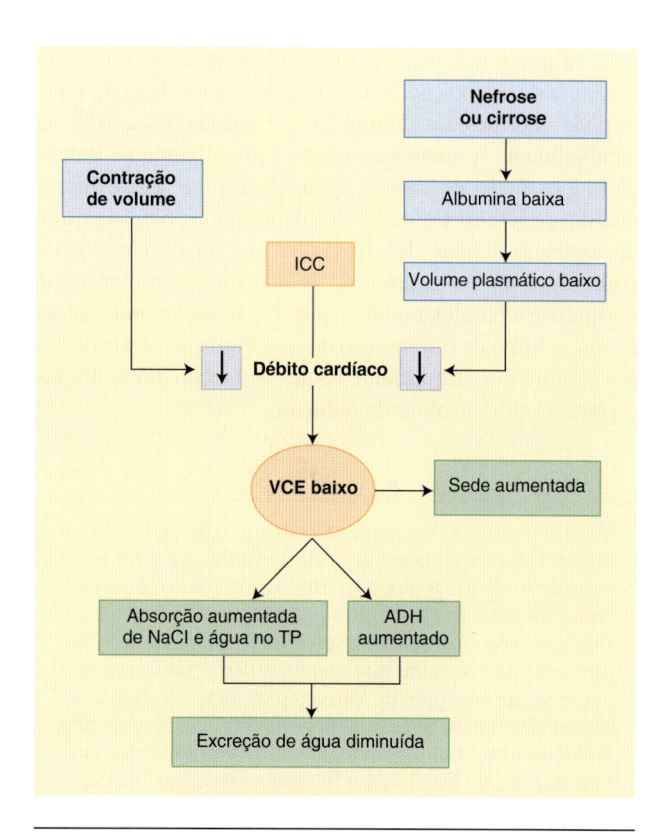

FIGURA 10.4 Fisiopatologia clínica da hiponatremia secundária ao volume circulante efetivo baixo (VCE). Quatro condições são responsáveis por quase 75% de todas as hiponatremias (ICC, contração de volume, síndrome nefrótica e cirrose). A insuficiência cardíaca congestiva (ICC) reduz o débito cardíaco e a perfusão renal, o que aumenta a reabsorção de sódio no túbulo proximal (TP). Além disso, a secreção de ADH está aumentada. Esses efeitos prejudicam a excreção de água livre. A síndrome nefrótica é complicada pela perda de proteína na urina, enquanto a cirrose diminui a síntese hepática de albumina. A queda na albumina sérica reduz a pressão oncótica plasmática, que promove o deslocamento de líquido para o compartimento intersticial. A consequente queda do volume plasmático reduz o débito cardíaco e o VCE. Uma vez que todas essas condições são caracterizadas por retenção de sódio, a formação de edema é muito comum. Os estados de contração de volume produzem uma fisiopatologia semelhante, embora o exame físico revele turgor da pele diminuído, e não edema. Todas as quatro condições são caracterizadas por uma baixa concentração de sódio na urina (geralmente < 10 mEq/L) e uma osmolalidade da urina elevada (> 300 mOsm por causa da ADH aumentado). O VCE baixo também estimula a sede, o que agrava ainda mais o problema.

contração de volume e na insuficiência cardíaca. A síndrome nefrótica e a cirrose são acompanhadas por hipoalbuminemia moderada a grave. A diminuição correspondente da pressão oncótica sérica promove a difusão de solutos e água do compartimento intravascular para o intersticial, diminuindo, assim, o VCE.

A queda no VCE reduz a perfusão renal, que, por sua vez, aumenta a reabsorção de sódio e água no túbulo proximal. Isso reduz o fluxo urinário e, portanto, a excreção de água. A retenção de sódio diminui a concentração urinária de sódio (geralmente < 10 mEq/L), que é um excelente biomarcador de VCE diminuído. Além disso, um declínio no VCE aumenta a concentração de ADH, o que reduz a excreção de água livre.

Embora a fisiopatologia da hiponatremia seja similar nessas síndromes, a conduta varia dependendo da causa subjacente. A contração de volume deve ser manejada com simples hidratação (soro fisiológico a 0,9% ou solução salina isotônica, se fluidos intravenosos forem necessários). Idealmente, o tratamento da insuficiência cardíaca congestiva, da síndrome nefrótica ou da cirrose deve visar a correção da condição subjacente. No entanto, as taxas de resposta variam de acordo com a extensão e a gravidade da doença, bem como da patologia específica. Infelizmente, muitas dessas condições não são passíveis de tratamento. Nesses casos, a abordagem mais comum envolve restringir a ingestão de água (ver também Antagonistas da Vasopressina, a seguir).

Condições associadas com VCE normal

A hiponatremia acompanhada por volume normal comprovado por exame (euvolemia) deve alertar o médico para a presença da síndrome da secreção inapropriada do hormônio antidiurético (SIADH). Essa síndrome é caracterizada pelo aumento de ADH circulante; no entanto, não há estímulo conhecido para a secreção de ADH (Figura 10.5). Uma vez que o *status* de volume e, portanto, o VCE são normais, a concentração de sódio na urina não está baixa (geralmente superior a 40 mEq/L). Embora o tratamento clínico da condição subjacente seja desejável, frequentemente isso não é viável, tendo em vista que muitas dessas condições são resistentes à terapia. Logo, a restrição hídrica tem sido a base da terapia. Estratégias de tratamento adicionais incluem o aumento da ingestão de soluto (com comprimidos de sódio) para facilitar a excreção de água livre e administração de demeclociclina. A demeclociclina (um antibiótico análogo à tetraciclina) antagoniza a ação do ADH; no entanto, a incidência de fotossensibilidade é um efeito adverso significativo.

Os antagonistas da vasopressina

Recentemente, os antagonistas de V2R surgiram como uma nova abordagem para o manejo da hiponatremia. Esses agentes inibem de forma competitiva a ligação do ADH com o receptor da vasopressina. Três receptores de vasopressina foram caracterizados ao longo das últimas

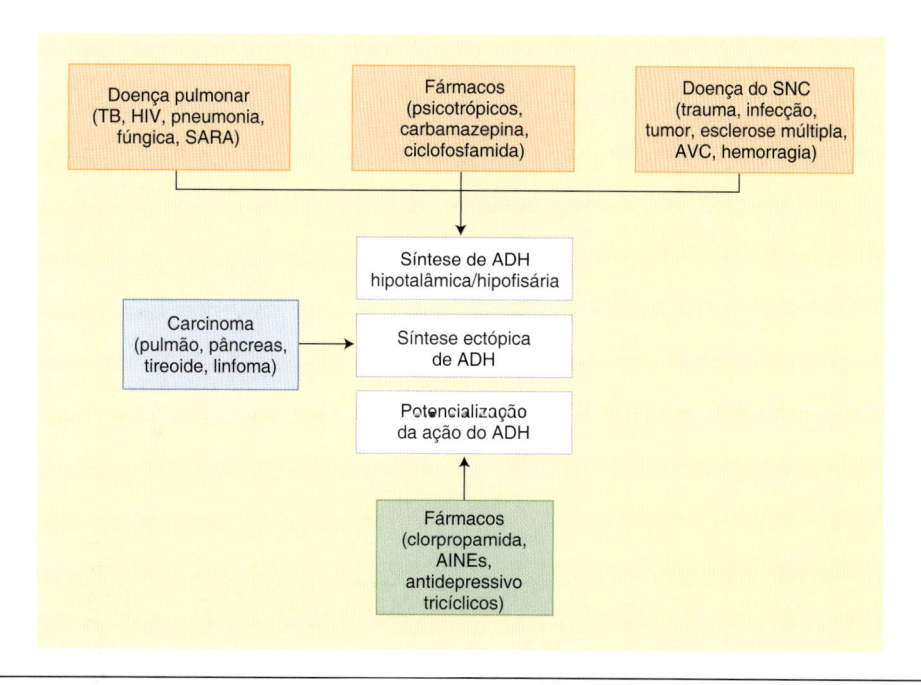

FIGURA 10.5 A SIADH é responsável por cerca de 20% das hiponatremias. Três mecanismos são responsáveis por essas condições: (1) síntese hipotalâmica/hipofisária aumentada de ADH, (2) síntese ectópica de ADH e (3) potencialização da ação do ADH. As causas mais comuns estão destacadas nas caixas brancas. Em geral, câncer, lesões cerebrais, doença pulmonar e alguns fármacos são as causas mais comuns. O mecanismo exato responsável pelo aumento de ADH nessas condições é mal compreendido.

décadas. O V2R medeia os efeitos do ADH sobre a permeabilidade da água; o V1R compreende dois subtipos de receptores, o V1Ra e o V1Rb; o V1Ra é expresso em células do músculo liso vascular (vasoconstrição), plaquetas (agregação), hepatócitos (glicogenólise) e do miométrio (contração uterina); o V1Rb é amplamente expresso no cérebro, embora seu papel exato permaneça não totalmente compreendido. O conivaptano foi o primeiro agente aprovado para uso nos Estados Unidos, em 2006. Ele é um antagonista não seletivo da vasopressina (inibindo V2R e V1Ra), aprovado para uso apenas em SIADH. O conivaptano pode reduzir a pressão arterial devido ao seu efeito sobre o V1Ra. Ele é contraindicado em pacientes com insuficiência cardíaca e cirrose. Vários agentes mais novos (tolvaptano, relcovaptano, lixivaptano), com maior seletividade de receptor, têm surgido. Por exemplo, o tolvaptano é específico para V2R e é aprovado para uso em SIADH, bem como na hiponatremia associada com insuficiência cardíaca e cirrose.

Abordagem do paciente com hiponatremia

Deve-se primeiro comprovar que a concentração sérica de sódio não é um artefato ou secundária à hiperglicemia (Figura 10.6). A glicose sérica é rotineiramente solicitada no painel eletrolítico padrão. Em caso de dúvida, a medição da osmolalidade plasmática por meio da diminuição do ponto de congelamento vai discriminar pseudo-hiponatremia e hiponatremia hipertônica da hiponatremia hipotônica. A avaliação clínica de volume, incluindo a distensão das veias cervicais, turgor tegumentar e edema periférico, juntamente com a bioquímica urinária (concentração de sódio e osmolalidade), geralmente é suficiente para estabelecer o diagnóstico de hiponatremia.

Há várias causas não frequentes de hiponatremia que também podem ser consideradas. A ingestão de água psicogênica tem sido descrita em mulheres jovens que usam agentes psicotrópicos. Essa condição é caracterizada pela in-

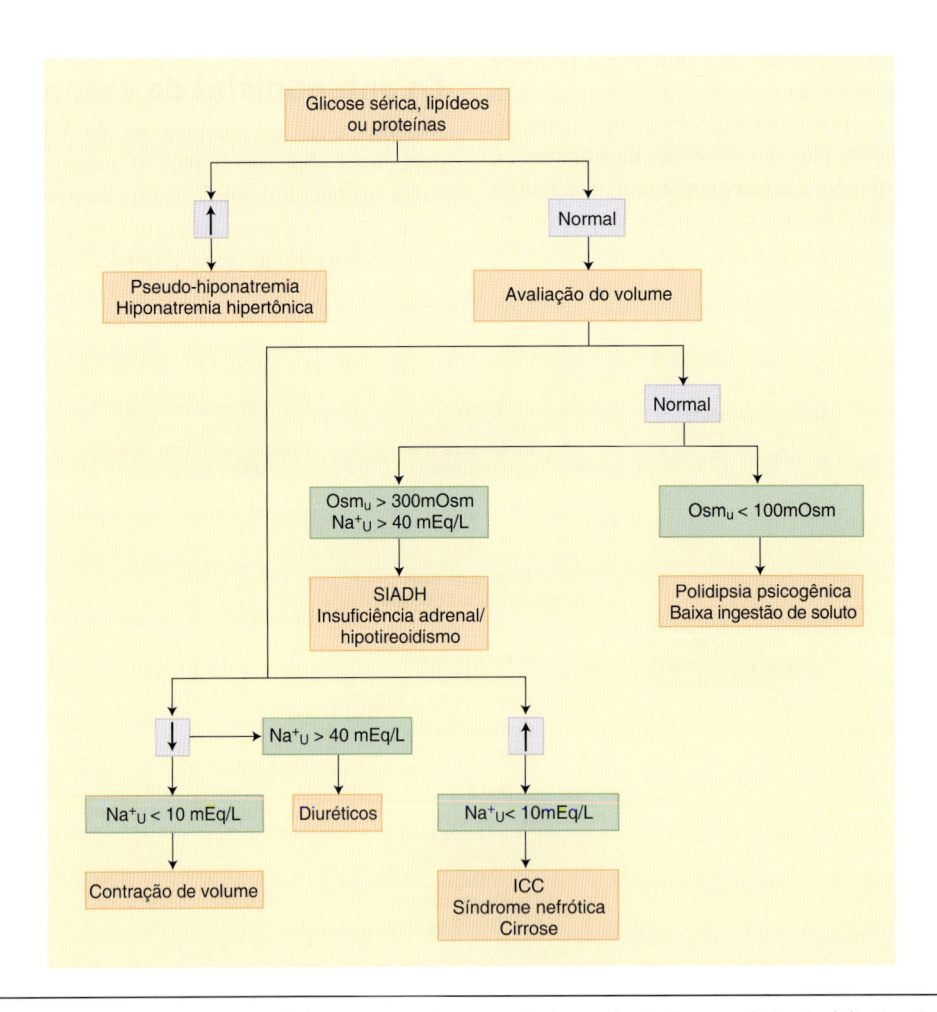

FIGURA 10.6 Abordagem geral do diagnóstico de hiponatremia. Com a notável exceção de duas condições (polidipsia psicogênica, soluto de baixa entrada), todos são associados com um aumento da ADH e, portanto, osmolalidade urinária. Duas doenças endócrinas (hipotireoidismo insuficiência adrenal) devem ser avaliadas do modo como são tratadas, com a terapia especificamente hormonal. Nota-se que a avaliação clínica do volume é um passo útil no início da avaliação de hiponatremia.

gestão excessiva de água. O mecanismo do aumento da sede não está bem esclarecido, embora o efeito anticolinérgico dos agentes psicotrópicos seja implicado com frequência.

A insuficiência adrenal e o hipotireoidismo têm sido descritos em pacientes com hiponatremia. Acredita-se que a sensibilidade aumentada à ação do ADH seja a causa subjacente à retenção de água nessas condições. A correção do problema endocrinológico cura a hiponatremia.

A administração crônica de diuréticos tiazídicos é uma causa muito comum de hiponatremia em idosos. Os diuréticos tiazídicos promovem contração de volume que aumentam o ADH. Além disso, eles interferem com a reabsorção de sódio na parte proximal do TCD. Uma vez que a urina é adicionalmente diluída neste sítio, os tiazídicos interferem com a diluição máxima da urina. Tendo em vista que os diuréticos de alça interferem com a concentração de urina por meio do bloqueio de NKCC2, eles são menos associados com hiponatremia. A ingestão diminuída de soluto (sódio e potássio) ou proteína (que é metabolizada em ureia) pode reduzir substancialmente a excreção de água. (ver Equação 10.1). Isso é comum em idosos ou na embriaguez alcoólica. Durante a embriaguez, o alcoolista está consumindo grande quantidade de água com pouco soluto. De forma importante, já que o nível de ADH circulante não está aumentado nesses pacientes (a não ser que eles tenham contração de volume concomitante), a osmolalidade urinária é frequentemente < 100 mOsm/L.

Por fim, quatro padrões de SIADH têm sido descritos. Geralmente, eles são indistinguíveis, com a exceção do tipo B ou redefinição do osmostato. A redefinição do osmostato é caracterizada por um limiar mais baixo do que o normal para a supressão de ADH (Figura 10.7). A osmolalidade urinária está frequentemente baixa nesses pacientes, se a concentração sérica de sódio estiver no limiar ou próximo dele. Restringir a ingestão de água vai induzir um aumento do ADH e, correspondentemente, da osmolalidade urinária. Essa manobra permite a diferenciação de uma redefinição do osmostato da polidipsia psicogênica. O tratamento de um paciente com redefinição de osmostato não é recomendado, uma vez que não melhora o resultado.

Estratégias gerais de tratamento para a hiponatremia

O tratamento do distúrbio subjacente é sempre a abordagem ideal. Se a condição subjacente não pode ser manejada, a restrição hídrica e o uso criterioso de um antagonista da vasopressina podem ser úteis. A restrição hídrica é difícil de prescrever para pacientes com insuficiência cardíaca, síndrome nefrótica, ou cirrose, já que o estado patológico é caracterizado pelo aumento acentuado na ANG II circulante. A ANG II é um potente estímulo para a sede. A administração de soluto também não é eficaz nessas condições, porque essas doenças são intrinsecamente caracterizadas por retenção de sódio (ver Figura 10.5).

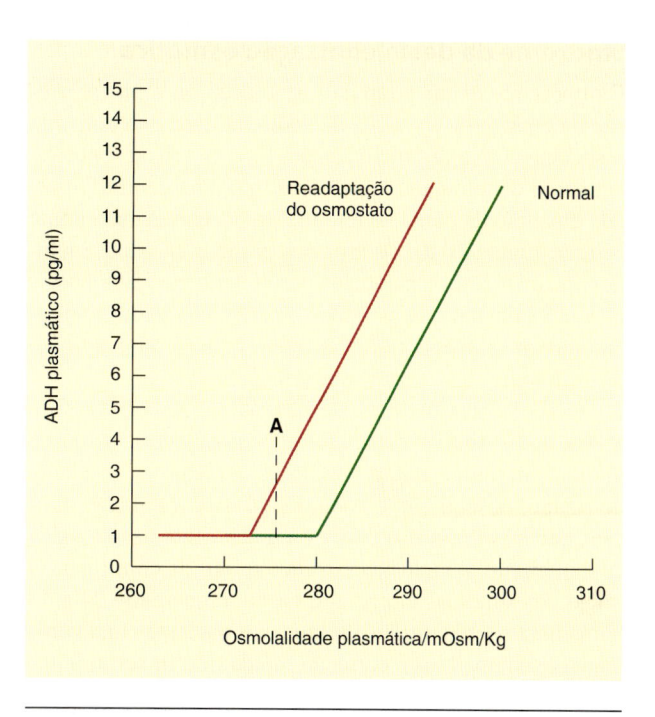

FIGURA 10.7 Protótipo da redefinição do osmostato. Nota-se que o limiar para o ADH é aproximadamente 10 mOsm menor que o normal, embora o padrão de liberação do ADH seja quase idêntico. Logo, um aumento na osmolalidade acima do limiar resulta em aumento acentuado na concentração de ADH e osmolalidade urinária (a osmolalidade urinária é um excelente substituto para o efeito/concentração de ADH). Quando a osmolalidade sérica está próxima do limiar, o ADH é suprimido e a concentração urinária será diluída. Dessa forma, a osmolalidade urinária não está necessariamente alta em pacientes com SIADH. A restrição de água (que eleva a osmolalidade acima do limiar) induz um aumento de concentração urinária (A) antes que seja observada em indivíduos normais.

A hiponatremia com risco de vida (aguda), acompanhada por coma, convulsões, letargia e confusão mental, exige uma estratégia inicial mais agressiva. Em geral, um modesto aumento do sódio sérico (5-7 mEq/L) é adequado para evitar sequelas neurológicas permanentes. A administração intravenosa cuidadosa de salina hipertônica (3%-5%) é utilizada para elevar rapidamente a concentração sérica de sódio. Os diuréticos de alça também têm sido empregados nessa condição. Agudamente, os diuréticos de alça aumentam a excreção de água devido às suas potentes propriedades diuréticas. A administração aguda de um diurético de alça deve ser monitorada com cuidado, pois a perda simultânea de sódio pode produzir desidratação grave e colapso hemodinâmico. Além disso, hipercorreção da concentração sérica de sódio pode produzir a síndrome da desmielinização osmótica. Paradoxalmente, a administração diária *crônica* de diurético está implicada no desenvolvimento de hiponatremia. Sabendo que o uso crônico de diurético induz um estado de contração de volume, o nível circulante de ADH e ANG II está aumentado, o que aumenta a retenção de água e sede, respectivamente.

Síndrome da desmielinização osmótica

É importante evitar a rápida restauração ou a hipercorreção da concentração sérica de sódio, porque isso tem sido associado com a desmielinização. Essa condição foi originalmente denominada "mielinólise pontina central", porque o padrão da perda de mielina estava confinada à ponte central (Figura 10.8). Os aspectos clínicos clássicos incluíam quadriparesia e paralisias pseudobulbares. Evidências recentes indicam que as lesões também envolvem regiões extrapontinas. Dessa forma, o termo mais geral, síndrome de desmielinização osmótica (SDO), foi adotado.

A SDO foi primeiramente descrita no alcoolismo, porém, estudos mais recentes têm documentado a perda de mielina em muitas outras condições, incluindo transplante de fígado, desnutrição e Aids. Estudos *post-mortem* indicam que a maioria dos casos é clinicamente assintomática e, portanto, a incidência exata é difícil de confirmar. O início dos sintomas em geral é tardio, requerendo 24 a 48 horas para se manifestar. Portanto, os pacientes inadvertidamente submetidos à correção rápida devem ser monitorados com cuidado. Infelizmente, o tratamento sintomático da SDO é ineficaz, embora a recuperação espontânea tenha sido relatada em um pequeno número de casos. Estudos recentes sugerem que a redução do sódio sérico com água deve ser considerada em pacientes cujo sódio sérico tenha se elevado rapidamente. Com base em estudos observacionais em pacientes e em estudos com animais, uma abordagem prudente para a correção da hiponatremia é descrita abaixo:

- Tratar os pacientes assintomáticos de forma conservadora.
- Um aumento de 5-7 mEq/L na concentração plasmática de sódio deve reverter o edema cerebral em pacientes sintomáticos.
- O ritmo de correção não deve exceder a 0,5-1,0 mEq/h.
- A correção absoluta não deve ultrapassar 10-12 mEq/d.

As orientações acima devem ser seguidas estritamente em grupos de alto risco, incluindo os alcoólicos, os receptores de transplante de fígado ou aqueles com doença prévia do SNC.

Hipernatremia

A fisiopatologia da hipernatremia é conceitualmente análoga à dos estados hiponatrêmicos, uma vez que o pré-requisito para o desenvolvimento deste distúrbio é um desequilíbrio na homeostase da água (Equação 10.3).

$$\text{Ingestão de água} < \text{Excreção de água} \qquad (10.3)$$

O mecanismo da sede danificado é comumente implicado na patogênese dos estados hipernatrêmicos. A regulação da sede é complexa, envolvendo informações osmóticas, hormonais e neurais (Figura 10.9). A interrupção do circuito neural envolvido na mediação da sensação de sede diminui a sede em idosos ou indivíduos com história prévia de doença do SNC. Esses pacientes são especialmente propensos a desenvolver hipernatremia. A importância da sede na patogênese da hipernatremia é exemplificada no diabetes insípido. Esses indivíduos são deficientes em ADH (diabetes insípido central, DIC) ou não respondem ao ADH (diabetes insípido nefrogênico, DIN). Embora os pacientes com diabetes insípido excretem excesso de água na urina, eles geralmente não desenvolvem hipernatremia porque eles compensam as perdas com o aumento da ingestão hídrica. Portanto, o diabetes insípido é caracterizado por poliuria e polidipsia sem hipernatremia.

O mecanismo da sede prejudicado é particularmente comum em duas situações clínicas:

- Pacientes com lesão cerebral subjacente (AVC).
- Pacientes que não podem sentir sede ou expressar a necessidade de água (demência, infância, deficiência mental).

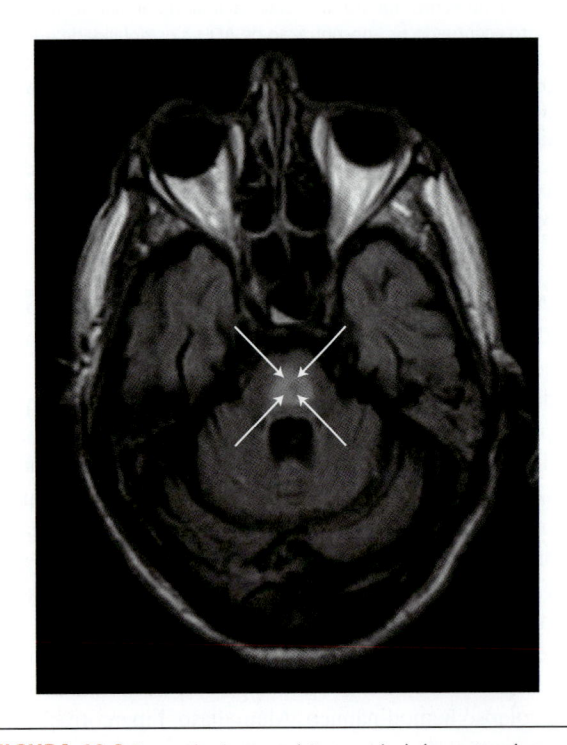

FIGURA 10.8 Ressonância magnética no nível do centro da ponte cerebral em um paciente com desmielinização osmótica. A imagem ponderada em T2 revela áreas hiperintensas (branca) no centro da ponte (setas). Essas lesões refletem o conteúdo de água aumentado na área.

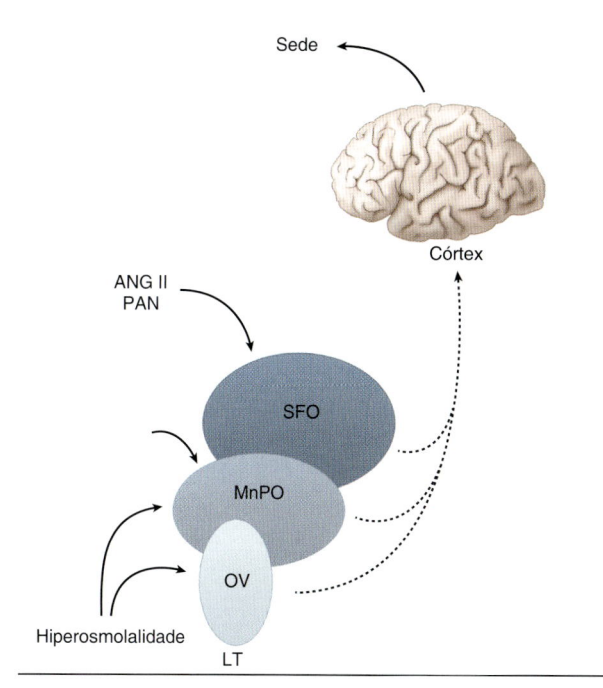

FIGURA 10.9 Representação esquemática dos circuitos neurais envolvidos na regulação da sede. Sinais neurais provenientes de hormônios (angiotensina II, ANG II; peptídeo atrial natriurético, PAN), da hemodinâmica (barorreceptores carotídeos e aórticos, BR), e de sinais osmóticos convergem em várias regiões da lâmina terminal (LT): MnPO, núcleo pré-óptico mediano; OV, órgão vasculoso; SFO, órgão subfornical. Os sinais são processados no córtex cingulado e provocam uma mudança na sede. Não surpreendentemente, uma variedade de doenças do sistema nervoso central pode estar associada com o mecanismo da sede prejudicado.

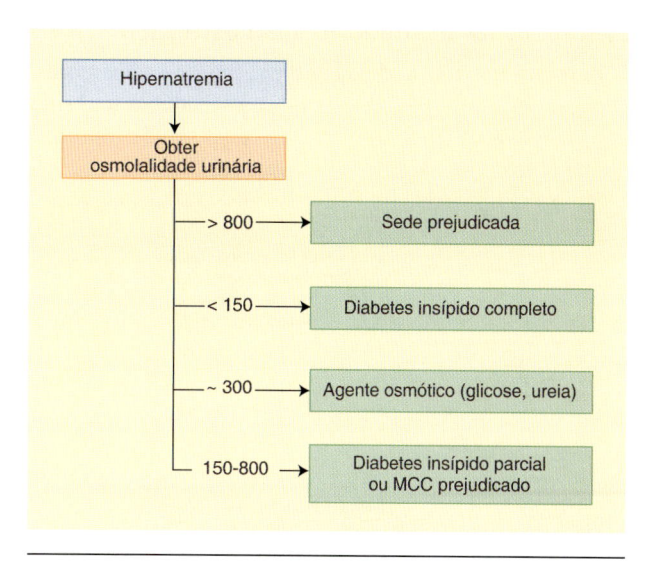

FIGURA 10.10 Utilidade da osmolalidade urinária na avaliação da hipernatremia. A osmolalidade urinária > 800 mOsm indica que existe uma alteração no mecanismo da sede, em vez de perda renal de água, responsável pelo desenvolvimento de hipernatremia. A osmolalidade urinária < 150 mOsm indica perda renal de água, mais provavelmente secundário a diabetes insípido. No entanto, a hipernatremia é incomum no diabetes insípido, pressupondo que a sede e o acesso à água sejam normais. A osmolalidade urinária estável ou persistente de ~ 300 mOsm sugere a presença de um agente osmótico (geralmente glicose ou ureia decorrente de catabolismo proteico excessivo). Variantes parciais de diabetes insípido e deficiência no mecanismo de contracorrente (MCC) interferem com a conservação da água. A osmolalidade urinária reflete a natureza parcial desses defeitos. Esses indivíduos não vão conseguir concentração ou diluição máxima. Contudo, o desenvolvimento de hipernatremia, mais uma vez, é em grande parte a manifestação de um distúrbio coexistente da sede.

Diagnóstico diferencial da hipernatremia

A determinação laboratorial da osmolalidade urinária é valiosa no estabelecimento da patogênese da hipernatremia (Figura 10.10). Quando secundária a um distúrbio isolado da sede, a urina estará devidamente concentrada (> 800 mOsm/kg de H_2O em adultos saudáveis). A osmolalidade urinária menor que 150 mOsm/kg de H_2O sugere fortemente diabetes insípido. No entanto, hipernatremia não é observada no diabetes insípido, a não ser que esteja acompanhado pelo mecanismo da sede comprometido. Se a osmolalidade urinária permanecer persistentemente em 300 mOsm/Kg de H_2O ou em torno disso, é provável que seja diurese osmótica. Diurese osmótica pode ser identificada por meio da análise cuidadosa da composição urinária de solutos. Isso envolve a mensuração da glicose e ureia urinárias, as quais comumente induzem perda osmótica da água. Além disso, quando o manitol é utilizado para tratar o edema cerebral, ele pode promover diurese osmótica.

Ocasionalmente, a osmolalidade urinária instala-se dentro de uma zona cinzenta (150-800 mOsm/Kg de H_2O). Duas categorias de doenças devem ser consideradas nessa circunstância:

- Variantes parciais de diabetes insípido.
- Mecanismo de contracorrente (MCC) prejudicado. Isso é frequentemente causado por lesão renal túbulo-intersticial (ver Capítulo 17). Além do mais, o rim idoso é invariavelmente acompanhado pela reduzida capacidade de concentração urinária.

Diabetes insípido

Embora o mecanismo fundamental responsável pelo diabetes insípido seja relativamente manifesto (deficiência ou resistência ao ADH), a etiologia é variada (Figura 10.11). Em geral, condições afetando o SNC, como trauma, infecção ou tumores, são causas comuns de DIC. Ao contrário, certas substâncias, distúrbios eletrolíticos ou dano renal

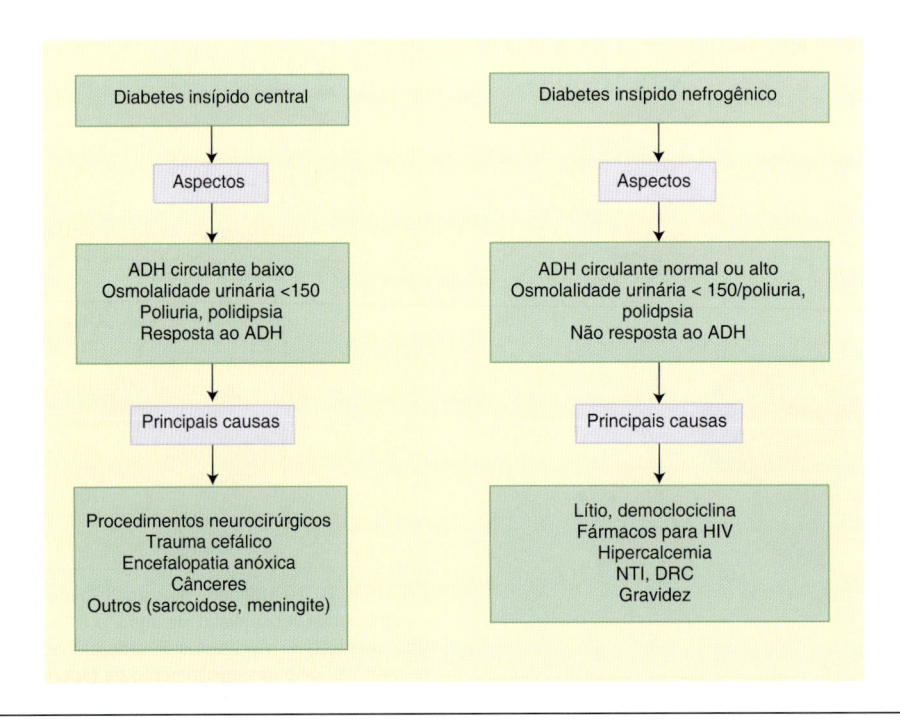

```
┌─────────────────────────────────────┐  ┌─────────────────────────────────────┐
│    Diabetes insípido central        │  │   Diabetes insípido nefrogênico     │
└──────────────┬──────────────────────┘  └──────────────┬──────────────────────┘
               │                                        │
          ┌────▼────┐                              ┌────▼────┐
          │ Aspectos│                              │ Aspectos│
          └────┬────┘                              └────┬────┘
               │                                        │
┌──────────────▼──────────────────┐  ┌──────────────────▼──────────────────┐
│ ADH circulante baixo            │  │ ADH circulante normal ou alto       │
│ Osmolalidade urinária <150      │  │ Osmolalidade urinária < 150/poliuria,│
│ Poliuria, polidipsia            │  │ polidpsia                           │
│ Resposta ao ADH                 │  │ Não resposta ao ADH                 │
└──────────────┬──────────────────┘  └──────────────────┬──────────────────┘
               │                                        │
      ┌────────▼─────────┐                      ┌───────▼──────────┐
      │ Principais causas│                      │ Principais causas│
      └────────┬─────────┘                      └───────┬──────────┘
               │                                        │
┌──────────────▼──────────────────┐  ┌──────────────────▼──────────────────┐
│ Procedimentos neurocirúrgicos   │  │ Lítio, democlociclina               │
│ Trauma cefálico                 │  │ Fármacos para HIV                   │
│ Encefalopatia anóxica           │  │ Hipercalcemia                       │
│ Cânceres                        │  │ NTI, DRC                            │
│ Outros (sarcoidose, meningite)  │  │ Gravidez                            │
└─────────────────────────────────┘  └─────────────────────────────────────┘
```

FIGURA 10.11 Aspectos clínicos e principais causas do diabetes insípido central e nefrogênico (DIC e DIN, respectivamente). O DIC manifesta-se por meio de uma diminuição do ADH circulante. Esses indivíduos devem responder a vasopressina exógena. O DIN está associado a resistência à ação do ADH e, por isso, os seus níveis circulantes estão normais ou aumentados (dependendo da concentração sérica de sódio). As causas mais comuns para ambas as doenças estão listadas. (HIV, vírus da imunodeficiência humana; NTI, nefrite túbulo-intersticial; DRC, doença renal crônica.)

são responsáveis pelas variantes nefrogênicas do diabetes insípido. O lítio é uma causa importante e comum de DIN. O DIN tem sido descrito em mais de 40% dos pacientes recebendo lítio para transtorno bipolar, embora a maioria apresente sintomas mínimos. O lítio interfere com a expressão de aquaporina 2 no ducto coletor. Alguns sintomas, mas não todos, resolvem após a descontinuação do fármaco.

Poliuria

Sabendo que pacientes com diabetes insípido apresentam poliuria em vez de hipernatremia, a avaliação clínica da poliuria deve ser entendida. Débito urinário maior que 2,5 L/d é em geral a definição aceita de poliuria. Habitualmente, a poliuria é mediada por excreção excessiva de água ou soluto (sódio, ureia, glicose ou, raramente, manitol). Clinicamente, é útil classificar a poliuria em três categorias baseadas na composição urinária. (Figura 10.12). Pacientes apresentando poliuria decorrente de diurese de água manifestará urina diluída (< 150 mOsm). Esse grupo abrange pacientes com diabetes insípido completo e polidipsia psicogênica. A medida da concentração urinária de sódio e potássio permite a diferenciação entre uma diurese mediada por eletrólitos e uma diurese osmótica. Uma vez que os solutos da urina são constituídos de eletrólitos (sódio, potássio e um ânion no contraequilíbrio) e compostos osmóticos (glicose e ureia), é relativamente simples determinar o provável responsável por meio da comparação da osmolalidade medida com a osmolalidade calculada (Equação 10.4).

$$\text{Osmolalidade urinária calculada} = 2 \times (Na^+ + K^+) \quad (10.4)$$

Se a osmolalidade calculada for igual à osmolalidade medida, é provável que a poliuria seja secundária a uma diurese eletrolítica (geralmente sódio). Ao contrário, quando a osmolalidade calculada é significativamente menor que a osmolalidade medida, um agente osmótico, como glicose, deve ser considerado.

Conduta na hipernatremia

Tratar a causa subjacente é a abordagem ideal. Uma vez que a maioria desses indivíduos não está ingerindo água de forma adequada, basta simplesmente administrar água suficiente para repor as perdas. Além disso, as perdas habituais de água devem ser levadas em conta. O cálculo do déficit de água (Equação 10.5) fornece um ponto de partida útil para a reposição de fluidos.

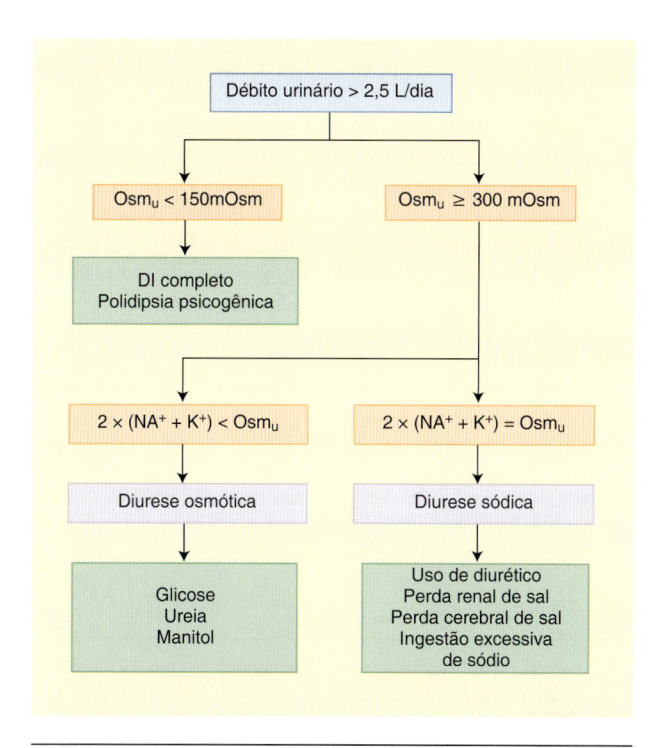

FIGURA 10.12 Avaliação da poliuria. Débito urinário que excede 2,5 L/d é diagnóstico de poliuria. A avaliação subsequente deve ser direcionada em estabelecer o mecanismo de aumento do fluxo urinário. Uma diurese de água está associada com urina diluída (geralmente < 150 mOsm). A ingestão excessiva de água (também conhecida como polidipsia psicogênica) ou diabetes insípido são responsáveis pela maioria desses casos. Os solutos que podem mediar um aumento no fluxo urinário incluem sódio, glicose, ureia e manitol. As variantes perdedoras de sódio de uma diurese de soluto em geral são consideradas separadamente, uma vez que suas causas exigem abordagem específica. A diferenciação entre as variantes perdedoras de sódio e outros agentes osmóticos requer tanto um cálculo quanto uma medição da osmolaridade urinária. Se a osmolalidade calculada é significantemente menor do que a osmolalidade medida, um agente osmótico deve ser suspeitado.

$$\text{Déficit de água} = \text{ACT} \times \left(\frac{\text{Na}^+ \text{ plasmático}}{140-1}\right) \quad (10.5)$$

*(ACT, água corporal total)

A vasopressina aquosa (administrada via nasal ou subcutânea) é útil em pacientes com diabetes insípido central, enquanto a administração crônica de diuréticos tiazídicos reduz a excreção de água livre em pacientes com diabetes insípido nefrogênico. Os diuréticos tiazídicos parecem exercer seus efeitos por meio de dois mecanismos. A contração leve de volume promove o aumento da reabsorção de água no túbulo proximal, diminuindo, com isso, a excreção de água. Além disso, estudos recentes demonstraram que os tiazídicos aumentam a expressão de aquaporina 2 no ducto coletor.

O rebaixamento rápido da concentração plasmática de sódio pode precipitar edema cerebral, visto que a água se redistribui para o compartimento intracelular. Isso pode ser evitado se a concentração sérica de sódio for reduzida gradualmente (ao longo de 48-72 horas). Logo, as seguintes diretrizes devem ser empregadas em todos os pacientes com hipernatremia:

- Restaurar o volume com soro fisiológico antes de iniciar a terapia com soluções diluídas. A correção do *status* volumétrico é essencial para evitar o colapso cardiovascular.
- Corrigir a hipernatremia em ritmo que não exceda 12 mEq/d ou 0,5 mEq/h (para evitar edema cerebral com risco de morte) com soro glicosado a 5%
- Substituir as perdas habituais de água e sódio (urina, suor) com solução intravenosa de comparável tonicidade. Isso é importante principalmente quando o débito urinário for alto, como pode ocorrer com uma diurese osmótica.

Pontos-chave

- A hiponatremia e a hipernatremia são causadas pelo desequilíbrio hídrico, e não pelo desequilíbrio de sódio.
- Os sintomas de hiponatremia são em grande parte secundários ao aumento do edema cerebral e incluem letargia, confusão, convulsões e coma.
- O ritmo de diminuição da concentração sérica de sódio é um excelente preditor da gravidade dos sintomas, comparado com o decréscimo absoluto na concentração de sódio.
- A hiponatremia é geralmente secundária a uma das cincos síndromes clínicas: insuficiência cardíaca congestiva, síndrome nefrótica, cirrose, contração de volume e SIADH. Todas essas condições provocam aumento no ADH circulante. A causa subjacente de cada uma dessas condições é muito variada.
- A correção rápida da hiponatremia pode induzir desmielinização osmótica no tronco ou no córtex cerebral. Essa síndrome é complicada por sequelas neurológicas permanentes que ocorrem 24-48 horas após a correção.
- A hipernatremia é quase sempre secundária ao comprometimento da sede ou sede anormal, embora a perda água excessiva na urina possa predispor o indivíduo à hipernatremia.
- O diabetes insípido é associado com poliuria e polidipsia, mas geralmente não é caracterizado por hipernatremia (a menos que a sede esteja comprometida ou o acesso à água for limitado).
- A hipernatremia deve ser corrigida ao longo de 48-72 horas para prevenir o desenvolvimento de edema cerebral.

Bibliografia comentada

1. King JD, Rosner MH. Osmotic demyelination syndrome. *Am J Med Sci.* 2010; 339:561-567. *Revisão atual, clara e concisa dessa síndrome clínica relativamente rara, mas importante.*
2. McKinley MJ, Johnson AK. The physiological regulation of thirst and fluid intake. *News Physiol Sci.* 2004;19:1-6. *Revisão concisa, focada na fisiologia integrativa do cérebro. Curta, mas surpreendentemente completa.*
3. Verbalis JG, Goldsmith SR, Greenberg A, et al. Hyponatremia treatment guidelines 2007, expert panel recommendations. *Importante contribuição para a área. Abrangente no objetivo, e ainda assim clinicamente valiosa. Longa, mas vale a pena o esforço.*
4. Decaux G, Musch W. Clinical laboratory evaluation of the syndrome of inappropriate secretion of antidiuretic hormone. *Clin J Am Soc Nephrol.* 2008; 3:1175-1184. *Discute o valor das medidas laboratoriais simples e de fácil acesso (ureia, ácido úrico e potássio) na avaliação da SIADH.*
5. Hyponatremia revisited: translating physiology to practice. *Nephron Physiol.* 2008;108:46-59. *Excelente revisão das bases fisiológicas da hiponatremia. É discutida uma abordagem nova e muito atraente para o diagnóstico diferencial.*
6. Kumar S, Berl T. Vasopressin antagonists in the treatment of water-retaining disorders. *Semin Nephrol.* 2008;28:279-288. *Excelente revisão sobre a farmacologia e implicações terapêuticas do vaptano.*

EXERCÍCIOS

1. Um homem de 67 anos, branco, com câncer pulmonar de pequenas células, desenvolve SIADH que se acredita ser secundária à síntese ectópica da ADH. Ele está passando por uma avaliação de rotina em sua clínica e nota-se que sua concentração sérica de sódio é de 125 mEq/L (faixa de 135-145). O exame físico do paciente é normal, especificamente a avaliação do *status* volumétrico (distensão de veia cervical, pressão arterial, turgor da pele). A osmolalidade e o sódio urinários apresentam-se como o seguinte: osmolalidade urinária = 600 mOsm/kg de H_2O; sódio urinário = 60 mEq/L. O paciente é internado no hospital para o tratamento da hiponatremia. O plantonista administra 2 L de soro fisiológico ao longo de 6 horas. 24 horas mais tarde uma concentração sérica de sódio é obtida. Qual das seguintes afirmações é mais provável neste momento?

    A) A concentração sérica de sódio aumentou.
    B) A concentração sérica de sódio permaneceu inalterada.
    C) A concentração sérica de sódio diminuiu.

2. Todas as seguintes afirmações aumentariam a concentração sérica de sódio em um paciente com hiponatremia, exceto:

    A) Supressão da concentração sérica de ADH.
    B) Diminuição da ingestão de água.
    C) Retenção renal de sódio.
    D) Excreção de urina com osmolalidade < 100 mOsm/kg de H_2O.

Capítulo 11

Distúrbios do potássio

PAUL G. SCHMITZ

Objetivos de aprendizagem

O leitor deverá:

- Descrever o equilíbrio de potássio interno *versus* o equilíbrio externo.
- Descrever os efeitos da distribuição de sódio, taxa de fluxo urinário e aldosterona sérica sobre a secreção de potássio no néfron distal.
- Elaborar um modelo de célula representando os efeitos do pH extracelular, da insulina e da atividade adrenérgica na distribuição de potássio.
- Calcular o gradiente transtubular de potássio e aplicá-lo à classificação dos distúrbios do potássio.
- Construir algoritmos clínicos que retratem as causas renais e extrarrenais de hipocalemia e hipercalemia.
- Prever o déficit de potássio aproximado, dado a concentração sérica de potássio.
- Descrever a abordagem na conduta da hipercalemia. Discutir detalhadamente manobras que alterem a excitabilidade da membrana, a distribuição do potássio celular e a eliminação de potássio.

Introdução

A concentração plasmática de potássio é rigidamente controlada em uma faixa fisiológica de 3,5 a 5,5 mEq/L. A concentração extracelular de potássio é vital para diversas funções celulares básicas, incluindo a excitabilidade celular e a condução nervosa. Por exemplo, alterações na concentração plasmática de potássio de no mínimo 1 mEq/L podem precipitar distúrbios da condução nervosa que resultam em paralisia muscular, anormalidades da condução cardíaca e morte. A concentração média do potássio plasmático depende do equilíbrio de potássio, conforme representado na Equação 11.1.

$$[K^+] = K^+_{ingestão} - K^+_{excreção} \quad (11.1)$$

O conceito de equilíbrio de potássio (ingestão *versus* excreção) provê um paradigma útil para avaliar as alterações na concentração plasmática de potássio. Quatro elementos participam na compreensão do equilíbrio de potássio (Figura 11.1):

- A difusão ou o transporte de potássio entre os compartimentos de líquidos corporais, especificamente os compartimentos extracelular e intracelular (referido como equilíbrio interno).
- A eliminação renal de potássio (ver Figura 8.5).
- O consumo dietético (a ingestão de potássio de um adulto saudável varia de 80 a 150 mEq/d). A ingestão dietética de potássio não é conscientemente regulada, mas depende da composição da dieta e da quantidade consumida.
- As perdas insensíveis pela pele e pelo trato gastrintestinal. O potássio perdido a partir desses locais é difícil de medir, porém é relativamente pequeno, exceto quando há uma condição clínica concomitante (p. ex., diarreia).

A redistribuição celular compensa rapidamente o aumento da concentração sérica de potássio seguindo-se a uma carga oral ou intravenosa. Alterações na concentração sérica de potássio são atenuadas em poucos minutos por meio da captação celular.

A eliminação renal de uma carga de potássio requer vários dias para atingir o efeito máximo, uma vez que a síntese de proteínas (canais de íons, aldosterona) está envolvida na mediação desse efeito. A aldosterona é um importante fator envolvido na eliminação renal de potássio; dessa forma, alterações no nível de aldosterona circulante estão comumente implicadas na patogênese da homeostase anormal de potássio.

Distribuição celular do potássio

Vários sistemas regulam a distribuição de potássio entre os compartimentos intracelular e extracelular. A insulina e os agonistas β-adrenérgicos estimulam a captação de potássio pelas células pela ativação da Na/K-ATPase celular (Figura 11.2). Esses sistemas exercem seus efeitos rapidamente, em geral dentro de minutos. Por exemplo, dentro de 30 minutos de uma carga de potássio exógena, cerca de 70% da carga é tamponada pela captação celular. A redistribuição de potássio previne aumentos potencialmente fatais na concentração extracelular de potássio.

Os distúrbios acidobásicos também alteram a distribuição celular de potássio, embora o efeito seja menos previsível do que se pensava anteriormente. A acidose (con-

FIGURA 11.1 Visão geral do equilíbrio de potássio. O equilíbrio externo reflete a entrada total (~100 mEq/d) *versus* a saída total de potássio. Em condições normais, a entrada e a saída de potássio nas 24 horas são iguais. Perdas insensíveis de potássio incluem perdas pelas fezes e pela pele, embora essas perdas não sejam ativamente reguladas; a excreção renal de potássio é ativamente regulada pela aldosterona. O equilíbrio interno fornece um mecanismo de tamponamento que minimiza alterações transitórias, mas potencialmente fatais, do potássio sérico. Por exemplo, após o consumo oral de uma carga de potássio (uma refeição abundante pode conter > 200 mEq de potássio), a insulina é liberada pelo pâncreas, o que promove a captação celular de potássio e evita um aumento de outra forma fatal na concentração extracelular de potássio. Vale ressaltar que o conteúdo de potássio extracelular é muito pequeno (< 2%) em relação ao potássio corporal total.

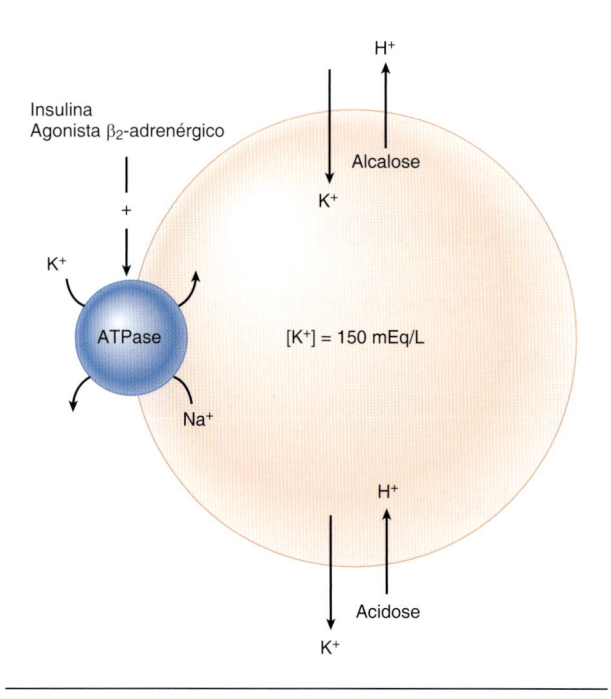

FIGURAS 11.2 Principais efetores do movimento transcelular de potássio. Os agentes insulina e β_2-adrenérgicos estimulam a Na/K-ATPase, que, por sua vez, aumenta a captação celular de potássio. Um aumento na concentração extracelular de íons de hidrogênio (acidose) é tamponado pela sua captação intracelular. Para manter o ambiente extracelular eletricamente neutro, um cátion se transfere do espaço intracelular para o extracelular. Sabendo que o cátion intracelular predominante é o potássio, ele geralmente é envolvido nesse deslocamento transcelular. A redistribuição oposta ocorre com uma diminuição na concentração de íons de hidrogênio (alcalose). A magnitude dessas transferências é difícil de prever, mas parece variar na dependência da causa do distúrbio de pH. É importante reconhecer esse fenômeno durante a terapia dos distúrbios acidobásicos.

▶▶ IMPLICAÇÃO CLÍNICA

O exercício ou a lesão do músculo libera grandes quantidades (talvez 100-200 mEq) de potássio para o compartimento extracelular. Felizmente, esses estados também são caracterizados pela liberação endógena de epinefrina, que estimula a Na/K-ATPase e, assim, promove o deslocamento de potássio para o compartimento celular. Essa resposta impede alterações críticas na concentração sérica de potássio. A carga dietética de potássio estimula a secreção pancreática de insulina que, por sua vez, tampona o aumento no potássio sérico mediante a redistribuição de potássio para dentro das células.

▶▶ IMPLICAÇÃO CLÍNICA

A concentração de potássio deve ser cuidadosamente monitorada durante o tratamento de um distúrbio acidobásico. Por exemplo, à medida que a insulina é administrada para tratar a cetoacidose diabética, a concentração de potássio diminui por dois motivos:

1. A insulina promove diretamente o deslocamento de potássio para dentro das células;
2. A correção da acidose indiretamente aciona a entrada de potássio nas células pela diminuição da concentração extracelular de íons hidrogênio.

centração extracelular aumentada de íons de hidrogênio) desloca potássio para o espaço extracelular em troca de íons de hidrogênio que são tamponados por proteínas intracelulares (ver Figura 11.2). O inverso é verdadeiro na alcalose. Uma acidose orgânica (acidose láctica e cetoacidose) provoca uma alteração relativamente menor da concentração de potássio, em comparação com uma acidose inorgânica (diarreia).

Regulação renal do transporte de potássio

Embora a redistribuição celular de potássio seja um mecanismo agudo vital para tamponar uma carga de potássio, o excesso de potássio deve, em última análise, ser eliminado do corpo. As perdas insensíveis de potássio (suor, fezes) não são ativamente reguladas. No entanto, a eliminação renal de potássio é ativamente controlada pela concentração plasmática de aldosterona e potássio. A fração de potássio filtrado que é excretada diariamente varia de < 1% a > 200%. Grande parte desses dados foi derivada de estudos de micropunção renal realizados em porções acessíveis do néfron (Figura 11.3). Esses estudos revelam que a reabsorção de potássio ocorre ao longo de todo o túbulo proximal, alça de Henle e ducto coletor da medula interna, enquanto a secreção de potássio ocorre no final do túbulo contornado distal e ducto coletor cortical. Variações na ingestão dietética de potássio têm pouco efeito sobre a reabsorção no túbulo proximal e na alça de Henle. Já a secreção de potássio varia amplamente no final do túbulo distal e no ducto coletor cortical, dependendo da ingestão dietética.

Transporte no túbulo proximal

O túbulo proximal reabsorve 70 a 80% do potássio filtrado, em grande parte por meio de difusão paracelular passiva. Um pequeno gradiente eletroquímico favorece a reabsorção de potássio; contudo, a maioria da reabsorção de potássio ocorre via arrastamento passivo pela água (arraste do solvente).

Transporte na alça de Henle

O ramo espesso ascendente medular da alça de Henle (REAm) reabsorve 15 a 20% do potássio filtrado. As vias envolvidas no transporte de potássio incluem NKCC2 e a difusão paracelular. No entanto, o REAm não regula diretamente o transporte de potássio em resposta às variações na ingestão de potássio ou na concentração sérica.

Transporte no ducto coletor

As células principais do ducto coletor cortical secretam potássio na urina (ver Figura 8.5). A secreção de potássio é modulada pela taxa de fluxo urinário, pela distribuição de sódio, pela aldosterona circulante e pelo potássio.

A aldosterona estimula a Na/K-ATPase e, dessa forma, aumenta a concentração intracelular de potássio. Além disso, a aldosterona aumenta a probabilidade de abertura de ROMK. Ela estimula a reabsorção de sódio (via ENaC), o que aumenta o gradiente eletroquímico para a secreção de potássio. Coletivamente, essas ações promovem secreção de potássio no néfron distal.

A distribuição de sódio e taxa de fluxo urinário exercem efeitos poderosos sobre a secreção de potássio. O aumento do fluxo urinário desloca o potássio a jusante, que, por sua vez, mantém um gradiente químico favorável para a secreção de potássio. A distribuição de sódio para o ducto coletor cortical aumenta o potencial transepitelial, o que acelera a secreção de potássio por um gradiente elétrico favorável.

Por fim, o próprio potássio regula sua homeostase por um sistema clássico de retroalimentação e um sistema recentemente caracterizado de alimentação direta. Está bem estabelecido que um aumento na concentração plasmática de potássio aumenta a atividade da Na/K-ATPase e promove a liberação de aldosterona. Ambas as ações aumentam a secreção urinária de potássio e restauram a concentração sérica ao normal. Esse sistema de retroalimentação é vigoroso, mas é lento e exige um desarranjo do sistema para ser acionado. Estudos recentes revelaram que as dietas enriquecidas com potássio não são associadas com alterações significativas na concentração plasmática de potássio ou de aldosterona, mas são acompanhadas por um aumento da eliminação renal de potássio. Parece que o potássio na dieta é detectado no trato gastrintestinal (por um mecanismo desconhecido), resultando em excreção renal de potássio. Esse sistema (denominado controle de alimentação direta) permite o pronto controle da concentração sérica de potássio. Atuando em conjunto com o controle de retroalimentação, esses sistemas fornecem vigor, precisão e velocidade na regulação da concentração extracelular de potássio.

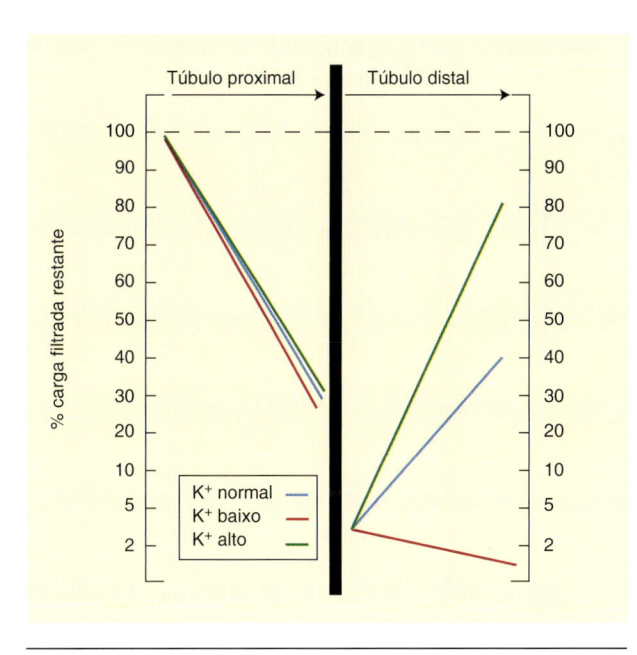

FIGURA 11.3 Resumo do manuseio renal de potássio, de acordo com estudos de micropunção nos segmentos acessíveis do néfron. Eixo Y representa a porcentagem de potássio filtrado restante no néfron na dependência da ingestão de potássio na dieta (normal = 100 mEq/d; baixo = 25 mEq/d; alta = 200 mEq/d). O conteúdo de potássio é similar no final do túbulo contornado proximal e início do néfron distal, independentemente da ingestão dietética. Esses dados indicam que a excreção de potássio não é ativamente regulada no túbulo proximal ou alça de Henle. Contudo, à medida que o fluido é coletado ao longo do restante do néfron distal, o conteúdo de potássio se altera de acordo com a dieta. Dessa forma, a excreção de potássio aumenta com uma alta ingestão de potássio. Por outro lado, ocorre reabsorção de potássio com uma dieta restrita de potássio.

►►►IMPLICAÇÃO CLÍNICA

Diuréticos são comumente empregados para aumentar a excreção urinária de sódio e água. Isso é útil no manuseio de retenção de líquidos que complica algumas condições clínicas, como insuficiência cardíaca congestiva. Porém, estes agentes produzem hipocalemia. Vários mecanismos contribuem para este efeito, incluindo:

1. Aumento do fluxo urinário para o ducto coletor;
2. Contração de volume com um concomitante aumento da aldosterona circulante;
3. Aumento do potencial transepitelial negativo pela distribuição aumentada de sódio para o ducto coletor cortical.

A reabsorção de potássio tem sido reportada no ducto coletor medular (ver Figura 11.4). Essa via desempenha um papel importante em condições clínicas associadas com depleção de potássio.

Em resumo, 70 a 90% do potássio filtrado são reabsorvidos no túbulo proximal e na alça de Henle, independentemente da ingestão dietética. A redução da ingestão de potássio inibe a secreção de potássio no ducto coletor cortical e promove a sua reabsorção no ducto coletor medular. Em contraste, o consumo de dietas ricas em potássio aumenta a secreção de potássio no ducto coletor cortical (Figura 11.4). Vários fatores (aldosterona, potássio, fluxo urinário e sódio urinário) estão envolvidos na modulação da excreção de potássio.

Abordagem aos distúrbios de potássio

Os transtornos da homeostase do potássio podem ser classificados em quatro categorias de acordo com um modelo de equilíbrio que foca na ingestão *versus* excreção de potássio (ver Equação 11.1). Essas categorias incluem:

1. Ingestão alterada
2. Distribuição celular alteradas
3. Perdas insensíveis aumentadas (suor, fezes)
4. Alterações na eliminação renal

O cálculo da contribuição renal para a excreção de potássio é uma ferramenta clínica útil para diferenciar os distúrbios renais dos extrarrenais que são associados com distúrbios de potássio. A subclassificação dos distúrbios de potássio utilizando esse paradigma é notavelmente prática. Por exemplo, os distúrbios extrarrenais incluem, principalmente, mudanças na dieta, redistribuição celular ou perdas gastrintestinais. Distúrbios na eliminação renal geralmente envolvem alterações na bioatividade da aldosterona (i.e., a síntese ou atividade de aldosterona alteradas).

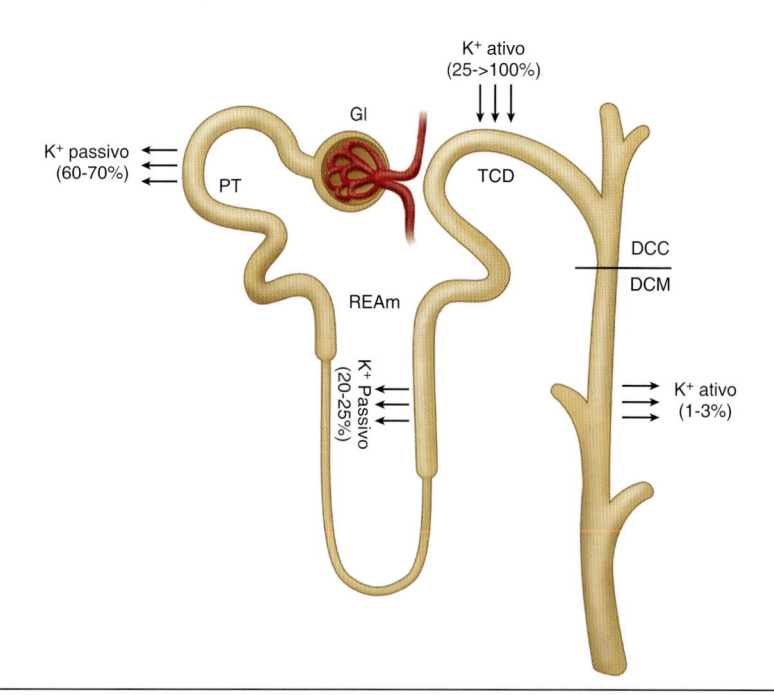

FIGURA 11.4 Visão geral do manejo de potássio no néfron. O potássio é filtrado livremente no glomérulo (Gl). 60 a 70% da carga filtrada de potássio são reabsorvidos no túbulo proximal (TP). Outros 20 a 25% são reabsorvidos na alça de Henle (predominantemente no ramo espesso ascendente medular, REAm). Assim, quase todo o potássio filtrado é reabsorvido antes de chegar ao néfron distal, independentemente da ingestão dietética. A secreção de potássio ocorre no final do túbulo contornado distal (TCD) e ducto coletor cortical (DCC). Praticamente todo o potássio da urina final é derivado da secreção naqueles locais. A secreção de potássio no TCD e DCC é ativamente regulada (pela aldosterona e pela concentração sérica de potássio). A reabsorção de potássio ocorre no ducto coletor medular (DCM)

Logo, um passo inicial razoável na avaliação de distúrbios de potássio é a determinação da excreção renal de potássio. O potássio na urina de 24 horas é o padrão-ouro para avaliar o manuseio renal de potássio. No entanto, o cálculo de 24 horas é inconveniente, uma vez que requer a coleta completa de urina durante um período de 24 horas e, necessariamente, retarda o diagnóstico.

Recentemente, o gradiente transtubular de potássio (GTTK) tem suplantado a coleta de urina de 24 horas na avaliação inicial dos distúrbios de potássio. O GTTK provou ser tanto conveniente quanto confiável. O GTTK é igual à razão entre a concentração de potássio no final do ducto coletor cortical e a concentração plasmática de potássio (Figura 11.5). Logo, é um reflexo semiquantitativo da força motriz para a secreção de potássio renal. Em geral, o GTTK é elevado em estados hipercalêmicos e reduzidos em estados hipocalêmicos. Um GTTK anormal implica eliminação renal de potássio comprometida. O GTTK é facilmente medido à beira do leito, utilizando medidas bioquímicas simples da urina e plasma (Equação 11.2):

$$\text{GTTK} = \left[\frac{K^+_{urina}}{K^+_{sangue}}\right] \times \left[\frac{Sangue_{osm}}{Urina_{osm}}\right] \quad (11.2)$$

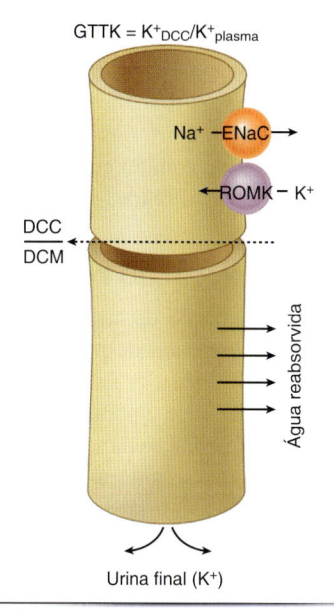

FIGURA 11.5 Base fisiológica do gradiente transtubular de potássio (GTTK). O GTTK reflete a força motriz para secreção de potássio no ducto coletor cortical (DCC). Ele é calculado como a razão do potássio no final do DCC em relação à sua concentração plasmática. Uma estimativa do potássio no DCC pode ser derivada da concentração de potássio na urina final, se a osmolalidade urinária final for > 300. Sob essas condições, a osmolalidade urinária na junção corticomedular (linha pontilhada) é aproximadamente igual a 300 mOsm/kg de H_2O. Supõe-se que ocorra pouca secreção ou reabsorção de potássio no ducto coletor medular (DCM). Portanto, a concentração urinária final de potássio vai refletir o total de potássio secretado no DCC e o efeito da reabsorção de água no DCM (o que necessariamente concentra o potássio). Assim, se a osmolalidade urinária final for de 600 mOsm/kg de H_2O, então a concentração final de potássio é duas vezes mais alta que no DCC.

O cálculo baseia-se na premissa de que se pode determinar a concentração de potássio no ducto coletor cortical terminal, com aproximação razoável, pelo ajuste da reabsorção de água no ducto coletor medular. Várias ressalvas aplicam-se ao cálculo do GTTK, conforme resumido a seguir:

- Uma fração relativamente pequena do potássio urinário é derivada da secreção no ducto coletor medular. (Uma suposição razoável, porém imprecisa.)
- Uma fração relativamente pequena da carga filtrada de potássio é reabsorvida no ducto coletor medular. (Uma suposição razoável, porém imprecisa.)
- A osmolalidade urinária deve exceder a osmolalidade plasmática. Este é um requisito absoluto para a exatidão.
- O GTTK é menos confiável na avaliação da hipocalemia do que da hipercalemia.

Hipocalemia

A resposta fisiológica normal à depleção de potássio é a conservação renal de potássio. A supressão da aldosterona e o aumento da expressão de H/K-ATPase no ducto coletor medular promovem reabsorção de potássio positiva.

Distúrbios extrarrenais

Um GTTK < 3 ou uma urina de 24 horas com potássio < 20 mEq/L constituem o limiar aceito para uma apropriada resposta renal à hipocalemia (Figura 11.6). Se os estudos urinários sugerirem uma etiologia extrarrenal, três categorias gerais devem ser consideradas (Figura 11.7):

- Diminuição da ingestão
- Redistribuição celular
- Perda gastrintestinal

Diminuição da ingestão

Apenas a redução do consumo é uma causa rara de hipocalemia, uma vez que o rim pode reduzir a excreção urinária de potássio a < 10 mEq/d. Uma causa incomum, mas reconhecida, de hipocalemia envolve a ingestão de compostos não nutritivos (pica) que prejudicam a absorção oral de potássio (ingestão de argila ou geofagia). Portanto, uma história detalhada da dieta deve ser realizada em todos os pacientes com hipocalemia.

Redistribuição celular

A redistribuição celular pode ser deduzida a partir da compreensão das variáveis fisiológicas que com certeza afetam a captação celular de potássio (ver Figuras 11.2 e 11.3). Um aumento no pH extracelular é associado com redistribuição de potássio para dentro das células à medida que os íons de hidrogênio, seguindo seu gradiente descendente de

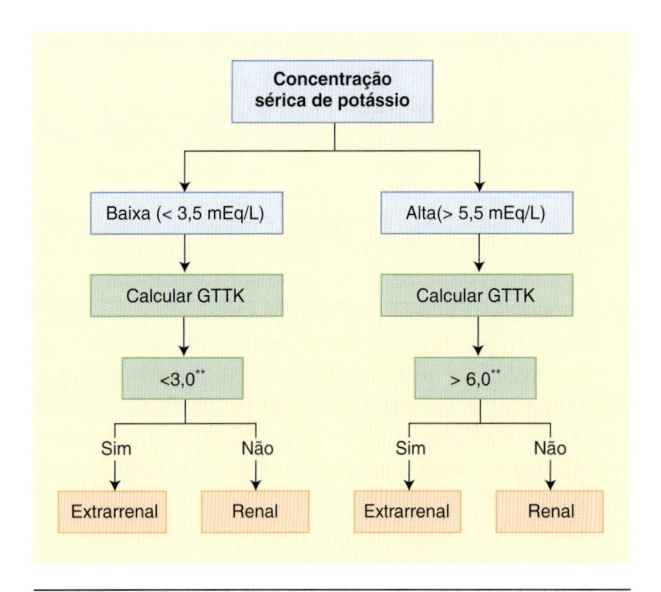

FIGURA 11.6 Abordagem inicial para a avaliação dos distúrbios do potássio. Uma estratégia clínica razoável emprega o GTTK para distinguir a eliminação renal alterada *versus* causas extrarrenais. O GTTK é conveniente, liga a fisiologia à medicina clínica, e é razoavelmente confiável.** A dosagem de potássio em urina de 24 horas é geralmente considerada o padrão-ouro. Quando coletada com precisão, um potássio na urina de 24 horas <20 mEq/L é equivalente a um GTTK <3.0. Um volume urinário muito baixo pode invalidar o limite de 24 horas. O GTTK parece mais confiável na avaliação de hipercalemia quando comparado com a urina de 24 horas.

concentração, se deslocam do compartimento intracelular para o extracelular em troca de potássio. A administração de insulina ou carboidratos estimula a captação de potássio pelas células via Na/K-ATPase. Portanto, o tratamento do diabetes melito está associado a uma diminuição na concentração sérica do potássio. Condições clínicas que requerem tratamento com agonista β-adrenérgico (asma, bronquite aguda) têm sido associadas a uma diminuição na concentração plasmática de potássio de até mais de 1 mEq/L. Um aumento agudo na produção de células hematopoiéticas (tratamento da anemia megaloblástica com vitamina B_{12} ou folato) pode reduzir o potássio sérico, uma vez que a síntese de novas células requer quantidade considerável de potássio.

A paralisia periódica hipocalêmica é uma doença rara, podendo ser adquirida ou genética. Ela está associada a deslocamentos bruscos de potássio para dentro das células com hipocalemia grave e complicada por fraqueza muscular, paralisia e, ocasionalmente, a morte. A base genética da paralisia periódica hipocalêmica envolve mutações com perda de função de canais de cálcio chaveado à voltagem, canais de sódio ou canais de potássio. Ainda não se sabe direito como isso leva ao aumento da captação celular de potássio. O hipertireoidismo também tem sido associado a uma síndrome que mimetiza a paralisia periódica hipocalêmica, embora o mecanismo não seja conhecido. O tratamento do hipertireoidismo leva à resolução da síndrome.

Perda gastrintestinal

A perda de fluido pelo trato gastrintestinal inferior é frequentemente complicada por hipocalemia, pois a água fecal contém 40-80 mEq/L de potássio. A perda de líquido no trato gastrintestinal superior também está associada com hipocalemia, embora a análise de água desta região revele < 10mEq/L de potássio. Dessa forma, o mecanismo de hipocalemia depois de vomitar envolve a excreção renal excessiva de potássio (ver Figura 14.7).

Aumento da excreção renal

Um GTTK > 3 em situação de hipocalemia indica que o rim é responsável pelo déficit de potássio (às vezes referido como vazamento renal). A fisiologia da perda renal de potássio pode ser inferida a partir do entendimento dos fatores envolvidos na mediação da secreção renal de potássio. A avaliação da pressão arterial e pH arterial fornece informações valiosas para estabelecer a doença clínica específica responsável pelo vazamento renal (Figura 11.8).

Pressão arterial alta

A combinação de hipertensão com hipocalemia sugere hiperaldosteronismo primário ou secundário. O hiperaldosteronismo primário em geral é associado a tumor adrenal ou hiperplasia adrenal bilateral. O hiperaldosteronismo facilita a reabsorção de sódio, o que provoca a hipertensão e expansão de volume. A alcalose metabólica também é comum nessa condição, uma vez que a aldosterona promove excreção de ácido na urina. O hiperaldosteronismo secundário em geral é causado por estenose da artéria renal (EAR). A EAR diminui a pressão de perfusão renal, que, por sua vez, aumenta secreção de renina da arteríola

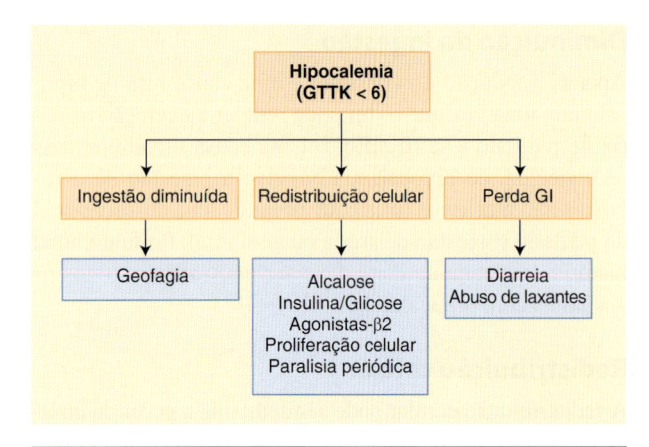

FIGURA 11.7 Abordagem da hipocalemia com resposta renal adequada. A captação celular e perdas de potássio pelo trato gastrointestinal inferior são as situações mais comuns. Aplicação dos princípios envolvidos no deslocamento transcelular de potássio é vital para a compreensão da origem dessas situações.

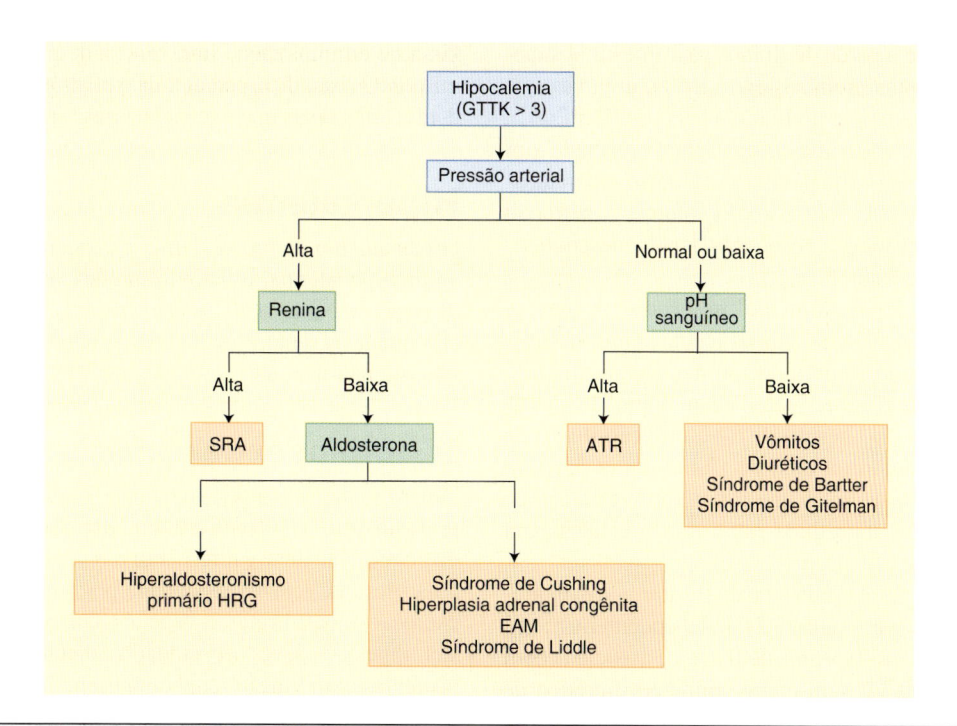

FIGURA 11.8 Abordagem da hipocalemia causada pelo aumento na excreção renal de potássio. Hipertensão arterial e hipocalemia sugerem aumento na atividade de mineralocorticoide (deve ser excluída a hipocalemia induzida por diuréticos). As causas mais comuns incluem estenose da artéria renal (EAR) e hiperaldosteronismo primário. A hipertensão remediável por glicocorticoides (HRG) é uma doença rara associada a uma mutação cruzada (ver texto). A medição da atividade plasmática de renina e do nível de aldosterona fornece informação valiosa para o diagnóstico dessas doenças. Se a pressão arterial é normal ou baixa, o pH do sangue é crucial para se chegar ao diagnóstico correto. Acidose metabólica e hipocalemia são consistentes com acidose tubular renal (ATR). Em contraste, alcalose metabólica sugere vômitos, uso de diuréticos, síndrome de Bartter ou de Gitelman. A contração do volume acompanha cada uma dessas condições, o que contribui para o aumento na aldosterona circulante e excreção renal de potássio aumentada. (EAM, síndrome do excesso aparente de mineralocorticoides.)

aferente. A renina catalisa a conversão de angiotensinogênio em angiotensina I. A enzima conversora converte a angiotensina I em angiotensina II, que estimula a síntese de aldosterona. O hiperaldosteronismo primário pode ser diferenciado da EAR por meio da mensuração da renina plasmástica. A expansão de volume associada com o hiperaldosteronismo primário suprime a renina quando comparado com a EAR.

Causas menos comuns de hipertensão arterial e secreção renal de potássio aumentada incluem síndrome de Cushing, hiperplasia adrenal congênita (HAC), síndrome do excesso aparente de mineralocorticoides (EAM), e síndrome de Liddle. A atividade plasmática de renina e a concentração de aldosterona estão baixas nessas doenças. A síndrome de Cushing está associada com aumento de vários metabólitos do cortisol que mimetizam a ação da aldosterona. Cerca de 95% das HAC são devidos à deficiência da enzima 21-hidroxilase. Embora hipertensão seja frequentemente descrita com essa síndrome, seu mecanismo não é bem compreendido. A EAM é causada por mutações com perda de função do gene que codifica a desidrogenase de hidrosteroide-11β (11β-HSD). A 11β-HSD converte o cortisol em cortisona. Tendo em vista que o cortisol possui afinidade pelo receptor de mineralocorticoide maior que a da aldosterona, a degradação do cortisol diminui seu efeito símile de mineralocorticoide. A síndrome de Liddle está associada com ENaC constitutivamente ativo. Isso promove a retenção de sódio, expansão de volume, hipertensão e excreção renal de potássio.

A hipertensão remediável por glicocorticoides (HRG) é uma forma rara de hiperaldosteronismo que pode ser corrigida com doses fisiológicas de glicocorticoides. A HRG é semelhante ao hiperaldosteronismo primário; porém, em geral se apresenta antes da idade adulta e é comum uma história familiar. A HRG é causada pela fusão da região promotora dependente do ACTH com a sequência de codificação do gene da sintetase de aldosterona.

Pressão arterial normal ou baixa

Na ausência de hipertensão, é indispensável a determinação do pH sistêmico. A acidose metabólica sugere diagnóstico de acidose tubular renal (ATR). O mecanismo de hipocalemia nas ATRs não é bem compreendido, embora algumas ATRs sejam caracterizadas por contração do volume leve, o que aumenta a aldosterona plasmática. A alcalose metabólica é consistente com diagnóstico de vômitos, uso de diuréticos, síndrome de Bartter ou síndrome de Gitelman.

Não é provável que a perda de fluidos gastrintestinal superior (vômitos) sozinha produza hipocalemia, uma vez que a concentração de potássio no fluido é baixa (<10 mEq/L). Contudo, o vômito é invariavelmente acompanhado por excreção renal excessiva de potássio devido ao hiperaldosteronismo induzido pela contração do volume. A perda do ácido clorídrico gástrico é responsável pelo desenvolvimento de alcalose metabólica.

Os diuréticos são comumente implicados no desenvolvimento de hipocalemia. Vários mecanismos são responsáveis, incluindo hiperaldosteronismo secundário, por causa da contração de volume, aumento da distribuição de sódio para o néfron distal e inibição direta da reabsorção de potássio na alça de Henle. Uma ressalva importante nessa situação é que a pressão arterial pode estar elevada, se os diuréticos estão sendo usados para tratar a hipertensão.

Diversas variantes da síndrome de Bartter já foram previamente descritas (ver Figura 7.3). Independentemente da mutação subjacente, a síndrome de Bartter é associada com deficiência em NKCC2 (um efeito símile ao diurético de alça). A síndrome Gitelman é causada por mutações com perda de função do cotransportador de cloreto de sódio (CCN), o que equivale ao efeito de um diurético tiazídico. Não surpreendentemente, ambas as síndromes estão associadas com hipocalemia e alcalose metabólica.

Tratamento da hipocalemia

Uma vez que 98% do potássio estão localizados no compartimento intracelular, a concentração sérica do potássio é um indicador pouco confiável do déficit do potássio corporal total. Estimativas do déficit de potássio corporal total usando modelos de múltiplos compartimentos sugerem que uma concentração sérica de potássio de 3,0-3,5 mEq/L está associada com déficit de 100-300 mEq; uma concentração de 2,5-3,0 mEq/L está associada com déficit de 300-600 mEq, e um nível de <2,5 mEq/L está associado a déficit superior a 600 mEq. Devido a grandes variações no déficit total, a concentração de potássio deve ser monitorada cuidadosamente durante a terapia de reposição. O monitoramento cardíaco contínuo é desejável quando a concentração de potássio é < 3,5 mEq/L (particularmente em pacientes com doença cardíaca coexistente).

Preparações orais e intravenosas de potássio estão disponíveis para o tratamento da hipocalemia. Agentes orais (geralmente cloreto de potássio) são seguramente absorvidos pelo trato gastrintestinal. Logo, graus moderados de hipocalemia (3,0 a 3,5 mEq/L) podem ser tratados com segurança com uma preparação oral. A hipocalemia grave (< 3,0 mEq/L) deve ser tratada sem demora. É indicada uma preparação intravenosa de cloreto de potássio com soro fisiológico. Soluções contendo glicose devem ser evitadas, uma vez que o aumento obrigatório da insulina promove a captação de potássio pelas células. A taxa máxima de administração intravenosa de potássio é de 10-20 mEq/h. O risco de hipercalemia e cardiotoxicidade é considerável nas taxas que excedem esses valores.

Hipercalemia

O mecanismo de hipercalemia é conceitualmente análogo ao da hipocalemia, refletindo um desequilíbrio na entrada de potássio em relação à sua excreção. Clinicamente, é útil classificar os distúrbios hipercalêmicos em causas extrarrenais e causas renais, segundo o GTTK (ver Figura 11.6).

Distúrbios extrarrenais

Um rim saudável pode aumentar a excreção urinária de potássio para > 400 mEq/d, por isso a ingestão excessiva de potássio na dieta é uma causa incomum de hipercalemia, a não ser que seja acompanhada por comprometimento da excreção renal. Frutas e vegetais são ricos em potássio e sua ingestão deve ser cuidadosamente monitorada em pacientes com função renal comprometida.

A redistribuição celular é uma causa comum de hipercalemia (Figura 11.9). Hipercalemia espúria ou pseudo-hipercalemia é bastante comum e deve ser considerada em pacientes assintomáticos com hipercalemia inexplicável. A pseudo-hipercalemia é quase sempre causada por lise das células vermelhas do sangue em uma amostra de flebotomia. Outras causas incluem punção venosa traumática, leucocitose ou trombocitose (estas células frágeis vazam

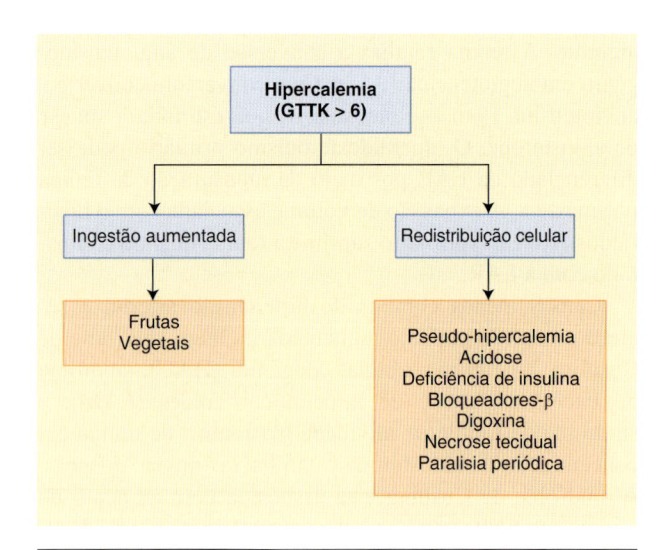

FIGURA 11.9 Abordagem da hipercalemia com aumento adequado da secreção renal de potássio. O aumento do consumo de dietas ricas em potássio não costumam aumentar a concentração sérica potássio, a menos que esteja acompanhado por eliminação renal comprometida. A redistribuição celular é uma causa comum de hipercalemia. Em particular, a pseudo-hipercalemia é muito comum como resultado da lise celular durante a coleta ou preparação da amostra. Além disso, lesões teciduais de qualquer tipo têm sido associadas com vazamento celular de potássio e hipercalemia.

potássio durante a preparação da amostra) e armazenamento e prolongado da amostra. A pseudo-hipercalemia pode ser diferenciada da verdadeira pela repetição da análise em uma amostra fresca, cuidadosamente coletada e atraumática.

A necrose tecidual (trauma, hemólise, lise de células tumorais após quimioterapia) libera potássio para o espaço extracelular. A acidose metabólica induz a redistribuição de potássio do compartimento intracelular para o extracelular à medida que os íons de hidrogênio são tamponados dentro das células. Dessa forma, o potássio sérico deve ser monitorado cuidadosamente durante o tratamento da acidose metabólica.

Fármacos são frequentemente implicados na patogênese da hipercalemia. Vários agentes interferem com a captação celular de potássio, incluindo compostos digitálicos e antagonistas β-adrenérgicos.

A deficiência de insulina e hiperglicemia está associada com hipercalemia. A deficiência de insulina interfere necessariamente com o deslocamento de potássio para dentro das células. A hiperglicemia (na verdade, a hiperosmolaridade em geral) promove o deslocamento da água por osmose do compartimento intracelular para o extracelular. Isso parece facilitar o deslocamento de potássio via arraste do solvente.

Exercício intenso tem sido associado com o desenvolvimento de hipercalemia. Presume-se que há um atraso entre o potássio liberado durante a despolarização e a recaptação durante a repolarização.

A paralisia periódica hipercalêmica é uma doença genética rara caracterizada por fraqueza e paralisia episódica. Essa condição envolve uma mutação com ganho de função na subunidade alfa do canal de sódio do músculo esquelético. Não se conhece como isso leva à liberação de potássio das células. A paralisia periódica hipercalêmica é precipitada pela exposição ao frio, descanso após exercício, alimentos ricos em potássio, entre outros.

Excreção renal comprometida

O comprometimento da excreção renal de potássio está associado com um ou mais dos seguintes fatores (Figura 11.10):

- Diminuição da secreção ou ação da aldosterona
- Diminuição da absorção de sódio no néfron distal
- Diminuição da função renal (lesão renal aguda ou crônica)

Hipoaldosteronismo

A hipercalemia induzida por medicação prejudica a excreção renal de potássio pela diminuição da bioatividade da aldosterona. A espiranolactona antagoniza diretamente o efeito da aldosterona no receptor mineralocorticoide do néfron distal. A heparina e os agentes anti-inflamatórios não esteroides interferem com a síntese da aldosterona.

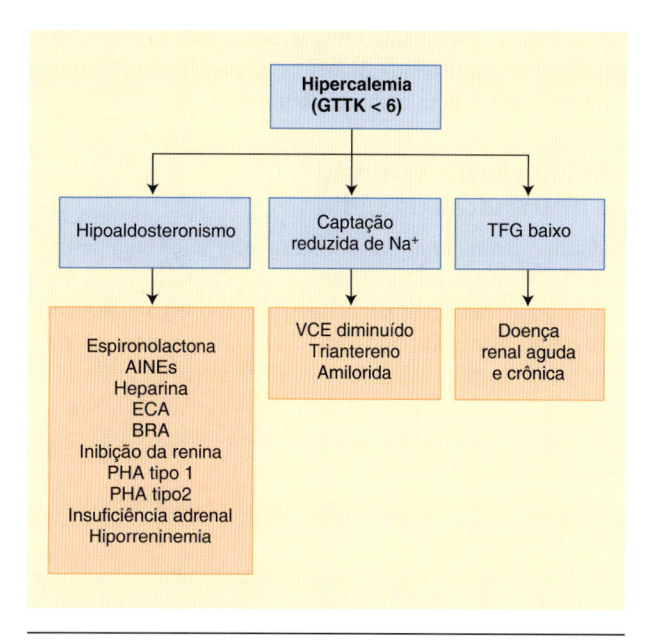

FIGURA 11.10 Abordagem da hipercalemia com excreção renal comprometida. A causa mais provável do hipoaldosteronismo inclui fármacos (anti-inflamatórios não esteroides [AINEs]; heparina, espiranolactona, inibidores da enzima conversora da angiotensina [ECA]; agentes bloqueadores dos receptores da angiotensina [BRA]) e hiporreninemia (comum no diabetes). Sódio urinário < 25 mEq/L pode prejudicar a secreção de potássio no DCC, como pode qualquer agente que interfira com a reabsorção de sódio. A causa mais comum de hipercalemia com excreção prejudicada é a insuficiência renal (especialmente quando acompanhada pelo consumo de potássio aumentado ou substâncias que comprometam a excreção renal). (PHA, pseudo-hipoaldosteronismo; VCE, volume circulante efetivo.)

Todos os agentes inibidores do sistema renina-angiotensina (inibidores da enzima conversora, agentes bloqueadores dos receptores de angiotensina ou inibidores da renina) diminuem a síntese de aldosterona. A hipercalemia grave induzida por medicamentos é incomum em adultos saudáveis, uma vez que o aumento da concentração do potássio estimula diretamente a secreção de potássio no néfron distal.

O pseudo-hipoaldosteronismo tipo 1 é causado por mutações com perda de função no receptor de mineralocorticoide, resultando na resistência à aldosterona. O pseudo-hipoaldosteronismo tipo 2 é um distúrbio complexo que se caracteriza por anormalidades múltiplas de transporte, incluindo a ativação do CCN, transporte via ROMK e transporte de cloreto paracelular no DCC reduzidos, o que, por sua vez, diminui a secreção de potássio e de íons hidrogênio. Mutações de proteínas quinases da família WNK estão envolvidas neste transtorno.

A insuficiência adrenal primária (síntese de aldosterona diminuída) deve ser considerada em todos os pacientes com hipercalemia.

A síndrome do hipoaldosteronismo hiporreninêmico é uma causa relativamente comum de hipercalemia. Ela é especialmente prevalente em pacientes com doença renal crônica leve e nefropatia diabética. O mecanismo da hiporeninemia não é bem compreendido.

Diminuição da absorção ou distribuição de sódio

Qualquer condição que diminua o volume circulante efetivo (VCE) e, consequentemente, a distribuição distal de sódio, pode causar hipercalemia. A reabsorção de sódio pelo ENaC está envolvida com a geração do potencial transepitelial negativo característico do ducto coletor cortical. Esse potencial elétrico aciona a secreção de potássio. A amilorida e o triantereno inibem ENaC no néfron distal e, assim, reduzem a secreção de potássio.

Doença renal

Talvez a causa mais comum de hipercalemia envolva uma combinação de consumo alimentar aumentado juntamente com função renal diminuída (ritmo de filtração glomerular diminuído). Os pacientes com doença renal geralmente são colocados em dieta restrita de potássio para minimizar essa complicação.

Tratamento da hipercalemia

A hipercalemia tem sido associada com praticamente todos os distúrbios do ritmo cardíaco, paralisia muscular e morte. Logo, um aumento na concentração sérica de potássio exige avaliação precoce e conduta imediata. Infelizmente, a gravidade de hipercalemia não se correlaciona com a concentração sérica de potássio. O eletrocardiograma (ECG) tem se mostrado útil para determinar a gravidade da hipercalemia (Figura 11.11). Contudo, as alterações do ECG são vistas em < 60% de pacientes com concentração de potássio de 6,0 a 7,0 mEq/L. Dessa forma, um ECG normal não descarta hipercalemia fatal. As ondas T apiculadas são um sinal relativamente precoce de hipercalemia, mas não se correlacionam com o desfecho. Ondas P de amplitude reduzida, intervalo P-R prolongado ou um complexo QRS alargado são achados ameaçadores que exigem tratamento imediato. Geralmente, uma concentração plasmática de potássio > 6,5 mEq/L deve ser tratada de forma agressiva, independentemente dos achados de ECG. O manejo da hipercalemia inclui:

- Estabilizar as membranas excitáveis com cálcio intravenoso.
- Promover a captação celular de potássio com insulina, bicarbonato de sódio ou agonistas β2-adrenérgicos.
- Promover a perda extrarrenal de potássio com resinas de troca de poliestireno de sódio ou hemodiálise.
- Promover a perda renal de potássio com diuréticos (pressupondo fluxo urinário normal).

Recentemente, o uso do bicarbonato de sódio tem sido questionado, uma vez que estudos experimentais não conseguiram demonstrar a redução prevista do potássio sérico (com a possível exceção de pacientes com doença renal e acidose metabólica).

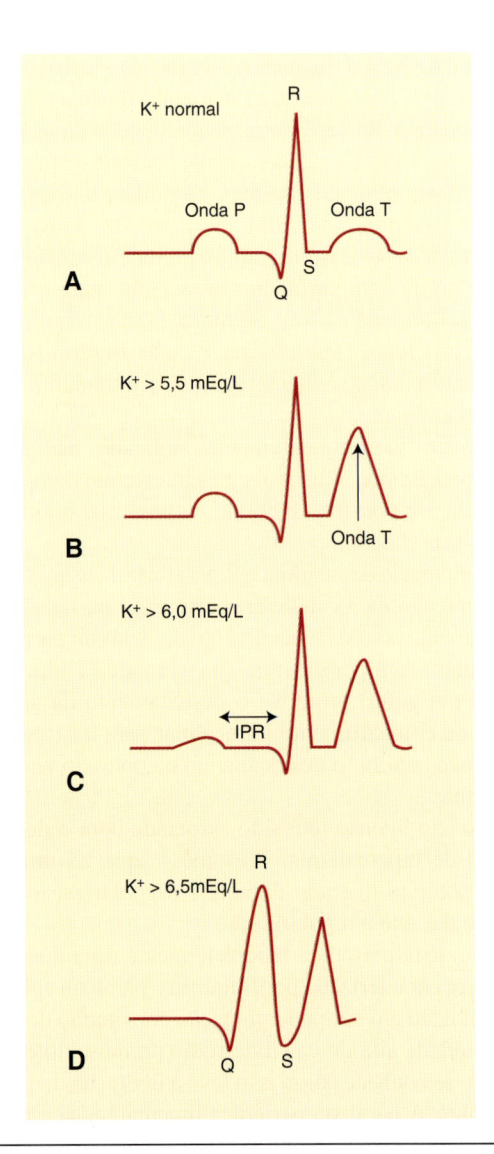

FIGURA 11.11 Alterações eletrocardiográficas observadas com o aumento de gravidade da hipercalemia. O painel A mostra um eletrocardiograma (ECG) normal. O painel B apresenta apenas onda T apiculada, como um sinal precoce de hipercalemia. Isso em geral não é associado com arritmias fatais. O painel C revela achatamento da onda P e atraso de condução manifestado por um intervalo PR (IPR) prolongado. O painel D mostra alargamento do complexo QRS. Os padrões de ECG nos paineis C e D são muitas vezes complicados por arritmias ventriculares malignas e, portanto, devem ser tratados sem demora.

Capítulo 11 Distúrbios do potássio

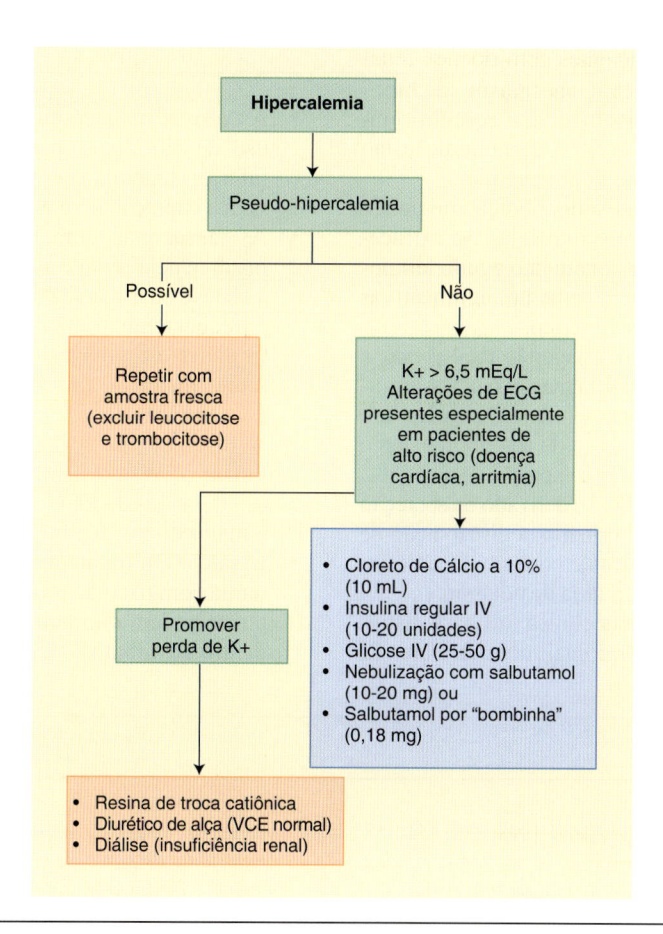

```
                    ┌─────────────────┐
                    │   Hipercalemia  │
                    └────────┬────────┘
                             ↓
                    ┌─────────────────────┐
                    │ Pseudo-hipercalemia │
                    └──────────┬──────────┘
                    ┌──────────┴──────────┐
                Possível                 Não
                    ↓                     ↓
        ┌──────────────────┐   ┌──────────────────────┐
        │   Repetir com    │   │   K+ > 6,5 mEq/L     │
        │  amostra fresca  │   │  Alterações de ECG   │
        │(excluir leucocitose)│ │ presentes especialmente│
        │  e trombocitose) │   │   em pacientes de    │
        │                  │   │  alto risco (doença  │
        └──────────────────┘   │ cardíaca, arritmia)  │
                  │            └──────────┬───────────┘
                  │                       ↓
                  │            ┌──────────────────────────┐
                  │            │ • Cloreto de Cálcio a 10%│
                  │            │   (10 mL)                │
                  │            │ • Insulina regular IV    │
          ┌───────────────┐    │   (10-20 unidades)       │
          │   Promover    │    │ • Glicose IV (25-50 g)   │
          │  perda de K+  │    │ • Nebulização com salbutamol│
          └───────┬───────┘    │   (10-20 mg) ou          │
                  │            │ • Salbutamol por "bombinha"│
                  │            │   (0,18 mg)              │
                  ↓            └──────────────────────────┘
    ┌────────────────────────────────┐
    │ • Resina de troca catiônica    │
    │ • Diurético de alça (VCE normal)│
    │ • Diálise (insuficiência renal)│
    └────────────────────────────────┘
```

FIGURA 11.12 Abordagem da conduta na hipercalemia. Excluir pseudo-hipercalemia pela revisão dos exames laboratoriais para indícios de hemólise; assegurar que a amostra é fresca; repetir o potássio sérico, se necessário. Uma concentração sérica de potássio < 6,5 mEq/L em pacientes saudáveis pode ser tratado conservadoramente. Suspender drogas lesivas e limitar potássio na dieta. Se a concentração de potássio ultrapassar 6,5 mEq/L ou alterações de ECG estiver presente, o paciente deve receber tratamento imediato. A abordagem inicial envolve a estabilização da membrana com cálcio e acionar a redistribuição de potássio transcelular com insulina, glicose e salbutamol. O bicarbonato de sódio pode ser administrado a pacientes com acidose metabólica, embora sua eficácia seja questionável. Em última análise, o potássio deve ser eliminado do sistema. A resina de troca catiônica ou um diurético de alça são úteis para acelerar a excreção do potássio do corpo. A diálise deve ser reservada para pacientes com doença renal avançada.

O manejo agudo da hipercalemia com risco de morte (sintomática, potássio sérico > 6,5 mEq/L ou alterações do ECG) envolve a administração intravenosa de cálcio (Figura 11.12). O cálcio restaura a excitabilidade das membranas ao normal em poucos minutos com duração de 1 hora. Insulina e dextrose também devem ser administradas. Essa combinação promove a captação de potássio pelas células dentro de 15 minutos e dura 4 a 6 horas. A nebulização com 10-20 mg de salbutamol reduz o potássio sérico em 1-2 minutos e dura até 2 horas. Embora transitórias, cada uma dessas manobras diminui o potássio em aproximadamente 0,5-1,0 mEq/L.

A resina de troca catiônica, kayexalate, liga-se ao potássio em troca de sódio no trato gastrintestinal. Esse agente requer várias horas para exercer seu efeito, tem eficácia questionável e tem sido associado com necrose do cólon. Uma vez que é coadministrado com um laxante osmótico, não está claro qual agente é responsável pela perda de potássio nas fezes. Independentemente disso, a kayexalate tem um longo histórico no manuseio da hipercalemia e continua popular. A administração de um diurético de alça para promover a perda de potássio na urina é uma abordagem útil desde que o débito urinário seja normal. O fluxo urinário e a concentração de potássio devem ser monitorados quanto à eficácia. Por fim, a hemodiálise reduz rapidamente a concentração sérica de potássio e é o tratamento de escolha em pacientes com doença renal avançada.

Pontos-chave

- A homeostase do potássio envolve o equilíbrio interno e externo. Cerca de 98% de potássio estão confinados ao compartimento intracelular.
- O equilíbrio interno reflete a distribuição de potássio entre os compartimentos intracelular e extracelular. Ele fornece um tamponamento agudo temporário contra alterações clinicamente significativas na concentração de potássio sérico.
- O equilíbrio externo reflete a ingestão total *versus* a excreção total e é projetado para manter o potássio corporal total constante. A aldosterona desempenha um papel fundamental na regulação do equilíbrio externo por meio de seus efeitos sobre a excreção de potássio.
- Todo o potássio na urina final é derivado da secreção no DCC. A taxa de fluxo urinário, a distribuição de sódio, a concentração sérica de potássio e a aldosterona alteram a excreção urinária de potássio.
- O GTTK é uma ferramenta clínica útil para distinguir causas renais das extrarrenais dos distúrbios de potássio.
- As causas mais comuns de hipocalemia incluem: uso de diuréticos, perdas do trato gastrintestinal inferior, hiperaldosteronismo e drogas que promovem a captação de potássio pelas células.
- As causas mais comuns de hipercalemia incluem: insuficiência renal e medicamentos que interferem a síntese ou a ação da aldosterona. Abuso alimentar é frequentemente sobreposto a essas condições.
- O déficit de potássio na hipocalemia em geral é muito maior do que se pode prever com base na concentração sérica.
- A hipercalemia é potencialmente uma ameaça à vida e deve ser tratada de forma agressiva quando as alterações de ECG estão presentes ou o potássio é maior do que 6,5 mEq/L.
- O cálcio é o tratamento de escolha para a hipercalemia com risco de morte. Insulina, glicose e salbutamol podem diminuir o potássio em 0,5-1,0 mEq dentro de minutos.

Bibliografia comentada

1. Gennari FJ. Hypokalemia. *N Engl J Med*. 1998; 339: 451-458. *Artigo mais antigo, ainda assim conciso e relevante. Tende a focar nos déficits de potássio e estratégias de reposição.*
2. Choi MJ, Ziyadeh F. The utility of the transtubular potassium gradient in the evaluation of hyperkalemia. *J Am Soc Nephrol*. 2008;19:424-426. *Comentário curto sobre as limitações do GTTK. As citações são dignas de atenção.*
3. Perazella MA. Drug-induced hyperkalemia: old culprits and new offenders. *Am J Med*. 2000; 109: 307-314. *Revisão referenciada e abrangente que resume os principais mecanismos de hipercalemia induzida por drogas.*
4. Youn JH, McDonough AA. Recent advances in understanding integrative control of potassium homeostasis. *Annu RevPhysiol*. 2009; 71:381-401. *Discute o controle de alimentação direta da regulação do potássio. Revisão muito importante do ponto de vista conceitual que evidencia informações convincentes que desafiam os modelos clássicos de controle de retroalimentação.*
5. Sood MM, Sood AR, Richardson R. Emergency management and commonly encountered outpatient scenarios in patients with hyperkalemia. *Mayo Clin Proc*. 2007; 82: 1553-1561. *Excelente revisão, ainda que concisa, das informações (ou falta delas, de qualquer forma) associadas às estratégias aceitas para tratar hipercalemia. Leitura obrigatória.*
6. Nyirenda MJ, Tang JI, Padfield PL, Seckl JR. Hyperkalemia. *BMJ*. 2009; 339:1019-1024. *Breve discussão das causas mais comuns e estratégias de tratamento. Trata a abordagem clínica de casos graves de forma pragmática.*

EXERCÍCIOS

1. Um homem de 73 anos, com uma história de 24 anos de hipertensão, é enviado ao seu consultório devido à hipertensão resistente. Atualmente ele está tomando três agentes anti-hipertensivos em dose máxima e sua pressão arterial é de 170/100 mmHg. O exame físico revela um sopro sistólico suave e sopro carotídeo à esquerda. Os exames laboratoriais revelam potássio sérico de 2,9 mEq/L (sem diuréticos) e concentração sérica de bicarbonato elevada. O potássio urinário de 24 horas é de 60 mEq e o GTTK é > 10. A atividade da renina plasmática está aumentada e o nível de aldosterona está elevado. Qual é a causa mais provável da hipocalemia e hipertensão resistente neste paciente?

    A) Hiperaldosteronismo primário.
    B) Síndrome de Bartter.
    C) Estenose da artéria renal.
    D) Hipocalemia induzida por medicamentos.
    E) Abuso de laxantes.

2. Um paciente dialítico de 40 anos queixa-se de vertigem e é levado para o departamento de emergência para avaliação. O seu ECG revela bloqueio cardíaco de terceiro grau com um ritmo juncional (frequência cardíaca = 40). Os sinais vitais revelam uma pressão arterial de 90/60 mmHg. Seu potássio sérico é de 7,8 mEq/L. Qual das seguintes é a terapia mais adequada neste momento:

    A) Insulina e glicose.
    B) Nebulização com salbutamol.
    C) Bicarbonato de sódio intravenoso.
    D) Cloreto de cálcio intravenoso.
    E) Hemodiálise.

Edema e uso de diurético

PAUL G. SCHMITZ

Objetivos de aprendizagem

O leitor deverá:

- Listar os dois pré-requisitos para a formação de edema.
- Discutir o papel da artéria carótida, do arco aórtico e da arteríola aferente na regulação do volume.
- Listar os efetores do manuseio renal de sódio e descrever o seu papel na expansão de volume e o papel da ingestão de sódio na patogênese da expansão de volume.
- Discutir os efeitos das pressões capilares hidrostática e oncótica na formação do edema.
- Listar as classes de diuréticos, os seus mecanismos de ações, potência, início de ação, efeito máximo e duração do efeito. Listar os principais efeitos adversos associados com cada classe de diurético.
- Discutir o papel da doença renal crônica na distribuição e eficácia do diurético.
- Discutir a relação dose-resposta para os diuréticos e os efeitos da insuficiência cardíaca e síndrome nefrótica na curva dose-resposta.
- Discutir o mecanismo de tolerância ao diurético e estratégias para superar este fenômeno.

Introdução

O edema é um achado de exame físico que reflete aumento do volume intersticial ou transcelular (Figura 12.1). A patogênese da formação do edema depende de duas alterações do sistema intimamente relacionadas:

1. Aumento do volume extracelular;
2. Hidrodinâmica capilar alterada, que favorece acúmulo de líquido no compartimento intersticial ou transcelular.

As doenças clínicas mais comuns associadas com formação de edema são a insuficiência cardíaca congestiva (ICC), a síndrome nefrótica e a cirrose.

O volume extracelular é composto de eletrólitos (principalmente sódio) e água. Tendo em vista que o sódio está restrito ao compartimento extracelular, ele rege o conteúdo extracelular total de água. Consequentemente, ajustes na ingestão e excreção de sódio são os principais mecanismos homeostáticos responsáveis pela manutenção do volume extracelular. A retenção de água, independente de sódio, tem um efeito relativamente pequeno sobre o volume extracelular, pois a água pura é distribuída de forma ampla para o compartimento intracelular (~ 66%).

Os rins desempenham um papel vital na manutenção do volume extracelular, pela alteração da excreção de sódio. Por exemplo, a contração do volume promove a retenção renal de sódio, enquanto a expansão de volume inibe a reabsorção de sódio. A água segue passivamente o sódio nessa configuração.

O volume circulante efetivo

Observações iniciais em pacientes com ICC e cirrose sugeriram que o edema era decorrente de um distúrbio primário no manuseio renal de sódio e água (já que a expansão do volume extracelular deve ser acompanhada de excreção de sódio aumentada). Entretanto, rins transplantados de pacientes com essas condições funcionaram normalmente no receptor, indicando que o manuseio renal intrínseco de sódio estava intacto.

Teorias subsequentes conceitualizaram que o volume total de sangue reduzido era o sinal aferente responsável pela retenção renal de sódio e água. Argumentava-se que o volume de sangue estava reduzido, muito embora o fluido extracelular estivesse aumentado. No entanto, quando as medições de volume total de sangue foram realizadas, a diminuição no volume de sangue não foi encontrada. Na verdade, o volume total de sangue estava aumentado em pacientes com ICC e cirrose.

O conceito de volume circulante efetivo (VCE) é o modelo corrente e mais plausível para explicar a retenção de água e sódio nessas doenças. Nessa teoria, o VCE simplesmente reflete o volume de sangue arterial, que é geralmente < 15% do volume total de sangue (85% do sangue é armazenado no sistema venoso de baixa pressão). O volume de sangue arterial é um reflexo do débito cardíaco e resistência ou complacência vascular arterial (Figura 12.2). Nesse modelo, uma diminuição no VCE é equivalente a um desequilíbrio relativo na capacitância arterial contra o débito cardíaco. Presumivelmente, quando o índice cardíaco

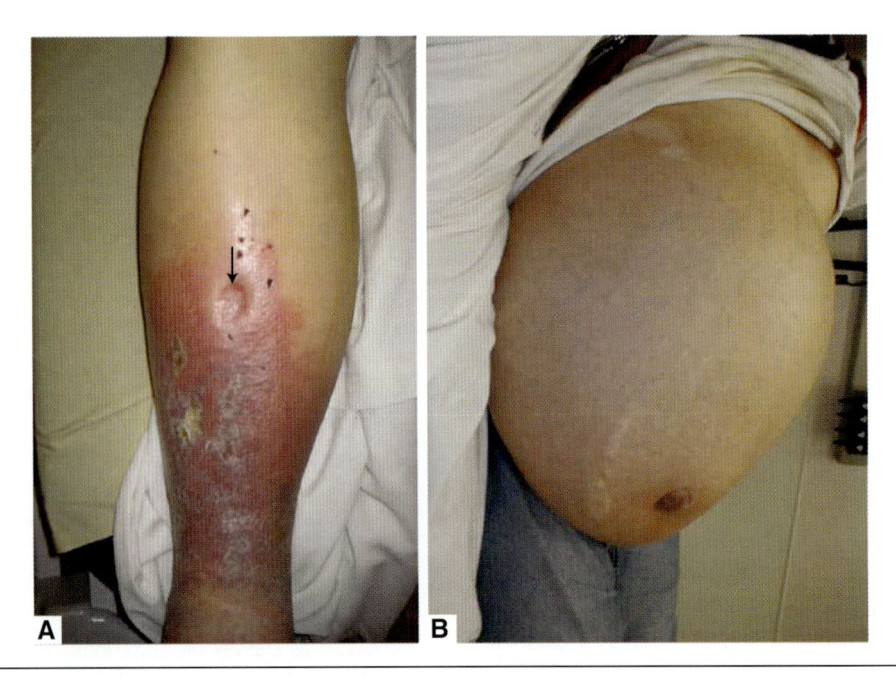

FIGURA 12.1 Exame físico mostra edema dos membros inferiores (painel A) e ascite (painel B). Nota-se o eritema, a descamação e o sinal de Godet (seta) no membro inferior do paciente, no painel A. Edema grave envolvendo as extremidades está comumente associado com ruptura da pele e crescimento bacteriano. O acúmulo de líquido na cavidade abdominal (peritoneal) é o indicador de ascite. Outros compartimentos transcelulares que acumulam líquidos incluem o espaço pleural (derrame pleural) e do espaço alveolar (edema pulmonar).

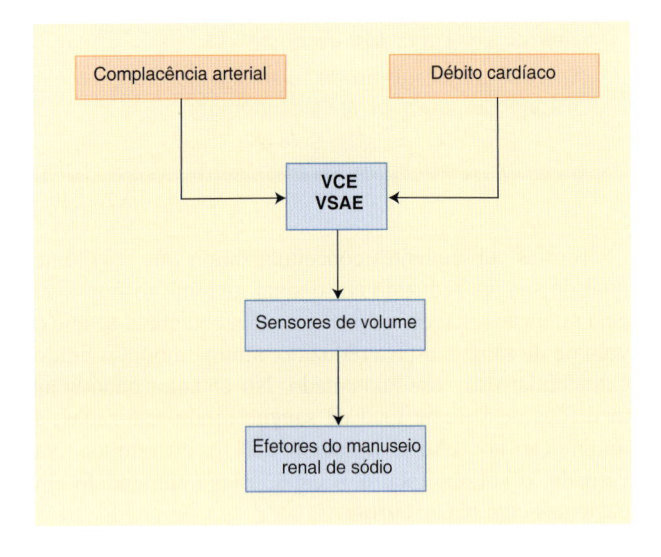

FIGURA 12.2 O volume circulante efetivo (VCE) reflete o volume de sangue irrigando os órgãos vitais (cérebro, coração, rim, etc.). Dessa forma, o VCE é às vezes referido como o volume de sangue arterial efetivo (VSAE). Ele depende da complacência da árvore arterial e do débito cardíaco. Há alterações no VCE quando há incompatibilidade entre essas duas variáveis. Nesse modelo, é possível haver diminuição no VCE, mesmo quando o débito cardíaco aumenta (p. ex., insuficiência cardíaca de alto débito). Alterações no VCE são detectadas por receptores no coração, rins, sistema nervoso central e fígado (sensores de volume). Esses sistemas provocam uma mudança no manejo renal de sódio e água por meio de múltiplos efetores (p. ex., aldosterona, sistema nervoso simpático, hormônio antidiurético).

é insuficiente para preencher o circuito arterial, existe um estado de hipoperfusão relativa. Esse modelo fornece uma estrutura útil para explicar a retenção de sódio e água em condições clínicas caracterizadas por um aumento do débito cardíaco. Independentemente do mecanismo exato, uma queda no VCE ativa sensores de volume na vasculatura, rins, fígado e no Sistema nervoso central (SNC). Os sensores provocam mudança no manuseio renal de sódio por meio de múltiplos sistemas efetores como descrito na próxima seção.

Regulação do volume extracelular

A expansão do volume extracelular é um pré-requisito para a formação do edema. O volume extracelular é modulado por meio de sensores de volume que detectam alterações no VCE. Os sensores de volume provocam mudanças no manuseio renal de sódio e são classificados em quatro grandes grupos:

1. Sensores de volume cardíacos. Os átrios e ventrículos cardíacos possuem sensores de volume que respondem às mudanças na distensão. A expansão de volume resulta em aumento acentuado na excreção renal de sódio por meio de peptídeo atrial natriurético (PAN) e peptídeo cerebral natriurético (PCN).
2. Sensores de volume arteriais. A artéria carótida e o arco da aorta contêm tecido elástico, tornando-os altamente distensíveis. Além disso, a arteríola aferente do apare-

lho justaglomerular é sensível à distensão mecânica. O ramo aferente dessas vias causa uma mudança no manejo renal de sódio. O sistema nervoso simpático e a renina desempenham papel proeminente na mediação deste efeito.
3. Sensores de volume do sistema nervoso central. O mecanismo sensor de volume nesse local é mal compreendido. No entanto, uma diminuição no VCE produz mudanças na descarga neural que altera o manuseio renal de sódio e água.
4. Sensores de volume do fígado. A área hepatoportal detecta mudanças na concentração de sódio e volume. Um aumento da pressão intra-hepática causa retenção renal de sódio. Contudo, o papel exato dessa resposta na regulação do volume extracelular não é conhecido. De qualquer maneira, aumento na pressão hepática acompanha invariavelmente a cirrose hepática e provavelmente participa na retenção de sódio e na expansão de volume nessa situação. Isso é referido como reflexo hepatorrenal.

Os sensores de volume induzem uma mudança no manejo renal de sódio pela integração dos efetores sistêmicos e locais de homeostase de volume (Figura 12.3). As vias principais envolvidas no manuseio renal de sódio estão resumidas abaixo:

- Hemodinâmica peritubular renal. Alterações no VCE resultam em alterações paralelas, embora menos graves (devido à autorregulação) na hemodinâmica renal. Por exemplo, uma queda no VCE reduz o ritmo de filtração glomerular (RFG) e, correspondentemente, a carga filtrada de sódio. Além disso, uma diminuição na perfusão renal aumenta a fração de filtração, que promove a reabsorção de sódio no túbulo proximal (ver Capítulo 6, *Regulação da Reabsorção de Fluido*).
- Sistema renina-angiotensina-aldosterona (SRAA). O SRAA é ativado em praticamente todas as condições associadas com uma diminuição do VCE. Distensão diminuída nos barorreceptores da arteríola aferente renal e da carótida ativam o SRAA. Subsequentemente, a conservação renal de sódio ocorre por meio de múltiplos efetores, em particular um aumento de aldosterona e de angiotensina II. Foi comprovado que a angiotensina II aumenta diretamente a reabsorção de sódio no túbulo proximal.
- Peptídeos natriuréticos. A distensão aumentada dos miócitos atriais e ventriculares na insuficiência cardíaca estimulam a secreção de PAN e PCN. Esses peptídeos natriuréticos exercem vários efeitos sobre o rim, incluindo aumento no fluxo sanguíneo renal, supressão da liberação de renina e inibição da reabsorção de sódio no túbulo proximal e ducto coletor (especificamente o ducto coletor da medula interna). O

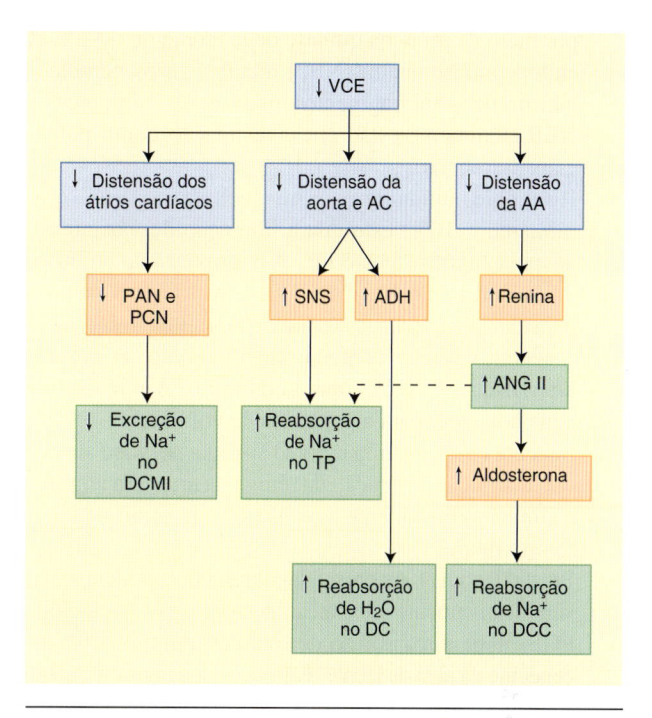

FIGURA 12.3 Esquema representado os efeitos da diminuição do volume circulante efetivo (VCE) sobre o manuseio renal de sódio e água. Teoricamente, a retenção de sódio e água restaura o VCE ao normal. No entanto, a doença de base pode limitar a eficácia da retenção de volume (p. ex., ICC descompensada). Os sensores de volume estão sombreados em azul, enquanto os efetores de sódio e água estão sombreados em laranja. Vários sistemas estão envolvidos na mediação dessa resposta destacando a importância da regulação do volume para manter a pressão arterial. O VCE diminuído reduz a distensão nos átrios cardíacos, o que reduz a concentração de peptídeos natriuréticos (peptídeo atrial natriurético [PAN], peptídeo cerebral natriurético [PCN]). PAN e PCN reduzem a excreção o sódio no ducto coletor da medula interna (DCMI). A distensão reduzida na artéria carótida (AC) e nos barorreceptores do arco aórtico promovem aumento da atividade do sistema nervoso simpático (SNS) e da concentração do hormônio antidiurético (ADH). O SNS aumenta diretamente a reabsorção de sódio no túbulo proximal (também indiretamente pelo estímulo da liberação de renina, não mostrados). O ADH promove a reabsorção de água no ducto coletor (DC). A distensão reduzida na arteríola aferente (AA) estimula a liberação de renina. A renina produz angiotensina II (ANG II) e aldosterona. Esses dois hormônios promovem a reabsorção de sódio no túbulo proximal e no ducto coletor cortical, respectivamente.

PAN é um peptídeo de 28 aminoácidos que é produzido pelos átrios cardíacos. Ele é um potente vasodilatador e agente natriurético. O PCN é um peptídeo de 32 aminoácidos que foi originalmente identificado a partir de extratos de cérebro suíno. A maior parte do PCN em humanos é produzida nos ventrículos. Ele se liga a um receptor de proteína-G que é quase idêntico ao receptor do PAN. O peptídeo natriurético tipo C (PNC) é um terceiro tipo de peptídeo natriurético que é produzido pelas células endoteliais. Acredita-se que o PNC regula o tônus vascular; no entanto, o seu papel na homeostase de volume não é conhecido. Todos os peptídeos natriuréticos exercem seus efeitos

por meio de proteína quinase dependente de GMPc. A endopeptidase neutra (NEP) metaboliza os peptídeos natriuréticos em fragmentos inativos. Os inibidores da NEP atualmente estão em investigação como potenciais diuréticos.
- Hormônio antidiurético. Um declínio no VCE (geralmente > 10%) estimula a liberação de vasopressina pela hipófise posterior. A vasopressina promove a reabsorção de água no ducto coletor e aumenta a resistência vascular sistêmica. Os efeitos sobre a resistência vascular compensam o declínio da pressão arterial quando o volume é contraído. A retenção de água contribui para a expansão de volume.
- Sistema nervoso simpático. O sistema nervoso simpático estimula a liberação da renina da arteríola aferente e aumenta diretamente a reabsorção de sódio no túbulo proximal.
- Prostaglandinas. As prostaglandinas renais podem afetar significativamente a excreção de sódio. Por exemplo, a PGE_2 inibe a reabsorção de sódio no ramo espesso ascendente da alça de Henle. Fármacos que interferem com a síntese das prostaglandinas (anti-inflamatórios não esteroides [AINEs]) podem causar alterações clinicamente importantes no equilíbrio de sódio. Os AINEs agravam o edema e aumentam a pressão arterial sistêmica, por isso devem ser evitados nessas situações.

Equilíbrio de sódio e do volume extracelular

A manutenção do volume de líquido extracelular depende da relação no estado estacionário entre a ingestão e a excreção de sódio. Dessa forma, a expansão do volume é o resultado da ingestão de sódio relativamente maior que a sua saída. Esse conceito é clinicamente relevante, uma vez que alterar a ingestão de sódio tem impacto sobre o *status* de volume (Figura 12.4). Dietas com restrição de sódio são comumente empregadas para minimizar a expansão de volume. Embora os diuréticos aumentem a excreção urinária de sódio, eles não necessariamente reduzem o volume extracelular se a entrada de sódio contrabalançar a perda.

▶▶ IMPLICAÇÃO CLÍNICA

Um paciente consumindo grandes quantidades de sódio pode ocasionalmente desenvolver expansão de volume e edema, mesmo na ausência de conservação renal de sódio. Além disso, a resistência ao diurético pode ser erroneamente diagnosticada em pacientes consumindo sódio em excesso. A resistência ao diurético só deve ser diagnosticada após a urina de 24 horas revelar < 1.000 mL de fluido e/ou < 100 mEq de sódio. Em contraponto, se o volume urinário for > 2.000 mL e o sódio urinário superior a 150 mEq, o consumo excessivo de sódio é provável.

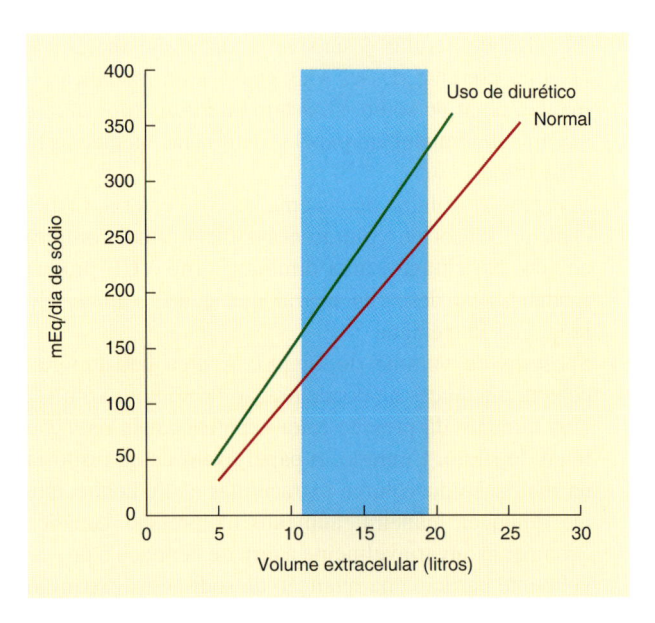

FIGURA 12.4 Relação em estado estacionário entre a ingestão de sódio e o volume extracelular. O volume extracelular normal varia entre 12 e 18 L (dependendo da massa corporal magra). Um importante determinante do volume extracelular é a ingestão de sódio. Por exemplo, à medida que a ingestão de sódio aumenta, o volume extracelular expande até que um novo estado estacionário é alcançado, no qual a excreção de sódio é igual à ingestão. O estímulo para a excreção de sódio é a expansão do volume. Os diuréticos diminuem o volume extracelular aumentando diretamente a excreção urinária de sódio e água, aumentando efetivamente a inclinação da curva. Independentemente disso, alterações no volume extracelular são suscetíveis às mudanças na ingestão de sódio na dieta. Uma resposta adequada ao diurético pode se tornar insignificante se a ingestão de sódio aumentar de forma concomitante.

Dinâmica do fluido capilar e formação de edema

A conservação renal de sódio e água expande inicialmente o volume total de sangue. Contudo, o edema é um achado clínico que reflete acúmulo de líquido intersticial ou transcelular. Além do mais, a detecção clínica de edema requer que o compartimento intersticial aumente em pelo menos 4 L. Uma vez que o volume total de sangue é < 5 L, a translocação de líquido do compartimento vascular deve ser acompanhada por retenção de sódio e água, por isso o papel vital da expansão de volume na patogênese do edema.

As forças de Starling clássicas estão envolvidas na modulação do fluxo de fluido do compartimento vascular para outros compartimentos extracelulares (Figura 12.5). Um desequilíbrio nas pressões hidrostática e/ou oncótica do leito capilar promove o deslocamento de fluido para compartimentos não vasculares. A remoção de fluido do compartimento extracelular é feita pela drenagem linfática. A diminuição do fluxo linfático ocorre quando os vasos

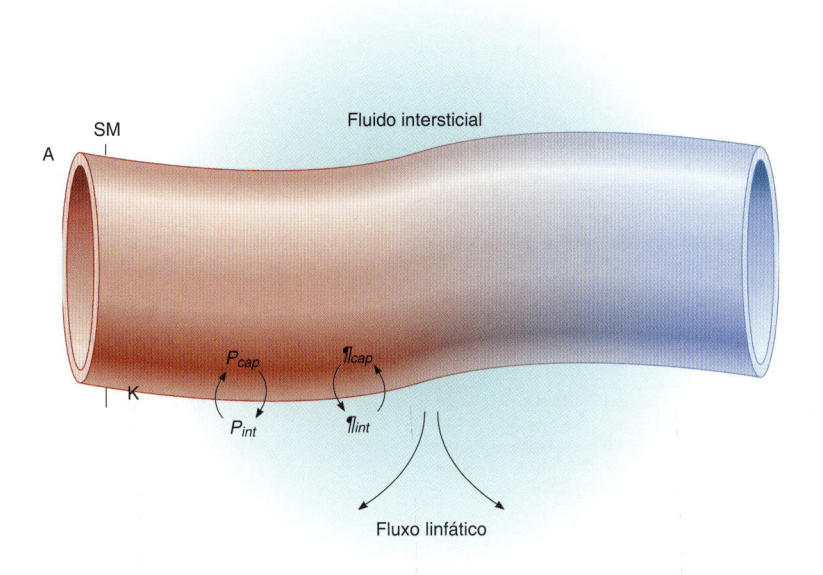

FIGURA 12.5 Determinantes físicas que regem a saída de líquido do compartimento vascular para intersticial. Há um gradiente de pressão resultante favorecendo o deslocamento de fluido para o compartimento intersticial, que é devolvido para a circulação pelo fluxo linfático. Aumentos sustentados no gradiente de pressão resultante ou redução do fluxo linfático promovem acúmulo de líquido. Por exemplo, na ICC, a pressão hidrostática venosa aumenta (com insuficiência cardíaca direita). Na síndrome nefrótica e na cirrose, a pressão oncótica capilar cai (diminuição da albumina sérica). Medicamentos que dilatam o esfincter pré-capilar da arteríola aumentam a transmissão da pressão sistêmica para o leito capilar e aumentam a pressão hidrostática. (A, arteríola; Cap, leito capilar; K_f, permeabilidade da membrana; ML, músculo liso do esfincter pré-capilar; P_{cap}, pressão hidrostática capilar; P_{int}, pressão hidrostática intersticial; π_{cap}, pressão oncótica capilar; π_{int}, pressão oncótica intersticial; V, vênula.)

linfáticos são obstruídos de forma mecânica (tumor) ou cortados cirurgicamente.

Um aumento na pressão hidrostática capilar é o mecanismo mais comumente responsável pela formação de edema. A própria expansão de volume pode produzir aumento na pressão hidrostática capilar por causa de um aumento paralelo na pressão arterial sistêmica (a pressão arterial elevada é transmitida em parte para o capilar). Um aumento na pressão hidrostática capilar também ocorre em ICC por causa de um aumento na pressão venosa (ver Figura 12.5). A ICC também pode ativar o reflexo hepatorrenal como consequência da congestão passiva do fígado. Um aumento da pressão hidrostática secundária à obstrução do escoamento venoso (trombose venosa profunda [TVP]) também pode promover formação de edema (embora ele esteja normalmente restrito à área afetada, p. ex., uma perna).

A hipoalbuminemia ocorre na cirrose ou na síndrome nefrótica. O fígado em geral sintetiza a albumina enquanto a síndrome nefrótica é caracterizada pela perda urinária de proteínas. Independentemente, a pressão oncótica capilar diminui, o que favorece o deslocamento de fluido para o compartimento intersticial. Além disso, a queda do volume plasmático correspondente promove a retenção renal de sódio, o que, por sua vez, contribui para a expansão do volume extracelular.

Estados edematosos

Os estados edematosos são fisiologicamente classificados em síndromes de baixo débito cardíaco *versus* síndromes associadas com diminuição da complacência arterial (Figuras 12.6 e 12.7). Ambas as síndromes são acompanhadas por queda de VCE e hemodinâmica capilar comprometida. A extensão e gravidade da doença se correlacionam com a gravidade do edema.

Síndromes de baixo débito cardíaco

A ICC é a doença prototípica associada com baixo débito cardíaco e formação de edema (ver Figura 12.6). A síndrome nefrótica também está associada com uma queda do débito cardíaco, como resultado da hipoalbuminemia. A hipoalbuminemia é acompanhada por queda da pressão oncótica plasmática, o que favorece o movimento de fluido do compartimento vascular para o intersticial. A saída de fluido produz diminuição do débito cardíaco e, consequentemente, do VCE.

A diminuição do débito cardíaco aciona efetores neuro-humorais que promovem retenção renal de sódio e água. Em particular, a ativação do SRAA, do sistema nervoso simpático e a liberação não osmótica de vasopressina desempenham papéis fundamentais na retenção de sódio e água. A retenção de sódio e água otimiza as pressões de

FIGURA 12.6 Expansão de volume na condição de débito cardíaco baixo. Insuficiência cardíaca é sinônimo de queda no débito cardíaco. Na síndrome nefrótica, a hipoalbuminemia promove a saída de líquido do compartimento vascular para o intersticial, reduzindo, assim, o retorno venoso, o débito cardíaco, e o VCE. A redução do VCE é detectada por barorreceptores vasculares na artéria carótida, na aorta e nos microvasos renais. Esses sensores ativam o sistema nervoso simpático, estimulam a liberação de renina (dessa forma, produzindo angiotensina II e aldosterona, SRAA) e aumentam a vasopressina circulante. Coletivamente, esses sistemas promovem a expansão de volume pela retenção de sódio e água. O aumento de volume eleva o retorno venoso e o débito cardíaco. Embora essa seja uma resposta desejável, o efeito resultante sobre o VCE é limitado pela extensão e gravidade da doença subjacente. Por fim, a expansão adicional do volume produz edema.

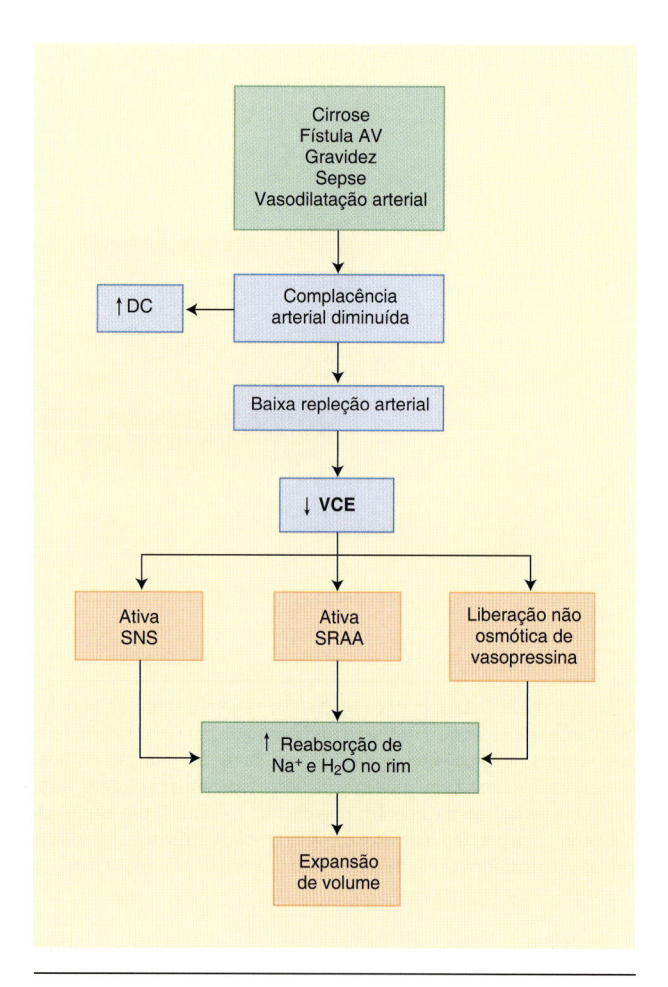

FIGURA 12.7 Expansão de volume na condição de débito cardíaco aumentado. Cada uma dessas condições está associada com diminuição da resistência vascular sistêmica. Dessa forma, o débito cardíaco aumenta. Contudo, o aumento do débito cardíaco não é capaz de compensar a capacitância arterial expandida e, assim, produz um estado de hipoperfusão relativa, conhecido como baixa repleção arterial. A redução do VCE promove a expansão de volume por meio das mesmas vias descritas na Figura 12.6.

enchimento cardíaco, embora às custas da expansão de volume e edema.

Síndromes de baixa complacência arterial

Vários estados edematosos são caracterizados por aumento do débito cardíaco (ver Figura 12.7). Esses distúrbios incluem insuficiência cardíaca de alto débito, cirrose, sepse, gravidez, fístulas arteriovenosas e uso de fármacos vasodilatadores arteriais (p. ex., hidralazina minoxidil, bloqueadores de canais de cálcio). Embora o débito cardíaco esteja elevado nessas condições, o VCE é reduzido devido à baixa repleção arterial. A baixa repleção arterial é o resultado de um desequilíbrio relativo entre a capacitância arterial e o débito cardíaco. A vasodilatação arterial força um aumento no débito cardíaco suficiente para a preencher o circuito arterial dilatado. Se o débito cardíaco é insuficiente para compensar o circuito arterial dilatado, existe, então, um estado de hipoperfusão relativa, análogo ao observado com francas reduções do débito cardíaco. A resposta neuro-humoral a esse estado de baixa repleção arterial é idêntica à de síndromes de baixo débito cardíaco.

Dinâmica capilar nos estados edematosos

Além da expansão do volume extracelular, as condições formadoras de edema são invariavelmente acompanhadas por perturbações na hemodinâmica capilar, que favorecem o deslocamento de fluido do compartimento vascular para o intersticial (ver Figura 12.5). A insuficiência ventricular aumenta pressão hidrostática venosa. A cirrose e a síndrome nefrótica são ambos caracterizados por hipoalbuminemia e diminuição da pressão oncótica capilar. A vasodilatação do esfíncter pré-capilar (sepse, fármacos vasodilatadores arteriais, fístulas arteriovenosas) aumenta a pressão hidrostática no capilar. Por fim, é possível que a própria permeabilidade capilar esteja aumentada em várias dessas síndromes, em particular, na cirrose, na síndrome nefrótica e na sepse.

Agentes diuréticos

Três estratégias gerais são empregadas no manejo do edema:

1. Tratar a doença subjacente e, desse modo, corrigir a fisiopatologia da formação do edema;
2. Reduzir a ingestão de sódio (<100 mEq/d);
3. Aumentar a excreção de sódio com diuréticos.

Os diuréticos só devem ser empregados quando a eficácia do tratamento da doença subjacente não é provável, tenha falhado ou quando o edema é grave (edema pulmonar).

Os diuréticos são classificados em quatro principais grupos com base em seu local de ação, conforme resumido na Figura 12.8.

Inibidores da anidrase carbônica

Esses agentes são derivados das sulfonamidas que inibem a anidrase carbônica da borda em escova do túbulo proximal. Devido ao fato de essa enzima estar envolvida na reabsorção de bicarbonato, esses agentes produzem uma diurese de bicarbonato de sódio. O pH da urina aumenta em 30 minutos e persiste por até 12 horas. Os inibidores da anidrase carbônica são diuréticos fracos, porque os segmentos distais do néfron são capazes de aumentar significativamente a reabsorção de sódio em resposta a um aumento da carga de sódio.

Os inibidores de anidrase carbônica raramente são utilizados para tratar edema, com uma única exceção, qual seja a expansão de volume acompanhada por alcalose metabólica. Em indivíduos saudáveis, esses fármacos produzem invariavelmente acidose metabólica hiperclorêmica. Ocorre resistência dentro de 2 a 3 dias, à medida que decresce a concentração plasmática de bicarbonato.

Esses agentes também são utilizados para tratar o glaucoma, o mal da montanha agudo e convulsões. Toxicidade é relativamente incomum com esses fármacos, embora sonolência e parestesias tenham sido relatadas. A perda de potássio é comum.

Os diuréticos de alça

Os diuréticos de alça são os diuréticos disponíveis mais potentes. Quimicamente, todos, exceto o ácido etacrínico, contêm enxofre e, portanto, podem apresentar reatividade alérgica cruzada com outros compostos contendo enxofre (p. ex., antibióticos de sulfonamida). Uma vez que o ácido etacrínico não contém um grupo sulfúrico, ele é uma alternativa para o paciente alérgico (Figura 12.9). De qualquer maneira, o ácido etacrínico é usado raramente porque a sua ototoxicidade é significativamente maior em comparação com outros diuréticos.

Os diuréticos de alça têm um rápido início de ação (5 a 10 minutos após a administração intravenosa), atingem o pico do efeito em 30 minutos e persistem por 2 a 12 horas. O

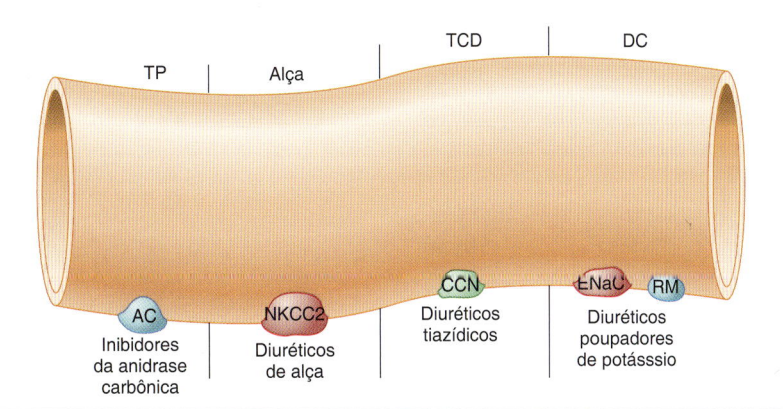

FIGURA 12.8 Local de ação das principais classes de diurético. Os inibidores da anidrase carbônica (AC) raramente são usados para tratar edema, uma vez que os segmentos do néfron distal atenuam a resposta diurética e resistência se desenvolve com a administração sustentada. Os inibidores da AC são potencialmente úteis no tratamento de edema acompanhado por alcalose metabólica. Os diuréticos de alça inibem a atividade de NKCC2 na alça de Henle. Eles são diuréticos muito potentes. Os diuréticos tiazídicos inibem o cotransportador de cloreto de sódio (CCN) no túbulo contornado distal (TCD). Os diuréticos poupadores de potássio incluem amilorida, triantereno, espironolactona e eplerenona. A amilorida e o triantereno são os únicos diuréticos que inibem diretamente o transporte de sódio por meio do canal de sódio epitelial (ENaC) do ducto coletor (DC). A espironolactona e a eplerenona inibem competitivamente a ligação da aldosterona ao receptor de mineralocorticoide (RM), inibindo, assim, o transporte de sódio. Os antagonistas da aldosterona atuam na membrana basolateral, em contraste com todos os outros diuréticos que devem ser transportados para o lúmen para exercer seus efeitos. (TP, túbulo proximal.)

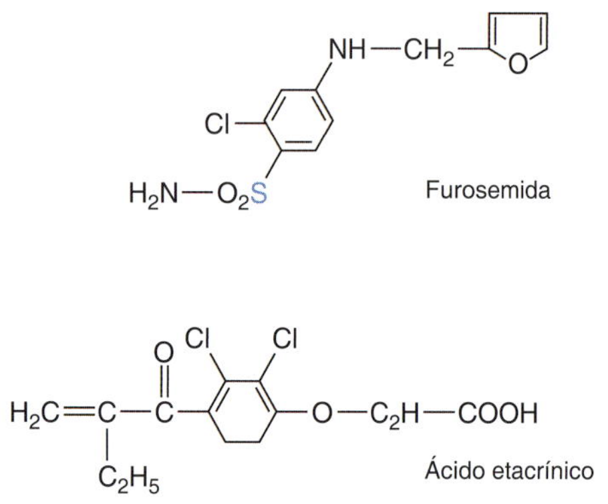

FIGURA 12.9 Estrutura química dos diuréticos de alça. A furosemida é o diurético de alça prototípico. Observe o grupo sulfonamida no anel benzeno. A bumetanida e a torsemida também são diuréticos de alça sulfúricos (não mostrado). O ácido etacrínico é quimicamente distinto, uma vez que não possui um grupo sulfonamida. Porém, o ácido etacrínico é raramente usado por causa da sua maior ototoxicidade. Ele é, no entanto, uma alternativa viável para o paciente alérgico à sulfa.

perfil farmacocinético dos diuréticos de alça está resumido na Tabela 12.1.

Esses fármacos inibem o NKCC2 no ramo espesso ascendente medular da alça de Henle. O potencial transepitelial positivo é atenuado pelo bloqueio de NKCC2 (ver Figura 7.3). Logo, a absorção dos cátions divalentes, cálcio e magnésio, é significantemente comprometida. A hipomagnesemia tem sido relatada com o uso sustentado dos diuréticos de alça. No entanto, a hipocalcemia é relativamente incomum, presume-se que por causa dos sistemas de compensação que mantêm os níveis séricos de cálcio, como a vitamina D e o hormônio da paratireoide.

Os diuréticos de alça também induzem a expressão de ciclo-oxigenase e aumentam a síntese de prostaglandinas. A PGE_2 e a PGI_2 aumentam a excreção de sódio e a perfusão renal. Agentes que interferem com a síntese das prostaglandinas atenuam a diurese induzida por diuréticos de alça.

Os diuréticos de alça são primariamente utilizados para o tratamento de edema, em particular, quando grave. Eles também são eficazes no manejo agudo da hipercalcemia e da hipercalemia.

Os principais efeitos adversos incluem alcalose metabólica, hipocalemia, hiperuricemia e hipomagnesemia. Eles também podem causar ototoxicidade dose-dependente, que é normalmente reversível.

Os diuréticos tiazídicos

Os diuréticos tiazídicos estão disponíveis há mais de 50 anos. Eles foram descobertos na procura por inibidores mais potentes da anidrase carbônica. Dessa forma, todos eles contêm um grupo sulfonamida insubstituível (Figura 12.10). Numerosos diuréticos tiazídicos estão disponíveis para uso clínico. Em geral, eles são bem absorvidos por via

Tabela 12.1 Farmacocinética dos diuréticos prescritos mais comumente

	Biodisponibilidade oral (% da dose)	Meia-vida de eliminação (horas)	Faixa comum de dose por dia (mg)
Diuréticos de alça			
Furosemida	20-90	1-2	40-400
Bumetanida	80-100	1	1-10
Torsemida	80-100	4-6	20-100
Diuréticos tiazídicos			
Hidroclorotiazida	60-80	2-4	25-50
Clortalidona	60-70	24-48	25-50
Bendroflumetiazida	Desconhecida	2-5	2,5-10
Clorotiazida	25-50	1-2	500-2.000
Indapamida	90-100	12-24	2,5-10
Metolazona	60-70	14-28	2,5-10
Diuréticos poupadores de potássio			
Amilorida	Desconhecida	17-26	5-10
Triantereno	80-100	2-5	25-100
Espironolactona	Desconhecida	1-2	25-200
Eplerenona	80	2-3	25-100

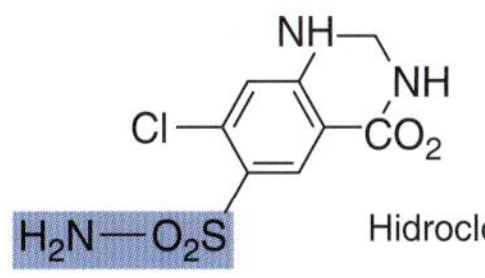

FIGURA 12.10 Estrutura química dos diuréticos tiazídicos. Para maior clareza, apenas a hidroclorotiazida é representada. Entretanto, todos os diuréticos tiazídicos têm um grupo sulfonamida insubstituível (sombreado). Todos são pequenas moléculas com 2-3 anéis aromáticos de seis membros. Eles diferem principalmente com base em seus perfis farmacocinéticos (ver Tabela 12.1).

oral (a clorotiazida também está disponível para uso parenteral). Eles têm um início rápido de ação (5 a 10 minutos após a administração intravenosa; 1 hora após a administração oral), com efeito máximo em 30 a 120 minutos e meia-vida estimada de 2 a 24 horas (ver Tabela 12.1).

Os diuréticos tiazídicos exercem o seu efeito pela inibição do CCN no túbulo contornado distal. Eles são menos potentes do que os diuréticos de alça para o manuseio de volume, mas tem maior eficácia no tratamento da hipertensão. Esses agentes facilitam a reabsorção de cálcio no túbulo contornado distal. O mecanismo exato desse efeito é desconhecido. Uma vez que esses fármacos são análogos à anidrase carbônica, eles possuem efeito inibidor da anidrase carbônica intrínseca (embora leve).

Os diuréticos tiazídicos são predominantemente usados em estados edematosos, em particular, na ICC e na hipertensão. Eles também são utilizados para tratar nefrolitíase causada por hipercalciuria idiopática e diabetes insípido nefrogênico. Eles aumentam a expressão de aquaporina 2, bem como diminuem a produção de urina diluída na alça de Henle.

Os efeitos adversos dos diuréticos tiazídicos incluem: hipocalemia, hiperuricemia, hipercalcemia, contração de volume, alcalose metabólica, hiperlipidemia, hiperglicemia e hiponatremia. A intolerância à glicose e a hiperlipidemia tendem a diminuir com o uso sustentado. A hiponatremia é muito mais comum com esses agentes do que com os diuréticos de alça (particularmente em idosos). Uma vez que eles não interferem com o transporte de sódio na alça de Henle, são menos suscetíveis de prejudicar a concentração urinária e, consequentemente, a conservação de água.

Diuréticos poupadores de potássio

Esses são diuréticos fracos e todos impedem a secreção de potássio no ducto coletor cortical. A espironolactona antagoniza os efeitos da aldosterona no receptor mineralocorticoide na célula principal do ducto coletor. Diferentemente de outros diuréticos, a espironolactona atua na face basolateral da célula epitelial renal. A eplerenona é um análogo da espironolactona que é muito menos ativo nos receptores de andrógenos e progesterona. Ela pode suplantar a espironolactona, no futuro, uma vez que apresenta menos efeitos adversos. No entanto, é relativamente cara e tem sido menos extensivamente estudada.

A amilorida e o triantereno bloqueiam o ENaC no ducto coletor cortical. A inibição do transporte de sódio reduz o potencial transepitelial negativo, o que prejudica a secreção de potássio e íons de hidrogênio. Não é de surpreender que hipercalemia e acidose metabólica sejam efeitos adversos comuns com esses diuréticos.

Os agentes poupadores de potássio são comumente adicionados aos diuréticos de alça para se alcançar um efeito sinérgico na mobilização de fluido. Além disso, sua ação poupadora de potássio é útil na combinação com outros diuréticos. A espironolactona é especialmente eficaz em pacientes com cirrose e edema, uma vez que o fígado metaboliza a aldosterona. Os antagonistas da aldosterona também são os fármacos de escolha no hiperaldosteronismo primário. A amilorida e o triantereno são os fármacos de escolha no tratamento da síndrome de Liddle (ver Figura 8.5). Por fim, os antagonistas do receptor de aldosterona prolongam a sobrevivência em pacientes com ICC (independente de seu efeito diurético) e deve ser administrado a todos os pacientes com insuficiência cardíaca avançada.

A principal toxicidade com os diuréticos poupadores de potássio são os distúrbios eletrolíticos e ácido-base. A hipercalemia é particularmente comum, em especial nos pacientes com doença renal preexistente. Na verdade, esses agentes são contraindicados nessa situação. Ginecomastia e impotência ocorrem com a espironolactona, porém, é menos comum com a eplerenona.

Farmacologia clínica dos diuréticos

Os diuréticos, como classe, são os agentes mais comumente prescritos em todo o mundo. Eles são notavelmente eficazes no manuseio da expansão de volume e hipertensão, embora sejam utilizados para muitas outras condições. Seu papel no tratamento da hipertensão arterial é discutido no Capítulo 20. Esta seção focalizará os aspectos específicos do diurético que o clínico deve entender para prover um manuseio otimizado do edema. Em primeiro lugar, o médico deve se esforçar para corrigir a doença de base associada à formação de edema. A resolução espontânea do edema muitas vezes ocorre dentro de vários dias após a correção da fisiopatologia subjacente.

> ▶▶ IMPLICAÇÃO CLÍNICA
>
> A doença de lesão mínima é um tipo de doença que causa síndrome nefrótica e é muito sensível aos corticosteroides. Os pacientes em geral se apresentam com edema maciço (20 a 40 L de líquido extracelular). Dentro de 7 a 10 dias

após o início do tratamento com corticosteroides o edema remite espontaneamente. Fica claro que os diuréticos não são necessários nessa condição a menos que o edema esteja associado com sintomas graves (p. ex., edema pulmonar).

Se a doença subjacente não pode ser tratada, considera-se, então, o uso de diuréticos. Além disso, a ingestão de sódio deve ser restrita, já que o objetivo da terapia é aumentar a excreção de sódio em relação à ingestão. Se o consumo aumenta em paralelo com a excreção, o efeito diurético é inútil. Vale ressaltar que isso não deve ser considerado resistência ao diurético. A resistência autêntica ao diurético é caracterizada pela perda da potência diurética. A medição da excreção de sódio em urina de 24 horas é essencial para diferenciar entre a resistência ao diurético e abuso alimentar. Para assegurar a resposta diurética máxima, os princípios de farmacocinética e farmacodinâmica do diurético devem ser claramente entendidos. Há cinco fatores principais que influencia a eficácia do diurético:

- A distribuição do fármaco
- A absorção oral
- A relação dose-resposta
- Os efeitos modificadores da doença
- Adaptação ao diurético

Distribuição do fármaco

Com a notável exceção da espironolactona, todos os diuréticos exercem o seu efeito nas proteínas transportadoras de sódio da membrana luminal. Portanto, os diuréticos devem ser distribuídos no fluido tubular. Contudo, a filtração pela barreira glomerular é desprezível, uma vez que os diuréticos são altamente ligados às proteínas (geralmente > 90%). Portanto, os diuréticos atingem o fluido tubular mediante secreção ativa pelo sistema de transporte de ânion orgânico no túbulo proximal (Figura 12.11). Na doença renal avançada, o acúmulo de ânions orgânicos endógenos compete com o diurético para transporte. Com uma taxa de filtração glomerular < 30 mL/min, os diuréticos tiazídicos são inefetivos independentemente da dose. Os diuréticos de alça permanecem eficazes até a TFG cair abaixo de 5 a 10 mL/min, embora em doses substancialmente mais elevadas do que a normal. Como a dose de diurético é ajustada para cima, os efeitos adversos ocorrem com maior frequência e com maior gravidade. Em particular, os diuréticos poupadores de potássio devem ser evitados em pacientes com insuficiência renal, porque o risco de hipercalemia é aumentado.

Absorção oral

A absorção oral dos diuréticos tiazídicos varia de 40% a 100%. A absorção oral do diurético de alça furosemida

> ▶▶ IMPLICAÇÃO CLÍNICA
>
> Na doença renal crónica grave (TFG <20 mL/min), apenas 20% da dose de furosemida administrada atinge seu local de ação. Além disso, uma vez que a bumetanida é depurada significativamente por meio de vias não renais (fígado), apenas 10% de uma dose administrada atinge o seu local de ação. Para compensar a distribuição do fármaco, a dose deve ser aumentada enquanto se monitoriza cuidadosamente os possíveis efeitos adversos (hiperglicemia e ototoxicidade). Doses máximas de segurança devem ser respeitadas independentemente da TFG.

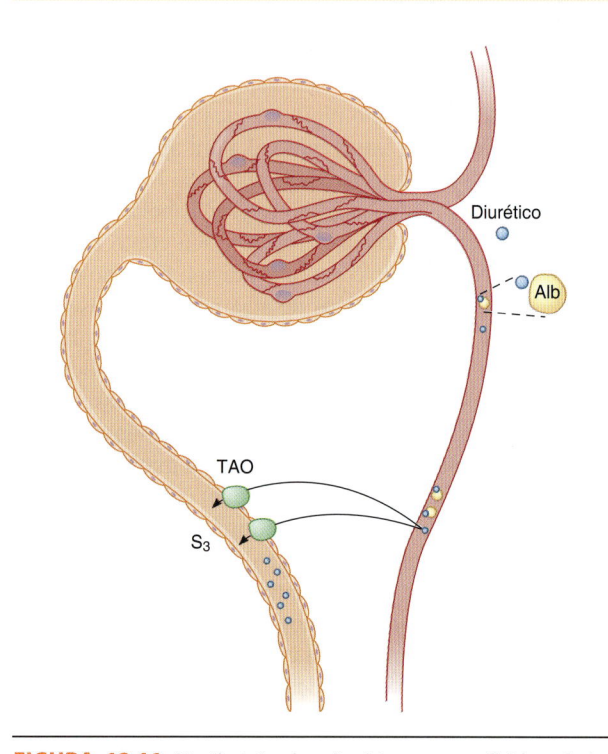

FIGURA 12.11 Distribuição dos diuréticos para o fluido tubular. Com a exceção dos antagonistas de aldosterona, todos os diuréticos agem sobre proteínas de transporte de sódio luminal (p. ex., NKCC2, CCN, ENaC, AC IV). Tendo em vista que os diuréticos são altamente ligados às proteínas (Alb), eles são insuficientemente filtrados pelo glomérulo. A distribuição para o fluido tubular envolve a secreção por meio do sistema de transporte de ânion orgânico (TAO) no túbulo reto proximal (S_3). A albumina é supostamente um veículo para distribuição de diurético. Contudo, somente o diurético livre é secretado para o lúmen. O TAO é composto por um grupo inespecífico de proteínas de transporte. Consequentemente, um aumento na concentração de ânions orgânicos no plasma (como pode ocorrer com insuficiência renal) vai competir com o diurético e inibir a sua secreção.

é imprevisível, variando de 20 a 90%. A torsemida e a bumetanida são bem absorvidas por via oral, variando entre 80 e 100%. Claramente, a má biodisponibilidade oral pode limitar a eficácia dos diuréticos. Em pacientes que respondem mal a um agente oral, a mudança para um agente com biodisponibilidade intrínseca maior, como a torsemida, ou a administração do diurético por via intravenosa pode melhorar drasticamente a resposta ao diurético. Não há formulações intravenosas de agentes poupadores de potássio.

Relação dose-resposta

Os diuréticos devem atingir um limiar de concentração no lúmen que provoque uma diurese (Figura 12.12). Aumentar a concentração do diurético acima do limiar no fluido tubular vai aumentar a excreção de sódio até ocorrer a saturação do receptor. A relação sigmoidal dose-resposta varia entre os pacientes. Portanto, o escalonamento da dose deve ser considerado em pacientes que não respondem à dose habitual ou recomendada. Uma vez que o platô ou resposta máxima é alcançado, a administração adicional do diurético não apresenta benefícios.

Efeitos modificadores da doença

Várias doenças podem alterar significantemente a relação dose-resposta (ver Figura 12.12). Por exemplo, a curva dose-resposta é deslocada para baixo e à direita em pacientes com ICC (i.e., por causa da retenção de sódio ao longo do néfron). Na insuficiência cardíaca avançada, a relação da dose de diurético para a sua resposta está suficientemente prejudicada, de modo a impedir uma diurese efetiva para qualquer dose. Além disso, o perfil de absorção oral no paciente com ICC descompensada é achatado, por causa da absorção retardada (Figura 12.13). Isso produz um pico menor do diurético (talvez abaixo do seu limiar), mas pode efetivamente prolongar a meia-vida do diurético. Devido a essas incertezas, é aconselhável tratar ICC descompensada com diuréticos intravenosos. Um fator adicional, que comumente acompanha a ICC grave, é a insuficiência renal. Assim, a dose de diurético pode exigir escalonamento da dose para superar a queda na secreção tubular proximal.

Na síndrome nefrótica, a hipoalbuminemia diminui a distribuição do diurético para a via secretora de ânion orgânico no túbulo proximal. Além disso, a proteinuria liga diurético no lúmen e, portanto, reduz a concentração de diurético livre (ativa). Isso desloca a curva dose-resposta mais para a direita.

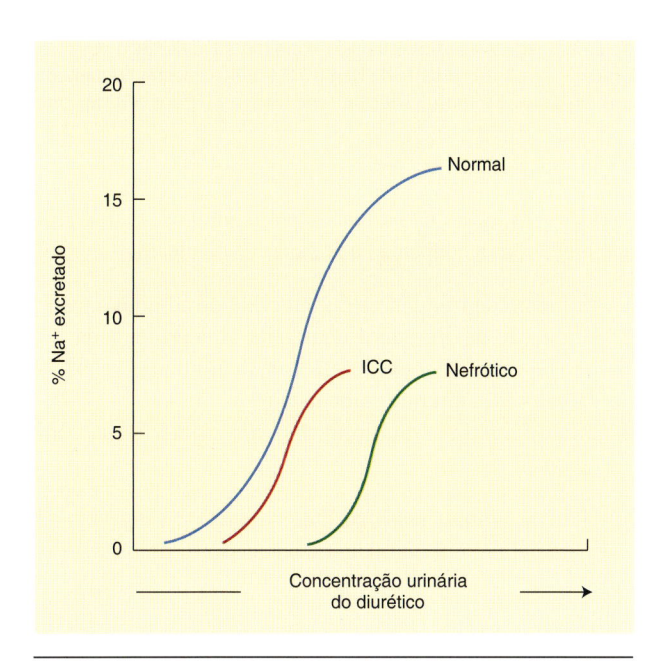

FIGURA 12.12 Relação dose-resposta de diuréticos em indivíduos saudáveis e de pacientes com doenças edematosas. O eixo Y reflete o porcentual de sódio excretado do total filtrado (i.e., excreção fracional de de sódio). A relação dose-resposta é sigmoidal. Assim, um limiar de concentração deve ser ultrapassado para provocar uma resposta ao diurético. Um aumento acentuado do efeito diurético é observado com um platô final (saturação cinética). A dose do diurético pode requerer ajustes para atingir uma resposta máxima. A relação dose-resposta é deslocada para baixo na insuficiência cardíaca congestiva (ICC). Essa condição é caracterizada por ávida retenção de sódio ao longo de todo o néfron. Portanto, a eficácia diurética é atenuada, independentemente da dose (lembrar que diuréticos agem em um único local). Na síndrome nefrótica a curva dose-resposta também é deslocada significativamente para a direita porque a proteína na urina liga-se ao diurético livre.

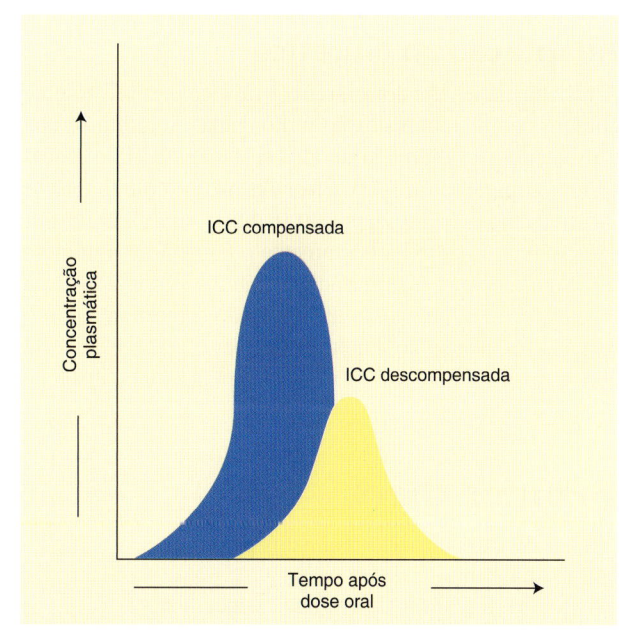

FIGURA 12.13 Concentração plasmática de diurético administrado por via oral em pacientes com insuficiência cardíaca congestiva (ICC) compensada *versus* ICC descompensada. A absorção oral de diurético é retardada no paciente com ICC descompensada (curva amarela). Isso reduz o pico de concentração do diurético (possivelmente abaixo do limiar necessário para provocar uma resposta). A administração intravenosa de diuréticos contorna esse possível problema. Por isso, é aconselhável administrar preparações intravenosas de diurético no estado descompensado.

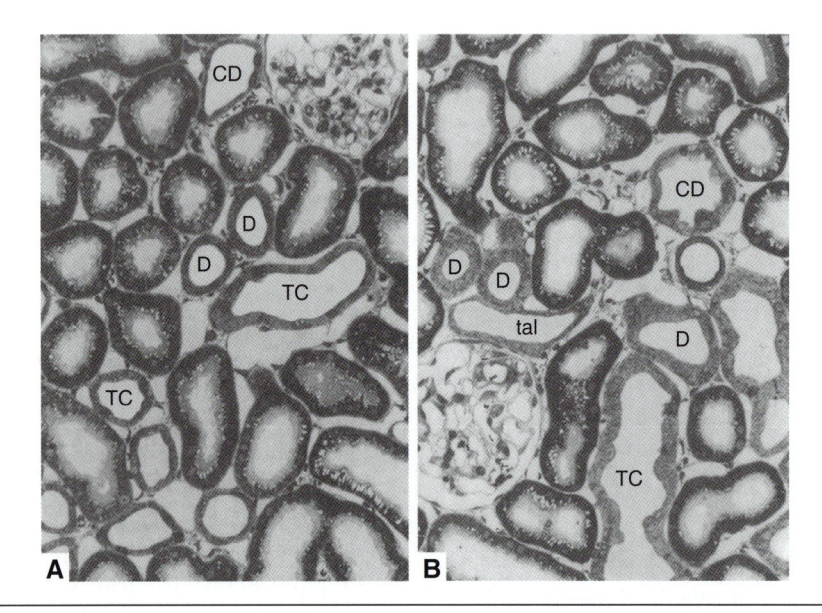

FIGURA 12.14 Efeitos da administração sustentada de furosemida no crescimento da célula do túbulo contornado distal. O painel A mostra uma secção transversal do rim de um rato normal. No painel B, células do néfron distal (D) são significativamente maiores após a administração da furosemida por sete dias. Estudos de micropunção (não mostrado) revelam aumento da reabsorção de sódio no néfron distal. Esses estudos revelam que o néfron distal (D) se hipertrofiam após uma semana de tratamento com furosemida. Eles também fornecem uma base fisiológica para a resistência ao diurético de alça que geralmente acompanha a administração prolongada. A coadministração de um diurético tiazídico pode ser muito eficaz na promoção de diurese nessa situação. (DC, ducto coletor; REA, ramo espesso ascendente de Henle; TC, túbulo conector.) (Adaptada com permissão de *Ellison DH, Velazquez H, Wright FS. Adaptation of the distal convoluted tubule of the rat. Structural and functional effects of dietary salt intake and chronic diuretic infusion.* J Clin Invest. 1989;83:113-126.)

Adaptação ao diurético

A resistência à ação dos diuréticos de alça é relativamente comum com a administração prolongada. Acredita-se que a resistência ao diurético de alça seja secundária a mecanismos compensatórios no néfron distal, que coletivamente são conhecidos como adaptação ao diurético. A administração crônica de furosemida aumenta o tamanho e o número de células que transportam sódio no túbulo contornado distal (Figura 12.14). A extensão da adaptação determina a gravidade da resistência ao diurético. Em certo grau isso ocorre com todos os diuréticos, ou seja, a adaptação da reabsorção de sódio em locais não afetados pelo diurético. Estratégias que melhoram a adaptação aos diuréticos incluem:

1. Aumento da frequência do intervalo de administração.
2. Utilização de diuréticos com meia-vida prolongada.
3. Uso de combinações diuréticas para diminuir a reabsorção de sódio em múltiplos locais.
4. Infusão contínua de diuréticos para manter a sua concentração ideal.

Nunca é demais ressaltar que a redução da ingestão de sódio é vital para maximizar a eficácia dos diuréticos.

Pontos-chave

- Existem dois pré-requisitos para a geração de edema:
  1. Expansão do volume extracelular.
  2. Translocação de líquido do compartimento vascular para o intersticial.
- O volume extracelular reflete o equilíbrio entre a ingestão e a excreção de sódio. Um ganho líquido de sódio expande o volume extracelular (a água acompanha passivamente o sódio), enquanto uma perda líquida o reduz.
- O volume circulante efetivo (VCE) é o principal determinante do manuseio renal de sódio. O VCE reflete o equilíbrio entre o débito cardíaco e capacitância ou resistência arterial. Se o VCE está reduzido, sensores de volume são ativados, o que estimula a retenção de sódio. Múltiplos efetores estão envolvidos na mediação da retenção de sódio (especialmente o sistema nervoso simpático e a concentração plasmática de aldosterona).

- A saída de líquido do compartimento vascular para o intersticial é regida pelas forças de Starling (pressão hidrostática e oncótica) ao longo do leito capilar. Os vasos linfáticos transportam o fluido de volta para a circulação sistêmica.
- Quatro classes de diuréticos estão disponíveis:
  1. Inibidores da anidrase carbônica.
  2. Diuréticos de alça (inibem NKCC2).
  3. Diuréticos tiazídicos (inibem CCN).
  4. Diuréticos poupadores de potássio (inibem ENaC ou bloqueiam o receptor de mineralocorticoide).

  Os inibidores da anidrase carbônica são fracos e raramente utilizados, enquanto os diuréticos de alça são potentes e os mais usados.
- Os diuréticos alcançam seus locais de ação pelo sistema secretor de ânion orgânico no túbulo proximal. Muitas substâncias podem interferir com a secreção de diurético. Isso é particularmente problemático na doença renal avançada.
- Os diuréticos apresentam cinética de saturação, com uma relação sigmoidal de dose-resposta. Ajustes da dose são muitas vezes necessários para atingir o efeito máximo. A relação dose-resposta é deslocada para baixo e para o direita nos estados edematosos.
- A hipertrofia de sítios não afetados pelo diurético pode reduzir significativamente a sua eficácia (i.e., tolerância). Dessa forma, combinações diuréticas com diferentes mecanismos de ação são úteis. A monitoração cuidadosa das perdas de volume deve ser empregada quando se utiliza terapia de combinação.

Bibliografia comentada

1. Brater DC. Diuretic therapy. *N Engl J Med.* 1998;339:387-395. *Uma revisão clássica dos princípios de farmacodinâmica dos diuréticos que resistiram ao tempo.*
2. Schrier RW. Decreased effective blood volume in edematous disorders: what does this mean? *J Am Soc Nephrol.* 2007;18:2028-2031. *Perspectiva histórica do conceito de volume circulante efetivo e sua correlação com o manuseio renal de sódio. Leitura obrigatória.*
3. Sica DA. Edema mechanisms in the patient with heart failure and treatment options. *Heart Failure Clin.* 2008;4;511-518. *Excelente resumo da fisiopatologia e do papel dos diuréticos no edema da insuficiência cardíaca.*
4. Ellison DH, Velazquez H, Wright FS. Adaptation of the distal convoluted tubule of the rat. Structural and functional effects of dietary salt intake and chronic diuretic infusion. *J Clin Invest.* 1989;83:113-126. *Estudo original que estabeleceu a fundamentação para as combinações diuréticas e as bases fisiológicas da resistência ao diurético.*

EXERCÍCIOS

1. Um homem de 70 anos, com ICC, está sendo tratado para edema de membros inferiores com 80 mg de furosemida, duas vezes ao dia. Recentemente, seu peso corporal aumentou 4 kg. Ele está passando por leve falta de ar durante a deambulação. A dose de diurético foi aumentada para 100 mg duas vezes ao dia. Cinco dias depois, seu peso corporal tinha acréscimo adicional de 2 kg e seus sintomas permaneciam inalterados. O exame físico revelou piora do edema dos membros inferiores. Seus eletrólitos estavam dentro dos limites normais, exceto pelo potássio sérico (3,2 mEq/L). A coleta da urina de 24 horas apresentou 3 L de urina com 75 mEq/L de sódio e 40 mEq/L de potássio. A causa mais provável do ganho de peso desse paciente é:

   A) Abuso na dieta.
   B) Resistência ao diurético.
   C) Diminuição da secreção do diurético.
   D) Diminuição da absorção oral do diurético.
   E) Diminuição da ingestão de sódio.

SEÇÃO IV

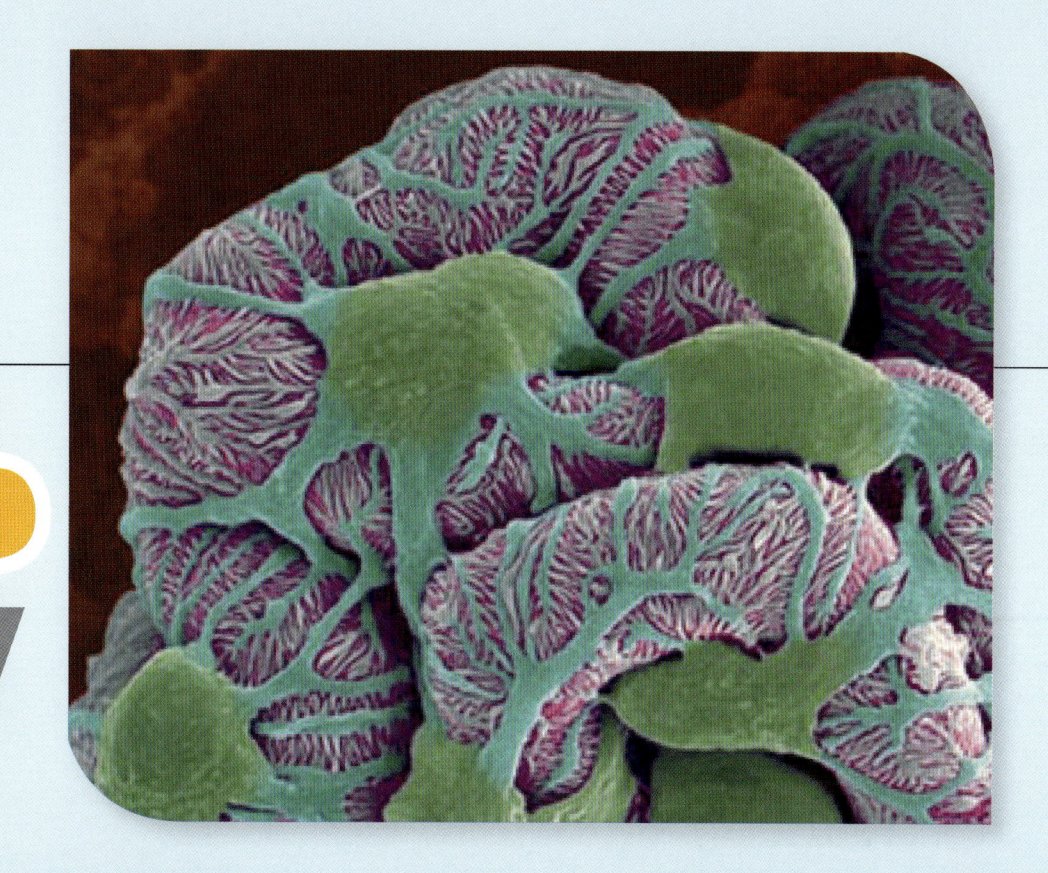

ÁCIDO-BASE

Capítulo 13

Fisiologia acidobásica

PAUL G. SCHMITZ & BAHAR BASTANI

Objetivos de aprendizagem

O leitor deverá:

- Descrever a produção de ácidos voláteis em relação aos não voláteis.
- Discutir o papel do sistema de tampão químico na atenuação de mudança no pH sistêmico. Detalhar as qualidades exclusivas do sistema de tampão bicarbonato/dióxido de carbono.
- Discutir o papel do sistema respiratório em atenuar uma mudança no pH sistêmico.
- Descrever as duas principais funções do rim na homeostase ácido-base.
- Elaborar modelos celulares do manuseio de ácido e bicarbonato pelas células intercaladas e do epitélio tubular proximal.
- Discutir o papel da síntese e do transporte da amônia na homeostase ácido-base.
- Descrever os efeitos do pH extracelular, do volume, da aldosterona e da concentração sérica de potássio na expressão renal e na atividade das proteínas de transporte de ácido-base.

Introdução

Diversos sistemas estão envolvidos na defesa do pH sistêmico, uma vez que qualquer aumento ou diminuição prolongados do pH pode levar a uma ampla gama de perturbações dos órgãos. Por exemplo, o pH extracelular modula a remodelação óssea, a síntese de proteínas, a contratilidade cardíaca, a função cognitiva e a motilidade gastrintestinal. Portanto, o pH sanguíneo nos mamíferos é rigorosamente mantido entre 7,38 e 7,42. Na verdade, a vida para os seres humanos não é suportável em um pH sanguíneo < 6,80 ou > 7,70.

Produção diária de ácido

A produção diária de ácido em humanos consiste em duas classes de ácidos, volátil e não volátil. O ácido volátil consiste em gases dióxido de carbono gasoso (P_{CO_2}) e é eliminado pelos pulmões. Compostos orgânicos são os substratos primários que produzem CO_2. Glicose, ácidos graxos e corpos cetônicos são oxidados a CO_2, que gera ácido carbônico (H_2CO_3) (Equação 13.1).

$$\text{Metabolismo do nutriente} \rightarrow CO_2 \xrightarrow{+H_2O} H_2CO_3 \leftrightarrow H^+ + HCO_3^- \quad (13.1)$$

O ácido carbônico dissocia-se em íon hidrogênio (H^+) e íon bicarbonato (HCO_3^-). Um aumento na concentração de íons de hidrogênio reduz o pH sistêmico, uma vez que o pH é igual a $-\log[H^+]$. A oxidação do nutriente produz 200 mmol de ácidos voláteis por quilograma de peso corporal por dia ou 14.000 mmol por dia para o adulto médio de 70 kg.

Os rins proveem a única via de eliminação de ácidos não voláteis. Aminoácidos como a cisteína e a metionina, que contêm enxofre, são catabolizados para ácido sulfúrico; ácidos nucleicos e fosfoproteínas são metabolizados para ácido fosfórico; e os aminoácidos básicos lisina e arginina são catabolizados para ácido hidroclorídrico. A produção de ácido sulfúrico, fosfórico e hidroclorídrico em um adulto normal gera 25 a 50 mEq de ácido por dia. Além disso, o metabolismo incompleto de ácidos orgânicos, como o ácido láctico e os cetoácidos, é responsável por adicionais 25 a 50 mEq de ácido por dia. Finalmente, a perda de bicarbonato nas fezes gera 20-30 mEq de íons de hidrogênio por dia (ver Equação 13.4). Uma vez que a geração de bicarbonato requer produção de um íon hidrogênio, a perda de bicarbonato resulta notoriamente em retenção de ácido. A geração total de ácido não volátil a cada dia é de aproximadamente 1 a 1,5 mEq/kg de peso corporal, ou 70 a 100 mEq por dia para um típico adulto com 70 kg.

A defesa do pH sanguíneo

A manutenção de um pH sanguíneo estável depende de três principais sistemas:

1. Sistemas de tampões químicos, que são passivos e operam dentro de minutos.
2. Sistema respiratório, o qual é um sistema ativo e opera ao longo de horas.
3. Sistema renal que requer vários dias para exercer seu efeito máximo.

A importância destes sistemas na defesa do pH sanguíneo é ilustrada na Figura. 13.1.

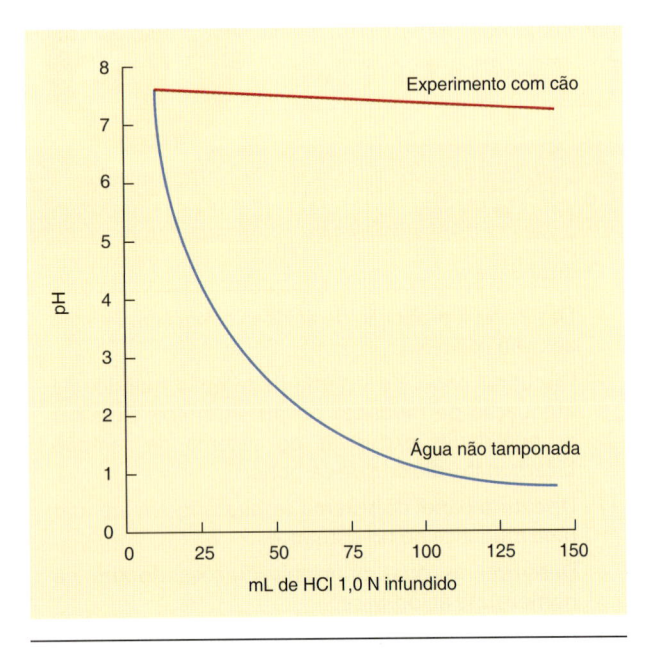

FIGURA 13.1 Comparação entre as alterações no pH induzidas pela infusão intravenosa de 150 mL de ácido clorídrico 1 N em um cão de 20 kg (linha vermelha) e pela adição da mesma quantidade de ácido em 12 L de água não tamponada (linha azul). O tempo desse experimento é medido em horas; logo, a contribuição renal para o tamponamento é mínima. De qualquer forma, os sistemas de tamponamento químicos e respiratórios minimizam de forma impressionante a alteração de pH.

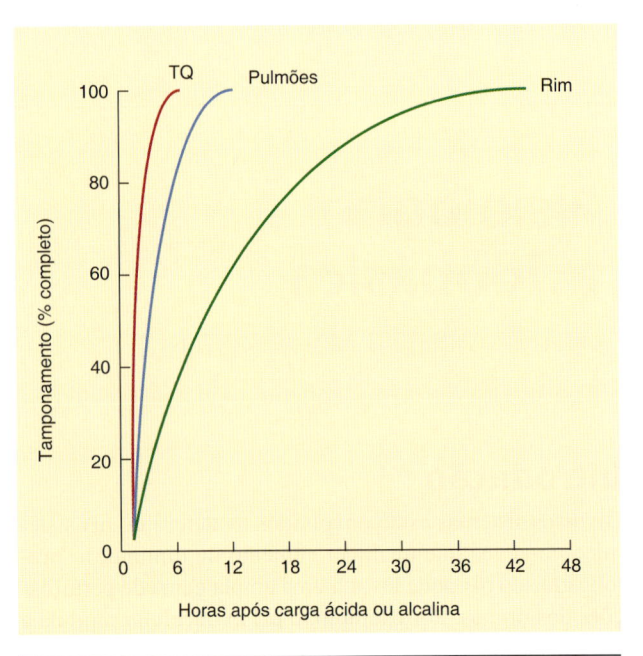

FIGURA 13.2 Decurso dos mecanismos primários de compensação ácido-base (TQ, tampões químicos). Em resposta a uma carga ácida ou alcalina, os sistemas de tamponamento extracelular e intracelular (TQ), respiratório (pulmões) e ajustes renais (rins) são representados em função do tempo. Os TQs atuam instantaneamente, enquanto os pulmões exercem seus efeitos máximos em horas. O rim requer pelo menos 24-48 horas para exercer seu efeito máximo, uma vez que é necessária a indução de enzimas.

Resposta temporal de tamponamento

O tamponamento passivo ou químico pelo líquido extracelular ocorre em segundos a minutos, enquanto o tamponamento celular está completo em poucas horas (Figura 13.2). A compensação respiratória, embora rápida, requer 12 horas para alcançar o estado de equilíbrio, enquanto a compensação renal requer entre 1 e 3 dias para alcançar esse estado de equilíbrio. A demora para se obter a compensação renal máxima é principalmente devido à indução de novas enzimas necessárias para a acidificação renal (p. ex., glutaminase).

Tampões químicos

Um tampão é definido como uma solução aquosa constituída por uma mistura de um ácido fraco e sua base conjugada ou uma base forte e seu ácido conjugado. Sistemas tampão inerentemente minimizam a alteração do pH após a adição de um ácido ou base forte. Os tampões (e o poder de tamponamento) são classificados de acordo com a constante de dissociação de seu ácido (Ka). Por exemplo, a constante de dissociação de ácido para um ácido fraco é definida como:

$$Ka = \frac{(H^+) \times (A^-)}{(HA)} \quad (13.2)$$

Nessa fórmula, A^- é a base conjugada e HA é o ácido fraco. Devido às muitas ordens de magnitude geradas por valores da dissociação de ácido, uma medida logarítmica da constante de dissociação de ácido é mais comumente usada na prática. Transformando a Equação 13.2 com logaritmos e usando a concentração de íons de hidrogênio resulta na equação de Henderson-Hasselbalch que descreve o pH no contexto de um par de tampões (Equação 13.3).

$$pH = pKa + \log \frac{(A^-)}{(HA)} \quad (13.3)$$

Quando a concentração do ácido e da base conjugada são iguais, muitas vezes descrita como um meia neutralização, o pH é igual ao pKa. Importante, a capacidade de tamponamento de um ácido fraco atinge o seu valor máximo quando o pH é igual ao seu pKa. Além disso, a capacidade de tamponamento é diretamente proporcional à concentração molar do ácido. Curvas de titulação para vários tampões do sangue são mostradas na Figura 13.3.

O sistema de tamponamento do sangue é composto por tampões plasmáticos e tampões dos eritrócitos. O plasma contém os seguintes compostos que podem servir como tampões eficazes: fosfato, bicarbonato e proteínas (principalmente albumina). Os eritrócitos tamponam os íons hidrogênio por meio dos radicais de histidina na hemoglo-

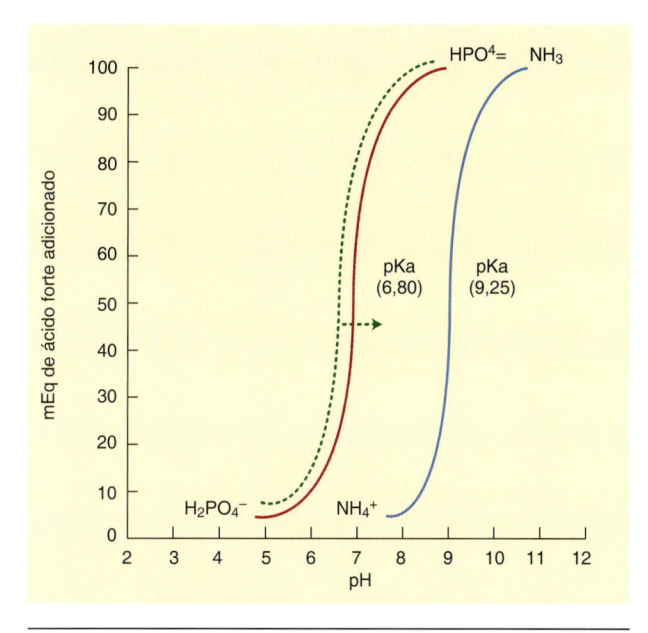

FIGURA 13.3 Curvas de titulação de três diferentes sistemas de tampões químicos. À medida que a base é adicionada, o pH sistêmico aumenta. O pH permanece relativamente constante quando o pH é aproximadamente igual ao pK_a do par tampão (ou seja, o ácido fraco e a base conjugada são equivalentes). Por exemplo, a pK_a do tampão amônia/amônio permanece constante em um pH de aproximadamente 9,0. O pH sistêmico médio é de 7,40, é improvável que o sistema tampão da amônia desempenhe um papel importante na defesa do pH sanguíneo. Em contraste, a pK_a do par tampão de fosfato é razoavelmente próxima do pH sistêmico, e, teoricamente, é uma excelente defesa do pH sanguíneo. No entanto, a concentração de fosfato é modestamente efetiva, limitando sua eficácia. Embora a pKa para o o par de tampão dióxido de carbono/bicarbonato seja menor que o pH sistêmico (6,1), e, portanto, seja apenas modestamente eficaz como um tampão químico (linha verde tracejada), a sua capacidade real de tamponamento é significantemente maior do que o previsto pela sua pK_a, uma vez que os produtos (bicarbonato e íons de hidrogênio) e reagentes (dióxido de carbono) estão sob regulação ativa pelos rins e pulmões, respectivamente. Dessa forma, a capacidade efetiva de tamponamento (seta verde) do tampão dióxido de carbono/bicarbonato é excelente.

bina. A Tabela 13.1 relaciona os tampões químicos endógenos, suas concentrações, pKa, e seus desempenhos como tampões passivos químicos ou tampões ativos fisiológicos.

Além do sistema tampão sanguíneo, existem tampões de grande capacidade no corpo, tanto intracelulares quanto extracelulares. Os tampões do fluido intracelular consistem em proteínas e fosfatos orgânicos, enquanto o tamponamento do líquido extracelular ocorre pelo carbonato presente na matriz inorgânica do osso. A capacidade de tamponamento do osso é considerável, em virtude de sua grande massa.

▶▶IMPLICAÇÃO CLÍNICA

A acidose metabólica crônica é comumente acompanhada por doença óssea. À medida que os íons de hidrogênio são tamponados pelo osso, eles deslocam efetivamente o cálcio da matriz óssea, produzindo dissolução e osteopenia.

O sistema tampão bicarbonato/ dióxido de carbono

O princípio iso-hídrico afirma que todos os sistemas de tampão químico devem estar em equilíbrio com o seu reagente comum, o íon hidrogênio. Dessa forma, a concentração de íons de hidrogênio (e o pH) pode ser prevista por meio da análise da reação de equilíbrio de qualquer tampão conhecido. O tampão bicarbonato/dióxido de carbono é o sistema tampão fisiológico mais importante (Equação 13.4). Clinicamente, ele oferece diversas vantagens sobre outros tampões:

- O tampão extracelular é quantitativamente mais abundante.
- Os produtos e os reagentes estão sob controle fisiológico (o dióxido de carbono é regulado pelos pulmões, enquanto o bicarbonato plasmático é regulado pelos rins).
- O dióxido de carbono e o bicarbonato são medidos de forma rápida e confiável utilizando técnicas laboratoriais padronizadas.
- O pK_a (6,1) deste sistema tampão é relativamente próximo do do pH sistêmico.

$$P_{CO_2} \leftrightarrow CO_{2(dis)} + H_2O \leftrightarrow H_2CO_3 \leftrightarrow H^+ + HCO_3^- \quad (13.4)$$

O dióxido de carbono gasoso (P_{CO_2}) está em equilíbrio com o dióxido de carbono dissolvido ($CO_{2(dis)}$). Uma pequena quantidade do dióxido de carbono dissolvido é hidratada, gerando, assim, ácido carbônico, que, por sua vez, dissocia-se em um íon hidrogênio e bicarbonato. Como a solubilidade do P_{CO_2} no plasma é de 0,03 mM/mmHg e a P_{CO_2} normal é de 40 mmHg, resolvendo a Equação 13.4

Tabela 13.1 Características dos tampões

Tampão	Concentração	pKa	Passivo	Ativo
Fosfato	2mM	6,8	Bom	Deficiente
Bicarbonato	24mM	6,1	Deficiente	Excelente
Proteínas plasmáticas	50mM	7-8	Bom	Deficiente

para a concentração de íons hidrogênio em conjunto com a constante de equilíbrio deste tampão teremos a Equação 13.5:

$$H^+ = 24 \times \frac{P_{CO_2}}{HCO_3^-} \quad (13.5)$$

As variáveis na Equação 13.5 são rotineiramente medidas em laboratórios clínicos padronizados. As Equações 13.4 e 13.5 também fornecem uma estrutura conceitual para a análise dos transtornos acidobásicos, bem como as compensações esperadas para distúrbios acidobásicos simples (ver Capítulo 14). Os valores normais para as variáveis na Equação 13.5 são os seguintes: concentração de íons de hidrogênio = 40 nEq/L, P_{CO_2} = 40 mmHg e bicarbonato plasmático = 24 mEq/L. Uma vez que o laboratório clínico mede o pH em vez de concentração de íons de hidrogênio, esta deve ser calculada como se segue (Equação 13.6):

$$pH = -\log [H^+] \quad (13.6)$$

▶▶IMPLICAÇÃO CLÍNICA

Na acidose metabólica, o transtorno primário reduz a concentração de bicarbonato. A compensação adequada envolve a diminuição paralela na P_{CO_2}. Dessa forma, tanto o numerador quanto o denominador da Equação 13.5 são diminuídos. Uma vez que a razão entre a P_{CO_2} e o bicarbonato rege a concentração de íons de hidrogênio, a alteração do pH é minimizada por essa compensação. Na alcalose metabólica, o transtorno primário leva ao aumento na concentração de bicarbonato plasmático. O aumento compensatório na P_{CO_2} é o resultado de uma diminuição da atividade ventilatória – que é dependente do pH –, preservando, assim, a razão e minimizando a alteração do pH. Na acidose respiratória, o transtorno primário é uma diminuição da atividade ventilatória que ocasiona a elevação da P_{CO_2}. A compensação envolve um aumento na concentração de bicarbonato. Tendo em vista que a indução de enzimas necessárias para gerar bicarbonato no néfron distal requer vários dias, há duas fases de compensação metabólica/renal, referida como aguda e crônica. A compensação da fase aguda ocorre nas primeiras 24 horas e depende predominantemente dos sistemas químicos de tamponamento. A fase crônica que ocorre após 48 horas depende dos ajustes renais.

Controle respiratório do pH

A ventilação é controlada por quimiorreceptores centrais localizados na rafe medular. O pH do líquido cerebrospinal regula os neurônios serotoninérgicos na rafe, que projeta para todos os principais núcleos respiratórios (Figura 13.4). Uma vez que os íons de hidrogênio e o bicarbonato não transpassam prontamente a barreira do líquido cerebrospinal (LCE), a P_{CO_2} arterial é o determinante primário do pH do LCE. Um aumento na P_{CO_2} arterial reduz o pH do LCE porque difunde CO_2 por meio da barreira hemato-

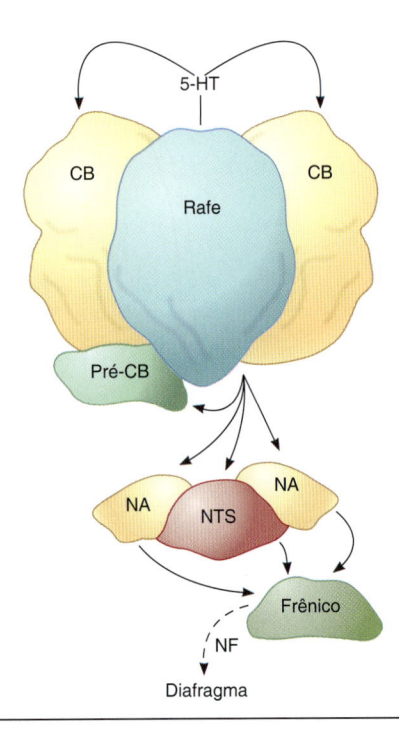

FIGURA 13.4 Representação esquemática dos quimiorreceptores centrais envolvidos na atividade ventilatória. Os quimiorreceptores centrais sensíveis ao pH localizam-se na rafe medular. Quando estimulados, as fibras serotoninérgicas (5-HT, 5-hidroxitriptamina) que provêm da rafe projetam-se para a todos os principais centros respiratórios, incluindo o complexo de Bötzinger (CB), complexo pré-Bötzinger (pré-CB), núcleo ambíguo (NA) e núcleo do trato solitário (NTS). A integração desses sinais ativa o núcleo motor frênico na medula espinal superior e altera a atividade diafragmática por meio do nervo frênico (NF).

encefálica e, no final, gera íons de hidrogênio (ver Equação 13.5). A queda no pH do LCE aumenta a atividade respiratória, reduzindo, dessa forma, a P_{CO_2} arterial e restaurando o pH sistêmico. Vários outros fatores também modulam a atividade respiratória na medula, incluindo:

- Estado de alerta
- Exercício
- Taxa Metabólica
- Febre
- Tensão de oxigênio

Logo, a P_{CO_2} vigente reflete as ações de uma variedade de efetores da atividade respiratória. Independente disso, o sistema respiratório oferece uma importante defesa contra as alterações no pH sistêmico já que o volume minuto pode ser rapidamente aumentado ou diminuído. Já o comprometimento da atividade ventilatória pode resultar em alterações fatais no pH arterial.

Regulação renal do pH

A regulação renal da homeostase ácido-base requer a execução de dois processos em grande parte independentes:

1. Recuperação da carga filtrada de bicarbonato.
2. Excreção da carga diária de ácido.

A excreção diária de ácido ocorre em conjunto com a regeneração do bicarbonato plasmático. Isso é crucial, pois o bicarbonato é consumido durante o tamponamento do ácido produzido pelo metabolismo. Ressalta-se que indivíduos em dieta vegetariana rigorosa geram bicarbonato em vez de ácido.

Recuperação da carga filtrada de bicarbonato

O bicarbonato plasmático é livremente filtrado no glomérulo e deve ser recuperado para preservar a homeostase ácido-base. A maioria do bicarbonato é reabsorvida no túbulo proximal (85 a 90%). O restante é reabsorvido no ramo espesso ascendente da alça de Henle (5 a 10%) e no ducto coletor cortical (5 a 10%). Pressupondo um ritmo de filtração glomerular de 125 mL/min e uma concentração plasmática de bicarbonato de 24 mEq/L, mais de 4.000 mEq de bicarbonato são filtrados e posteriormente reabsorvidos todo dia.

A reabsorção de bicarbonato no túbulo proximal requer a secreção ativa de íons de hidrogênio (Figura 13.5). A secreção de íons de hidrogênio no túbulo proximal é mediada por dois sistemas de transporte. Aproximadamente 60% dos íons de hidrogênios secretados no túbulo proximal ocorrem pelo NHE-3 (ver Figura 6.5). O NHE-3 é uma bomba eletroneutra de transporte ativo secundário que troca um sódio por um íon de hidrogênio. Esse sistema de transporte não utiliza diretamente o ATP como fonte de energia, mas é energizado pelo gradiente de concentração de sódio instalado por meio da membrana luminal das células do túbulo proximal. A concentração de sódio é 10 vezes menor no interior das células tubulares, favorecendo a entrada de sódio nas células. A concentração de sódio nas células tubulares proximais é mantida baixa pela Na/K-ATPase que é localizada na membrana basolateral.

O NHE-3 pode transportar outros cátions como o amônio (que desloca os íons de hidrogênio) e o lítio (que desloca o sódio). O NHE-3 é o principal sistema de transporte responsável pela secreção de amônio no túbulo proximal (ver Figura 13.11).

A secreção de íons de hidrogênio no túbulo proximal também pode ocorrer por uma H-ATPase tipo vacuolar

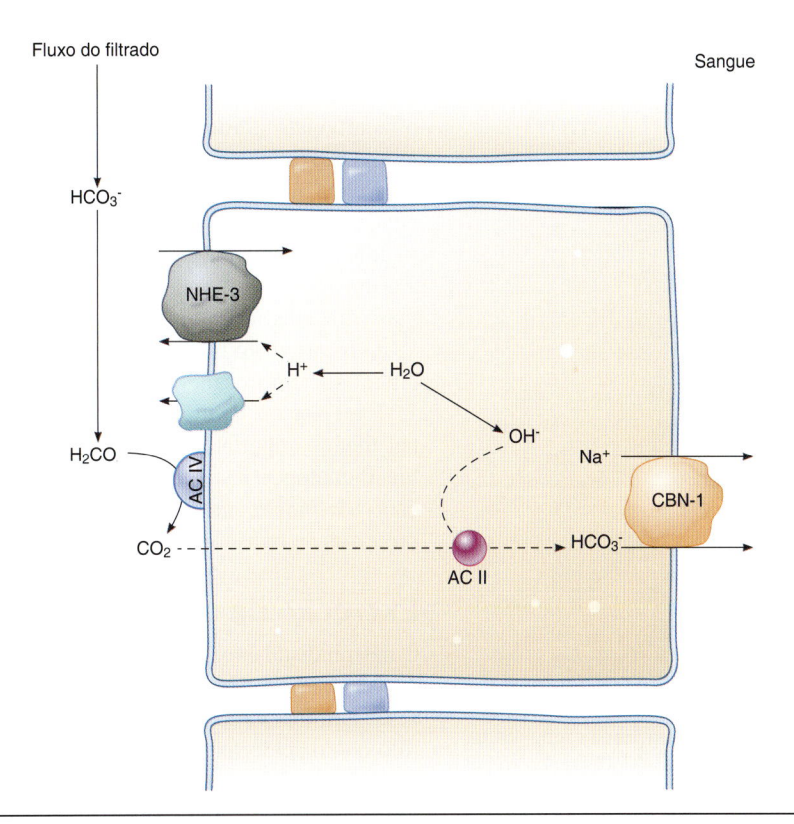

FIGURA 13.5 Modelo da reabsorção de bicarbonato pelo túbulo proximal. O túbulo proximal renal reabsorve cerca de 80% do bicarbonato filtrado (HCO_3^-). As células do túbulo proximal secretam íons de hidrogênio, principalmente por meio de NHE-3 e, em menor medida, por H-ATPase tipo V. A titulação resultante de bicarbonato intraluminal gera o ácido carbônico (H_2CO_3), que é convertido em CO_2 (e H_2O) pela anidrase carbônica tipo IV (AC IV) ligada à membrana. O CO_2 difunde-se para dentro da célula, e o bicarbonato é reconstituído pela AC tipo II. O bicarbonato é transportado por meio da membrana basolateral para o sangue por CNB-1. Vale ressaltar que não ocorre nenhuma alteração final no bicarbonato sérico devido a essas reações.

(H-ATPase tipo V). As H-ATPases tipo V pertencem a uma superfamília de ATPases, que é subdividida em três categorias (ATPases tipo P, que incluem H/K-ATPase, ATPases mitocondriais e tipo V ou ATPases vacuolares). As H-ATPases tipo V compreendem 14 subtipos. Elas são amplamente distribuídas nas organelas intracelulares dos mamíferos (vesículas revestidas por clatrina, endossomos, lisossomos, membrana de Golgi e retículo endoplasmático) e denominadas coletivamente de sistema vacuolar. As H-ATPases tipo V também estão presentes na membrana plasmática de muitos tipos celulares, incluindo osteoclastos, macrófagos e células epiteliais renais. A acidificação dos compartimentos intracelulares é importante para vários processos celulares, incluindo a endocitose mediada por receptor e degradação de proteínas. Já a acidificação do ambiente extracelular está envolvida na remodelação óssea (os osteoclastos dissolvem matriz óssea) e erradicação de microrganismos (macrófagos). Em células epiteliais renais, a H-ATPase tipo V é responsável por 40% dos íons de hidrogênio secretado no túbulo proximal.

Estrutura da H-ATPase vacuolar do rim

A H-ATPase do rim é uma enzima com múltiplas subunidades composta por dois domínios principais, V_1 e V_0. O domínio V_1 é citosólico e consiste em oito diferentes subunidades (Figura 13.6). V_0 é um domínio integral de membrana composto de cinco diferentes subunidades (a, c, c", d, e). O V_0 está envolvido na secreção de íon hidrogênio, enquanto o V_1 provavelmente é importante no direcionamento para membrana e hidrólise de ATP. V_1 e V_0 são conectados por meio de uma haste, que compreende várias subunidades. A função das proteínas da haste inclui direcionamento para compartimentos celulares ou promover a hidrólise de ATP. Mutações nas subunidades "B" e "a" têm sido descritas em pacientes com acidose metabólica acidificação renal comprometidas.

Fisiologia celular da recuperação do bicarbonato

Os íons de hidrogênio secretados combinam-se instantaneamente com o bicarbonato filtrado e geram ácido carbônico. A anidrase carbônica IV, presentes na borda em escova do túbulo proximal, converte o ácido carbônico em dióxido de carbono e água. O dióxido de carbono luminal se difunde livremente para dentro da célula epitelial tubular proximal e é convertido em ácido carbônico com a ajuda de anidrase carbônica II citosólica. O ácido carbônico dissocia-se em um íon hidrogênio e bicarbonato. Os íons de hidrogênio intracelular são secretados para o lúmen por meio de NHE-3 e H-ATPase. O bicarbonato intracelular é recuperado pela membrana basolateral por meio de um cotransportador de sódio/bicarbonato (CNB-1). Assim, o bicarbonato filtrado não é simplesmente reabsorvido no túbulo proximal, sendo, antes, regenerado. Em outras palavras, cada bicarbonato que é produzido na célula é acompanhado pelo consumo paralelo de bicarbonato na luz (após os íons de hidrogênio se combinarem com a substância). Assim, não há nenhuma alteração final na concentração plasmática de bicarbonato.

O bicarbonato também pode sair pela membrana basolateral por um trocador de ânion cloreto/bicarbonato (AE-1). Esse sistema de transporte parece desempenhar um papel menos importante do que o CNB-1 na reabsorção do bicarbonato. Os restantes 15 a 20% do bicarbonato são reabsorvidos nos segmentos mais distais do néfron utilizando proteínas de transporte quase idênticas.

Excreção da carga diária de ácido

O néfron distal é responsável pela excreção da carga diária de ácido não volátil. Vários segmentos estão envolvidos nessa eliminação de ácido não volátil (frequentemente referido como ácido fixo), incluindo o túbulo contornado distal, segmento conector, ducto coletor cortical, ducto coletor da medula externa e ducto coletor da medula interna. A excreção de ácido regenera o bicarbonato, que repõe no sangue o consumido por ácidos produzidos durante o metabolismo. No estado estacionário, o ácido final excretado em um período de 24 horas é igual a carga diária de ácido, ou ~ 70 a 100 mEq.

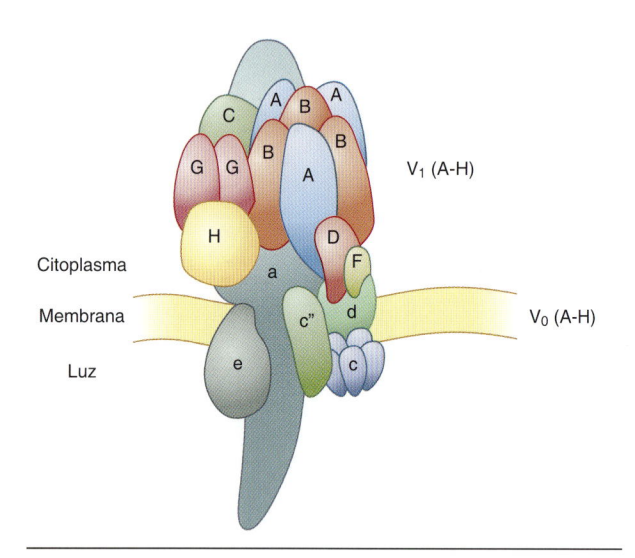

FIGURA 13.6 Estrutura molecular da H-ATPase tipo V (vacuolar). A H-ATPase do tipo V é composta de um domínio citoplasmático (V_1) e domínio intramembranoso (V_0). O V_1 é composto por oito subunidades (A-H), todas essenciais para a atividade normal. O V_0 é composto por cinco subunidades (a, c, c", d, e e). As subunidades formam um poro central que permite o transporte de íons de hidrogênio por meio da membrana. As subunidades de V_1 estão envolvidas no direcionamento e na hidrólise do ATP. Cada uma das 13 subunidades também existe como múltiplas isoformas que parecem específicas para uma espécie. Mutações humanas em B1 estão associadas com a acidificação renal comprometida e acidose metabólica, especificamente acidose tubular renal distal.

Uma vez que menos de 1% do ácido não volátil gerado por dia pode ser excretado como íons de hidrogênio livre, o tamponamento urinário de ácido é crucial para permitir a excreção da carga diária. Os íons de hidrogênio são excretados na urina em três estados (Figura 13.7): (1) < 1% não ligado ou livre; no entanto, a concentração de íons de hidrogênio livres rege o pH da urina, uma vez que o pH = -log [H^+]; (2) 30% estão ligados com a base conjugada dos tampões que estão presentes na urina normal, predominantemente fosfato e sulfato (ácidos tituláveis); (3) a maioria de ácido na urina é excretada como amônio (NH_4^+).

Excreção de acidez titulável

Devido à sua constante de dissociação de ácido favorável (pKa = 6,8) e concentração relativamente alta, o fosfato inorgânico é o principal tampão urinário não amônia. Outros tampões urinários incluem o sulfato, a creatinina e o ácido úrico. Diferentemente da amônia, a concentração desses tampões urinários não é ativamente regulada. Coletivamente, esses tampões urinários são quantificados usando uma técnica conhecida como acidez titulável. A acidez titulável é medida pela titulação do pH da urina para 7,4 com álcali, especificamente o hidróxido de sódio. A quantidade de mEq de hidróxido de sódio necessária para titular a urina de volta ao pH fisiológico é igual à quantidade de mEq de íons de hidrogênio tamponados por tampões urinário não amônia. A excreção de ácidos tituláveis é, em média, < 30 mEq/d; ainda assim, a excreção renal de ácido pode aumentar para > 300 mEq/d. Embora a carga de ácido diminua a reabsorção proximal de fosfato e, dessa forma, aumente a concentração urinária de fosfato, a capacidade de aumentar a excreção final de ácido por meio dessa resposta fosfatúrica é limitada. Em vez disso, é a capacidade do rim de aumentar a concentração urinária de amônia que constitui a principal adaptação a uma carga de ácido (ver *Síntese e transporte renal de amônia*, a seguir.).

Biologia celular da excreção de ácido no néfron distal

Vários tipos celulares do néfron distal expressam proteínas (H-ATPase, AE-1, pendrina) que estão diretamente envolvidas na homeostase ácido-base. Além disso, as células principais influenciam indiretamente a secreção de íons de hidrogênio porque geram um potencial transepitelial negativo (ver Figura 8.5). A célula intercalada, que consiste em vários subtipos, é a célula primariamente responsável pela acidificação urinária. As células intercaladas estão distribuídas ao longo do túbulo contornado distal, segmento conector, ducto coletor cortical e terço inicial do ducto coletor da medula interna. Elas se distinguem das células principais por um citoplasma mais escuro que é rico em anidrase carbônica II. Elas são subclassificadas com base na presença ou ausência de AE-1 e na localização subcelular da H-ATPase em tipo A (Figura 13.8) e tipo B (Figura 13.9), ou células não A e não B. As células tipo A expressam H-ATPase tipo V na membrana luminal e AE-1 na membrana basolateral. A H-ATPase tipo V em células tipo A é semelhante, mas não idêntica, à H-ATPase no túbulo proximal. As células intercaladas tipo B expressam H-ATPase tipo V na membrana basolateral e pendrina na membrana luminal. As células tipo B são a imagem especular das células do tipo A. Acredita-se que as células do tipo B desempenhem um importante papel na excreção de bicarbonato seguindo-se a uma carga de alcalina ou na situação de uma alcalose metabólica.

Evidências recentes sugerem que as células do tipo B podem mudar para células do tipo A depois de uma car-

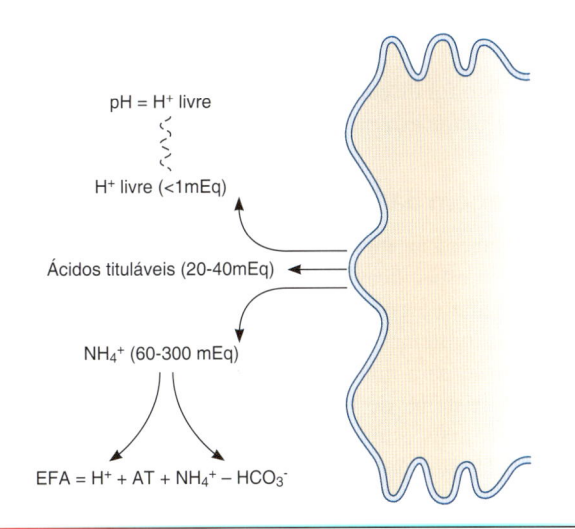

FIGURA 13.7 Grupamentos de ácido na urina. Os íons de hidrogênio se apresentam em três estados na urina. Menos de 1% dos íons de hidrogênio são livres ou não ligados, ainda assim, o pH da urina é, por definição, igual ao log da concentração de hidrogênio livre. Logo, o pH da urina não é um indicador preciso do total de ácido eliminado na urina. A maioria dos íons de hidrogênio (ácido) está ligada a um tampão. O principal tampão é o par amônia/amônio (NH_4^+). A concentração de amônia pode aumentar várias vezes para dar conta de um aumento na produção de ácido. Os ácidos tituláveis incluem fosfatos, sulfatos e uratos. A quantidade de acidez titulável é relativamente constante (~20-40 mEq/d), independentemente da carga ácida. A excreção final de ácido (EFA) é igual aos íons de hidrogênio livres (1%) e ligados (99%). A excreção urinária de bicarbonato reduz a EFA, uma vez que o bicarbonato urinário requer a reabsorção de íons de hidrogênio.

> ▶▶ IMPLICAÇÃO CLÍNICA
>
> Condições associadas com cloreto urinário diminuído interferem com a secreção de bicarbonato no ducto coletor. Isso é particularmente problemático na situação de alcalose metabólica. Por exemplo, vômitos perpetuam a alcalose metabólica porque a contração do volume associada promove a reabsorção de NaCl no néfron proximal, diminuindo, assim, a sua distribuição para o ducto coletor.

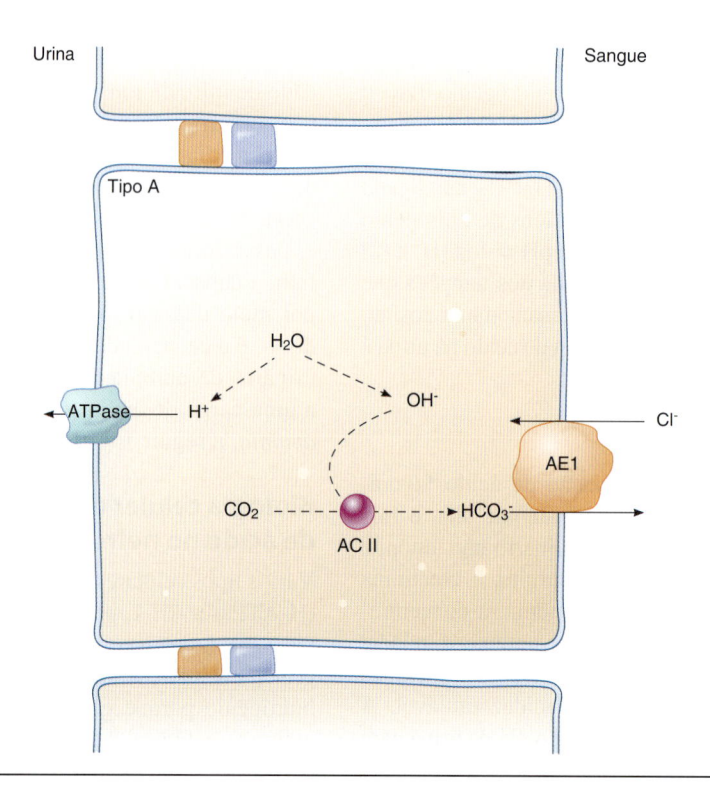

FIGURA 13.8 Modelo de uma célula intercalada do tipo A. Essas células expressam a H-ATPase tipo V na membrana plasmática (em particular, quando submetidas a uma carga ácida). Todas as células intercaladas podem ser identificadas pela presença de anidrase carbônica (AC) II. O bicarbonato gerado na célula é transportado para o sangue em troca de cloreto (AE-1). Essas células são também denominadas células intercaladas-α.

ga ácida. Essa conversão parece envolver uma proteína de matriz conhecida como Hensina. Células não A não B expressam tanto pendrina e H-ATPase tipo V na membrana luminal.

O terço externo e interno do ducto coletor medular interno é composto de células intercaladas tipo A. Além disso, cerca de 40% das células expressam aquaporina-2 e, portanto, acredita-se que são células principais. Contudo, a secreção de potássio não foi demonstrada neste local, sugerindo que essas células são uma variação da célula principal clássica descrita no ducto coletor cortical. Os restantes dois terços dos ductos coletores da medular interna é composto de células DCMI, que também expressam aquaporina-2 e H-ATPase tipo V.

Por fim, um transportador de íons de hidrogênio, idêntico ao descrito na mucosa gástrica e do cólon foi caracterizado no néfron distal. Essa proteína utiliza ATP para secretar íons de hidrogênio em troca de potássio (H/K-ATPase ou HK). O HK é expresso predominantemente no ducto coletor. As células intercaladas parecem ser o tipo dominante de célula que expressa HK. As células intercaladas tipo A expressam HK na membrana apical, e a tipo B na da membrana basolateral. O papel dos HKs na homeostase ácido-base é controverso. No entanto, estudos recentes indicam que camundongos deficientes de HK apresentam secreção ácida prejudicada. A importância do HK na conservação de potássio foi discutida anteriormente (ver *Transporte no ducto medular externo*, no Capítulo 8).

Reciclagem da H-ATPase Vacuolar

A reciclagem na membrana (exocitose e endocitose) das proteínas específicas do rim, como aquaporina-2, foi previamente descrita (ver Figura 7.6). De fato, a reciclagem das proteínas renais é um importante mecanismo de controle para muitos (talvez todos) sistemas de transporte. O sistema de H-ATPase tipo V tem sido um dos exemplos mais estudados desse fenômeno. A reciclagem da H-ATPase tipo V das vesículas intracelulares para a membrana plasmática é induzida por mudanças no pH sistêmico. Por exemplo, a acidose aumenta a densidade de H-ATPase na membrana luminal das células intercaladas tipo A (Figura 13.10). As vias de reciclagem utilizam uma variedade de proteínas conhecidas como SNAREs (receptores solúveis para proteínas de ligação ao fator sensível à N-etilmaleimida) que direcionam a H-ATPase tipo V para os domínios da membrana. As proteínas SNARE incluem duas extensas categorias conhecidas como alvos (t-SNAREs) ou vesiculares (v-SNAREs). As t-SNAREs, que incluem a sintaxina e a SNAP-23, estão ligadas à membrana, enquanto as v-SNARES, conhecidas como VAMPs, estão ligadas a uma vesícula específica de transporte de proteína.

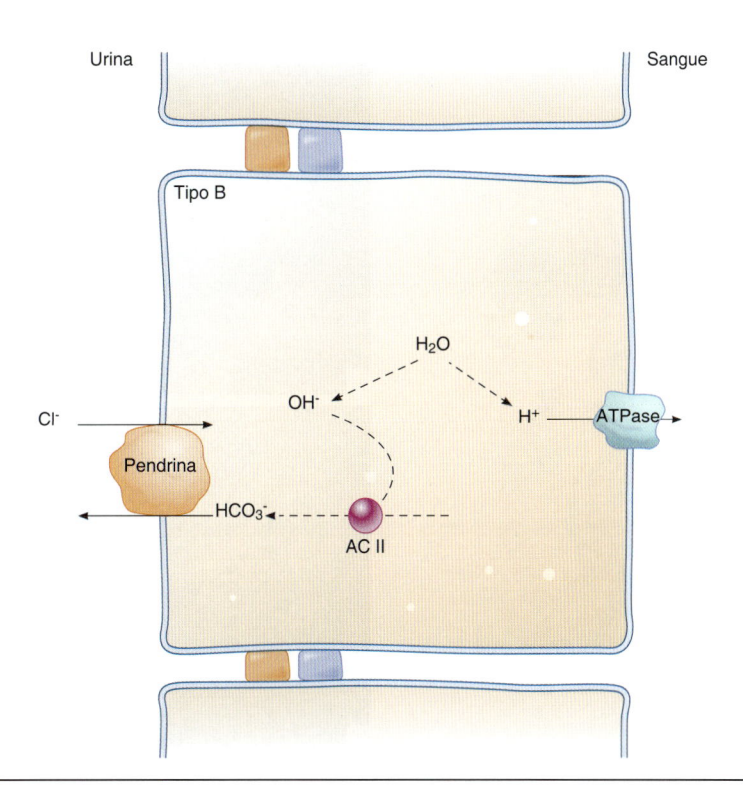

FIGURE 13.9 Modelo de uma célula intercalada tipo B. A célula tipo B é uma imagem especular da célula tipo A. A H-ATPase tipo V está expressa na membrana basolateral e um trocador de cloreto-bicarbonato (conhecido como pendrina) está expresso na membrana luminal. Essas células estão provavelmente envolvidas na excreção de bicarbonato em excesso (alcalose metabólica). Há evidências de que as células intercaladas tipo A e B podem ser intercambiáveis (i.e., apresentam plasticidade). As células tipo B são também referidas como células intercaladas-β.

Síntese e transporte renal de amônia

Mais de 70% dos ácidos excretados na urina estão ligados à amônia como íon amônio. Além disso, a síntese e a excreção da amônia pelos rins podem aumentar várias vezes em resposta a uma carga de ácido. Nos sistemas biológicos, a amônia (NH_3) existe predominantemente como amônio (NH_4^+), pois o pK_a para o sistema tampão da amônia é > 9,0 (Equação 13.7).

$$NH_3 + H^+ = NH_4^+ \quad (13.7)$$

A amoniagenênese ocorre exclusivamente no túbulo proximal (Figura 13.11). Várias etapas estão envolvidas na amoniagenênese renal. A glutamina, que é transportada por meio da membrana da célula epitelial, é direcionada para dentro da mitocôndria, onde é convertida pela enzima glutaminase em glutamato e amônio O glutamato é então convertido em um segundo íon amônio e cetoglutarato-α pela ação da desidrogenase de glutamato. O metabolismo do cetoglutarato-α produz dois íons bicarbonato. Assim, o efeito resultante do metabolismo da glutamina no túbulo proximal é a produção de 2 mols de amônio e 2 mols de bicarbonato. O bicarbonato é absorvido para o sangue pelo CNB-1. O amônio é secretado no lúmen pelo NHE-3, que pode funcionar como um contratransportador de amônio e sódio.

Mais de 75% da amônia que entram na alça de Henle são reciclados na medula, de modo que muito pouco entra nos segmentos distais dos néfrons corticais. O primeiro passo na reciclagem medular envolve a reabsorção de amônio no ramo espesso ascendente, provavelmente pelo deslocamento de potássio no NKCC2. O transporte passivo de amônio também pode ocorrer por meio de canais de potássio na membrana luminal, já que as propriedades físicas do amônio e do potássio são quase idênticas. No interstício medular menos ácido, a concentração relativa de amônia aumenta. A amônia no interstício difunde-se para o segmento reto do túbulo proximal. O efeito resultante desse processo de reciclagem é a manutenção de uma alta concentração de amônia no interstício medular (Figura 13.12). A secreção de amônia pelo ducto coletor é responsável pela maioria do amônio na urina final. Quando o pH da urina está baixo, o ducto coletor favorece a conversão de amônia para amônio e, essencialmente, captura os íons de hidrogênio no lúmen.

Estudos recentes sugerem que o transporte de amônia no ducto coletor é realizado por difusão passiva (especialmente amônia), bem como secreção ativa. O mecanismo secretor parece envolver a família de glicoproteínas Rh, já

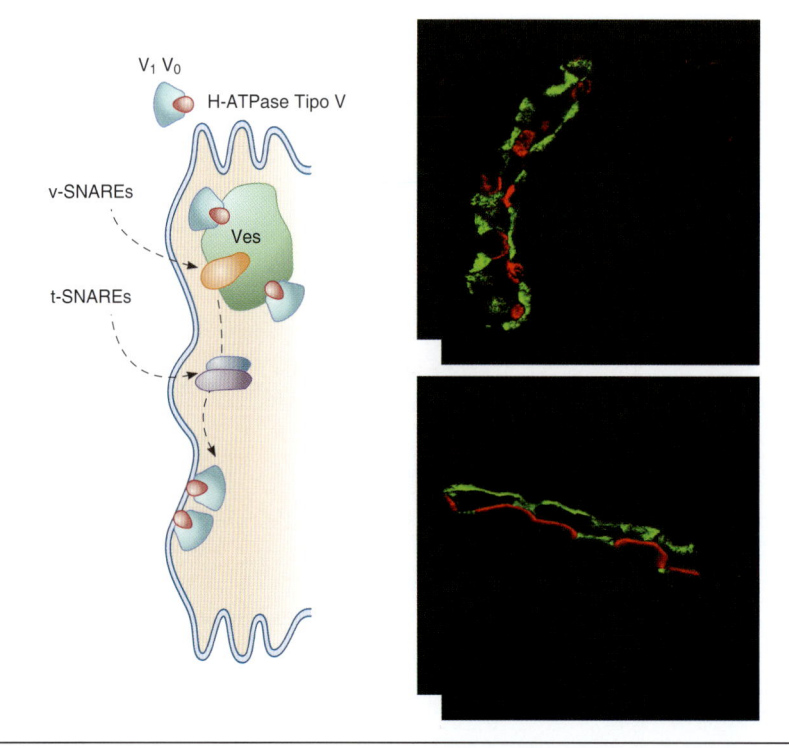

FIGURA 13.10 Modelo da exocitose pela de H-ATPase tipo V. O painel esquerdo é uma representação esquemática dos mecanismos de exocitose envolvidos na translocação da H-ATPase tipo V para a membrana plasmática das células intercaladas. A H-ATPase tipo V é reciclada de uma vesícula (Ves) para a membrana plasmática, quando necessário. Após uma carga ácida, a H-ATPase vesicular é inserida na membrana pela ação concertada de proteínas SNARE de membrana de vesícula (VAMPs) e proteínas SNARE de direcionamento (predominantemente sintaxina e SNAP-23). A VAMP-2 é representada pela elipse laranja; a SNAP-23 pela elipse azul; a sintaxina-1 pela elipse roxa. Essas isoformas são específicas para a via SNARE das células intercaladas. O painel direito ilustra uma imagem de imunofluorescência do ducto coletor antes (A) e após (B) uma carga ácida. A coloração vermelha representa anticorpos dirigidos contra a subunidade a4 da H-ATPase tipo V. Notar que depois da carga ácida a densidade de coloração é mais intensa na membrana apical das células do ducto coletor (presumivelmente células tipo A), indicando translocação. A coloração verde representa anticorpos contra aquaporina-2 (que é específico para as células principais).

que essas proteínas são altamente expressas no ducto coletor renal e estão bem estabelecidas como transportadoras de amônia em mamíferos. Três glicoproteínas Rh foram descritas, RhAG, RhBG e RhCG. Vale ressaltar que a carga ácida aumenta a expressão de RhCG no ducto coletor medular, indicando que ele é o sistema de transporte de amônio predominante no ducto coletor. A expressão aumentada de RhCG parece ser específica para as células intercaladas e DCMI.

Uma carga de ácido aumenta amoniagênese no túbulo proximal. Foi demonstrado que vários outros fatores são capazes de estimular a amoniagênese no túbulo proximal, incluindo a aldosterona, a angiotensina II e a depleção de potássio.

Regulação da secreção de íons de hidrogênio

Os principais fatores que influenciam a excreção de ácido no rim incluem:

- pH extracelular
- Volume extracelular
- Aldosterona
- Concentração extracelular de potássio

pH extracelular

Acredita-se que alterações paralelas no pH da célula tubular renal constituem o sinal pelo qual o pH extracelular altera a excreção de ácido. A acidose promove um aumento na atividade de NHE-3 e na expressão da H-ATPase tipo V nas células epiteliais do túbulo proximal e células intercaladas, respectivamente. Além disso, a atividade da glutaminase renal é inversamente proporcional ao pH. Consequentemente, a acidose intracelular promove a síntese de amônia. A alcalose induz um efeito oposto nos sistemas renais de transporte de ácido.

Volume circulante efetivo

Praticamente todo o bicarbonato filtrado é reabsorvido no túbulo renal dentro da faixa fisiológica de 24 a 26 mEq/L. No entanto, quando a sua concentração excede ~ 28 mEq/L, o bicarbonato é excretado na urina. Essa resposta fisiológica

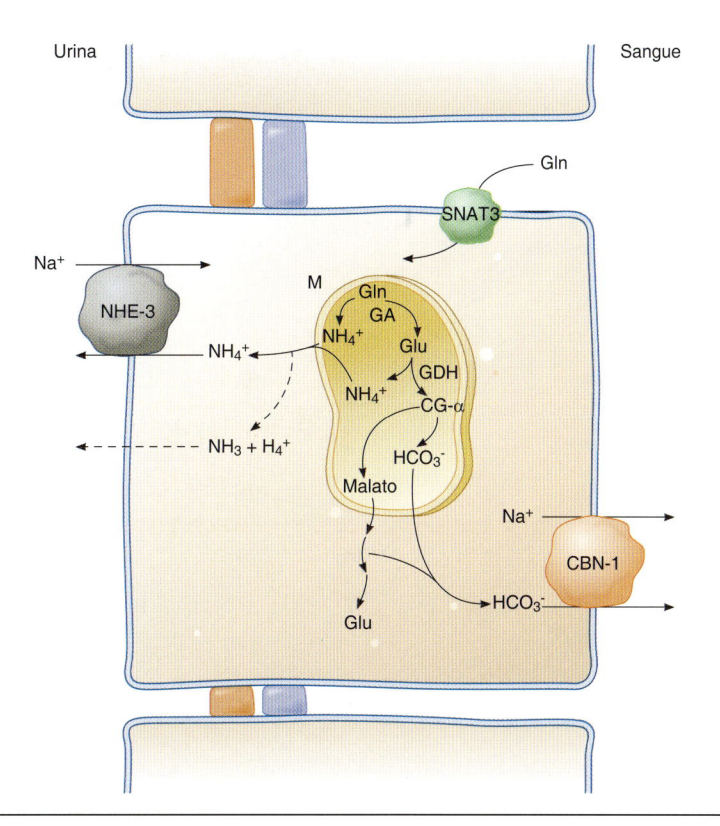

FIGURA 13.11 Amoniagênese no túbulo proximal. A glutamina (Gln) é transportada por meio da membrana basolateral e apical (não mostrado) por uma proteína de transporte dependente de sódio (SNAT3). A glutamina é levada para dentro da mitocôndria (M) e convertida em glutamato (Glu) e amônio (NH_4^+) pela ação da glutaminase (GA). O glutamato é subsequentemente convertido em cetoglutarato-α (CGα) e amônio pela desidrogenase de glutamato (GDH). Coletivamente, o metabolismo da glutamina produz 2 mols de ácido e 2 mols de base. O amônio é excretado na urina por meio de NHE-3, enquanto o bicarbonato é reabsorvido para o sangue por CNB-1. A atividade enzimática de GA e GDH é sensível ao pH. Por exemplo, a acidose estimula a expressão e atividade das duas enzimas. Desse modo, a excreção de ácido pode ser ajustada de acordo com as necessidades do organismo.

normal mantém a concentração sérica de bicarbonato dentro de uma faixa restrita. Contudo, a contração de volume promove a reabsorção de bicarbonato, mesmo que os níveis plasmáticos excedam 28 mEq/L. Os mecanismos responsáveis pelo aumento da reabsorção de bicarbonato incluem aumento da reabsorção de sódio via NHE-3 e diminuição da distribuição de cloreto para as células intercaladas tipo B (secretoras de bicarbonato). Além disso, a contração do volume aumenta a aldosterona plasmática, que promove a excreção urinária de ácido (ver aldosterona).

Aldosterona

A aldosterona aumenta diretamente a secreção distal de íons de hidrogênio pela estimulação do sistema de transporte da H-ATPase tipo V. Além disso, ela promove a síntese de amônia no túbulo proximal, e, consequentemente, aumenta a excreção urinária de amônio. A aldosterona medeia indiretamente a excreção de ácido pelo aumento do potencial transepitelial negativo no ducto coletor cortical (ver Figura 8.5).

▶▶ IMPLICAÇÃO CLÍNICA

O hiperaldosteronismo é comumente associado com hipocalemia e alcalose metabólica. Já o hipoaldosteronismo é acompanhado por hipercalemia e acidose metabólica.

Concentração plasmática de potássio

A concentração plasmática de potássio influencia a secreção renal de íons de hidrogênio. A hipocalemia promove a transferência de potássio do compartimento intracelular para o extracelular em troca de íons de hidrogênio e, assim, reduz o pH das células epiteliais renais. A queda no pH celular aumenta a expressão da H-ATPase tipo V, a atividade de NHE-3 e a síntese de amônia. Os efeitos opostos ocorrem com um aumento na concentração plasmática de potássio. O potássio também pode afetar a secreção de íons de hidrogênio por meio de alterações na atividade de HK. Por exemplo, a depleção de potássio aumenta a atividade de HK, aumentando, portanto, a secreção de íons de hidrogênio.

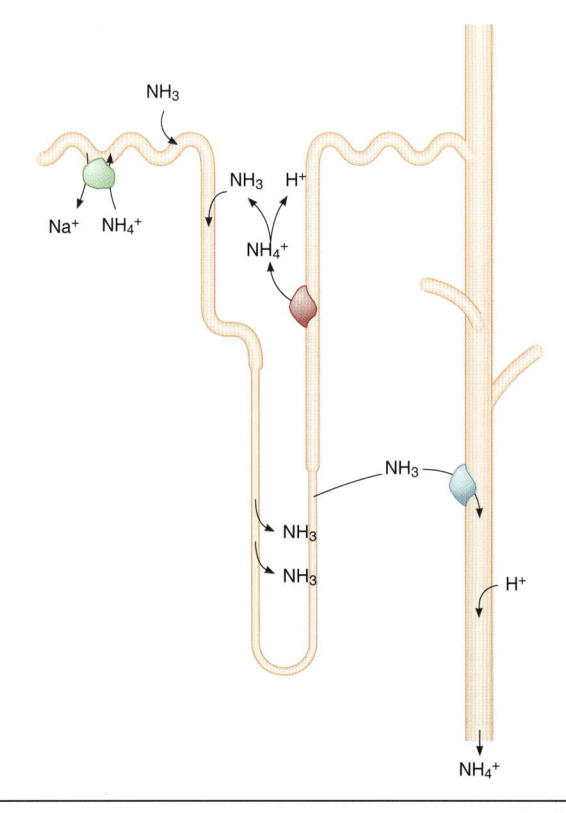

FIGURE 13.12 Representação esquemática da excreção urinária do amônio. O amônio sintetizado pelo túbulo proximal é secretado para o lúmen por meio de NHE-3 (círculo verde). Além disso, o amônio é secretado para o interstício medular via NKCC2 (círculo vermelho). A amônia (NH_3) se difunde para a luz tubular da alça de Henle e túbulo proximal por uma via ainda não definida. No entanto, a reciclagem da amônia produz concentração muito elevada de amônia na medula (cerca de duas vezes mais que a secretada no túbulo proximal). A amônia intersticial é secretada no ducto coletor por uma glicoproteína Rh (provavelmente RhCG, círculo azul). A RhCG é suprarregulada em resposta à carga de ácido. A amônia secretada no ducto coletor é capturada como amônio quando íons de hidrogênio são secretados simultaneamente. Embora, as glicoproteínas Rh sejam claramente proteínas de transporte de amônia, o seu papel preciso na homeostase ácido-base permanece controverso.

Pontos-chave

- O sistema tampão sanguíneo dióxido de carbono/bicarbonato é muito mais efetivo do que o seu pK_a sugerido porque os reagentes e produtos estão sob controle fisiológico.
- O sistema respiratório adapta-se rapidamente às mudanças no pH sistêmico devido a quimiorreceptores sensíveis na rafe medular.
- Os rins desempenham duas funções essenciais na manutenção da homeostase ácido-base: recuperação da carga filtrada de bicarbonato no túbulo proximal (> 4.000 mEq/d) e excreção da carga diária de ácido no néfron distal (1 mEq/kg de peso corporal por dia).
- As células intercaladas tipo A secretam íons de hidrogênio por uma H-ATPase tipo V. Essa enzima com múltiplas subunidades é conduzida para a membrana apical após uma carga ácida.
- As células intercaladas tipo B secretam bicarbonato por meio da pendrina, um trocador cloreto/bicarbonato. A distribuição de cloreto para o néfron distal é essencial para a secreção de bicarbonato.
- As células principais participam indiretamente da homeostase ácido-base porque elas geram um potencial transepitelial negativo que promove a secreção de íons de hidrogênio pelas células intercaladas adjacentes.
- A maioria do ácido excretado na urina final é na forma de amônio. A amoniagênese ocorre no túbulo proximal e é distribuída para o néfron distal por difusão passiva no ducto coletor ou por transporte utilizando uma glicoproteína Rh (provavelmente RhCG).
- O pH da urina reflete apenas a concentração de íons de hidrogênio livres, que é < 1% do total de ácido excretado na urina.
- A aldosterona ou uma queda no pH da célula tubular proximal estimula a amoniagênese e a excreção de ácido.

Bibliografia comentada

1. Wagner CA, Devuyst O, Bourgeois S, Mohebbi N. Regulated acid-base transport in the collecting duct. *Pflugers Arch – Eur J Physiol*. 2009;458:137-156. *Esplêndida revisão das proteínas envolvidas na fisiologia acidobásica e na sua regulação.*
2. Wall SM. Recent advances in our understanding of intercalated cells. *Curr Opin Nephrol Hypertens*. 2005;14: 480-484. *Visão global resumida da fisiologia molecular das células intercaladas. Enfatiza o entendimento convencional, juntamente com novas funções emergentes.*
3. Blake-Palmer KG, Karet FE. Cellular physiology of the renal H^+-ATPase. *Curr Opin Nephrol Hypertens*. 2009;18: 433-438. *Breve revisão da estrutura e função da H-ATPase tipo V. Discute as correlações estruturais e funcionais.*
4. Gumz ML, Lynch IJ, Greenlee MM, Cain BD, Wingo CS. The renal H^+-K^+-ATPases: physiology, regulation, and structure. *Am J Physiol Renal Physiol*. 2010;298:F12-F21. *Revisão detalhada e atual das HK. Leitura desafiadora, mas recompensadora.*
5. Schwartz JH, Li G, Yang Q, Suri V, Ross JJ, Alexander EA. Role of SNAREs and H^+-ATPase in the targeting of proton pump-coated vesicles to the collecting duct cell apical membrane. *Kidney Int*. 2007;72:1310-1315. *Salienta a via exocítica. Revisão extraordinariamente bem escrita de uma área complexa e em evolução.*
6. Weiner ID, Hamm LL. Molecular mechanisms of renal ammonia transport. *Annu Rev Physiol*. 2007;69: 317-340. *Excelente revisão, com ênfase importante no papel das glicoproteínas Rh no transporte da amônia, no ducto coletor.*

EXERCÍCIOS

1. Calcular a excreção resultante de ácido (ERA), utilizando os seguintes dados clínicos. São necessários 20 mEq de hidróxido de sódio para titular o pH urinário para 7,4. A excreção de amônia é igual a 80 mEq/d. O bicarbonato urinário é de 2 mEq/d.

    A) 98 mEq/d.
    B) 102 mEq/d.
    C) 62 mEq/d.
    D) 100 mEq/d.

2. Uma mulher de 60 anos iniciou o inibidor de canal de sódio, amilorida, para tratamento de hipertensão. Ela é vista em seu consultório quatro semanas depois e os exames laboratoriais de rotina revelaram o seguinte:

    Sódio = 140 mEq/L (135-145)
    Potássio = 5,8 mEq/L (4,0-5,5)
    Cloreto = 115 mEq (96-106)
    Total de CO_2 = 18 mEq/L (24-26)
    pH arterial = 7,30 (7,35-7,45)
    Pco_2 arterial = 32 (35-45)

    Qual é o mecanismo mais provável da acidose metabólica hipercalêmica apresentado por esta paciente?

    A) Inibição de ROMK no ducto coletor.
    B) Inibição do domínio V_0 da H-ATPase.
    C) Atenuação do potencial transepitelial do ducto coletor.
    D) Inibição da amoniagênese no túbulo proximal.

Capítulo 14

Distúrbios acidobásicos

PAUL G. SCHMITZ & BAHAR BASTANI

Objetivos de aprendizagem

O leitor deverá:

- Descrever o mecanismo responsável pelos distúrbios acidobásicos no contexto do sistema tampão dióxido de carbono/bicarbonato.
- Discutir as compensações esperadas para distúrbios acidobásicos primários. Reconhecer que as compensações não são intrinsecamente distúrbios acidobásicos, mas ajustes fisiológicos adequados para o pH em vigor.
- Discutir a anatomia da lacuna aniônica (*anion gap*) sérica normal e suas limitações.
- Listar as principais causas de acidose metabólica com *anion gap* elevado e normal.
- Fazer a distinção entre a acidose lática tipo A e tipo B.
- Descrever os mecanismos gerais responsáveis pela acidose tubular renal proximal e distal.
- Aplicar o *anion gap* urinário para fazer o diagnóstico diferencial de acidose metabólica. Discutir a relação entre o *anion gap* urinário e o pH da urina.
- Descrever a importância da fase de manutenção na patogênese da alcalose metabólica.
- Listar as categorias gerais responsáveis pela hipoventilação e hiperventilação.
- Discutir os potenciais perigos da terapia da acidose metabólica com o bicarbonato de sódio.
- Discutir a racionalidade da administração do solução fisiológica e potássio no tratamento da alcalose metabólica.

Introdução

Os distúrbios acidobásicos clínicos são melhor classificados pela análise dos reagentes e produtos do sistema tampão dióxido de carbono/bicarbonato (Equação 14.1).

$$P_{CO_2} \leftrightarrow CO_{2(dis)} + H_2O \leftrightarrow H_2CO_3 \leftrightarrow H^+ + HCO_3^- \quad (14.1)$$

Embora teoricamente a análise de qualquer par tampão permita a classificação desses distúrbios, os exames laboratoriais reportam rotineiramente os principais componentes do sistema dióxido de carbono/bicarbonato. Além disso, os distúrbios acidobásicos clínicos são o resultado de distúrbios na concentração dos reagentes e produtos deste sistema tampão. Por exemplo, os distúrbios acidobásicos respiratórios envolvem alterações na ventilação, que alteram a P_{CO_2}. Os distúrbios acidobásicos metabólicos produzem mudanças na concentração de íons de hidrogênio por meio de alterações na síntese, descarte de ácidos ou indiretamente, devido ao ganho ou perda de bicarbonato. Em última análise, as mudanças nessas variáveis modificam a concentração de íons de hidrogênio e, consequentemente, do pH.

Análise conceitual dos distúrbios acidobásicos simples

Os distúrbios acidobásicos simples são compostos por quatro síndromes principais:

- Acidose metabólica
- Alcalose metabólica
- Acidose respiratória
- Alcalose respiratória

Os distúrbios acidobásicos respiratórios são classificados adicionalmente em agudo e crônico, pois a compensação ocorre em duas etapas. A etapa inicial (aguda) é concluída dentro de poucos minutos a horas e é em grande parte uma função do tamponamento químico. A segunda fase (crônica) requer 3 a 5 dias para alcançar seu efeito máximo e é principalmente uma consequência da adaptação renal.

Acidose metabólica

A principal característica clínica bioquímica desse distúrbio é a diminuição da concentração sérica de bicarbonato. Dois mecanismos fundamentais, mas distintos, são responsáveis pela queda na concentração de bicarbonato:

1. Aumento da produção ou diminuição do descarte de íons de hidrogênio.
2. Perda de bicarbonato.

Independentemente do mecanismo subjacente, a concentração de íons de hidrogênio aumenta e o pH sistêmico cai (Figura 14.1). A perda de bicarbonato pode ser renal (p. ex., acidose tubular renal proximal) ou extrarrenal (p. ex., diarreia).

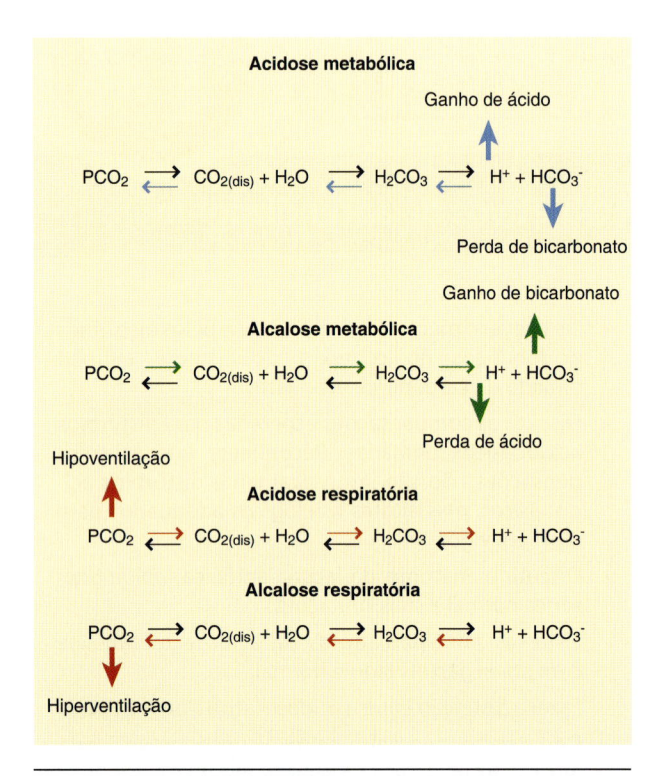

FIGURA 14.1 A análise do sistema tampão dióxido de carbono/bicarbonato permite um julgamento claro dos mecanismos fundamentais responsáveis pelos distúrbios acidobásicos primários. Ressalta-se que o pH é inversamente proporcional à concentração do íon de hidrogênio (H^+). Uma alteração na concentração sérica de bicarbonato é o indicador clínico de um distúrbio acidobásico metabólico. A acidose metabólica origina-se do ganho de ácido (produção de H^+ aumentada ou descarte diminuído) ou da perda de bicarbonato (geralmente renal ou gastrintestinal inferior). A alcalose metabólica é derivada ou da perda de ácido (gastrintestinal superior ou renal) ou do ganho de bicarbonato (administração exógena ou síntese a mais de bicarbonato pelo rim). A compensação de um distúrbio acidobásico metabólico envolve alterações na ventilação e no P_{CO_2}, que, por sua vez, altera a concentração de íons de hidrogênio. A acidose e a alcalose respiratória derivam de diminuição ou aumento da ventilação (e P_{CO_2}), respectivamente. As setas coloridas revelam o deslocamento do equilíbrio em resposta ao mecanismo primário (cor igual) causador do distúrbio acidobásico.

Alcalose metabólica

A característica bioquímica desse distúrbio é o aumento da concentração sérica de bicarbonato. Os mecanismos responsáveis por essas síndromes são conceitualmente análogos aos da acidose metabólica, porém opostos, isto é, perda de íons de hidrogênio ou ganho de bicarbonato (ver Figura 14.1). Independente disso, a queda na concentração de íons de hidrogénio aumenta o pH.

Acidose respiratória

Este distúrbio é o resultado da hipoventilação, que, por sua vez, aumenta a P_{CO_2}. A análise da relação de equilíbrio descrita pela Equação 14.1 revela que um aumento P_{CO_2} favorece um aumento na concentração de íons de hidrogênio por efeito de massa (ver também Figura 14.1). Um aumento do bicarbonato sérico deve necessariamente acompanhar um deslocamento do equilíbrio da Equação 14.1 para íons de hidrogênio livres.

> ▶▶ RESSALVA CLÍNICA
>
> A detecção de um aumento de bicarbonato no painel de eletrólitos (reportado como CO_2 total) não é sinônimo de alcalose metabólica, uma vez que isso também é esperado na acidose respiratória. A gasometria arterial vai diferenciar esses distúrbios, visto que o pH está reduzido na acidose respiratória, porém aumentado na alcalose respiratória.

Alcalose respiratória

A hiperventilação produz uma queda da P_{CO_2} arterial, que, por sua vez, promove uma diminuição na concentração de íons de hidrogênio e bicarbonato sérico (ver Figura 14.1). Vale lembrar que o médico não deve simplesmente supor que uma alteração no bicarbonato sérico é um representante de um distúrbio acidobásico metabólico. Mais do que isso, uma alteração no bicarbonato deve sempre ser analisada em relação ao pH arterial.

Compensações acidobásicas

Conforme descrito no Capítulo 13, dois sistemas são ativados após uma alteração no pH sistêmico:

- Sistema respiratório (efeito máximo em questão de minutos a horas)
- Sistema Renal (efeito máximo em 3 a 5 dias)

Embora esses mecanismos compensatórios sejam ativados por uma alteração do pH sistêmico, eles não corrigem totalmente o distúrbio subjacente de pH. Na verdade, a normalização do pH sistêmico implica um distúrbio acidobásico misto. A equação de Henderson modificada (Equação 14.2) fornece uma estrutura útil para compreender as alterações compensatórias e seu papel na minimização das mudanças no pH sistêmico.

$$H^+ = 24 \times \frac{P_{CO_2}}{HCO_3^-} \quad (14.2)$$

As alterações na concentração de íons de hidrogênio são contrabalançadas por mudanças compensatórias na P_{CO_2} ou na concentração bicarbonato (i.e., a razão entre o numerador e o denominador determina a concentração de íons de hidrogênio livres). Por exemplo, um aumento da P_{CO_2} eleva a concentração de íons de hidrogênio. Um aumento paralelo da concentração de bicarbonato compensaria a queda no pH sistêmico. Essa compensação envolve o sistema renal que aumenta a geração de bicarbonato no néfron distal. Uma vez que esse sistema requer vários dias para atingir seu efeito máximo, os distúrbios acidobásicos respiratórios são subclassificados em agudo (horas) ou crônico (dias). Já a compensação respiratória para os distúrbios acidobásicos metabólicos é máxima dentro de algumas horas. Dessa forma, não é necessário subclassificar distúrbios acidobásicos metabólicos. As compensações não são distúrbios acidobásicos adicionais, mas antes uma resposta fisiológica apropriada para o pH em vigor. As compensações esperadas para os distúrbios acidobásicos primários estão resumidas na Tabela 14.1. Esses valores são derivados de grandes estudos populacionais e, dessa forma, devem ser encarados como um guia.

Tabela **14.1** Compensações esperadas para os distúrbios acidobásicos simples[a]

Distúrbio	Regra de compensação
Acidose metabólica	P_{CO_2} esperada = $(1{,}5 \times (HCO_3)) + 8$
Alcalose metabólica	P_{CO_2} esperada = $(0{,}7 \times (HCO_3)) + 20$
Acidose respiratória aguda	HCO_3 esperada = $24 + ((P_{CO_2}-40)/10)$
Acidose respiratória crônica	HCO_3 esperada = $24 + (4 \times ((P_{CO_2}-40)/10))$
Alcalose respiratória aguda	HCO_3 esperada = $24 - (2 \times ((40 - P_{CO_2})/10))$
Alcalose respiratória crônica	HCO_3 esperada = $24 - (5 \times ((40 - P_{CO_2})/10))$

[a] Os intervalos para cada compensação são ± 4 baseados em vários estudos populacionais.

▶▶ IMPLICAÇÃO CLÍNICA

O sistema respiratório pode rapidamente tamponar alterações fatais no pH sistêmico. O volume minuto ventilatório (acionado por quimiorreceptores centrais) aumenta após uma carga de ácido ou diminui após uma carga alcalina. A eficiência do tamponamento respiratório pode ser ilustrada usando a Equação 14.2. Por exemplo, suponha que depois de uma carga ácida a concentração plasmática de bicarbonato diminua para 10 mEq/L. No estado descompensada, a concentração de íons hidrogênio é 96 neq/L, que é igual a um pH sistêmico de 7,00.

$$H^+ = 24 \times \frac{40}{10}$$

No entanto, a queda no pH sistêmico aumenta o volume minuto respiratório. Suponha uma duplicação do volume minuto respiratório (i.e., reduza a P_{CO_2} arterial para 20 mmHg). A nova concentração de íons de hidrogênio é de 48 neq/L, que é igual a um pH sistêmico de 7,32.

$$H^+ = 24 \times \frac{20}{10}$$

Assim, as alterações no volume minuto respiratório atenuam significativamente a queda no pH sistêmico.

Abordagem geral de avaliação dos distúrbios acidobásicos

A caracterização inicial dos distúrbios acidobásicos clínicos como simples ou mistos pode ser realizada pela análise da gasometria arterial (Figura 14.2). A gasometria arterial fornece uma medida direta da P_{CO_2} e do pH. Contudo, a

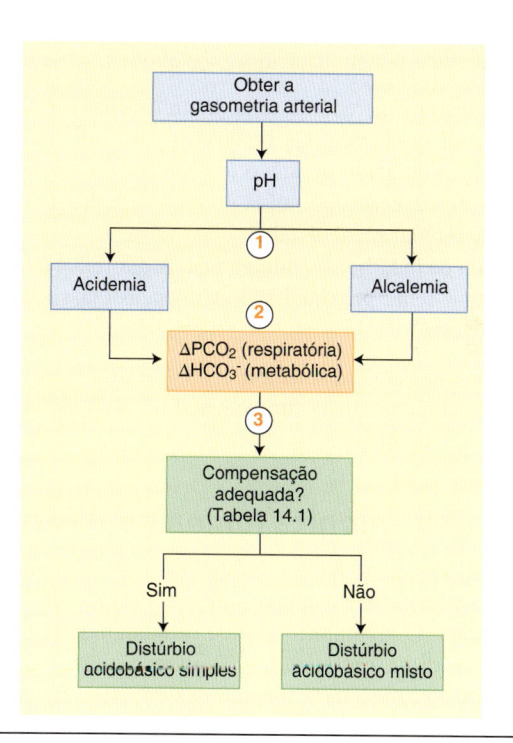

FIGURA 14.2 Etapas envolvidas na análise de um distúrbio acidobásico clínico. A análise envolve três questões: (1) existe um distúrbio de pH?; (2) o distúrbio de pH é melhor explicado por um transtorno respiratório ou metabólico?; (3) a compensação está apropriada? (ver Tabela 14.1) Exemplo: se o pH sistêmico for baixo (acidemia), uma causa metabólica seria suspeita se a concentração sérica de bicarbonato for baixa. Já uma acidose respiratória seria suspeita se a P_{CO_2} estiver aumentada. Por fim, a compensação de uma acidose metabólica envolve uma diminuição de P_{CO_2}, enquanto a compensação de uma acidose respiratória envolve um aumento da concentração sérica de bicarbonato. Se a compensação calculada estiver dentro do intervalo esperado, trata-se provavelmente de um distúrbio acidobásico simples.

concentração de bicarbonato não é medida diretamente, sendo, porém, calculada utilizando-se a Equação 14.2. O CO_2 sérico total é medido diretamente a partir de uma amostra de sangue venoso e é praticamente equivalente ao bicarbonato sérico. O CO_2 total deve ser comparado com o bicarbonato calculado para assegurar a fidelidade.

Uma vez que um distúrbio de pH é estabelecido, a análise da concentração de bicarbonato em contraste com a P_{CO_2} arterial permite diferenciar um distúrbio metabólico de um respiratório. Por fim, a compensação prevista para o distúrbio primário deve ser calculada (ver Tabela 14.1). Se a compensação estiver na faixa esperada, diagnostica-se um distúrbio acidobásico simples. Ao contrário, se a compensação for significativamente diferente do que se espera para um distúrbio acidobásico simples, existe, então, um distúrbio acidobásico misto.

Abordagem clínica da acidose metabólica

Conforme descrito anteriormente, dois mecanismos fundamentais são responsáveis pela queda na concentração sérica de bicarbonato na acidose metabólica:

1. Geração exagerada de íons de hidrogênio ou descarte de ácido reduzido. Os distúrbios clássicos incluem a geração de ácido orgânico (cetoacidose e acidose lática) ou secreção diminuída de íons de hidrogênio (acidose tubular renal distal).
2. Perda de bicarbonato aumentada. A diarreia e a acidose tubular renal proximal são as doenças clássicas nessa categoria.

Uma vez isso estabelecido, a análise do *anion gap* sérico é uma etapa inicial fundamental na avaliação de uma acidose metabólica.

A lacuna aniônica (*anion gap*) sérica

O *anion gap* sérico é um artefato laboratorial interessante que se provou extremamente útil na avaliação da acidose metabólica. O laboratório clínico rotineiramente mede os cátions, sódio e potássio; e os ânions, cloreto e bicarbonato. Supondo-se que a medida desses íons seja precisa, haverá normalmente uma diferença 6-15 mEq/L (i.e., uma lacuna aniônica) entre os cátions e ânions (Equação 14.3).

$$(NA^+ + K^+) - (Cl^- + HCO_3^-) \qquad (14.3)$$

Considerando que a concentração sérica de potássio é relativamente pequena comparada com os outros íons medidos, ela costuma ser ignorada no cálculo da lacuna aniônica sérica. A lacuna aniônica é, na realidade, um artefato porque o laboratório clínico não mede rotineiramente todos os cátions e ânions no soro. De fato, se todos os íons forem medidos, os cátions estariam exatamente contrabalançados pelos ânions (i.e., o soro é eletricamente neutro). A equação 14.4 destaca o estado eletricamente neutro do soro.

$$(NA^+ + K^+ + CNM) - (Cl^- + HCO_3^- + ANM) \qquad (14.4)$$

CMN e ANM significam cátions e ânions não medidos, respectivamente.

O *anion gap* calculado varia entre os laboratórios e estudos clínicos. Isso provavelmente reflete diferentes metodologias empregadas na medição de sódio, cloreto e CO_2 total. Os primeiros estudos sugeriram que a lacuna iônica seria em média de 12 a 16 mEq/L. Dados recentes contestam esses achados, talvez por causa dos métodos mais novos utilizados para a medição de cada íon. Uma lacuna aniônica de 8 a 10 mEq/L é a faixa predominante com base nos métodos laboratoriais mais modernos. Independentemente, em geral cada laboratório valida e estabelece sua lacuna "normal". O clínico perspicaz deve estar ciente dessas variáveis e analisar a lacuna iônica de acordo com as práticas estabelecidas para um laboratório especifíco. Idealmente, o exame deve ser comparado a um anterior para avaliação individual.

Acidose metabólica com *anion gap* elevado

Um aumento na produção de ácidos orgânicos é geralmente responsável pelo aumento do *anion gap* sérico. A acidose orgânica no adulto em geral se divide em três amplas categorias:

1. Cetoacidose
2. Acidose lática
3. Ingestão de toxinas

Cetoacidose. Os cetoácidos (ácido acetoacético e ácido hidroxibutírico-β) são derivados do metabolismo dos ácidos graxos. Os cetoácidos são o produto final preferencial quando os lipídeos são metabolizados em situação com deficiência de insulina combinada com um relativo excesso de glucagon. Essa situação metabólica é predominantemente observada em diabetes descompensado, desnutrição e abuso de álcool. A deficiência de insulina promove a lipólise, aumentando, assim, a geração de ácidos graxos livres. O glucagon promove a captação mitocondrial dos ácidos graxos livres (por meio da palmitoiltransferase de carnitina I, PTC I), que são convertidos em cetonas. A administração de insulina (ou glicose em não diabéticos) reverte esse processo.

Acidose lática. É uma causa muito comum de acidose metabólica. Geralmente, existem dois mecanismos responsáveis pelo acúmulo de ácido lático:

1. Produção aumentada de ácido lático durante o metabolismo anaeróbico;
2. Utilização diminuída de lactato.

O ácido lático em geral é derivado do metabolismo da glicose, sendo subsequentemente metabolizado no fígado em piruvato. O oxigênio é essencial para o descarte normal de ácido lático. Consequentemente, qualquer condição que comprometa o fornecimento de oxigênio irá produzir excesso de ácido lático. Esse tipo de acidose lática é conhecido como acidose lática tipo A. A acidose lática tipo B não está associada a hipoperfusão sistêmica ou hipoxia. O mecanismo exato do acúmulo de ácido lático na acidose lática tipo B não é bem compreendido. Ela foi reportada na terapia com biguanidas (metformina), em pacientes com câncer e na infecção pelo HIV.

Ingestão das toxinas. As toxinas mais comuns implicadas no desenvolvimento de acidose orgânica incluem salicilatos, etilenoglicol e metanol. A overdose de salicilatos produz vários ácidos orgânicos, incluindo ácido lático, ácido salicílico e cetoácidos. Uma vez que os salicilatos desacoplam a oxidação da fosforilação, eles rompem o metabolismo de glicose e ácidos graxos. A intoxicação por etilenoglicol e metanol produz ácido oxálico e ácido fórmico, respectivamente. Esses álcoois são componentes de anticongelantes, solventes, fluidos limpadores de para-brisa e produtos de limpeza/solventes de uso doméstico. Em geral eles são ingeridos como um substituto do álcool e às vezes como prática de autoflagelação. Mesmo em pequenas quantidades eles podem ser letais. O etilenoglicol pode acarretar insuficiência renal, enquanto o formato derivado do metanol causa lesão da retina e cegueira. Todos os álcoois (incluindo o etanol) são removidos de forma eficaz com hemodiálise. A inibição da desidrogenase de álcool com o fomepizol impede a conversão dos álcoois originais em seus intermediários tóxicos. Portanto, o tratamento da intoxicação alcoólica envolve a administração de fomepizol e iniciação de hemodiálise.

Considerando que os álcoois são moléculas pequenas, eles aumentam a osmolalidade medida. Dessa forma, uma diferença significativa entre a osmolalidade medida e a calculada (Equação 14.5) é evidência presuntiva de intoxicação alcoólica.

$$P_{osm} \text{ calculada} = (2 \times Na+) + BUN^*/2,8 + Glic/18 \quad (14.5)$$

No entanto, um *gap* osmolal normal não pode excluir a presença de ingestão tóxica de álcool, e, portanto, deve ser interpretada com cautela. Além disso, um *gap* osmolal elevado foi relatado em cetoacidose e acidose láctica.

Um *anion gap* sérico elevado em um quadro de acidose orgânica deriva da estequiometria das alterações iônicas plasmáticas produzidas pelo aumento da síntese de ácidos orgânicos. O íon hidrogênio que acompanha um ácido orgânico é tamponado pelo bicarbonato, diminuindo, assim,

---

* N. de T. BUN (nitrogênio ureico sanguíneo) para converter em ureia (mg/dL), usa-se a seguinte fórmula:

Ureia (mg/dL) = BUN [mg/dL] × 2,14

o bicarbonato sérico. A concentração da base aniônica orgânica conjugada (o ânion não mensurado) aumenta conforme ilustrado na Figura. 14.3.

Acidose metabólica com *anion gap* normal

As causas mais comuns de acidose metabólica com *anion gap* normal incluem diarreia, cirurgia reconstrutiva da bexiga, nutrição parenteral e acidose tubular renal. Na diarreia, o trânsito colônico é acelerado resultando em perda de líquido rico em bicarbonato, mas pobre de cloreto (esse líquido é secretado pelo pâncreas para dentro do duodeno superior). A composição iônica do plasma durante um quadro de diarreia prolongada é o resultado da depleção desse fluido (muitas vezes referida como acidose metabólica hiperclorêmica).

Uma causa interessante, mas relativamente incomum de acidose metabólica hiperclorêmica é a realização de uma cirúrgia com derivação para tratar o câncer metastático que obstrui a saída do trato urinário. Cria-se uma bolsa ileal que desvia urina do ureter por meio de um segmento de íleo isolado para a superfície da parede abdominal. Uma vez que a urina é composta geralmente por uma significativa quantidade de cloreto e as células epiteliais da bolsa

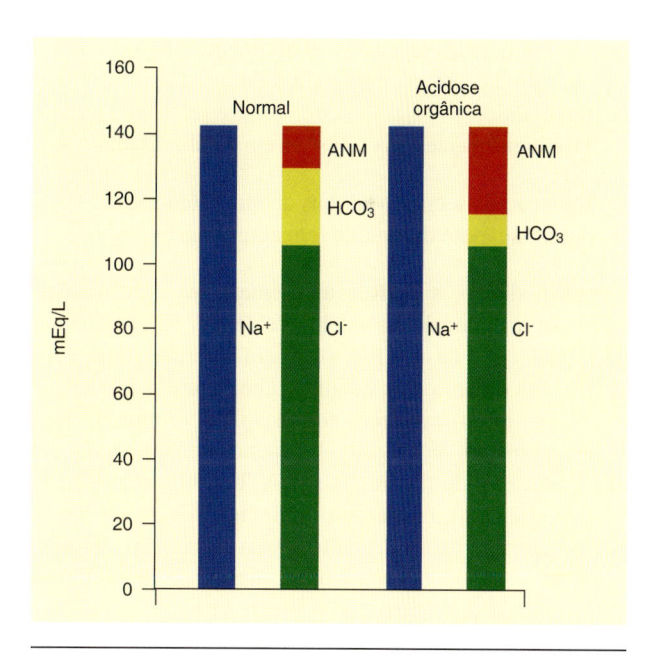

FIGURA 14.3 Anatomia do *anion gap* sérico normal e do *anion gap* seguindo-se a uma carga de ácido orgânico. A diferença entre os cátions de sódio (barra azul), e ânions (cloreto e bicarbonato, barra verde e amarela, respectivamente) medidos produz um *anion gap* normal de cerca de 6 a 8 mEq/L. Os ânions não mensuráveis (ANM) refletem os ânions que não são rotineiramente medidos. Uma carga de ácido orgânico (p. ex., cetoacidose) gera íon de hidrogênio e base conjugada (cetoânions). O íon de hidrogênio é tamponado, em parte, pelo bicarbonato, produzindo uma queda na concentração sérica. A base conjugada substitui o ânion de bicarbonato perdido, produzindo aumento de ANM e no *anion gap* sérico (notar o aumento de ANM, conforme indicado pelo tamanho da barra vermelha).

ileal expressam transportadores de cloreto/bicarbonato, a excreção de bicarbonato aumenta após esse procedimento. O comprimento da bolsa e o tempo de trânsito do fluxo determinam a probabilidade desse distúrbio acidobásico.

A nutrição parenteral pode produzir acidose metabólica secundária ao metabolismo dos aminoácidos infundidos. Uma alcalose metabólica pode ocorrer se acetato for usado na solução, já que o metabolismo do acetato gera novo bicarbonato.

Acidose tubular renal (ATR). O papel do rim na homeostase ácido-base foi extensivamente revisado no Capítulo 13. Em geral, o rim reabsorve a carga filtrada de bicarbonato no túbulo proximal e excreta a carga diária de ácido no néfron distal. Logo, a ATR, envolve tanto a recuperação do bicarbonato diminuída (ATR proximal) quanto a acidificação distal anormal (acidose tubular renal distal [ATRd]). Uma vez que a fisiologia molecular da homeostase ácido-base é complexa, muitas teorias têm evoluído para explicar os defeitos responsáveis por essas síndromes. De forma previsível, praticamente todas as etapas celulares têm sido implicadas. Em raros casos, foram caracterizadas mutações de proteínas envolvidas no transporte de íons de hidrogênio ou bicarbonato. Por exemplo, tem sido descritas mutações envolvendo o AE-1, a subunidade B da H-ATPase, e a enzima anidrase carbônica. Embora esses sejam desenvolvimentos importantes, o mecanismo da ATR na maioria das doenças clínicas é mal compreendido.

Fisiologicamente, as ATRds são em geral causadas por:

1. Redução da secreção de íons de hidrogênio;
2. Amoniagênese diminuída (em alguns casos ambos).

Além disso, as ATRds apresentam-se caracteristicamente com hipocalemia ou hipercalemia. O mecanismo da hipocalemia nas ATRds (também referida como TRd tipo I) não é bem compreendido. Uma teoria postula que essas síndromes produzem contração do volume e hiperaldosteronismo secundário. Independentemente disso, a excreção de ácido diminuída nas ATRds hipocalêmicas é com frequência secundária à diminuição da atividade da H-ATPase tipo V. No entanto, essas síndromes também podem ser secundárias à atividade diminuída de HK, AE-1, ou anidrase carbônica.

Acredita-se que as ATRds hipercalêmicas sejam secundárias à diminuição do potencial transepitelial negativo do ducto coletor cortical. Um potencial menos negativo interfere com ambas as secreções de íons de hidrogênio e de potássio. Essas ATRds (conhecida como ATRd tipo IV) em geral são causadas por hipoaldosteronismo, inibição ou disfunção de ENaC (amilorida), ou disfunção generalizada do néfron distal, como pode ocorrer em casos de obstrução do trato urinário.

Embora intuitivamente possa-se supor que todas as ATRds são associadas com pH urinário anormalmente elevado, esse não é o caso. Considerando que o pH da urina é uma função da concentração de íons de hidrogênio livre, mas que a excreção final de ácido reflete em sua maior parte a excreção de amônio, a medida do pH urinário é um índice não confiável de excreção de ácido total. Por exemplo, o hipoaldosteronismo é acompanhado por excreção final de ácido prejudicada (por causa da amoniagênese reduzida), mas um pH urinário relativamente ácido (< 5.5), pois a secreção de íons de hidrogênio é razoavelmente bem conservada. Dito isso, o pH urinário é útil para precisar o diagnóstico das ATRds (Figura 14.4).

A ATR proximal (também conhecida como ATR tipo II) é incomum em adultos, ocorrendo em < 10% de todos os casos. Além disso, a ATR proximal é geralmente caracterizada por disfunção tubular proximal difusa, conhecida como síndrome de Fanconi (glicosuria, fosfaturia, uricosuria e aminoaciduria). A acetazolamida, que inibe a anidrase carbônica de forma inespecífica, produz ATR mista, proximal distal. Esse agente é usado em uma variedade de condições clínicas, incluindo glaucoma e estados convulsivos. Já que as ATRs proximais são incomuns no adulto elas não serão mais consideradas.

Anion gap urinário

Todas as ATRds são caracterizadas pela reduzida excreção final de ácido. Logo, a medida da excreção final de ácido (Equação 14.6) é desejável na avaliação de acidose metabólica com *anion gap* normal.

$$EFA = H^+ + AT^+ + NH_4^+ - HCO_3^- \qquad (14.6)$$

Uma vez que o bicarbonato urinário é insignificante em ATRd, ele em geral é excluído do cálculo. A maioria do ácido excretado na urina está ligada à amônia formando o íon amônio. Curiosamente, a adição de amônia à urina promove a excreção de ácido, mas pode, na realidade, aumentar o pH urinário, pois a concentração de íons hidrogênio livres cai. Assim, aplicar o pH urinário como um índice de excreção de ácido é inerentemente enganoso. A excreção final de ácido é determinada pela medição direta do amônio urinário. Infelizmente, poucos laboratórios clínicos realizam essas determinações diretas. Um substituto para a excreção urinária de amônio pode ser derivado a partir do cálculo do *anion gap* urinário (AGU). O *anion gap* urinário, assim como o do soro, é baseado no princípio da eletroneutralidade. Ele é calculado utilizando os íons rotineiramente medidos na urina, incluindo: sódio, potássio e cloreto (Equação 14.7).

$$AGU = (Na^+ + K^+) - Cl^- \qquad (14.7)$$

A excreção aumentada de amônio é acompanhada por um ânion, geralmente o cloreto, para manter a eletroneutralidade. Dessa forma, a acidose metabólica deve produzir um aumento na excreção urinária de cloreto (e um *anion gap* uniário negativo), desde que a função tubular esteja

Capítulo 14 Distúrbios acidobásicos 153

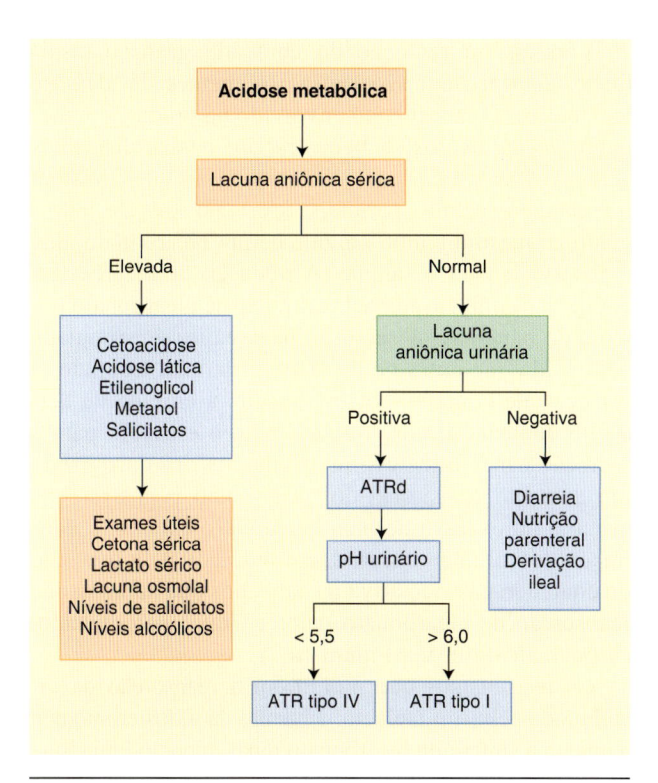

FIGURA 14.4 Utilidade do *anion gap* sérico e urinário na avaliação de uma acidose metabólica. Um *anion gap* sérico elevado indica a presença de um ácido orgânico. Mais comumente é cetoacidose ou acidose láctica. Várias toxinas (salicilatos, etilenoglicol e metanol) também produzem ácidos orgânicos. Os álcoois são metabolizados pela desidrogenase de álcool (não mostrado), que dá origem ao ácido oxálico (etilenoglicol), ácido fórmico (metanol) e cetoácidos (etanol). A cetoacidose costuma ser observada em diabetes descompensado. Além disso, a intoxicação alcoólica e a desnutrição também são acompanhadas por produção de cetoácidos. A acidose metabólica com *anion gap* sérico normal é causado geralmente por acidose tubular renal ou diarreia. O *anion gap* urinário (AGU) tem-se mostrado útil na diferenciação entre a acidose tubular renal distal (ATRd) das causas extrarrenais. O *anion gap* urinário negativo é altamente sugestivo de uma causa extrarrenal, porque reflete acidificação renal normal (ver Figura 14.5). O AGU positivo sugere fortemente ATRd (> 90% das ATRs são distais). Medida do pH urinário em amostra fresca define o diagnóstico de ATRd. Um pH urinário ácido (< 5,5) é praticamente sinônimo de ATR tipo IV (frequentemente causada por hipoaldosteronismo). Se o pH da urina é relativamente alto (> 6,0) uma ATR tipo I torna-se provável. Várias doenças clínicas têm sido descritas nessa situação, especialmente as doenças do tecido conectivo (p. ex., lúpus). Além disso, vários defeitos moleculares têm sido associados com ATRd tipo I, incluindo mutações com perda de função de AE-1, da anidrase carbônica II e da subunidade B da H-ATPase. Um AGU negativo indica que o rim está acidificando a urina normalmente. As condições mais comuns associadas à acidose metabólica com lacuna aniônica urinária negativa incluem diarreia, nutrição parenteral (metabolismo de aminoácidos) e derivação ileal.

intacta (Figura 14.5). Em contraste, as ATRds são caracterizadas por um *anion gap* urinário positivo. O cálculo do *anion gap* sérico e urinário fornece dois pontos críticos de ramificação na avaliação clínica da acidose metabólica

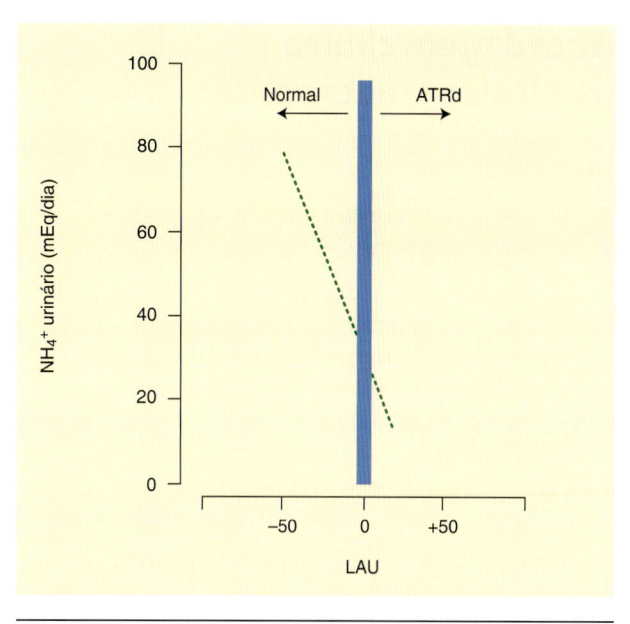

FIGURA 14.5 Utilidade do *anion gap* urinário na diferenciação entre a acidose tubular renal distal (ATRd) e a acidificação renal normal. a maioria do ácido excretado na urina é na forma de amônio (NH_4^+). À medida que o amônio urinário aumenta o *anion gap* urinário torna-se cada vez mais negativo (linha tracejada). Vale ressaltar que um *anion gap* urinário negativo é consistente com acidificação renal normal. Já as ATRds estão associadas com excreção diminuída de amônio e um *anion gap* urinário positivo.

(ver Figura 14.4). Há duas condições que podem produzir um *anion gap* urinário falsamente positivo:

1. A diminuição da distribuição de sódio para o néfron distal compromete a acidificação renal (se a concentração de sódio é < 25 mEq/L) porque uma queda na distribuição de sódio interfere a geração do potencial transepitelial negativo no ducto coletor cortical. Uma vez que as condições que prejudicam a distribuição distal de sódio também são acompanhadas por diminuição da distribuição de cloreto, o *anion gap* urinário é positivo.
2. O aumento da excreção urinária de ânions não mensurados, em particular cetoânions, deve ser acompanhado por um contabalanço de cátions, em geral de sódio e potássio. Portanto, o *anion gap* urinário poderia ser positivo nessa situação mesmo se a excreção urinária de amônio fosse alta.

Doença renal crônica. A doença renal avançada é uniformemente associada à acidose metabólica. À medida que a função tubular diminui gradualmente, ácidos endógenos se acumulam no sangue. Na doença renal precoce (TFG > 25 mL/min) o *anion gap* é quase normal, já que o rim é capaz de filtrar e posteriormente excretar ânions orgânicos e inorgânicos. Com a doença renal avançada (TFG < 25 mL/min) ânions orgânicos acumulam-se no plasma e aumentam o *ânion gap* sérico.

Abordagem clínica da alcalose metabólica

Os mecanismos responsáveis pela geração da alcalose metabólica incluem:

1. Perda de ácido pelo trato gastrintestinal ou urinário;
2. Adição de bicarbonato.

É necessário o comprometimento da excreção renal de bicarbonato para sustentar a alcalose metabólica, já que o rim normal excreta prontamente o bicarbonato quando a concentração excede 26 a 28 mEq/L.

Seis condições clínicas são responsáveis pela maioria dessas síndromes:

1. Administração exógena de bicarbonato
2. Vômitos
3. Aspiração nasogástrica do conteúdo gástrico
4. Administração de diuréticos
5. Hiperaldosteronismo
6. Síndrome de Bartter e Síndrome de Gitelman (essas são raras)

A administração exógena de bicarbonato é relativamente incomum. A autoadministração de antiácidos contendo bicarbonato para o tratamento de dor abdominal é ocasionalmente relatada. Transfusões maciças produzem alcalose porque os produtos do sangue contêm citrato, que é metabolizado em bicarbonato. A síndrome leite-álcali é uma síndrome rara que ocorre com o consumo de grandes quantidades de antiácidos contendo carbonato de cálcio.

Vômitos ou remoção do conteúdo gástrico (aspiração nasogástrica) são causas frequentes de alcalose metabólica. O mecanismo envolvido na produção e manutenção da alcalose é bem descrito nesses distúrbios (Figuras 14.6 e 14.7). As células epiteliais que revestem o estômago (células parietais) secretam íons de hidrogênio ao mesmo tempo em que geram bicarbonato, que é absorvido para o sangue. A retenção de bicarbonato em geral é compensada pela secreção de bicarbonato por meio do pâncreas. A secreção pancreática é estimulada pelo ácido que entra no duodeno proximal. Contudo, a remoção de conteúdo gástrico reduz a entrada de ácido no duodeno e, por consequência, o estímulo para a secreção pancreática. Normalmente, os rins corrigiriam um aumento transitório do bicarbonato pela excreção urinária do excesso de bicarbonato. No entanto, a contração do volume concomitante induzida pela remoção do conteúdo gástrico ativa mecanismos que aumentam a reabsorção de bicarbonato pelos néfrons, perpetuando, assim, a alcalose (ver Figura 14.7).

Os mecanismos que promovem a reabsorção de bicarbonato pelo rim incluem: aumento da aldosterona, que aumenta a síntese de bicarbonato renal; hipocloremia, que piora a secreção de bicarbonato pelas células intercaladas tipo B; e perda de potássio, que reduz o pH das células epiteliais renais (uma queda no pH da célula aumenta a síntese a reabsorção de bicarbonato, ao passo que promove a secreção renal de íons de hidrogênio). Por fim, a contração de volume reduz a taxa de filtração glomerular e da carga filtrada de bicarbonato.

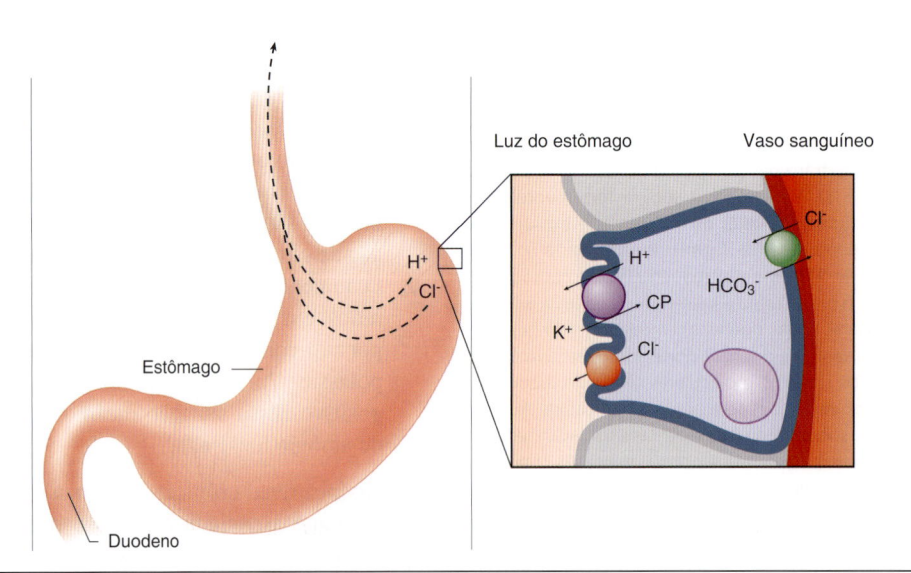

FIGURA 14.6 Fase de geração da alcalose metabólica durante o vômito. A célula parietal (CP), que reveste a parede do estômago, produz ácido (via anidrase carbônica). O cloreto é secretado no fluido gástrico por meio de um canal de cloreto, enquanto os íons de hidrogênio são secretados em troca de potássio pela H-K-ATPase gástrica. O bicarbonato intracelular é absorvido pelo sangue em troca de cloreto. O trocador de ânion cloreto/bicarbonato é diferente do AE-1, que se encontra expresso na célula intercalada tipo A. Em geral, o ácido clorídrico gástrico entra no duodeno proximal e estimula a secreção pancreática. O fluido pancreático é rico em bicarbonato. As células pancreáticas geram bicarbonato e são essencialmente uma imagem especular da CP. Assim, as células pancreáticas secretam ácido no sangue e neutralizam o bicarbonato que foi absorvido pelo estômago. Se o conteúdo gástrico for removido, o estímulo para secreção pancreática é reduzido.

Em conjunto, essas ações aumentam a perda urinária de ácido e a absorção resultante de bicarbonato.

Utilidade do cloreto urinário

A concentração urinária de cloreto é um índice mais confiável do *status* de volume do que a concentração urinária de sódio na situação de uma alcalose metabólica. Quando a concentração sérica de bicarbonato ultrapassa o limiar para sua reabsorção tubular, ocorre a excreção urinária de bicarbonato. A excreção de bicarbonato força a perda de cátions para manter a eletroneutralidade. Considerando que os cátions mais abundantes na urina são o sódio e o potássio, eles em geral seguem o bicarbonato urinário. Consequentemente, a concentração urinária de sódio pode não refletir o *status* de volume vigente. Já o cloreto urinário não é afetado pelo bicarbonato urinário, permanecendo baixo até que o volume seja restaurado ao normal.

A alcalose metabólica é, às vezes, classificada como responsiva ou não ao cloreto. De modo geral, responsiva ao cloreto significa uma alcalose que responde à terapia de reposição de volume, como no caso de vômitos. Dessa forma, a expansão de volume, com soro fisiológico reverte o estímulo para reabsorção de bicarbonato no rim (i.e., supressão de aldosterona, aumento da carga filtrada de bicarbonato, distribuição aumentada de cloreto para as células intercaladas tipo B). A alcalose metabólica não responsiva ao cloreto inclui o hiperaldosteronismo primário, uma vez que essa condição não responde à administração de soro fisiológico.

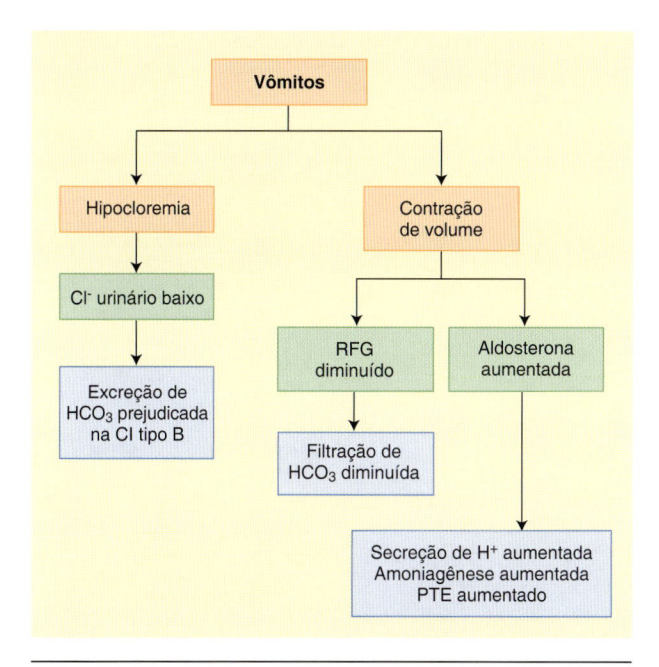

FIGURA 14.7 Fase de manutenção da alcalose metabólica após vômitos. O limiar tubular para o bicarbonato é 28 mEq/L. Teoricamente, um aumento no bicarbonato urinário acima do limiar é imediatamente excretado na urina. Vários mecanismos reduzem a excreção de bicarbonato após vômitos. A perda de ácido gástrico (HCl) resulta em hipocloremia. Isso reduz a secreção de bicarbonato pela célula intercalada (CI) tipo B. Além disso, a contração do volume diminui a carga filtrada de bicarbonato e, portanto, a sua excreção. Por fim, o aumento da aldosterona circulante promove a excreção urinária de ácido por meio da síntese de amônia, do aumento da excreção de íons de hidrogênio e do aumento do potencial transepitelial (PTE) negativo no ducto coletor. Paradoxalmente, o hiperaldosteronismo produz pH urinário ácido, embora o pH extracelular esteja alcalino. A reposição de volume com soluções contendo cloreto (soro fisiológico) é essencial para corrigir esse tipo de alcalose metabólica.

A administração de diuréticos é uma causa muito comum de alcalose metabólica. Os diuréticos induzem contração leve de volume que estimula a secreção de aldosterona. Portanto, a alcalose metabólica induzida por diuréticos é, em parte, secundária ao hiperaldosteronismo. Além disso, a hipocalemia desempenha um papel importante na perpetuação da alcalose.

As síndromes de Bartter e de Gitelman são conceitualmente análogas à administração de diuréticos, visto que as mutações reduzem a função de NKCC2 e CCN, respectivamente.

O hiperaldosteronismo é uma causa relativamente comum de alcalose metabólica. Ele pode ser secundário (p. ex., contração do volume) ou primário (glândula adrenal hiperativa ou tumor). A aldosterona promove a excreção renal de ácido no néfron distal, que é acompanhada por síntese de um novo bicarbonato. Ela aumenta a secreção de íons de hidrogênio no ducto coletor, em parte pelo aumento da captação de sódio e do potencial transepitelial negativo. Além disso, a aldosterona estimula a amoniagênese no túbulo proximal.

Abordagem clínica dos distúrbios acidobásicos respiratórios

Os distúrbios acidobásicos respiratórios incluem um grupo heterogêneo de doenças que estão associadas com hiperventilação ou hipoventilação (Figuras 14.8 e 14.9). A diversidade das doenças associadas com alterações na ventilação ressalta a complexidade do sistema envolvido na regulagem da ventilação (ver Figura 13.4). A compensação dos distúrbios acidobásicos respiratórios envolve alterações agudas na concentração sérica de bicarbonato (exigindo minutos a horas), bem como ajustes crônicos na excreção de ácido e geração de bicarbonato pelos rins (que requerem vários dias para conseguir o efeito máximo). Portanto, o cálculo da compensação esperada requer o conhecimento do início da doença. Se o início for desconhecido, não se pode excluir facilmente um distúrbio acidobásico misto. Por exemplo, a análise da gasometria arterial de um paciente com um quadro misto de alcalose respiratória e acidose metabólica aguda poderia ser também interpretada como uma alcalose respiratória crônica. Uma anamnese cuidadosa é essencial para desvendar a verdadeira natureza do distúrbio acidobásico.

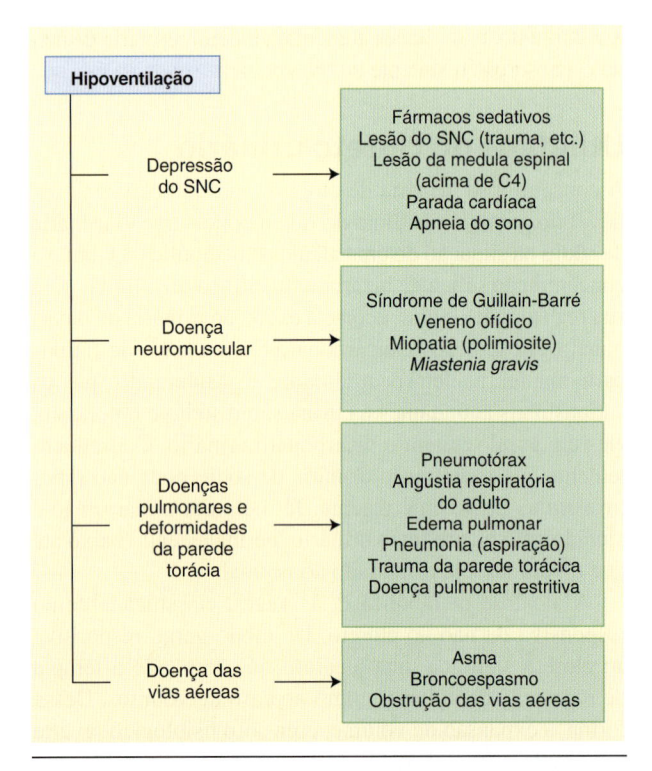

FIGURA 14.8 Principais causas de hipoventilação agrupados em grandes categorias (depressão do SNC, doenças neuromusculares, doenças pulmonares e deformidades da parede torácica e doença das vias aéreas). Algumas dessas condições inicialmente produzem hiperventilação (Pco_2 baixa). Entretanto, à medida que as trocas gasosas pioram, ocorre a retenção de CO_2.

Princípios da terapia

Obviamente, o tratamento da doença de base é, quando possível, a abordagem ideal. A administração via oral ou intravenosa de bicarbonato de sódio deve ser empregada com cautela em pacientes com acidose metabólica. Em pacientes nos quais seja improvável que o bicarbonato diminuído aumente espontaneamente dentro de um período de tempo razoável (p. ex., um paciente com doença renal crônica), torna-se apropriado uma dose diária fixa de bicarbonato. O déficit de bicarbonato é calculado usando um volume de distribuição de ~ 55% do peso corporal magro. A capacidade de bicarbonato reflete os íons de hidrogênio tamponados nos espaços intra e extracelulares. À medida que a acidose piora, aumenta a capacidade de bicarbonato por causa do tampão intracelular quase inesgotável. O déficit pode ser substituído ao longo de um período de 2 a 7 dias, dependendo da extensão e da gravidade da acidose metabólica.

Uma dose diária de bicarbonato de sódio oral, por tempo indeterminado, é com frequência necessária em pacientes com doença renal crônica avançada para tamponar a carga diária de ácido. O bicarbonato de sódio pode ser adicionado a soluções intravenosas, se a via enteral estiver contraindicada. Vale ressaltar que o sódio administra-do pode produzir expansão de volume e edema. Logo, o bicarbonato de sódio deve ser usado com precaução em doentes com insuficiência cardíaca congestiva ou doença pulmonar. Por fim, o bicarbonato de sódio deve ser evitado na acidose metabólica aguda, quando o metabolismo da base conjugada é provável de regenerar bicarbonato. A superação da alcalose grave pode ocorrer nesses indivíduos.

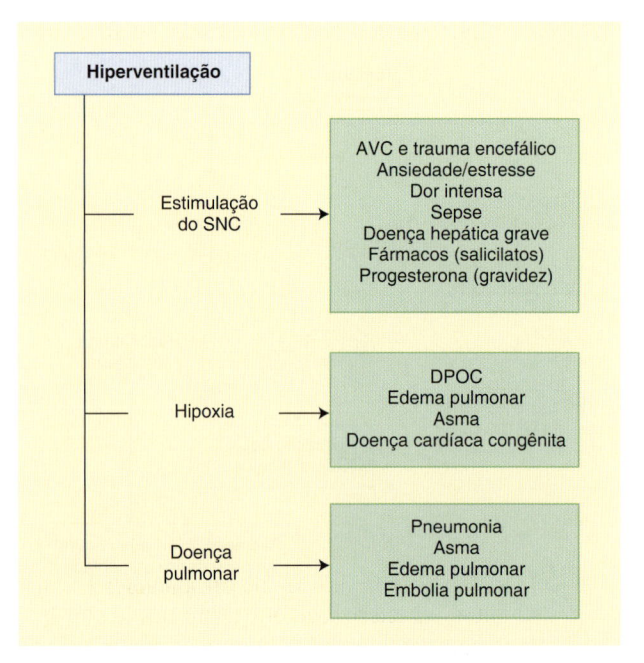

FIGURA 14.9 Principais causas de hiperventilação agrupadas em grandes categorias (estimulação do SNC, hipoxia e doença pulmonar). Se a troca gasosa se tornar suficientemente comprometida, a Pco_2 pode aumentar (hipoventilação).

> ▶▶ **IMPLICAÇÃO CLÍNICA**
>
> Uma acidose lática considerável ocorre após crise convulsiva tônico-clônica devido às graves contrações musculares. Dentro de 90 minutos após a convulsão, o lactato é metabolizado, regenerando o bicarbonato consumido durante a fase de geração do ácido láctico. Se o bicarbonato de sódio for administrado durante ou logo após uma crise epiléptica, é provável que ocorra uma superação de alcalose.

Evidências substanciais sugerem que o tratamento agressivo da acidose láctica ou cetoacidose diabética com bicarbonato de sódio é nocivo. Acredita-se que o uso indiscriminado de bicarbonato nessas situações produza uma queda paradoxal do pH celular. A administração de bicarbonato gera ácido carbônico, que se dissocia em dióxido de carbono e água. O dióxido de carbono recém-gerado atravessa a membrana da célula a uma proporção maior do que o bicarbonato e gera ácido carbônico no interior da célula.

O ácido clorídrico é raramente necessário para tratar a alcalose metabólica, a menos que o paciente esteja sintomático ou o pH do soro exceda 7,60. Considerando que o rim pode excretar bicarbonato logo após a restauração de volume, a abordagem inicial deve envolver a administração de soro fisiológico para restaurar o volume e fornecer oportunamente o cloreto. As formas de alcalose metabólica que respondem a volume incluem: vômitos, aspiração nasogástrica e uso de diurético. O hiperaldosteronismo primário não responde à reposição de volume; no entanto, agentes que bloqueiam os efeitos da aldosterona são eficazes (espironolactona). Certas condições clínicas podem impossibilitar a reposição de volume (p. ex., insuficiência cardíaca congestiva). Nessas situações, a administração de um inibidor da anidrase carbônica tem-se mostrado útil. O seu efeito diurético é desejável, ao mesmo tempo em que a inibição da reabsorção de bicarbonato facilita a correção da alcalose. Por último, a depleção de potássio deve ser corrigida na alcalose metabólica. O aumento do potássio sérico induz seu deslocamento intracelular, com os íons de hidrogênio deslocando-se para fora das células. O aumento do pH das células epiteliais renais promove a excreção urinária de bicarbonato.

O defeito tubular nas síndromes de Bartter e de Gitelman não pode ser corrigido. A conduta nessas doenças é geralmente destinada a restabelecer o volume extracelular e a concentração sérica de potássio com reposição de volume e suplementação do potássio, respectivamente.

Pontos-chave

- O sistema tampão dióxido de carbono/bicarbonato permite a caracterização dos distúrbios acidobásicos simples com base nas alterações nos reagentes e produtos.
- As compensações acidobásicas envolvem o sistema respiratório ou renal. Elas não são novos distúrbios acidobásicos, mas respostas fisiológicas adequadas ao pH vigente.
- O *anion gap* sérico é um artefato laboratorial que tem provado ser extremamente útil no diagnóstico diferencial de acidose metabólica.
- A acidose metabólica com *anion gap* elevado é causada por cetoacidose (alcoólica, diabética ou desnutrição), acidose lática (geralmente hipoxia) e toxinas (etilenoglicol, metanol, salicilatos).
- A acidose metabólica com *anion gap* normal é geralmente causado por acidose tubular renal ou diarreia. O *anion gap* urinário é negativo na diarreia, mas positivo nas ATRs.
- O *anion gap* urinário é uma determinação indireta da excreção final do ácido renal. Ela reflete principalmente a excreção de amônio.

- A acidose tubular renal em geral é causada por uma diminuição da reabsorção de bicarbonato (proximal ou ATR tipo II) ou por uma diminuição na excreção de ácido (ATR distal, tipo I e IV). A hipercalemia acompanha a ATR tipo IV, enquanto a hipocalemia geralmente acompanha as ATRs tipo I e II.
- As principais causas de alcalose metabólica incluem: vômitos, remoção do conteúdo gástrico, uso de diuréticos e hiperaldosteronismo.
- Duas fases, de geração e de manutenção, são necessárias para sustentar a alcalose metabólica. A fase de manutenção é frequentemente uma consequência da contração de volume.
- A administração de bicarbonato para tratar a acidose metabólica deve ser realizada com cautela, particularmente na situação de acidose metabólica aguda, uma vez que uma diminuição paradoxal do pH celular pode ocorrer.

Bibliografia comentada

1. Adrogue HJ, Gennari FJ, Galla JH, Madias NE. Assessing acid-base disorders. *Kidney Int.* 2009; 76:1239-1247. *Discussão convincente sobre métodos alternativos de análise de distúrbios acidobásicos, incluindo o de Stewart (físico-químico) e abordagem do excesso de base.*
2. Kraut JA, Madias NE. Serum anion gap: its uses and limitations in clinical medicine. *Clin J Am Soc Nephrol.* 2007; 2:162-174. *Visão global excelente dos imprevistos laboratoriais e das várias causas da lacuna aniônica sérica baixa ou elevada. Leitura obrigatória.*
3. Laski ME, Sabatini S. Metabolic alkalosis, bedside and bench. *Semin Nephrol.* 2006; 26:404-421. *Discussão fascinante de uma perspectiva histórica deste distúrbio clínico comum.*
4. Batlle D, Moorthi KMSLT, Schlueter W, Kurtzman N. Distal renal tubular acidosis and the potassium enigma. *Semin Nephrol.* 2006; 26:471, 478. *Discussão curta e clara das ATRds, incluindo uma revisão concisa dos defeitos moleculares conhecidos por produzi-las em humanos.*
5. Alper SL. Genetic diseases of acid-base transporters. *Annu Rev Physiol.* 2002; 64:899-923. *Revisão abrangente dos de-*

feitos moleculares responsáveis pelos distúrbios metabólicos acidobásicos. Notavelmente atualizado, considerando o tempo decorrido da publicação.

6. Wagner CA. Metabolic acidosis: new insights from mouse models. *Curr Opin Nephrol Hypertens.* 2007;16: 471-476. *Excelente revisão do sistema da amônia no desenvolvimento dos distúrbios acidobásicos. Também discute os sensores envolvidos na mediação da excreção renal de ácido.*

7. Rose BD. Simple and mixed acid-base disorders. In: Sterns RH, ed. *UpToDate*. Waltham, MA: UpToDate; 2010. *As referências que acompanham essa seção revelam os estudos originais que caracterizaram a compensação respiratória aguda e crônica.*

EXERCÍCIOS

1. Avaliar os dados de gasometria arterial com o distúrbio acidobásico.

    I) pH = 7,25, P_{CO_2} = 23 mmHg, HCO_3 = 10 mEq/L
    II) pH = 7,60, P_{CO_2} = 46 mmHg, HCO_3 = 35 mEq/L
    III) pH = 7,49, P_{CO_2} = 25 mmHg, HCO_3 = 22 mEq/L
    IV) pH = 7,10, P_{CO_2} = 50 mmHg, HCO_3 = 18 mEq/L

    A) Distúrbio acidobásico misto.
    B) Alcalose respiratória aguda.
    C) Acidose respiratória aguda.
    D) Alcalose respiratória crônica.
    E) Acidose respiratória crônica.
    F) Acidose metabólica simples.
    G) Alcalose metabólica simples.

2. Uma mulher de 45 anos, com doença ulcerosa péptica, queixa-se de seis dias de vômitos persistentes. Sua pressão arterial é 100/60 mmHg com descenso postural, turgor da pele diminuído e veias jugulares planas. Os exames de laboratório revelam o seguinte:

    Sódio plasmático = 140 mEq/L
    Potássio = 2,2 mEq/L
    Cloreto = 86 mEq/L
    Bicarbonato = 42 mEq/L
    pH arterial = 7,53
    P_{CO_2} = 50 mmHg
    pH urinário = 5,0
    Sódio urinário = 2 mEq/L
    Potássio urinário = 21 mEq/L
    Cloreto urinário = 3 mEq/L

    Qual é esse distúrbio acidobásico?

    A) Acidose metabólica simples.
    B) Alcalose metabólica e acidose respiratória mistas.
    C) Acidose respiratória simples.
    D) Alcalose metabólica simples.

2 (continuação). Todas as seguintes condições contribuem para o desenvolvimento desse distúrbio acidobásico, exceto?

   A) Excreção urinária de cloreto diminuída.
   B) Vômitos.
   C) Hiperaldosteronismo secundário.
   D) Contração de volume.
   E) Hipoventilação.

2 (continuação). Após 24 horas do tratamento adequado ter sido administrado, a concentração plasmática de bicarbonato é de 30 mEq/L; os seguintes valores urinários são obtidos:

   Sódio = 100 mEq/L
   Potássio = 20 mEq/L
   Cloreto = 3 mEq/L

   Qual foi o tratamento administrado?

   A) Administração de um inibidor da anidrase carbônica.
   B) Administração de ácido clorídrico por via intravenosa.
   C) Administração de soro fisiológico a 0,9%.
   D) Administração de um diurético poupador de potássio.
   E) Administração de soro fisiológico a 0,9% com 60 mEq/L de potássio.

2 (continuação). Como você explica a discrepância entre a alta concentração urinária de sódio e a baixa concentração urinária de cloreto após a administração de volume?

   A) O volume plasmático foi restaurado ao normal.
   B) A TFG foi normalizada.
   C) O cloreto urinário baixo sempre acompanha a alcalose metabólica.
   D) A concentração urinária de bicarbonato provavelmente foi aumentada.

3. Um alcoólatra de 40 anos, após 3 dias de uso abusivo de álcool, dá entrada no departamento de emergência queixando-se de 12 horas de náuseas e vômitos sanguinolentos. Os resultados laboratoriais revelam o seguinte:

   Sódio sérico = 140 mEq/L
   Potássio sérico = 3,4 mEq/L
   Cloreto sérico = 90 mEq/L
   CO_2 total = 24 mEq/L
   pH arterial = 7,49
   P_{CO_2} arterial = 26 mm Hg
   HCO_3 calculado = 24 mEq/L

   Qual é esse distúrbio acidobásico?

   A) Alcalose respiratória.
   B) Acidose metabólica e alcalose metabólica mistas.
   C) Alcalose respiratória e acidose metabólica mistas.
   D) Alcalose respiratória, acidose metabólica e alcalose metabólica mistas.

SEÇÃO V

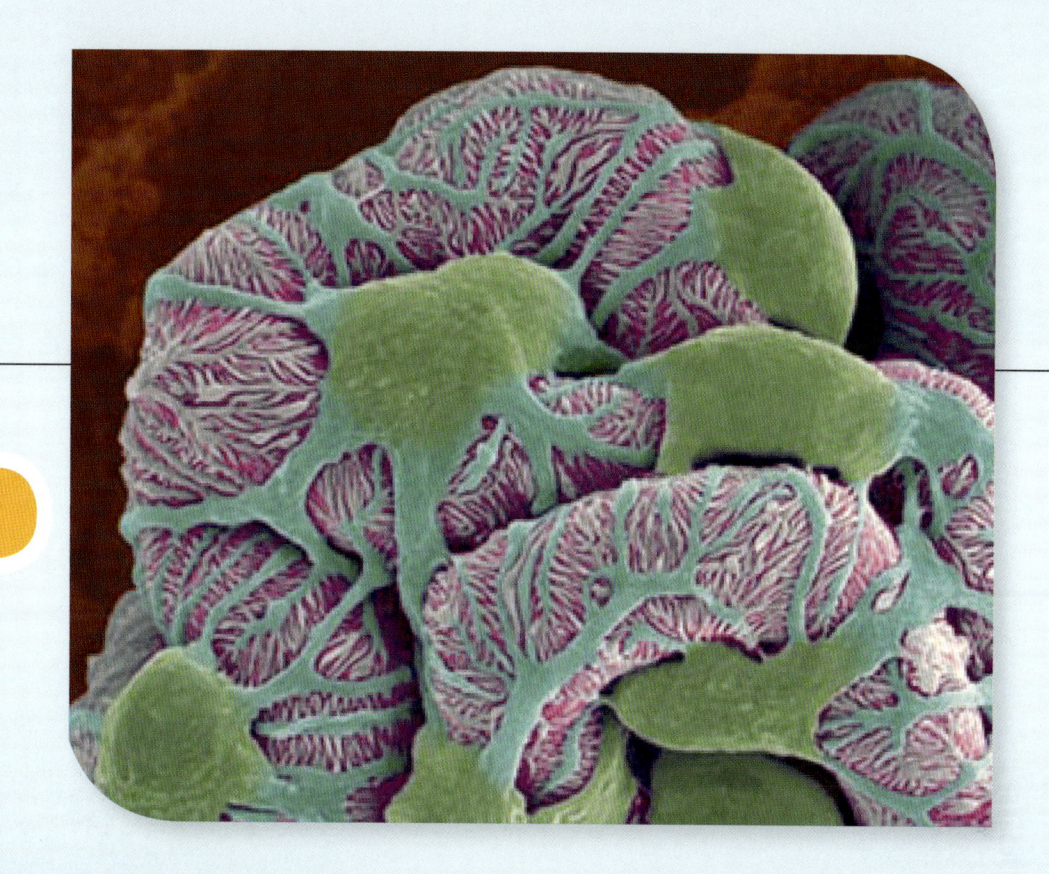

DOENÇA RENAL

Capítulo 15

Abordagem do paciente com doença renal e do trato urinário

PAUL G. SCHMITZ

Objetivos de aprendizagem

O leitor deverá:

- Listar as principais síndromes que afetam o rim e o trato urinário.
- Listar as dez medidas relatadas na fita reagente urinária. Deve-se compreender as implicações de cada achado.
- Discutir os dois métodos empregados para quantificar a proteína na urina e suas limitações.
- Diferenciar as causas benignas de proteinuria (transitória e ortostática) das causas patológicas.
- Listar as seis principais causas da síndrome nefrótica.
- Diferenciar a hematuria glomerular da não glomerular.
- Identificar corretamente as principais células, cilindros e cristais observados no exame microscópico da urina. Discutir a significância de cada achado.
- Fornecer uma breve descrição dos exames de imagem utilizados na avaliação da doença do rim e do trato urinário. Compreender claramente a importância da urografia, da TC e da ultrassonografia na avaliação de massas renais, pedras e cistos.
- Listar as estruturas identificadas com as colorações prata, hematoxilina-eosina (H&E) e tricrômica na biópsia renal.
- Descrever os mecanismos de fibrose renal progressiva que ocorre após os néfrons terem sido lesados.

Introdução

Os capítulos restantes mudarão a ênfase da fisiologia para as doenças clínicas que afetam o rim e o trato urinário. A natureza complexa da anatomia e fisiologia renal justifica a profusão de apresentações clínicas que anunciam o início da doença renal. O médico proficiente é conhecedor da fisiopatologia da doença renal e das sutilezas na anamnese, no exame físico e nos exames laboratoriais que sugerem essas síndromes. Uma vez que se suspeita da doença renal, há uma série de ferramentas disponíveis para o clínico confirmar sua existência e refinar o diagnóstico. Este capítulo fornece uma visão global dessas ferramentas e uma abordagem geral para o diagnóstico diferencial. Os capítulos subsequentes estão focados em entidades patológicas específicas, com ênfase especial na patologia, fisiopatologia e tratamento da doença renal.

Em geral, o marco clínico da doença renal é o aumento da creatinina sérica ou a anormalidade no exame de urina (ou ambos). Na ausência de achados laboratoriais objetivos, existem sintomas que comumente ocorrem na doença renal. Por exemplo, dor no flanco, queimação ou dor ao urinar e micção excessiva ou diminuída sugerem doença renal ou do trato urinário. Quando presentes, esses sintomas justificam uma investigação mais aprofundada. Uma consideração crucial na avaliação da doença renal é determinar a extensão e a gravidade da doença. Por exemplo, creatinina sérica aumentando rapidamente (ao longo de dias ou semanas) deve ser avaliada sem demora. Já a proteinuria assintomática acompanhada de creatinina sérica estável é improvável que progrida para lesão renal irreversível, podendo ser avaliada de forma mais tranquila. A Figura 15.1 resume as síndromes renais mais comuns, suas localizações e os aspectos característicos com base em exames laboratoriais simples e não invasivos.

Estratégias racionais por etapas são essenciais para avaliar por completo o paciente com suspeita de problema renal. Como muitas dessas estratégias são caras, de baixo rendimento, ou potencialmente nocivas, uma abordagem lógica baseada em evidências deve ser empregada. As etapas delineadas a seguir começam com ações menos invasivas (e menos custosas). Testes adicionais são empregados com base no diagnóstico provável:

- Obter uma história médica detalhada, atual e passada, que possa fornecer uma pista sobre o diagnóstico (p. ex., história familiar de doença renal policística).
- Realizar um exame clínico minucioso, com foco especial nas áreas do abdome e flancos (p. ex., um sopro audível no abdome sugere estenose da artéria renal).

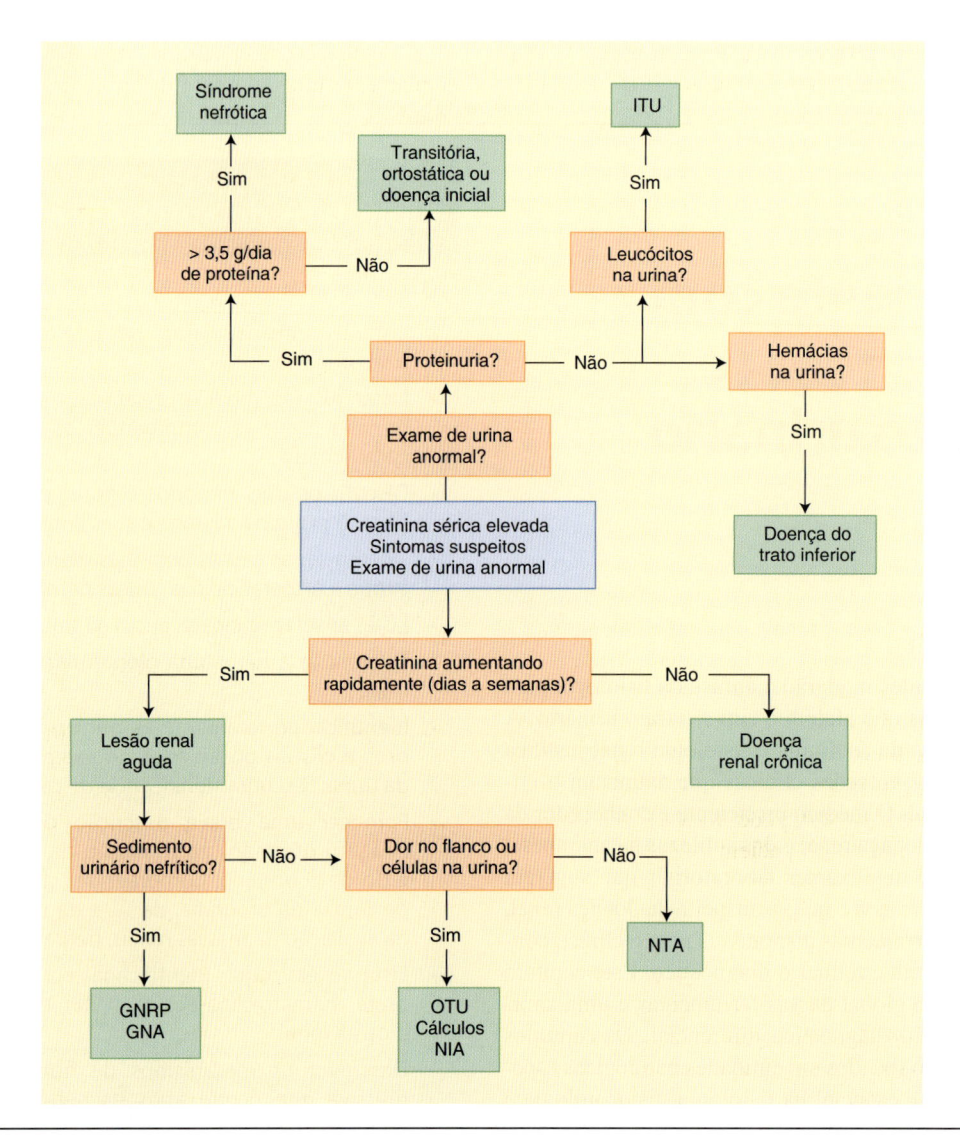

FIGURA 15.1 Perspectiva clínica usando recursos comuns para descobrir várias síndromes renais. O desencadeador, que sugere a possibilidade de uma síndrome renal ou do trato urinário, é o aumento da creatinina sérica, exame de urina anormal, ou sintomas sugestivos (dor no flanco, disuria, alteração da cor da urina). Um rápido aumento na creatinina sugere lesão renal aguda (uma emergência médica). Se o exame de urina revelar hemácias, cilindros hemáticos e proteinuria (sedimento nefrítico), o paciente deve ser submetido a uma biópsia renal imediata para descartar glomerulonefrite rapidamente progressiva (GNRP) ou glomerulonefrite aguda (GNA). Se a urina revelar hemácias sem outras características da síndrome nefrítica (ausência de proteinuria ou cilindro hemático), o paciente deve ser avaliado para patologia do trato inferior (obstrução do trato urinário [OTU]; cálculos) e nefrite intersticial aguda (embora esses pacientes geralmente se apresentem com piuria). Se a creatinina está aumentando lentamente (anos), o diagnóstico de doença renal crônica (DRC) é mais provável. Existem inúmeras causas de DRC; no entanto, as mais comuns são a nefropatia diabética e a hipertensão. Proteinuria e hematuria são os achados urinários mais comuns na doença renal (ver Figuras 15.2 e 15.3). Quantificar a proteína urinária é essencial para diferenciar doença glomerular (que geralmente está associada com proteinuria maciça) de proteinuria transitória ou ortostática, que em geral são benignas. Piuria (leucócitos na urina) geralmente acompanha uma infecção do trato urinário (ITU), apesar de leucócitos serem observados com frequência em pacientes com qualquer doença inflamatória renal. Hematuria isolada (sem proteinuria ou cilindros) sugere patologia do trato inferior (cálculos, trauma e tumores de bexiga). Exceções a essas regras serão discutidas com as patologias específicas, nos capítulos seguintes. Deve-se notar que há uma considerável sobreposição entre essas síndromes (p. ex., infecção do trato urinário pode apresentar hematuria e piuria). (NIA, nefrite intersticial aguda; NTA, necrose tubular aguda.)

- Avaliar o ritmo de filtração glomerular para determinar a extensão e a gravidade da doença renal.
- Quantificar a excreção de proteína na urina de 24 horas (> 3,5 g/dia é sinônimo de doença glomerular). Examinar a urina para detectar a presença de sangue (hematuria é um aspecto muito comum da doença renal e do trato urinário).
- Examinar o sedimento urinário para características específicas consistentes com doença renal (p. ex., cilindros hemáticos são patognomônicos de glomerulonefrite aguda).

- Obter exames de imagem para detectar aspectos anatômicos consistentes com doença renal (p. ex., a ultrassonografia pode facilmente detectar as alterações císticas da doença renal policística).
- Obter exames sorológicos para detectar ou apurar o processo patológico subjacente (p. ex., os títulos do complemento sérico são reduzidos na nefrite lúpica).
- Obter uma biópsia renal para estabelecer definitivamente o diagnóstico suspeito de doença renal glomerular, tubular ou intersticial.

História e exame físico

Uma história detalhada pode fornecer pistas importantes para averiguar a etiologia da doença renal. O conhecimento da duração dos sintomas é útil para estabelecer a cronicidade da doença. A presença de comorbidades, como diabetes, câncer, lúpus ou hepatite viral, pode fornecer uma pista crucial sobre a doença renal subjacente. Por exemplo, glomerulopatia membranosa tem sido descrita em diversas doenças malignas, particularmente em tumores sólidos do trato gastrintestinal. Portanto, a obtenção de uma história familiar detalhada é um passo essencial na avaliação de doenças renais hereditárias.

O exame físico também pode fornecer importantes informações na avaliação do paciente com doença renal. Hipertensão, edema e fadiga generalizada são achados inespecíficos observados em muitas doenças renais. Todos os pacientes devem ser cuidadosamente examinados para possível detecção de erupções cutâneas, alterações artríticas, linfadenopatia e neuropatia periférica. A presença de eritema malar em um paciente com proteinuria e hematuria sugere envolvimento renal secundário ao lúpus. Em contraste, neuropatia periférica em paciente idoso com proteinuria demanda uma investigação para amiloidose. A presença de *livedo reticularis* em um paciente recentemente submetido a cateterismo cardíaco deve suscitar a possibilidade de embolização de colesterol. Dor abdominal e eritema purpúrico em um adolescente com insuficiência renal favorecem o diagnóstico de púrpura de Henoch-Schönlein.

Medida da filtração glomerular

Uma característica marcante da doença renal é a redução da taxa de filtração glomerular (TFG). No estado de equilíbrio, a dosagem da creatinina sérica correlaciona-se inversamente com a TFG. Assim, a duplicação da creatinina sérica indica uma redução de 50% na taxa de filtração glomerular. Como a taxa de produção de creatinina depende em grande parte da massa muscular, a creatinina sérica varia de acordo com o tamanho e a composição corporal. Dessa forma, uma determinação aleatória de creatinina sérica proporciona somente uma estimativa da taxa de filtração glomerular.

A depuração da creatinina endógena é o método mais amplamente utilizado para determinar a TFG (ver Equações 5.5 e 5.6). Ela tende a superestimar a TFG, pois aproximadamente 10% da creatinina urinária é derivada de secreção tubular. A depuração da creatinina pode superestimar a TFG quando a função renal está reduzida em mais de 50%. Nessas condições, o porcentual de creatinina passando por secreção tubular pode ultrapassar 60%. Métodos alternativos de medida da TFG, usando curvas plasmáticas de desaparecimento de marcadores de filtração (iohexol ou iotalamato), são simples e precisas; no entanto, esses métodos ainda não estão disponíveis rotineiramente.

Excreção urinária de proteína

Indivíduos normais excretam entre 40 e 150 mg de proteína por dia. Algumas das proteínas excretadas são derivadas da carga filtrada diária (em média 1.000 a 1.500 mg/d), embora a maioria das proteínas filtradas seja reabsorvida no túbulo proximal por endocitose (ver Figura 6.9).

A proteína de Tamm-Horsfall (THP, também conhecida como uromodulina) é uma glicoproteína 68 kDa ancorada a GPI, produzida pelo ramo espesso ascendente da alça de Henle. A THP é responsável por 30 a 50 mg da proteína urinária por dia. Ela também serve como matriz para os cilindros urinários (ver Avaliação do sedimento urinário). A THP também inibe a cristalização na urina e evita a formação de cálculos renais. A excreção de THP fornece defesa contra infecções urinárias causadas por bactérias uropatogênicas.

Baixo grau de proteinuria (150 a 500 mg/d), como visto no início da doença renal, pode passar despercebido pela fita reagente urinária de rotina. Dessa forma, uma amostra de urina de 24 horas é necessária para estabelecer a presença de proteinuria de baixo grau. Proteinuria isolada ou transitória deve ser diferenciada de anormalidades secundárias à doença renal (Figura 15.2).

A proteinuria transitória pode ocorrer em até 10% dos indivíduos saudáveis. Ela em geral é leve, porém, raramente pode ser grave. A proteinuria transitória é comum principalmente em pacientes com insuficiência cardíaca congestiva, infecção e outras enfermidades relacionadas ao estresse. O mecanismo responsável pela proteinuria transitória é mal compreendido, mas pode envolver alterações nos níveis circulantes de hormônios do estresse (angiotensina II, adrenalina). Esses hormônios alteram a permeabilidade glomerular para proteína. Vale ressaltar que episódios transitórios de proteinuria não estão associados com a presença de doença renal significativa e, assim, são considerados benignos.

A proteinuria postural ou ortostática é observada apenas durante a postura ereta e não durante o decúbito. A proteinuria em geral é leve (< 1 g/d), porém, raramente, pode exceder a 3 g/d. Ela é muito mais comum em adolescentes

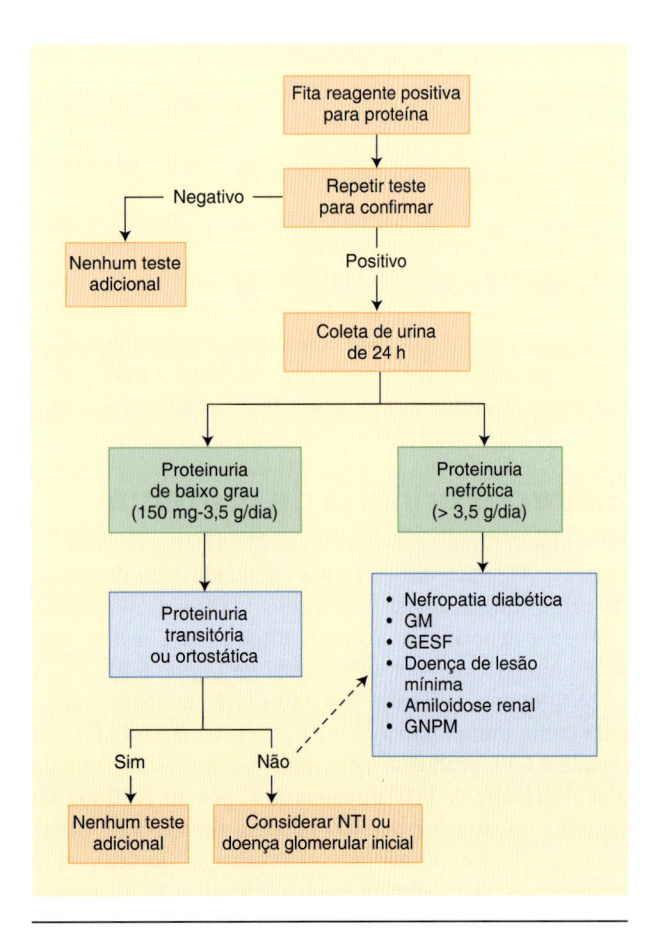

FIGURA 15.2 Representação esquemática da abordagem clínica da proteinuria. A proteinuria em geral é detectada na fita reagente urinária. Ela deve ser confirmada com o paciente em repouso e não submetido a estresse recente (exercício físico, enfermidades intercorrentes). Se continuar positiva, uma urina de 24 horas (ou a razão proteína/creatinina em amostra isolada) deve ser coletada. Proteinuria nefrótica (sem hematuria) geralmente sugere uma das seis entidades patológicas (caixa azul à direita). Baixo grau de proteinuria pode refletir doença glomerular no início, nefropatia túbulo-intersticial (NTI) ou condições benignas (p. ex., proteinuria transitória e proteinuria ortostática). Proteinuria transitória é muito comum após o exercício e em pacientes com doenças intercorrentes. Presume-se que o estresse induz um aumento de catecolaminas, o que aumenta a permeabilidade glomerular. Assim que essas condições são debeladas, a proteinuria se resolve. Embora a proteinuria piore na posição em pé, independentemente da etiologia subjacente, a proteinuria ortostática é caracterizada pela ausência de proteínas na posição de decúbito. (GESF, glomerulosclerose segmentar e focal; GM, glomerulopatia membranosa; GNMP, glomerulonefrite membranoproliferativa.)

e é rara em pacientes com mais de 30 anos. O diagnóstico baseia-se no estabelecimento da relação entre a postura e a presença de proteína na urina. No entanto, alterações posturais relacionadas com excreção de proteína na urina podem ocorrer, às vezes, em doenças renais graves. Portanto, proteinuria ortostática benigna só deve ser diagnosticada quando a taxa de excreção de proteína em decúbito for inferior a 50 mg/d.

A síndrome nefrótica é caracterizada por uma proteinuria de 24 horas que exceda a 3,5 g. Essa síndrome é sinônimo de doença glomerular. Seis entidades clínicas são responsáveis pela maioria dos casos de síndrome nefrótica:

1. Nefropatia diabética;
2. Glomerulopatia membranosa (GM);
3. Glomeruloesclerose segmentar e focal (GESF);
4. Amiloidose;
5. Doença de lesão mínima (DLM);
6. Glomerulonefrite membranoproliferativa (GNMP).

A GNMP frequentemente apresenta hematuria significativa e é, portanto, incluída também na categoria nefrítica das doenças glomerulares (ver Figura 15.3).

Métodos de quantificação da excreção urinária de proteínas

A proteinuria de 24 horas é o padrão-ouro para a mensuração da excreção de proteínas, se realizada de forma confiável. No entanto, é pouco confiável pela dificuldade de coletar urina durante 24 horas, além disso, requer instruções detalhadas para a coleta da urina e está sujeita a erros laboratoriais diversos (medida incorreta do volume urinário e concentração de proteínas). Recentemente, a razão entre a proteína e a creatinina em amostra isolada de urina superou a medida da proteinuria na urina de 24 horas na medição rotineira da excreção urinária de proteínas. Essa técnica é conveniente, necessitando apenas de uma amostra aleatória de urina pela manhã. Vários estudos têm confirmado que a razão entre a proteína e creatinina em amostra isolada correlaciona-se bem com a proteinuria de 24 horas. No entanto, é menos preciso em pacientes com massa muscular variável (já que o músculo influencia a produção de creatinina). A proteinuria de 24 horas é estimada como se segue:

$$\text{Proteinuria de 24 h (g/1,73 m}^2\text{)} = \frac{\text{Proteína de amostra isolada (mg/dL)}}{\text{Creatinina de amostra isolada (mg/dL)}}$$

Assim, se a proteína da amostra isolada for igual a 430 mg/dL e a creatinina da amostra isolada for igual a 50 mg/dL, a proteinuria diária é aproximadamente 8,6 g por 1,73 m² de área de superfície corporal.

Hematuria

A presença de > 5 hemácias por campo de grande aumento (HPF) em duas ou mais amostras de urina em homem, ou em mulher fora do período menstrual, constitui um achado significante na urina. As hemácias podem se originar de qualquer lugar dentro do trato urinário (p. ex., rim, pelve, ureter, bexiga ou uretra). A hematuria isolada geralmente é secundária à patologia do sistema coletor urinário, em vez do parênquima renal. A hematuria pode ocorrer em até 40%

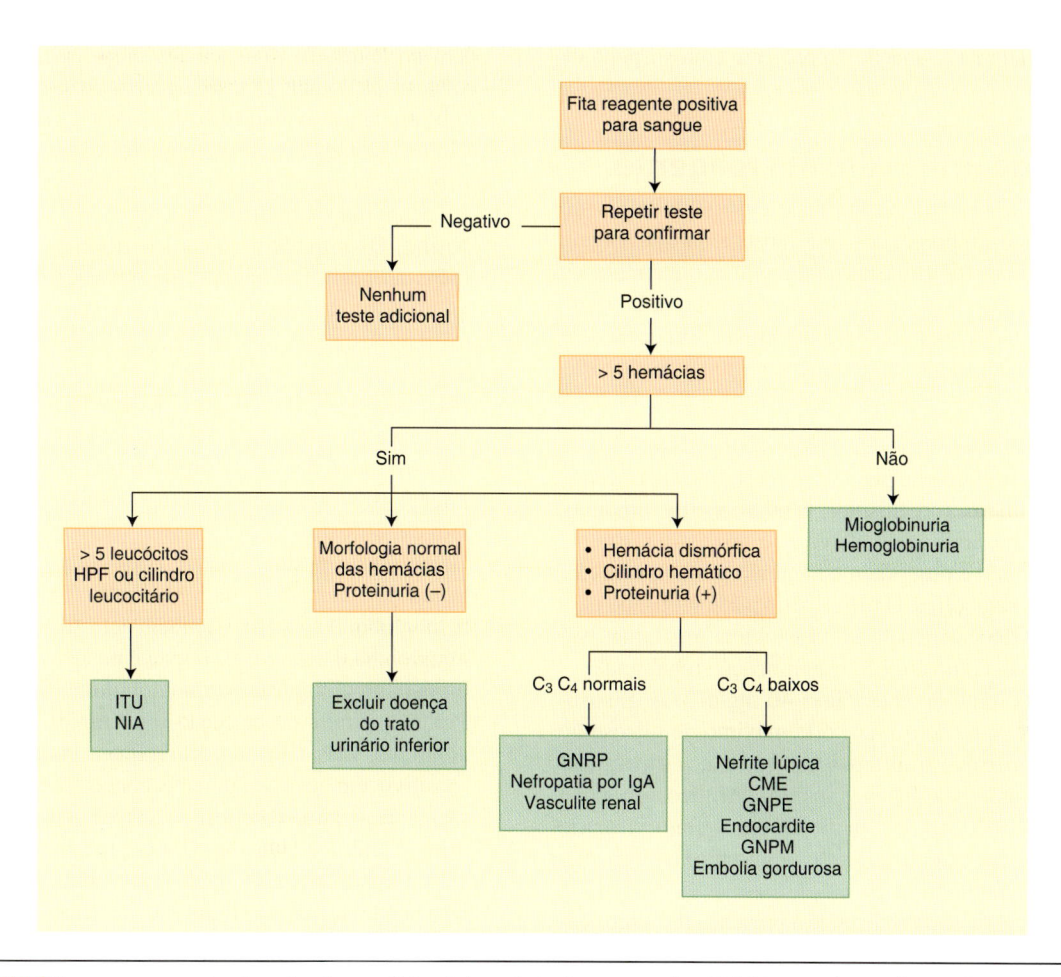

FIGURA 15.3 Esquema representando a abordagem clínica da hematuria. Sangue na urina é inicialmente detectado com fita reagente. Como as condições estressantes (exercícios pesados) podem produzir resultados falso-positivos, a hematuria deve ser confirmada quando o paciente estiver estável. Se continuar positiva, a urina deve ser submetida à microscopia com campo de grande aumento (400 X). A ausência de hemácias requer investigação para hemoglobinuria (p. ex., hemoglobinuria paroxística noturna) ou mioglobinuria (p. ex., rabdomiólise). Se a microscopia urinária revelar > 5 hemácias por campo de grande aumento (HPF), deve-se iniciar uma avaliação para patologia renal e do trato urinário. Quando a hematuria está acompanhada (leucócitos ou cilindros leucocitários, um diagnóstico de infecção urinária ou nefrite intersticial aguda (NIA) deve ser levado em conta. A NIA em geral se apresenta com um aumento de creatinina. Se a microscopia urinária revelar hemácias morfologicamente normais na ausência de proteinuria, um problema do trato inferior deve ser considerado (obstrução do trato urinário, cálculos). Tomografia computadorizada e ultrassonografia renal são ferramentas indispensáveis na avaliação de patologias do trato inferior. Hemácias dismórficas com ou sem cilindros hemáticos e proteinuria requerem uma avaliação imediata para doença glomerular inflamatória. Os componentes do complemento sérico (C_3, C_4) estão normais na glomerulonefrite rapidamente progressiva (GNRP), nefropatia por IgA e vasculite renal. Os títulos de complemento sérico estão geralmente baixos na nefrite lúpica, crioglobulinemia mista essencial (CME), glomerulonefrite pós-estreptocócica (GNPE), endocardite bacteriana, glomerulonefrite membranoproliferativa (GNMP) e embolia gordurosa renal. Biópsia renal pode ser necessária para o diagnóstico definitivo.

de todos os adultos, mas < 10% tem origem no rim. A maioria é devido a cristaluria patológica (cálculos), infecções do trato urinário e tumores. A microscopia de contraste de fase da urina pode fornecer uma pista da origem da hematuria; as hemácias provenientes do glomérulo são, em geral, deformadas (dismórficas) por causa da passagem por meio do interstício hipertônico e da exposição ao pH ácido da urina. As hemácias provenientes da pelve renal, ureter, bexiga ou uretra costumam ter forma arredondada e uniforme. Um esquema útil de avaliação na abordagem das diversas causas de hematuria é representado na Figura 15.3.

Examinando a urina em suspeita de doença renal

O exame de urina é um passo essencial na avaliação de suspeita de doença renal. Ele normalmente é composto por duas etapas:

1. Análise com fita reagente;
2. O exame microscópico do sedimento urinário.

Em particular, a avaliação do sedimento urinário para células, cilindros e cristais é um passo crucial e muitas vezes subestimado na avaliação do paciente com suspeita de doença renal.

Análise da urina com fita reagente

A fita reagente urinária ou fita teste é constituída por 10 coxins químicos impregnados com substâncias que reagem com os componentes urinários para produzir uma mudança de cor. O teste pode ser realizado rapidamente à beira do leito (geralmente exigindo < 90 segundos) e fornece a base para a avaliação inicial de praticamente todas as doenças renais (Figura 15.4). Os 10 testes urinários incluem:

- pH urinário (limite de detecção = 4,5-8,0). Depende da composição da dieta. pH > 7,0 é observado em infecção trato urinário (organismos produtores de amônia), alcalose metabólica e dieta vegetariana estrita. Um pH baixo (< 5,5) é observado com alta ingestão proteica e acidose metabólica. O pH urinário pode ser usado para apurar o diagnóstico de acidose tubular renal, mas não é confiável como índice de acidificação renal final.
- Glicose (limite de detecção = 40 mg/dL). A glicosuria ocorre quando o transporte máximo de glicose no túbulo proximal é ultrapassado (p. ex., a hiperglicemia secundária a diabetes melito). A glicosuria renal também pode surgir a partir de um defeito primário na reabsorção da glicose pelo túbulo proximal (p. ex., síndrome de Fanconi).
- Cetonas. Esse teste determina a presença de ácido acetoacético (> 5 mg/dL) e acetona (> 40 mg/dL), não ácido hidroxibutírico-β. Esses compostos se acumulam no jejum, na diabetes descompensada e na intoxicação alcoólica. O teste de cetonas urinárias pode subestimar a gravidade de cetoacidose quando a perfusão tecidual está comprometida (já que a privação de oxigênio favorece a conversão de ácido acetoacético em ácido hidroxibutírico-β).
- Nitrito. Os nitratos na dieta são normalmente excretados na urina; no entanto, na presença de bactérias gram-negativas, os nitratos são convertidos em nitritos. Um teste positivo para nitrito é um marcador de bacteriuria.
- Esterase leucocitária (limite de detecção 10-25/mL). Detecta a presença na urina de glóbulos brancos inteiros ou lisados. Um teste positivo tem correlação com infecção do trato urinário (testes falso-negativos ocorrem em 20% dos casos).
- Heme. Teste positivo ocorre com sangue não hemolisado (> 5 hemácias) ou hemolisado (0,03 mg/dL de hemoglobina) na urina. Também detecta a presença de mioglobina. Portanto, esse teste é positivo para hematuria, hemoglobinuria ou mioglobinuria.
- Proteína (limite de detecção = 10 mg/dL). Detecta a albumina, mas não gamaglobulinas. Pode ser falso-positivo em urina altamente concentrada ou extremamente alcalina. Um teste negativo pode ocorrer em urina diluída ou muito ácida. O teste não detecta imunoglobulinas (p. ex., cadeias leves monoclonais).
- Densidade urinária (limite de detecção = 1.000 a 1.040). Equivalente ao peso da urina dividido pelo peso de um volume equivalente de água destilada. De-

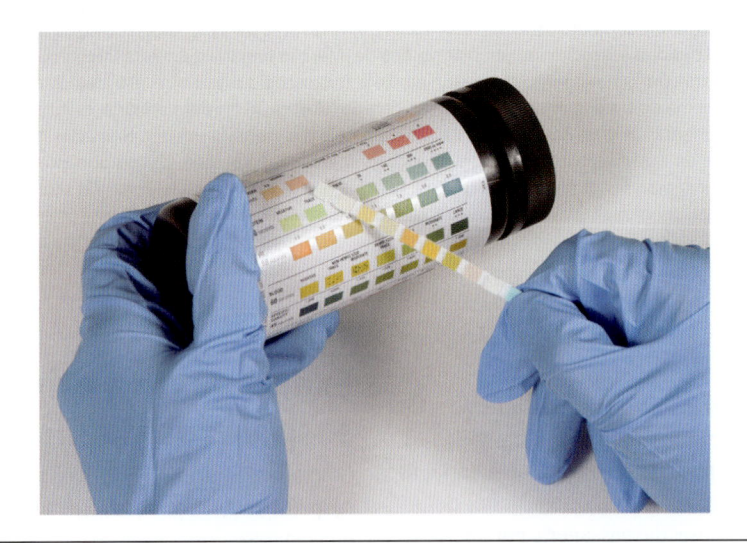

FIGURA 15.4 Teste urinário com fita reagente. Os coxins da fita reagente são impregnados com uma substância química que reage com componentes da urina. O teste da fita requer 60 a 90 segundos para ser processado. A cor é comparada com o padrão de referência fornecido pelo fabricante. Os seguintes parâmetros são verificados com a fita reagente: (1) pH; (2) glicose; (3) cetonas (não detecta hidroxibutirato-β); (4) nitrito (nitrato é convertido em nitrito por bactérias); (5) esterase leucocitária (enzima liberada pelo leucócito); (6) heme (positivo com hematuria, hemoglobina ou mioglobinuria); (7) proteína; (8) densidade (substituto para osmolalidade); (9) bilirrubina; (10) urobilinogênio (negativo em obstrução das vias biliares).

pende tanto do número de partículas quanto do peso de partículas na solução. Valores baixos (< 1.010) são consistentes com urina diluída, enquanto valores altos (> 1.030) são consistentes com urina concentrada.
- Bilirrubina (limite de detecção = 0,5 mg/dL). Aumentada em doença hepatobiliar.
- Urobilinogênio (limite de detecção = 0,4 mg/dL). A bilirrubina é convertida em urobilinogênio pelas bactérias intestinais. A maioria do urobilinogênio é excretada nas fezes. A excreção urinária está aumentada na doença hepatobiliar com exceção da obstrução biliar (já que a bilirrubina não entra no duodeno).

Avaliação do sedimento urinário

O exame microscópico do sedimento urinário é o teste clássico não invasivo realizado para avaliar doenças renais e do trato urinário. A urina deve ser fresca e examinada dentro de 30 a 60 minutos. As hemácias e os cilindros tendem a se desintegrar na urina parada e na urina alcalina. O sedimento urinário (preparado de 10 mL de urina) deve ser examinado em campo de grande aumento (400 X). O sedimento é examinado para células (hemácias e leucócitos), cilindros, cristais e bactérias. Essas informações são inestimáveis para o diagnóstico de doenças renais e do trato urinário.

Os cilindros urinários coalescem no túbulo coletor porque a urina está amplamente concentrada e ácida nesse sítio. Os cilindros são compostos de uma matriz (THP) com ou sem elementos celulares. Existem sete tipos principais de cilindros que são de interesse clínico, incluindo:

1. Cilindro hialino
2. Cilindro granuloso
3. Cilindro leucocitário
4. Cilindro hemático
5. Cilindro de células epiteliais
6. Cilindro céreo
7. Cilindro graxo

As características identificadoras desses cilindros e sua significância patológica estão resumidas na Figura 15.5. Além disso, dois tipos celulares são de significância clínica:

1. Leucócitos
2. Eritrócitos (Figura 15.6).

Eritrócitos dismórficos são células deformadas que surgem à medida que passam pela luz tubular e estão sujeitas ao meio medular hipertônico. Elas são consistentes com a origem glomerular da hematuria. Os eosinófilos são ocasionalmente observados na urina. Sua presença sugere uma reação alérgica (p. ex., nefrite intersticial alérgica).

Os cristais são comumente encontrados no exame de rotina do sedimento urinário. Embora com frequência

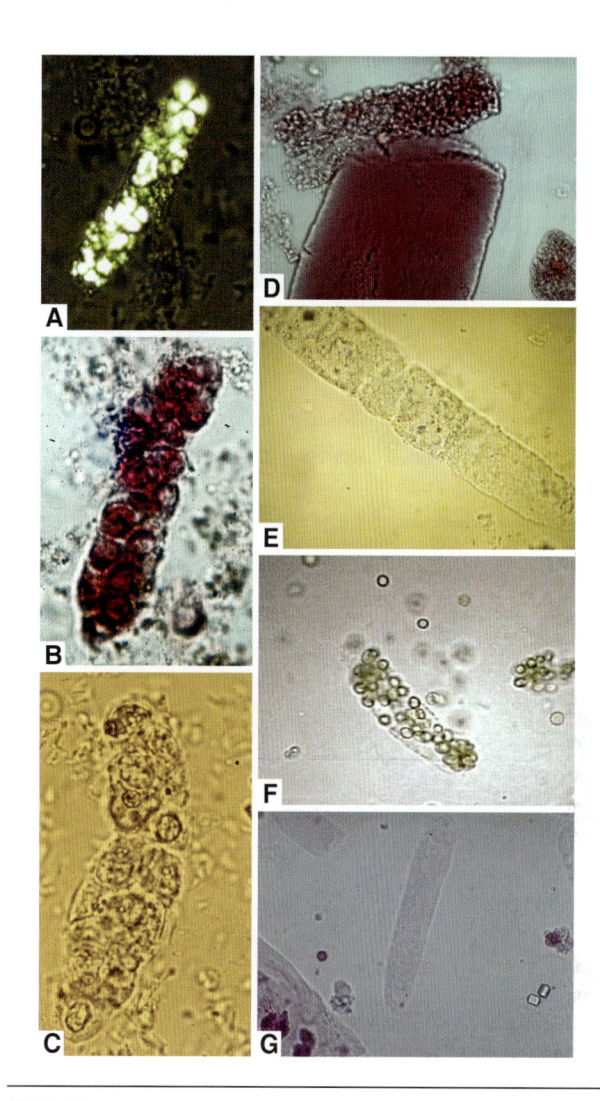

FIGURA 15.5 Aparência dos cilindros urinários. Os cilindros consistem em uma matriz (proteína de Tamm-Horsfall) com ou sem células. Todas as imagens são ampliadas 400 X. Painel A: microscopia polarizada revelando cilindro graxo. O material brilhante representa lipoproteína ingerida, que só é observado na síndrome nefrótica. Painel B: cilindro leucocitário, a coloração vermelha representa grânulos leucocitários. Eles são comuns nas nefrites intersticiais alérgicas e infecciosas. Painel C: cilindro de célula epitelial; notar os núcleos grandes das células epiteliais tubulares renais. Eles são ocasionalmente observados na urina normal; no entanto, eles também sugerem lesão tubular (p. ex., necrose tubular aguda). Painel D: notar o cilindro granuloso grosseiro na parte superior e o cilindro céreo largo aparecendo na parte inferior. Cilindros céreos (aparência cera derretida) geralmente são vistos em pacientes com lesão renal avançada (seu tamanho grande é compatível com hipertrofia tubular). Painel E: cilindro granuloso com aparência clássica. O "granulado" representa diferentes estágios de degeneração das células epiteliais tubulares. Presume-se que, os grânulos mais finos representam estágios mais avançados da degeneração. Esses cilindros são muito comuns em pacientes com necrose tubular aguda. Painel F: notar as pequenas hemácias com suas membranas perfeitamente simétricas e redondas incorporadas nesse cilindro. Os cilindros hemáticos são patognomônicos de glomerulonefrite aguda. Painel G: cilindro hialino representa coalescência de THP. Eles são incolores e facilmente não notados em microscopia de campo claro. Eles são vistos em pacientes normais ou pacientes com perfusão renal comprometida (p. ex., desidratação e insuficiência cardíaca congestiva).

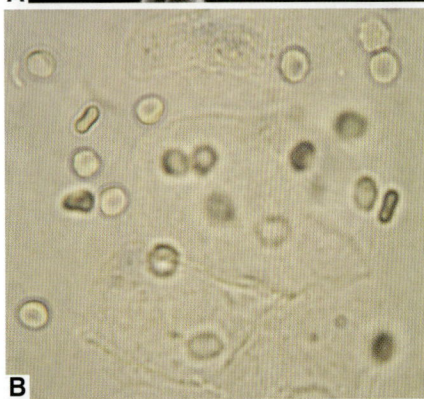

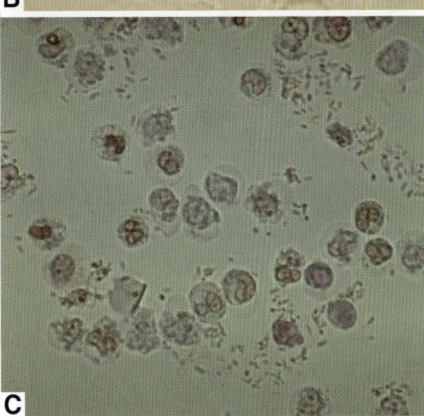

FIGURA 15.6 Aparência das células na urina. Todas as imagens são ampliadas 400 X. Painel A: microscopia eletrônica de transmissão revela eritrócitos em forma de anel com brotamentos consistentes com hematuria glomerular (também referida como acantócitos ou hemácias dismórficas). Painel B: numerosos eritrócitos são observados nessa amostra. As hemácias são observadas em muitas doenças que afetam o rim e o trato urinário. Painel C: leucócitos nucleados são cercados por numerosas bactérias nesse paciente com uma infecção do trato urinário.

normais, cristais patológicos podem ser encontrados na urina e precisam ser reconhecidos (Figura 15.7). Os cristais encontrados na urina são classificados como:

1. Normal;
2. Induzido por substâncias;
3. Patológico.

Cristais de ácido úrico, oxalato de cálcio e fosfato de cálcio são observados em até 10% das amostras de urina normal. Eles geralmente não possuem significância patológica, mas quando persistentes ou abundantes podem anunciar uma condição clínica (p. ex., a intoxicação por etilenoglicol está associada com cristais de oxalato de cálcio). Cristais induzidos por substâncias normalmente não apresentam significância patológica (embora seja aconselhável suspendê-las se cristais são observados). Eles aparecem comumente em formato acicular ou em "feixes de trigo". As substâncias mais comuns associadas com cristaluria são sulfadiazina, amoxicilina, ciprofloxacina e aciclovir. Os cristais de cistina são sempre patológicos. Eles são patognomônicos de cistinuria hereditária. Os cristais são comumente vistos em doença renal calculosa (p. ex., cristais de ácido úrico com cálculos de ácido úrico).

Avaliação radiológica em suspeita de doença renal

Uma variedade de exames de imagem está disponível para avaliar pacientes com suspeita de doença renal, incluindo:

- Radiografias simples do abdome
- Ultrassonografia renal
- Pielografia intravenosa (urografia excretora)
- Tomografia computadorizada
- Ressonância magnética
- Cintilografia renal
- Angiografia renal
- Pielografia retrógrada

Embora uma discussão aprofundada de cada uma dessas técnicas e sua aplicação no estudo da doença renal esteja além do escopo dessa discussão, os usos comuns e as limitações de cada um desses exames de imagem serão brevemente apresentados.

Radiografia simples do abdome

As radiografias simples do abdome raramente são usadas para avaliar doenças renais e do trato urinário. Se obtida, a radiografia pode revelar cálculos renais radiopacos (geralmente cálculos contendo cálcio). Essa técnica de imagem também pode fornecer informações sobre o tamanho e a forma dos rins.

Ultrassonografia renal

Essa ferramenta de imagem é de valor inestimável como teste de triagem para dilatação das vias urinárias (hidronefrose). A dilatação do trato urinário é uma característica marcante da obstrução do trato urinário. No entanto, também pode ser observada na gravidez normal (o aumento uterino provoca obstrução parcial do trato urinário) e em poliuria. Ela pode persistir mesmo após o alívio da obstrução.

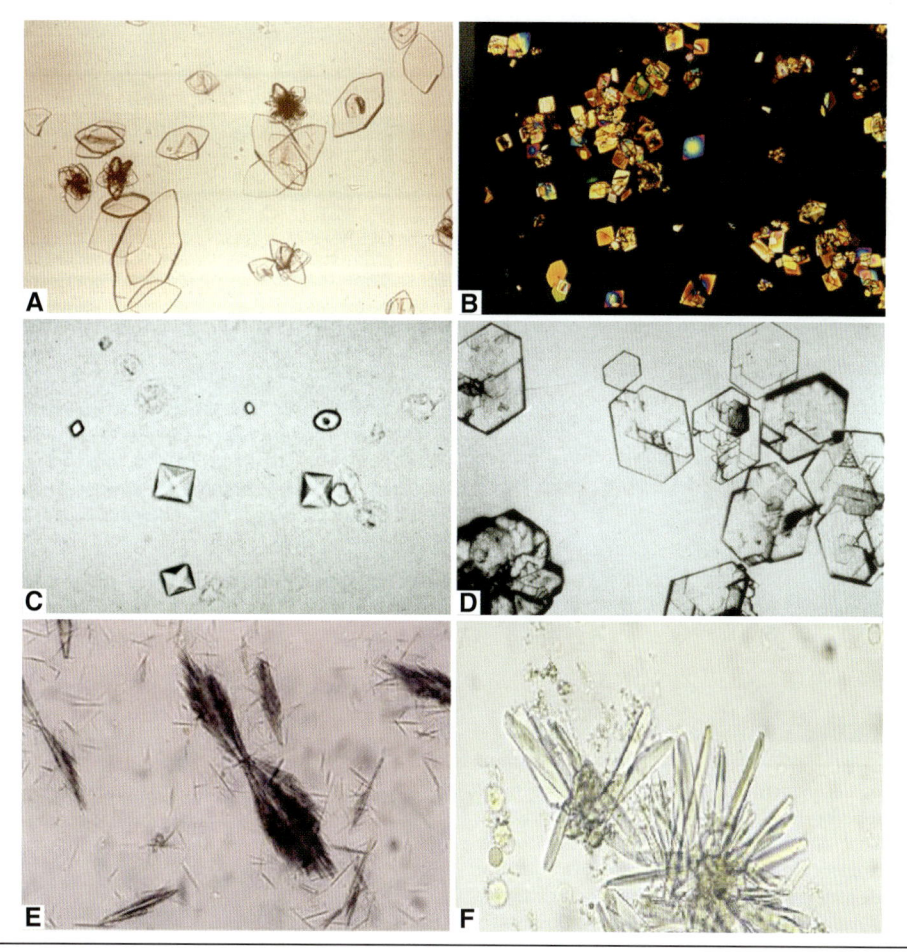

FIGURA 15.7 Aparência dos cristais na urina. Todas as imagens são ampliadas 400 X. Painel A: cristais de ácido úrico. A aparência dos cristais de ácido úrico pode variar; no entanto, eles são comumente de cor âmbar e em forma de losango. Painel B: microscopia polarizada em um paciente com doença calculosa por ácido úrico. Observar os abundantes cristais em forma de losango. Painel C: cristais de oxalato de cálcio. Observar a característica aparência em envelope. Esses cristais podem ser normais ou patológicos (classicamente são vistos em pacientes com intoxicação por etilenoglicol). Painel D: cristais de cistina. Cristais hexagonais que são patognomônicos de uma condição hereditária conhecida como cistinose Painel E: cristais com aparência de feixe de trigo visto após a administração de sulfadiazina. A administração de sulfadiazina tem sido associada com obstrução do trato urinário, presume-se que por causa da formação de cálculos. Painel F: cristais de fosfato de cálcio. Esses cristais pontiagudos são comumente encontrados na urina normal. Eles também podem ser vistos em pacientes com cálculos de cálcio.

A ultrassonografia continua sendo o procedimento de escolha para avaliação de doença renal policística hereditária ou adquirida (Figura 15.8). Massas renais também são identificadas com facilidade pela ultrassonografia. A doença renal avançada é geralmente acompanhada por cicatrização e adelgaçamento do córtex renal com rins pequenos (< 9 cm de comprimento longitudinal). Esses aspectos são identificados facilmente com a ultrassonografia renal. Embora ela seja utilizada de forma rotineira para identificar cálculos renais, a tomografia computadorizada helicoidal sem contraste suplantou a ultrassonografia para o diagnóstico de nefrolitíase.

A ultrassonografia com Doppler colorido mede o fluxo ou a velocidade do sangue na artéria renal principal. É usada principalmente para detectar estenose da artéria renal. Os estudos de fluxo com Doppler colorido da artéria renal l são altamente dependentes do operador.

Pielografia intravenosa

Pielografia intravenosa (PIV) era a técnica de imagem de escolha para definir a anatomia renal e do trato urinário. No entanto, outras modalidades têm amplamente suplantado o seu uso. A PIV continua a ser útil na avaliação do rim em esponja medular e necrose papilar.

Tomografia computadorizada

A tomografia computadorizada (TC) fornece informações similares a ultrassonografia renal, mas com detalhes adicionais. A TC helicoidal sem contraste é o procedimento de escolha para avaliação de litíase renal (Figura 15.9). A TC pode diferenciar massas renais malignas de não malignas. Além disso, ela é essencial para avaliar a disseminação local de tumores renais. A angiografia por TC de alta resolução é excelente para definir a anatomia das

FIGURA 15.8 Exames de imagem na avaliação da doença renal policística. O painel superior revela numerosas estruturas císticas na ultrassonografia renal. O painel inferior mostra tomografia computadorizada (TC) de doença renal policística autossômica recessiva. A TC suplantou em grande parte a ultrassonografia e a urografia excretora para o exame mais detalhado de cistos, massas e cálculos. Observar o pequeno cisto na cabeça do pâncreas (seta). (RD, rim direito.)

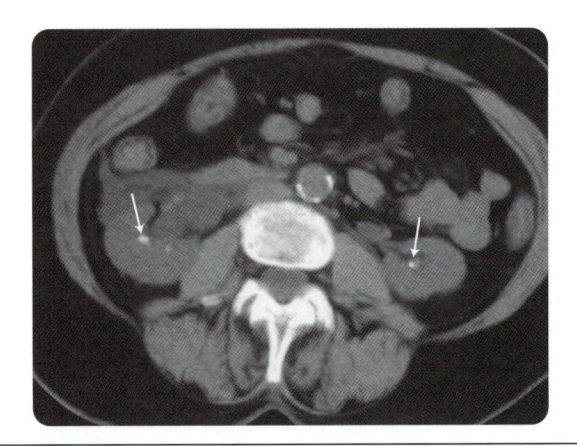

FIGURA 15.9 TC helicoidal em um paciente com hematuria. A imagem de TC sem contraste mostra cálculos renais bilaterais (setas). Essa técnica de imagem é considerada o padrão de referência para a avaliação de cálculos.

artérias e veias renais (p. ex., trombose da veia renal). A TC é superior na identificação de cistos renais comparada com a ultrassonografia, uma vez que é capaz de detectar pequenos cistos de 2 a 3 mm de diâmetro. Por causa da segurança e custo, a ultrassonografia renal ainda é usada para triagem de doença renal policística.

Ressonância magnética

A ressonância magnética (RM) fornece uma alternativa útil à TC em indivíduos com risco de toxicidade por contraste intravenoso. Também pode oferecer vantagem na avaliação de pequenas massas renais. A angiografia por ressonância magnética tem mostrado-se útil na avaliação de estenose nas artérias renais nas porções proximais e médias.

▶▶ **RISCO CLÍNICO**

Recentemente, tem surgido vários relatos de fibrose sistêmica progressiva em pacientes com insuficiência renal (fibrose sistêmica nefrogênica [FSN]). Essa doença só foi relatada em pacientes recebendo o gadolínio, um agente de contraste utilizado para melhorar o padrão da ressonância magnética. Apesar de raros, esses casos, invariavelmente evoluíram para o óbito. Até o momento, esses relatos ocorreram em pacientes com doença renal avançada. Portanto, a RM com contraste de gadolínio em geral é evitada em pacientes com creatinina sérica que exceda a 2,0 mg/dL, a não ser quando é considerada imprescindível. Novos agentes de contraste em doses muito baixas estão sob investigação como alternativa.

Cintilografia renal

Essa técnica de imagem tem sido usada com sucesso para avaliar a perfusão renal em uma variedade de situações, incluindo estenose e trombose da artéria renal. Embora um exame com radioisótopos possa fornecer uma avaliação da função tubular renal, ele é inespecífico e, portanto, não pode firmar um diagnóstico renal definitivo. Os cistogramas com radionuclídeo são amplamente empregados por nefrologistas pediátricos para detectar precocemente refluxo e cicatrizes em crianças com refluxo vesicoureteral.

Angiografia renal

A angiografia renal é o padrão-ouro para a visualização direta da vasculatura renal. Ela é valiosa para o diagnóstico e o tratamento da estenose da artéria renal e da trombose da veia renal (Figura 15.10). A arteriografia renal pode também fornecer informações complementares na avaliação de uma massa renal.

Pielografia retrógrada

A pielografia retrógrada é uma ferramenta essencial para localizar o local de uma obstrução do trato urinário. Também pode ter uso terapêutico (p. ex., endopróteses ureterais podem ser colocadas para aliviar uma obstrução).

Estudos sorológicos

A determinação dos componentes do complemento sérico (C_3, C_4) constitui um passo importante na avaliação de pacientes com suspeita de doença glomerular (ver Figura 15.3). Outros marcadores sorológicos úteis na avaliação da doença glomerular incluem as crioglobulinas séricas (crioglobulinemia mista essencial), sorologias para hepatite (glomerulopatia membranosa), HIV (glomeruloesclerose segmentar e focal), imunoeletroforese sérica e urinária (mieloma, amiloidose) e determinação quantitativa de anticorpos antinucleares (nefrite lúpica).

Além disso, a presença de anticorpos circulantes para antígenos citoplasmáticos específicos (anticorpos anticitoplasma de neutrófilos [ANCAs]) tem sido descrita em associação com a vasculite renal e glomerulonefrite rapidamente progressiva (ver Figura 16.22). Esses anticorpos possuem várias especificidades antigênicas distintas, embora duas classes principais sejam rotineiramente reportadas com o uso de imunofluorescência indireta. Anticorpos com padrão de coloração citoplasmática (c-ANCA) reconhecem a proteinase-3 e são comumente encontrados na granulomatose de Wegener. Em contraste, os anticorpos com especificidade para mieloperoxidase demonstram padrão de coloração perinuclear (p-ANCA). O p-ANCA é encontrado com frequência em pacientes com vasculite sistêmica. Esses anticorpos também têm sido descritos em várias doenças não renais, como doença inflamatória intestinal e, dessa forma, não pode ser considerada absolutamente específica para a doença renal.

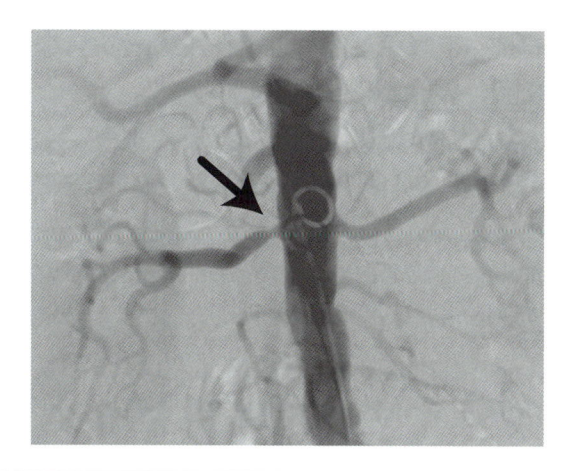

FIGURA 15.10 Angiografia renal em um paciente com hipertensão refratária. Notar o estreitamento (seta) da artéria renal direita compatível com estenose da artéria renal. Uma endoprótese arterial renal direita foi colocada (não mostrado), com melhora acentuada do controle da pressão arterial.

Biópsia renal

A biópsia renal continua a ser o padrão-ouro para estabelecer o diagnóstico de doença parenquimatosa renal. Quando a descrição clínica e os exames laboratoriais são insuficientes para se chegar a um diagnóstico definitivo, a biópsia renal é necessária para definir a doença subjacente. O procedimento é seguro e pode ser realizado à beira do leito. Ele exige < 30 minutos para ser concluída. Uma agulha de biópsia de pequeno calibre é introduzida no polo inferior do rim guiada por ultrassonografia ou TC. O paciente é mantido em repouso absoluto durante a noite e tem alta hospitalar no dia seguinte. As principais complicações são sangramento e infecção. Embora algum sangramento ocorra após o procedimento, raramente é significativo do ponto de vista clínico. O tecido renal é fixado e examinado por um nefropatologista experiente. De modo geral, o exame patológico envolve três técnicas (Figura 15.11):

1. A microscopia óptica (MO) proporciona informações sobre todos os principais componentes do parênquima renal, incluindo glomérulos, túbulos, interstício e vasos. Colorações especiais são empregadas para destacar componentes específicos do glomérulo (p. ex., a coloração da prata destaca a membrana basal glomerular e a matriz mesangial, o tricrômico salienta os colágenos tipo I e III).
2. A microscopia eletrônica de transmissão (ME) tem muito maior resolução do que a microscopia óptica, embora a área observada de uma só vez seja menor. A ME fornece informações sobre a ultraestrutura glomerular, detalhando especificamente a microarquitetura do podócito, da célula endotelial, do mesângio e da membrana basal. Ela também permite a identificação e localização de complexos imunes, bem como depósitos não imunes (p. ex., amiloide).
3. A imunofluorescência direta (IF) envolve o tratamento do tecido com anti-imunoglobulina fluoresceinada e anticorpos anticomplemento. Esses anticorpos ligam-se a complexos imunes. Os complexos imunes aparecem como depósitos granulares nos glomérulos, usando um microscópio de imunofluorescência com uma fonte de luz de fluorescência.

Mecanismos gerais de lesão renal

A patogênese da lesão renal varia dependendo da causa subjacente. Em alguns casos, a etiologia é óbvia e rapidamente reversível com a intervenção apropriada. Por exemplo, a descompressão da obstrução mecânica é seguida pela resolução da função renal comprometida (embora a disfunção tubular residual possa persistir). Nos últimos 50 anos, dois modelos gerais têm evoluído para explicar a patogênese da lesão renal:

1. Dano renal imune mediado
2. Mecanismos não imunes de lesão renal

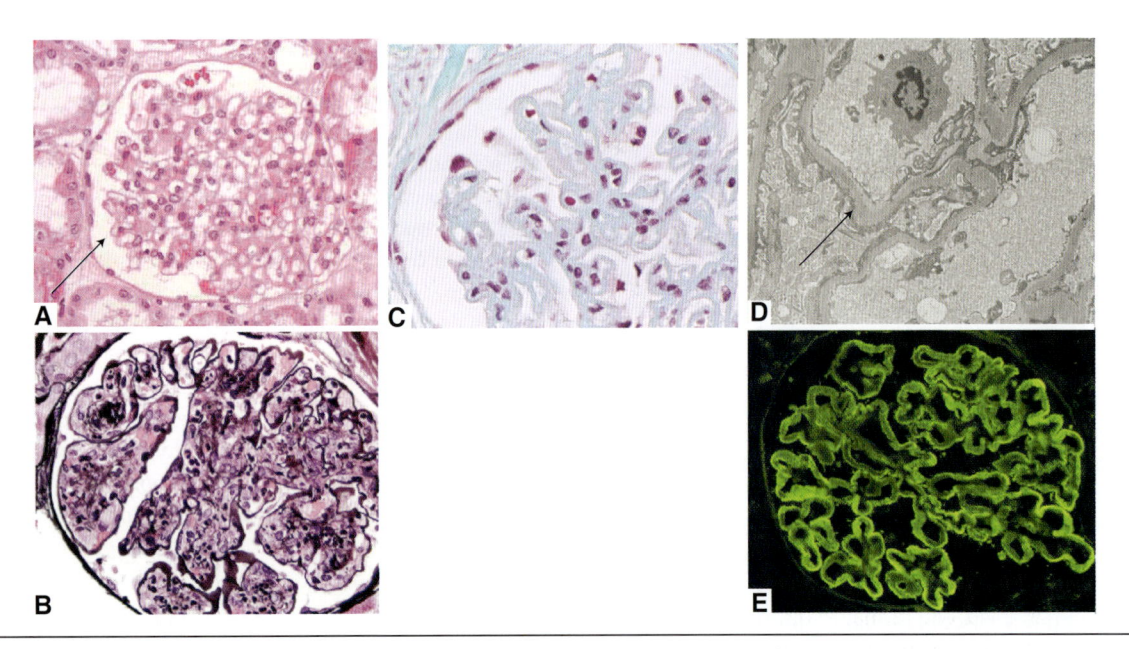

FIGURA 15.11 Colorações e técnicas microscópicas comuns utilizadas para avaliar a morfologia renal. Os painéis A-C foram examinados em um microscópio óptico com aumento de 400 X. Painel A: glomérulo (seta) corado com hematoxilina-eosina (HE) em um paciente com doença glomerular de lesões mínimas (esses pacientes apresentam glomérulos normais na microscopia óptica). A hematoxilina cora de azul o material nuclear, enquanto a eosina cora as outras estruturas em variados tons de vermelho. HE é a coloração mais utilizada em patologia médica. Painel B: coloração metenamina de prata de Jones em um glomérulo normal. A membrana basal (colágeno tipo IV) é oxidada a aldeídos pela coloração e produz uma cor visível prata enegrecida. Essa coloração é usada para detectar alterações na arquitetura da membrana basal glomerular. Painel C: coloração tricrômica de Masson. Essa coloração produz uma cor azul clara que reflete a deposição de tecido conectivo (principalmente colágeno tipo I e III). A coloração pelo tricrômico fornece uma avaliação semiquantitativa de cicatrização dentro do rim. Nesta amostra particular, há fibrose extensa compatível com doença renal avançada. Painel D: microscopia eletrônica do glomérulo renal (magnificação X 7.000) permite a mensuração do diâmetro da membrana basal glomerular (seta), localização de depósitos imunes e outras proteínas infiltrativas. Painel E: imunofluorescência indireta (IF) de um glomérulo individual. O tecido renal normal foi incubado com o soro do paciente e depois tratado com anti-IgG marcado com fluoresceína. A coloração linear (verde) da membrana basal glomerular é compatível com o diagnóstico de síndrome de Goodpasture. A IF é especialmente valiosa na avaliação de uma glomerulonefrite rapidamente progressiva.

Esses dois conceitos serão discutidos brevemente. Detalhes adicionais serão descritos em conjunto com doenças específicas nas seções subsequentes.

Os mecanismos imunológicos de lesão renal têm sido estudados há mais de 50 anos. Esses estudos estão restritos a modelos animais em lesão glomerular. No entanto, resultados similares são descritos em doenças que afetam o interstício e a microvasculatura renal. Em geral, dois tipos de lesão renal imune mediada têm sido caracterizados:

1. Lesão da célula epitelial visceral (podócito) secundária à liberação de citocinas dos linfócitos T ativados. A doença de lesão mínima e a glomerulosclerose segmentar e focal são exemplos de doenças glomerulares resultantes de lesão do podócito.
2. Formação de complexos imunes secundários a anticorpos dirigidos contra antígenos renais intrínsecos (p. ex., glomerulopatia membranosa) ou sequestro de imunocomplexos circulantes dentro do parênquima renal (lúpus ou glomerulonefrite pós-estreptocócica).

As manifestações estruturais (infiltrado de células inflamatórias, formação de crescentes fibrose) e funcionais (diminuição da TGF, proteinuria, hematuria) da lesão renal dependem, em parte, da localização e extensão dos depósitos imunes dentro do rim.

Fármacos que alteram a resposta imunológica mostraram-se úteis no tratamento de doenças renais secundárias à lesão mediada imunologicamente.

Enquanto a patogênese de muitas doenças renais pode ser atribuída aos anticorpos clássicos ou lesão imunológica mediada por células, o dano renal que complica doenças tão comuns quanto diabetes e hipertensão não apresenta base imunológica aparente. A patogênese da lesão nessas condições deve ocorrer por vias não tradicionais (não imunes). Vários mecanismos não imunes de lesão renal foram esclarecidos, incluindo alterações nos lipídeos circulantes e hemodinâmica intrarrenal e sistêmica anormal.

Uma observação clínica importante é a progressão inexorável para a doença renal terminal, uma vez que a creatinina sérica basal ultrapasse 2,0 mg/dL (mesmo na ausência do evento causador original, imune ou não). Essa observação crucial reforçou a hipótese de que a perda de néfron gera ainda mais perda de néfrons. Atualmente, acredita-se que mudanças adaptativas ocorram nos néfrons remanescentes funcionantes, promovendo a cicatrização renal progressiva. A ablação experimental da massa renal em ratos promove a perda progressiva da função renal (a redução relativa da massa renal total correlaciona-se com a taxa de progressão do dano).

As alterações adaptativas associadas à ablação de néfrons têm sido objeto de intensa investigação nos últimos 20 anos. Talvez as alterações da hemodinâmica intraglomerular sejam as "adaptações" melhor caracterizadas. Os néfrons remanescentes sofrem aumentos marcantes e sustentados do fluxo plasmático por néfron (hiperperfusão), do ritmo de filtração glomerular por néfron (hiperfiltração) e da pressão hidráulica glomerular (hipertensão glomerular). A hipertensão glomerular parece ser de importância considerável, uma vez que fármacos que diminuem a pressão hidráulica glomerular (como os inibidores da enzima conversora) reduzem a cicatrização renal progressiva.

Embora os fatores hemodinâmicos tenham sido extensamente estudados, estudos recentes sugerem que as alterações nos lipídeos circulantes, hormônios e eletrólitos podem contribuir para a lesão renal progressiva (Figura 15.12). Por exemplo, a hiperlipidemia promove liberação de fatores de crescimento que aumentam a proliferação celular e a secreção de matriz extracelular. O acúmulo de matriz extracelular é uma característica marcante das cicatrizes glomerular e tubulo-intersticial. Terapias dirigidas contra essas vias (p. ex., hipolipemiantes) são promissoras para a conduta da doença renal crônica no futuro.

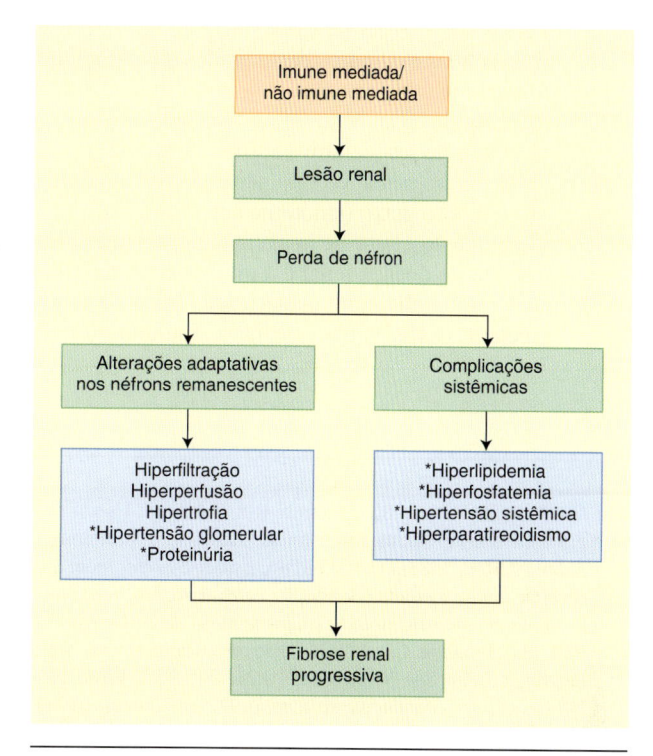

FIGURA 15.12 Conceito hipotético representando os efeitos da perda de néfrons sobre a cicatrização renal progressiva. Independente do evento desencadeador primário, a perda de néfrons acarreta alterações adaptativas nos glomérulos restantes (glomérulos remanescentes) e complicações sistêmicas que eventualmente perpetuam a lesão renal (mesmo após o tratamento ou a remoção do evento desencadeador). O asterisco indica as mudanças adaptativas ou as complicações sistêmicas atualmente manejáveis com as terapias disponíveis (inibidores da enzima conversora de angiotensina, hipolipemiantes, etc.) Os eventos celulares responsáveis pela progressiva fibrose renal estão sob intensa investigação. A elucidação dos eventos celulares é uma perspectiva para futuras terapias.

Pontos-chave

- Existem sete principais síndromes que envolvem os rins e o trato urinário:
  1. Lesão renal aguda.
  2. Doença renal crônica.
  3. Proteinuria (síndrome nefrótica quando > 3,5 g/d).
  4. Hematuria (síndrome nefrítica quando acompanhada de cilindros hemáticos).
  5. Infecção do trato urinário.
  6. Litíase renal.
  7. Obstrução do trato urinário.
- A avaliação da doença renal e do trato urinário envolve a mensuração da creatinina sérica, a investigação da urina para células, cilindros, sangue e proteína e a obtenção de uma história completa (história familiar de doença renal).
- A biópsia renal é o padrão-ouro para avaliação de pacientes com suspeita de doença parenquimatosa renal. A biópsia em geral é realizada à beira do leito e é considerada bastante segura quando realizada por um nefrologista experiente.
- A biópsia renal é preparada e examinada por um patologista experiente. A microscopia óptica do tecido geralmente envolve o uso de três colorações:
  1. H & E, que cora de azul os núcleos.
  2. Metenamina de prata, que cora de preto as proteínas da membrana basal.
  3. Tricrômico, que cora as proteínas que compõem uma cicatriz.
  Os exames de ME e IF permitem a análise detalhada do tecido. Eles são especialmente úteis quando depósitos estão envolvidos no processo da doença.
- A microscopia urinária (sedimentoscopia) deve ser realizada em urina fresca (para evitar artefato a par-

tir de células e cilindros degenerados) Os principais cilindros patológicos são:
1. Cilindro granuloso (lesão tubular).
2. Cilindro leucocitário (nefrite intersticial).
3. Cilindro hemático (glomerulonefrite aguda).
4. Cilindro graxo (síndrome nefrótica).
- A escolha do exame de imagem para pacientes com suspeita de doença renal é a ultrassonografia renal ou a tomografia computadorizada. Esses são dois excelentes estudos para avaliar a arquitetura renal, massas, cálculos, cistos, tamanho dos rins e para descartar obstrução do trato urinário. A TC oferece mais detalhe e, portanto, tem suplantado a ultrassonografia na maioria dessas situações.
- Mecanismos imunes e não imunes estão envolvidos na lesão renal. Uma vez que ocorra a perda de néfrons, alterações adaptativas, local e sistemicamente, contribuem para a inexorável progressão da fibrose renal.

Bibliografia comentada

1. Ginsberg JM, Chang BS, Matarese RA, Garella S. Use of single voided urine samples to estimate quantitative proteinuria. *N Engl J Med.* 1983;309:1543-1546. *Estudo de referência que revelou uma excelente correlação entre a razão creatinina/proteína em amostra isolada e a proteinuria de 24 horas.*
2. Falk RJ, Jennette CJ. ANCA Disease: where is this field heading? *J Am Soc Nephrol.* 2010;21: 745-752. *Visão global desse teste comumente solicitado. Discute a evolução da nomenclatura e a sobreposição com outras doenças. Uma revisão excelente.*
3. Silverman SG, Leyendecker JR, Amis ES. What is the role of CT urography and MR urography in the evaluation of the urinary tract? *Radiology.* 2009; 250: 309-323,. *Apresenta um argumento convincente de que a urografia por TC suplantou a urografia excretora na avaliação de cálculos, massas, trauma e obstrução.*
4. Springberg PD, Garret LE Jr, Thompson AL Jr, Collins NF. Fixed and reproducible orthostatic proteinuria: results of a 20-year follow-up study. *Ann Intern Med.* 1982;97:516-519. *Revela que o prognóstico de 20 anos desses pacientes é excelente, respaldando a natureza benigna da proteinuria ortostática.*
5. Köhler H, Wandel E, Brunck B. Acanthocyturia–a characteristic marker of glomerular bleeding. *Kidney Int.* 1991; 40: 115-120. *Discussão aprofundada da morfologia eritrocitária em sangramento glomerular em relação ao não glomerular. Artifícios e limitações de variações morfológicas e da fonte do sangramento são delineados.*
6. Whittier WL, Korbet SM. Renal biopsy: update. *Curr Opin Nephrol Hypertens.* 2004;13:661-665. *Excelente revisão das técnicas e complicações da biópsia renal percutânea.*
7. Hepburn NJ, Ruseva MM, Harris CL, Morgan BP. Complement, roles in renal disease and modulation for therapy. *Clin Nephrol.* 2008; 70: 357-376. *Examina o papel do complemento na lesão renal e as potenciais terapias que miram o sistema do complemento.*
8. Cohen RA, Brown RS. Microscopic hematuria. *N Engl J Med.* 2003;348:2330-2338. *Caso destacando esse problema comum. Discussão baseada em evidências do diagnóstico diferencial e abordagem.*
9. Fogazzi GB, Verdesca S, Garigali G. Urinalysis: core curriculum 2008. *Am J Kidney Dis.* 2008;51: 1052-1067. *Excelente resumo do uso e limitações da urinálise.*

EXERCÍCIOS

1. Correlacionar os achados urinários com o processo da doença:

   Achados urinários:
   I) Cilindros granulosos marrons.
   II) Cilindros leucocitários.
   III) Cilindros hemáticos.
   IV) Cristais hexagonais.
   V) Cristais em forma de envelope.
   VI) Cilindro hialino.

   Condições clínicas:
   A) Glomerulonefrite rapidamente progressiva.
   B) Nefrite intersticial aguda.
   C) Insuficiência cardíaca congestiva.
   D) Cistinuria hereditária.
   E) Necrose tubular aguda.
   F) Intoxicação por etilenoglicol.

2. Mulher branca, de 27 anos, é levada ao seu consultório para a avaliação de hidronefrose bilateral. A paciente foi submetida a uma ultrassonografia para avaliar um cisto no ovário. O cisto estava inalterado em relação a exames anteriores; no entanto, o trato urinário estava bilateralmente dilatado. Ela não tinha história prévia de doença renal ou do trato urinário. A urina de 24 horas não revelou proteinuria e a depuração da creatinina estava normal. O exame microscópico de urina fresca era normal. A paciente teve duas gestações anteriores normais. No momento, ela nega sintomas do trato urinário. Uma TC revelou hidronefrose bilateral, mas sem cálculos, cistos ou massas. A etiologia mais provável dos achados ultrassonográficos e de TC dessa paciente é:

   A) Cálculo renal abaixo do limiar de detecção.
   B) Gravidez anterior.
   C) Fibrose retroperitoneal abrangendo os ureteres.
   D) Doença metastática envolvendo os ureteres.
   E) Coágulos de sangue nos ureteres.

Capítulo 16

Doença glomerular
PAUL G. SCHMITZ

Objetivos de aprendizagem

O leitor deverá:

- Descrever o mecanismo da deposição de complexos imunes *in situ* e circulantes e listar exemplos.
- Discutir o mecanismo responsável pela formação de edema, infecção, hipercoagulabilidade e hiperlipidemia na síndrome nefrótica.
- Descrever as características ultraestruturais da doença de lesão mínima e sua história natural.
- Listar as causas secundárias da doença de lesão mínima e da glomerulosclerose segmentar e focal.
- Descrever as características ultraestruturais da nefropatia membranosa e os determinantes antigênicos envolvidos na patogênese dessa doença.
- Descrever os achados de microscopia eletrônica da glomerulonefrite membranoproliferativa tipos 1 e 2.
- Descrever a história natural da nefropatia diabética. Discutir a importância da microalbuminuria.
- Descrever as características ultraestruturais da nefropatia diabética.
- Descrever as características ultraestruturais da amiloidose e as duas principais proteínas responsáveis pela formação de amiloide.
- Descrever as características ultraestruturais e o curso clínico da glomerulonefrite pós-estreptocócica.
- Nomear e descrever resumidamente as seis classes da nefrite lúpica. Listar os agentes terapêuticos utilizados no tratamento da nefrite lúpica classe IV.
- Listar e descrever as três classes da glomerulonefrite rapidamente progressiva.
- Listar as principais causas da vasculite renal. Descrever e discutir as duas classes de ANCA e sua relação com a vasculite renal.
- Discutir a genética molecular e as principais características clínicas da síndrome de Alport. Descrever patogênese do envolvimento de órgãos em outras áreas além do rim.

Introdução

As doenças glomerulares são a causa mais comum de lesão renal crônica. Essas doenças devem ser sempre consideradas no diagnóstico diferencial quando a proteinuria estiver elevada ou o sedimento urinário revelar hematuria. A proteinuria na faixa nefrótica (> 3,5 g/d) ou cilindros hemáticos no sedimento urinário é praticamente patognomônico de doença glomerular. As doenças glomerulares são tradicionalmente subclassificadas em síndromes que se apresentam com proteinuria maciça (síndrome nefrótica) *versus* condições que se apresentam com hematuria e proteinuria (síndrome nefrítica) (ver Figuras 15.2 e 15.3). Logo, o exame de urina é um passo inicial indispensável na avaliação clínica da doença glomerular. A doença glomerular é classificada em primária (etiologia desconhecida) e secundária (i.e., associada a um distúrbio subjacente, como diabetes). Considerando que a apresentação clínica não pode prever com precisão a histologia subjacente, a biópsia renal é com frequência realizada para avaliar complementarmente a suspeita do envolvimento glomerular.

Anatomia glomerular

O glomérulo é um filtro sofisticado composto por quatro elementos estruturais (Figura 16.1):

- Células epiteliais viscerais (podócitos)
- Endotélio fenestrado
- Membrana basal glomerular (MBG)
- Mesângio

As alças capilares enovelam-se em volta do mesângio central (ver Figura 2.5B). O tufo capilar glomerular origina-se de uma arteríola aferente e drena para a arteríola eferente. O epitélio visceral (podócitos) envolve a face externa do tufo capilar glomerular. Os podócitos são dotados de processos podálicos citoplasmáticos que se interdigitam e que estão ligados a proteoglicanos na MBG por meio de proteínas de adesão (integrinas). Fendas de filtração, 20 a 30 nm de largura, são identificadas entre os processos podálicos (Figura 16.2). A fenda de filtração constitui a principal barreira à passagem de proteínas plasmáticas (ver Figura 2.10). As células epiteliais parietais revestem a cápsula de Bowman.

A integridade da MBG depende, em parte, dos podócitos (que produzem colágeno tipo IV) e do endotélio fenestrado subjacente. A MBG mede aproximadamente 300 nm de espessura e possui três camadas visíveis:

FIGURA 16.1 A micrografia superior esquerda revela um glomérulo normal, corado com hematoxilina/eosina. O desenho expandido representa um único capilar glomerular em corte transversal. As hemácias atravessam a luz do capilar glomerular quase em fila única. A célula endotelial glomerular é perfurada por grandes poros ou fenestras que são permeáveis às proteínas plasmáticas, mas restringem a passagem de elementos celulares. O espaço subendotelial compreende o espaço entre o endotélio e membrana basal glomerular (MBG) subjacente. Proteínas maiores e macromoléculas podem ficar presas no espaço subendotelial (p. ex., complexos imunes). A MBG é composta por uma malha complexa de colágeno (predominantemente colágeno tipo IV). As células epiteliais viscerais ou podócitas envolvem as alças capilares com elaboradas projeções que interdigitam-se (processos podálicos, PP) e assentam-se na MBG. O espaço subepitelial compreende o espaço aparente entre os podócitos e a MBG. Complexos imunes podem localizar-se também nesse compartimento. O mesângio é composto de matriz mesangial e células (algumas das quais são contráteis, enquanto outras são fagocíticas). O mesângio está em contato direto com o sangue circulante. Assim, macromoléculas (lipídeos, proteínas) passam prontamente pela matriz mesangial e em geral são degradadas pelas células mesangiais residentes. Complexos imunes também podem localizar-se no compartimento mesangial. Os PPs são separados por uma tênue membrana conhecida como diafragma da fenda (DF). O DF é composto de proteínas estruturais que restringem a passagem de proteínas plasmáticas. A ruptura do DF e/ou arquitetura dos podócitos (ver Figura 2.10) resulta em proteinuria.

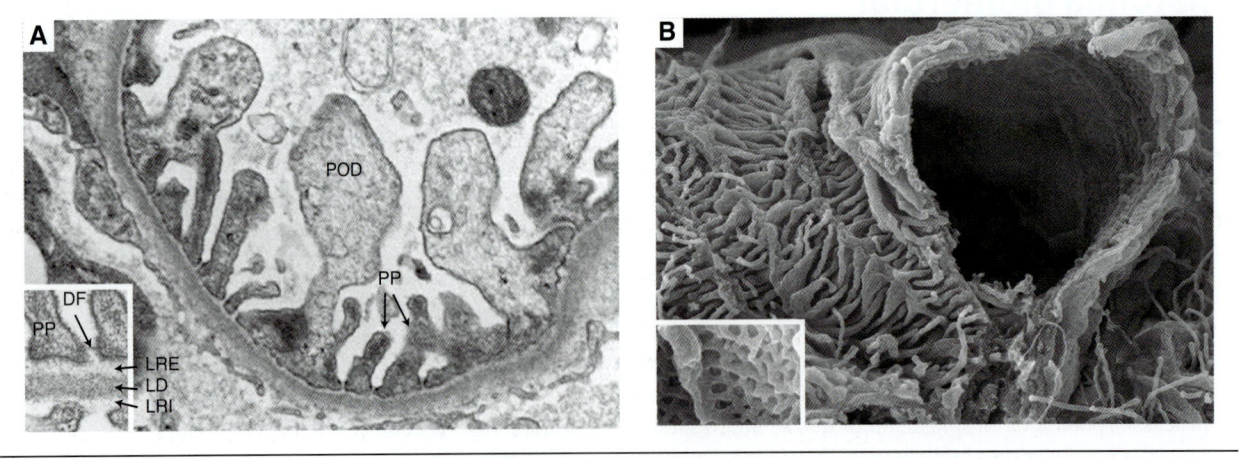

FIGURA 16.2 Micrografia eletrônica mostrando a ultraestrutura do glomérulo intacta. Observar a imagem ampliada da membrana basal glomerular (MBG), no canto inferior esquerdo do painel A. Uma estratificação distinta da MBG é visível; uma lâmina densa (LD) situa-se entre uma lâmina rara interna (LRI) e externa (LRE) elétron lucentes. Os processos podálicos (PP) do podócito (POD) são fixados na LRE por meio das moléculas de adesão. A MBG normal é ~ 300 nm de largura. Tênues diafragmas da fenda (DF) são visíveis entre os PPs. O painel B revela a ultraestrutura de um capilar glomerular único, com microscopia eletrônica de varredura. O interior do vaso apresenta muitas perfurações ou fenestras na parede capilar. Esses "poros" são grandes e permitem a passagem de proteínas plasmáticas, incluindo proteínas macromoleculares (p. ex., lipoproteínas). As células são impedidas de passar pelas fenestras. Observa-se também o arranjo prodigioso de PP que envolve o capilar. O detalhe no painel B revela uma maior amplificação das fenestras capilares.

1. Lâmina central elétron densa (LD)
2. Lâmina rara interna elétron lucente (LRI)
3. Lâmina rara externa (LRE)

A MBG é composta por uma superestrutura de colágeno tipo IV, laminina, proteoglicanos polianiônicos, fibronectina e sulfato de heparan. O colágeno tipo IV consiste em uma malha de protômeros helicoidais triplos (Figura 16.3). Os protômeros são derivados de seis cadeias geneticamente distintas do colágeno IV (α1-α6). Os protômeros apresentam três domínios:

1. Um domínio aminoterminal curto 7S.
2. Um domínio colagenoso longo no meio.
3. Um domínio carboxiterminal não colagenoso (NC1 e NC2).

Os domínios NC1, NC2 e 7S entrelaçam-se para produzir elaboradas redes de colágeno IV. A cadeia de colágeno da MBG consiste na hélice tripla de protômeros α3, α4, α5. Esses protômeros também estão expressos no pulmão, nos testículos, na cóclea e nos olhos, o que provavelmente justifica a ocorrência de doença ocular, auditiva (surdez) e pulmonar em pacientes com síndrome de Alport (a síndrome de Alport é caracterizada por mutações em α3, α4 ou α5) e doença de Goodpasture (caracterizada por anticorpos contra o domínio NC1 de α3).

O endotélio que reveste a face interna da MBG é fenestrado com poros de 70 a 100 nm. O mesângio consiste em células contráteis e fagocíticas inseridas na matriz extracelular. Ele fornece suporte mecânico para o tufo capilar glomerular. Além disso, as células mesangiais se contraem, sintetizam matriz, secretam citocinas e fatores de crescimento, e exibem propriedades fagocíticas.

Patogênese da lesão glomerular

As características clinico-patológicas da doença glomerular dependem em grande medida da natureza (i.e., imune *vs.* não imune; ver Figura 15.12) e local específico da lesão (p. ex., mesângio *vs.* alças capilares). Os mecanismos imunes têm sido bem caracterizados em doença glomerular e incluem vias dependentes de células T e antígeno-anticorpo. A formação do complexo imune ocorre por duas vias (Figura 16.4):

1. Depósitos imunes *in situ* são o resultado da interação de anticorpos com antígenos endógenos ou exógenos (i.e., plantados);
2. Complexos imunes circulantes são sequestrados nos glomérulos.

Os antígenos endógenos incluem o domínio NC1 de colágeno tipo IV em pacientes com síndrome de Goodpasture e o receptor tipo M da fosfolipase-A_2 (PLA_2R) em pacientes com glomerulopatia membranosa. Antígenos exógenos ou plantados são derivados de proteínas virais e bacterianas que se localizam em compartimentos glomerulares diversos, dependendo de suas propriedades físico-químicas.

O exemplo clássico de doença por complexo imune circulante é a doença do soro, que é causada por anticorpos contra produtos do sangue (albumina de soro bovino ou ASB) anteriormente administrados. Nesse modelo, o anticorpo liga-se à ASB e o imunocomplexo circulante deposita-se no espaço subendotelial do glomérulo, que, por sua vez, ativa o complemento e lesa o glomérulo. Os complexos imunes circulantes ocorrem em muitas outras doenças, incluindo lúpus eritematoso sistêmico (LES) e infecções estreptocócicas. Presume-se que os complexos imunes são

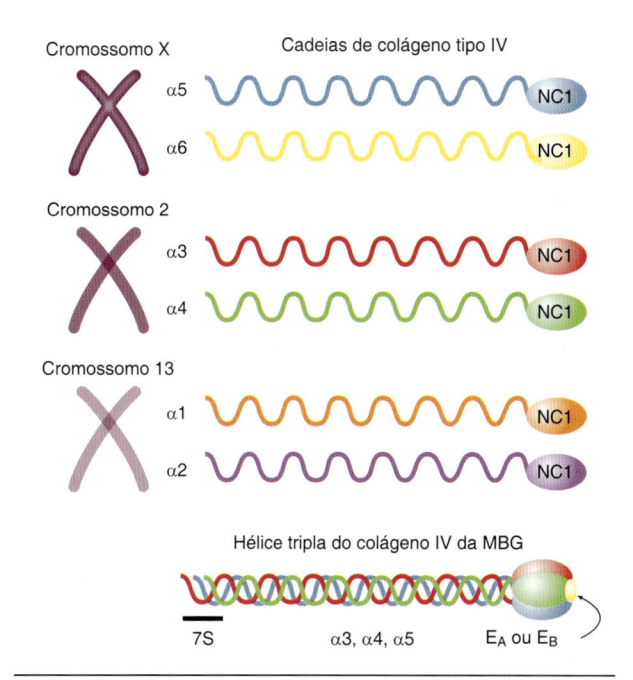

FIGURA 16.3 O colágeno IV é composto por seis distintas cadeias do colágeno (α1 a α6) derivadas de três cromossomos diferentes e que são codificadas por três pares de genes (cromossomo 2, 13 e X). As seis cadeias são montadas em três configurações diferentes de hélice tripla (α1, α1, α2; α3, α4, α5; ou α5, α5, α6) conhecidas como protômeros. A tripla hélice α3, α4, α5 é o protômero de colágeno predominante na membrana basal glomerular, bem como no tecido conectivo do pulmão, cóclea, olhos e testículos. Cada tripla hélice é constituída por três domínios principais: (1) um domínio curto 7S aminoterminal (2), um domínio colagenoso que se estende pela região média da molécula e (3) um domínio não colagenoso (NC1) carboxiterminal. Ambos os domínios NC1 e 7S são "viscosos" e interagem com outras hélices triplas para formar uma estrutura complexa ou malha de colágeno IV. Embutido dentro do domínio NC1 da cadeia α3 de colágeno estão dois epítopos (E_A e E_B) que servem como alvo antigênico para anticorpos na glomerulonefrite rapidamente progressiva tipo 1 (i.e., doença anti-GBM ou síndrome de Goodpasture). A síndrome de Alport está associada com mutações na cadeia α5 do colágeno (ligada ao X) em 85% dos casos. No entanto, múltiplas mutações em diferentes sítios e dentro das diferentes cadeias resultam em variabilidade fenotípica dentro do espectro da síndrome de Alport (de adelgaçamento leve da MBG à marcante ruptura associada com proteinuria maciça, hematuria e doença renal avançada).

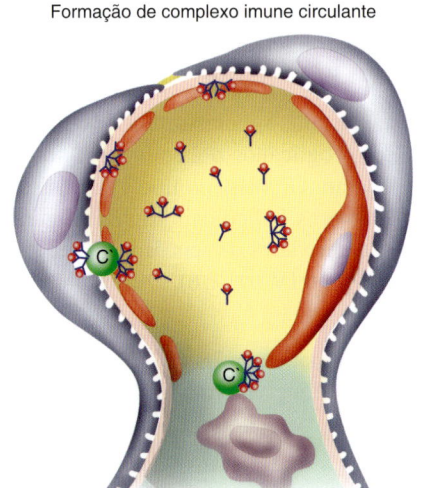

FIGURA 16.4 Imunopatogênese da lesão glomerular. A formação de complexo imune é uma característica central de várias doenças glomerulares. Os depósitos imunes ocorrem por duas vias principais: (1) a formação *in situ* ou (2) derivado de complexos circulantes antígeno-anticorpo. Os depósitos de complexos imunes *in situ* ocorrem quando um anticorpo circulante liga-se a um antígeno endógeno renal ou a um antígeno que é "plantado" no glomérulo. Dois antígenos endógenos renais bem caracterizados são: (1) receptor da fosfolipase A_2 (glomerulopatia membranosa) e o domínio NC1 do colágeno (síndrome de Goodpasture ou doença anti-GBM). Os anticorpos contra o domínio NC1 do colágeno tipo IV (círculos turquesa) localizam-se ao longo da membrana basal glomerular e exibem um padrão linear de imunofluorescência. Os complexos estabilizam o complemento (C') e produzem componente quimiotático (C5a) e citolítico (C5-C9). Os anticorpos para o receptor de PLA_2 (círculos roxos) localizam-se no espaço subepitelial dos podócitos. Os antígenos plantados (círculos vermelhos) são presumivelmente derivados de proteínas exógenas ou endógenas modificadas (talvez derivados de proteínas bacterianas ou virais). Os antígenos plantados localizam-se em um ou mais compartimentos glomerulares (mesangial, subepitelial ou subendotelial), dependendo da natureza físico-química do antígeno. Independente disso, os anticorpos circulantes combinam-se com o antígeno plantado e ativam o complemento. Painel direito: imunocomplexos circulantes (círculos vermelhos) depositam-se em um compartimento glomerular dependendo de suas propriedades físico-químicas (tamanho, carga, tipo de anticorpo, etc.). Quando os complexos circulantes são volumosos, eles tendem a localizar-se no espaço subendotelial (o impedimento estérico interfere, presumivelmente, com o tráfico por meio da MBG). Também é possível que o antígeno se dissocie do complexo circulante e então seja plantado no glomérulo. Claramente, os depósitos subepiteliais densos em corcova observados na glomerulonefrite pós-estreptocócica são melhor explicados pelo paradigma do antígeno plantado do que pela deposição direta de um grande complexo imune circulante. A proteinúria é comum em todos os tipos de doença glomerular imune mediada, mas a proteinúria maciça tende a ocorrer de modo mais comum em doenças caracterizadas por depósitos imunes subepiteliais (que presumivelmente lesam os podócitos adjacentes e produzem apagamento do processo podálico [APP]).

capturados no rim porque eles são distribuídos em uma taxa elevada (o rim recebe 25% do débito cardíaco) e a pressão glomerular é elevada em relação a outros leitos capilares. Uma vez que há uma variedade de proteínas antigênicas que foram descritas no LES (dsDNA, histonas e RNA), é possível que essas proteínas sejam primeiramente plantadas dentro do glomérulo com posterior ligação do anticorpo a esse sítio.

A localização de depósitos imunes é utilizada para classificar a doença glomerular. Quatro compartimentos glomerulares são comumente envolvidos (muitas doenças apresentam depósitos de imunocomplexos em múltiplos sítios):

1. Os depósitos imunes subepiteliais localizam-se entre o epitélio e a MBG.
2. Os depósitos imunes subendoteliais localizam-se entre o endotélio e a MBG.
3. Os depósitos imunes intramembranosos localizam-se dentro da MBG.
4. Os depósitos imunes mesangiais localizam-se na matriz mesangial.

A deposição de complexos imunes produz dano glomerular por ativar o complemento e induzir a elaboração de componentes do complemento pró-inflamatórios ou citotóxicos (especialmente o complexo de ataque à membrana, C5-C9). Além disso, os complexos imunes ligam-se aos receptores Fc em muitos tipos de células, incluindo macrófagos, células T, neutrófilos e células mesangiais. Os receptores Fc iniciam uma série de respostas, incluindo citotoxicidade dependente de anticorpos, fagocitose e elaboração de citocinas e quimioatraentes. A infiltração de células inflamatórias é um aspecto muito comum das doenças glomerulares imunologicamente mediadas. Em geral, o infiltrado é localizado no sítio da deposição dos complexos imunes (p. ex., mesângio, alças capilares).

As células T podem lesar diretamente as células glomerulares (p. ex., podócitos), por meio da secreção de citocinas. Por exemplo, o sobrenadante de cultura de células T obtidas de pacientes com doença de lesão mínima produzem ruptura do citoesqueleto de actina de podócitos cultivados, resultando em colapso do podócito e obliteração das fendas de filtração (também conhecido como apagamento dos processos podálicos ou pedicelos). O apagamento dos pedicelos acompanha, invariavelmente, a doença renal caracterizada por proteinuria nefrótica.

Conforme foi resumido no Capítulo 15, os mecanismos não imunes também desempenham um importante papel na alteração (e talvez na mediação) da progressão da fibrose renal (ver Figura 15.12).

Independentemente do evento desencadeador, as alterações patológicas no glomérulo são limitadas, uma vez que as células glomerulares e a arquitetura subjacente respondem a eventos prejudiciais de uma forma bastante previsível. Os aspectos exclusivos das doenças específicas serão abordados nas seções subsequentes. As alterações patológicas observadas (e as doenças prototípicas) estão resumidas abaixo:

- A lesão às células epiteliais viscerais se manifesta como:
  1. Apagamento dos processos podálicos (p. ex., doença de lesão mínima)
  2. Descolamento dos podócitos da MBG subjacente (p. ex., glomeruloesclerose segmentar e focal).

O dano às células epiteliais parietais manifesta-se como proliferação com formação de crescentes (definidas como duas ou mais camadas de células no espaço de Bowman).

- A lesão à membrana basal glomerular (MBG) pode aparecer como:
  1. Espessamento simples (p. ex., nefropatia diabética)
  2. Adelgaçamento com laminação (p. ex., síndrome de Alport);
  3. Irregularidades (p. ex., o espessamento, fissuras ou abaulamento) devido a depósitos de proteínas (p. ex., complexos imunes intramembranosos).
- A lesão ao endotélio manifesta-se como:
  1. Hipercelularidade (p. ex., glomerulonefrite aguda pós-estreptocócica);
  2. Colapso do tufo glomerular.
- Lesão ao mesângio manifesta-se como:
  1. Proliferação de célula mesangial, ocasionalmente com extensões além do mesângio ao interior da MBG, conhecida como interposição (p. ex., trilhos de trem na glomerulonefrite membranoproliferativa);
  2. Acúmulação de matriz extracelular com expansão mesangial (p. ex., nefropatia diabética);
  3. Infiltrações celulares inflamatórias (p. ex., nefropatia por IgA);
  4. Dissolução da matriz mesangial e degeneração das células mesangiais também conhecido como mesangiólise (p. ex., lesão actínica).

Nomenclatura em patologia glomerular

A descrição patológica da doença glomerular emprega linguagem exclusiva do nefropatologista. Esses descritores são relativamente diretos e, em grande parte, baseados na extensão, gravidade e localização da alteração. A terminologia utilizada para descrever essas alterações está resumida na Tabela 16.1.

Tabela 16.1 Nomenclatura usada para descrever lesões renais

Descritor	Definição	Comentários
Focal ou difusa	A proporção de glomérulos em uma biópsia afetados por um processo.	Focal implica que alguns, mas não todos os glomérulos são envolvidos; difusa implica que > 50% dos glomérulos estão envolvidos.
Segmentar ou global	Define a extensão do envolvimento no glomérulo individual.	Segmentar implica que apenas uma parte do glomérulo está envolvida; global implica que o glomérulo inteiro está afetado.
Hipercelularidade	Hipercelularidade endocapilar (intracapilar) manifesta-se como um aumento no número de células dentro dos limites da parede do capilar glomerular, a proliferação extracapilar ou crescêntica aparece como material celular (junto com outros debris), no espaço de Bowman.	A hipercelularidade desenvolve-se por causa de um aumento na proliferação glomerular das células endoteliais e mesangiais ou por causa de infiltração de células inflamatórias (neutrófilos, monócitos e macrófagos). A hipercelularidade é mais comum nas lesões renais agressivas. A adição do descritor "ite" geralmente, mas nem sempre, implica a infiltração de células inflamatórias.
Esclerose ou fibrose	Cicatrização do rim.	Esclerose ou fibrose reflete um aumento na matriz extracelular/colágeno dentro do espaço mesangial, tufo glomerular ou compartimento intersticial.
Necrose ou necrotizante	Dissolução ou ausência das estruturas normais do rim.	A necrose é vista apenas com lesão renal grave. A recuperação é menos provável.
Depósitos	Proteína ou depósitos imunes dentro do rim.	Depósitos de proteínas incluem material fibrilar, como o amiloide. Os depósitos imunes são especificados pela localização (subepitelial, subendotelial, mesangial). Os depósitos imunes podem aparecer em mais de um local, dependendo da doença subjacente. Eles também são descritos pelo subtipo de anticorpos (IgG, IgA, ou IgM).

▶▶ EXEMPLO DA NOMENCLATURA

A glomerulonefrite necrotizante segmentar e focal é uma lesão glomerular que envolve < 50% de todos os glomérulos da amostra (i.e., focal) e < 50% de cada glomérulo (i.e., segmentar). Além disso, a necrose do tufo glomerular (necrotizante) foi observada juntamente com o infiltrado inflamatório (glomerulonefrite).

Fisiopatologia da síndrome nefrótica

A síndrome nefrótica é definida como uma proteinuria superior a 3,5 g/24 h associada com hipoalbuminemia, edema e hiperlipidemia (Figura 16.5). O mecanismo da síndrome nefrótica reflete lesão do podócito glomerular com apagamento dos processos podálicos e perda das propriedades seletivas de permeabilidade da barreira glomerular. O apagamento dos processos podálicos tem sido bem descrito em pacientes com doenças hereditárias que comprometem a função das proteínas do diafragma da fenda (p. ex., nefrina, podocina, etc) ou transtornos clínicos que lesam diretamente o podócito (p. ex., glomerulopatia membranosa). Estudos recentes, com modelos de síndrome nefrótica em camundongos, sugerem que a ruptura do citoesqueleto que compõe o processo podálico suprime o diafragma da fenda e produz proteinuria maciça. A gravidade da proteinuria também é influenciada por alterações na pressão de filtração glomerular, pela concentração plasmática de albumina e pela ingestão proteica.

A retenção renal de sódio e água levando à formação de edema ocorre, invariavelmente, em pacientes com síndrome nefrótica. O mecanismo de reabsorção tubular aumentada de sódio e água é em geral atribuído ao volume circulante efetivo diminuído em decorrência da redistribuição de líquido do compartimento vascular para o intersticial (ver Figura 12.5). Outros estudos sugerem que distúrbios nos fatores físicos intrarrenais, peptídeos natriuréticos ou na atividade do sistema nervoso simpático podem contribuir para as alterações na reabsorção tubular de sódio e água na síndrome nefrótica.

Considerando que a síntese hepática de albumina pode aumentar várias vezes (excedendo 30 g/d), o mecanismo de hipoalbuminemia na síndrome nefrótica continua a gerar muito debate. Possíveis fatores que contribuem para a hipoalbuminemia incluem:

1. Degradação aumentada de albumina pelo rim;
2. Comprometimento da síntese hepática de albumina;

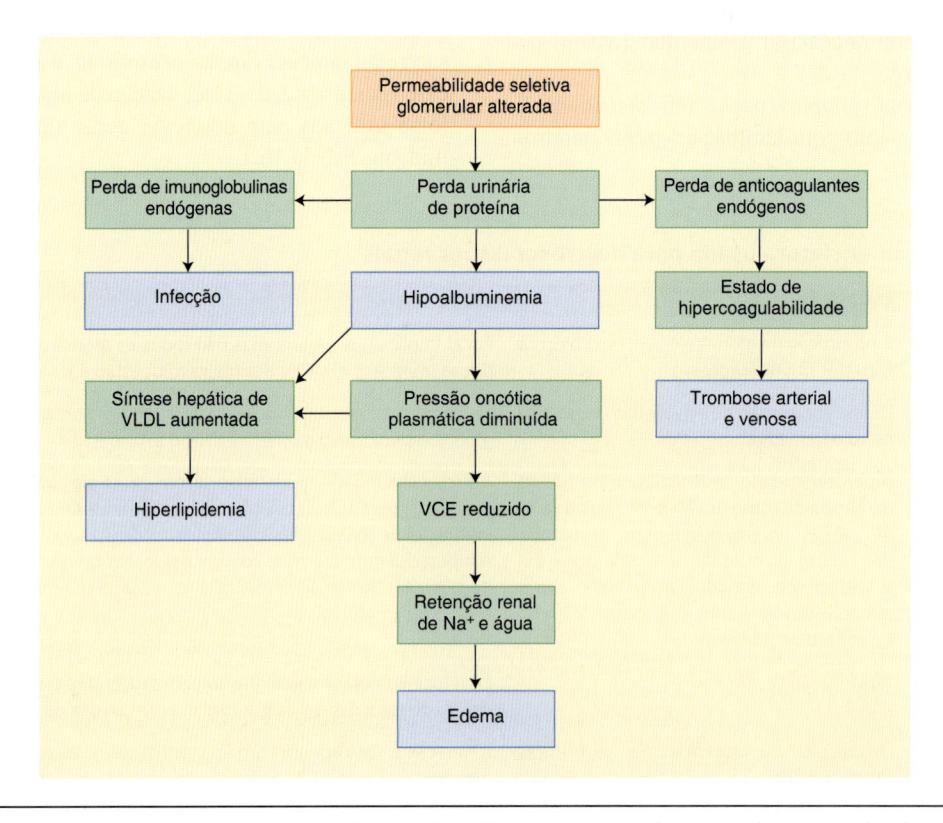

FIGURA 16.5 As consequências clínicas da proteinuria incluem: (1), hipoalbuminemia (2) trombose arterial ou venosa, devido à perda de proteínas anticoagulantes endógenas (proteína S, proteína C e antitrombina III), (3) complicações infecciosas por causa da perda de imunoglobulinas na urina, (4) hiperlipidemia por causa da síntese hepática aumentada de lipoproteína de densidade muito baixa (VLDL) e (5) a formação de edema porque a pressão oncótica reduzida favorece o deslocamento de fluidos para o compartimento intersticial, que, por sua vez, reduz o volume circulante efetivo (VCE) e promove a retenção renal de sódio e água.

3. Alterações extrarrenais no descarte de albumina.

A hiperlipidemia também acompanha a proteinuria e acredita-se que seja secundária ao aumento da síntese hepática de lipoproteínas de densidade muito baixa (VLDLs). Um aumento das lipoproteínas de densidade baixa (LDLs) também é comum em pacientes com síndrome nefrótica e provavelmente é o resultado do catabolismo de VLDL. O aumento da incidência de doença cardiovascular em pacientes com síndrome nefrótica é, em parte, secundário a alterações nos lipídeos séricos.

Um aumento na incidência de trombose venosa e arterial na síndrome nefrótica foi bem descrito. A excreção urinária de anticoagulantes endógenos, particularmente antitrombina III, proteína C e proteína S podem ser responsáveis pelo estado de hipercoagulabilidade. Os níveis plasmáticos dessas substâncias estão frequentemente diminuídos em pacientes com síndrome nefrótica. Contudo, ainda é controverso se a anticoagulação sistêmica deve ser iniciada em todos os pacientes com proteinuria grave.

Por fim, há um aumento na incidência de infecção na síndrome nefrótica. As complicações infecciosas da síndrome nefrótica são secundárias à perda de imunoglobulinas na urina. Níveis séricos de IgG que permanecem persistentemente maior que 600 mg/dL predizem um alto risco de infecção que pode ser sensível ao tratamento com a infusão intravenosa de IgG.

Doença glomerular associada à síndrome nefrótica

A classificação da doença glomerular de acordo com os achados urinários (nefrótica vs. nefrítica) é uma estratégia útil para formular um diagnóstico diferencial (ver Figuras 15.2 e 15.3). As frequências relativas de doenças que causam a síndrome nefrótica variam com a idade (Tabela 16.2). Além disso, a causa da síndrome nefrótica é em geral desconhecida (idiopática). No entanto, várias doenças sistêmicas importantes estão associadas com a síndrome nefrótica (p. ex., diabetes). Em crianças, a causa costuma ser desconhecida, enquanto em adultos, pode estar associada com uma doença sistêmica.

Doença de lesão mínima

Características clínicas:

A doença de lesão mínima (DLM) é a causa mais comum de síndrome nefrótica em crianças, com um pico de incidência entre 2 e 6 anos de idade. A proteinuria é altamente seletiva (sobretudo albumina), sugerindo que a doença prejudica a natureza seletiva da barreira de carga glomerular. A DLM também é conhecida como nefrose lipoide (devido ao acúmulo de lipídeos nas células tubulares proximais) ou doença nula (por causa da ausência de achados na microscopia óptica). Até 15% dos adultos com síndrome nefrótica também podem apresentar DLM. O ritmo de filtração glomerular e a creatinina sérica são normais em pacientes com DLM. Embora a maioria dos casos seja idiopática, a DLM também está associada com linfoma de Hodgkin, leucemia e alguns fármacos (especialmente AINEs). 95% das crianças com DLM idiopática respondem à corticoterapia; as remissões são menos frequentes em adultos. Em geral, uma excelente resposta é detectada dentro de duas semanas do início da terapia, embora alguns indivíduos possam necessitar de até 12 semanas para responder. Deve-se considerar diagnóstico equivocado na doença refratária. Um paciente ocasional com doença refratária pode responder à imunoterapia de resgate que inclui ciclofosfamida ou ciclosporina.

Patogênese:

A patogênese é desconhecida, embora a DLM não seja caracterizada pela deposição de complexos imunes. É possível que a lesão podocitária (manifestada pelo apagamento dos processos podálicos) seja causada por células T ativadas. Postula-se que um fator circulante, talvez uma citocina, induza a lesão podocitária, causando liberação de citocinas (oxidantes, proteases), que danificam a MBG ou interferem com proteínas estruturais que estão envolvidas na manutenção da integridade do diafragma de fenda. Na maioria dos pacientes, a resposta drástica aos esteroides sugere um transtorno da regulação imunológica.

Patologia (Figura 16.6):
- Microscopia óptica (MO): normal ou apenas leve proeminência de célula mesangial. Os túbulos contornados proximais podem conter lipídeos, devido à absorção de lipoproteínas que passam pela MBG lesada.
- Microscopia eletrônica (ME): extenso apagamento dos processos podálicos podocitários. A MBG parece normal. As alterações dos podócitos são reversíveis após a remissão da proteinuria.
- Imunofluorescência (IF): depósitos imunes não são detectados.

Tabela **16.2** Incidência de síndrome nefrótica primária de acordo com a faixa etária

Doença glomerular	Crianças (%)	Adultos (%)
Doença de lesão mínima	70	10
Glomeruloesclerose segmentar e focal	10	35
Nefropatia membranosa	5	30
Glomerulonefrite membranoproliferativa	10	10
Outra	5	15

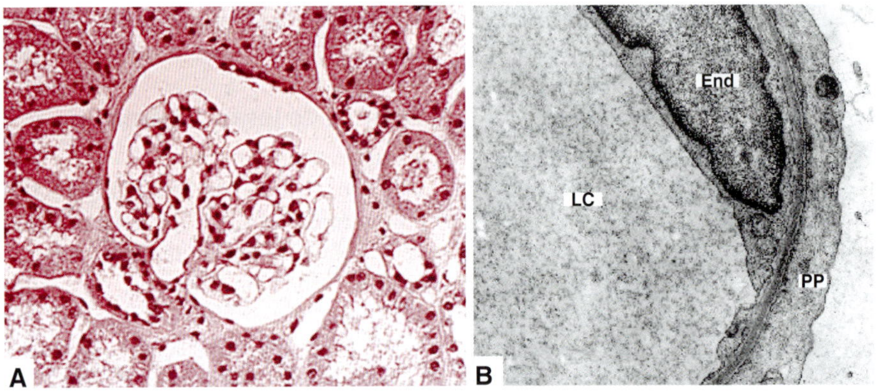

FIGURA 16.6 Doença de lesão mínima. Os glomérulos são normais na microscopia óptica, como representado no painel A. (H & E, X 200). Observar as alças capilares delicadas e regulares e a celularidade normal. O espaço de Bowman é claro e o epitélio parietal aparece plano. O painel B revela apagamento extenso dos processos podálicos (PP) das células epiteliais viscerais. A membrana basal glomerular é de espessura normal (microscopia eletrônica de transmissão, ampliação 6.000 X). (End, núcleo da célula endotelial; LC, lúmen capilar.)

Glomeruloesclerose segmentar e focal

Características clínicas:

A glomeruloesclerose segmentar e focal (GESF) é responsável por 30 a 35% dos casos de síndrome nefrótica do adulto. A GESF tem aumentado em incidência nos últimos 20 anos. Houve um tempo em que a GESF era uma causa relativamente incomum de síndrome nefrótica. Ela é mais prevalente entre afro-americanos e hispânicos. Infelizmente, muitos pacientes (> 50%) progridem para doença renal terminal (DRT) no prazo de cinco anos do diagnóstico.

A GESF ocorre em cinco situações distintas:

- Idiopática ou primária: a maioria dos casos se enquadra nessa categoria. Ela é prevalente entre os hispânicos e afro-americanos.
- Nefropatia por ablação renal: a GESF desenvolve-se, invariavelmente, em pacientes com diminuição da massa renal. A extensão e a gravidade das cicatrizes correlacionam-se com a redução global da massa renal e são exacerbadas por várias comorbidades (p. ex., diabetes, hiperlipidemia, hipertensão arterial sistêmica). Vale ressaltar que a perda de massa renal por si só não é apenas associada com fibrose renal progressiva. Por exemplo, doadores de rim acompanhados por > de 30 anos não desenvolvem lesão renal progressiva. Uma vez que os doadores e seus rins são cuidadosamente selecionados, é provável que o processo de seleção tenha eliminado os rins de alto risco.
- Secundária a um dano anterior: a GESF tem sido relatada em pacientes seguindo-se a resolução de uma nefropatia por IgA previamente ativa. No entanto, pode-se argumentar que este tipo de lesão é o equivalente à nefropatia por ablação renal.
- Associada a outras condições: especialmente nefropatia associada ao HIV ou a abuso de drogas (p. ex., nefropatia por adicção à heroína). GESF tem sido relatada em pacientes com doença falciforme. A nefropatia por HIV, diferentemente da GESF idiopática, segue, de modo geral, curso mais maligno, progredindo com frequência para diálise em poucos meses. Esse tipo de nefropatia está associada a uma variante patológica conhecida como GESF colapsante.
- Formas hereditárias de GESF: essas condições raras, mas instrutivas, têm sido descritas em pacientes com mutações envolvendo várias proteínas do diafragma da fenda (nefrina, podocina, α-actinina-4 e TRPC6).

Estudos recentes recomendam, para pacientes com GESF idiopática, terapia com altas doses de esteroides, em dias alternados por um período de pelo menos 16 semanas (vários autores sugerem que um curso de 6 a 12 meses é necessário para induzir remissão). Até 50% dos pacientes podem responder a esse regime. Pacientes resistentes a esteroide possuem um prognóstico muito reservado.

Patogênese:
Várias teorias têm evoluído para explicar a lesão e o descolamento do podócito na GESF: (1) dados convincentes sugerem que a GESF é uma variante agressiva da DLM. Ambas as doenças são caracterizadas por extensos apagamentos dos processos podálicos e proteinuria grave. Além disso, a DLM recidivante comumente progride para GESF.

Às vezes a GESF reaparece após o transplante renal. O soro de pacientes com GESF recorrente produz um fator circulante que induz GESF em modelos animais (a natureza exata desse fator circulante permanece uma incógnita). Tem-se demonstrado que a GESF recorrente passa por um estágio inicial que se assemelha a DLM. (2) A teoria hemodinâmica sugere que o estresse mecânico do aumento do fluxo sanguíneo glomerular, da pressão glomerular e do ritmo de filtração por néfron causa descolamento dos podócitos. (3) As formas genéticas da GESF produzem lesão idêntica com proteinuria grave. Portanto, é possível que a GESF seja causada por condições que interfiram na expressão ou na função das referidas proteínas podocitárias. Por exemplo, pode-se imaginar que disfunções das proteínas associadas com o diafragma da fenda, com o citoesqueleto do podócito ou com proteínas que fixam os processos podálicos à MBG sejam fundamentais a todas as categorias de GESF.

Patologia (Figura 16.7):
- MO: esclerose de alguns, mas não todos os glomérulos (focal), afetando apenas um segmento (segmentar) do glomérulo (i. e., alguns tufos estão esclerosados e outros não). As lesões começam a ser observadas em glomérulos justamedulares e, no final, progridem para envolver todo o córtex, culminando na esclerose global, atrofia tubular e fibrose intersticial. Por fim, a matriz mesangial expande, resultando em obliteração da alça capilar.
- ME: apagamento dos processos podálicos idênticos a DLM. A característica marcante da GESF é o descolamento dos podócitos da MBG com interposição de novas camadas recém-formadas de MBG.
- IF: sem depósitos verdadeiros de complexo imune, embora seja relativamente comum a observação de IgM e C3 no mesângio, associados com lesões escleróticas.

Glomerulopatia membranosa

A glomerulopatia membranosa (GM) também é referida como glomerulonefrite membranosa ou glomerulonefrite epimembranosa. A GM é responsável pela síndrome nefrótica em aproximadamente 30% dos adultos e em < 5% das crianças. A história natural da GM idiopática é altamente variável. Idade avançada, sexo masculino, insuficiência renal e proteinuria grave na apresentação estão associadas com um prognóstico reservado. De modo geral, 25% progridem para diálise, 50% remitem espontaneamente e 25% apresentam proteinuria persistente. Muitos pacientes com proteinuria persistente possuem a função renal normal durante anos. O prognóstico pode ser um pouco melhor em crianças. Devido ao curso clínico variável, existem controvérsias em relação ao tratamento ideal para esses pacientes. Por razões desconhecidas, a incidência de eventos trombóticos é mais comum na GM do que em outras causas da síndrome nefrótica.

Uma variedade de condições subjacentes tem sido descrita em pacientes com GM, incluindo:

- Doenças autoimunes: especialmente nefrite lúpica (ver Tabela 16.3).
- Carcinoma: 5 a 10% dos adultos com GM apresentam uma malignidade subjacente (pulmão, cólon, melanoma são as mais comuns). Dessa forma, pacientes com GM devem ser rastreados para uma malignidade oculta. A regressão da neoplasia está associada com a resolução da síndrome nefrótica.
- Fármacos: sais de ouro, penicilamina e AINEs são os mais comuns (hoje, ouro e penicilamina raramente são utilizados, mas eram muito empregados para tratar artrite reumatoide). A suspensão do agente lesivo está associada com a resolução da GM.
- Infecções: hepatites B e C, sífilis, esquistossomose e malária.

Patogênese:
Há evidência morfológica de depósitos de imunocomplexos no espaço subepitelial. O antígeno responsável pela

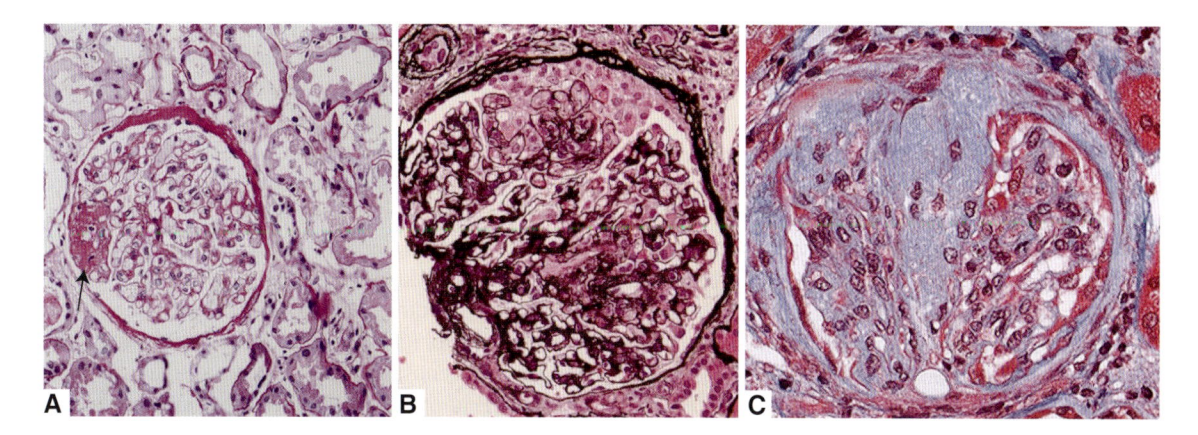

FIGURA 16.7 Glomeruloesclerose segmentar e focal (GESF). O painel A revela um único glomérulo contendo um foco de esclerose segmentar às 8 horas (seta). Vários outros glomérulos da amostra também mostraram áreas segmentares de cicatriz (não mostrado). O interstício ao redor parece relativamente normal (coloração ácido periódico de Schiff, 400 X). O painel B revela uma lesão segmentar em 12 horas. Observar o colapso do tufo glomerular nesse sítio com a proliferação do epitélio visceral sobrejacente (metenamina de prata de Jones mancha, 400 X). Esse padrão de GESF é referido como a variante colapsante e está associada com um prognóstico reservado. O painel C revela cicatriz segmentar (cor azul) em um único glomérulo (coloração tricrômico de Masson, 400 X).

Tabela **16.3** Classificação da nefrite lúpica (ISN/RPS)

Classe	Lesão
Classe I	Nefrite lúpica mesangial mínima
Classe II	Nefrite lúpica proliferativa mesangial
Classe III	Nefrite lúpica proliferativa focal
Classe IV	Nefrite lúpica proliferativa difusa
Classe V	Nefrite lúpica membranosa
Classe VI	Nefrite lúpica esclerosante avançada (> 90% dos glomérulos esclerosados globalmente).

Dados da ISN/RPS, Sociedade internacional de Nefrologia/Sociedade de Patologia Renal (2003)

formação do complexo imune tem sido alvo de intensa investigação por mais de 50 anos. O modelo da nefrite de Heymann em ratos (primeiramente relatado em 1959) imita a GM humana (clinica e patologicamente) e, dessa forma, serviu como um modelo substituto para estudar a GM humana. Nesse modelo, os ratos são imunizados com preparações de borda em escova tubular proximal e, subsequentemente, geram um anticorpo contra um antígeno da borda em escova denominado antígeno de Heymann. Esse anticorpo reage cruzadamente com um antígeno na superfície do podócitos do rato. O antígeno de Heymann foi caracterizado como uma proteína de 300 a 600 kDa que foi posteriormente identificada como megalina (uma proteína envolvida na endocitose mediada por receptor e expressa nas fóveas revestidas de clatrina dos podócitos). Na GM humana, o antígeno podocitário tem permanecido elusivo, apesar dos vários avanços surgidos nos últimos dois anos. Por exemplo, estudos recentes indicam que o antígeno podocitário em muitos adultos (> 70%) com GM é, de fato, o receptor de fosfolipase A_2 (PLA_2R). Outros antígenos candidatos em humanos incluem a endopeptidase neutra (NEP), proteínas derivadas do vírus da hepatite (especificamente, hepatites B e C) e antígenos caracterizados em doenças autoimunes (especialmente LES). É provável que alguns antígenos sejam endógenos (PLA_2R e NEP), enquanto outros sejam plantados ao longo do compartimento subepitelial. Independente disso, os complexos imunes induzem lesão podocitária. Como as podocitopatias descritas anteriormente, DLM e GESF, proteinuria maciça é uma característica marcante da doença.

A formação do complexo imune induz a ativação do complemento. Em particular, o complexo de ataque à membrana (C5-C9) parece desempenhar um papel central na produção de lesão do podócito. Estudos recentes em animais nocauteados para o complemento fundamentam o papel crítico do complemento, especificamente C5-C9, na patogênese da GM. Neutrófilos e monócitos não são observados nos glomérulos de animais ou humanos com GM. Uma vez que os complexos estão localizados no compartimento subepitelial, é possível que as proteínas quimioatraentes do complemento (C3a e C5a) estejam isoladas da circulação. Por isso, a ausência de células inflamatórias.

Patologia (Figura 16.8):
- MO: os glomérulos apresentam celularidade normal. A MBG é uniformemente espessada, secundária a depósitos imunes e aumento da síntese de colágeno tipo IV. Com a coloração da prata (que cora o colágeno da MBG, mas não depósitos imunes), "espículas" são visíveis na face exterior da MBG.
- ME: a aparência da MBG espessada na MO é devido a depósitos imunes subepiteliais elétron-densos. As espículas observadas na MO representam o crescimento da lâmina densa ao redor dos depósitos imunes. À medida que a doença progride, as espículas vão envolvendo os depósitos imunes, incorporando-os à MBG. O apagamento dos processos podálicos também é observado.
- IF: deposição granular difusa de imunoglobulina e complemento e, ao longo da MBG, correspondendo aos depósitos observados pela ME. As imunoglobulinas predominantemente detectadas (em particular na GM idiopática) incluem IgG4 e IgG1 (a IgG1 é um potente ativador do complemento).

Glomerulonefrite membranoproliferativa

Clínica:
A glomerulonefrite membranoproliferativa (GNMP) é uma síndrome relativamente rara que em geral se apresenta com um misto de hematuria e proteinuria leve a grave. O componente proliferativo é proeminente no mesângio, daí o sinônimo glomerulonefrite mesangiocapilar. A GNMP aparece nodular ou lobular na microscopia óptica e tem sido referida também como glomerulonefrite lobular. Por causa da aparência lobular, às vezes ela é confundida com nefropatia diabética. O curso clínico da GNMP varia desde uma glomerulonefrite rapidamente progressiva fulminante a uma doença lentamente progressiva, dominada por sinais e sintomas de síndrome nefrótica. A GNMP é quase sempre acompanhada de hipocomplementemia. Em crianças, a GNMP idiopática é responsável por < 5% de todas as síndromes nefróticas. As formas adultas da doença em geral são secundárias a uma doença subjacente, em especial a hepatite C. Outras associações incluem LES, hepatite B, leucemia linfocítica crônica, crioglobulinemia, abuso de drogas intravenosas e rejeição de transplante. O tratamento da GNMP idiopática é controverso, embora corticosteroides em dias alternados tenha alcançado sucesso em crianças com GNMP tipo 1.

Patogênese:
As duas principais variantes histológicas de GNMP (tipo 1 e tipo 2) foram identificadas com microscopia eletrô-

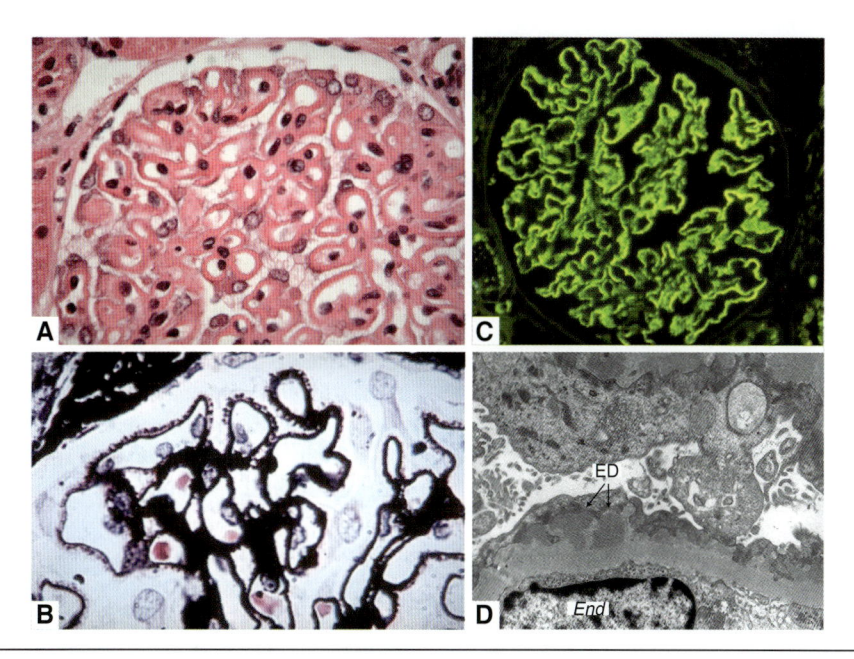

FIGURA 16.8 Glomerulopatia membranosa (GM). O painel A revela alças capilares espessadas e rígidas que são características da GM. (H&E, 400 X). A aparência rígida da parede capilar provavelmente reflete os depósitos de imunocomplexos dentro do espaço subepitelial. O painel B revela as espículas características da GM (coloração prata de Jones, 400 X). A aparência espiculada reflete a expansão da membrana basal glomerular (MBG) lateralmente aos depósitos imunes. O painel C revela imunofluorescência granular com antissoros contra IgG (ampliação 400 X). O painel D revela discretos depósitos imunes elétron-denso (ED) limitados ao espaço subepitelial (microscopia eletrônica de varredura, (2.000 X). Notar a extensão da MBG lateralmente aos depósitos imunes. (End, núcleo da célula endotelial.)

nica (ambas as variantes parecem idênticas à microscopia óptica). A GNMP tipo 1 é muito mais comum do que a do tipo 2. Ela é caracterizada pela deposição de complexos imunes no mesângio e no espaço subendotelial (com ativação e consumo de complemento). O antígeno desencadeador é desconhecido; porém, é associado com frequência à hepatite C. Associações menos comuns incluem LES, derivações atrioventriculares infectadas, doença hepática crônica, neoplasias, endocardite e deficiência hereditária de complemento.

A GNMP tipo 2 é causada pela ativação do complemento aumentado devido ao fator C3 nefrítico (C3NeF), um autoanticorpo que se liga a convertase de C3 (Figura 16.9). A convertase de C3 é estabilizada por esse autoanticorpo e, desse modo, ativa a cascata do complemento com a elaboração de fragmentos do complemento biologicamente ativo. Os pacientes desenvolvem hipocomplementemia por causa do consumo persistente de C3.

Patologia (Figura 16.10):
- MO: as GNMPs tipos 1 e 2 parecem similares, com glomérulos volumosos e lobulados. Proliferações mesangial com infiltração de leucócitos e MBG espessada são observadas. A MBG apresenta um contorno duplo característico ou aparência em "trilho de trem" com a coloração da prata, particularmente proeminente com a GNMP tipo 1. Essa aparência, ou seja, a duplicação da MBG, é o resultado da interposição das extensões celulares da célula mesangial entre as alças capilares periféricas. As células endoteliais que recobrem os depósitos imunes também sintetizam uma fina camada de membrana basal.
- ME: a GNMP tipo 1 está associada com extensos depósitos imunes mesangiais e subendoteliais. A GNMP tipo 2 (também conhecida como doença de depósito denso) revela, ao longo da MBG, uma estrutura irregular em banda elétron-densa em decorrência da deposição de material denso de composição desconhecida.
- IF: a GNMP tipo 1 revela depósitos granulares maciços de C3; IgG, C1q e C4 também estão presentes, mas em menor grau. Claramente, esses achados sugerem uma patogênese por complexo imune. A GNMP tipo 2 revela C3 em focos irregulares granulares a lineares na MBG ou mesângio. IgG, C1q e C4 em geral estão ausentes.

Nefropatia diabética

Clínica

A nefropatia diabética (ND) é a principal causa de doença renal terminal (DRT), nos Estados Unidos. Um dos primeiros achados clínicos da ND é a microalbuminuria (MIA). A MIA reflete uma lesão sutil na barreira de filtração glomerular e é manifestada quando a albumina na urina apresenta valores de 30 a 300 mg/d. Geralmente, a albumina

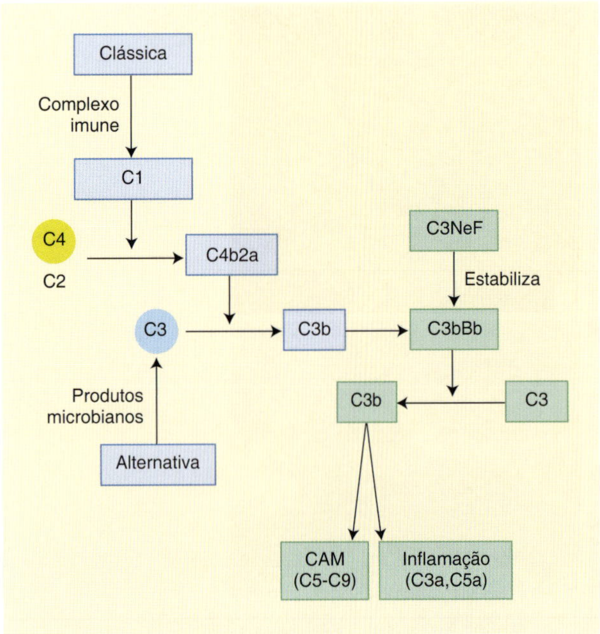

FIGURA 16.9 Esquema simplificado representando a via clássica de ativação do complemento em relação à alternativa. A via clássica é dependente de anticorpos e, portanto, altamente específica. Os complexos imunes de antígeno-anticorpo estabilizam e ativam o C1, que, por sua vez, produz C4b2a (uma convertase de C3) a partir de C4 e C2. Portanto, um nível baixo de C4 é um marcador de ativação da via clássica. O C4b2a cliva C3 para C3b, que é convertido em C3bBb após a interação com outra proteína do complemento B. Assim, o consumo de C3 também ocorre quando a via clássica é ativada. O C3 pode ser diretamente convertido para C3b por adesão não específica a proteínas microbianas (p. ex., proteínas da parede celular). A ativação inespecífica do complemento incorpora a via alternativa. Uma vez gerado, o C3b interage com B para produzir a convertase de C3, C3bBb. O C3bBb gera moléculas adicionais de C3b, amplificando, assim, a resposta. A ativação da via alternativa consome C3, mas não C4. Uma vez que C3b é gerado, a cascata do complemento procede ainda mais para produzir moléculas quimiotáticas (C3a e C5a) e um complexo de proteínas que lesam diretamente as células (p. ex., complexo de ataque à membrana ou CAM, que é composto de C5-C9). A glomerulonefrite membranoproliferativa tipo 2 é caracterizada pela presença de um anticorpo circulante que se liga e estabiliza a convertase C3bBb. Esse anticorpo é conhecido como fator C3 nefrítico (C3NeF).

representa < 20% das proteínas excretadas na urina. No entanto, na doença renal de diversas origens, o porcentual de albuminuria aumenta significativamente (podendo chegar a 80%). A MIA não é facilmente detectada pela fita reagente; no entanto, a razão entre albumina e a creatinina urinária em amostra isolada é sensível de forma suficiente para triagem de MIA. Se ela estiver presente em duas a três amostras e o paciente estiver estável, o tratamento com a inibição da enzima conversora deve ser implementado. Proteinuria franca (fita reagente positiva) geralmente ocorre dentro de 5 a 7 anos após o diagnóstico de MIA. Depois disso, a proteinuria aumenta para faixa nefrótica durante um período de 5 a 10 anos. A proteinuria nefrótica é acompanhada por perda progressiva da função renal ao longo de 5 a 10 anos adicionais (Figura 16.11). Aproximadamente 30% dos pacientes com diabetes desenvolvem proteinuria e lesão renal progressiva. Os restantes 70% são protegidos dessa complicação (talvez por causa de fatores genéticos ou epigenéticos).

A hiperfiltração (TFG >140 mL/min) é frequentemente observada na diabetes melito insulinodependente (DMID ou DM tipo 1); no entanto, a MIA desenvolve-se em < 40% desses pacientes. A identificação de fatores de risco específicos para o desenvolvimento de MIA em pacientes com DMID tem permanecido elusiva; no entanto, o controle glicêmico inadequado, a hemodinâmica intrarrenal anormal e a hiperlipidemia têm sido implicados na progressão da hiperfiltração latente para a proteinuria franca. Além disso, a hipertensão não controlada, o controle glicêmico inadequado e o tabagismo aceleram a progressão da doença renal estabelecida. A nefropatia diabética está fortemente associada a outras complicações da diabetes (neuropatia, retinopatia). De fato, na ausência de retinopatia, deve-se questionar o diagnóstico de ND.

A hipertensão arterial sistêmica desempenha um papel importante na progressão da ND, pois a terapia anti-hipertensiva pode atenuar de forma significativa a progressão da doença renal. Inibidores da enzima conversora da angiotensina melhoram a lesão renal e proteinuria na ND independente de alterações na pressão arterial sistêmica.

A lesão renal no diabetes melito não insulinodependente (DMNID ou DM tipo 2) ocorre com frequência similar (~ 30%), mas é muito mais comum, uma vez que a incidência de DM tipo 2 é muito maior que de DM tipo 1. Tem-se mostrado que a administração de agentes bloqueadores de receptor de angiotensina retarda a lesão renal progressiva no DM tipo 2.

Patogênese:

Apesar dos intensos esforços destinados a abordar o mecanismo da fibrose renal progressiva na ND, os eventos responsáveis pela lesão renal têm permanecido elusivos. Contudo, um modelo geral de lesão renal progressiva emergiu ao longo das últimas duas décadas. Ambos os fatores hemodinâmicos e metabólicos têm recebido atenção considerável. A teoria hemodinâmica é semelhante à descrita na Figura 15.12. Acredita-se que a hiperfiltração inicial do DM reflete um aumento na pressão glomerular, hiperfiltração e hiperperfusão por néfron. Fármacos que atenuam essas alterações hemodinâmicas (p. ex., inibidores da enzima conversora) têm sido bem-sucedidos em desacelerar a fibrose renal progressiva, dando suporte, assim, à teoria hemodinâmica da lesão renal. O bloqueio da enzima conversora também está associado com a diminuição da proliferação da célula mesangial, da síntese extracelular de matriz e da secreção de citocinas pró-fibróticas. Essas propriedades não hemodinâmicas dos inibidores da enzima

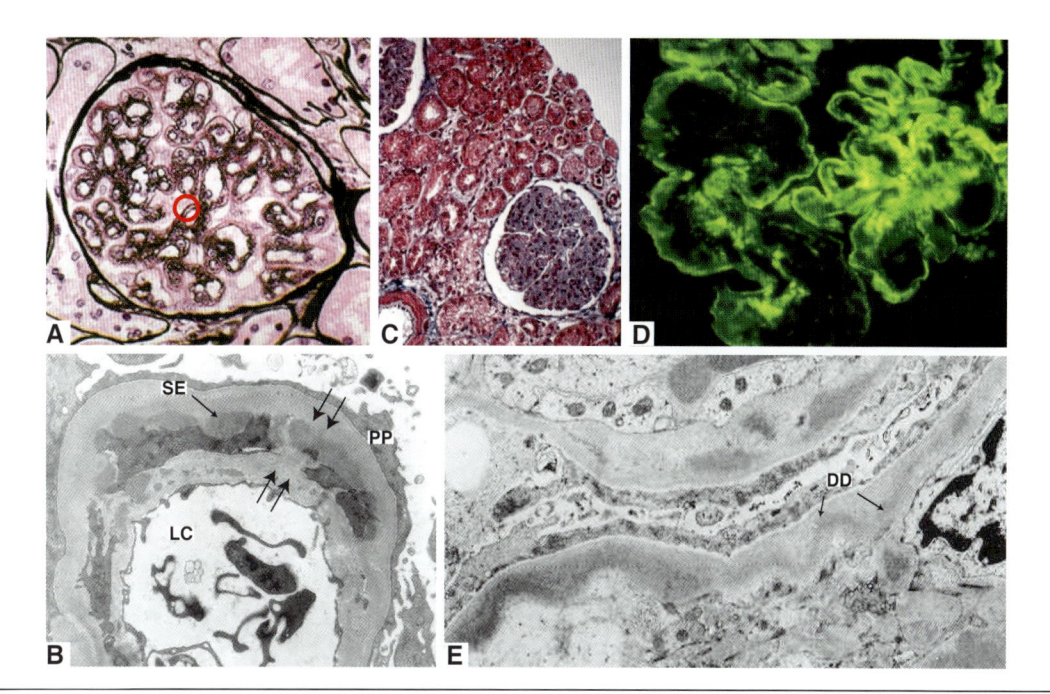

FIGURA 16.10 Glomerulonefrite membranoproliferativa (GNMP). A microscopia óptica é praticamente idêntica na GNMP tipo 1 e 2. O painel A revela os duplos contornos ou "trilhos de trem" (círculo vermelho) melhor vistos com metenamina de prata de Jones. Os contornos duplos são o resultado de duplicação ou lamelação da membrana basal glomerular (MBG). A divisão é claramente visível no painel B (setas duplas). Além disso, observar os extensos depósitos imunes subendoteliais (SE) cercados por MBG no painel B (isso é consistente com GNMP tipo 1). Acredita-se que os depósitos imunes estimulem a produção de membrana basal. Elementos celulares também podem ser observados dentro da membrana duplicada (referido como interposição celular). O painel C revela a clássica aparência lobular do glomérulo, que é devido ao acúmulo de matriz mesangial, juntamente com a proliferação celular mesangial e endocapilar e leucócitos infiltrantes (coloração ácido periódico de Schiff, 200 X). O painel D mostra imunofluorescência com anticorpos anti-IgG. Observar os depósitos imunes irregulares e segmentares ao longo da parede capilar (200 X). O painel E mostra a clássica aparência em faixa dos depósitos imunes na GNMP tipo 2 ou doença de depósito denso (DD) (microscopia eletrônica de transmissão, 6.000 X). A interposição mesangial é muito comum em ambos os tipos de GNMP. Assim, as células mesangiais estendem-se para dentro da MBG, resultando em divisão da MBG. (PP, processos podálicos; LC, lúmen capilar.)

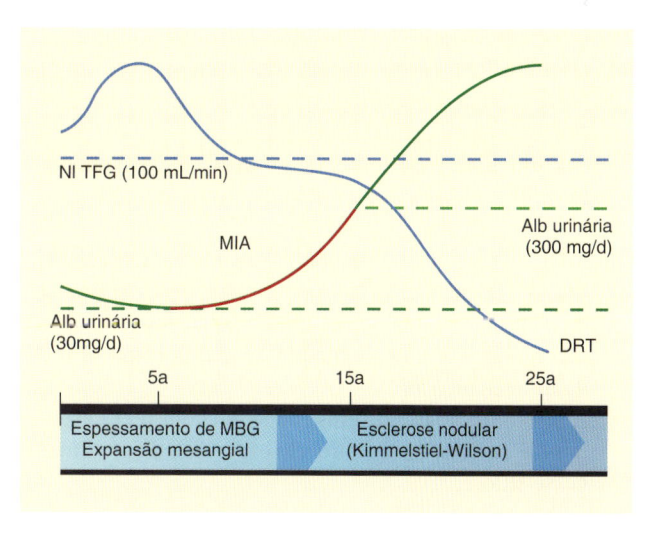

FIGURA 16.11 História natural dos principais aspectos clínico-patológicos da nefropatia diabética. Acredita-se que a nefropatia diabética tipos 1 e 2 seguem uma história natural semelhante, embora o diagnóstico no diabetes tipo 2 seja necessariamente atrasado. A escala de tempo é representada em anos (a). A linha azul tracejada representa uma TFG normal (NL) de 100 mL/min. A hiperfiltração ocorre precocemente no curso da nefropatia diabética (a TFG pode exceder a 200 mL/min). No entanto, à medida que o controle da glicose melhora com a terapia, a TFG normaliza-se (linha azul sólida). A linha tracejada verde escuro representa uma taxa normal albuminuria de 30 mg/d ou menos. Elevações transitórias da albuminuria de 24 horas podem ocorrer com diabetes descompensado por causa de uma enfermidade intercorrente. Esses aumentos transitórios da albuminuria não prognosticam o desenvolvimento de nefropatia. Em pacientes destinados a desenvolver fibrose renal progressiva, a taxa de albuminuria permanece persistentemente > 30 mg/d. Taxas de albuminuria acima de 30 mg/d, mas abaixo de 300 mg/d são indetectáveis pela fita reagente de rotina e são chamadas de microalbuminuria (MIA). A MIA desenvolve-se aproximadamente 5 a 10 anos após o diagnóstico inicial em pacientes reservados a progredir para doença renal terminal (DRT). A fase de MIA (linha sólida vermelha) dura cerca de 5 a 10 anos. Durante esse tempo a TFG é normal. A fase proteinúrica (linha sólida verde, fita reagente positiva para proteína) anuncia o início da lesão renal progressiva. A taxa de perda de TFG é de em média 6 a 10 mL/min/a durante essa fase. Dessa forma, a DRT é alcançada em cerca de 10 a 15 anos. O tratamento agressivo com anti-hipertensivos (incluindo inibidores da enzima conversora ou bloqueadores dos receptores da angiotensina) pode atrasar significativamente o desenvolvimento da DRT. Curiosamente, lesões renais avançadas podem aparecer muito cedo no curso da nefropatia diabética.

conversora também podem melhorar a fibrose renal progressiva.

Estudos adicionais têm se concentrado nas anormalidades metabólicas que acompanham o diabetes, em particular a deficiência de insulina, a hiperglicemia e a hiperlipidemia. Uma teoria bem aceita é baseada na geração de produtos finais da glicação avançada (AGEs) (Figura 16.12). Os AGEs são gerados por glicação não enzimática de proteínas e lipídeos. Eles são observados no envelhecimento normal, no entanto, a hiperglicemia acelera muito o processo. Uma vez estabelecidos, os AGEs podem interagir com receptores em vários tipos de células (conhecido como receptor para AGE ou RAGE) e gerar fatores de crescimento, citocinas pró-inflamatórias e pró-fibróticos e o fator de crescimento do tecido conectivo. Presume-se que esses eventos levam ao aumento da matriz mesangial e fibrose final. As terapias voltadas para as interações AGE-RAGE têm se mostrado promissoras em estudos preliminares com seres humanos. Embora o conhecimento dos fatores envolvidos na mediação da ND progressiva tenha se expandido consideravelmente, a patogênese exata permanece não totalmente compreendida.

Patologia (Figura 16.13):
- MO: glomérulos volumosos (refletindo hipertrofia), com aumento da matriz mesangial, ocorrem em 2 a 3 anos após o início da doença. As alterações patológicas podem preceder os aspectos clínicos (p. ex., MIA) da ND. Lesões glomerulares nodulares, que aparecem como acúmulos ovoides, homogêneos e eosinofílicos de matriz mesangial, são observadas em casos avançados. Essas lesões são conhecidas como nódulos de Kimmelstiel-Wilson. A arterioloesclerose hialina (também vista na hipertensão), envolvendo tanto as arteríolas aferentes e eferentes, é comum e provavelmente reflete lesão microvascular grave do diabetes (i.e., microangiopatia diabética).
- ME: um dos primeiros aspectos da ND é espessamento difuso da MBG, ocorrendo dentro de um ano após o diagnóstico de diabetes tipo 1. O espessamento da MBG aumenta em conjunto com a progressão das lesões diabéticas. Além disso, a esclerose mesangial difusa ocorre devido à contínua expansão da matriz mesangial. Por fim, o acúmulo de matriz torna-se nodular na aparência.
- IF: a coloração linear difusa da MBG com IgG e albumina é devido ao sequestro não específico de proteínas nesse sítio.

Amiloidose

Clínica
A amiloidose é uma doença sistêmica caracterizada por depósitos organizados de proteínas específicas que assumem uma conformação de folha pregueada β. A doença

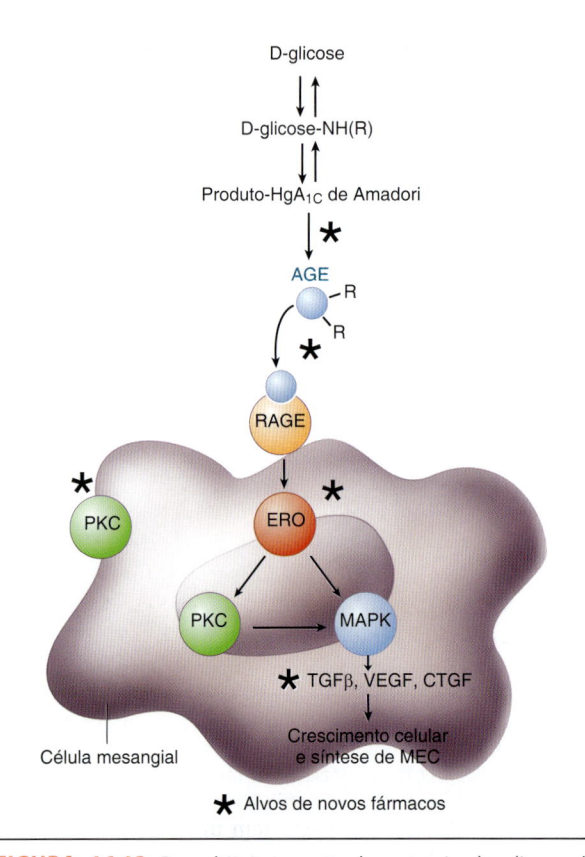

FIGURA 16.12 Desenho representando a teoria da glicose da lesão renal diabética. A glicação de proteínas endógenas (R) ocorre normalmente; no entanto, a hiperglicemia acelera o processo, levando ao acúmulo de produtos finais de glicação avançada (AGE). Nesse modelo, a D-glicose é reversivelmente ligada às proteínas e produz uma base de Schiff. Esse composto é instável e volta ao seu estado normal quando níveis de glicose diminuem. No entanto, elevações sustentadas de glicose levam à produção final de uma proteína glicada de forma irreversível (após passar por uma série de reações bioquímicas, incluindo oxidações, desidratação e rearranjos), conhecida como AGE. A primeira proteína glicada relativamente estável é conhecida como o produto de Amadori ou frutose-lisina. A hemoglobina A1C é um exemplo clinicamente útil de um produto de Amadori. Essa proteína reversivelmente glicada pode ser medida no plasma e reflete a concentração de glicose dos últimos 30 a 60 dias. A medição de $HbgA_{1C}$ é um teste laboratorial útil para monitorar o controle de glicose durante um período prolongado. Uma vez que a proteína é irreversivelmente glicada (AGE), ela pode formar ligações cruzadas com outras proteínas e tornar-se resistente à degradação proteolítica. Na verdade, acredita-se que as ligações cruzadas mediadas pela glicose entre AGE e várias proteínas-alvo contribuem para doenças crônicas, como a doença de Alzheimer. Alguns AGEs são relativamente benignos, enquanto outros têm sido implicados na nefropatia diabética. Nessa concepção, o AGE interage com o receptor de AGE (RAGE) e provoca uma cascata de sinalização que produz espécies reativas de oxigênio (ERO), que, por sua vez, ativa muitos sistemas celulares de sinalização, incluindo a proteína quinase C (PKC) e proteína quinase ativada por mitógeno (MAPK). Essas cascatas de sinalização terminam na síntese e secreção de vários fatores de crescimento, incluindo fator de crescimento transformador β (TGF-β), fator de crescimento do endotélio vascular (VEGF) e o fator de crescimento do tecido conectivo (CTGF). Essas moléculas induzem o crescimento celular e a produção de matriz extracelular (ECM) com fibrose tecidual. Os asteriscos indicam o local de ação dos fármacos em fase de testes na doença renal diabética. (CM, célula mesangial.)

pode afetar praticamente qualquer sistema orgânico, incluindo o fígado, coração, pele e sistema nervoso. A amiloidose renal é uma causa relativamente incomum de síndrome nefrótica do adulto. Proteinuria maciça (às vezes 20 g/d) tem sido observada; no entanto, alguns pacientes apresentam-se com < 1 g/d de proteinuria. É comum o envolvimento de múltiplos órgãos, manifestado como hepatoesplenomegalia, insuficiência cardíaca congestiva, neuropatia periférica, macroglossia e síndrome do túnel do carpo. O prognóstico global da amiloidose sistêmica é reservado com sobrevida média de < 1 ano, relatado em algumas séries. Entretanto, a natureza da proteína amiloide influencia as taxas de sobrevivência global. Três categorias de amiloide têm sido descritas:

- A amiloidose AL é devido ao acúmulo de cadeias leves monoclonais circulantes. 90% estão associados com uma gamaglobulina monoclonal circulante de significado indeterminado (GMSI). 10% estão associados com mieloma múltiplo.
- A amiloidose AA (também conhecida como amiloidose reativa) é devido ao acúmulo sérico de amiloide A (SAA), que é um reagente de fase aguda produzido pelo fígado em pacientes com doenças inflamatórias crônicas (p. ex., artrite reumatoide).
- Diversas condições que geram uma proteína amiloidogênica incluem: amiloidose renal hereditária (p. ex., associada com mutações na pré-albumina), doença de Alzheimer e artropatia associada à diálise (devido ao acúmulo de microglobulina-β_2).

Mais de 80% são secundários a amiloide AL. Esse tipo de amiloide está relacionado a uma proteína monoclonal circulante que também é encontrada na urina. Dessa forma, imunoeletroforese sérica e urinária é útil para estabelecer o diagnóstico. O tratamento para amiloidose renal é dirigido à doença de base. Vários relatos têm demonstrado que a combinação de melfalan com altas doses de corticosteroides e o transplante autólogo de células-tronco pode resultar em cura do amiloide AL.

Patologia (Figura 16.14):
- MO: os depósitos de amiloide ficam confinados à matriz mesangial nos estágios iniciais de envolvimento renal. Por fim, os depósitos podem progredir para o envolvimento do tufo vascular com obliteração dos lúmens capilares com material eosinofílico amorfo. O amiloide (i.e., folhas preguedas β) exibe birrefringência verde-maçã sob microscopia de luz polarizada após ser corado com o vermelho Congo. Depósitos de amiloide peritubular e intersticial também podem ser vistos. Cilindros compostos por cadeias leves frequentemente são observados em amiloide AL. O amiloide também pode ser detectado no interior da parede vascular.
- ME: o amiloide revela uma aparência fibrilar característica. As fibrilas medem em torno de 10 a 12 nm de diâmetro.

Doenças glomerulares associadas com sedimento nefrítico

A síndrome nefrítica é um complexo clínico, em geral de início agudo, muitas vezes associado com inflamação glomerular, e caracterizada por hematuria, com ou sem cilindros hemáticos, oliguria, azotemia (ureia e creatinina sérica elevadas), hipertensão e proteinuria (variando de

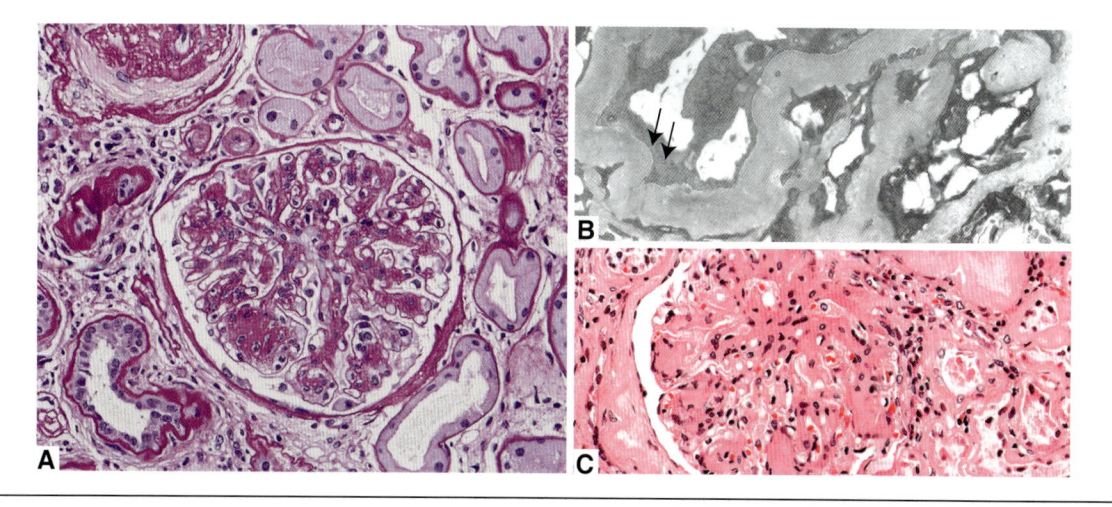

FIGURA 16.13 Nefropatia diabética. O painel A mostra expansão mesangial difusa e hipercelularidade mesangial leve. Um pequeno nódulo é visível em 7 horas (coloração ácido periódico de Schiff, 200 ×). O painel B revela uma membrana basal glomerular difusamente espessada secundária à expansão da lâmina densa. Depósitos imunes não são observados. O apagamento dos processos podálicos (setas) é visível nesta secção (microscopia eletrônica de transmissão, 6.000 ×). O painel C revela massas de matriz mesangial dando origem a uma aparência nodular (H&E, 400 ×).

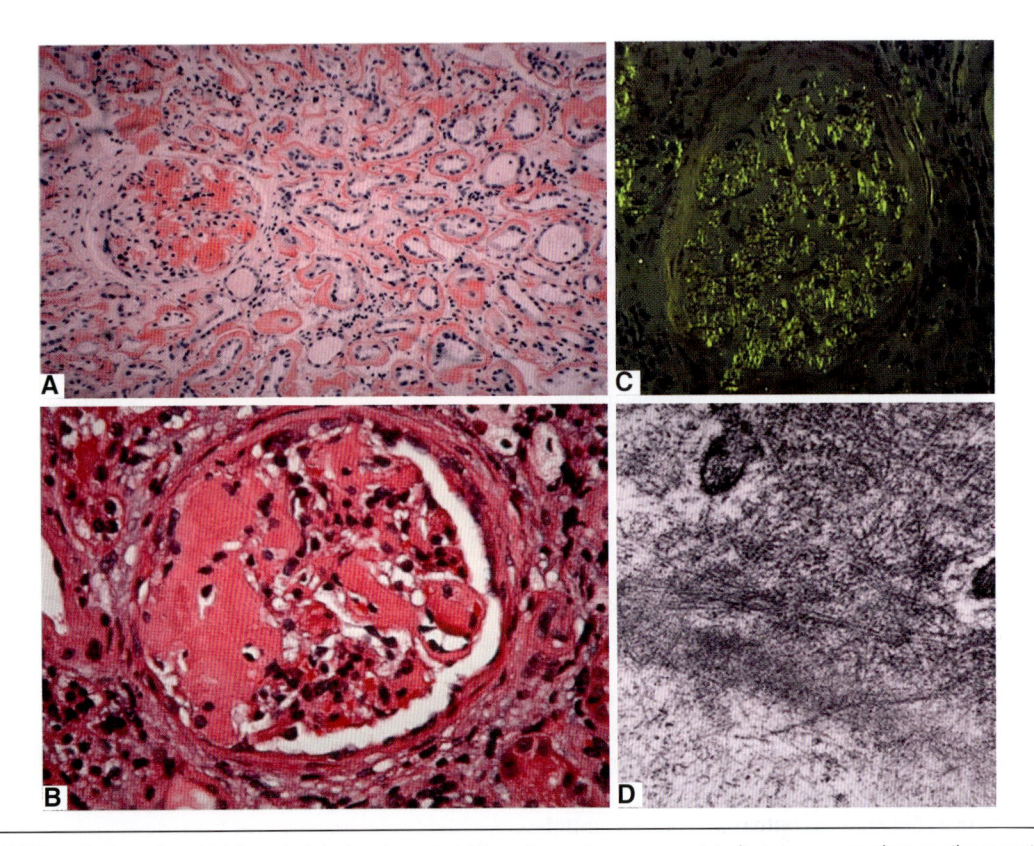

FIGURA 16.14 Amiloidose. O painel A revela borrões de material amorfo nas áreas mesangiais, bem como nas alças capilares periféricas (H&E, ~100). O painel B revela massas muito grandes de material eosinofílico acelular no mesângio, estendendo-se para as alças capilares. A distorção da arquitetura glomerular normal é facilmente perceptível. O material parece viscoso ou pegajoso (coloração ácido periódico de Schiff, ~ 400). O painel C revela a birrefringência verde-maçã clássica na microscopia polarizada (coloração vermelho Congo, ~ 400). Isso é patognomônico de amiloide (especificamente folhas pregueadas β de proteínas). O painel D revela fibrilas amiloides aleatoriamente orientadas com um diâmetro de 10 a 12 nm (microscopia eletrônica de transmissão, ~ 50.000).

valores baixos a níveis altos compatíveis com proteinuria nefrótica).

As lesões renais que acompanham a síndrome nefrítica são invariavelmente caracterizadas por hipercelularidade glomerular, secundária à proliferação de células mesangiais e endoteliais e infiltração de leucócitos. O processo inflamatório danifica a parede capilar glomerular, resultando em hematuria, proteinuria e queda no ritmo de filtração glomerular. A formação de complexo imune é um aspecto muito comum da síndrome nefrítica.

Glomerulonefrite proliferativa aguda

Clínica:
Essa condição é caracterizada pela proliferação difusa do glomérulo e é conhecida também como glomerulonefrite aguda, glomerulonefrite pós-infecciosa, glomerulonefrite proliferativa difusa ou glomerulonefrite proliferativa endocapilar difusa aguda. O exemplo prototípico desse tipo de lesão glomerular é glomerulonefrite pós-infecciosa.

A infecção estreptocócica é a causa mais comum de glomerulonefrite pós-infecciosa. Algumas cepas de estreptococos do grupo A (cepas nefritogênicas) estão associadas com nefrite proliferativa (tipo M 1, 4, 12, 49 e 55).

Os glomérulos afetados apresentam proliferação difusa e, em alguns casos, formação de crescentes. A doença geralmente se desenvolve uma a duas semanas após quadro de amigdalite ou infecção de pele (mais ou menos o tempo necessário para gerar complexos de antígeno-anticorpo). Dados epidemiológicos sugerem que essa condição pode ocorrer em até 25% dos pacientes infectados com cepas nefritogênicas de estreptococos β-hemolíticos. Embora essa condição seja considerada uma doença da infância, estudos recentes sugerem uma frequência aumentada em pacientes idosos. Os componentes do complemento sérico, em especial C3, estão baixos, e anticorpos circulantes contra antiestreptolisina O (ASLO) e DNAase B estão elevados. As manifestações clínicas variam de síndrome nefrítica florida com numerosos cilindros hemáticos à hematuria e proteinuria assintomáticas. Embora a maioria das crianças se recupere espontaneamente, algumas podem apresentar leves anormalidades urinárias por anos. Há relatos esporádicos de pacientes com insuficiência renal crônica e fibrose intrarrenal grave ocorrendo 30 a 40 anos após um episódio agudo. O desfecho em adultos é menos bem definido, mas provavelmente menos previsível por causa das comorbidades.

Patogênese:
Complexos imunes circulantes são identificados em mais de 50% dos pacientes com glomerulonefrite proliferativa difusa. Em alguns casos, os complexos são pré-formados (p. ex., LES), enquanto em outros parece que o antígeno é primeiramente depositado no glomérulo. O antígeno responsável pela formação complexo imune *in situ* tem permanecido uma incógnita. Antígenos candidatos na glomerulonefrite pós-estreptocócica incluem receptor de plasmina associada à nefrite e a exotocina B (uma protease de cisteína).

Patologia (Figura 16.15):
- MO: glomérulos volumosos com hipercelularidade difusa endocapilar. A hipercelularidade consiste na proliferação das células endoteliais e mesangiais e da infiltração de leucócitos polimorfonucleares (PMNs) e monócitos. A proliferação extracapilar com formação de crescentes pode ocorrer em casos graves, assemelhando-se à lesão observada em glomerulonefrite rapidamente progressiva (i.e., GNRP tipo 2).
- ME: depósitos subepiteliais elétron-densos, em giba ou corcova, consistem em complexos imunes. Qual a extensão em que os imunocomplexos são gerados *in situ* (após a fixação do antígeno) ou são derivados de complexos circulantes é controversa. Depósitos subendoteliais e mesangiais também podem ser vistos.
- IF: depósitos granulares de IgG, IgM e C3, indicando deposição de complexos imunes, são observadas ao longo da MBG e no mesângio. Os achados de IF correspondem às corcovas (*humps*) observadas na MO. Esse padrão de IF é muitas vezes referido como "elevações grosseiras" (*lumpy-bumpy*).

Nefrite lúpica

Clínica:
A doença renal no LES é extremamente comum. De todos os pacientes, 90% têm anormalidades na biópsia renal, embora muitos sejam assintomáticos. O LES é uma doença de mulheres jovens, com uma razão masculino:feminino de 10:1. Esses pacientes em geral se apresentam com manifestações na pele (eritema malar, alopecia), febre e sintomas musculoesqueléticos (artralgia, mialgia). O envolvimento renal manifesta-se como hematuria e proteinuria, embora a extensão e gravidade da lesão renal dependam da doença de base, que é extremamente diversificada. Seis classes histológicas de doença renal têm sido descritas em pacientes com LES (Tabela 16.3). Com frequência conversão espontânea de um subtipo histológico em outro é a regra, e não a exceção. A diversidade dessa doença complica as estratégias de tratamento e suas interpretações. O tratamento tem sido melhor definido para a classe proliferativa difusa da nefrite lúpica, cuja resposta à prednisona combinada com a ciclofosfamida intravenosa é superior ao placebo ou ao esteroide isolado. Estudos recentes sugerem que o mofetil de micofenolato (MMF) equivale terapeuticamente (sendo menos tóxico) a ciclofosfamida. A hipo-

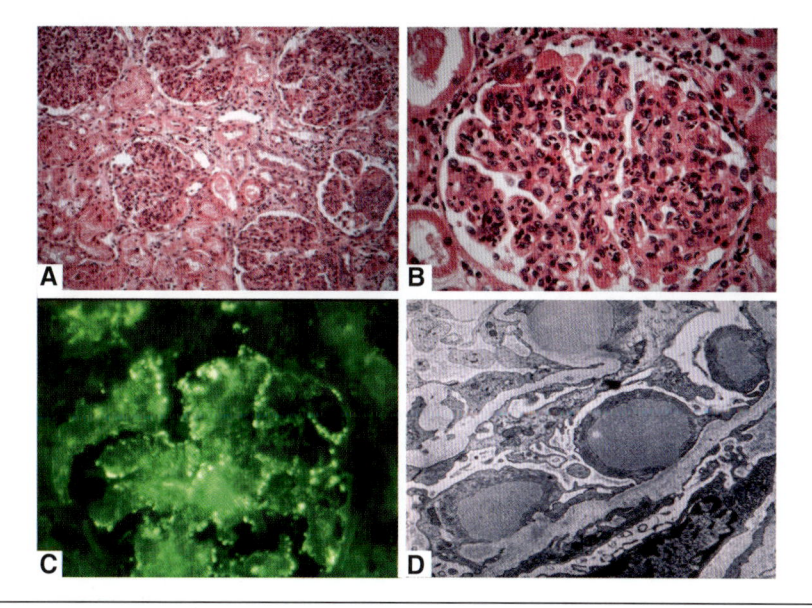

FIGURA 16.15 Glomerulonefrite pós-estreptocócica. O painel A mostra hipercelularidade difusa em todos os seis glomérulos consistente com diagnóstico de glomerulonefrite proliferativa difusa (H&E, 100 ×). A hipercelularidade é derivada da proliferação de células mesangiais e endoteliais, assim como da infiltração de leucócitos. O painel B revela maior ampliação de um glomérulo individual (coloração ácido periódico de Schiff, 400 ×). O painel C revela um padrão de imunofluorescência granular irregular consistente com discretos, mas grandes depósitos imunes (antissoro contra IgG, 400 ×). O painel D revela os característicos grandes depósitos imunes em corcova no espaço subepitelial (microscopia eletrônica de transmissão, 10.000 ×). Depósitos imunes menores, subendoteliais, também podem ser observados em glomerulonefrite pós-infecciosa (não visível nessa seção).

complementemia é detectada com frequência em pacientes com nefrite lúpica ativa. Os níveis de complemento sérico são por vezes usados para seguir a progressão da doença e a resposta ao tratamento.

Patogênese:

O LES é considerado o protótipo da doença autoimune, e a nefrite lúpica, o protótipo da doença glomerular mediada por imunocomplexos. Autoanticorpos contra uma variedade de antígenos nucleares têm sido descritos nessa doença (i.e., anticorpos antinucleares ou ANA). Anticorpos contra o DNA de dupla fita (anti-dsDNA) e anticorpos contra o antígeno Smith (representando as proteínas do núcleo das ribonucleoproteínas) são altamente específicos para LES. Os títulos de anticorpo anti-dsDNA flutuam com a atividade da doença. Embora se acredite que esses antígenos circulem como complexos imunes e são, então, depositados nos rins, também é possível que eles sejam plantados no glomérulo (ou seja, formação *in situ* de complexo imune). A deposição de complexos imunes ativa o complemento, que promove infiltração de células inflamatórias juntamente com citotoxicidade direta. A localização dos complexos (mesangial, subendotelial ou subepitelial) correlaciona-se com a expressão patológica da doença. Presume-se que as características físico-químicas dos antígenos e dos complexos antígeno-anticorpo determinam sua localização renal.

Patologia (Figura 10.16):
- MO: depende do tipo de nefrite lúpica (ver Tabela 16.3). Os glomérulos podem ser volumosos, lobulados ou apresentar necrose segmentar, dependendo da

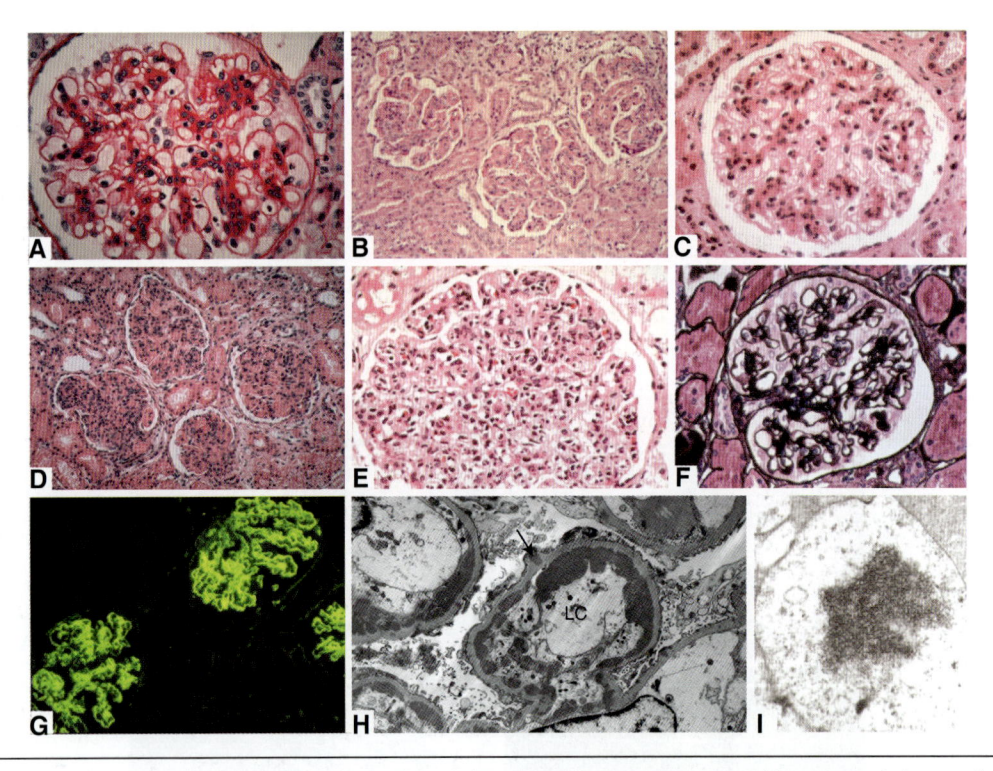

FIGURA 16.16 Nefrite lúpica. Os painéis A-C revelam hipercelularidade mesangial e expansão mesangial leve compatível com nefrite lúpica classe II. O painel B apresenta lesões mais avançadas, envolvendo a maioria dos glomérulos (coloração ácido periódico de Schiff, 200 ×), embora alguns segmentos sejam poupados, por isso a classificação de nefrite lúpica classe III (ver Tabela 16.3). Nefrite lúpica classe III e IV são quase idênticas morfologicamente. O painel D revela proliferação endocapilar e extracapilar global envolvendo os três glomérulos, consistente com diagnóstico de nefrite lúpica classe IV (coloração ácido periódico de Schiff, 100 ×). O painel E revela glomerulonefrite proliferativa marcante envolvendo as regiões mesangial e endocapilar, consistente com nefrite lúpica classe IV (H&E, 400 ×). O painel F revela membranas basais glomerulares espessadas e pequenas formações espiculares (metenamina de prata de Jones, 400 ×). A celularidade parece normal. Havia numerosos depósitos imunes subepiteliais na microscopia eletrônica de transmissão (não mostrado), consistente com nefrite lúpica classe V. O painel G revela volumosos depósitos imunes em banda que são bastante regulares, consistentes com uma localização subendotelial (imunofluorescência com antissoro contra IgG, 400 ×). Um padrão semelhante foi observado (não mostrado) com antissoro contra IgA, IgM, C3, C4 e consistente com o padrão clássico de imunofluorescência *full house*, característico da nefrite lúpica. O painel H revela extensos depósitos imunes subendoteliais de tamanhos variados. Um pequeno depósito imune subepitelial também é visto (seta) (microscopia eletrônica de transmissão, 6.000 ×). O painel I revela uma estrutura microvilosa organizada (inclusão tuboreticular) que é de certa forma exclusiva para nefrite lúpica. No entanto, essas estruturas também foram observadas na nefropatia por HIV e após o tratamento com interferon-α. Acredita-se que derivam do retículo endoplasmático submetido à estimulação crônica com interferon-α. (LC, lúmen capilar.)

extensão e gravidade da lesão. Cariorrexe, com infiltrados polimorfonucleares e formação de crescentes, são observados na nefrite lúpica grave. Fragmentação dos núcleos é comum e manifesta-se como estruturas amorfas globulares de hematoxilina, denominadas de corpos de hematoxilina. Houve um tempo em que os corpos de hematoxilina eram considerados específicos para lúpus; no entanto, eles ocorrem em outras doenças também. Expansão mesangial com matriz aumentada, células e proliferação endotelial segmentar são observados em lúpus classes II-IV. As alças capilares são muitas vezes obstruídas por causa da hipercelularidade. O espessamento da parede capilar glomerular devido a depósitos subendoteliais pode dar origem ao aparecimento de "alças em arame". Trombos hialinos e fibrina (presumivelmente por causa de lesão vascular) são por vezes observados nos capilares glomerulares.

- ME: depósitos subendoteliais, mesangiais e subepiteliais são detectados, dependendo do tipo de nefrite lúpica. Se os complexos imunes estiverem restritos ao compartimento subepitelial, existirá mínima hipercelularidade (i.e., lúpus membranoso).
- IF: revela um típico padrão *full house* com IF positiva para IgG, IgA, IgM, C3 e C1q. Os complexos imunes têm padrão granular, independentemente da sua localização.

Nefropatia por IgA

Clínica:
Nefropatia por imunoglobulina A (IgA) é caracterizada por depósitos imunes de IgA no mesângio glomerular. Acredita-se que ela seja a causa mais comum de glomerulonefrite em todo o mundo. A nefropatia por IgA é observada em três configurações clínicas:

- Nefropatia por IgA idiopática constitui a maior porcentagem de casos. Os aspectos clínicos variam de anormalidades urinárias assintomáticas (geralmente hematuria microscópica com ou sem proteinuria) à glomerulonefrite rapidamente progressiva. A maioria dos pacientes apresenta função renal normal e seguem um curso benigno. No entanto, a progressão para DRT com proteinuria nefrótica pode ocorrer em até 20% dos indivíduos afetados. Um grande estudo multicêntrico avaliando a eficácia dos óleo de peixe (ácidos graxos ω-3) ou inibidores da enzima conversora (IECA) sugere que esses agentes amenizam a progressão da doença renal.
- Púrpura de Henoch-Schönlein (PHS). A lesão renal na PHS é indistinguível da nefropatia por IgA idiopática. No entanto, indivíduos apresentam púrpura palpável que envolve, em geral, as pernas e nádegas (pode ocasionalmente envolver os braços, a face e o tronco, como pode ser visto na Figura 16.17). A biópsia da pele das áreas afetadas revela vasculite de pequenos vasos com depósitos granulares de IgA. Características adicionais dessa doença incluem dor abdominal, artrite e artralgias. A idade média de início é entre 6 e 7 anos. As manifestações renais ocorrem em < 40% dos indivíduos afetados. Em geral a doença se resolve espontaneamente com a terapia conservadora (especialmente em crianças). Embora incomum em adultos, a doença renal é mais grave e pode progredir para DRT.
- Nefropatia por IgA secundária. Depósitos mesangiais de IgA com hematuria têm sido descritos em várias situações clínicas, incluindo: doença hepática, doença inflamatória intestinal, sarcoidose, infecção por HIV e neoplasia. A doença de base é mais proeminente do que a lesão renal (que pode ser descoberta acidentalmente). Uma vez que a deposição de IgA é supostamente um achado glomerular comum (estimativas sugerem que 5 a 15% da população geral apresentam depósitos mesangiais de IgA), muitos têm questionado se essas associações secundárias estão causalmente relacionadas.

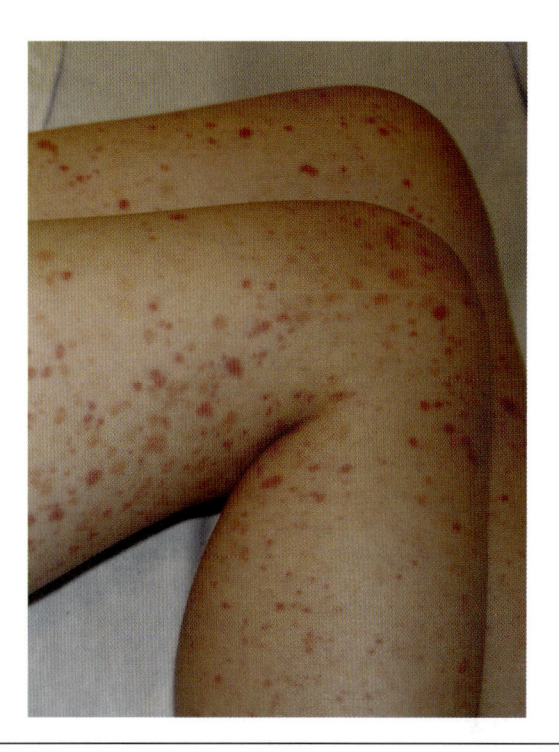

FIGURA 16.17 Púrpura de Henoch-Schönlein. Esses pacientes apresentam-se com lesões purpúricas (2 a 10 mm de diâmetro), dor abdominal e artrite – com ou sem envolvimento renal. As lesões purpúricas são simétricas e, em geral, aparecem nas pernas e nádegas, mas podem ser observadas no tronco, cabeça e braços. As lesões são vermelhas e elevadas e praticamente indistinguíveis das lesões observadas com outros tipos de vasculites. A biópsia do local afetado revela uma vasculite leucocitoclástica dos pequenos vasos com depósitos lineares de IgA.

Patogênese:
A nefropatia por IgA é frequentemente relatada após uma síndrome viral ou respiratória superior, sugerindo que a síntese de IgA pela mucosa é importante na patogênese da doença. No entanto, não há relação entre os níveis séricos de IgA e a gravidade da doença. Além disso, a maioria dos pacientes com níveis séricos de IgA aumentados não tem evidência clínica de nefrite. Estudos recentes têm postulado que existem modificações químicas específicas que tornam a molécula de IgA imunogênica. Embora haja duas subclasses de IgA (IgA1 e IgA2), apenas a IgA1 está envolvida na patogênese da doença. Ela é glicosilada com açúcares simples (principalmente N-acetilgalactosamina ou GalNac) na região da dobradiça da molécula (Figura 16.18). Como esses açúcares estão ligados a radicais de serina e treonina, eles são referidos como açúcares O-ligados (i.e., O-glicosilação). Esse tipo de ligação é incomum nas proteínas circulantes. Além disso, a galactose e o ácido siálico em geral estão ligados com GalNac em IgA1. Contudo, a IgA1 circulante da nefropatia por IgA, bem como a IgA eluída dos complexos imunes, exibe uma acentuada redução da galactosilação. Essa mudança na composição molecular parece provocar uma resposta imunogênica que, por sua vez, produz complexo imune IgG-IgA1 com predileção para deposição mesangial. O mecanismo responsável pela diminuição da galactosilação da IgA1 é desconhecido.

Patologia (Figura 16.19):
- MO: hipercelularidade mesangial com aumento da matriz extracelular. Raramente, necrose segmentar do tufo glomerular com formação de crescentes.
- IF: depósito granular de IgA e C3 no mesângio (ocasionalmente estendendo-se dentro das alças dos capilares glomerulares).
- ME: depósitos imunes mesangiais.

Glomerulonefrite rapidamente progressiva

Clínica:
Também conhecida como glomerulonefrite crescêntica ou simplesmente GNRP. A GNRP é uma síndrome

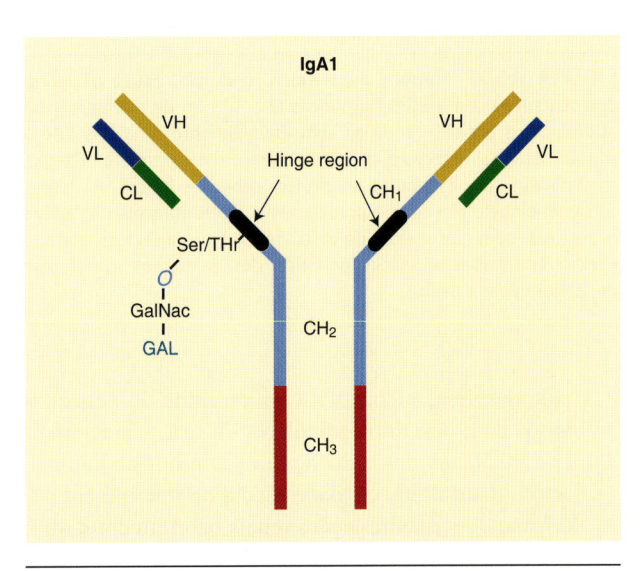

FIGURA 16.18 Representação da composição molecular de imunoglobulina A e seu papel na patogênese da nefropatia por IgA. Uma característica marcante da nefropatia por IgA é um aumento nos níveis circulantes de IgA1 subgalactosilada. O modelo de bastão da IgA representa sua ultraestrutura (que é semelhante à maioria das outras imunoglobulinas). A cadeia pesada é composta de três regiões constantes (CH1-CH3) e uma região variável (VH). A cadeia leve é composta de uma região constante (CL) e uma região variável (VL). A IgA1 é uma proteína de circulação incomum por causa da presença de açúcares O-ligados na região da "dobradiça" (preto). Entre 1 e 6 grupamentos de N-acetil-galactosamina (GalNac) estão ligados à serina (Ser) ou treonina (Thr) resíduos na região da dobradiça. A galactose (GAL) em geral é ligada ao núcleo GalNac (o ácido siálico pode também estar ligado). Estudos recentes sugerem que galactosilação é importante para a depuração hepática da IgA1. Além disso, anticorpos contra GalNac expostos (subgalactosilada) têm sido descritos em modelos experimentais. Além disso, IgA1 subgalactosilada pode facilitar a formação de agregados de IgA1 e reforçar a fixação do complemento.

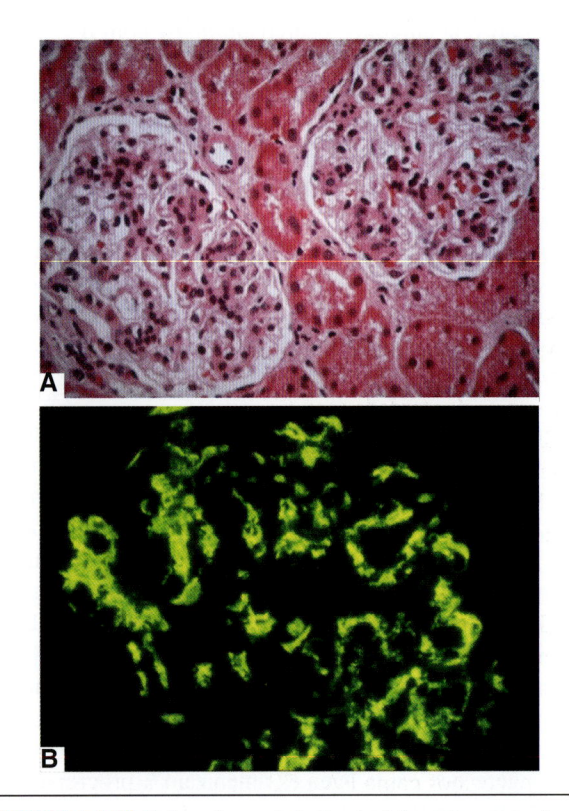

FIGURA 16.19 Nefropatia por IgA. O painel A mostra expansão da matriz mesangial e hipercelularidade mesangial (H&E, 400 ×). Esses achados podem ser relativamente leves e inespecíficos. Dessa forma, a imunofluorescência é crucial para estabelecer o diagnóstico. O painel B revela imunofluorescência mesangial proeminente com antissoro contra IgA (800 ×). Coloração para IgG e C3 é por vezes observada, embora a intensidade seja muito menor do que a observada com antissoro contra IgA.

clínico-patológica que se caracteriza pela perda rápida e progressiva da função renal e a presença de crescentes celulares em > 60% dos glomérulos. Se não tratada, mais de 90% dos indivíduos afetados evoluem para doença renal terminal. Três subtipos principais de GNRP foram descritos com base na distribuição patológica dos depósitos imunes.

1. A GNRP tipo 1 é caracterizada por depósitos lineares de imunoglobulina G (IgG) ao longo da MBG (conhecida como doença antimembrana basal glomerular ou doença anti-MBG; a doença anti-MBG é conhecida como Síndrome de Goodpasture quando hemorragia alveolar está presente).
2. A GNRP tipo 2 é caracterizada por deposição de complexos imunes no compartimento subendotelial, subepitelial e/ou mesangial (praticamente qualquer doença glomerular mediada por complexos imunes pode produzir GNRP tipo 2, embora a maioria seja idiopática).
3. A GNRP tipo 3 (também conhecida como glomerulonefrite pauci-imune) é caracterizada pela ausência de depósitos imunes dentro do rim. A maioria dos pacientes apresenta uma vasculite de pequenos vasos subjacente. A GNRP tipo 3 está frequentemente associada com a presença de anticorpos anticitoplasma de neutrófilos (ANCA) circulantes.

Por fim, doença positiva para dois anticorpos é uma variante exclusiva da GNRP, caracterizada por aspectos das doenças tipo 1 e tipo 3 (i.e., ambos anticorpos anti-MBG e ANCA são detectados). A implicação prognóstica da doença de duplo anticorpo é controversa.

O prognóstico e o tratamento para os subtipos de GNRP são semelhantes. O início precoce da terapia citotóxica (ciclofosfamida) e corticosteroides leva a uma melhora drástica da função renal e mortalidade global. Contudo, as taxas de resposta são substancialmente menores quando o tratamento é retardado (creatinina > 5,0 mg/dL) ou quando a GNRP é secundária a outras causas (p. ex., GNRP tipo 2 secundária à nefropatia por IgA). A plasmaférese pode ser benéfica em pacientes com altos títulos circulantes de anticorpos anti-MBG.

Patogênese:
A GNRP tipo 1 ou doença anti-MBG é uma doença autoimune devido à formação de autoanticorpos para um determinante antígeno no domínio não colágeno (NC1) da cadeia α3 do colágeno tipo IV (ver Figura 16.3). Os dois epítopos que parecem provocar essa resposta imunogênica são conhecidos como EA e EB. Esses antígenos estão capturados ou ocultos no hexâmero dos domínios de ligação cruzada de NC1. O epítopo é, presume-se, manifestado após exposição a uma toxina (p. ex., tabaco) ou agente infeccioso, uma vez que essas condições foram associadas ao desenvolvimento da doença anti-MBG. Fatores genéticos também participam no desenvolvimento dessa doença, uma vez que ela é restrita a certos alelos de MHC. Os anticorpos anti-MBG podem apresentar reatividade cruzada com a membrana basal alveolar (que também é composta de colágeno IV) e produzir hemorragia alveolar (i.e., síndrome de Goodpasture).

Vasculite renal:
A classificação das vasculites sistêmicas é confusa em grande parte devido à variabilidade dos vasos envolvidos e uma compreensão precária da fisiopatologia subjacente. Um sistema razoável de classificação, com base no tamanho da artéria envolvida, é descrito na Figura 16.20.

Usando essa abordagem, as síndromes vasculíticas são classificadas em três categorias:

1. Vasculite de grandes vasos
2. Vasculite de vasos médios
3. Vasculite de pequenos vasos

O envolvimento renal em geral é restrito à vasculite de pequenos vasos. As condições mais comuns associadas com lesão renal são a granulomatose de Wegener e a poliangiíte microscópica.

A granulomatose de Wegener está associada com formação de granuloma no trato respiratório. A biópsia renal revela glomerulonefrite necrotizante segmentar com ou sem formação de crescentes (Figura 16.21). Os depósitos imunes são ausentes. Os pacientes afetados podem

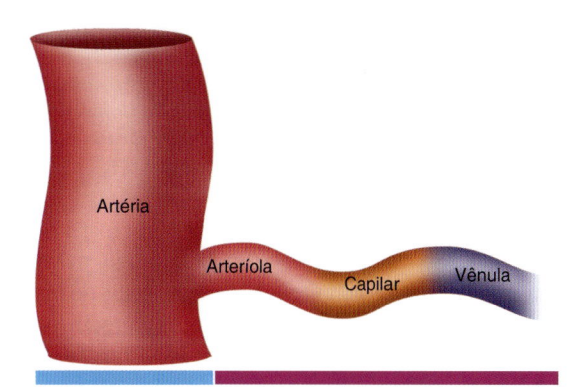

FIGURA 16.20 Desenho representando a classificação das vasculites com base no tamanho dos vasos envolvidos. Quatro tipos de vasculites de pequenos vasos podem lesar o rim. As duas variantes mais comuns são: (1) poliangiíte microscópica e (2) granulomatose de Wegener. As vasculites de pequenos vasos restantes geralmente se apresentam com manifestações de outros órgãos. Por exemplo, a púrpura de Henoch-Schönlein afeta o rim em <50% dos casos. A síndrome de Churg-Strauss geralmente se apresenta com doença pulmonar obstrutiva e eosinofilia. A crioglobulinemia mista essencial (CME) é uma condição relativamente rara e é geralmente associada com a infecção pela hepatite C. Curiosamente, vasculite limitada ao rim (sem manifestações sistêmicas) também tem sido reportada.

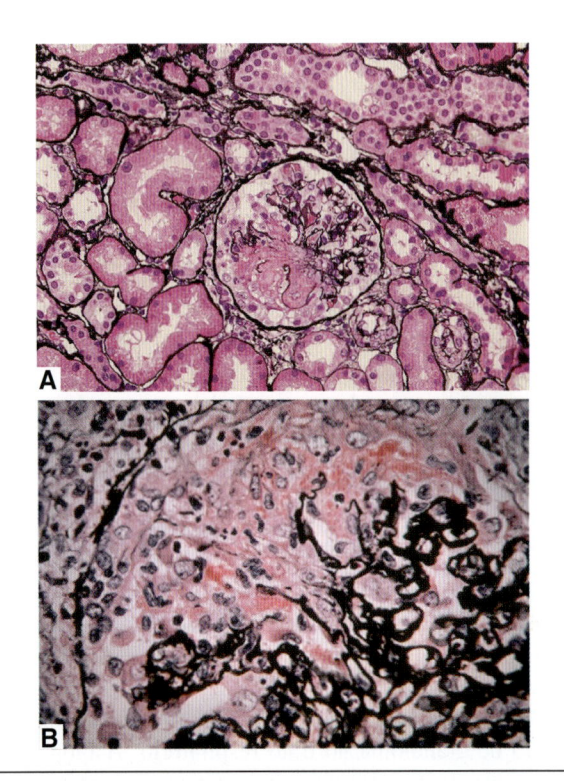

FIGURA 16.21 Glomerulonefrite segmentar e focal necrotizante. O painel A revela necrose fibrinoide segmentar de um único glomérulo em menor campo (metenamina de prata de Jones, 200 ×). Essa lesão geralmente precede o desenvolvimento de crescentes. O painel B revela uma visão em maior campo (400 ×) da necrose segmentar (à esquerda, porção superior do glomérulo). Notar a obliteração completa das alças capilares na coloração da prata (a membrana basal corada termina abruptamente). O estágio inicial da formação de crescente é visível no polo superior esquerdo do glomérulo. A lesão representada nessas imagens pode ser vista com qualquer tipo de glomerulonefrite rapidamente progressiva (GNRP), em especial na fase inicial. Esse paciente foi diagnosticado com poliangiíte microscópica.

a imunofluorescência indireta está associada com resultados falso-positivos). Anticorpos com padrão de coloração citoplasmático (cANCA) são contra a proteinase-3 (Figura 16.22). Em contraste, os anticorpos com especificidade para mieloperoxidase demonstram um padrão de coloração perinuclear (P-ANCA). ANCA também tem sido detectado em doença não renal, como doença inflamatória intestinal e, portanto, não pode ser considerado específico para vasculite renal.

Patologia (Figura 16.23):
- MO: áreas focais de necrose (glomerulonefrite necrotizante segmentar e focal) com trombose e hipercelularidade (hipercelularidade endotelial e mesangial) são observadas em praticamente todos os pacientes, independente do processo subjacente. Crescentes são características marcantes da GNRP; no entanto, elas nem sempre são observadas em pacientes com vasculite de pequenos vasos (talvez por causa do tamanho limitado da amostra). As crescentes são constituídas por células epiteliais parietais proliferadas (i.e.,

apresentar a doença limitada ao rim, hemorragia pulmonar ou sinusite (ou uma combinação disso). As taxas de resposta de 90% são obtidas com ciclofosfamida e prednisona.

A poliangiíte microscópica é uma vasculite sistêmica que envolve pequenas arteríolas e capilares. A apresentação renal é idêntica à observada com a granulomatose de Wegener, porém sem o envolvimento dos seios da face e granulomas (embora a hemorragia alveolar possa ocorrer). A granulomatose de Wegener e poliangiíte microscópica geralmente são acompanhadas por ANCA circulante (> 75%).

ANCA. A presença de anticorpos circulantes para antígenos leucocitários específicos (anticorpos anticitoplasma de neutrófilo, ou ANCAs) é uma característica muito comum de vasculite de pequenos vasos. Esses anticorpos possuem várias especificidades antigênicas distintas, embora duas classes principais sejam rotineiramente reportadas com o uso da imunofluorescência indireta (se positivo, a presença de ANCA deve ser confirmada por Elisa, pois

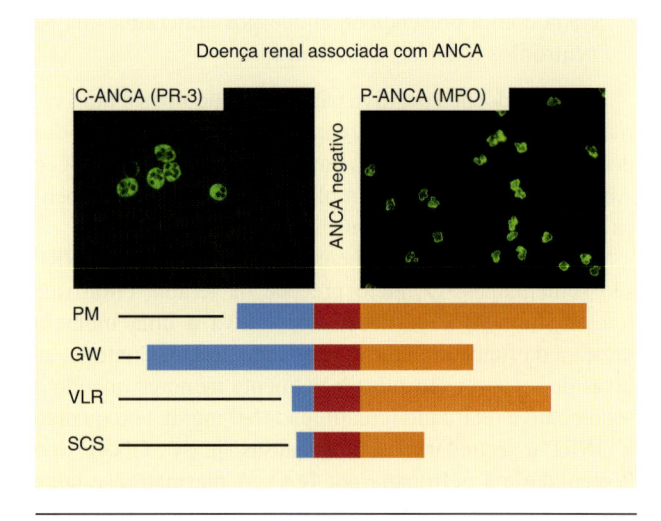

FIGURA 16.22 Incidência relativa de doença renal associada a ANCA em pacientes com as principais classes de vasculite: (1) poliangiíte microscópica (PM), (2) granulomatose de Wegener (GW), (3) vasculite limitada ao rim (VLR), e (4) síndrome de Churg-Strauss (SCS). O comprimento da barra horizontal indica a probabilidade relativa de doença renal concomitante (i.e., mais longa = mais provável). Cada barra é também dividida em três domínios: (1) o comprimento da barra azul indica a proporção de pacientes naquela categoria com ANCA contra a proteinase-3 (PR-3 ou C-ANCA), (2) a barra vermelha indica que alguns pacientes são ANCA-negativos (em geral esses são os indivíduos com doença leve ou na fase de resolução) e (3) o comprimento da barra laranja indica a proporção de pacientes com ANCA contra a mieloperoxidase (MPO ou P-ANCA). Embora não seja mostrado, uma pequena porcentagem de pacientes de cada grupo pode apresentar ANCA contra ambos os alvos antigênicos. Observar a distribuição citoplasmática de PR3, na foto à esquerda, em relação ao padrão de coloração anelar perinuclear de MPO, na foto à direita. Embora ambos os alvos antigênicos estejam distribuídos no citoplasma, a preparação da amostra resulta em um padrão de coloração perinuclear com a MPO.

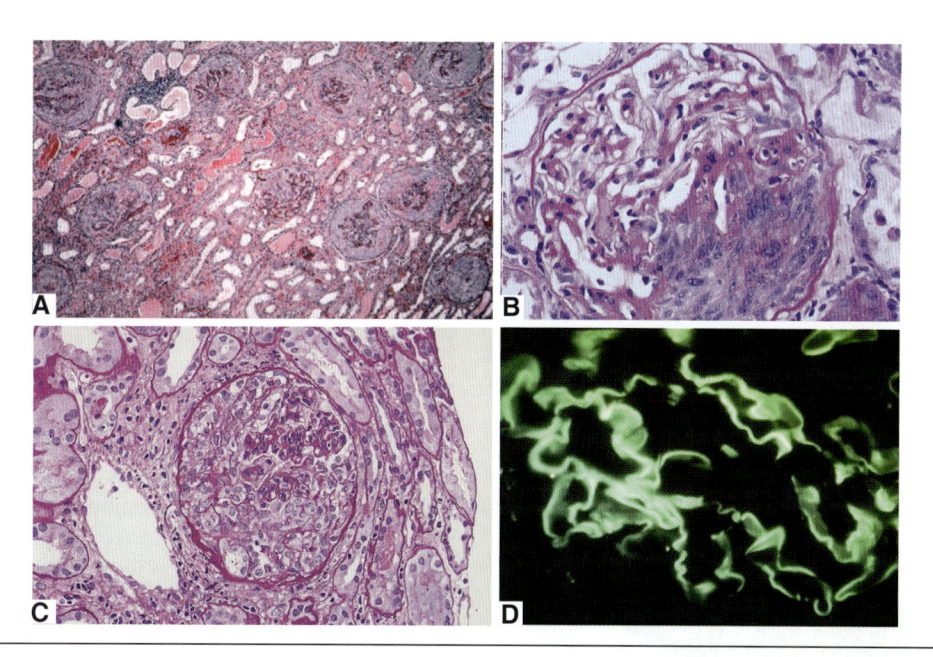

FIGURA 16.23 Glomerulonefrite rapidamente progressiva. Essa biópsia foi obtida de um paciente com diagnóstico clínico de síndrome de Goodpasture. O painel A revela vários glomérulos com grandes crescentes e colapso das alças capilares (coloração do ácido periódico de Schiff, 100 ×). A maior ampliação no painel B (200 ×) revela uma crescente celular bem desenvolvida no polo inferior do glomérulo. A compressão do tufo capilar é também observada. O painel C revela uma grande crescente celular quase circunferencial com colapso do tufo glomerular (coloração do ácido periódico de Schiff, 400 ×). O painel D revela coloração linear regular da membrana basal glomerular com antissoro contra IgG (aumento original, 400 ×).

proliferação extracapilar), monócitos, macrófagos e fibrina. A patogênese da formação de crescentes envolve a ruptura do tufo capilar glomerular com a passagem de células inflamatórias e fibrina para o espaço de Bowman. A fibrina estimula a migração de macrófagos e células T para a área, o que amplifica a lesão.
- IF: GNRP tipo 1: padrão de marcação linear da MBG com IgG e C3; GNRP tipo 2: padrão granular irregular de IgG e complemento indicando deposição de complexos imunes; GNRP tipo 3: glomerulonefrite pauci imune (ausência de complexos imunes).

Síndrome de Alport

Clínica:

A síndrome de Alport, ou nefrite hereditária, é uma doença genética envolvendo mutações nos genes que codificam o colágeno IV. Em geral ela se apresenta com hematuria microscópica e proteinuria leve (< 2,0 g/d). Dependendo da extensão e gravidade das mutações (grandes mudanças da matriz de leitura vs. mutações *missense*), esses pacientes podem apresentar também alterações oculares (retinopatia e lenticone anterior), perda auditiva neurossensorial (progride em conjunto com a doença renal), e raramente leiomiomatose. Três modos de herança foram descritos: ligada ao X, autossômica recessiva e autossômica dominante. Os modos diferentes de herança juntamente com a genética complexa do colágeno (mutações têm sido descritas em cada uma das três cadeias de colágeno IV e são de vários tipos) produzem fenótipos com variações amplas (de hematuria assintomática ao dano renal grave acompanhado por manifestações extrarrenais, como surdez). A herança ligada ao X ocorre em cerca de 80% dos pacientes com síndrome de Alport e é geralmente menos grave nas mulheres por causa da inativação aleatória do cromossomo X (i.e., lionização). A cadeia α5 está afetada na doença ligada ao X. As heranças autossômica dominante (~ 15%) ou recessiva (~ 5%) estão associadas a mutações nos genes que codificam α3 ou α4. Infelizmente, não existe tratamento específico para a síndrome de Alport. Devido à genética complexa dessa doença, não é possível analisar os perfis genéticos e prever o prognóstico. A história familiar tende a refletir o desfecho definitivo na maioria dos pacientes.

Patogênese:

Pacientes com a doença ligada ao X apresentam mutações no gene codificador de α5, incluindo mudança na matriz de leitura, códons de parada prematura, mutações com troca de sentido, mutações do processamento. As doenças autossômicas dominante e recessiva são igualmente diversificadas, mas envolve os genes que codificam α3 e α4 (cromossomo 2). O curso clínico e a patologia são reflexos do tipo de mutação e do sexo do paciente (menos grave em mulheres). A malha de colágeno da MBG é anormal e altera a permeabilidade seletiva da barreira glomerular manifestada por hematuria e proteinuria. Cerca de 5 a 15% dos pacientes desenvolvem doença anti-MBG após o transplante renal. Isso sugere que o enxerto renal contém epítopos não presentes no rim de Alport.

Patologia (Figura 16.24):
- MO e ME: os aspectos característicos envolvem a MBG; dessa forma, exame de microscopia eletrônica do tecido é fundamental. O espessamento e a divisão da MBG em geral é o sinal inicial mais precoce. A MBG revela um contorno excepcionalmente irregular. O adelgaçamento da MBG, com frequência se alterna com áreas de espessamento. Nos casos leves (em geral heterozigoto para o gene anormal), o adelgaçamento da MBG pode ser o único achado patológico (i.e., doença da membrana fina). Em casos avançados, observam-se hipercelularidade mesangial com matriz extracelular. Conforme a doença progride, glomeruloesclerose com atrofia tubular e fibrose intersticial torna-se proeminente. Hemácias e cilindros hemáticos têm sido observados nos túbulos.
- IF: negativa, exceto por sequestro passivo de proteínas, incluindo imunoglobulinas e complemento. A imuno-histoquímica é útil na doença leve, já que anticorpos para α3, α4, α5 não conseguem corar a MBG.

Ateroembolismo renal

A doença renal ateroembólica ocorre após procedimentos angiográficos, embora ateroembolismo espontâneo tem sido relatado em ~ 30% dos casos. Praticamente todos os pacientes terão aorta aterosclerótica ulcerada. A biópsia do tecido afetado pode revelar a presença de êmbolos de colesterol, com fendas em forma de agulha representando o colesterol dissolvido (Figura 16.25). Às vezes, o exame da retina revela corpos refringentes consistente com a embolização de colesterol. Eosinofilia e eosinofiluria também são comuns.

Microangiopatia trombótica

Essas síndromes são caracterizadas por trombocitopenia, anemia hemolítica microangiopática e insuficiência renal. Em adultos, complicações neurológicas secundárias à oclusão trombótica dos vasos cerebrais podem também ocorrer (púrpura trombocitopênica trombótica). Em contraste, insuficiência renal em geral é grave na forma infan-

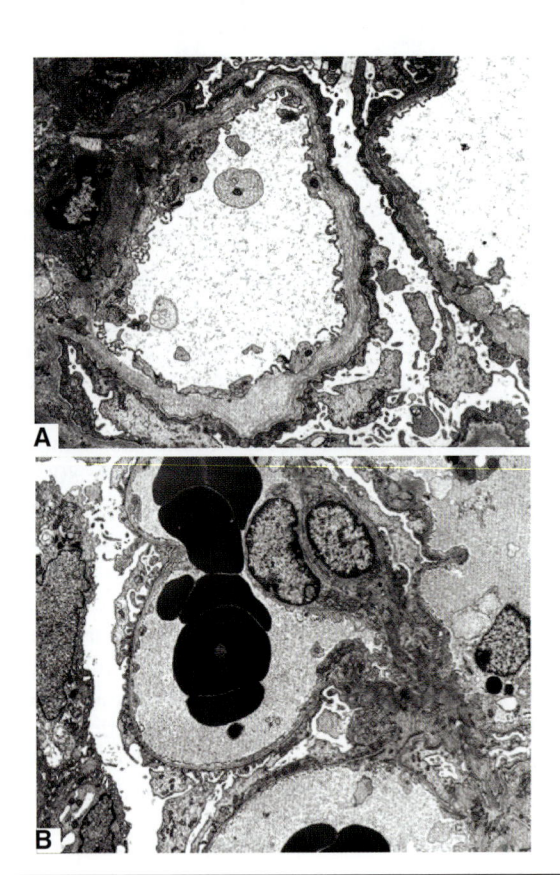

FIGURA 16.24 Síndrome de Alport e doença da membrana basal fina. O painel A revela adelgaçamento e espessamento irregular da membrana basal glomerular (MBG) em um paciente com a síndrome de Alport. Observar a aparência de "trama de cesto" da MBG nas áreas espessadas (microscopia eletrônica de transmissão, 6.000 ×). O painel B revela uma MBG uniformemente fina (< 150 nm) em um paciente com hematuria microscópica (microscopia eletrônica de transmissão, 6.000 ×). Uma membrana basal uniformemente fina poderia representar uma característica precoce da síndrome de Alport ou refletir uma condição benigna conhecida como doença da membrana basal fina. A doença da membrana basal fina e a síndrome de Alport provavelmente refletem variação fenotípica devido ao amplo espectro de mutações que envolvem o colágeno IV.

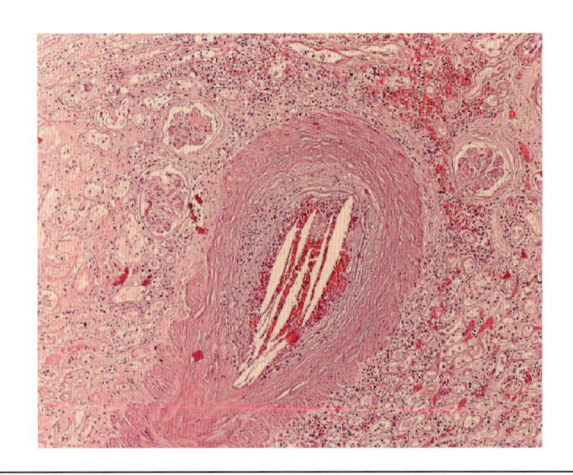

FIGURA 16.25 Ateroembolismo renal. Artéria renal de tamanho médio corada com H&E (100 ×) revela as patognomônicas áreas claras em forma de agulha nos vasos ocluídos com êmbolos de colesterol (os êmbolos de colesterol são normalmente derivado de uma placa aórtica ulcerada). As fissuras em forma de agulha refletem a silhueta dos cristais de colesterol dissolvidos que são filtrados da amostra durante a preparação.

til da doença (síndrome hemolítico-urêmica). Os índices de coagulação intravascular (tempo de trombina, produtos da degradação da fibrina, monômeros de fibrina, tempo de protrombina, tempo parcial de tromboplastina) costumam ser normais nessas síndromes.

A microangiopatia trombótica pode ocorrer espontaneamente ou em associação com fármacos, hipertensão maligna, vasculite grave, insuficiência renal aguda pós-parto e infecção pelo HIV. Surtos de síndrome hemolítico-urêmica têm sido associados com *Escherichia coli* produtora de verotoxina (especificamente o sorotipo 0157:H7).

A patogênese não é totalmente compreendida, mas estudos recentes sugerem que anormalidades congênitas ou adquiridas na protease clivadora do fator de von Willebrand (ADAMTS13, abreviação para *símile à desintegrina e metaloprotease com repetições de trombospondina tipo 1*) predispõem à agregação plaquetária. Anticorpos contra ADAMTS13 têm sido caracterizados em uma grande porcentagem de pacientes com TTP idiopática. O tratamento deve ser iniciado sem demora, pois a taxa de mortalidade é superior a 90%. A infusão de plasma fresco congelado juntamente com a plasmaferese (terapia de troca de plasma pode eliminar o anticorpo inibitório) é notavelmente eficaz em induzir a remissão na TTP idiopática.

Patologia:
Lesão endotelial com resultante trombose generalizada na microcirculação sistêmica e glomerular é geralmente observada. A oclusão do vaso envolvido produz lesão tecidual ou necrose.

Pontos-chave

- A doença glomerular é classificada em duas grandes categorias, com base no sedimento urinário e proteinuria de 24 horas. Especificamente, as doenças glomerulares são divididas entre aquelas que se apresentam com proteinuria nefrótica ou aquelas que se apresentam com hematuria.
- Depósitos imunes ocorrem em um amplo espectro de doença glomerular. Os depósitos subepiteliais estão geralmente associados com doença glomerular não inflamatórias e proteinurias maciças. Já depósitos imunes no compartimento subendotelial ou mesangial estão associados com inflamação glomerular e queda rápida de TFG.
- Os depósitos imunes são provenientes de:
  1. Complexos imunes circulantes.
  2. Anticorpos contra antígenos plantados no glomérulo.
  3. Anticorpos contra antígenos endógenos renais.

  Os complexos imunes de antígeno-anticorpo ativam o complemento e produzem lesão renal.
- A síndrome nefrótica pode ser complicada por edema, trombose arterial e venosa, hiperlipidemia e predisposição à infecção.
- Seis síndromes glomerulares são responsáveis pela maioria dos casos de síndrome nefrótica:
  1. DLM
  2. GESF
  3. GM
  4. Nefropatia diabética
  5. Amiloidose
  6. GNMP

  DLM, GESF, GM e GNMP podem ser idiopáticas ou associadas com uma condição subjacente.
- DLM, GESF e GM são considerados podocitopatias, uma vez que a lesão envolve principalmente o podócito. A natureza da lesão no DLM e GESF não é bem compreendida. No entanto, a GM é causada por anticorpos contra um antígeno podocitário (predominantemente o receptor de PLA_2).
- A incidência de nefropatia diabética é ~ 30% em todos os diabéticos. A história natural da nefropatia é divisível em três estágios:
  1. Hiperfiltração inicial (com duração de 5-7 anos).
  2. Microalbuminuria durante de 5-10 anos.
  3. Fase proteinúrica com perda de função renal, com duração de 5-10 anos.

  Inibidores da enzima conversora (DM tipo 1) e fármacos bloqueadores dos receptores da angiotensina (DM tipo 2) retardam a lesão renal progressiva. Eles são geralmente iniciados na fase de MIA.
- Sete síndromes glomerulares são responsáveis pela maioria dos casos, associados com um sedimento nefrítico:
  1. GN pós-infecciosa.
  2. Nefrite lúpica.
  3. Nefropatia por IgA.
  4. GNRP.
  5. Síndrome de Alport.
  6. Doença renal ateroembólica.
  7. Microangiopatia trombótica.
- A GNRP ou glomerulonefrite crescêntica é dividida em três categorias:
  1. Tipo 1 ou doença anti-MBG, que envolve anticorpos contra o domínio NC1 da cadeia $\alpha 3$ de colágeno IV;
  2. Tipo 2 ou mediada por complexos imunes (a maioria é idiopática, mas pode se desenvolver em qualquer doença que produza complexos imunes circulantes);

3. Tipo 3 ou GNRP pauci imune (sem anticorpos detectados nos rins, no entanto, ANCA circulante em geral é detectado).
- A poliangiíte microscópica e a granulomatose de Wegener são as causas mais comuns de GNRP tipo 3. Ambas são vasculites sistêmicas que afetam pequenos vasos. Elas podem afetar praticamente qualquer sistema orgânico, especialmente importante é o envolvimento pulmonar, que produz hemorragia alveolar.
- ANCA circulante é comum nas vasculites. O cANCA detecta anticorpos contra a proteinase 3 (PR3), enquanto o P-ANCA detecta anticorpos contra a mieloperoxidase (MPO). ANCA circulante tem sido relatado em outras condições clínicas (p. ex., doença intestinal inflamatória).
- A síndrome de Alport é uma doença do colágeno IV. Centenas de mutações das três cadeias do colágeno IV foram descritas. A doença ligada ao X é a variante mais comum (~ 80%) e envolve a cadeia α5. Devido à variabilidade no tipo de mutações (troca de sentido *vs.* mudanças na matriz de leitura) e padrões de herança, o fenótipo pode variar de lesão renal grave à hematuria assintomática.

Bibliografia comentada

1. Tryggvason K, Patrakka J, Wartiovaara J. Hereditary proteinuria syndromes and mechanisms of proteinuria. *N Engl J Med.* 2006; 354:1387-1401. *Revisão muito importante das proteínas que compõem o diafragma da fenda e seu papel na proteinuria. Uma revisão histórica escrita por líderes na área.*
2. Ronco P. Proteinuria: is it all in the foot? *J Clin Invest.* 2007;117: 2079-2082. *Editorial curto que resume o papel das várias proteínas do podócito no desenvolvimento de proteinuria.*
3. D'Agati VD. The spectrum of focal segmental glomerulosclerosis: new insights. *Curr Opin Nephrol Hypertens.* 2008;17:271-281. *Revisão aprofundada, mas ainda assim, concisa, da variação dos subtipos histológicos de GESF e suas implicações clínicas. Para aqueles interessados em patologia, essa é uma leitura obrigatória.*
4. Glassock RJ. The pathogenesis of idiopathic membranous nephropathy: a 50-year odyssey. *Am J Kidney Dis.* 2010; 56:157-167. *Relato histórico excelente da GM, culminando na descoberta dos alvos antigênicos humanos.*
5. Beck LH, Bonegio RGB, Lambeau G, et al. M-type phospholipase A2 receptor as the target antigen in idiopathic membranous nephropathy. *N Engl J Med.* 2009; 361:11-21. *Trabalho original de referência, revelando o alvo antigênico na nefropatia membranosa humana.*
6. Dember LM. Modern treatment of amyloidosis: unresolved questions. *J Am Soc Nephrol.* 2009;20:469-472. *Discute o papel do transplante de células-tronco no tratamento dessa condição previamente fatal. Prové informações sobre o papel de proteínas amiloidogênicas específicas na determinação do prognóstico.*
7. Rodriguez-Itrube B, Musser JM. The current state of poststreptococcal glomerulonephritis. *J Am Soc Nephrol.* 2008;19:1855-1864. *Atualização excelente em uma condição relativamente comum. Chama a atenção para sua importância global e, especialmente, a sua incidência em idosos.*
8. Markowitz GS, D'Agati VD. Classification of lupus nephritis. *Curr Opin Nephrol Hypertens.* 2009; 18:220-225. *Revisa o mais recente sistema de classificação patológica da nefrite lúpica e compara com os sistemas anteriores. Revisão bem realizada que será de maior interesse para o patologista iniciante ou àqueles que procuram uma compreensão mais profunda desta complexa doença.*
9. Donadio JV, Grande JP. IgA nephropathy. *N Engl J Med.* 2002;347,738-748. *Ainda a melhor revisão global sobre esta doença glomerular bastante comum. Bem escrito e fácil de entender.*
10. Barratt J, Eitner F, Fehally J, Floege J. Immune complex formation in IgA nephropathy: a case of the right antibodies in the wrong place at the wrong time? *Nephrol Dial Transplant.* 2009; 24:3620-3623. *Editorial que discute os novos dados convincentes que associa a O-glicosilação da IgA com a formação de complexos imunes.*
11. Hudson BG, Tryggvason K, Sundaramoorthy M, Neilson EG. Alport's syndrome, Goodpasture's syndrome, and type IV collagen. *N Engl J Med.* 2003; 348:2543-2556. *Começa com uma revisão acadêmica do colágeno tipo IV e passa a discutir convincentemente os mecanismos patogênicos responsáveis pelas doenças de Goodpasture e de Alport. Uma revisão excelente, com uma grande quantidade de informações valiosas.*
12. Falk RJ, Jennette CJ. ANCA disease: where is this field heading? *J Am Soc Nephrol.* 2010; 21:745-752. *Escrito por líderes por mais de 20 anos na área. Importante conhecimento das vasculites renais e o papel do ANCA na mediação da lesão renal.*
13. Heidet L, Gubler M. The renal lesions of Alport's syndrome. *J Am Soc Nephrol.* 2009; 20:1210-1215. *Associa os achados patológicos com variações na expressão clínica e na genética molecular subjacente.*
14. Brosius FC. New insights into the mechanisms of fibrosis and sclerosis in diabetic nephropathy. *Rev Endocr Metab Disord.* 2008;9:245-254. *Visão geral abrangente dos mecanismos celulares envolvidos na fibrose renal diabética. Leitura densa, mas abrange um vasto espectro de mecanismos implicados na ND.*

EXERCÍCIOS

1. Correlacionar as vinhetas clínicas com a condição mais provável.

   Vinhetas clínicas:

   I. A dor abdominal, hematuria e um eritema nas pernas e nádegas de um menino de 10 anos de idade. A biópsia renal revela hipercelularidade mesangial.
   II. Desconforto na articulação, eritema malar, proteinuria, hematuria e anticorpos contra DNA de dupla fita em uma mulher de 25 anos de idade.
   III. Sinusite, aumento da creatinina, hematuria e hemoptise. A biópsia renal revela muitas crescentes.
   IV. Garoto de 12 anos com diabetes tipo 1, creatinina normal e síndrome nefrótica.
   V. Paciente de 70 anos, com 20 g/d de proteinuria, macroglossia e insuficiência cardíaca. A biópsia renal revela depósitos de fibrila de 10 a 12 nm.
   VI. Paciente de 50 anos com hematuria, proteinuria, creatinina aumentando, hipocomplementemia e doença hepática secundária à hepatite C.
   VII. Homem de 40 anos com síndrome nefrótica, creatinina aumentando e infecção pelo HIV. Inclusões tubulorreticulares foram observadas na biópsia renal.
   VIII. Paciente de 23 anos com episódios recorrentes de hematuria após uma infecção do trato respiratório superior. A creatinina é normal e não há proteína na urina. O exame na pele é normal.

   Condições clínicas:

   A) Granulomatose de Wegener.
   B) Doença de lesão mínima.
   C) Glomeruloesclerose segmentar e focal.
   D) GNMP tipo 1.
   E) Amiloidose AL.
   F) Nefrite lúpica.
   G) Púrpura de Henoch-Schönlein.
   H) Nefropatia por IgA.
   I) Nefropatia diabética.

2. Um rapaz de 17 anos é atendido no departamento de emergência para a avaliação de "sangue na urina". O paciente queixou-se de uma doença gripal há cerca de 14 dias. Ele teve febre, tosse e dor de garganta na época. Sua creatinina sérica é de 1,6 mg/dL e a proteinuria é de 3,2 g/d. Seu anti-DNAase é positivo e o C3 é baixo. A avaliação do sedimento urinário revela numerosas hemácias e alguns cilindros hemáticos. Qual das seguintes é a melhor abordagem inicial para a conduta desse paciente?

   A) Administração de corticosteroides.
   B) Observação, uma vez que haverá melhora espontânea.
   C) Sorotipagem para estreptococos nefritogênicos.
   D) Biópsia renal imediata.

3. Um rapaz de 19 anos, com uma história de 4 anos de diabetes tipo 1, é atendido em seu consultório para acompanhamento de rotina. Sua creatinina sérica é de 1,1 mg/dL e estável. A albumina de 24 horas é de 300 mg. Sua biópsia renal de 1 ano atrás revelou glomeruloesclerose nodular consistente com doença de Kimmelstiel-Wilson. Expansão mesangial difusa e espessamento de MBG também foram observados. Qual é a melhor terapia para a doença renal desse paciente neste momento?

   A) Transplante renal.
   B) A inibição da enzima conversora.
   C) O bloqueio do receptor da angiotensina II.
   D) Controle glicêmico rigoroso.
   E) Redução da albuminuria para < 30 mg/d.

4. Uma mulher de 40 anos, com história de tabagismo e asma, apresenta-se com hematuria e falta de ar. Ela vem tossindo há 5 dias e notou escarro com traços de sangue. A creatinina sérica obtida há um ano era de 0,8 mg/dL. A creatinina atual é de 4,0 mg/dL. Uma biópsia renal imediata revela proliferação extracapilar na maioria dos glomérulos e marcação linear da MBG com antissoro para IgG. Qual das seguintes é a melhor terapia inicial para a doença renal deste paciente?

   A) Ciclofosfamida e corticosteroides.
   B) Ciclofosfamida.
   C) Corticosteroides.
   D) Ciclofosfamida, corticosteroides e plasmaférese.
   E) Hemodiálise.

Capítulo 17

Doenças túbulo-intersticiais

PAUL G. SCHMITZ

Objetivos de aprendizagem

O leitor deverá:

- Listar as características clínicas e morfológicas da doença renal cística, pielonefrite aguda e crônica, nefrite intersticial aguda e crônica e lesão tubular aguda.
- Listar três funções do complexo policistina-1/policistina-2.
- Listar os critérios ultrassonográficos para o diagnóstico de doença renal policística autossômica dominante.
- Listar as manifestações extrarrenais da doença renal policística autossômica dominante.
- Esboçar um desenho simples que represente a relação da polaridade planar da célula para o desenvolvimento da doença renal policística.
- Descrever o mecanismo do refluxo vesicoureteral.
- Diferenciar a lesão aguda tubular isquêmica da tóxica.
- Discutir o mecanismo da nefrite intersticial aguda induzida por fármacos.
- Listar as principais causas de nefrite intersticial aguda.
- Listar as principais causas de nefrite intersticial crônica.

Introdução

O espaço túbulo-intersticial consiste nos túbulos e no tecido conectivo circundante. O tecido conectivo é composto de colágeno dos tipos I e III. Dois tipos de células primárias residem no interstício, conhecidas como células intersticiais tipo I e tipo II. A função dessas células depende de sua localização, se estão no córtex ou na medula. As células do tipo I corticais assemelham-se a fibroblastos e acredita-se estarem envolvidas na remodelação da matriz extracelular e na síntese da eritropoietina. As células do tipo II corticais estão envolvidas na apresentação de antígenos. Elas são semelhantes, se não idênticas, às células dendríticas do sistema imune normal. A função das células intersticiais medulares dos tipos 1 e 2 é desconhecida. Um terceiro tipo de célula intersticial medular (tipo 3) está localizado perto da vasa recta, no entanto, a sua função é desconhecida.

Embora a cicatrização dos túbulos e interstício acompanhe a doença glomerular primária, a lesão túbulo-intersticial pode originar-se como a manifestação principal (com relativa preservação dos glomérulos) de uma variedade de doenças tóxicas, metabólicas e genéticas (Figura 17.1). Em contraste com a doença glomerular, proteinuria nefrótica (> 3,5 g/d) não é uma característica da doença túbulo-intersticial. O sedimento urinário pode revelar hematuria e/ou piuria, mas muitas vezes é normal. Discretos defeitos tubulares (p. ex., acidose tubular renal ou diabetes insípido nefrogênico) são as únicas manifestações em muitos indivíduos.

Doença renal cística
Sinopse

As doenças renais císticas formam um grupo heterogêneo de doenças que têm em comum o desenvolvimento dentro do parênquima renal de estruturas císticas repletas de fluido. Elas podem ser adquiridas, de desenvolvimento, ou de natureza genética. Há um risco aumentado de carcinoma de células renais em algumas formas de doença renal cística e, portanto, a presença de cistos renais deve ser vista com atenção. Uma classificação razoável de cistos renais, sua base genética (se conhecida), aspectos clínico-patológicos e incidência de câncer de células renais está resumida na Tabela 17.1.

Embora esses transtornos sejam individualmente raros, coletivamente eles constituem um achado renal importante e frequente. É importante estabelecer o diagnóstico subjacente de cistos renais para assegurar avaliação e acompanhamento apropriados, principalmente porque os cistos podem ser precursores de câncer de células renais. Das causas genéticas, a doença renal policística autossômica dominante (DRPAD) é a mais comum e será discutida em detalhes a seguir.

Um tema unificador interessante ligado à formação de cistos envolve o complexo cílio/centrossomo (Figura 17.2; ver também Um tema unificador da cistogênese). O complexo cílio/centrossomo tem sido implicado na sinalização do cálcio, na regulação do ciclo celular, na diferenciação das células epiteliais e na polaridade celular. Anormalidades nesses efeitos celulares podem concorrer para o cres-

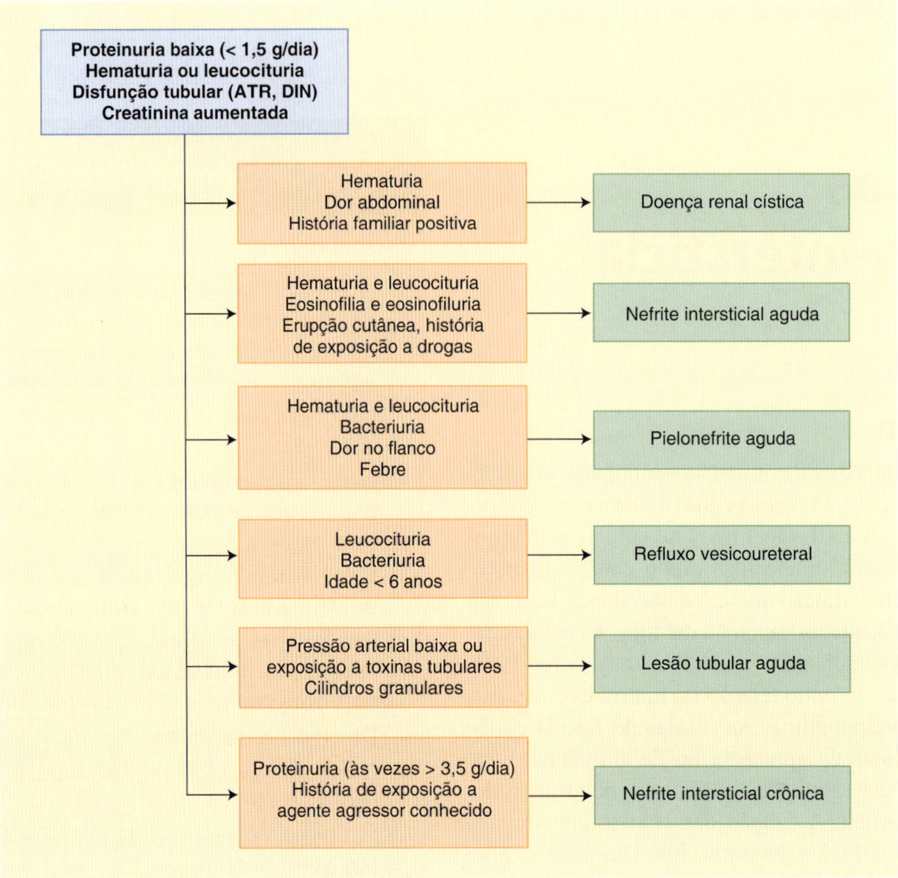

FIGURA 17.1 Categorias gerais da doença túbulo-intersticial (DTI) agrupadas de acordo com as características clínicas mais prováveis. Há uma sobreposição entre essas doenças e nem todas as características estão presentes no momento do diagnóstico. Portanto, exames de imagem específicos e/ou biópsia renal geralmente é a única abordagem conclusiva para estabelecer a causa subjacente. As características gerais que sugerem DTI incluem proteinuria baixa (embora isso também possa ser observado na doença glomerular precoce), hematuria e piuria (geralmente sem cilindros) e defeitos tubulares isolados. Às vezes uma creatinina elevada é a única característica (esse é claramente um achado inespecífico). Doença renal cística deve ser considerada em pacientes com hematuria e dor abdominal. A ultrassonografia renal ou a tomografia computadorizada (TC) deve estabelecer o diagnóstico. A nefrite intersticial aguda apresenta-se com características de hipersensibilidade, incluindo erupção cutânea, eosinofilia, eosinofiluria e história de exposição a um conhecido agente agressor. A pielonefrite aguda apresenta-se com características de infecção, incluindo piuria, bacteriuria, febre e dor no flanco. A urocultura deve ser obtida para estabelecer o diagnóstico e para a administração da terapia antibiótica adequada. O refluxo vesicoureteral deve ser considerado em crianças com infecção do trato urinário (piuria). A lesão tubular aguda em geral ocorre após uma queda prolongada na perfusão renal (p. ex., choque) ou após a exposição a uma toxina (p. ex., contraste intravenoso, antibióticos aminoglicosídeos). A urina frequentemente apresenta numerosos cilindros granulares. A biópsia renal é o único meio definitivo para estabelecer o diagnóstico. A nefrite intersticial crônica (NIC) está associada a uma vasta gama de medicamentos e toxinas. A NIC também pode ser vista após um processo de lesão glomerular prévia significativa. Assim, a proteinuria é mais comum nessa situação. A biópsia renal é o único meio definitivo de estabelecer o diagnóstico; no entanto, o evento provocador pode permanecer elusivo. (ATR, acidose tubular renal; DIN, diabetes insípido nefrogênico.)

cimento celular aberrante e secreção aumentada de fluidos – os aspectos marcantes da cistogênese.

Clinicamente, é importante distinguir os cistos benignos dos cistos malignos. Estudos de imagem são úteis na identificação das características císticas que estão associadas com maior risco de câncer. As características de alto risco incluem:

1. Paredes císticas irregulares, espessadas;
2. Septações múltiplas dentro do cisto;
3. Realce do conteúdo cístico com contraste intravenoso;
4. Calcificações.

A ultrassonografia (US) e a tomografia computadorizada (TC) proveem informações semelhantes, embora a TC pareça oferecer maior resolução e, por isso, seja preferida. O sistema de classificação de Bosniak emprega a TC para classificar os cistos em cinco categorias de importância ascendente (Tabela 17.2).

Cistos renais simples

Os cistos simples são um achado incidental frequente na ultrassonografia renal e aumenta em frequência com o envelhecimento. As paredes dos cistos são finas e suaves, e

Tabela 17.1 Doença renal cística[a]

Doença	Incidência	Gene envolvido	Aspectos patológicos	Aspectos clínicos	Risco de câncer
Cistos renais simples	Aumento após os 50 anos. > 30% apresentam cistos após 70 anos.	Nenhum ou desconhecido.	Pode ser solitário, múltiplos ou bilaterais. Redondos, lisos preenchidos com fluido âmbar.	Normalmente nenhum. Podem tornar-se infectados ou hemorrágicos. TC ou US não mostram septos ou calcificações.	< 1%
Doença cística renal adquirida (associada a diálise)	Aumentam com o tempo de diálise. Muito comum após 7 a 10 anos de diálise.	Nenhum ou desconhecido.	Similar aos cistos simples. Depósitos de cálcio também são observados.	Similar aos cistos simples, a não ser pela transformação maligna.	5 a 10%
Doença renal policística do adulto (autossômica dominante)	> 1:1.000 nascidos vivos.	PKD1 ou PKD2 (genes codificam a policistina 1 e 2, respectivamente).	Rins aumentados com numerosos cistos de tamanhos variados.	Muitos progridem para DRT. Sangramento ou infecção do cisto é relativamente comum. Hematuria e cálculos renais são comuns.	Desconhecido, talvez levemente aumentado
Doença renal policística da infância (autossômica recessiva)	1:20.000 nascidos vivos. Existem subtipos que resultam em morte neonatal.	PKHD1 (codifica uma proteína conhecida como fibrocistina).	Rins aumentados com cistos numerosos ao nascimento. Os cistos são menores e mais uniformes do que na DRP do adulto.	Perda progressiva da função renal. A fibrose hepática é uma característica proeminente.	0
Rim esponja medular	Desconhecida. Geralmente um achado incidental.	Nenhum ou desconhecido.	Ductos coletores dilatados, que parecem cistos.	Geralmente nenhum. Cálculos renais têm sido relatados. A UE revela um padrão de "pincel" devido à dilatação dos dutos coletores.	0
Nefronoftise (NHPH)	Prevalência estimada em 1:50.000.	Nove genes (até agora). Todos os produtos proteicos dos genes localizam-se no complexo cílio/centrossomo.	Cistos corticomedulares com atrofia grave e cicatrização no córtex. Os rins são menores que o normal.	Disfunção tubular (perda de sódio, diabetes insípido, ATR). Retinite pigmentosa em 20%. O gene afetado determina o tempo da DRT. Praticamente todos desenvolvem DRT em torno de 20 anos.	0
Doença de Von Hippel-Lindau	Estimado em 1:50.000.	VHL/pVHL (embora o produto do gene seja localizado no cílio, ele também é um gene supressor de tumor).	Cistos múltiplos, bilaterais revestidos com células claras.	Ampla gama de cânceres tem sido associada a essa doença (feocromocitoma hemangioblastoma, etc.).	60%
Complexo da esclerose tuberosa	1:10.000	TSC1 e TSC2 (genes que codificam a hamartina e a tuberina, respectivamente).	Geralmente, os cistos são poucos. Em algumas variantes os rins podem se assemelhar a DRPAD.	Angiomiolipomas na pele (também chamado de tubérculos), rim, face e coração. Muitos não apresentam sintomas relacionados ao rim.	3%

[a] Praticamente todos os produtos de genes envolvidos nessas doenças foram localizados no complexo cílio/centrossomo (i.e., um tema unificador sugere que todas as doenças císticas renais são ciliopatias).

seu interior é translúcido (consistente com a densidade da água). Eles não estão associados com o desenvolvimento de câncer.

Doença renal cística adquirida

A doença cística adquirida é comumente observada em pacientes com doença renal crônica. Os cistos em geral são

Rim esponja medular

O rim esponja medular é uma doença renal relativamente incomum. Os pacientes com essa doença em geral são assintomáticos, e a exata incidência é difícil de definir. Patologicamente, rim esponja medular está associado com ductos coletores uniformemente dilatados. As manifestações clínicas mais comuns incluem hematuria, cálculos renais e infecção urinária. A incidência rim esponja medular renal em pacientes com menos de 20 anos com um cálculo de cálcio excede a 15% em alguns estudos. O diagnóstico é estabelecido com urografia excretora, que revela um padrão semelhante a um pincel, originando-se a partir da junção corticomedular (Figura 17.3). As estrias representam ductos coletores dilatados. Não há tratamento específico para essa doença.

Nefronoftise

Embora rara (1:50.000 nascido vivos), a nefronoftise (NPHP) é a causa genética mais comum de doença renal crônica terminal em pacientes com menos de 30 anos. A insuficiência renal normalmente ocorre antes dos 15 anos. A histopatologia revela numerosos cistos corticomedulares, ruptura da membrana tubular e fibrose túbulo-intersticial grave (Figura 17.4). As manifestações da apresentação são devidas à lesão tubular e incluem: acidose tubular renal, diabetes insípido nefrogênico e perda de sódio. A doença é autossômica recessiva e nove genes mutantes diferentes

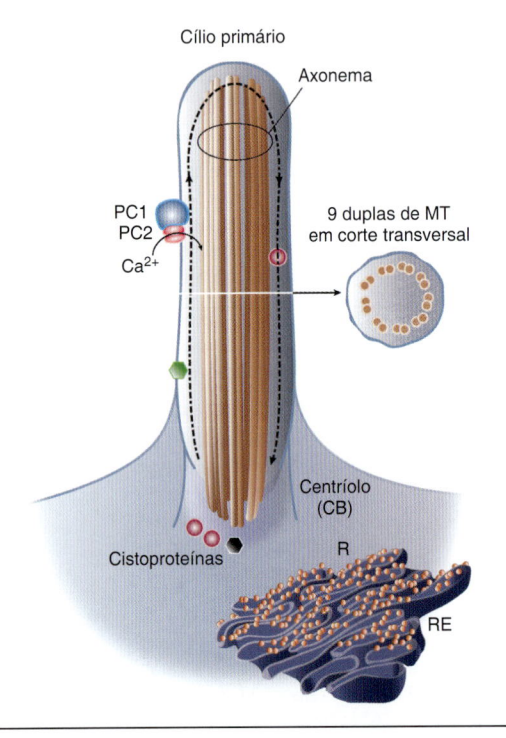

FIGURA 17.2 Ilustração representando o cílio primário das células de mamíferos e seu papel na cistogênese. Os cílios primários são encontrados na maioria das células, especialmente células epiteliais. O axonema (núcleo central) dos cílios consiste em nove duplas de microtúbulos (MT) que se estendem do corpo basal (CB) ou centríolo-mãe até a ponta dos cílios. A carga (p. ex., proteína) é transportada ao longo do sistema (linha pontilhada) via cinesina-1 e dineína 1b (não mostrado). As cistoproteínas incluem todos os produtos de genes que foram caracterizados nas doenças císticas genéticas (para maior clareza, apenas uma conceitualização representativa é mostrada). Algumas cistoproteínas estão localizadas principalmente no CB (hexágono preto e círculos roxos), enquanto outras estão localizadas perto do cílio primário (hexágono verde). A policistina-1 (PC1) e a policistina-2 (PC2) são cistoproteínas que estão mutadas em pacientes com doença renal policística autossômica dominante (DRPAD). PC1 e PC2 são proteínas grandes (ver Figura 17.5) que parecem estar envolvidas na sinalização de cálcio e crescimento celular. Acredita-se que os cílios desempenhem um papel importante na regulação da polaridade planar das células (ver Figura 17.6). Assim, alterações no estresse sobre a parede do cílio suficiente para dobrar a sua membrana (p. ex., o fluxo do fluido tubular), ativa o complexo PC1/PC2 e induz o transporte de cálcio. O fluxo de cálcio promove o crescimento e a diferenciação celular. Perturbações nessa via acarretam um crescimento celular aberrante e a formação de cistos.

< 0,5 cm de diâmetro, mas podem ser superiores a 2 a 3 cm. Os rins geralmente são pequenos e o número total de cistos é inferior a quatro por rim. Os cistos adquiridos são assintomáticos em 85% dos casos (no entanto, pode ocorrer infecção ou sangramento dentro do cisto). Há um risco aumentado de carcinoma de células renais na doença cística adquirida; portanto, os cistos devem ser monitorizados regularmente com TC.

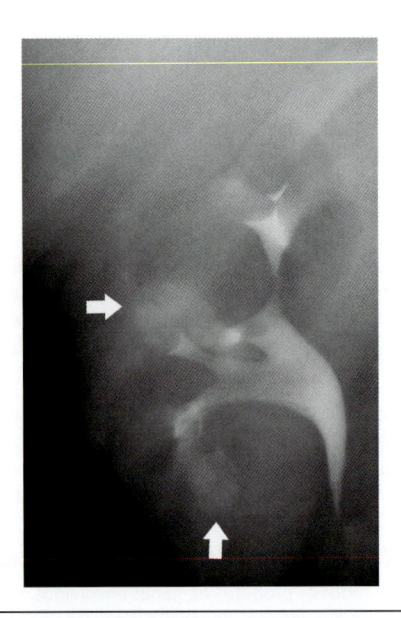

FIGURA 17.3 Urografia excretora de um paciente com rim esponja medular. Observe o padrão em "pincel" (setas), envolvendo as papilas renais. Esse padrão é consistente com numerosos ductos coletores medulares dilatados e é patognomônico de rim em esponja medular. (Reproduzida com permissão de Prasad SR, Narra VR, Shah R, et al(eds). Segmental disorders of the nephron: histopathological and imaging perspective. Br J Radiol. 2007;80:593-602. Fig. 11.)

Tabela 17.2 Sistema de Bosniak para classificação dos cistos renais[a]

Categoria de Bosniak	Características	% malignidade
I	Um cisto com uma parede fina que não contém septos, calcificação ou componentes sólidos. Ele tem a densidade da água e não realça com contraste.	< 1
II	Um cisto que pode conter alguns septos finos. Calcificações finas podem estar presentes na parede ou nos septos. Lesões de < 3 cm, que são nitidamente marginadas e não realçam com contraste.	5-15
IIF	Esses cistos podem conter mais septos finos. Realce mínimo de um septo ou parede fina pode ser visto e pode haver espessamento mínimo dos septos ou parede. O cisto pode conter calcificação que é nodular e densa, mas não há realce de contraste. Não há realce de elementos de tecidos moles. Lesões não realçantes totalmente intrarrenais de ≥ 3 cm, também estão incluídas nesta categoria. Essas lesões geralmente são bem demarcadas.	10-20
III	Essas lesões são massas císticas que têm paredes irregulares engrossadas ou septos em que pode ser visto realce de contraste.	30-40
IV	Lesões císticas que contêm componentes de tecidos moles que realçam ao contraste.	> 90

[a] Imagens realizadas com TC e contraste intravenoso.

(NPHP1-NPHP9) foram clonados até o momento. Todos os produtos dos genes foram localizados no complexo cílio/centrossomo (ver Figura 17.2). Não há tratamento específico para esta condição.

Um tema unificador da cistogênese

A partir da identificação da base genética da NPHP, emergiu uma teoria unificadora da cistogênese que se caracteriza por função anormal do complexo cílio/centrossomo (i.e., as ciliopatias). Os produtos dos genes identificados em praticamente todas as doenças císticas genéticas (as cistoproteínas) estão expressos no cílio primário, no corpo basal subjacente ou no centrossomo (elas também podem estar expressas em locais de contato célula-célula, p. ex., nas junções aderentes). O paradigma geral sugere a perda da polaridade celular planar juntamente com a expressão aumentada das proteínas de transporte de água e íons na membrana da célula epitelial orientada para o interior do cisto. A maioria das células projeta um cílio primário, o que pode explicar a ampla variedade de manifestações extrarrenais descritas na doença renal cística. Por exemplo, na NPHP ~ 10% dos pacientes apresentam um ou mais das seguintes características: degeneração retiniana, fibrose hepática, alterações na morfologia óssea, aplasia cerebelar ou *situs inversus*.

Doença renal policística do adulto

Clínica:
A doença renal policística do adulto (DRP) ou doença renal policística autossômica dominante (DRPAD) é a doença cística renal hereditária mais comum (1:400-1:1.000 nascidos vivos). A hematuria é a manifestação clínica mais comum de apresentação, embora seja a manifestação inicial em < 35% dos pacientes. Uma vez que a história familiar é conhecida, exames de imagem são empregados para triagem de DRP, em idade precoce (ver a seguir). Hipertensão, proteinuria leve e perda progressiva da função renal ocorrem na maioria dos pacientes, embora a taxa de progressão seja muito variável. Ruptura do cisto, infecção e cálculos renais podem produzir dor aguda no flanco.

Aproximadamente 85% dos pacientes com DRPAD apresentam um gene anormal no braço curto do cromossomo 16 (PRD1). Os 15% restantes possuem um gene anormal no cromossomo 4 (DRP2). Os pacientes DRP2 têm um prognóstico mais favorável do que os pacientes com o lócus DRP1. A incidência de DRP2 pode ser maior do que previamente reportado, uma vez que tais pacientes apresentam fenótipo mais leve, que pode permanecer clinicamente indetectável. De modo geral, a idade média do início da DRT é de 55 anos para pacientes com DRP1 e 74 anos para pacientes com DRP2.

O gene DRP1 codifica uma proteína complexa conhecida como policistina-1 (Figura 17.5). A policistina-1 (PC1) é uma grande proteína integrada na membrana plasmática que se acredita que desempenhe um papel fundamental na interação intercelular epitelial, na polaridade planar das células e no crescimento celular. O produto do gene DRP2 (policistina-2 ou PC2) é um membro da família dos canais receptores de potencial transitório (TRPC) e está envolvida na sinalização do cálcio. A PC2 interage com a PC1 por meio de um domínio de super hélice, e juntas agem como um complexo canal iônico/receptor multiproteico que reconhece estímulos mecânicos. Logo, a PC1 faz a transdução dos estímulos mecânicos (movimentos dos cílios), que, então, altera a sinalização do cálcio via PC2.

Os cistos da DRP começam como divertículos de túbulos (o túbulo distal é o principal local, uma vez que DRP1 e DRP2 estão principalmente expressas nesse sítio)

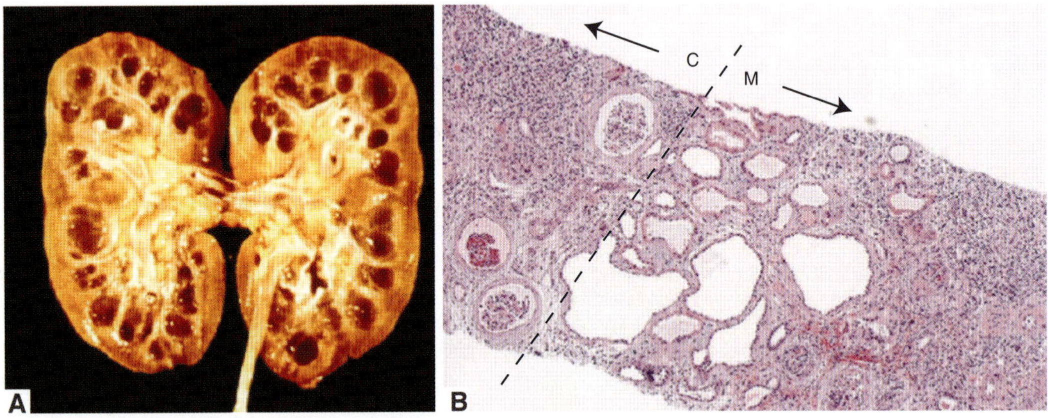

FIGURA 17.4 Nefronoftise. O painel A é uma peça de patologia cirúrgica que revela inúmeros cistos localizados na junção corticomedular. Os rins possuem tamanho relativamente normal. O Painel B mostra estruturas císticas no parênquima renal na junção do córtex (C) e medula (M). Há um leve infiltrado inflamatório intersticial e fibrose moderada no compartimento medular. (Modificado com a permissão de Hildebrandt F and Zhou W, eds.Nephronophthisis-Associated Ciliopathies. The J Am Soc Nephrol 18: 1855-1871, 2007.)

que lentamente se expandem por meio de uma combinação de crescimento celular e secreção de fluidos para a luz do cisto. O alargamento do cisto comprime o tecido normal adjacente, que resulta em cicatrização e insuficiência renal progressiva. A história natural da insuficiência renal progressiva na DRPAD é bastante variável (até entre a mesma família) e, provavelmente, reflete uma complexa interação de fatores genéticos e ambientais. Por exemplo, centenas de mutações, inclusive truncagem, troca de sentido, exclusão e polimorfismos silenciosos têm sido caracterizadas em DRP1 e DRP2 (a maioria das mutações é exclusiva para uma única família). Genes modificadores e mosaicismo somático podem estar na base de parte da variabilidade (em especial entre os membros da mesma família).

O diagnóstico de DRPAD é estabelecido por exames de imagem (geralmente ultrassonografia) que revelam cistos renais. Os critérios ultrassonográficos utilizados para estabelecer o diagnóstico de DRPAD dependem da idade. Geralmente, ≥ 3 cistos em um ou ambos os rins em um paciente de risco (história familiar positiva) com menos de 40 anos são suficientes para estabelecer o diagnóstico. Em pacientes mais velhos, os critérios são menos consistentes (em particular porque o envelhecimento está associado com o desenvolvimento de cistos simples). Pelo menos um estudo sugere que a presença de dois ou mais cistos em ambos os rins estabelecem o diagnóstico em pacientes com idade entre 40 e 59 anos, enquanto ≥ 4 cistos em ambos os rins são necessários para estabelecer o diagnóstico em pacientes com mais de 60 anos.

Várias manifestações extrarrenais de DRPAD foram descritas. Os cistos estão invariavelmente presentes no fígado, pâncreas e baço, mas raramente produzem insuficiência dos órgãos (embora a hemorragia e infecção dos cistos possam ocorrer). As infecções dos cistos podem ser tratadas sintomaticamente com terapia antimicrobiana, mas a drenagem do cisto pode ser necessária para a resolução dos sintomas. A complicação mais grave da DRPAD é a ruptura de aneurisma sacular intracerebral. Essa complicação tem sido relatada em até 4% dos pacientes acometidos. Diretrizes para a investigação de aneurismas intracranianos nos pacientes não estão claramente estabelecidas, embora pacientes com história familiar de aneurisma intracraniano devam ser submetidos a testes de rotina com angiografia por RM. Os pacientes com alto risco para o desenvolvimento de uma ruptura de aneurisma (ruptura prévia, aneurismas grandes, diátese hemorrágica) devem ser considerados para intervenção invasiva.

Outras complicações da DRPAD incluem cálculos renais (20%), divertículos do cólon (70%) e anormalidades das válvulas cardíacas (25%). Não existe tratamento específico para essa doença, embora o tratamento criterioso das complicações possa minimizar a dor e prolongar a sobrevivência.

Patogênese:

O complexo PC1/PC2 está envolvido na adesão intercelular, polaridade planar da célula e sinalização intracelular (em particular sinalização do cálcio). Como esses efeitos se traduzem precisamente na formação de cistos, não é completamente compreendido; no entanto, um modelo plausível está representado na Figura 17.6. O estudo da formação de cistos tem tido como obstáculo a dificuldade no estabelecimento de um modelo animal. Por exemplo, modelos simples de nocautes para DRP1 resultam em fenótipos letais. Já outros modelos de cistogênese não mimetizam precisamente o fenótipo DRPAD.

Sugere-se que há um limiar crítico para a concentração da policistina, abaixo do qual o fenótipo cístico se expressa. Esse modelo é compatível com a hipótese dos

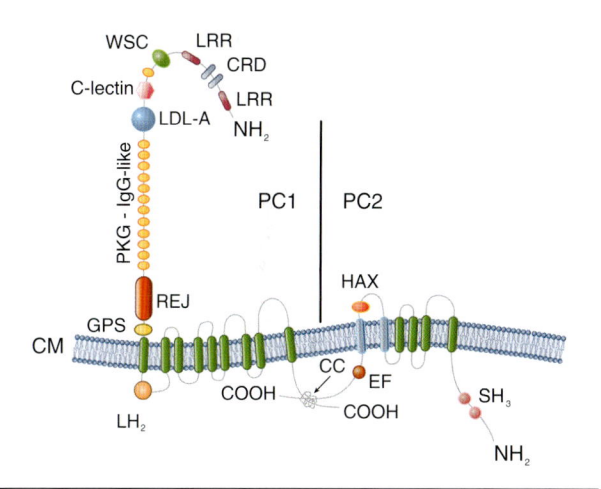

FIGURA 17.5 Características estruturais da policistina-1 (PC1) e policistina-2 (PC2). A PC1 é uma proteína única de 440 kD com múltiplos domínios. Ela consiste em um grande domínio N-terminal (NH_2) extracelular, 11 domínios transmembrânicos (verde) e uma curta sequência C-terminal (COOH) intracelular. A PC1 interage com a PC2 via um domínio de super hélice (SH). Um domínio lipo-oxigenase (LH2) está presente na porção intracelular da proteína, sugerindo uma possível interação com lipídeos. Um domínio GPS latrofilina (GPS) e um domínio receptor espermático (REJ) na porção extracelular da molécula são prováveis sítios de clivagem proteolítica. Sequências de repetições de imunoglobulinas PKD (símiles de IgG PKD) ligam receptores proteicos fosfatases de tirosina. A função do domínio de lipoproteína de baixa densidade-A (LDL-A) é desconhecida. Acredita-se que o domínio de lectina tipo C (lectina-C) liga-se a carboidratos e é dependente de cálcio. Um domínio de integridade da parede celular e de resposta ao estresse (WSC) também se liga a carboidratos. Dois domínios ricos em cisteína (CRD) são interpostos entre duas repetições ricas em leucina (LRR). Postula-se que esses domínios liguem-se com proteoglicanos, colágeno e laminina. Embora a sequência de PC1 tenha sido extensivamente estudada, sua função exata permanece não-totalmente compreendida. A PC2 é uma proteína de 110 kD que é um membro da família dos canais de cátions de receptor de potencial transitório (TRPC). Ela está certamente envolvida no fluxo de cálcio (um poro de cálcio existe entre os domínios transmembrânicos 5 e 6, cor azul). A PC2 é expressa no retículo endoplasmático, bem como na membrana celular do cílio. Ela compreende duas sequências curtas intracelulares (N e C terminal) e seis domínios transmembrânicos. Um domínio ligante da actina (HAX), um domínio de mão EF que se liga ao cálcio, e vários domínios de homologia SRC (SH3) estão presentes.

"dois golpes", que postula que o alelo normal/não afetado contrabalança mutações em seu alelo pareado mutante. A observação de que a doença manifesta-se mais tardiamente na vida e que mutações somáticas têm sido caracterizadas na cópia normal do gene no epitélio que reveste o cisto, respalda a hipótese dos "dois golpes". Outra característica importante das células epiteliais císticas é a sua capacidade de secretar ativamente cloreto para dentro do cisto. A secreção de cloreto é, em parte, mediada pelo canal transmembrânico regulador da fibrose cística (RTFC). O acúmulo de cloreto promove o movimento passivo de sódio e água para o interior do cisto e induz o seu crescimento. Novos agentes que inibem a secreção pelo RTFC são promissores para o tratamento futuro da DRPAD. Por fim, diversos estudos têm demonstrado um elo crítico entre a cistogênese e o aumento da atividade de uma quinase de serina-treonina conhecida como o alvo da rapamicina em mamíferos (mTOR). A mTOR está envolvida no crescimento e diferenciação celular, e os inibidores de mTOR (p. ex., *sirolimus*) reduzem o crescimento do cisto em modelos murinos da doença renal cística. Infelizmente, dados com humanos sugerem que a inibição de mTOR confere benefício limitado.

Patologia (Figura 17.7):
- Achados macroscópicos. Rins císticos massivamente aumentados bilateralmente, até 4 kg, com compressão e perda de parênquima renal normal. Os cistos são preenchidos com fluido de densidade variável (de transparente a hemorrágico).
- MO (microscopia óptica). Múltiplos cistos em todos os níveis do rim, com néfrons intercalados de aparência normal.

Doença renal policística da infância

Clínica:

A DRP da infância ou DRP autossômica recessiva (DRPAR) é uma doença genética rara que ocorre em 1/6.000 a 1/50.000 nascidos vivos. A DRPAR é caracterizada por inúmeros túbulos dilatados, 1 a 2 mm de tamanho (i.e., microcistos), dentro do parênquima renal. O diagnóstico pode ser estabelecido pela ultrassonografia renal aproximadamente entre a 30ª e 36ª semana de gestação. A ultrassonografia revela rins alargados, lisos, cistos múltiplos, e oligo-hidrâmnio (causado por um baixo débito urinário). Os rins aumentados podem interferir com o desenvolvimento pulmonar normal. A hipoplasia pulmonar é uma causa comum de morte na infância. Mais frequentemente, o diagnóstico é estabelecido durante a primeira infância, uma vez que os rins são facilmente palpáveis no exame abdominal. A ultrassonografia renal pós-natal revela rins aumentados, hiperecoicos com muitos cistos pequenos. A DRPAD de início precoce pode parecer semelhante e, portanto, deve ser diferenciada da DRPAR. A análise genética e a ultrassonografia de membros da família devem permitir a diferenciação entre a DRPAD de início precoce e a DRPAR. A razão pela qual algumas crianças manifestam DRPAD em uma idade precoce é desconhecida.

O desenvolvimento de doença renal avançada no início da idade adulta é comum, mas não universal. A gravidade da mutação (troca de sentido *vs.* mudança na matriz de leitura) contribui para o curso clínico variável. Vale ressaltar que a fibrose hepática (i.e., fibrose hepática congênita) é um problema comum e tem potencial para ser fatal em pacientes que sobrevivem até o início da idade adulta. A morte no final da adolescência ou no início dos 20 anos, por complicações da fibrose hepática, é comum se não for possível a realização de um transplante de fígado.

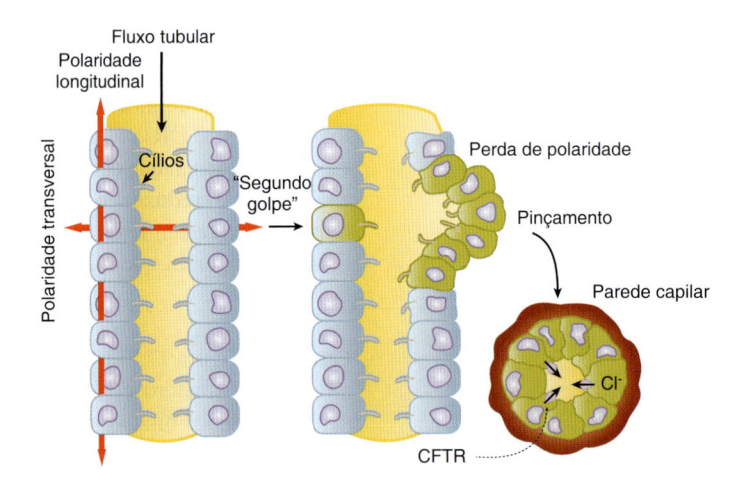

FIGURA 17.6 Ilustração representando um modelo plausível de formação de cistos na doença renal policística do adulto. No painel da esquerda, o fluxo tubular unidirecional é suficiente para curvar os cílios primários na direção do fluxo. Presume-se que o cílio primário transduz o estímulo mecânico do fluxo em sinais que mantêm a polaridade e o alinhamento intercelular. Portanto, à medida que os túbulos se alongam, as células permanecem alinhadas tanto na orientação longitudinal quanto transversal (linhas vermelhas com pontas de setas). Inicialmente, o alelo funcionante na DRPAD gera suficiente PC1 normal para evitar formação de cistos. Possivelmente, um "segundo golpe" (ambiental ou genético) inativa o alelo normal e as duas cópias do gene PKD são silenciadas (painel direito, células verdes). Isso confere vantagens de crescimento para uma célula individual para se expandir clonalmente e formar um cisto. Por fim, as células cisto desprendem-se do néfron por pinçamento e apresentam secreção autônoma de fluido por meio dos canais de íons cloreto (especialmente o regulador transmembrânico da fibrose cística ou CFTR). Os cílios primários (e o canal CFTR) representam uma nova via terapêutica, na procura contínua de uma terapia eficaz para a DRPAD.

Patogênese:

As mutações do gene PKHD1 são responsáveis pela maioria dos pacientes com DRPAR. O gene PKHD1 está localizado no cromossomo 6 e codifica uma proteína de 447kD, conhecida como fibrocistina ou poliductina. A fibrocistina é uma proteína ligada à membrana que é predominantemente expressa nos cílios primários do néfron distal. Ela tem uma região extracelular muito grande com múltiplos domínios parecidos com imunoglobulina (semelhante à PC1); contudo, sua função é mal compreendida. Uma vez que ela está localizada no cílio primário, acredita-se que induza a formação de cistos por um mecanismo análogo ao descrito para DRPAD. Uma variedade de mutações (troca de sentido, truncagem, etc.) do PKHD1 tem sido caracterizada na DRPAR. Os pacientes afetados em geral portam um alelo mutante de ambos os pais (i.e., eles são heterozigotos compostos). A análise genética ainda não é capaz de diagnosticar essa doença.

Patologia (Figura 17.8):
- Achados macroscópicos. Rins esponjosos aumentados bilateralmente com uma superfície relativamente lisa.
- MO. Cistos do ducto coletor cortical e medular em um arranjo radial perpendicular à superfície cortical substituem a medula e o córtex normal.

Lesão tubular aguda

Clínica:
O dano tubular agudo é uma das causas mais comuns de lesão renal aguda em seres humanos. Apesar de o termo lesão tubular aguda ser frequentemente usado como sinônimo para descrever qualquer deterioração aguda da função renal, isso é enganoso. Por exemplo, a lesão renal aguda é comum na nefrite lúpica, na glomerulonefrite rapidamente progressiva, na glomerulonefrite pós-infecciosa e na nefrite intersticial aguda. Dessa forma, é correto descrever a lesão tubular aguda como um tipo de lesão renal aguda, mas reconhecer que a lesão renal aguda pode complicar várias doenças diferentes.

▶▶ **RISCO CLÍNICO**

Embora a lesão renal aguda ocorra com diversas doenças, uma alteração na TFG pode não ser clinicamente detectável (por meio de exames laboratoriais de rotina). Essa sutil, mas fundamental, distinção orienta uma nova era de pesquisa em lesão renal, projetada para detectar os primeiros estágios do dano antes que um aumento da creatinina seja detectado. Espera-se que a detecção precoce permita uma intervenção imediata e melhore o desfecho.

Embora necrose tubular aguda seja usada com frequência como sinônimo de lesão tubular aguda, a lesão tubular raramente é acompanhada por "necrose" franca. Em vez disso, os túbulos geralmente revelam modestas alterações, como o aplanamento da membrana de borda em escova. Dessa forma, o nome "lesão tubular aguda" reflete a patologia com maior fidelidade do que "necrose tubular aguda".

A lesão tubular aguda é geralmente o resultado de:

1. Fluxo sanguíneo renal reduzido;

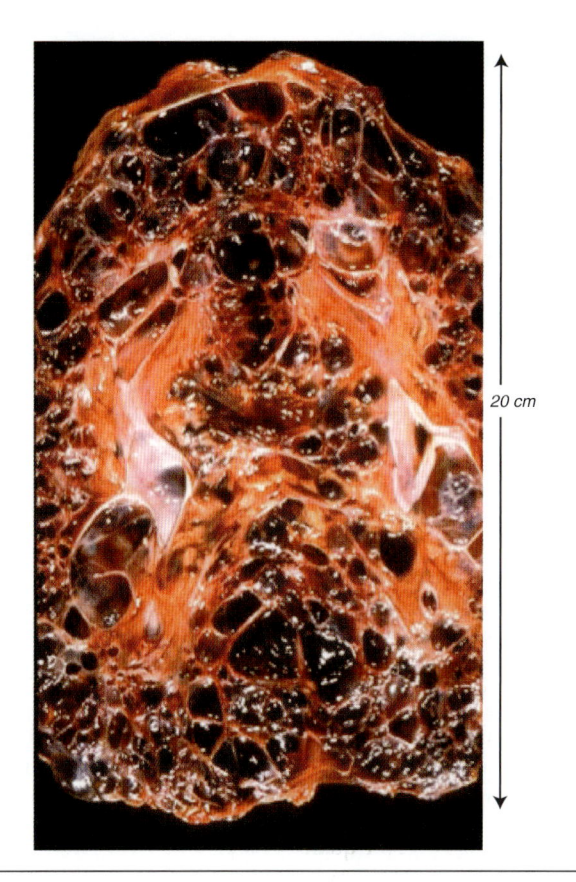

FIGURA 17.7 Peça de patologia cirúrgica (corte em secção transversal) de um paciente com DRPAD. Notar os numerosos cistos de tamanho variável abrangendo todo o parênquima renal. O tecido normal entremeado é obliterado pelo crescimento dos cistos. Os rins atingem tamanho enorme. Nesse caso, o rim tem quase 20 cm de comprimento (normal < 12 cm). (Cortesia de *Dr. LM Salinas, Saint Louis University, Department of Pathology.*)

2. Filtração de uma toxina tubular (p. ex., antibióticos, contraste intravenoso ou mioglobina derivada de trauma muscular).

As características clínicas, diagnóstico, diagnóstico diferencial e tratamento de lesão tubular aguda são discutidos em detalhes no Capítulo 18.

Patogênese:
As células epiteliais tubulares são comumente lesadas após uma diminuição fluxo sanguíneo renal ou após exposição a toxinas específicas. Uma vez que a medula recebe escasso suprimento de sangue, ela é suscetível à lesão isquêmica. Além disso, a necessidade de energia da medula é relativamente alta, uma vez que o túbulo proximal e o ramo espesso ascendente reabsorvem > 75% da carga filtrada de sódio. O termo angina renal tem sido usado para descrever o precário equilíbrio entre o fluxo de sangue e o consumo de energia na medula. Não é surpresa que o túbulo proximal e o ramo espesso ascendente tendam a apresentar as alterações mais marcantes após isquemia renal.

Dano tubular grave (independente da causa) provoca intensa vasoconstrição da arteríola aferente, resultando em uma diminuição da TFG, manifestada como oliguria (i.e., débito urinário < 500 mL/d). A obstrução do fluxo tubular, como consequência da descamação de células epiteliais tubulares que se aglutinam com a proteína de Tamm-Horsfall, pode também contribuir para a queda da TFG. A patogênese dos dois principais tipos de lesão tubular aguda é:

- Lesão tubular aguda isquêmica. A redução da perfusão renal, se suficientemente grave, lesa o epitélio tubular. O comprometimento da perfusão renal ocorre quando a pressão arterial é reduzida (p. ex., choque séptico, hipovolêmico ou cardiogênico), com a vasoconstrição da arteríola aferente (p. ex., doença hepática avançada, administração de AINEs), ou a combinação de ambos.
- Lesão tubular aguda nefrotóxica. Medicamentos (p. ex., gentamicina), metais pesados (mercúrio, chumbo, arsênico), solventes orgânicos (tetracloreto de carbono) e agentes de contraste radiográfico causam lesão tubular direta. Uma vez que a perfusão renal está invariavelmente diminuída após dano tubular induzido por toxinas, a isquemia também contribui para a lesão.

Patologia (Figura 17.9):
A aparência morfológica depende da gravidade e do tipo de lesão. Alterações modestas, como edema intersticial leve, infiltração de células inflamatórias e aplanamento da borda em escova tubular, muitas vezes são os únicos achados. Embora a lesão possa parecer relativamente pequena, a função renal pode estar gravemente prejudicada (um fenômeno conhecido como dissociação fisiológica e patológica). De fato, achados mínimos são a regra, não a exceção.

Se a lesão for prolongada e grave, ocorre necrose focal em múltiplos segmentos do néfron. Figuras de mitose das células epiteliais e a regeneração epitelial acompanham o dano tubular grave. A tubulorrexe (i.e., a ruptura da membrana basal tubular) e a oclusão dos túbulos (com restos celulares) são observadas em lesão grave. A lesão tubular aguda tóxica é mais evidente no túbulo proximal, enquanto a lesão isquêmica é irregular, porém, a maioria envolve estruturas na medula (i.e., ramo espesso ascendente medular e túbulo proximal reto), onde o delicado equilíbrio entre a oferta de oxigênio e consumo de energia é frágil.

Nefrite túbulo-intersticial

Nefrite túbulo-intersticial (NTI) refere-se a um conjunto de doenças que têm em comum o acúmulo de células inflamatórias no compartimento túbulo-intersticial. Ela poupa

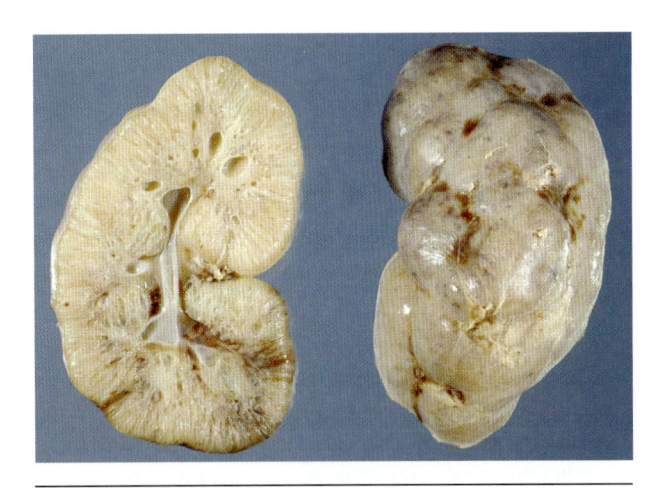

FIGURA 17.8 Peça de patologia cirúrgica obtida de um paciente com doença renal policística autossômica recessiva (DRPAR). No painel esquerdo, o rim é cortado em secção transversal e revela um aspecto esponjoso, o que reflete inúmeros pequenos cistos por todo o parênquima. Em comparação com a DRPAD, os rins são menores e a superfície é de aparência muito mais lisa (painel direito). (Cortesia de Dr. LM Salinas, Saint Louis University, Department of Pathology.)

inicialmente os glomérulos; contudo, muitas doenças glomerulares são acompanhadas por um infiltrado intersticial inflamatório leve. Acredita-se que a NTI seja responsável por até 30% de todos os casos de lesão renal aguda. A NTI é composta por um grupo diverso de doenças; no entanto, quatro entidades principais merecem discussão:

- Pielonefrite aguda ou infecciosa
- Nefropatia do refluxo (também conhecida como pielonefrite crônica)
- Nefrite intersticial aguda
- Nefrite intersticial crônica

Pielonefrite aguda ou infecciosa

Clínica:
A pielonefrite aguda é causada pelo crescimento de microrganismos (geralmente bactérias) dentro do parênquima renal e, portanto, é sinônimo de pielonefrite infecciosa. Ela é caracterizada por um intenso infiltrado inflamatório do rim e da pelve renal. Os sintomas clínicos incluem: dor no ângulo costovertebral (flanco), febre, disuria, polaciuria e urgência. O sedimento urinário mostra numerosos leucócitos e hemácias. Proteinuria de baixo grau (< 500 mg/d) às vezes é observada (presume-se que por causa da lesão tubular direta). Microrganismos (bactérias e fungos) também podem ser detectados no exame microscópico da urina.

A pielonefrite aguda geralmente é causada por uma infecção do trato urinário inferior que ascendeu para o trato superior. A obstrução do trato urinário e refluxo vesicoureteral estão implicados na ascensão da infecção do trato inferior para o superior (devido ao fluxo anterógrado urinário prejudicado). Portanto, a integridade do fluxo anterógrado urinário em geral é investigada nesses pacientes (p. ex., exames de imagem por TC ou pielografia retrógrada). Raramente a infecção pode se disseminar para o sangue e produzir choque séptico. Essa complicação é mais comum em indivíduos imunocomprometidos ou portadores de comorbidades (p. ex., diabetes). As características clínicas, microbiológicas e tratamento das infecções do trato urinário inferior são discutidos separadamente no Capítulo 21.

Patogênese:
A pielonefrite costuma ser causada por microrganismos entéricos gram-negativos, embora praticamente todo agente microbiano tenha sido implicado. A *escherichia coli* é o

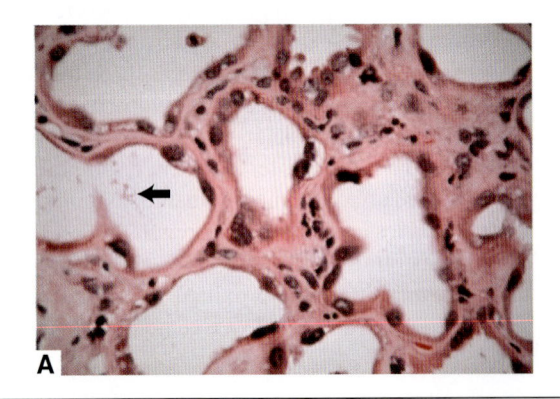

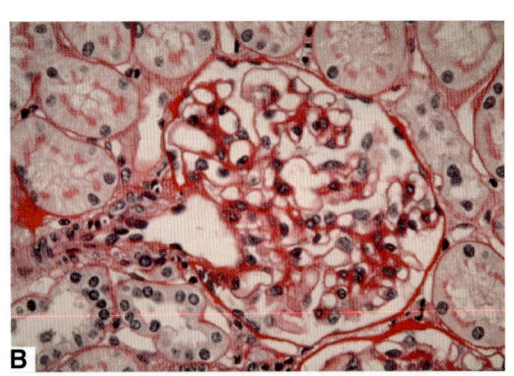

FIGURA 17.9 Morfologia renal de um paciente com lesão renal aguda secundária à nefrotoxicidade por aminoglicosídeo. O painel B revela um rim normal. Observar a células epiteliais tubulares altas, as quais também apresentam abundante borda em escova. O painel A revela a morfologia obtida do paciente. Os túbulos apresentam aplanamento da borda em escova e simplificação da estrutura celular, porém em outros aspectos são razoavelmente normais. Observar também os restos tubulares (seta) derivados de proteínas/células tubulares descamadas. Não há evidência de necrose na biópsia desse paciente, mas a insuficiência renal foi grave (um aspecto comum, ainda que surpreendente, após a lesão tubular). O paciente recuperou completamente a função renal em 21 dias.

patógeno causador de 70 a 95% dos casos, enquanto *proteus*, *klebsiella*, enterococos e *staphylococcus saprophyticus* são responsáveis por 10 a 15%. Na maioria dos casos, acredita-se que a infecção ascenda a partir do trato urinário inferior. Vários fatores de risco estão associados com a ascensão da infecção do trato urinário inferior ao superior, em particular estase urinária (p. ex., atonia da bexiga do diabetes), refluxo vesicoureteral e obstrução do trato urinário (ver Capítulo 21). A semeadura hematogênica dos rins com agentes microbianos é menos comum, porém, em teoria, poderia ocorrer com qualquer infecção sistêmica (p. ex., endocardite, abscesso abdominal, osteomielite, etc.). A disseminação hematogênica é mais comum em indivíduos imunocomprometidos.

Patologia e tratamento:
Os achados morfológicos clássicos incluem inflamação supurativa com formação de abscesso no interstício e na pelve renal. As lesões inflamatórias podem estender-se para os túbulos e serem acompanhadas de edema intersticial extenso e áreas esparsas de necrose tubular focal (Figura 17.10). Embora os infiltrados sejam geralmente irregulares e imprevisíveis, quando associados com refluxo, eles tendem a localizar-se nos polos, superior e inferior. Os neutrófilos em geral são vistos infiltrando os túbulos circunjacentes dando origem aos cilindros leucocitários. Uma complicação grave e rara da pielonefrite aguda é a necrose papilar. A necrose papilar é relativamente comum entre os diabéticos com uma incidência estimada de 5 a 15%. A lesão é caracterizada por necrose isquêmica e supurativa das pontas das pirâmides renais na microscopia óptica. A macroscopia revela cicatrizes necróticas brancas acinzentadas envolvendo dois terços apicais da pirâmide (Figura 17.11).

Na pielonefrite aguda não complicada, a terapia antimicrobiana por 7 a 10 dias é geralmente adequada para resolver a infecção. A persistência dos sintomas além de 48 a 72 horas requer uma pronta investigação para complicações (p. ex., formação de abscesso) que requerem terapia agressiva. A TC é o exame de imagem de escolha.

Material purulento pode preencher literalmente a pelve, cálices e ureter quando o trato urinário está completamente obstruído. Esse fenômeno é conhecido como pionefrose. A inserção de um tubo de drenagem de nefrostomia na pelve renal é essencial para resolver essa complicação potencialmente fatal. A supuração também pode se estender pela cápsula renal para os tecidos adjacentes e produzir um abscesso perinéfrico. A drenagem cirúrgica com ou sem nefrectomia é o tratamento de escolha para o abscesso perinéfrico.

Nefropatia do refluxo

Clínica:
A nefropatia do refluxo resulta do refluxo urinário anormal da bexiga urinária (também conhecido como refluxo vesicoureteral) para o parênquima renal. Em geral, os ureteres penetram na camada muscular da bexiga obliquamente e seguem um curso submucoso (Figura 17.12). Os segmentos dos ureteres embutidos dentro da parede da bexiga colapsam durante a contração vesical e agem como uma válvula, impedindo o refluxo da urina. O comprimento do

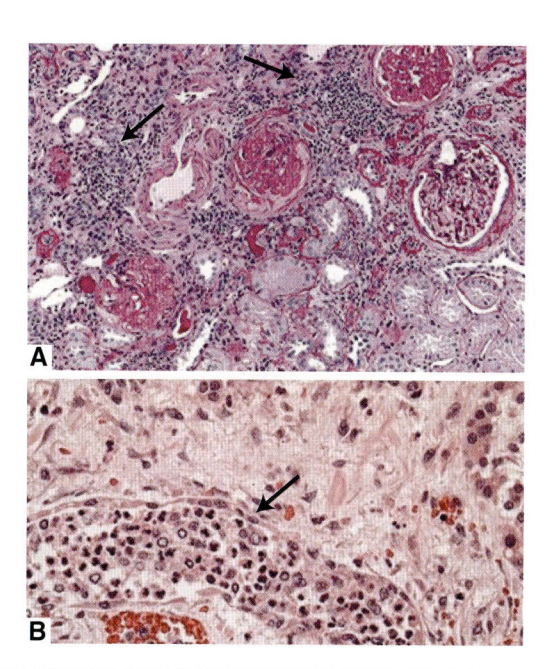

FIGURA 17.10 Pielonefrite aguda. O painel A revela aglomerados de neutrófilos no compartimento intersticial (setas). Os glomérulos são relativamente poupados. Os túbulos são completamente obliterados como resultado da necrose e formação de abscesso. O comprometimento da função renal é comum. O painel B revela a extensão do infiltrado para a luz tubular. O infiltrado estende-se ao longo do comprimento do túbulo, produzindo necrose extensiva durante os últimos estágios. O tratamento com antibióticos é imperativo nessa fase no sentido de preservar a função renal.

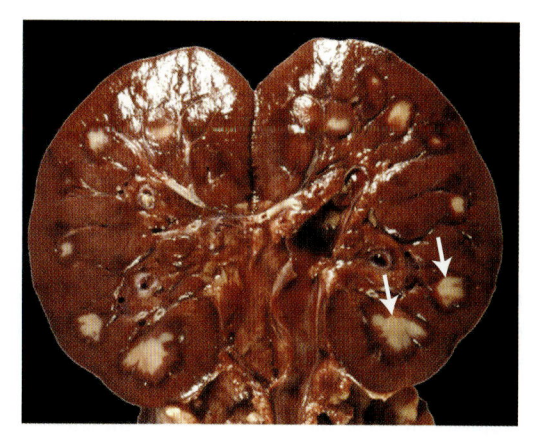

FIGURA 17.11 Secção transversal de um rim obtido de um paciente com uma história de necrose papilar. Notar as cicatrizes branca-acinzentadas (necrose), envolvendo as papilas (setas).

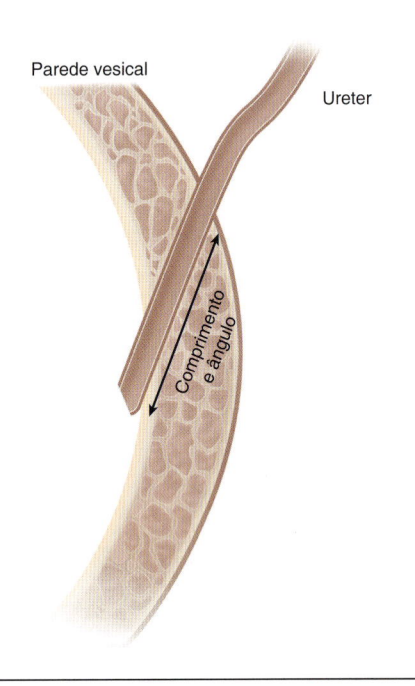

FIGURA 17.12 Relação do ureter com a parede vesical. O ângulo (obliquidade) e o comprimento do ureter, à medida que ele passa pela musculatura da parede da bexiga, facilita o fechamento normal da válvula quando a bexiga se distende ou se contrai. Um trajeto ureteral curto, ângulo menos oblíquo ou largura ureteral aumentada pode precipitar incompetência valvular e refluxo.

ureter submucoso correlaciona-se de forma direta com a competência da válvula. O refluxo ocorre quando o segmento submucoso está encurtado ou penetra a parede em um ângulo anormal. À medida que as crianças envelhecem, o segmento submucoso do ureter aumenta, melhorando, assim, a competência valvular. Consequentemente, o refluxo tende a melhorar com a idade.

A nefropatia do refluxo é quase sempre acompanhada de infecção do trato urinário inferior. Crianças com refluxo crônico geralmente apresentam sinais e sintomas de infecção do trato urinário, como disuria, piuria, dor no flanco e febre. Não está claro se o mecanismo de cicatrização túbulo-intersticial é uma consequência direta da pressão retroativa ou é secundário a infecções crônicas do trato urinário. Em fases posteriores, o envolvimento glomerular pode ocorrer e se manifesta por cicatriz focal e proteinuria nefrótica. O diagnóstico de refluxo urinário pode ser estabelecido com uretrocistografia miccional, que identifica a localização de contraste durante a micção (contração da bexiga). Em pacientes com refluxo vesicoureteral, o agente de contraste avança pelos ureteres.

A conduta na nefropatia do refluxo depende da gravidade do refluxo (um sistema de graduação é empregado com base no cálculo do volume de contraste que entra no ureter). Anormalidades leves geralmente respondem às medidas conservadoras, como a administração a longo prazo de doses baixas de agentes antimicrobianos. Muitos pacientes apresentam remissão espontânea com o tempo. Graus mais graves de refluxo podem requerer intervenção cirúrgica.

Patologia (Figura 17.13)
- Macroscópica. Uma vez que o refluxo pode estar restrito a um rim, as lesões podem ser uni ou bilaterais. Os rins exibem cicatrização assimétrica e irregular do parênquima renal.
- Microscopia ótica. Atrofia tubular e cicatrização extensa (fibrose) do compartimento intersticial é a característica marcante da nefropatia do refluxo. Os túbulos estão dilatados e preenchidos com cilindros hialinos de aspecto coloidal, dando origem a uma aparência que se assemelha a glândula tireoide (tireoidização). O infiltrado inflamatório costuma ser mínimo em comparação com pielonefrite aguda. Os glomérulos estão muitas vezes alargados. A hipertrofia glomerular é por vezes associada com cicatrização segmentar e focal e proteinuria maciça, caso em que constitui uma forma secundária de GESF.

Nefrite intersticial aguda

Clínica:

A nefrite intersticial aguda (NIA) em geral é causada por uma reação de hipersensibilidade a um medicamento, em particular os antibióticos β-lactâmicos. O início da NIA ocorre dentro de 2 a 15 dias de exposição ao agente agressor. Menos comumente, ela pode ser secundária a uma infecção, ou raramente a uma doença sistêmica (Tabela 17.3). A NIA relacionada à infecção é diferente da pielonefrite aguda, uma vez que não é secundária ao supercrescimento bacteriano, mas sim a uma reação de hipersensibilidade ao agente microbiano. De modo geral, a NIA é acompanhada de lesão renal aguda. O exame de urina costuma revelar proteinuria leve (500 a 1.500 mg/d), embora uma exceção seja a NIA induzida por AINEs, que produz proteinuria grave (a histologia glomerular na nefropatia por AINE se assemelha a doença de lesão mínima). Hematuria microscópica é comum na NIA (> 90%); porém, cilindros hemáticos ou hemácias dismórficas normalmente não são observados. Leucócitos e cilindros leucocitários são encontrados com frequência (> 90%). Eosinófilos urinários, anteriormente considerados específicos para NIA, também podem ser vistos com infecções do trato urinário, glomerulonefrite aguda e doença renal ateroembólica.

As características sistêmicas da NIA são muito variáveis, mas em geral incluem febre, erupção cutânea macular e eosinofilia periférica. Esses achados ressaltam a natureza imunológica da doença. Ocasionalmente são observados defeitos tubulares específicos, como diabetes insípido nefrogênico ou acidose tubular renal. Discretas anormalidades tubulares são mais comuns de serem vistas com nefrite intersticial crônica (ver abaixo).

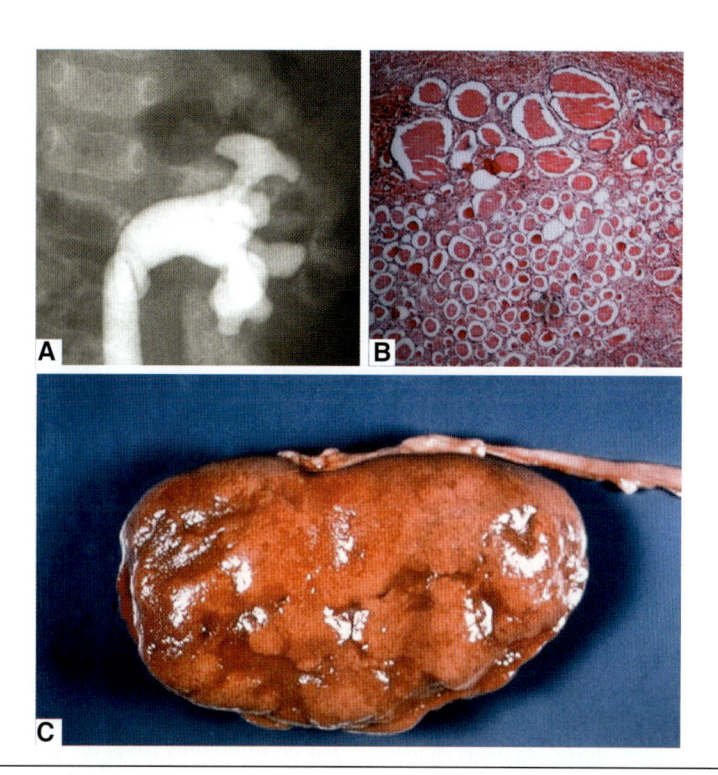

FIGURA 17.13 Pielonefrite crônica secundária ao refluxo vesicoureteral. O painel A revela hidronefrose (i.e., dilatação) do trato urinário esquerdo durante urografia excretora. Este achado foi consistente com a categoria de refluxo IV-V, na qual a uretrocistografia revela dilatação ampla do ureter, pelve e cálices. Esses pacientes geralmente necessitam de correção cirúrgica do refluxo. O painel B revela a extensa formação de cilindros hialinos em praticamente todos os túbulos. Isso é conhecido como tireodização por causa da aparência semelhante à glândula tireoide normal. O painel C é uma peça de patologia cirúrgica de um rim de um paciente com pielonefrite crônica. Notar a superfície irregular, desigual consistente com amplas cicatrizes e tecido normal entremeado.

Diagnóstico:
O único meio conclusivo de diagnosticar NIA é por biópsia renal. Na ausência de uma biópsia renal, o diagnóstico muitas vezes é pressuposto a partir da história clínica (exposição ao agente agressor) e um ou mais aspectos sistêmicos de hipersensibilidade (erupção cutânea, febre, eosinofilia, e eosinofiluria). A cintilografia com gálio tem sido utilizada para diagnosticar NIA de forma não invasiva; no entanto, esse exame de imagem não tem sido extensamente validado. Muitas vezes o diagnóstico é estabelecido retrospectivamente se a função renal se resolve após a suspensão de um agente agressor conhecido.

Tratamento:
Na maioria dos casos, a NIA resolve gradualmente, assim que o agente agressor é interrompido ou a infecção tratada. No entanto, a inflamação intersticial pode dar origem a fibrose intersticial irreversível e progredir para doença renal terminal. Por isso, o rápido reconhecimento e a remoção do agente agressor são cruciais. Os corticosteroides têm sido utilizados para acelerar a recuperação da função renal em NIA. O tratamento precoce com corticosteroides (< 7 dias após o início) pode estar associado a um melhor prognóstico; contudo, seu papel no manuseio da NIA é controverso.

Doença Renal Induzida por AINEs. Os anti-inflamatórios não esteroides (AINEs) são agentes comumente prescritos para o tratamento da dor e artrite. Eles podem induzir lesão renal por múltiplas vias. Talvez o tipo mais comum de lesão ocorra secundária ao fluxo sanguíneo renal comprometido. Os AINEs inibem a ciclo-oxigenase, o que interfere com a síntese renal de prostaglandinas vasodilatadoras. A lesão hemodinâmica por AINE às vezes pode evoluir para

Tabela **17.3** Etiologia da nefrite intersticial aguda

Categorias	Exemplos
Drogas (> 75% de todos os casos).	Antibióticos (penicilinas, cefalosporinas, sulfonamidas), AINEs, inibidores de bomba de prótons, diuréticos, alopurinol, fenitoína, famotidina.
Infecções (10% dos casos).	Difteria, sífilis estreptococos, hanseníase, rickettsias, legionela, toxoplasmose, brucelose, micoplasma, sarampo, vírus EB, tuberculose, febre tifoide, leptospirose.
Doença sistêmica (< 10%).	Sarcoidose, doenças do tecido conectivo (LES).
Idiopática (5-10%).	Desconhecida

lesão tubular aguda. Além disso, os AINEs são uma das causas mais comuns de NIA induzida por fármaco. Curiosamente, a NIA induzida por AINE costuma ser acompanhada de proteinuria maciça. Os glomérulos apresentam características que são indistinguíveis da doença de lesão mínima. A descontinuação do fármaco em geral leva à resolução da função renal.

Patogênese:

A presença de linfócitos (células T) no interstício, sintomas clínicos de hipersensibilidade (erupção cutânea e eosinófilos) e recorrência seguindo-se a administração de um fármaco lesivo sugerem claramente um mecanismo imunológico. Como a maioria dos casos de NIA é desencadeada pelo uso de uma medicação ou por uma infecção, tem sido postulado que os fármacos ou os agentes microbianos liberam antígenos que "habilitam" o sistema imunológico, o qual produz anticorpos que reagem com antígenos no espaço túbulo-intersticial (i.e., mimetismo molecular). Também é possível que os fármacos ou pequenas proteínas microbianas funcionem como haptenos e liguem-se a proteínas renais endógenas, que, em seguida, provoca uma resposta imune (Figura 17.14). A resposta imune é amplificada pelas células T infiltrativas, que liberam citocinas, as quais, por sua vez, lesam os túbulos circundantes e o interstício.

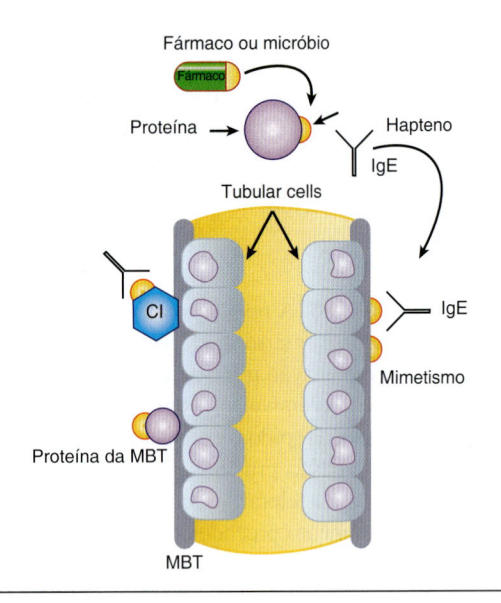

FIGURA 17.14 Mecanismo da nefrite intersticial aguda. Fármacos e os micróbios (vírus, fungos) estão, invariavelmente, implicados no desenvolvimento da nefrite intersticial aguda. O fármaco ou micróbio gera um pequeno peptídeo ou molécula que funciona como um hapteno. Os haptenos não são intrinsecamente capazes de induzir uma resposta imune, a menos que eles estejam ligados a uma proteína transportadora. Uma vez ligado, anticorpo é gerado (na NIA, a IgE parece ser o anticorpo dominante). O anticorpo pode reagir cruzadamente com epítopos semelhantes no rim (p. ex., mimetismo) ou circular como um complexo imune (CI) que se deposita no rim. Também é possível que o hapteno se ligue a uma proteína renal intrínseca e, em seguida, provoque uma resposta de anticorpo. (MBT, membrana basal tubular.)

Patologia (Figura 17.15):
- Microscopia óptica. Infiltração difusa ou esparsa do compartimento túbulo-intersticial com células mononucleares, neutrófilos e eosinófilos. Edema intersticial é comum, porém, os glomérulos e vasos geralmente são poupados. De modo predominante, o infiltrado é composto de células positivas para CD4 (i.e., células T-auxiliares). A fibrose pode aparecer em 10 a 14 dias, ressaltando a importância do diagnóstico e tratamento precoces.

Nefrite intersticial crônica

A nefrite intersticial crônica (NIC) constitui um grupo diverso de doenças, que têm em comum a fibrose intersticial proeminente e a atrofia tubular. Patologicamente, a NIC difere da nefropatia do refluxo, porque o sistema pelvicaliceal renal é relativamente poupado (a exceção sendo a nefropatia por analgésicos). Em alguns casos, a NIC pode simplesmente representar cicatrização avançada após NIA grave. Uma vez que a fibrose túbulo-intersticial extensa é um achado inespecífico que é visto na fase terminal de diferentes tipos de doenças renais, a NIC pode ser diagnosticada em praticamente todo o paciente com DRT. No entanto, existem várias entidades clínicas que produzem insuficiência renal e parecem induzir cicatrização primeiramente no compartimento túbulo-intersticial (Tabela 17.4). A mais importante entre elas são a obstrução do trato urinário (ver Capítulo 21), o consumo prolongado de analgésicos não narcóticos (nefropatia por analgésicos), nefropatia do urato e mieloma múltiplo (nefropatia por cilindros). Causas menos comuns de NIC incluem distúrbios metabólicos, como hiperoxaluria, intoxicação por metais pesados, como chumbo, cádmio ou mercúrio, e doenças infiltrativas, como linfoma ou sarcoidose. Fármacos como a ciclosporina, a cisplatina e o lítio podem também dar origem a NIC. Um número substancial de pacientes não apresenta nenhuma causa identificável.

As características clínicas da NIC refletem a natureza indolente da doença. A insuficiência renal progride ao longo dos anos, em vez de semanas. Além disso, os defeitos tubulares são mais comuns no quadro de apresentação da NIC; dessa forma, acidose tubular renal, diabetes insípido nefrogênico e síndrome de Fanconi, todos têm sido descritos.

O exame de urina geralmente é inócuo; no entanto, níveis de proteinuria baixa e poucas hemácias ou leucócitos podem ser vistos. A ultrassonografia renal revela rins contraídos, hiperecoicos, consistentes com fibrose renal avançada (embora isso seja inespecífico). O diagnóstico pode ser deduzido a partir da doença específica subjacente, porém muitos pacientes se apresentam com rins pequenos atróficos sem nenhuma causa aparente. Em casos avançados, a biópsia renal é de utilidade limitada. É provável que muitos desses pacientes sejam diagnosticados

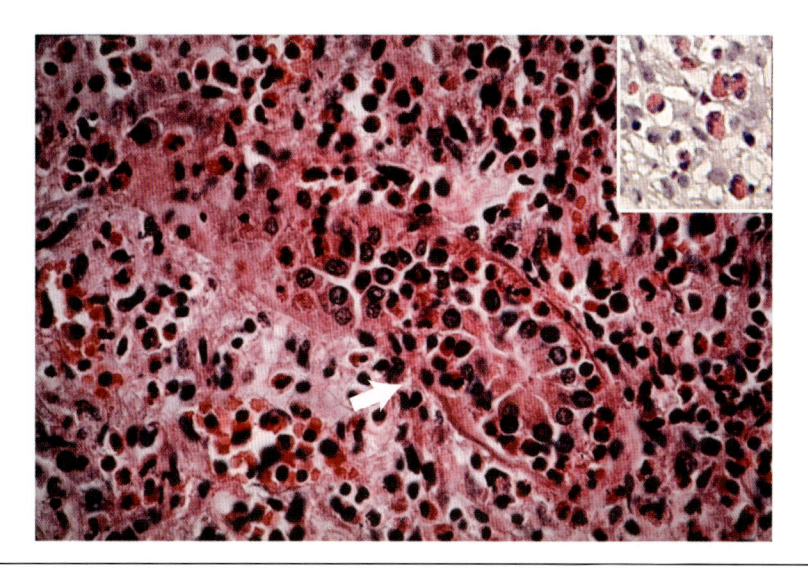

FIGURA 17.15 Morfologia da nefrite intersticial aguda. Um infiltrado intersticial difuso constituído por células T e monócitos está presente. Tubulite (infiltração dos túbulos renais com células inflamatórias e necrose) também é observada. Um cilindro leucocitário é visível no túbulo (seta). O detalhe do canto superior direito revela um conjunto de eosinófilos. Eosinófilos são uma característica comum de NIA (eles compreendem ~ 10% das células no infiltrado), com a notável exceção da nefrite intersticial induzida por AINEs, no qual eles raramente são vistos. Os glomérulos são poupados na NIA. (Cortesia de *Dr.LM Salinas, Saint Louis University, Department of Pathology.*)

de forma errada com nefropatia hipertensiva. Infelizmente, fibrose e atrofia tubular em geral são irreversíveis e, portanto, o tratamento da NIC é direcionado para a doença subjacente.

Nefropatia por analgésicos

A nefropatia induzida por analgésicos provavelmente representa menos de 1% dos casos de doença renal em fase terminal. Há variações geográficas na incidência dessa doença. Em alguns países, a incidência pode ser tão alta quanto 18% (p. ex., na Austrália). Nas regiões sudeste dos Estados Unidos, tem sido reportada incidência de 10%.

Tabela 17.4 Etiologia da nefrite intersticial crônica

Principais implicados
Analgésicos
Ácido úrico
Radiação
Metais pesados (chumbo, mercúrio, cádmio)
Lítio
Remédios à base de ervas (ácido aristolóquico)
Inibidores da calcineurina (ciclosporina, tacrolimus)
Obstrução do trato urinário (crônica)
Doença calculosa crônica (oxalose)
Doença renal avançada de praticamente qualquer tipo

O analgésico específico ou a combinação de analgésicos necessários para iniciar esse processo permanece controverso. Dados epidemiológicos sugerem que uma combinação de fenacetina com um AINE, como o ibuprofeno ou o ácido acetilsalicílico, é prejudicial. A maioria dos pacientes ingeriu, pelo menos, 1.000 mg de analgésico por dia durante muitos anos antes que a doença renal ficasse aparente. A necrose papilar é a característica marcante da nefropatia por analgésicos. Sua patogênese é incerta, mas a inibição das prostaglandinas vasodilatadoras pode levar à isquemia da medula interna. A tomografia computadorizada é útil para estabelecer o diagnóstico, uma vez que pode demonstrar microcalcificações na medula interna próxima da ponta de papila.

Nefropatia do urato

O ácido úrico pode lesar os rins por várias vias. A elevação acentuada na concentração de ácido úrico pode ocorrer após o tratamento de linfoma ou leucemia. Nessas condições, a morte celular resulta na geração de ácido úrico à medida que os ácidos nucleicos são metabolizados. Uma vez que o ácido úrico é completamente filtrado, sua concentração urinária pode ser elevada a níveis que excedam a sua solubilidade. Isso pode induzir a cristalização e a obstrução dos túbulos.

Elevações modestas, crônicas e sustentadas do ácido úrico (como relatado com gota), têm sido associadas a depósitos de cristais de ácido úrico no néfron distal. Os cristais induzem uma reação de células gigantes e fibrose progressiva (i.e., nefropatia gotosa). Por fim, os cálculos de ácido úrico podem obstruir o efluxo urinário e produzir lesão renal (ver discussão sobre cálculos renais no Capítulo 21).

Nefropatia aristolóquica

A nefropatia aristolóquica é uma causa incomum de doença intersticial. O ácido aristolóquico é um suplemento contido em muitos medicamentos à base de ervas. Fibrose intersticial extensa com infiltrado inflamatório mínimo é característica da nefropatia aristolóquica. O mecanismo de lesão é desconhecido. Câncer de células renais foi relatado em mais de 50% desses pacientes. A doença progride para DRT, a menos que os suplementos sejam descontinuados.

Distúrbios eletrolíticos

Distúrbios eletrolíticos graves têm sido associados com fibrose intersticial. O mecanismo de lesão nessas condições é mal compreendido. Contudo, depósitos de cálcio e fósforo no parênquima renal foram descritos na hipercalcemia e hiperfosfatemia. A hipocalemia estimula a amoniagênese renal, que, por sua vez, ativa a cascata do complemento e produz lesão mediada pelo complemento. A correção do distúrbio eletrolítico subjacente costuma ser associada à melhora da função renal.

Rim do mieloma

A nefropatia de cilindros ou rim do mieloma surge devido a um aumento da carga filtrada de cadeias leves circulantes (i.e., proteinuria de Bence-Jones). Se concentrada de forma suficiente, as cadeias leves coalescem (com a proteína de Tamm-Horsfall) e geram cilindros volumosos que obstruem a luz tubular (referido como nefropatia de cilindros). Além disso, elas podem lesar diretamente as células epiteliais tubulares. As cadeias leves também são precursoras do amiloide AL, que se localiza no glomérulo. Elas podem fundir-se em material amiloide não nodular que se deposita dentro dos glomérulos e das membranas basais tubulares (isso é conhecido como doença de deposição de cadeia leve). Sua aparência nodular às vezes é confundida com nefropatia diabética e GNMP.

Miscelânea

Outros compostos ou condições que têm sido implicados na fibrose túbulo-intersticial incluem: intoxicação por chumbo ou cádmio, radioterapia, doença inflamatória intestinal, administração de lítio, uso de nucleosídeos acíclicos (predominantemente fármacos antirretrovirais usadas para tratar a infecção pelo HIV), infecção viral (especialmente vírus Epstein-Barr e polioma), inibidores da calcineurina (i.e., compostos imunossupressores usados após o transplante), sarcoidose e cistinose hereditária. Não há nenhuma terapia conhecida para essas condições além da remoção do agente agressor ou tratamento da doença subjacente.

Pontos-chave

- A doença túbulo-intersticial inclui um grupo heterogêneo de doenças que lesam predominantemente os túbulos e o interstício, com relativa preservação dos glomérulos nos estágios iniciais da doença.
- Os cistos renais devem sempre ser vistos com cautela, uma vez que podem ser precursores do câncer de células renais ou refletir uma doença genética subjacente que leva a complicações, incluindo DRT.
- Os produtos dos genes para muitas das doenças císticas renais genéticas foram localizados no cílio primário. Dessa forma, acredita-se que a disfunção dos cílios fundamenta a formação de cistos. O complexo primário cílio/centrossomo está envolvido na manutenção do alinhamento normal célula-célula (i.e., a polaridade planar da célula).
- O alargamento do cisto ocorre pela secreção de cloreto pelo regulador transmembrânico da fibrose cística (CFTR). O sódio e a água seguem passivamente neste modelo.
- A DRPAD é a causa genética mais comum de doença renal cística. Dos casos, 85% são devidos à mutações envolvendo o PKD1 (cromossomo 16), que codifica a policistina-1. A maioria dos casos restantes envolve mutações no PKD2 (cromossomo 4), que codifica a policistina-2. Ambas as proteínas localizam-se no complexo cílio/centrossomo. Além disso, a PC2 localiza-se ao retículo endoplasmático.
- A PC2 está envolvida na sinalização de cálcio, enquanto a PC1 está envolvida no crescimento e diferenciação celular. A PC1 interage com a PC2 e modula a sinalização do cálcio.

- As manifestações extrarrenais da DRPAD incluem: cistos hepáticos e pancreáticos, doença valvular cardíaca, diverticulite do cólon e aneurismas saculares intracerebrais.
- A ultrassonografia renal é o teste de triagem de escolha para a DRPAD. A ausência de cistos após os 40 anos exclui a sua possibilidade.
- Isquemia e toxinas (fármacos, contraste IV) são as causas mais comuns de lesão tubular aguda. O termo necrose tubular aguda é um equívoco, pois a maioria das biópsias não revelam áreas de necrose evidente, mas sim desaparecimento da borda em escova e aplanamento das células.
- A nefropatia do refluxo é um sinônimo de pielonefrite crônica. É causada por um mecanismo valvular bexiga/ureter incompetente. É predominantemente uma doença da criança. A cirurgia é necessária apenas em casos graves de refluxo.
- Pielonefrite infecciosa é sinônimo de pielonefrite aguda.
- Fármacos (principalmente antibióticos) são a causas mais comuns de nefrite intersticial aguda. Elas induzem uma reação de hipersensibilidade e estão associados com erupção cutânea, eosinofilia e eosinofiluria. O infiltrado renal é composto de monócitos e linfócitos.
- As causas mais importantes de nefrite intersticial crônica são obstrução do trato urinário, analgésicos, mieloma múltiplo, intoxicação por metais pesados, nefropatia do urato, uso crônico de lítio e ácido aristolóquico (nefropatia por ervas chinesas).

Bibliografia comentada

1. Bonsib SM. Renal cystic diseases and renal neoplasms: a mini-review. *Clin J Am Soc Nephrol.* 2009; 4:1998-2007. *Revisão da relação entre cistos renais e câncer de células renais.*
2. Warren KS, MacFarlane J. The Bosniak classification system of renal cystic masses. *Br J Urol.* 2005;95:939-945. *Visão geral das características do cisto associadas ao câncer. Concisa e baseada em evidências.*
3. Hildebrandt F, Attanasio M, and Edgar Otto E. Nephronophthisis: disease mechanisms of a ciliopathy. *J Am Soc Nephrol.* 2009; 20:23-35. *Excelente discussão sobre o papel dos cílios primários na cistogênese. Revisão complexa, mas bem escrita, de um novo campo emergente. Leitura muito importante.*
4. Wilson PD. Polycystic kidney disease. *N Engl J Med.* 2004; 350:151-164. *Revisão soberba. Um ponto de partida fantástico para todos com mais que um interesse passageiro na DRP.*
5. Torres VE, Harris PC. Autosomal dominant polycystic kidney disease: the last 3 years. *Kidney Int.* 2009; 76:149-168. *Revisão exaustiva de todos os aspectos (genéticos e clínicos) da DRPAD. Muito densa. Cobertura da DRPAD desafiadora e profunda.*
6. Rosen S, Stillman IE. Acute tubular necrosis is a syndrome of physiologic and pathologic dissociation. *J Am Soc Nephrol.* 2008;19:871-875. *Revisão breve articulada e convincente de um fenômeno conhecido. Destaca a relação precária entre a extensão da lesão tubular e a queda da TFG.*
7. Praga M, Gonzalez E. Acute interstitial nephritis. *Kidney Int.* 2010; 77: 956-961. *Revisão breve, porém ainda assim consegue cobrir em detalhes informações suficientes para o uso diário. Muito prático.*
8. Perazella MA, Markowitz GS. Drug-induced acute interstitial nephritis. *Nat Rev Nephrol.* 2010;6: 461-470. *Os fármacos são, talvez, a causa mais comum de insuficiência renal aguda. Essa revisão cobre esse tópico com elegância e em detalhes. Altamente recomendado.*

EXERCÍCIOS

1. Correlacionar os seguintes cenários clínicos com a morfologia renal mais provável:

   Vinhetas clínicas

   I. Paciente de 30 anos é tratada por 14 dias com ampicilina para uma infecção do trato urinário e desenvolve uma erupção cutânea. A creatinina sérica aumentou de 0,6 para 4,0 mg/dL, e a urina apresenta numerosas hemácias, leucócitos e um pouco de eosinófilos.
   II. Paciente asiático de 67 anos apresenta-se com uma creatinina sérica de 5,0 mg/dL e exame de urina normal. Uma história cuidadosa revela que o paciente vem consumindo diariamente, nos últimos dois anos, um remédio à base de ervas para perda de peso.
   III. Uma menina de 12 anos apresenta-se com infecção urinária de repetição e aumento na creatinina sérica. A ultrassonografia renal revela um trato urinário dilatado em ambos os sistemas coletores.
   IV. Um homem de 40 anos, com hipertensão e diabetes, apresenta-se com infarto do miocárdio complicado por choque cardiogênico. A creatinina sérica do paciente aumentou de 1,1 para 3,8 mg/dL ao longo de três dias. O exame de urina revela camadas de cilindros granulosos marrons e alguns leucócitos.

   Morfologia:

   A) Borda em escova tubular aplanada e simplificação das células epiteliais.
   B) Infiltrado inflamatório difuso, constituído por linfócitos, macrófagos e eosinófilos.
   C) Infiltrado inflamatório intersticial leve, com cicatrização intersticial moderada e atrofia tubular. Os túbulos remanescentes estão dilatados e contêm material eosinofílico.
   D) Fibrose intersticial difusa e atrofia tubular grave.

2. Um homem de 45 anos, com história de DRPAD, apresenta-se com dor de cabeça e alteração no estado mental. A função renal do paciente revela uma creatinina sérica de 2,2 mg/dL e 10 hemácias/HPF no sedimento urinário. O exame revela pescoço flexível e sem distúrbios visuais. Um membro da família supostamente morreu de DRPAD aos 40 anos. O diagnóstico mais provável é:

   A) Enxaqueca.
   B) Ruptura de aneurisma.
   C) Meningite viral.
   D) Uremia.

3. Uma mulher de 27 anos, com uma longa história de transtorno afetivo bipolar, está passando por uma avaliação devido à creatinina sérica elevada. Estudos laboratoriais anteriores revelam que sua creatinina tem aumentado lentamente de 0,8 para 1,6 mg/dL, nos últimos sete anos. Ela apresenta < 5 hemácias/HPF e nenhum cilindro na amostra fresca de urina. A urina de 24 horas revela depuração de creatinina de 67 mL/min e 900 mg de proteína. Os eletrólitos são normais, com a excepção do potássio sérico de 5,6 mEq/L (faixa normal 3,7-5,4 mEq/L). Uma ultrassonografia renal revela rins de tamanhos simétricos, com comprimento longitudinal de 11 cm. Seus medicamentos incluem lítio (600 mg/dia) e risperidona (1 mg/dia). Ela teve graves sintomas de surto maníaco, requerendo hospitalização após uma tentativa de redução da dose de lítio. Uma biópsia renal foi realizada, revelando atrofia tubular moderada e cicatrização intersticial. Qual é a melhor abordagem para a doença renal dessa paciente?

   A) Reduzir a dose de lítio em 50%.
   B) Suspender o lítio.
   C) Administrar doses baixas de corticosteroides.
   D) Seguir a paciente com uma creatinina sérica a cada 6 meses.
   E) Adicionar um inibidor da enzima conversora ao esquema da paciente.

SEÇÃO VI

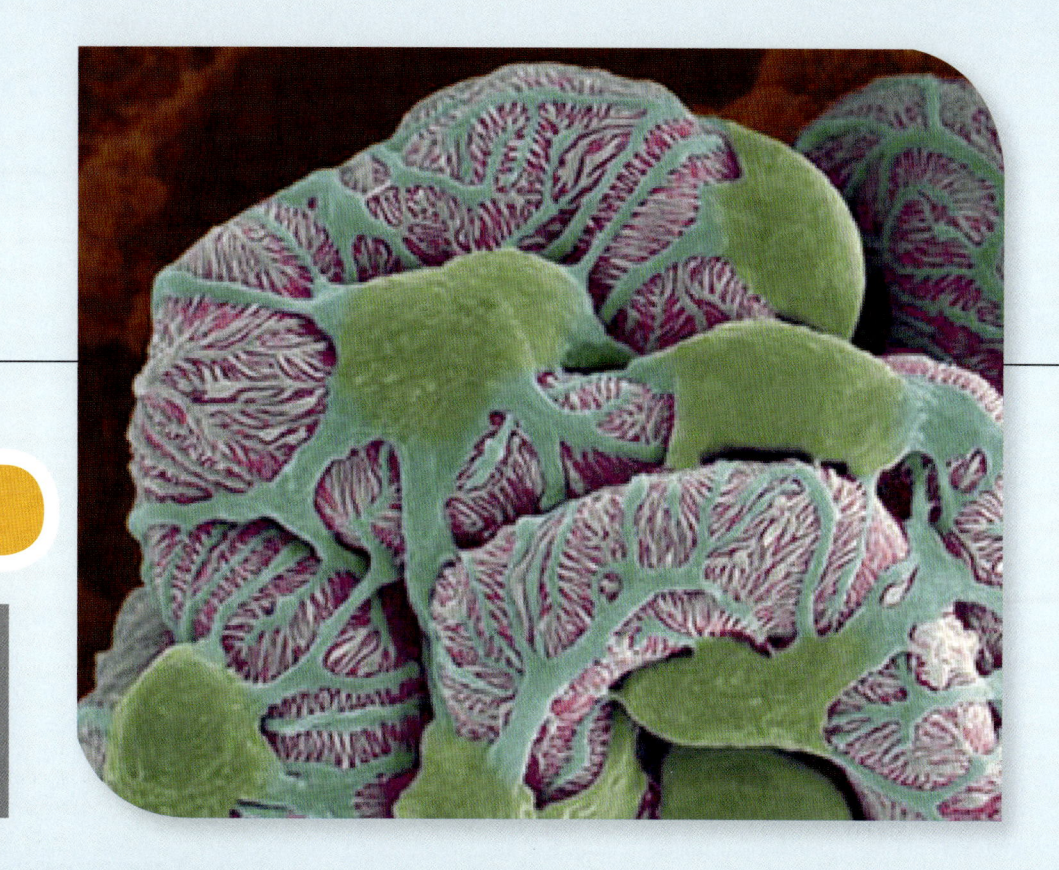

INSUFICIÊNCIA RENAL

Capítulo 18

Lesão renal aguda

PAUL G. SCHMITZ

Objetivos de aprendizagem

O leitor deverá:

- Descrever a definição de lesão renal aguda segundo a AKIN.
- Listar as causas mais comuns de lesão renal aguda.
- Discutir a sutil, mas fundamental, distinção entre insuficiência renal aguda e lesão renal aguda.
- Reconhecer os biomarcadores que são considerados indicadores precoces da lesão renal. Discutir a importância dos biomarcadores precoces em relação ao aumento da creatinina.
- Descrever os três subgrupos principais de lesão renal aguda.
- Discutir o papel dos eletrólitos urinários na avaliação da lesão renal aguda e suas limitações.
- Discutir o papel central do sedimento urinário na avaliação inicial da lesão renal aguda.
- Discutir os mecanismos e o tratamento da lesão renal aguda pré-renal. Discutir a importância do tratamento precoce dessa condição no contexto da evolução de lesão renal aguda pré-renal a lesão tubular aguda.
- Listar e discutir brevemente as cinco causas mais comuns de lesão tubular aguda.
- Descrever as alterações hemodinâmicas renais e sistêmicas na lesão hepática avançada. Descrever as características de síndrome hepatorrenal.

Introdução

A visão moderna do conhecimento da lesão renal aguda (LRA) evoluiu a partir do estudo das vítimas de ferimentos catastróficos (trauma grave ou lesão por esmagamento) ocorridos durante a Segunda Guerra Mundial. O termo "necrose tubular aguda" foi criado nessa época, porque os pacientes com perda aguda da função renal exibiam necrose tubular esparsa. Depois disso, tornou-se comum referir-se à perda da função renal por qualquer causa como necrose tubular aguda ou NTA. Infelizmente, esse uso tem sido mantido até o momento, mesmo que os tecidos obtidos de pacientes renais de agora raramente apresentem necrose (ver Figura 17.9). Além disso, o médico perspicaz reconhece que a LRA é uma síndrome clínica que pode ser causada por muitas doenças renais diferentes (Tabela 18.1). Assim, a avaliação do LRA deve proceder de forma lógica e de acordo com uma apreciação dos aspectos clínicos e laboratoriais das doenças específicas que produzem lesão e perda da função renal.

Definição

O grupo que estuda o tema lesão renal aguda (AKIN [acute kidney injury network]) define LRA como um aumento abrupto da creatinina sérica de 0,3 mg/dL, ou aumento da creatinina sérica > 50%, ou o desenvolvimento de oliguria (definida como débito urinário < 0,5 mL/kg/h por > 6 horas). O interesse por padronizar a definição de LRA decorre de várias dificuldades:

- Pelo menos 30 definições diferentes de LRA (anteriormente referida como insuficiência renal aguda ou IRA) têm sido utilizadas na literatura.
- Dependendo da definição utilizada, a incidência de LRA varia de 10% a 90% e torna inúteis as interpretações de estudos clínicos.
- A morbidade e a mortalidade associadas mesmo com pequenos aumentos de creatinina sérica são significativos (p. ex., > 0,3 mg/dL de aumento da creatinina sérica está associada com aumento de 2 a 10 vezes o risco relativo de morte).

Além disso, a substituição do termo IRA por LRA foi proposto porque a lesão renal nem sempre é (ou imediatamente) acompanhada por um aumento na creatinina sérica. Na realidade, um aumento na creatinina sérica poderia muito bem ser considerado um estágio avançado de LRA e intrinsecamente menos responsiva às terapias destinadas a acelerar a recuperação ou impedir danos maiores. Um novo aspecto importante da pesquisa da LRA é o foco na identificação de biomarcadores (urina ou soro) que reflitam a lesão inicial e, aparentemente, uma oportunidade para intervir em um momento ideal. Em praticamente todos os modelos animais de LRA, as intervenções são ineficazes se administradas depois de várias horas após o dano (as intervenções costumam oferecer maior proteção quando administradas antes do dano).

Tabela **18.1** Diagnóstico diferencial da lesão renal aguda[a]

Etiologia	Frequência
Lesão renal aguda pré-renal	+++++
Lesão tubular aguda isquêmica	++++
Lesão tubular aguda nefrotóxica	+++
Nefrite intersticial alérgica	++
Obstrução do trato urinário	++
Pielonefrite aguda	+
Gomerulonefrite aguda	+
Vasculite renal	+
Microangiopatia trombótica	+
Ateroembolismo renal	+

[a] A frequência relativa é aproximada, uma vez que a definição de LRA varia entre os estudos. Além disso, a frequência varia com a idade (p. ex., a síndrome hemolítico-urêmica [uma variante da microangiopatia trombótica] é mais comum em crianças).

O grupo de trabalho AKIN ampliou a definição de LRA para incluir um componente de gravidade com base em um sistema de classificação de prognóstico relatado previamente e conhecido como RIFLE (sigla em inglês para risco, lesão, insuficiência, perda de função e DRT). Embora o sistema RIFLE realmente pareça oferecer importantes informações prognósticas em pacientes com lesão renal aguda (e transmitir a natureza da lesão com maior fidelidade; i.e., a lesão precede a perda de função), ele é confuso. O grupo de trabalho AKIN sugeriu uma modificação do RIFLE para transmitir risco e facilitar a coerência entre os ensaios clínicos (Figura 18.1).

Definições anteriores (e consagradas pelo tempo) de LRA incluíam as subcategorias intrinsecamente reversíveis conhecidas como LRA pré-renal e LRA pós-renal. Essas categorias são, em essência, excluídas da definição de LRA pelo AKIN porque os critérios são aplicados após a reposição hídrica adequada ou alívio da obstrução (essas intervenções geralmente corrigiriam a LRA pré-renal e pós-renal, respectivamente). Embora isso talvez seja desejável do ponto de vista da pesquisa, ela frustra a abordagem clínica convencional para a formulação de um diagnóstico diferencial em pacientes com perda da função renal. A abordagem tradicional e consagrada pelo tempo para a classificação da insuficiência renal emprega o esquema delineado na Figura 18.2. Portanto, vamos continuar a empregar a abordagem tradicional (e prática clinicamente) de formular um diagnóstico diferencial de LRA.

Subgrupos clínicos da LRA

1. A LRA pré-renal reflete um aumento na creatinina sérica que não envolve dano ao parênquima renal. Assim, LRA pré-renal é o mesmo que LRA reversível, que geralmente é precipitada por hipoperfusão renal reversível. As duas situações clínicas mais comuns que produzem LRA pré-renal é a contração de volume e a insuficiência cardíaca. Se o estado pré-renal for prolongado, lesão tubular aguda (LTA) pode se seguir.
2. A LRA pós-renal é invariavelmente causada por obstrução do trato urinário (OTU). A OTU diminui a taxa de filtração glomerular (TFG) por meio da elevação da pressão dentro espaço de Bowman. O alívio da obstrução em geral restabelece a função renal normal.
3. A LRA intrínseca é caracterizada por lesão do parênquima renal. As causas da LRA intrínseca incluem

III — Aumento de > 300% da creatinina basal com um aumento agudo de pelo menos 0,5 mg/dL **OU** débito urinário < 0,3 mL/kg/h por 24 horas ou anuria por 12 horas

II — Aumento de > 200-300% da creatinina basal **OU** débito urinário < 0,5 mL/kg/h de > 12 horas

I — Aumento de 0,3% mg/dL ou 150-200 % da creatinina basal **OU** débito urinário < 0,5 mL/kg/h por > 6 horas

Estratificação da LRA segundo o AKIN

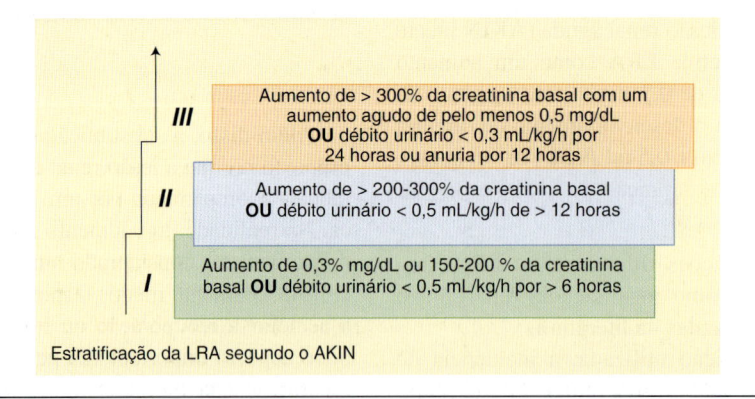

FIGURA 18.1 O grupo de estudo da lesão renal aguda (AKIN) emprega um sistema de estratificação (com base no critério RIFLE) para refinar o diagnóstico de LRA. Três estágios (I-III) de gravidade crescente são representados no gráfico. Em cada estágio, o aumento na creatinina ou a diminuição no débito urinário é usada para classificar o paciente. O paciente é estratificado para o estágio mais alto com base no critério do débito urinário ou da creatinina. Por exemplo, um paciente com um aumento na creatinina sérica de 0,3 mg/dL e um débito urinário de < 0,5 mL/kg/h por > 12 horas seria classificado como estágio II. A classificação da LRA permite um melhor planejamento e interpretação dos estudos clínicos. Do ponto de vista prático, esse sistema de classificação fornece ao clínico um método simples para avaliar a gravidade da LRA e prever o resultado. Seu desempenho na área clínica, no entanto, não foi formalmente avaliado.

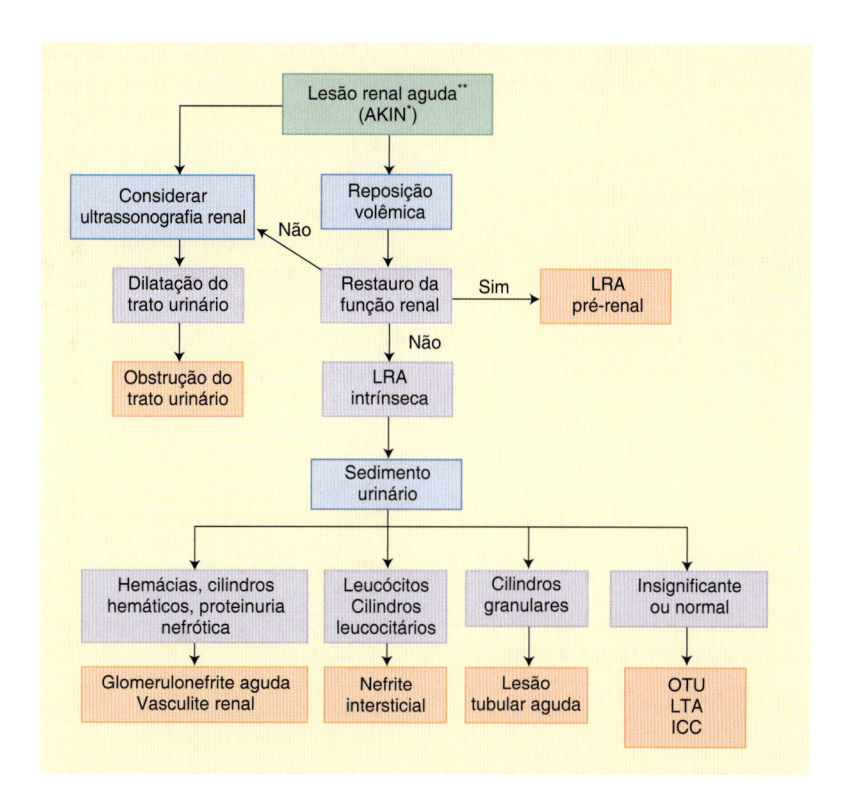

FIGURA 18.2 Algoritmo prático representando a abordagem geral da LRA. A administração de volume é quase sempre empregada, independentemente da suspeita diagnóstica (a menos que o paciente esteja claramente em risco de sobrecarga de volume). Se a função renal retornar aos valores basais após a terapia hídrica, confirma-se o diagnóstico de LRA pré-renal. A ultrassonografia renal deve ser sempre considerada na maioria dos casos de LRA, em particular se a reposição volêmica falhar ou a história sugerir doença do trato urinário (p. ex., hesitação e polaciuria, dor no flanco, hematuria macroscópica). LRA intrínseca deve ser sempre considerada, principalmente com uma história clínica sugestiva ou quando o paciente não responder a fluidoterapia. O sedimento urinário é um exame crucial na avaliação da LRA. Por exemplo, a presença de cilindros hemáticos é patognomônica de glomerulonefrite aguda. Além disso, proteinuria nefrótica só é vista com doença glomerular. Cilindros granulares favorecem fortemente o diagnóstico de lesão tubular aguda. Leucócitos e cilindros leucocitários sugerem nefrite intersticial ou pielonefrite. Se o sedimento urinário for relativamente brando ou normal é prudente considerar obstrução do trato urinário (OTU), LTA (especialmente no início), e LRA pré-renal mal conduzida (insuficiência cardíaca não responsiva [ICC], também conhecida como síndrome cardiorenal [SCR]).
* Os critérios do AKIN são empregados nesse conceito para estabelecer o diagnóstico inicial de LRA (i.e., aumento da creatinina sérica de 0,3 mg/dL, ou aumento de > 50% da creatinina sérica ou débito urinário de < 0,5 mL/kg/h por > 6 horas).
** História completa e exame físico minucioso são sempre realizados para identificar potenciais fármacos ou toxinas associados com LRA, ou sinais e sintomas sugestivos de uma doença subjacente associada com LRA.

drogas e toxinas, isquemia renal, infecções e danos imunológicos. A estrutura primária do parênquima envolvida (glomérulos, vasos sanguíneos, interstício ou túbulos) rege as características clínicas e laboratoriais. Várias dessas condições (p. ex., nefrite intersticial aguda [NIA], glomerulonefrite rapidamente progressiva) foram discutidas em capítulos anteriores.

Avaliação inicial da LRA

O primeiro e mais importante passo na avaliação da LRA envolve a consideração das suas muitas causas (ver Tabela 18.1). Claramente, a história e o exame físico podem fornecer uma importante pista para o diagnóstico subjacente. Uma vez que a hipoperfusão renal é um precursor da LTA, mas é, em teoria, reversível com reposição hídrica, muito dos esforços tem sido direcionado para a diferenciação entre LRA reversível (pré-renal) e LTA. Por exemplo, a reposição volêmica precoce esteve associada com uma redução drástica na incidência de LTA nos casos tratados durante a Guerra do Vietnã.

A bioquímica urinária foi um dos primeiros métodos empregados para diferenciar LRA reversível (pré-renal) da LTA. Esses estudos foram baseados na suposição razoável de que a função tubular permanecia intacta em pacientes com hipoperfusão renal. Na realidade, uma mistura de lesão tubular e hipoperfusão renal frequentemente coexiste, tornando assim os eletrólitos urinários de valor questionável. Talvez o único método definitivo de distinguir LTA de hipoperfusão renal é o retrospectivo – reversão da LRA após reposição volêmica. Contudo, os eletrólitos urinários são obtidos com facilidade, amplamente divulgados e firmemente defendidos na prática médica atual. Logo, apesar das limitações, é improvável que se descarte a bioquímica urinária. Além disso, ela (se corretamente interpretada) fornece dados valiosos de suporte. Quatro estudos da urina são geralmente obtidos:

1. Concentração urinária de sódio (mEq/L)
2. Osmolalidade urinária (mOsm/Kg de H_2O)
3. Fração de excreção de sódio (FE_{Na})
4. Fração de excreção de ureia (FE_U)

Uma vez que a diminuição na perfusão renal provoca retenção de sódio e água, concentração urinária de sódio baixa e osmolalidade urinária alta são esperadas na LRA pré-renal. A FE_{Na} oferece uma maior especificidade diagnóstica do que a concentração urinária de sódio ou osmolalidade urinária (Figura 18.3). A FE_{Na} é calculada da seguinte forma:

$$FE_{Na} = \frac{P_{Cr\ (mg/dL)} \times U_{Na\ (mEq/L)}}{P_{Na\ (mEq/L)} \times U_{Cr\ (mg/dL)}} \quad (18.1)$$

A FE_U é um pouco mais sensível e específico do que a FE_{Na}, especialmente quando o paciente recebeu diurético.

▶▶ RISCO CLÍNICO

Há muitos relatos de FE_{Na} baixa, em LTA intrínseca documentada (p. ex., sepse, rabdomiólise, nefropatia por contraste, síndrome hepatorrenal e glomerulonefrite aguda). Assim, o clínico prudente deve reconhecer as limitações práticas da bioquímica urinária.

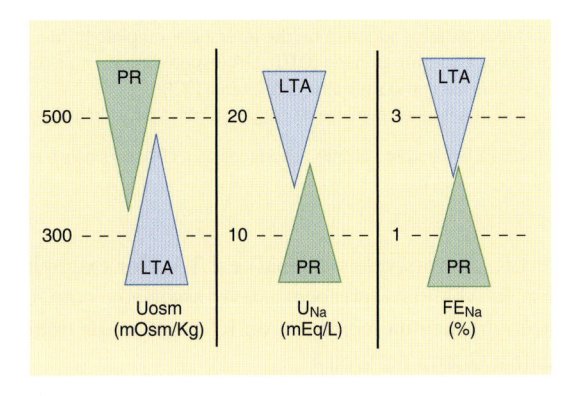

FIGURA 18.3 Utilidade da bioquímica urinária na avaliação de LRA pré-renal AKI (PR) em comparação com a lesão tubular aguda (LTA). As linhas tracejadas refletem os limites que têm sido empregados para diferenciar entre PR e LTA. A osmolalidade urinária (U_{osm}) > 500 mOsm/kg de H_2O é compatível com diagnóstico de PR (refletindo a função tubular e conservação da água intactas secundária à hipoperfusão). No entanto, notar a sobreposição considerável com a LTA (a base para a conservação de água em LTA clínica é desconhecida). Achados similares (embora com menos sobreposição) foram caracterizados com a concentração urinária de sódio (U_{Na}) e fração de excreção de sódio (FE_{Na}). A sobreposição é menor com a FE_{Na}; portanto, esse teste foi largamente suplantado a U_{Na} e U_{osm}. Em pelo menos um estudo, a fração de excreção de ureia apresentou sensibilidade um pouco maior na distinção entre a PR e a LTA (não mostrado).

O exame microscópico da urina recém-centrifugada é um passo fundamental na avaliação inicial da LRA. A identificação de tipos específicos de células, cilindros ou cristais fornece informações indispensáveis na avaliação da LRA. A importância de examinar o sedimento urinário nunca pode ser exagerada. Determinados achados (p. ex., cilindros hemáticos, cilindros leucocitários) são extremamente úteis no diagnóstico diferencial da LRA (ver Figuras 15.5-15.7). Além disso, o exame do sedimento urinário não está apenas focado na diferenciação da hipoperfusão renal da LTA (em contraste com a bioquímica urinária).

▶▶ RISCO CLÍNICO

Na situação clínica apropriada, a identificação de cilindros hemáticos é altamente sugestiva de lesão renal agressiva. O diagnóstico e o tratamento precoce é essencial nessa situação para minimizar a lesão irreversível. A bioquímica urinária é de pouca utilidade e pode ser enganosa. Por exemplo, a GNRP é associada com função tubular intacta (pelo menos inicialmente) e retenção de sódio (FE_{Na} de < 1%). Assim, a administração indiscriminada de fluidos pode produzir congestão pulmonar, prejudicar a troca gasosa e atrasar o diagnóstico.

A ultrassonografia renal é utilizada principalmente para excluir o diagnóstico de obstrução do trato urinário.

▶▶ RISCO CLÍNICO

Tecnicamente, a ultrassonografia revela dilatação do trato urinário, não obstrução. A dilatação do trato urinário é comum durante a gravidez normal ou pode refletir dilatação residual após o alívio de uma obstrução prévia do trato urinário. Mais uma vez, o médico prudente reconhece essas limitações.

A ultrassonografia renal também é excelente em determinar comprimento e espessura cortical. Portanto, a ultrassonografia identifica características que distinguem a doença renal crônica (que se caracteriza por rins atrofiados e cicatrizes) da LRA.

As limitações de usar a creatinina sérica como marcador de LRA foram discutidas no Capítulo 5. Em resumo, a creatinina aumenta modestamente após a interrupção completa da função renal (geralmente < 0,5 mg/dL/d), porque a cinética da produção e liberação de creatinina é relativamente lenta. Além disso, os glomérulos funcionantes passam por hipertrofia significativa após a perda dos néfrons, o que pode restaurar a carga filtrada de creatinina ao normal, minimizando, assim, o aumento da concentração de creatinina sérica. Por fim, o aumento da secreção tubular de creatinina acompanha a doença renal avançada. Dessa forma, a carga filtrada de creatinina permanece relativamente constante até que a perda de néfrons atinja um nível crítico (estimada em ~75% do número total de néfrons). O reconhecimento das limitações da creatinina sérica no diagnóstico precoce da LRA levou a uma busca de outros biomarcadores que possam identificar a lesão renal em um estágio mais inicial (e teoricamente tratável). Praticamente todos os estudos de biomarcadores têm sido realizados em pacientes com diagnóstico clínico de LTA (em especial por lesão isquêmica), e, portanto, pode não ser aplicável a outros tipos de LRA.

Os biomarcadores recebendo atualmente mais atenção incluem:

- Lipocalina neutrofílica associada à gelatinase (NGAL). A NGAL é uma glicoproteína de 25 kDa sintetizada e secretada pelas células epiteliais do néfron. De modo geral, ela é indetectável no plasma e na urina. A NGAL é altamente expressa após a lesão tubular isquêmica e está associada a grandes aumentos no plasma e na urina. Ela é livremente filtrada e reabsorvida por endocitose mediada por receptor no túbulo proximal. A NGAL parece estar envolvida no transporte de ferro, embora o seu papel fisiológico exato seja pouco compreendido.
- Cistatina C. A cistatina C é uma protease de cisteína, que é livremente filtrada e completamente catabolizada pelo túbulo proximal. Dessa forma, muito pouca cistatina C aparece na urina, uma vez que ela tem uma meia-vida curta, acumulando-se rapidamente no plasma após queda da TFG. Existem poucos dados disponíveis sobre a sensibilidade e especificidade diagnóstica da cistatina C em LRA.
- Interleucina-18 (IL-18). A IL-18 é uma citocina secretada pelos monócitos e macrófagos. Além disso, ela é secretada pelo túbulo proximal e aparece na urina após a lesão tubular. Os níveis de IL-18 tendem a correlacionar a intensidade da resposta inflamatória intersticial com a lesão tubular.
- Molécula de lesão renal 1(KIM-1). A KIM-1 é uma glicoproteína tipo 1 ligada à membrana (acredita-se que funcione como uma molécula de adesão) e é expressa nas células epiteliais tubulares em regeneração.
- N-acetil-β-D-glicosaminidase (NAG). A NAG é uma enzima lisossômica que é altamente expressa nas células epiteliais tubulares proximais. A NAG urinária está aumentada após a lesão do epitélio tubular. A NAG urinária tem sido estudada por mais de uma década. Parece apresentar baixa especificidade, mas boa sensibilidade.

Há, compreensivelmente, considerável entusiasmo pela identificação de biomarcadores que

1. Prevejam lesão renal precoce;
2. Diferenciem as diferentes causas de LRA;
3. Forneçam estratificação de risco.

No entanto, nenhum dos biomarcadores atuais tem cumprido todos esses objetivos. Biomarcadores mais novos e/ou painéis de biomarcadores estão sendo intensamente investigados.

Independentemente disso, a creatinina elevada é atualmente o método estabelecido para a identificação de pacientes com suspeita de LRA. A biópsia renal é algumas vezes necessária para confirmar o diagnóstico e, especialmente, para assegurar a terapêutica adequada.

Elevações não renais da creatinina e ureia

Elevações espúrias ou não renais da creatinina sérica devem ser distinguidas das alterações verdadeiras (i.e., como consequência de uma diminuição da TFG). Elevações não renais da creatinina podem ocorrer devido a:

- Interferência com o ensaio do laboratório (p. ex., a administração de cefoxitina ou flucitosina, bem como aumentos de acetoacetato são detectados como creatinina). A reatividade cruzada ocorre quando a creatinina sérica é medida usando o método do picrato, um ensaio colorimétrico que detecta compostos que reagem com o ácido pícrico para produzir uma cor alaranjada. O método do ácido pícrico ainda é empregado por muitos laboratórios clínicos.
- Inibição da secreção tubular de creatinina (p. ex., a cimetidina e o trimetoprim bloqueiam a secreção de creatinina e podem aumentar sua concentração plasmática).
- Aumento da produção de creatinina (p. ex., a lesão muscular libera creatina, que é convertida em creatinina).

Elevações espúrias ou não renais da ureia podem ocorrer devido a:

- Aumento da degradação de proteína endógena (estados hipercatabólicos secundários a sepse, lesão orgânica grave ou uso de esteroides). O nitrogênio gerado a partir do catabolismo proteico é convertido em ureia no fígado.
- Sangramento gastrintestinal (o metabolismo das hemácias pela flora bacteriana intestinal produz ureia).

Sintomas e sinais de LRA

Os sintomas e sinais de LRA são atribuíveis à doença de base ou como consequência da diminuição da TFG. A diminuição do débito urinário é uma característica muito comum de LRA. Distúrbios eletrolíticos e acidobásicos ocorrem com frequência em LRA e podem precipitar arritmias cardíacas, fraqueza muscular e alterações do estado mental. O acúmulo de produtos do metabolismo endógeno produz alterações do estado mental (letargia, confusão, coma e convulsões), sintomas gastrintestinais (náuseas, vômitos, diarreia e hemorragia) e doença pericárdica (derrame pericárdico com ou sem tamponamento). A retenção de líquidos produz edema pulmonar sintomático (dispneia, tosse e dor torácica) e edema periférico. Infelizmente, os sinais e sintomas da LRA são relativamente inespecíficos e podem mimetizar várias outras doenças clínicas.

Outras manifestações incluem os sinais e sintomas da doença precipitante. Por exemplo, eritema cutâneo e desconforto articular são comuns em vasculites, GNRP e nefrite lúpica. Uma história completa é imprescindível para identificar eventos precipitantes (hipotensão), fármacos associados com LRA (p. ex., antibióticos aminoglicosídeos) e doenças que causam LRA (p. ex., doença hepática associada com hepatite C pode produzir glomerulonefrite membranoproliferativa).

LRA pré-renal

A hipoperfusão renal é a causa mais comum de LRA no paciente hospitalizado. O tratamento imediato leva a restauração da função renal. Se o tratamento for retardado, a hipoperfusão renal pode precipitar lesão tubular aguda (Figura 18.4). A concentração urinária de sódio, FE_{Na} e FE_U estão, em geral, reduzidas na LRA pré-renal. Além disso, o sedimento urinário costuma ser normal (i.e., sem células, cilindros ou cristais). A razão entre ureia e creatinina aumenta na LRA pré-renal devido ao aumento da reabsorção tubular da ureia (o transporte de ureia está ligado ao transporte de sódio no túbulo proximal). O diagnóstico de LRA pré-renal é, em última análise, retrospectivo, uma vez que o aspecto marcante desta condição é a sua reversibilidade após a correção do distúrbio subjacente.

As causas de hipoperfusão renal são diversas, mas podem ser amplamente classificadas em condições que reduzem o débito cardíaco, aumentam a resistência vascular renal ou ambos. O quanto essas condições são reversíveis é que vai determinar o resultado final. As condições clínicas mais comuns associadas com uma diminuição na perfusão renal incluem:

- Contração do volume intravascular
- Insuficiência cardíaca congestiva
- Hipotensão (p. ex., vasodilatação periférica)
- Vasoconstrição renal (p. ex., a inibição dos compostos vasodilatadores renais como as prostaglandinas)

A autorregulação renal minimiza a queda da TFG na situação de hipoperfusão renal. Os sistemas autorreguladores incluem

1. O reflexo de distensão miogênica;
2. A retroalimentação túbulo-glomerular;
3. O aumento da concentração local de angiotensina II (ver Figura 4.8).

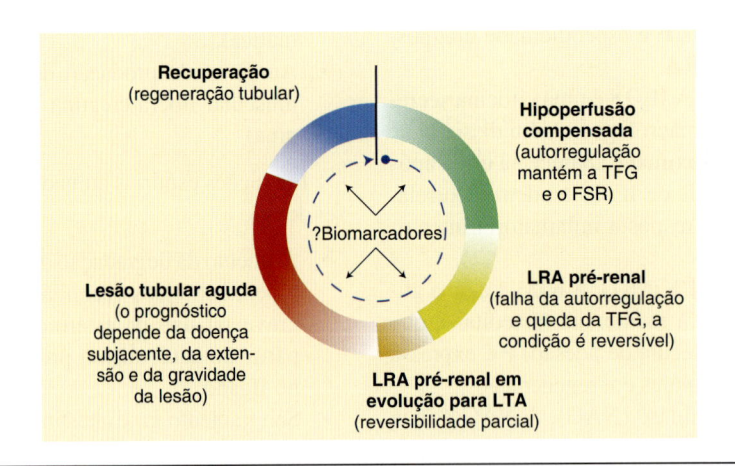

FIGURA 18.4 Diagrama circular representando o espectro contínuo de hipoperfusão à lesão tubular aguda e recuperação final. No círculo, o segmento sombreado de verde (hipoperfusão compensada) pode não ser clinicamente aparente, uma vez que a TFG é mantida pela autorregulação (p. ex., contração de volume leve). No final, os sistemas renais autorregulatórios são exigidos além do seu limite e uma redução da perfusão renal (caracterizada pela diminuição da TFG) segue-se (segmento sombreado de amarelo). Se a condição for tratada rapidamente, a TFG e a perfusão renal são rapidamente restaurada (p. ex., reposição hídrica para a desidratação). No entanto, se a condição for protraída ou aumentar a gravidade, segue-se lesão tubular aguda (LTA) evidente (segmento sombreado de vermelho). A reversibilidade parcial sugere que existe uma zona de transição, caracterizada por um misto de LRA pré-renal e LTA (segmento sombreado de laranja). A restauração parcial da TFG é muito comum após a reposição hídrica, talvez refletindo essa zona de transição. Se a doença subjacente é tratada de maneira rápida e eficaz, a recuperação é provável (segmento sombreado de azul). A fase de recuperação pode durar meses e o grau de recuperação (parcial a completa) varia dependendo da causa subjacente, bem como da extensão e gravidade do dano. Uma questão importante, ainda não resolvida, diz respeito ao papel dos biomarcadores nesse espectro. Por exemplo, os biomarcadores renais geralmente foram medidos em pacientes com LTA evidente ou LRA pré-renal grave. Não se sabe se biomarcadores específicos estão aumentados em momentos diferentes ao longo desse espectro (análogo às proteínas do ciclo celular). Essa informação pode se mostrar valiosa na concepção dos estudos clínicos para prevenir, tratar ou acelerar a recuperação da LRA (e especificamente da LTA).

Ao manter a perfusão renal, a autorregulação confere proteção contra o desenvolvimento da LTA. Contudo, uma vez que o limite de proteção pelo sistema autorregulador é suplantado, segue-se lesão tubular hemodinamicamente mediada.

Conduta na LRA pré-renal

A restauração da perfusão renal é de importância vital para reverter ou limitar a lesão renal. A facilidade com que isso pode ser realizado irá variar na dependência da condição subjacente. Por exemplo, a reposição volêmica restaura rapidamente a perfusão renal no paciente com desidratação. Já a insuficiência cardíaca congestiva geralmente requer suporte hemodinâmico complexo, que pode não corrigir inteiramente o débito cardíaco (isso é, às vezes, denominado de síndrome cardiorrenal). É prudente evitar agentes nefrotóxicos, incluindo diuréticos, antibióticos, anti-inflamatórios não esteroides (AINEs) e inibidores da enzima conversora de angiotensina (IECA), a menos que a situação clínica justifique o uso continuado. Por exemplo, os inibidores da ECA são especificamente indicados para o tratamento da insuficiência cardíaca.

LRA intrínseca

Embora a LTA seja a causa mais comum de LRA intrínseca, o clínico proficiente deve considerar outras causas potenciais de LRA (ver Tabela 18.1). O exame do sedimento urinário é um passo inicial de grande importância na avaliação da LRA. O espectro patológico e clínico associado com o desenvolvimento da LTA, NIA e doenças glomerulares que precipitam LRA foram discutidos separadamente nos Capítulos 16 e 17. Este capítulo focaliza os aspectos clínicos principais das causas mais comuns de LTA.

Exemplos clínicos comuns de lesão tubular aguda

A incidência da LTA varia dependendo da definição empregada, da relevância da situação (ambulatorial ou internação), da idade, dos fatores de risco e das comorbidades. Por razões similares, é impossível fornecer dados exatos de prevalência ou incidência em relação às causas específicas da LTA. Contudo, as estimativas baseadas em adultos hospitalizados em unidades terciárias de saúde sugerem a seguinte frequência, em ordem decrescente:

- Isquemia
- Sepse
- Contraste intravenoso
- Antibióticos aminoglicosídeos
- Rabdomiólise

Mecanismos de falha de filtração após a lesão tubular

As condições que produzem LTA causam diminuição da TFG e do débito urinário. O modo como a lesão tubular acarreta queda na filtração glomerular tem sido estudado há décadas e ainda assim há controvérsias. Acredita-se que três vias contribuem para falha da filtração em humanos (Figura 18.5). A obstrução dos túbulos com restos tubula-

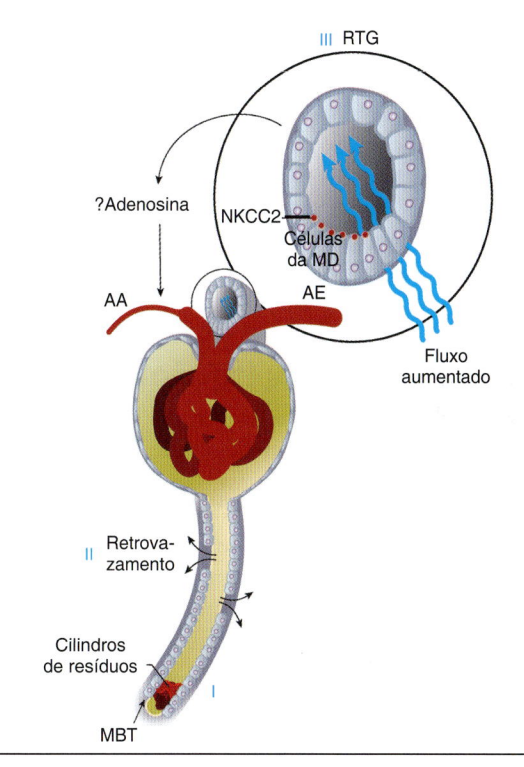

FIGURA 18.5 Mecanismo da falha de filtração na lesão tubular aguda. Três modos de falha de filtração são descritos: (1) Obstrução do fluxo tubular com resíduos e células que sofreram apoptose ou necrose. A obstrução tubular com resíduos é especialmente proeminente após rabdomiólise e nefropatia do urato aguda, embora praticamente qualquer tipo de lesão tubular possa resultar em obstrução mecânica da luz tubular. A diurese forçada pode desalojar os detritos e restaurar a função parcial, ainda que estudos clínicos utilizando essa abordagem tenham sido desapontadores. (2) O retrovazamento do filtrado por meio da membrana basal tubular danificada (MBT) pode reduzir a filtração eficaz. Acredita-se que isso possa contribuir com < 20% do declínio da TFG. É provável que seja mais importante em pacientes com extensas áreas de necrose, que pode ocorrer após a redução prolongada ou extrema da perfusão renal (i.e., choque grave). (3) A retroalimentação túbulo-glomerular (RTG) provoca uma queda na TFG, mesmo na ausência de lesão visível. Por exemplo, a polaridade celular alterada (um aspecto precoce, ainda que comum da LTA) reduz a reabsorção de sódio. A distribuição de sódio aumentada (e o fluxo luminal) é detectada pela mácula densa (MD), provavelmente por meio do cotransportador NKCC2 (que é altamente expresso nas células da MD). A ativação da MD provoca uma cascata de eventos culminando com a vasoconstrição da arteríola aferente de origem (AA) e reduzindo, assim, a perfusão e a pressão glomerulares e a TFG. O sistema efetor envolvido na mediação da vasoconstrição da AA não é conhecido, embora a adenosina pareça desempenhar um papel relevante. (EB, espaço de Bowman; AE, arteríola eferente.)

res descamados (células e proteínas) é visível na microscopia óptica em muitos, mas não em todos, pacientes com LTA. O retrovazamento (*back-leak*) de fluido tubular por meio da membrana basal tubular danificada também foi caracterizado; no entanto, essa via provavelmente representa menos de 20% do declínio total da TFG. Tendo em vista que as exigências de oxigênio do ramo espesso ascendente medular são altas e a PO_2 na medula interna é em média ~20 mmHg, esse segmento é particularmente suscetível à lesão isquêmica (ver Capítulo 7). A lesão do ramo espesso ascendente medular aumenta a distribuição de sódio para a mácula densa, o que aumenta o tônus vascular na arteríola aferente por meio da retroalimentação túbulo-glomerular. A queda concomitante na pressão e perfusão glomerular reduz a TFG (ver também Figura 4.7). Vasoconstrição renal intensa quase sempre acompanha LTA, independentemente do dano original. De fato, os primeiros investigadores estabeleceram a frase "nefropatia vasomotora" para descrever a LTA.

Lesão tubular aguda isquêmica

A LTA isquêmica é responsável por até 50% de todos os casos de LTA e, dessa forma, é a causa mais comum. Vários mecanismos são responsáveis pela lesão tubular após a isquemia (Figura 18.6). Talvez o melhor estudo envolve a depleção de ATP celular e geração de moléculas reativas de oxigênio (lesão de isquemia-reperfusão). Nesse modelo, a depleção de ATP gera hipoxantina, que é convertida em moléculas reativas de oxigênio após a reperfusão. Além disso, o cálcio se acumula dentro das células tubulares isquêmicas e ativa uma variedade de enzimas de degradação (proteases e lipases).

A alteração da polaridade das células tubulares tem sido bem descrita em modelos de LTA isquêmica. Uma vez que a função das células tubulares é dependente da expressão de proteínas específicas na membrana apical e na membrana basolateral, a perda da polaridade prejudica o transporte tubular.

A LTA isquêmica também está associada com a infiltração de leucócitos e produção de mediadores pró-inflamatórios (p. ex., interleucinas, fator de necrose tumoral [TNF]). Estudos com depleção de leucócitos mostram melhora da LTA em modelos experimentais de lesão tubular isquêmica.

Vários estudos recentes mostraram que a eritropoetina recombinante produz um efeito antiapoptótico nas células epiteliais tubulares renais. O papel desse agente na melhora da lesão ou na aceleração da recuperação está sob intensa investigação.

Qualquer condição que reduza o débito cardíaco ou provoque vasoconstrição renal pode produzir lesão tubular isquêmica. A ocorrência clínica da LTA isquêmica é comum principalmente após grandes procedimentos cirúrgicos, em especial:

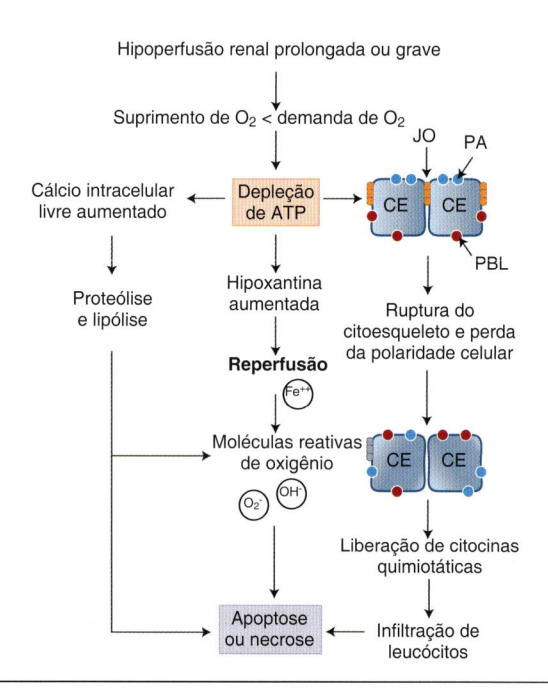

FIGURA 18.6 Mecanismo de lesão tubular após isquemia. Novas evidências sugerem que a lesão isquêmica tubular é o resultado de um desequilíbrio crítico entre a oferta de oxigênio (O_2) e o seu consumo (por vezes referido como "angina renal"). A privação O_2 desacopla a oxidação da fosforilação e produz depleção de ATP celular e acúmulo de monofosfato de adenina (AMP). O AMP é metabolizado em hipoxantina, que é convertida em moléculas de oxigênio altamente reativas (íons hidroxila, OH^- e superóxido, O_2^-) durante a reperfusão (o ATP não é ressintetizado durante a reperfusão, porque o AMP difunde-se prontamente para fora da célula). O ferro (Fe^{++}) facilita a geração de moléculas reativas de oxigênio. A depleção de ATP também prejudica a captação de cálcio pelo retículo endoplasmático e reduz a extrusão de cálcio da célula. Dessa forma, o cálcio intracelular aumenta, o que ativa proteases e lipases que induzem lesão tecidual direta. Acredita-se também que a depleção de ATP esteja por trás das alterações na polaridade da célula epitelial (CE) que acompanham a lesão tubular. Uma vez que essas alterações podem ocorrer com evidência patológica mínima de dano tubular, não é incomum que o rim pareça consideravelmente normal. A polaridade alterada prejudica o transporte tubular (especialmente o manuseio de solutos e água) e ativa a RTG (ver Figura 18.5). Os modelos celulares descrevem a compartimentalização de proteínas da membrana apical (PA) e proteínas da membrana basolateral (PBL). Notar a deslocação das proteínas após a depleção de ATP e ruptura da rede do citoesqueleto, por exemplo, junções oclusivas (JO). Por fim, as células epiteliais tubulares lesadas liberam uma variedade de citocinas, incluindo proteínas quimiotáticas. Essas proteínas induzem infiltração de leucócitos, que também desempenham um papel importante (permissivo?) na lesão tecidual isquêmica. Embora esses mecanismos tenham sido melhor descritos nos modelos de lesão renal isquêmica, é provável que eles também estejam envolvidos em outras situações (p. ex., lesão tubular induzida por toxina).

- Correção de aneurisma da aorta abdominal (a aorta pode ser clampeada acima ou abaixo das artérias renais, interrompendo, assim, o fluxo sanguíneo para os rins).
- Cirurgia cardíaca (devido ao efeito combinado do anestésico, da longa duração da cirurgia e a incidência

relativamente maior de hipotensão durante e após o procedimento).
- Grandes cirurgias abdominais (devido a fatores análogos aos descritos para cirurgia cardíaca).

A ocorrência de LTA após a correção de um aneurisma da aorta abdominal é responsável por até 10% de todos os casos de LTA cirúrgica.

Intervenções na lesão tubular aguda isquêmica

As intervenções na LTA isquêmica caem em três categorias gerais:

1. Prevenção
2. Progressão
3. Reparação

Infelizmente, os estudos clínicos têm sido decepcionantes nas três áreas. Uma limitação óbvia dos testes clínicos anteriores diz respeito à definição ambígua de LRA e o problema relacionado à identificação precoce. Além disso, o conhecimento dos detalhes moleculares da lesão, reparo e regeneração está apenas começando.

Independente disso, existem várias terapias que permanecem resguardadas na literatura, com benefícios teóricos ou respaldo derivado de estudos com animais. Das abordagens existentes, a reposição hídrica é a melhor estudada. Ela é eficaz principalmente em três situações:

1. Contração de volume;
2. Prevenção da LTA seguindo-se a contraste radiológico;
3. Tratamento da LRA pré-renal.

Embora a reposição hídrica seja comumente administrada a todos os pacientes com LRA, há riscos potenciais para o seu uso indiscriminado, como o edema pulmonar.

Os diuréticos de alça têm sido defendidos com base principalmente em termos teóricos. Por exemplo, os diuréticos de alça inibem o transporte de sódio na mácula densa e, portanto, interferem com a retroalimentação túbulo-glomerular (ver Figura 18.5). Os diuréticos de alça também podem influenciar de modo favorável o equilíbrio entre a oferta de oxigênio e sua demanda, porque eles inibem o transporte de sódio e reduzem o requerimento de energia no ramo espesso. Os diuréticos de alça aumentam o fluxo de urina, removendo, teoricamente, os restos tubulares. Alguns estudos sugerem que os diuréticos melhoraram o desfecho porque eles "convertem" a LTA oligúrica em LTA não oligúrica. A LTA não oligúrica é, de forma inquestionável, associada a um melhor prognóstico. No entanto, estudos recentes sugerem que ela representa um subgrupo de pacientes com disfunção renal menos grave e, portanto, com um melhor prognóstico. Nessa concepção, esses pacientes são mais propensos a responder a administração de diuréticos. Apesar dessas vantagens teóricas, a metanálise de dados de ensaios clínicos não respalda o uso rotineiro dos diuréticos de alça no tratamento da LTA.

Por fim, a literatura está repleta de estudos que tentam aproveitar as vantagens teóricas de muitos outros agentes (vasodilatadores renais, antagonistas de adenosina e sequestrantes de radicais livres), porém nenhuma estratégia tem se mostrado superior à simples hidratação e suporte hemodinâmico.

Sepse e lesão tubular aguda

A sepse é caracterizada por vasodilatação arterial. Ela é frequentemente acompanhada por diminuição na pressão arterial sistêmica (choque séptico) e perfusão renal comprometida. Assim, os efeitos hemodinâmicos da sepse imitam a LTA isquêmica. Além disso, a sepse ativa leucócitos, induz aumento na concentração de citocinas pró-inflamatórias e promove lesão microvascular (liberando, assim, óxido nítrico e endotelina). A incidência de LTA na sepse grave aproxima-se de 50% e a taxa de mortalidade excede 75%. Portanto, sepse e LTA compõem um problema sério de saúde. A correção do estado séptico subjacente geralmente é acompanhada por melhora na função renal, muitas vezes para níveis anteriores a sepse. Na ausência de correção, os cuidados de suporte são a base da terapia para a sepse. Isso inclui suporte hemodinâmico com norepinefrina, reposição volêmica com soro fisiológico ou albumina, e, se necessário, terapia substitutiva renal.

Um dos avanços recentes mais fascinantes no tratamento da LRA induzida por sepse é o desenvolvimento do dispositivo de assistência renal (DAR) ou rim bioartificial (Figura 18.7). O DAR é composto de um filtro de diálise padrão semeado com células epiteliais tubulares renais humanas, que revestem a superfície interna das fibras ocas de celulose. Ele é montado em série com um hemofiltro, que produz um ultrafiltrado que é transferido para o DAR. As células renais processam o ultrafiltrado de forma similar ao túbulo renal, e também executam as funções metabólicas e endócrinas realizadas geralmente pelo rim intacto. O DAR está entrando na última fase dos estudos clínicos, com os primeiros resultados promissores.

Lesão tubular aguda induzida por contraste

A LTA induzida por contraste é a terceira causa mais comum de LRA no paciente hospitalizado. A creatinina sérica em geral atinge o pico dentro de 24 a 72 horas após a exposição ao contraste e a grande maioria dos pacientes retornam aos valores basais em 7 a 10 dias. Raramente ela é associada com lesão renal irreversível. No entanto, o impacto econômico pode ser substancial, pois a LRA necessariamente aumenta o tempo de internação e complicações. A FE_{Na} é com frequência baixa na LTA induzida por contraste (por razões inexplicáveis) e o débito urinário em geral excede a 1.000 mL/d (i.e., LTA não oligúrica). Uma variedade de

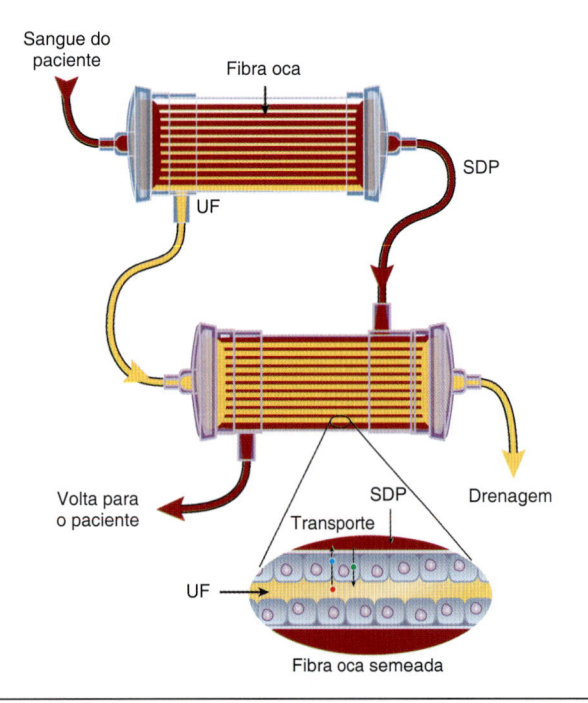

FIGURA 18.7 Representação esquemática do dispositivo de assistência renal (DAR). O sangue flui do paciente para uma série de fibras ocas de celulose dentro de uma câmara. A pressão hidrostática dentro da fibra produz um ultrafiltrado (UF) do plasma que é coletado na câmara. O UF é transferido para uma unidade secundária, também composta de fibras ocas, que foram semeadas com células epiteliais tubulares renais funcionais. O sangue deficiente em plasma (SDP) é direcionado à câmara da unidade secundária. Esse sistema imita a função do rim intacto: (1) geração de UF (análogo ao glomérulo) e (2) transporte de solutos e água na unidade secundária (análogo ao túbulo renal). O UF e o sangue trocam soluto em conformidade com as características funcionais das células epiteliais revestindo a rede de fibra oca. Embora esse sistema ofereça vantagens teóricas convincentes, o seu custo, juntamente com os desafios inerentes à produção em massa, limita o seu uso para situações muito específicas (p. ex., LRA na UTI). Esse fascinante dispositivo está entrando em fase final de estudos clínicos. Os vários círculos coloridos na imagem ampliada representam o transporte de solutos.

fatores de risco tem sido implicada no desenvolvimento da LTA induzida por contraste, incluindo:

- Hipoperfusão renal preexistente (desidratação, insuficiência cardíaca congestiva).
- Doença renal crônica com uma TFG estimada < 60 mL/min (ver Equação 5.7).
- Doença renal crônica combinada com diabetes melito.
- Volume e tipo de contraste (volumes < 100 mL e contraste de baixa osmolaridade, como o iodixanol, são os melhores).
- Idade avançada (> 60 anos de idade).

Vale ressaltar que ateroembolismo renal também pode ocorrer após procedimentos angiográficos; logo, um aumento de creatinina após angiografia devido ao contraste deve ser diferenciado de doença renal ateroembólica (ver Figura 16.25).

Várias teorias têm evoluído para explicar a lesão tubular após uma carga de contraste, incluindo

1. Toxicidade celular direta;
2. Vasoconstrição renal;
3. Aumento de moléculas reativas de oxigênio.

Recentemente, a heme oxigenase-1 (HO-1), uma proteína 32 kDa com potentes propriedades antioxidantes, reduziu dano tubular em um modelo experimental de LTA induzida por contraste. Dessa forma, a teoria das moléculas reativas de oxigênio ganhou impulso.

Várias estratégias têm sido empregadas para minimizar ou evitar a LTA induzida por contraste. Apesar de pesquisas extensas para identificar estratégias ideais de prevenção, apenas a hidratação pré e pós-procedimento mostrou-se capaz de reduzir a LTA induzida por contraste. Os esquemas de hidratação variam entre os centros médicos; contudo, a abordagem típica envolve a expansão de volume intravenoso com soro fisiológico normal (1-1,5 mL/kg/h) começando 6 a 12 horas antes do procedimento e continuando por 6 a 24 horas depois. Além disso, a minimização do volume de contraste (< 100 mL) e o uso de contrastes de baixa osmolaridade também reduzem a incidência da LTA induzida por contraste. A administração de N-acetilcisteína (um antioxidante tiol) e a substituição de soro fisiológico com uma solução de bicarbonato de sódio também pode fornecer proteção, embora essas estratégias ainda sejam controversas. É explicável (embora não provado) que a terapia combinada (hidratação mais N-acetilcisteína) confira maior benefício ao paciente de alto risco (p. ex., idoso diabético com doença renal preexistente). Drogas nefrotóxicas devem ser interrompidas 24 horas antes do procedimento (AINEs, diuréticos, inibidores da ECA).

Lesão tubular aguda induzida por aminoglicosídeos

A incidência de nefrotoxicidade por aminoglicosídeos varia de 5 a 20%, dependendo da definição utilizada. Antibióticos aminoglicosídeos são concentrados no túbulo proximal via endocitose mediada por receptor (i.e., megalina) e a concentração na célula epitelial tubular renal é várias vezes maior do que no plasma. Como resultado, a meia-vida *tecidual* dos antibióticos aminoglicosídeos é prolongada. Isso explica em parte a persistência da insuficiência renal após a retirada do agente (Figura 18.8). Além do mais, há uma correlação entre a afinidade de determinados aminoglicosídeos para o tecido renal e a nefrotoxicidade.

A fisiopatologia da nefrotoxicidade por aminoglicosídeo permanece pouco compreendida. Uma hipótese atraente, criada há mais de duas décadas, envolve a afinidade dos aminoglicosídeos pela membrana interna mitocondrial (Figura 18.9). Estudos recentes indicam que os antibióticos

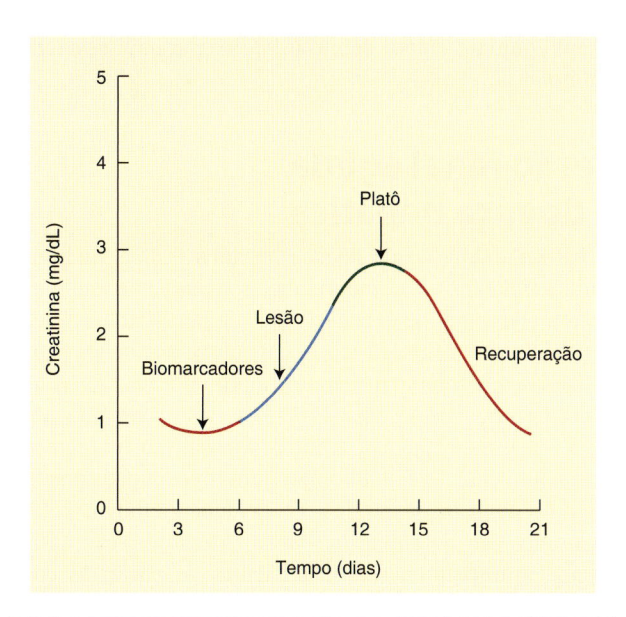

FIGURA 18.8 Estágios da lesão tubular após a administração de aminoglicosídeo (AG). Dentro de 5 a 7 dias, os biomarcadores (N-acetil-glicosaminidase [NAG]) podem ser detectados (linha vermelha) na urina. Alterações evidentes na creatinina plasmática em geral não são observadas nos 5 a 7 dias iniciais do tratamento. Além disso, uma dose total de 1.000 mg ou maior de AG geralmente é necessária para induzir lesão renal. A dose e a duração de AG necessários para induzir lesão são menores em pacientes de alto risco (idade avançada, doença renal preexistente). As fases de lesão e de platô podem durar várias semanas, mesmo após a retirada do fármaco (por causa do acúmulo do fármaco; ver Figura 18.9). A recuperação normalmente é completa após 21 a 28 dias.

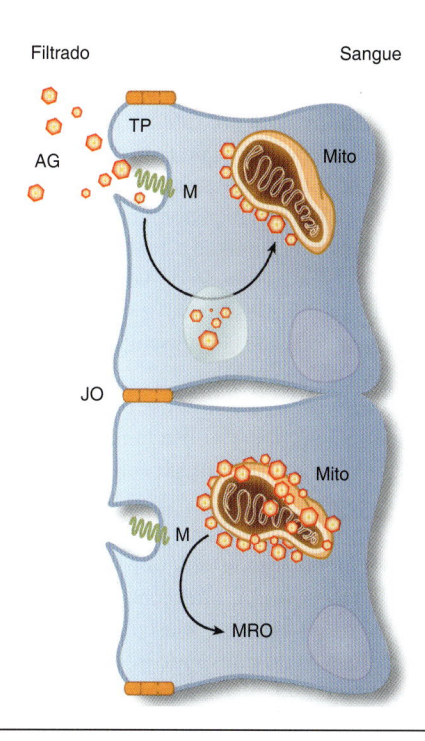

FIGURA 18.9 Nefrotoxicidade por aminoglicosídeos. Os antibióticos aminoglicosídeos (AG) sofrem endocitose mediada por receptor (via megalina [M]) no túbulo proximal (TP). A natureza catiônica dos AGs promove o acúmulo de fármaco (talvez induzindo um aumento de 10 vezes) dentro e em torno da mitocôndria (Mito). O fármaco prejudica a fosforilação oxidativa, aumentando, assim, a concentração local de moléculas reativas de oxigênio (MRO). O aparecimento de MRO correlaciona-se com a lesão tecidual. Além disso, a toxicidade pode persistir por semanas, já que o fármaco se acumula no citoplasma das células epiteliais do TP. Substâncias que interferem seletivamente com a endocitose mediada por receptor são promissoras na prevenção da nefrotoxicidade por aminoglicosídeos.

aminoglicosídeos aumentam a permeabilidade mitocondrial, resultando em perda do citocromo c e nucleotídeos de piridina (dinucleotídeos de adenina nicotinamida). A depleção dessas substâncias interfere com fosforilação oxidativa e geração de ATP. Isso, por sua vez, promove a síntese de moléculas reativas de oxigênio, o que presumivelmente lesa o tecido renal. Os esforços para estabilizar a membrana mitocondrial ou inibir a captação de aminoglicosídeos no túbulo proximal oferecem perspectivas para o futuro do tratamento ou da prevenção da LTA induzida por aminoglicosídeo.

Uma variedade de fatores de risco aumenta a incidência da nefrotoxicidade por aminoglicosídeo, incluindo:

- Frequência e duração da administração;
- Elevadas concentrações plasmáticas (principalmente a concentração de pico);
- Idade avançada;
- Administração concomitante com outros fármacos nefrotóxicos;
- Contração de volume;
- Condições de comorbidade (doença hepática, insuficiência cardíaca e sepse);

Na ausência de fatores de risco, nefrotoxicidade por aminoglicosídeo evidente é incomum nos primeiros 5 a 7 dias de terapia. Além disso, uma dose cumulativa de >1000 mg em geral é um pré-requisito. Enquanto a recuperação é a regra, o curso pode ser protraído por causa do acúmulo do fármaco no córtex renal.

Rabdomiólise e lesão tubular aguda

A rabdomiólise (necrose muscular) libera o conteúdo das células do músculo estriado para a circulação sistêmica. O conteúdo celular inclui a mioglobina, os eletrólitos (principalmente potássio) e proteínas sarcoplásmicas (quinase de creatina e aldolase).

A LTA é uma complicação comum da rabdomiólise, representando 5 a 15% dos casos de LRA. A mioglobina é uma proteína heme de 18 kDa que é liberada após a lesão muscular e filtrada livremente pelo glomérulo. Ela dá uma cor marrom-avermelhada ao sobrenadante da urina. Sua presença pode ser inferida quando a fita reagente é positiva para heme, mas o exame microscópico do sedimento é normal (i.e., hemácias ausente). Há evidências de citotoxicidade direta à medida que a porção heme da mioglobina passa por oxidação, produzindo óxido de ferro (um radical livre). Evidência de obstrução tubular é muito comum após rabdomiólise, manifestada por túbulos proximais dilatados e restos tubulares depositados no néfron distal. A toxicidade da mioglobina é marcantemente reforçada com a urina ácida, dando respaldo à prática comum de alcalinização da urina para evitar ou minimizar a toxicidade. Além da citotoxicidade direta, a contração do volume (à medida que líquido vaza do músculo lesionado) e os distúrbios eletrolíticos são comuns após a lesão muscular e, provavelmente, contribuem para o dano tubular.

Uma causa óbvia de rabdomiólise é a lesão por esmagamento traumático. A rabdomiólise também tem sido relatada após uso de drogas ilícitas, alcoolismo, crises tônico-clônicas (em especial atividade convulsiva recorrente ou refratária), distúrbios eletrolíticos graves (hipocalemia, hipofosfatemia e hipocalcemia), hipolipemiantes (inibidores da redutase de HMG-CoA), infecções e doenças genéticas raras que afetam as enzimas musculares e proteínas de transporte (distúrbios do transporte glicolítico e lipídico).

As características clínicas da rabdomiólise incluem:

- Aumento desproporcional da creatinina, fósforo, potássio e ácido úrico, em relação ao grau de LRA (uma vez que essas substâncias são liberadas a partir das células do músculo lesionado);
- Urina castanho-avermelhada;
- $FE_{Na} < 1\%$ (pelo menos no início);
- Fita reagente positiva para heme, juntamente com a ausência de hemácias no sedimento urinário;
- Aumento das enzimas musculares no soro, especialmente a quinase de creatina (geralmente > 20.000 UI);
- Hipocalcemia grave (o cálcio é depositado no local da lesão muscular).

O tratamento da LTA induzida pela mioglobina envolve a combinação de reposição de volume e correção dos distúrbios eletrolíticos concomitantes. A hidratação agressiva para corrigir a contração de volume, aumentar a perfusão renal e remover os restos tubulares é a única terapia comprovada. O débito urinário alvo deve ser de aproximadamente 300 mL/h, o que geralmente requer 500 a 1.000 mL/h de solução salina isotônica. Uma vez que a toxicidade tubular da mioglobina é reduzida com urina alcalina (ou seja, pH urinário > 6,5), a administração de bicarbonato de sódio isotônico (em vez de soro fisiológico) é comum. O manitol muitas vezes é coadministrado, pois ele aumenta o fluxo urinário e, portanto, força os detritos tubulares (ou seja, cilindros) a jusante. Apesar das vantagens teóricas do manitol e da alcalinização da urina, os estudos clínicos reportaram resultados conflitantes. Além disso, a alcalinização pode piorar a hipocalcemia por aumentar a porcentagem de cálcio ligado à albumina (reduzindo, assim, o cálcio livre ou ionizado). Se oliguria estiver presente, a reposição volêmica deve ser monitorada judiciosamente (e em conjunto com o débito urinário) para evitar edema pulmonar.

Lesão renal aguda e doença hepática

A LRA na situação de doença hepática é uma síndrome clínica cada vez mais importante, especialmente tendo em vista a crescente incidência de doença hepática avançada. Insuficiência renal oligúrica e ascite grave na doença hepática avançada foram descritas pela primeira vez no século XIX. Os rins nas autópsias eram histologicamente normais, sugerindo que a insuficiência renal era funcional e potencialmente reversível. A natureza reversível da doença renal foi confirmada em duas observações seminais publicadas no *New England Journal of Medicine*. Em 1969, Koppel transplantou rins insuficientes de pacientes com doença hepática avançada e os rins transplantados funcionaram normalmente. Quatro anos depois, Iwatsuki realizou transplante ortotópico de fígado em um paciente com insuficiência hepática e renal, com a resolução da insuficiência renal. Desde então, a insuficiência renal no contexto de doença hepática avançada tem sido referida como síndrome hepatorrenal (SHR). Embora muitas teorias tenham evoluído para explicar a insuficiência renal funcional em pacientes com doença hepática, a característica mais consistente da síndrome é a marcante vasodilatação esplâncnica e sistêmica juntamente com a vasoconstrição renal intensa. A hipertensão portal e a ascite parecem desencadear esse padrão hemodinâmico; contudo, o mecanismo exato é mal compreendido. Acredita-se que um desequilíbrio na concentração local de moléculas vasodilatadoras em relação às vasoconstritoras desempenhe um papel central nas alterações hemodinâmicas da doença hepática avançada (óxido nítrico, prostaglandinas, angiotensina, etc.). Na cirrose compensada, a vasodilatação sistêmica é acompanhada por vasoconstrição renal leve, enquanto no estado descompensado, é observada intensa vasoconstrição renal (Figura 18.10).

Estudos recentes sugerem que a flora bacteriana intestinal possa estar envolvida na patogênese da insuficiência renal, uma vez que a administração de norfloxacino (que esteriliza o intestino) melhora as alterações hemodinâmicas da doença hepática avançada. A presença de lipopolissacarídeo bacteriano (endotoxina) na circulação foi bem descrita em pacientes com doença hepática grave. É possível que as bactérias removidas pelo fígado da circulação portal escapem da fagocitose devido à lesão das células hepáticas (especificamente células de Kupffer). Muitas outras teorias têm sido postuladas, incluindo disfunção cardíaca (embora seja aparentemente um achado tardio), níveis de citocinas alterados (TNF-α) e alterações na concentração de compostos vasoativos (norepinefrina e angiotensina II); no entanto, a patogênese unificadora tem permanecido uma incógnita.

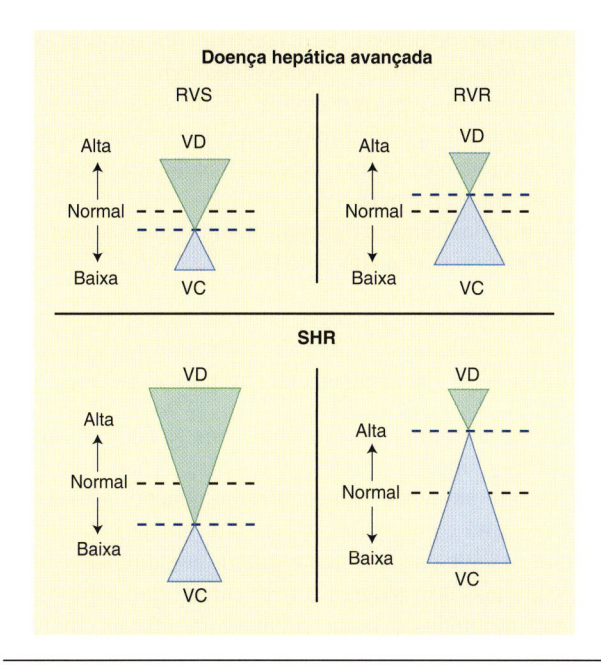

FIGURA 18.10 Representação esquemática de um modelo plausível de insuficiência renal funcional (síndrome hepatorrenal [SHR]) em pacientes com doença hepática avançada. Uma característica precoce e universal da doença hepática é a vasodilatação periférica acompanhada por vasoconstrição renal. No painel superior esquerdo é mostrada a resistência vascular sistêmica (RVS) em relação ao equilíbrio dos compostos vasodilatadores (VD) e compostos vasoconstritores (VC). A linha preta pontilhada indica a RVS normal. A linha tracejada azul revela a característica diminuição da RVS na doença hepática avançada. Observar que há um desequilíbrio dos compostos VD em comparação com os compostos VC (o tamanho do triângulo correspondente indica a concentração desses compostos). No painel superior direito, é representada a resistência vascular renal (RVR). A linha tracejada azul reflete o aumento relativo da RVR em relação ao normal (linha tracejada preta). O painel inferior indica a RVS e a RVR em pacientes com síndrome hepatorrenal. Observar o impressionante aumento na RVR acompanhado por uma diminuição notável da RVS. Nessa fase, os pacientes podem apresentar pressão arterial baixa mesmo com débito cardíaco alto, porém provavelmente inadequado para manter a pressão arterial sanguínea. Vários estudos têm tentado identificar os compostos específicos VC e VD que estão envolvidos na hemodinâmica paradoxal da SHR. Embora essa busca tenha se estendido por décadas, os mediadores não são totalmente compreendidos.** Compostos VC candidatos incluem catecolaminas, angiotensina II, TXA_2 e endotelina. Já os compostos VD podem incluir óxido nítrico, PGE_2 e PGI_2.

Uma vez que a doença hepática avançada é acompanhada por hipoperfusão renal, é quase impossível excluir LTA. Além disso, a doença hepática avançada é uma complicação relativamente comum de hepatite viral, que tem sido associada com diversas variantes da doença renal, incluindo GNMP, glomerulopatia membranosa e crioglobulinemia essencial mista. Embora o teste sorológico e o exame de urina possam se revelar úteis na diferenciação entre essas doenças e a insuficiência renal funcional ou LTA (proteinuria e hematuria são comuns com GNMP, GM e CEM), a biópsia renal é o único teste definitivo que diferencia essas condições. Não obstante, uma biópsia renal percutânea na vigência de doença hepática grave é frequentemente associada com hemorragia grave. Talvez o único método para diferenciar entre várias causas de insuficiência renal seja o retrospectivo – seguindo-se a um transplante de fígado. A resolução rápida da insuficiência renal sugere doença funcional. Dada a complexidade da insuficiência renal na doença hepática, a possibilidade de outras etiologias, a dificuldade na diferenciação, entre várias causas, e a possibilidade bastante real de uma etiologia mista, muitos têm questionado se a designação muito utilizada de SHR deve ser abandonada.

O diagnóstico de SHR exige a exclusão de outras doenças renais. Como o tecido renal raramente é obtido nesses pacientes, a exclusão de outras possibilidades é desafiadora. Recentemente, o International Ascites Club propôs critérios diagnósticos para a SHR, que estão resumidos na Tabela 18.2. Nessa elaboração, a SHR também é subdividida em duas categorias de acordo com o ritmo da insuficiência renal:

- A SHR tipo 1 é definida como uma duplicação da concentração sérica de creatinina para > 2,5 mg/dL em menos de duas semanas. O prognóstico para esses pacientes é muito precário, a não ser que o transplante de fígado seja realizado.
- A SHR tipo 2 é caracterizada por um aumento menos rápido ou creatinina sérica estável.

Se há diferença na patogênese entre os subtipos não se sabe, embora ambos sejam caracterizados por vasodilatação sistêmica.

O tratamento da SHR tem sido objeto de numerosos pequenos estudos clínicos e relatos de caso. Nenhuma das abordagens foi amplamente endossada, embora os fármacos que alteram a resistência vascular sistêmica e renal tenham recebido muita atenção. A estratégia predominante emprega geralmente um ou mais compostos vasoconstritores que contraem a circulação esplâncnica. Presume-se que essa estratégia desvia o sangue da circulação sistêmica para

Tabela **18.2** Critérios do Ascites Club Criteria para o diagnóstico da síndrome hepatorrenal

Presença de cirrose e ascite
Creatinina sérica > 1,5 mg/dL
Nenhuma melhora da creatinina sérica (diminuição ≤ 1,5 mg/dL), após pelo menos 48 horas da suspensão do diurético e expansão de volume com albumina (dose recomendada: 1 g/kg de peso corporal por dia até um máximo de 100 g de albumina por dia)
Ausência de choque
Nenhum tratamento atual ou recente com drogas nefrotóxicas
Ausência de doença parenquimatosa renal, conforme indicado por proteinuria > 500 mg/dia, micro-hematuria (i.e., > 50 hemácias/maior campo), e/ou ultrassonografia renal anormal

a renal. Por exemplo, análogos da vasopressina (terlipressina), análogos da somatostatina (octreotide) e agonistas α-adrenérgicos (midodrina e norepinefrina) são moderadamente eficazes em aumentar o débito urinário e estabilizar a creatinina sérica na SHR. Albumina intravenosa parece oferecer um benefício adicional além da simples expansão de volume. O transplante de fígado continua sendo a melhor opção para os candidatos adequados.

Conduta geral na LRA

A identificação precoce da causa específica da LRA seguida pela terapia da doença específica é a abordagem ideal. Por exemplo, a remoção de agentes nefrotóxicos em LTA ou NIA induzida por fármacos é essencial. A LRA imunomediada (GNRP, nefrite lúpica, vasculite) deve ser tratada com a imunossupressão adequada (p. ex., ciclofosfamida e corticosteroides). Caso contrário, a terapia da LRA é de suporte. Reposição volêmica para restaurar ou melhorar a hemodinâmica renal é quase sempre tentada. No entanto, a composição ideal do fluido e o ritmo de administração são controversos. De fato, estudos recentes sugerem que a administração de fluidos por excesso de zelo contribui para um aumento da mortalidade geral.

As estratégias em geral utilizadas em todos os pacientes com LRA incluem:

- Manuseio cuidadoso do equilíbrio hídrico (monitorização hemodinâmica invasiva muitas vezes é necessária);
- Restrição de potássio e fosfato (para reduzir a incidência de hipercalemia e hiperfosfatemia);
- Uso criterioso de quelantes de fósforo intestinal;
- Tratamento dos distúrbios eletrolíticos e metabólicos concomitantes (p. ex., acidose metabólica, hipercalemia, hipocalcemia);
- Ajuste da dosagem de medicamentos que são metabolizados ou excretados pelo rim.

As terapias de substituição renal são discutidas separadamente no Capítulo 19. As indicações para a terapia renal substitutiva (diálise) em pacientes com LRA incluem:

- Hipercalemia (especialmente com alterações eletrocardiográficas);
- Edema pulmonar (especialmente quando a troca gasosa está comprometida, o débito urinário for < 500 mL/d, ou o paciente não responde ao diurético);
- Sintomas do sistema nervoso central que não podem ser atribuídos a outra condição (confusão, letargia, convulsões, coma);
- Pericardite e derrame pericárdico;
- Distúrbios acidobásicos que não responderam as medidas conservadoras (p. ex., administração de bicarbonato para acidose metabólica);
- Azotemia grave (i.e., ureia > 200mg/dL ou creatinina sérica >10 mg/dL). Essas são indicações relativas, dependendo da situação clínica e da probabilidade de recuperação.

Pontos-chave

- A lesão renal aguda não é uma doença, mas sim uma síndrome clínica caracterizada por um aumento na creatinina sérica (> 0,3 mg/dL) ao longo de um período de dias a alguns meses. O débito urinário geralmente é < 500 mL/d.
- As causas mais comuns de lesão renal aguda são hipoperfusão renal, lesão tubular aguda isquêmica, lesão tubular aguda induzida por fármaco ou toxina, pielonefrite aguda, nefrite intersticial aguda (NIA), obstrução do trato urinário e glomerulonefrite aguda.
- O sedimento urinário é o melhor exame não invasivo para discriminar as várias causas de lesão renal aguda. A biópsia renal é o padrão-ouro.
- A bioquímica urinária é útil principalmente para distinguir entre a lesão renal aguda pré-renal e a lesão tubular aguda. Essas duas entidades são as causas mais comuns de lesão renal aguda em ambiente hospitalar.
- Vários biomarcadores urinários novos podem permitir a identificação precoce de lesão renal aguda. NGAL e KIM-1 são especialmente promissores.
- Se não for tratada, a hipoperfusão renal irá evoluir para lesão tubular aguda. Portanto, terapia hídrica costuma ser administrada a pacientes com lesão renal aguda. Ela é especialmente útil para evitar a nefrotoxicidade do contraste. Os riscos da reposição volêmica indiscriminada (edema pulmonar) devem ser reconhecidos.
- As causas mais comuns de lesão tubular aguda incluem hipoperfusão, sepse, contraste intravenoso, antibióticos aminoglicosídeos e rabdomiólise.
- A lesão aguda tubular em geral se resolve se a condição subjacente melhorar. O prazo para a regeneração tubular pode ser contado em dias (contraste) ou em várias semanas (choque grave).
- A lesão renal aguda é muito comum na doença hepática avançada. Ela é referida como síndrome hepatorrenal se outras causas de lesão renal aguda podem ser excluídas. A característica marcante da SHR é a vasoconstrição renal intensa, acompanhada de vasodilatação sistêmica (especialmente esplâncnica).

Bibliografia comentada

1. Schrier RW, Wang W, Poole B, Mitra A. Acute renal failure: definitions, diagnosis, pathogenesis, and therapy. *J Clin Invest.* 2004;114:5-14. *Excelente ponto de partida, com uma interessante perspectiva histórica da LRA.*
2. Molitoris BA, Levin A, Warnock DG, et al. Improving outcomes of acute kidney injury: report of an initiative. *Nat Clin Pract Nephrol.* 2007; 3:439-443. *Discute a lógica para a definição da LRA pela AKIN. Leitura muito fácil e vale a pena.*
3. McIroy DR, Wagener G, Lee HT. Biomarkers of acute kidney injury. *Anesthesiology.* 2010;112:998-1004. *Resumo conciso e atualizado dos principais biomarcadores sob investigação.*
4. Devarajan P. Update on mechanisms of ischemic acute kidney injury. *J Am Soc Nephrol.* 2006; 17: 1503-1520. *Revisão aprofundada do papel das moléculas reativas de oxigênio, polaridade das células tubulares e infiltração de leucócitos na patogênese da LTA. Embora essencialmente centrada na lesão isquêmica, pode-se generalizar grande parte para outros tipos de LTA.*
5. Bosch X, Poch E, Grau JM. Rhabdomyolysis and acute kidney injury. *N Engl J Med.* 2009;361: 62-72. *Revisão atual da fisiopatologia e tratamento dessa condição. Bem escrito, em profundidade, e claramente apresentado.*
6. Schrier RW, Wang W. Acute renal failure and sepsis. *N Engl J Med.* 2004; 351:159-169. *Uma das poucas revisões sobre esse problema muito comum. Um ponto de partida excelente, mas deve ser complementado com dados mais recentes.*
7. Humes DH. Aminoglycoside nephrotoxicity. *Kidney Int.*1988; 33:900-911. *Revisão clássica sobre o tema. Notavelmente atual, considerando-se sua data de publicação.*
8. Zorov DB. Amelioration of aminoglycoside nephrotoxicity requires protection of renal mitochondria. *Kidney Int.*2010;77:841-843. *Excelente complemento que se harmoniza muito bem com a referência 7. Uma leitura curta e ainda assim compensadora.*
9. Goldfarb S, McCullough PA, McDermott J, Gay SB. Contrast-induced acute kidney injury: specialty-specific protocols for interventional radiology, diagnostic computed tomography radiology, and interventional cardiology. *Mayo Clin Proc.* 2009;84:170-179. *Algoritmos úteis para a conduta pré e pós-tratamento da nefrotoxicidade do contraste. Um pouco tendencioso, já que muitos não empregariam N-acetilcisteína em seus protocolos de prevenção.*
10. Ginès P, Schrier RW. Renal failure in cirrhosis. *N Engl J Med.* 2009;361:1279-1290. *Ênfase considerável nas alterações hemodinâmicas sistêmicas e renais na doença hepática avançada. Discute o papel do transplante duplo de fígado e rim. Revisão bem escrita.*
11. Koppel MH, Coburn JW, Mims MM, et al. Transplantation of cadaveric kidneys from patients with hepatorenal syndrome. Evidence for the functional nature of renal failure in advanced liver disease. *N Engl J Med.* 1969;280:1367-1371. *Artigo de referência que destaca a natureza funcional da insuficiência renal que pode acompanhar a doença hepática avançada.*
12. Iwatsuki S, Popvtzer MM, Corman JL, et al. Recovery from "hepatorenal syndrome" after orthotopic liver transplantation. *N Engl J Med.* 1973;289:1155-1159. *Segundo artigo marcante que destaca a natureza funcional da insuficiência renal que pode acompanhar a doença hepática avançada.*

EXERCÍCIOS

1. Um homem de 27 anos iniciou tratamento com penicilina (ampicilina) para faringite estreptocócica. Ele não relatava problemas médicos anteriores. Duas semanas depois, desenvolveu eritema e fadiga generalizada. A erupção era macular e simétrica na aparência. O exame físico revelou um paciente com aparência debilitada e com diminuição do turgor cutâneo. Os exames laboratoriais revelam uma creatinina sérica de 2,4 mg/dL (em comparação com uma basal de 1,1 mg/dL) e ureia de 113 mg/dL. O melhor exame na avaliação da lesão renal aguda desse paciente é:

    A) Fração de excreção de sódio.
    B) Concentração urinária de sódio.
    C) Leucograma com diferencial.
    D) Exame microscópico do sedimento urinário.
    E) Osmolalidade urinária.

2. Os exames de laboratoriais obtidos do paciente na questão 1 são os seguintes: contagem de leucócitos periféricos de 14,3 mil, com 66% de neutrófilos, 22% de monócitos e 4% de eosinófilos. FE_{Na} de 1,4%, com concentração urinária de sódio de 20 mEq/L e osmolalidade urinária de 380 mOsm/kg de H_2O. O exame microscópico da urina revelou > 100 leucócitos/HPF e vários cilindros leucocitários. A fita reagente foi negativa para nitritos e nenhuma bactéria foi observada. Qual é o diagnóstico mais provável neste paciente?

    A) Pielonefrite aguda.
    B) Nefrite intersticial alérgica.
    C) Lesão tubular aguda.
    D) Glomerulonefrite aguda.

3. Correlacionar as seguintes situações clínicas com o diagnóstico mais provável:

    Vinhetas clínicas:

    I. Um paciente alcoolista de 35 anos é encontrado inconsciente no chão do seu banheiro. A creatinina sérica é de 11,2 mg/dL (0,7 mg/dL 1 mês atrás) e a urina revela numerosos cilindros granulares marrons. A fita reagente da urina é positiva para sangue, mas o sedimento não revela hemácias.

    II. Um homem de 50 anos é trazido ao PS com febre, calafrios e tosse produtiva. A radiografia torácica revela pneumonia do lobo inferior direito. O Gram do escarro revela muitos bacilos gram-negativos. Os sinais vitais mostram pulso de 120, pressão arterial de 90/60 mmHg e frequência respiratória de 26 movimentos respiratórios/min. O paciente é internado no hospital e começa-se esquema de penicilina semissintética e gentamicina. Sua creatinina sérica aumentou de 1,8 para 3,0 mg/dL após 48 horas. O exame de urina mostra muitos cilindros granulares marrons.

    III. Um homem de 50 anos é admitido para fazer uma angiografia eletiva cardíaca. Ele recebe 150 mL/h de salina normal por 6 horas antes do procedimento e 24 horas após. Sua creatinina sérica pré-procedimento era de 1,5 mg/dL. Após 24 horas do procedimento, ele recebe alta (creatinina sérica = 1,4 mg/dL). Ele é acompanhado por seu cardiologista uma semana mais tarde e sua creatinina sérica aumentou para 4,0 mg/L. Muitas hemácias, sem cilindros, são observadas na urina. Ele tem uma pequena área de necrose no primeiro pododáctilo esquerdo.

    IV. Um homem de 35 anos, diabético insulinodependente, está sendo avaliado por dor abdominal. A tomografia computadorizada com contraste mostra cálculos biliares, mas o resto é normal. Após 24 horas do exame, sua creatinina aumentou de 0,8 para 1,2 mg/dL. Seu *status* de volume é normal. O sedimento urinário mostra numerosas células epiteliais sem cilindros.

    Diagnóstico:

    A) Lesão tubular aguda secundária à sepse.
    B) Lesão tubular aguda secundária à rabdomiólise.
    C) Lesão tubular aguda secundária ao contraste.
    D) Ateroembolismo renal.
    E) Lesão tubular aguda secundária a antibióticos aminoglicosídeos.

Capítulo 19

Doença renal crônica

PAUL G. SCHMITZ, KEVIN J. MARTIN
E BAHAR BASTANI

Objetivos de aprendizagem

O leitor deverá:

- Definir os estágios da doença renal crônica.
- Listar os aspectos clínicos comuns da doença renal crônica. Discutir névoa urêmica, ceratopatia em faixa e disgeusia.
- Listar as características que diferenciam lesão renal aguda da doença renal crônica.
- Discutir o mecanismo de hiperparatireoidismo secundário na doença renal crônica.
- Discutir o mecanismo e as características clínicas da doença óssea de alta remodelação comparada com a de baixa remodelação.
- Listar as etapas empregadas na conduta do hiperparatireoidismo secundário.
- Discutir as justificativas para a utilização de ferro por via intravenosa, em comparação com a via oral, na doença renal crônica.
- Descrever os efeitos adversos associados com o uso da eritropoetina em doença renal crônica.
- Listar os mecanismos responsáveis pela hemorragia urêmica. Entender a importância da disfunção plaquetária.
- Discutir o papel da hipertensão arterial sistêmica e glomerular na patogênese da fibrose renal.
- Ilustrar o papel da proteinuria na patogênese da fibrose tubulo-intersticial.
- Discutir os princípios da remoção de soluto e volume na hemodiálise e diálise peritoneal. Descrever as vantagens e desvantagens de cada modalidade.
- Discutir as etapas envolvidas na ativação e proliferação das células T. Descrever os sítios moleculares de ação dos fármacos imunossupressores.
- Discutir os tipos de infecções que ocorrem nos receptores de transplantes em relação ao tempo de implantação do enxerto e ao estado geral de imunossupressão.
- Listar a sobrevida do enxerto renal em um e em cinco anos.

Definição de doença renal crônica

A National Kidney Foundation (NKF) produz, desde 1997, diretrizes baseadas em evidências para o diagnóstico e tratamento da doença renal crônica (DRC). O programa, conhecido como Kidney Dialysis Outcomes Quality Initiative (KDOQI), baseia-se em um grupo de trabalho multidisciplinar composto por médicos, enfermeiros, farmacêuticos, nutricionistas e assistentes sociais. Em 2000, o grupo instituiu a seguinte definição para DRC:

- Lesão renal por ≥ 3 meses, definida por anormalidades funcionais (geralmente proteinuria, hematuria ou imagem renal anormal) ou alterações estruturais (patologia), *com ou sem diminuição da* TFG OU
- TFG ≤ 60 mL/min por ≥ 3 meses.

A definição do KDOQI incluiu a categoria de lesão renal sem diminuição na TFG porque os resultados adversos, incluindo a perda progressiva da função renal e doenças cardiovasculares, podem ser prevenidos pela detecção e tratamento precoces.

A definição também incluiu pacientes com TFG ≤ 60 mL/min, mas *sem* lesão renal (p. ex., nefrectomia pós-trauma), porque esses pacientes correm o risco de complicações da DRC.

O KDOQI também estabeleceu um sistema de estadiamento para a DRC (Tabela 19.1). Embora a delimitação para cada etapa seja arbitrária, esse sistema permite uma aplicação coerente das diretrizes na prática clínica e a monitorização dos resultados entre os diferentes centros. Dessa forma, em cada estágio da DRC, o clínico deve monitorar a excreção proteica, a TFG e o desenvolvimento/progressão das complicações. Dependendo do estágio, terapias específicas devem ser iniciadas para retardar a progressão e minimizar as complicações. À medida que a doença progride para estágios mais avançados, a preparação para a terapia de substituição renal deve ser iniciada (incluindo o aconselhamento e discussão sobre as opções de diálise).

Praticamente todas as doenças renais discutidas nos capítulos anteriores podem causar DRC. Entretanto, as cau-

Tabela **19.1** Classificação KDOQI da doença renal crônica

Estágio	Descrição	TFG (mL/min/1,73m²)
1	Lesão renal[a]	≥ 90
2	Diminuição leve da TFG	60-89
3	Diminuição Moderada da TFG	30-59
4	Diminuição grave da TFG	15-29
5	Insuficiência renal	≤ 15 (ou diálise)

[a] Tanto estrutural (evidência patológica) quanto funcional (geralmente proteinuria).

sas mais comuns de doença renal terminal (DRT) nos Estados Unidos incluem a nefropatia diabética, hipertensão e glomerulopatias.

Manifestações clínicas da doença renal crônica

As manifestações clínicas da DRC são inespecíficas e podem, dessa forma, imitar muitas outras condições clínicas (Tabela 19.2). Claramente, a doença subjacente pode

Tabela **19.2** Manifestações clínicas da doença renal crônica

Sistema	Manifestações clínicas
Geral	Fadiga generalizada, fraqueza e letargia. Em casos avançados, é evidente significativa perda muscular, presumivelmente pela desnutrição calórico-proteica.
Pele	Prurido, palidez (da anemia) e petéquias (do sangramento). Névoa urêmica é um achado específico, mas raro (refletindo depósitos cristalizados de ácido úrico e ureia na pele; ver Figura 19.1). A maioria dos pacientes é diagnosticada antes do aparecimento da névoa urêmica.
Gastrintestinal	Anorexia, náusea e vômitos. Disgeusia (distorção do paladar) é um sintoma relativamente tardio, mas específico de DRC.
Neurológico	Manifestações do sistema nervoso central e periférico, incluindo insônia, irritabilidade, parestesias, confusão, *asterixis*, convulsões e *status* mental diminuído (a maioria são achados tardios e se correlaciona com o acúmulo de escórias endógenas).
Cardiovascular	Dispneia (da retenção hídrica e congestão pulmonar), edema periférico e pericardite (com ou sem tamponamento). Atrito pericárdico pode ser audível.

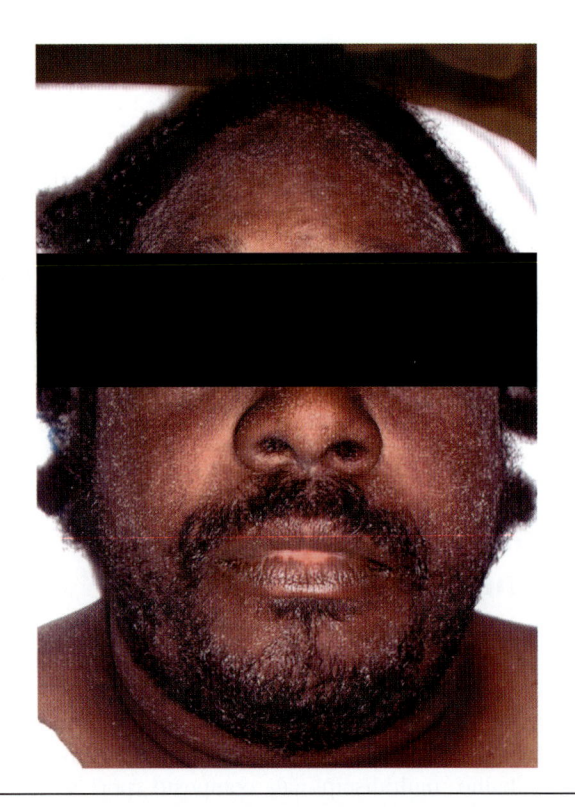

FIGURA 19.1 A neve urêmica (depósitos cutâneo de pó branco) reflete a cristalização de escórias de produtos nitrogenados (p. ex., ureia) secretados pelas glândulas sudoríparas. Ela é uma característica patognomônica da doença renal avançada. No entanto, a detecção precoce da DRC e o início da diálise reduziram drasticamente a sua incidência. (Reproduzida com permissão de *Udayakumar P, Balasubramanian S, Ramalingam KS, Chembolli L., Srinivas CR, Mathew Anil C., eds. Cutaneous manifestations in patients with chronic renal failure on hemodialysis. Ind Jour of Dermat, Venerol, and Leprol., 2006:72,2:119-125).*

influenciar o complexo de sintomas (p. ex., os diabéticos muitas vezes desenvolvem distúrbios visuais por causa da retinopatia). O clínico perspicaz deve manter um alto índice de suspeita na avaliação de pacientes com sintomas vagos ou inespecíficos, uma vez que os sintomas da DRC geralmente são mínimos ou ausentes até que a TFG seja < 30 mL/min.

As características laboratoriais da DRC são consistentes com o comprometimento da fisiologia normal do rim, incluindo o transporte de solutos, a excreção de ácido, a secreção de eritropoetina e síntese de vitamina D (Tabela 19.3).

Diferenciação entre a lesão renal aguda e doença renal crônica

A diferenciação entre a lesão renal aguda (LRA) e a DRC é essencial para se estabelecer a terapêutica adequada e determinar o prognóstico.

De modo geral, a distinção é óbvia quando os níveis de creatinina prévios estão disponíveis para revisão. Oca-

Tabela 19.3 Aspectos laboratoriais da doença renal crônica

Achado laboratorial	Mecanismo
Acidose metabólica	Diminuição da secreção de íon hidrogênio e amoniagênese.
Hiperfosfatemia	Diminuição da carga filtrada de fósforo.
Hipocalcemia	Diminuição da síntese de vitamina D.
Distúrbios eletrolíticos	Comprometimento do transporte renal tubular de potássio, sódio e água.
Anemia normocrômica, normocítica	Diminuição da síntese renal de etritropoetina.
Hiperuricemia	Diminuição da carga filtrada de ácido úrico.
Cilindros céreos largos	Hipertrofia tubular (dilatação) nos néfrons funcionais remanescentes.
Erosões periosteais nas radiografias	Hiperparatireoidismo secundário (ver doença óssea renal).
Rins pequenos e ecogênicos (cicatrizados)	Fibrose renal.

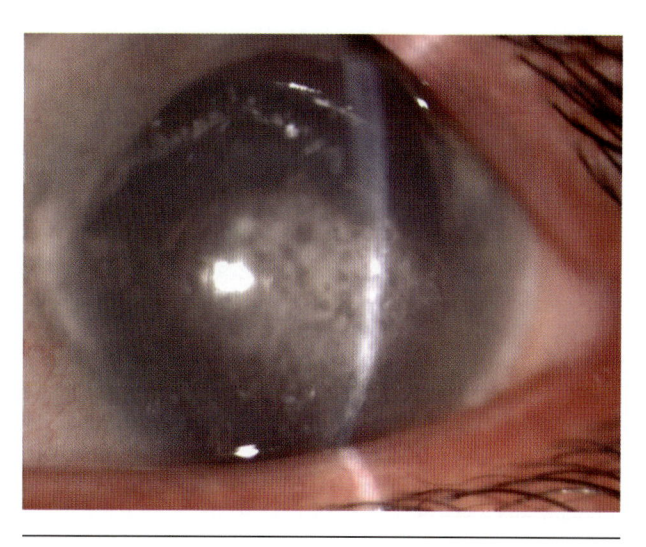

FIGURA 19.2 A ceratopatia em faixa é causada pela deposição de cálcio dentro da córnea. Especificamente, quando o produto do cálcio sérico X fósforo sérico exceder a 70 a 80, pode ocorrer calcificação de tecidos moles. A ceratopatia em faixa não é específica para a doença renal, mas pode se desenvolver em qualquer condição caracterizada por um aumento do cálcio e/ou fósforo sérico.

sionalmente, o médico é confrontado com uma creatinina anormal de duração desconhecida. Certos aspectos clínicos, radiológicos e laboratoriais auxiliam na distinção entre DRC e LRA, incluindo:

- Comprimento do rim < 10 cm na ultrassonografia renal (rins atróficos são compatíveis com um processo crônico).
- Evidência radiográfica de erosões subperiosteais, que são observadas na osteodistrofia renal avançada, mas não em pacientes com LRA.
- Ceratopatia em faixa, que reflete calcificação dos tecidos moles na córnea, pode ocorrer em DRC (Figura 19.2).
- Anemia grave (hemoglobina < 10 g/dL), sem sintomas, é comum na DRC, uma vez que a diminuição da hemoglobina tende a ocorrer lentamente, permitindo a adaptação do sistema cardiovascular.
- *Status* eletrolítico e acidobásico relativamente normal para o grau de insuficiência renal (o rim é surpreendentemente capaz de manter a homeostase eletrolítica e ácido-base desde que a lesão renal desenvolva-se lentamente).

O restante deste capítulo é dedicado à discussão de três aspectos da DRC:

1. Complicações;
2. Natureza progressiva da DRC;
3. Terapias de substituição renal para a DRC avançada.

Complicações da doença renal crônica

As complicações da DRC abrangem todas as tarefas executadas pelos rins, podendo afetar quase todos os sistemas orgânicos (o acúmulo das escórias endógenas altera a função normal do coração, pulmões, sistema nervoso central, trato gastrintestinal, pele e sistema musculo-esquelético). Expansão de volume e distúrbios eletrolíticos e acidobásicos são muito comuns. Distúrbios do sono, doença ulcerosa péptica, neuropatia periférica, fraqueza/perda muscular, prurido crônico, disfunção sexual e transtornos psiquiátricos também foram descritos.

Esta seção se concentrará em quatro complicações comuns da DRC:

1. Doença óssea renal
2. Anemia
3. Sangramento
4. Doença cardiovascular.

A hipertensão arterial também é muito comum na DRC, porém, ela será discutida em detalhes no Capítulo 20.

Doença óssea renal

A doença óssea renal ou osteodistrofia renal desenvolve-se em quase todos os pacientes com DRC. Ela começa relativamente cedo no curso da DRC (etapa 2-3), entretanto, o tratamento precoce da doença óssea renal é necessário mesmo nos estágios subclínicos. Distúrbios do metabolismo mineral (cálcio e fósforo), da síntese de vitamina D e da secreção do hormônio da paratireoide (PTH), invariavelmente acompanham a doença óssea. Uma vez que as alterações de cálcio, fósforo e PTH também têm sido associadas a doenças cardiovasculares e câncer, a expressão mais ampla, distúrbio mineral e ósseo da doença renal crônica (DMO-CKD), é, por vezes, utilizada. Entretanto, o foco neste capítulo está exclusivamente sobre a doença óssea.

A doença óssea renal é causada pelo hiperparatireoidismo secundário, que, por sua vez, é precipitado pelos efeitos combinados da hipocalcemia, da deficiência de vitamina D e da retenção de fósforo (Figura 19.3). À medida que a TFG cai abaixo de 90 mL/min, a excreção de fosfato é reduzida e leva ao aumento transitório, quase imperceptível, do fósforo sérico. A hiperfosfatemia produz uma queda na concentração sérica do cálcio pela quelação do cálcio no sangue. A alteração do cálcio e fósforo séricos que ocorre na etapa 2-3 da DRC é transitório, porque mesmo uma diminuição pequena do cálcio sérico é um poderoso estímulo para a secreção de PTH. Além disso, a hiperfosfatemia estimula diretamente a secreção de PTH. Recentemente, mostrou-se que a retenção de fosfato estimula um outro hormônio, o fator de crescimento fibroblástico 23 (FGF-23), que é produzido por osteócitos. O FGF-23 interfere com a síntese da vitamina D e inibe o transporte de fosfato no túbulo renal. Ele tem sido implicado na patogênese do hiperparatireoidismo secundário.

O PTH exerce múltiplos efeitos fisiológicos que restauram os níveis séricos de cálcio e fósforo para níveis normais. Ele inibe o cotransporte sódio-fosfato (ver Figura 6.6) no túbulo proximal, o que aumenta a excreção de fosfato renal. Além disso, o PTH estimula a hidroxilase 1-α e aumenta a síntese da 1,25-di-hidroxi vitamina D (calcitriol), que, por sua vez, aumenta a absorção intestinal de cálcio. Ele ainda mobiliza o cálcio do osso mineralizado. Coletivamente, essas ações restauram a concentração sérica de cálcio e fósforo para o normal, à custa de um nível elevado permanente de PTH.

O hiperparatireoidismo sustentado produz lesão óssea conhecida como osteíte fibrosa, que se caracteriza pela alta remodelação (i.e., ciclos de dissolução e síntese óssea). A remodelação rápida do osso reduz a resistência à tração do osso e aumenta o risco de fraturas. As manifestações esqueléticas da DRC são mais amplas do que originalmente previsto. Por exemplo, biópsias ósseas obtidas dos pacientes com DRC também revelam evidências de osteomalacia, osteoporose, bem como padrões mistos. Tendo em vista os complexos desarranjos de eletrólitos, acidobásicos, cálcio, fósforo e vitamina D na doença renal avançada, talvez não seja surpreendente que o espectro de anormalidades esqueléticas na DRC seja muito variado.

Recentemente, um segundo padrão importante de doença óssea surgiu, referido como doença óssea renal de baixa remodelação ou doença óssea adinâmica. A prevalência de doença óssea adinâmica aumentou drasticamente nos últimos 15 anos (Figura 19.4) e pode ultrapassar 50% (porcentagens mais elevadas foram relatadas nos pacientes em diálise peritoneal). Ela é caracterizada pela diminuição da síntese óssea, embora a mineralização do osteoide pareça relativamente normal (i.e., osso de aparência normal, mas em bem menor quantidade). A atividade dos osteoblastos (células que sintetizam osso novo) e osteoclastos (células que dissolvem o osso) está reduzida na doença óssea adinâmica. Os pacientes apresentando doença óssea adinâmica tendem a ter níveis mais baixos de PTH e maiores concentrações séricas de cálcio. Além disso, os marcadores de remodelação óssea (fosfatase alcalina óssea) são baixos em comparação com a doença de alta remodelação. Diferenciar entre a doença óssea de alta e a de baixa remodelação apenas pela clínica é difícil, apesar das diferenças relatadas nos aspectos laboratoriais. O único método confiável de diferenciá-las é por meio de análise morfométrica de uma amostra de osso. Por fim, existem muitos relatos de histologia óssea mista, gerando, assim, dilemas no tratamento.

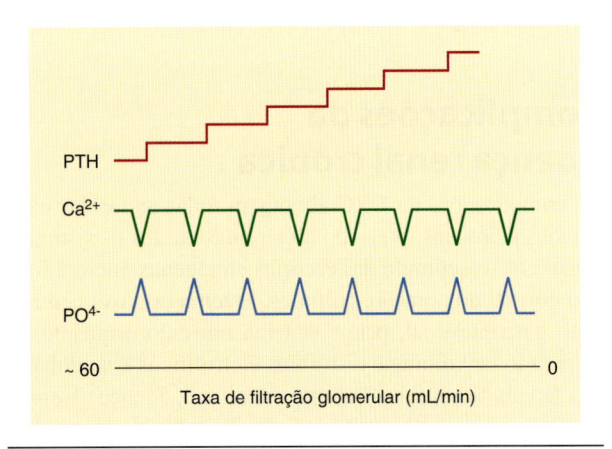

FIGURA 19.3 Esquema simplificado representando os efeitos da doença renal avançada sobre a secreção do hormônio da paratireoide (PTH). Quando a TFG diminui abaixo ~ 60 mL/min, há um aumento transitório na concentração sérica de fósforo (linha azul), que é acompanhada por uma diminuição do cálcio sérico (linha verde). A hipocalcemia é um potente estímulo para a secreção de PTH (linha vermelha). Um aumento na concentração de PTH exerce múltiplos efeitos para restaurar cálcio ao normal: (1) aumenta a excreção renal de fosfato (por inibir a reabsorção de fosfato no túbulo proximal); (2) aumenta a mobilização de cálcio nos ossos e (3) aumenta a síntese de 1,25 di-hidroxivitamina D (que, por sua vez, aumenta a absorção intestinal de cálcio). Logo, cálcio e fósforo são restaurados ao normal à custa de hiperparatireoidismo (i.e., muitas vezes referida como a "hipótese da comutação"). Esse processo repete à medida que a TFG cai progressivamente. Claramente, a restrição de fosfato na dieta e a administração de quelantes de fosfato intestinal são passos importantes no manuseio do hiperparatireoidismo secundário. Uma vez que o cálcio e o fósforo séricos são normais na DRC inicial (fase 2-3), os níveis de PTH devem ser monitorados para detectar essa complicação. Outros fatores também podem contribuir com hiperparatireoidismo secundário, mas não estão representados no esquema acima (p.ex., a deficiência de vitamina D, a hiperfosfatemia e o aumento dos níveis do fator de crescimento do fibroblasto 23 ou FGF-23).

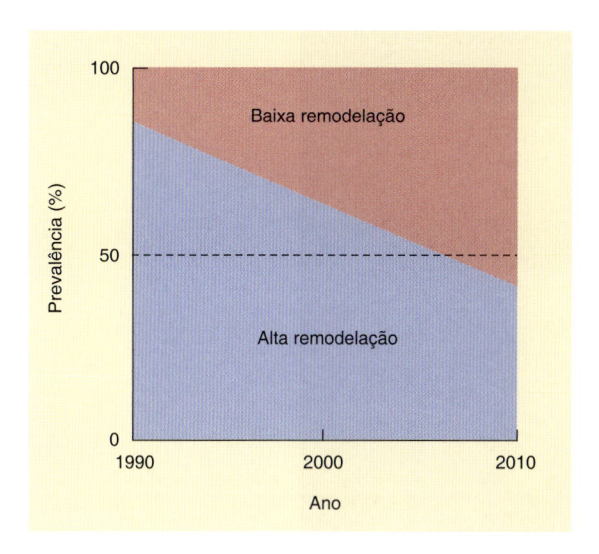

FIGURA 19.4 Alteração da prevalência de doença óssea na doença renal crônica desde 1990. Embora não seja mostrado, os padrões mistos, incluindo áreas focais de osteomalácia e osteoporose, frequentemente coexistem com as duas classes principais de doença óssea. A doença óssea de alta remodelação (osteíte fibrosa) foi o padrão dominante na década de 1990, em uma proporção de ~ 9:1. A maioria dos casos iniciais da doença óssea adinâmica foi secundária à toxicidade de alumínio (isso tem sido amplamente eliminado com a melhor purificação da água e a suspensão do hidróxido de alumínio como um agente quelante de fósforo). A incidência de doença óssea de baixa remodelação (doença óssea adinâmica) aumentou drasticamente e, em alguns estudos, é responsável por mais de 50% de doença óssea renal. O mecanismo da doença óssea de baixa remodelação é ilustrado na Figura. 19.5. Tendo em vista que a doença óssea adinâmica está associada a concentrações plasmáticas de cálcio mais altas e níveis mais baixos de PTH do que a osteíte fibrosa, o tratamento geralmente inclui a suspensão do quelante de fosfato à base de cálcio em favor de sevelamer ou lantânio. Além disso, o calcitriol deve ser interrompido. Se a vitamina D for necessária, análogos que sejam intrinsecamente menos calcêmicos devem ser favorecidos.

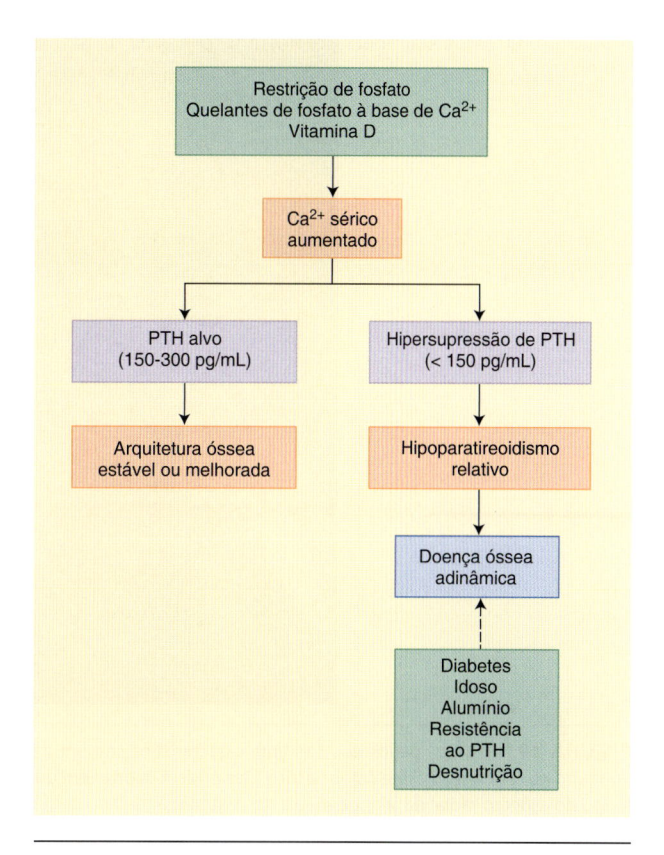

FIGURA 19.5 Mecanismo sugerido de doença óssea adinâmica. Nesse conceito, o tratamento do hiperparatireoidismo secundário precipita hipoparatireoidismo relativo. Os níveis do hormônio da paratireoide (PTH) na doença óssea adinâmica, embora acima do normal, são geralmente mais baixos do que a PTH alvo (ver Figura 19.7). Acredita-se que o uso indiscriminado de quelantes de fosfato contendo cálcio ou de 1,25-OH vitamina D (calcitriol) contribui para o hipoparatireoidismo relativo. Presumivelmente, um aumento do cálcio sérico suprime o PTH a um nível que está associado com reduzida remodelação óssea. Outros fatores que têm sido implicados na patogênese da doença óssea de baixa remodelação incluem diabetes, envelhecimento, alumínio, resistência ao PTH e desnutrição. A resistência ao PTH é de interesse considerável, uma vez que o metabolismo do PTH produz fragmentos de peptídeos que podem se ligar competitivamente ao receptor de PTH.

O mecanismo da doença óssea adinâmica permanece não totalmente compreendido. Uma hipótese plausível é representada na Figura 19.5. Uma vez que a resistência à ação do PTH também é comum na DRC, é razoável concluir que níveis mais elevados de PTH são necessários para obter remodelação óssea. Ironicamente, a terapia do hiperparatireoidismo secundário pode ser responsável pelo surgimento da doença óssea adinâmica.

As manifestações clínicas da osteodistrofia renal são relativamente inespecíficas e, em geral, precedidas pelas anormalidades bioquímicas (p. ex., hiperfosfatemia, hipocalcemia, hiperparatireoidismo). As características mais comuns incluem:

- Desconforto e dores musculoesqueléticas (às vezes localizadas nas articulações); fraqueza muscular proximal.
- Fraturas ósseas e deformidades; erosões periosteais (Figura 19.6).
- Ruptura do tendão foi relatada com maior frequência (talvez por causa da deposição de cálcio perto da bainha do tendão).
- Calcificação de tecidos moles (por causa da administração de cálcio, o que aumenta a carga de cálcio total do corpo).
- Prurido tem sido associado com hiperparatireoidismo grave.

Tratamento da doença óssea renal

O tratamento da osteodistrofia renal representa um desafio constante devido à natureza complexa da morfologia subjacente do osso e da fisiopatologia mista. O principal objetivo é atingir um nível ideal de PTH e melhorar a saúde

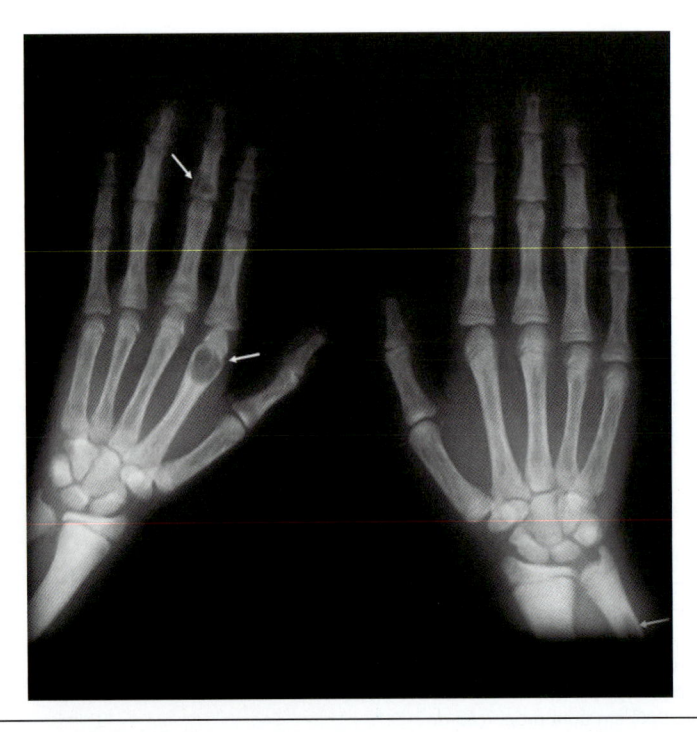

FIGURA 19.6 Erosões periosteais são uma característica comum da doença óssea de alta remodelação. Acredita-se que as erosões reflitam o aumento da reabsorção óssea osteoclástica. Elas podem ocorrer em qualquer local; no entanto, são encontradas com mais frequência nas mãos, ao longo do aspecto radial da falange média do segundo e terceiro dedos (setas). As erosões são muito menos comuns com o tratamento adequado do hiperparatireoidismo secundário. Além disso, o tratamento eficaz do hiperparatireoidismo secundário está associado com a resolução das lesões preexistentes.

óssea. O nível ideal de PTH varia dependendo do estágio da DRC (Figura 19.7). Níveis abaixo do limiar recomendado podem produzir doença óssea adinâmica, enquanto níveis acima podem produzir osteíte fibrosa. Além disso, se os níveis de PTH forem constantemente elevados, a glândula paratireoide vai sofrer hipertrofia e apresentar resistência à terapia. Acredita-se que o estado refratário é reflexo das células indiferenciadas que já não expressam receptores inibitórios (p. ex., funcionamento autônomo das células análogo às células tumorais). A remoção cirúrgica da glândula paratireoide é a única terapia eficaz nessa fase.

O passo inicial no tratamento da doença óssea renal envolve restrição de fosfato na dieta. Isso geralmente é implementado na etapa 2-3 da DRC, mas apenas se o nível de PTH está acima do limite. Se o nível de PTH permanecer acima do limiar (apesar da restrição de fosfato), agentes que reduzem a absorção gastrintestinal de fosfato são adicionados ao regime terapêutico. Esses agentes incluem hidróxido de alumínio ($AlOH_3$), carbonato de cálcio ($CaCO_3$), acetato de cálcio, cloridrato de sevelamer e carbonato de lantânio ($LaCO_3$). O $AlOH_3$ é um excelente quelante de fosfato, mas é limitado pela toxicidade do alumínio. Raramente ele é usado, exceto para tratamento de curto prazo (vários dias) da hiperfosfatemia grave.

Fármacos à base de cálcio são quelantes eficazes de fosfato e têm sido usados por mais de duas décadas. No entanto, há uma série de preocupações que surgiram com o seu uso, incluindo:

1. Calcificação aumentada dos tecidos moles;
2. Precipitação de doença óssea adinâmica (ver Figura 19.5).

O sevelamer, uma amina polimérica, liga-se ao fosfato e inibe sua absorção intestinal e não contém cálcio. Assim, a carga de cálcio total do corpo não é aumentada pela administração de sevelamer. Estudos recentes sugerem que ele pode reduzir a calcificação dos tecidos moles. No entanto, é um fármaco relativamente caro e sua formulação é difícil para os pacientes tomar. Não se sabe se o sevelamer está associado a um melhor prognóstico de longo prazo em relação aos fármacos à base de cálcio.

O lantânio é um elemento raro que ocorre de forma natural na terra e que se liga ao fósforo intestinal. Uma vez que a formulação do fármaco não contém cálcio, ela também oferece uma vantagem potencial sobre os quelantes de fosfato que contêm cálcio. O lantânio é relativamente novo e, portanto, os benefícios de longo prazo (se houver) são desconhecidos.

Se o nível alvo ou ideal de PTH não for alcançado, apesar da restrição de fosfato na dieta e de quelantes de fosfato intestinal, a administração criteriosa de vitamina D é recomendada. O calcitriol exerce uma série de efeitos que podem melhorar a doença óssea renal. Ele aumenta a

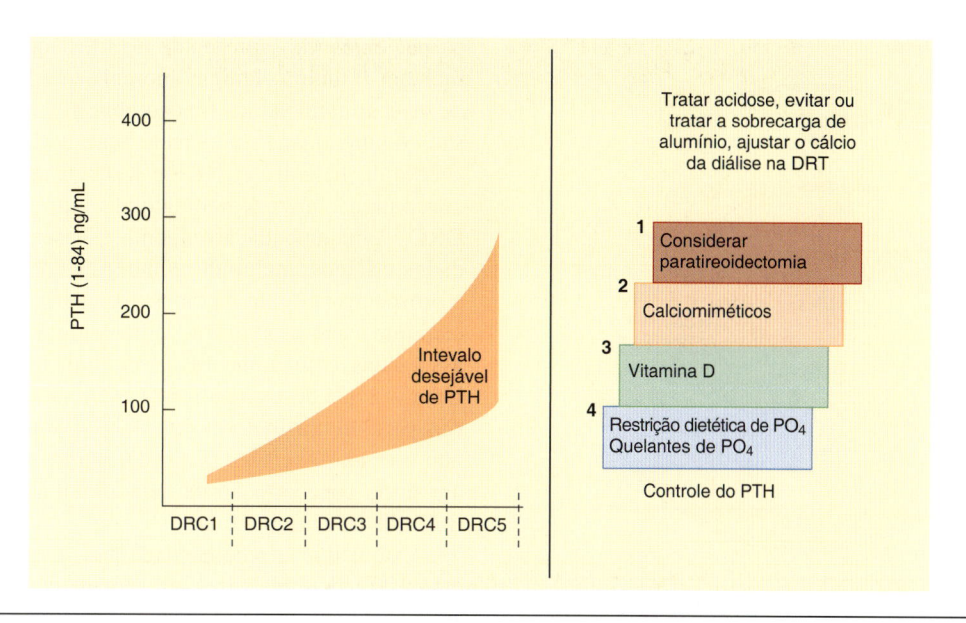

FIGURA 19.7 Níveis desejáveis do hormônio paratireoideano e abordagem terapêutica no hiperparatiroidismo secundário. O painel esquerdo mostra o intervalo desejável de PTH, dependendo da gravidade da DRC. O nível desejável é representado como uma variável contínua que reflete o declínio gradual da TFG. No entanto, as recomendações do KDOQI são baseadas nos estágios distintos da DRC. A evidência clínica é mais forte para a etapa 3 (PTH alvo de 35 a 70), 4 (PTH alvo de 70 a 110) e 5 (intervalo alvo de 150 a 300). O painel da direita mostra as etapas gerais envolvidas no controle do hiperparatiroidismo secundário. A primeira etapa é normalmente implementada quando a TFG está abaixo de 60 mL/min. A restrição de fosfato na dieta, com ou sem quelantes de fosfato intestinal, é a etapa inicial, e em muitos aspectos, a mais importante no manuseio do hiperparatiroidismo secundário. Os quelantes à base de cálcio são mais baratos e eficazes, embora a sobrecarga de cálcio possa ser indesejável, especialmente em pacientes com doença cardiovascular. As alternativas não calcêmicas incluem o sevelamer e o carbonato de lantânio. Se essas medidas não forem suficientes para atingir o PTH alvo, a vitamina é adicionada ao esquema (etapa 2). O calcitriol (1,25-di-hidroxivitamina D) é o metabólito ativo da vitamina D. Ele reduz diretamente o PTH por meio de receptores nas células da glândula paratireoide, e indiretamente por meio do aumento da absorção de cálcio intestinal. O calcitriol às vezes é evitado em pacientes com doença cardiovascular prévia, por causa da carga de cálcio aumentada. No entanto, isso é controverso, uma vez que alguns estudos têm sugerido que o calcitriol em doses moderadas é cardioprotetor. Vários análogos da vitamina D estão em uso (p. ex., paricalcitol) que reduzem o PTH (presumivelmente por meio de efeitos diretos sobre a glândula), mas são menos potentes sobre a absorção de cálcio pelo trato intestinal. Os calcimiméticos reduzem o PTH por meio da regulação alostérica do receptor sensor de cálcio (ver Figura 19.8). Eles são normalmente reservados para pacientes refratários à restrição de fosfato da alimentação, quelação do fosfato intestinal e terapia com vitamina D. Por último, se os níveis de PTH não podem ser controlados por essas medidas, a paratireoidectomia deve ser considerada. Quando o hiperparatiroidismo secundário persiste, as células da paratireoide sofrem alterações fenotípicas e tornam-se menos sensíveis ao cálcio, a vitamina D e aos calcimiméticos. Também é importante o controle dos distúrbios eletrolíticos e da acidose.

absorção intestinal de cálcio, aumentando, assim, a concentração sérica de cálcio, que suprime a secreção de PTH. Além disso, os receptores de vitamina D (VDR) são expressos no tecido da paratireoide normal. O calcitriol inibe a secreção do PTH pela ligação com o VDR. Tendo em vista que o calcitriol aumenta a absorção intestinal de cálcio, ele aumenta a carga corporal total de cálcio. Para contornar esse problema, foram desenvolvidos vários novos análogos da vitamina D (p. ex., esteróis 1α-hidroxilados de vitamina D), que mantêm seus efeitos sobre a glândula paratireoide, mas apresentam menos potência na absorção intestinal de cálcio. O 19-nor-1α, 25-vitamina D (paricalcitol) é o derivado da vitamina D mais comum utilizado nos Estados Unidos. Embora, os derivados da vitamina D, em teoria, minimizem a carga de cálcio em comparação com o calcitriol, não se sabe se o uso desses fármacos traz em melhora da sobrevivência em longo prazo.

Um estimulante avanço recente no tratamento do hiperparatireoidismo secundário é o desenvolvimento de uma nova classe de fármacos conhecida como calcimiméticos. Esses agentes imitam a ação do cálcio nos tecidos pela ativação alostérica do receptor sensor de cálcio (Figura 19.8). Atualmente, o cloridrato de cinacalcet é o único fármaco nessa classe aprovado pela FDA. Ele pode ser especialmente valioso para pacientes cuja concentração sérica de cálcio está aumentada, por exemplo, na doença óssea adinâmica.

A paratireoidectomia cirúrgica é indicada para pacientes com hiperparatiroidismo secundário grave (níveis de PTH em geral excedem a 800 pg/mL) que não respondem à terapia convencional, ou se o risco de calcificação tecidual é excessivamente elevado (cálcio e fósforo persistentemente elevados). Se o produto da concentração sérica de cálcio *versus* a concentração sérica de fósforo exceder constantemente a 60-70, apesar de terapia médica máxima, o risco de calcificação tecidual é enorme.

A doença óssea adinâmica requer uma abordagem diferente da descrita acima. Por exemplo, o nível de PTH com

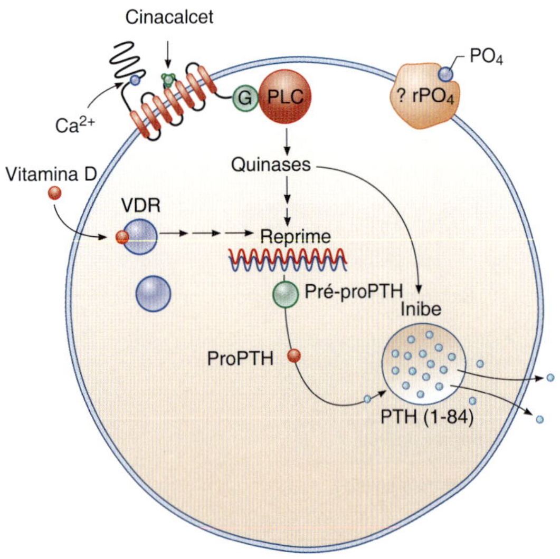

FIGURA 19.8 Modelo celular da síntese e secreção de PTH. O receptor sensor de cálcio (RSE) é um receptor clássico acoplado à proteína G, com sete domínios transmembrânicos. O cálcio, uma vez ligado, ativa a fosfolipase C (PLC) por meio de uma proteína G. A PLC ativada induz vários eventos de sinalização intracelular que reprimem a transcrição de pré-proPTH. Em geral esse peptídeo é clivado em proPTH e, em seguida, na molécula biologicamente ativa conhecida como PTH intacto (uma proteína de 84 aminoácidos). O PTH intacto é armazenado em grânulos secretores e liberado quando os níveis de cálcio diminuem. A vitamina D liga-se a um receptor proteico intracelular (VDR) e inibe a transcrição de PTH. Assim, a vitamina D exerce um efeito direto sobre a síntese de PTH. Finalmente, evidências recentes sugerem que na glândula PTH existe um receptor de fósforo (rPO$_4$). A ativação do rPO$_4$ aumenta a transcrição e secreção de PTH, embora o mecanismo desse efeito seja controverso. O cinacalcet (um calcimimético) liga-se ao domínio extracelular do RSCa e sensibiliza o receptor (p. ex., aumenta a sua afinidade para o cálcio).

frequência está muito suprimido (< 100 pg/mL). Além disso, a concentração de cálcio é frequentemente maior que o normal. Dessa forma, em geral é recomendado evitar quelantes de fosfato contendo cálcio e calcitriol. Infelizmente, os dados clínicos na doença óssea adinâmica são muito menos extensos do que na doença óssea de alta remodelação.

Anemia da DRC

Anemia normocrômica, normocítica, invariavelmente acompanha o avanço da doença renal. A anemia é quase exclusivamente atribuível à diminuição da síntese de eritropoetina, uma vez que a administração de eritropoetina recombinante corrige a anemia em quase todos os pacientes. A eritropoetina é produzida no fibroblasto intersticial renal tipo I e é regulado pela tensão de oxigênio tecidual do ambiente (ver Figuras 19.6 e 19.7).

No final, a maioria dos pacientes com DRC irá desenvolver anemia, no entanto, ela é prevalente quando a TFG está abaixo de 30 mL/min. Se a anemia não for corrigida, os pacientes vão apresentar manifestações clínicas que incluem fraqueza, fadiga, anorexia, perda de peso, falta de ar e diminuição da função cognitiva. Esses sintomas são comuns quando a concentração de hemoglobina vai abaixo de 10 g/dL. A NKF e KDOQI recomendam uma concentração alvo de hemoglobina entre 10 e 12 g/dL na DRC. A recomendação vigente é baseada em extensos dados clínicos, incluindo grandes estudos randomizados e prospectivos. Vale ressaltar que os dados clínicos indicam que as concentrações de hemoglobina >13 g/dL são associadas com aumento da morbidade e mortalidade. Uma vez que doses maiores de eritropoetina são necessárias para atingir maiores concentrações de hemoglobina, não está claro se o aumento da morbidade é secundário à própria concentração de hemoglobina, ou à dose total utilizada de eritropoetina.

A dose inicial recomendada para a eritropoetina é de 50 a 100 U/Kg três vezes por semana por via intravenosa ou subcutânea; as doses são ajustadas mensalmente. O aumento esperado na concentração de hemoglobina é ~ 0,3 a 0,5 g/dL por semana. Vários fatores podem contribuir para a resistência à eritropoetina durante a fase de titulação. Quase 50% dos pacientes com DRC apresentam deficiência de ferro, que se manifesta por níveis baixos de ferritina ou saturação reduzida da transferrina. Isso não é surpreendente, uma vez que uma quantidade considerável de ferro é necessária para a eritropoese eficaz e sustentada. Além disso, a absorção de ferro a partir do trato intestinal é prejudicada, em pacientes com DRC, por causa do aumento da hepcidina, uma proteína de 25 aminoácidos produzida no fígado (Figura 19.9). Para contornar esse problema, várias preparações de ferro para uso intravenoso estão disponíveis para tratar a deficiência de ferro no paciente com DRC. A saturação da transferrina e a concentração de ferritina recomendadas (para assegurar eritropoese eficaz) são 20 a 50% e 100 a 500 ng/dL, respectivamente. Exames de ferro devem ser monitorizados de modo regular durante a terapêutica com eritropoetina.

Outros fatores que podem contribuir para a resistência a eritropoetina incluem:

1. Doença óssea grave;
2. Distúrbios hematológicos concomitantes (p. ex., anemia megaloblástica, linfoma);
3. Inflamação crônica (a DRC está associada com aumento de citocinas pró-inflamatórias);
4. Azotemia grave que se manifesta por uma ureia > 200 mg/dL;
5. Infecção;
6. Aplasia eritroide pura.

A aplasia eritroide pura é uma doença adquirida caracterizada pela ausência de precursores de células vermelhas na medula óssea. Ela é geralmente secundária à presença de anticorpos contra precursores eritroides. No entanto, em pacientes com DRC, os anticorpos são contra a eritropoeti-

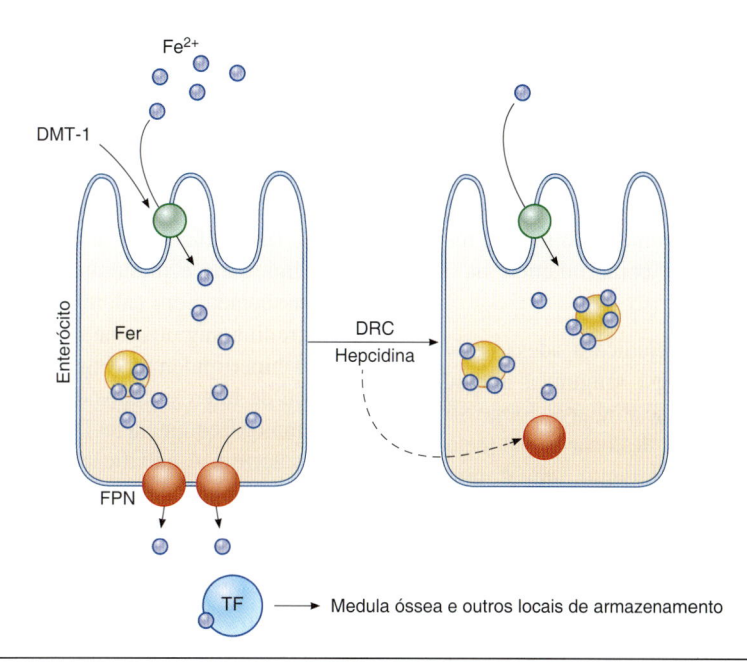

FIGURA 19.9 Esquema geral representando a absorção de ferro pelo trato gastrintestinal, em condições normais (painel à esquerda) comparada com pacientes com doença renal crônica (DRC, painel direito). O íon ferroso (Fe^{2+}) é transportado para o enterócito pelo transportador-1 de íons metálicos divalentes (TMD-1), que está localizado na membrana apical do enterócito duodenal. O ferro pode ser armazenado dentro da célula conjugado com a apoferritina, caso em que é conhecido como ferritina (Fer) ou pode ser transportado no sangue pela ferroportina (FPN), uma proteína de 571 aminoácidos pertencente à família de transportadores de íons SLC40. A expressão da FPN é modulada pela hepcidina, um peptídeo de 25 aminoácidos sintetizado pelo fígado. A hepcidina está suprarregulada na DRC, talvez como parte de uma resposta inflamatória generalizada (a expressão da hepcidina está aumentada em várias doenças inflamatórias). A hepcidina marca a FPN que é, então, internalizada e degradada pelo proteossoma. Assim, um aumento na expressão da hepcidina interfere com a absorção de ferro pelo trato gastrintestinal. O ferro oral raramente é eficaz no tratamento da deficiência de ferro da DRC. (TF, transferrina.)

na. Uma vez que essa condição tem sido relatada principalmente com uma preparação única de eritropoetina (Eprex), acredita-se que a técnica de manufaturação influencia a antigenicidade dessa preparação.

Agentes estimuladores da eritropoese

Existem vários agentes estimuladores da eritropoiese (AEE) disponíveis para o tratamento da anemia da DRC. A eritropoetina endógena é uma glicoproteína composta de 165 aminoácidos com duas pontes dissulfeto, uma cadeia de carboidratos O-ligados (resíduo 126 de serina) e três cadeias de carboidratos N-ligados (resíduos 24, 38 e 83 de aspartato). A eritropoetina recombinante humana é sintetizada usando várias linhas de células exclusivas de mamíferos, o que explica diferenças nas propriedades farmacocinéticas (ou seja, meia-vida e a potência do receptor). Por exemplo, a darbepoetina é um AEE, que apresenta cinco substituições de aminoácidos na cadeia nativa e duas cadeias adicionais de carboidratos. Ela tem uma meia-vida de 24 horas em comparação com < 12 horas da eritropoetina alfa (o protótipo). Assim, a darbepoetina pode ser administrada com menos frequência para atingir a concentração alvo de hemoglobina. Alterações posteriores na glicoproteína levaram a AEEs com meia-vida extremamente prolongada. O ativador contínuo do receptor da eritropoetina (CERA) contém um grande polímero ligado à alanina na posição 45 ou 52 da cadeia nativa, resultando em um composto com uma meia-vida de quase uma semana.

Efeitos adversos

A terapia com eritropoetina está associada a uma série de efeitos adversos importantes. Os efeitos adversos mais comuns incluem:

- Hipertensão, possivelmente por causa do aumento da massa dos eritrócitos e da alteração na reologia sanguínea.
- Eventos cardiovasculares (especialmente acidente vascular cerebral) têm sido relatados com níveis de hemoglobina > 13 g/dL.
- Trombose no acesso de diálise secundária à viscosidade do sangue alterada.
- Aplasia eritroide pura (descrita acima).
- Deficiência de ferro (a eritropoese requer considerável quantidade de ferro).

Sangramento na DRC

Estima-se que mais de 30% dos pacientes com DRC na etapa 5 irão manifestar sangramento gastrintestinal. Gastrite, doença ulcerosa péptica e esofagite são comuns em pacientes com DRC. Nos pacientes em diálise, é muito comum sangramento no local do acesso vascular ou ao seu redor. Anormalidades na hemostasia normal também têm sido descritas nos pacientes de diálise. Embora os mecanismos responsáveis pela hemostasia deficiente sejam multifatoriais, a função plaquetária anormal tem recebido a maior parte da atenção. Vários mecanismos são responsáveis pela função plaquetária comprometida na DRC (Figura 19.10):

- O hematócrito reduzido prejudica a adesão das plaquetas por causa da reologia sanguínea alterada (o fluxo dos eritrócitos tende a se alinhar ao longo do eixo central do vaso sanguíneo e deslocar as plaquetas em direção à parede do vaso). Portanto, uma diminuição do hematócrito reduz a adesão das plaquetas à parede vascular.
- Defeitos intrínsecos na adesividade plaquetária (unidade de armazenamento dos fatores de ativação plaquetária reduzido e anormalidades qualitativas da proteína de von Willebrand foram relatados).
- A acumulação de toxinas urêmicas parece inibir a adesão das plaquetas, uma vez que a diálise corrige parcialmente a disfunção plaquetária.

O manuseio do sangramento no paciente urêmico é destinado a corrigir a disfunção plaquetária subjacente (Tabela 19.4).

Doença cardiovascular na DRC

Os eventos cardiovasculares são a causa mais comum de morte em pacientes com DRC. O risco relativo de um evento cardiovascular fatal em portadores de DRC comparado com a população geral está resumido na Tabela 19.5. Vários fatores contribuem para a doença cardiovascular na DRC. As causas mais comuns de DRC são cardiotóxicas (p. ex., diabetes e hipertensão). Além disso, as doenças que causam DRC são frequentemente acompanhadas por fatores de risco adicionais, incluindo albuminuria, obesidade, hiperlipidemia e intolerância à glicose. A DRC também está associada com calcificação vascular, ativação do sistema renina-angiotensina, aumento de citocinas inflamatórias e hiperlipidemia (Figura 19.11). A calcificação vascular é de interesse considerável, uma vez que ela ocorre com maior frequência na DRC e é um marcador precoce de aterosclerose. A calcificação da artéria coronária tem sido descrita em mais de 50% dos pacientes com DRC na etapa 3. A crescente conscientização da calcificação vascular no paciente com DRC tem levantado questões importantes sobre a administração dos quelantes de fosfato contendo cálcio e do calcitriol.

Apesar dos impressionantes avanços no tratamento do risco cardiovascular na população geral, existem poucos dados em pacientes com DRC. No momento não há evidências de que agentes antiplaquetários previnam eventos cardiovasculares na DRC. O uso de β-bloqueadores para evitar a morte súbita cardíaca é respaldado por um pequeno estudo clínico. A eficácia das estatinas, embora indiscutível na população em geral, não parece ser compartilhada pelos pacientes com DRC. O uso de inibidores da enzima conversora de angiotensina e de fármacos bloqueadores dos receptores da angiotensina reduz modestamente os eventos cardiovasculares. Como indicado acima, a hipercorreção da anemia (Hgb > 13 g/dL) pode, na realidade, aumentar a

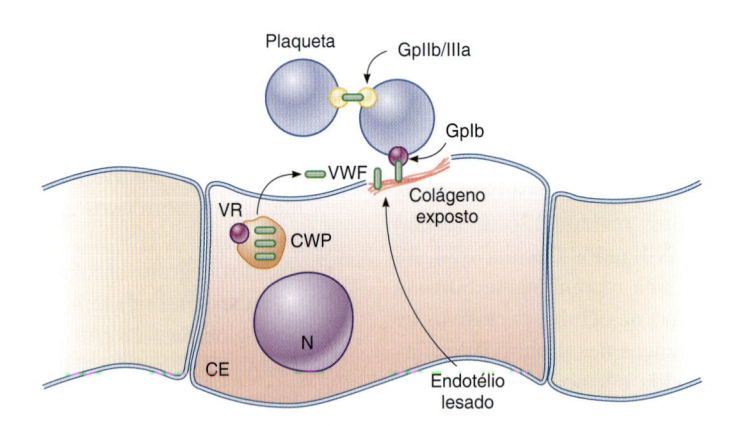

FIGURA 19.10 Essa ilustração representa a adesão plaquetária após lesão endotelial. O colágeno exposto serve como um nicho para a adesão plaquetária mediante a interação do fator de von Willebrand (VWF) com a glicoproteína Ib plaquetária (GpIB). O VWF é sintetizado na célula endotelial (CE) e armazenado em grânulos (corpos de Weibel-Palade, CWP). Após a lesão ou estímulo farmacológico com a vasopressina (VR), os CWP degranulam e liberam VWF na circulação, onde se liga ao colágeno exposto. O VWF fixa as plaquetas ao endotélio lesado. Uma vez ativadas, as plaquetas expressam a glicoproteína IIb/IIIa, o que facilita a agregação plaquetária por meio de proteínas de ligação, como o VWF e o fibrinogênio. Na DRC, é muito comum a agregação plaquetária deficiente. Em parte, isso é secundário a anormalidades no VWF (fragmentos de VWF com vários tamanhos foram observados na DRC). Presumivelmente, os fragmentos interferem com a adesão plaquetária normal. A administração de um análogo d-amina da vasopressina (i.e., dDAVP) libera VWF normal dos CWP e melhora a adesão das plaquetas. Infelizmente, a taquifilaxia ocorre após uma a duas doses de dDDAVP à medida que os grânulos são depletados de VWF. (N, núcleo; VR, receptor da vasopressina tipo-1.)

Tabela 19.4 Tratamento do sangramento na doença renal crônica

Terapia	Mecanismo de ação
Diálise	Remoção das toxinas urêmicas que interferem com a hemóstase.
Aumento do Htc > 30%	Melhora da reologia sanguínea.
Administração IV de desmopressina [1-deamino-8-d-arginina vasopressina (dDDAVP)] (0,3 mg/kg de 1-2 doses)	Liberação do fator de Von Willebrand (VWF) dos grânulos (corpos de Weibel-Palade) das células endoteliais. A degranulação resulta em taquifilaxia à medida que VWF é depletado dos grânulos de armazenamento.
Infusão de crioprecipitado (8-10 U, a cada 12 horas)	Rica fonte de VWF e fibrinogênio. É um concentrado de produtos do sangue, o que aumenta o risco de doenças transmissíveis pelo sangue.
Estrógenos conjugados (0,6 mg/kg IV ou 2,5-25 mg de estrógeno VO [premarina], diariamente, por 5 dias)	Síntese reduzida de óxido nítrico (aumentando, assim, a agregação plaquetária).

Tabela 19.5 Risco relativo (RR) de eventos cardiovasculares e morte na doença renal crônica

TFG (mL/min)	Evento cardiovascular (RR)	Morte (RR)
> 60	1,0	1,0
45-59	1,4	1,2
30-44	2,0	1,8
15-29	2,8	3,2
< 15	3,4	5,9

incidência de eventos cardiovasculares. Por fim, embora a calcificação vascular seja menos grave em pacientes tratados com sevelamer, não se sabe se esse agente (ou outros que minimizem a carga de cálcio) reduz os eventos cardiovasculares.

A natureza progressiva da lesão renal crônica

Independentemente da causa original, uma vez que a TFG alcance um limiar crítico (~ 30 a 60 mL/min), mudanças adaptativas ocorrem no local e sistemicamente perpetuando a lesão renal (ver Figura 15.12). Já que a patogênese molecular responsável pela lesão renal progressiva não foi totalmente elucidada, as terapias clínicas são voltadas principalmente para os transtornos hemodinâmicos e metabólicos tratáveis que contribuem para a disfunção renal progressiva. Essas terapias incluem:

- Tratamento da hipertensão glomerular e sistêmica
- Tratamento de proteinuria
- Tratamento da hiperlipidemia
- Tratamento de hiperglicemia
- Tratamentos diversos (p. ex., acidose metabólica, hiperuricemia, restrição de proteína na dieta)

Terapia anti-hipertensiva

Já é bem estabelecido que o tratamento da hipertensão arterial sistêmica retarda a fibrose renal progressiva. A pressão arterial alvo ou ideal é aproximadamente 130/80 mmHg. O controle rigoroso da pressão arterial é benéfico principalmente em pacientes com proteinurias maiores do que 1.000 mg/dia ou nefropatia diabética subjacente.

A manutenção da inibição continuada da enzima de conversão oferece uma vantagem seletiva em relação a outros agentes anti-hipertensivos por produzir uma redução na pressão glomerular (P_{CG}) e excreção de proteína. A Figura 19.12 representa a relação entre a pressão arterial média (PAM), a resistência arteriolar, e a P_{CG} em três grupos de ratos com fibrose renal progressiva. Os ratos não tratados apresentam hipertensão sistêmica e glomerular grave e rapidamente desenvolvem fibrose renal. Quando a PAM foi reduzida com terapia tripla, a P_{CG} e a fibrose renal não foram afetadas. Em contraste, a inibição da enzima de

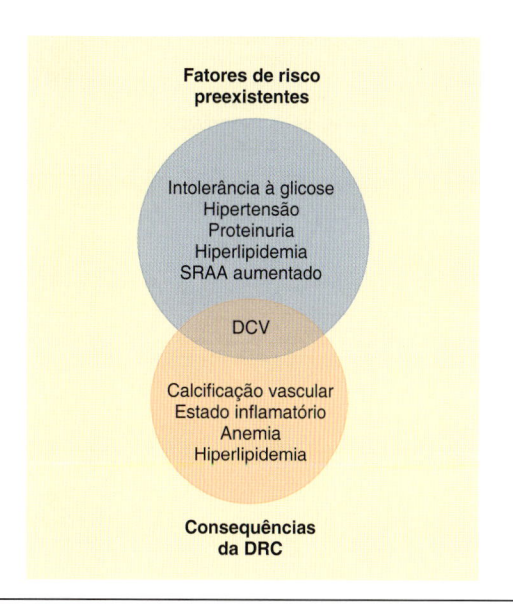

FIGURA 19.11 Diagrama de Venn modificado representando os fatores que promovem a doença cardiovascular (DCV) em pacientes com doença renal crônica (DRC). Nesse modelo, os fatores de risco preexistentes presentes nas doenças que causam DRC (p. ex., diabetes, hipertensão, síndrome nefrótica), interagem com os fatores de risco que se desenvolvem em pacientes com DRC (calcificação vascular e anormalidades metabólicas) para gerar um risco global de eventos cardiovasculares que excedem em muito os da população geral. Além disso, a DRC é um fator de risco independente.

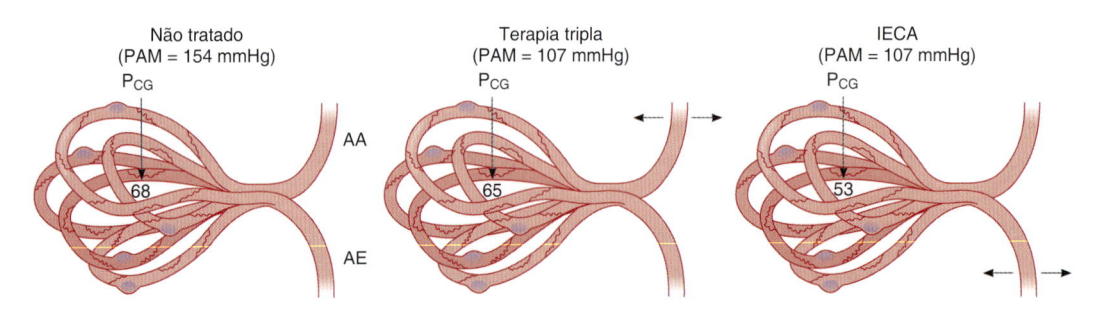

FIGURA 19.12 O modelo experimental de fibrose renal ilustra a relação entre pressão arterial média (PAM), resistência arteriolar aferente (AA), resistência arteriolar eferente (AE) e pressão hidrostática capilar glomerular (P_{CG}) em três grupos de ratos submetidos à nefrectomia de 5/6. Os ratos não tratados são hipertensos e têm PCG elevada (normal ~ 45 mmHg). Quando a PAM é reduzida com terapia tripla (hidralazina/reserpina/hidroclorotiazida), a fibrose renal e a proteinuria permanecem inalteradas. Uma vez que a resistência AA diminuiu com a terapia tripla, a P_{CG} manteve-se elevada. No entanto, a inibição sustentada da enzima conversora (IECA) seletivamente reduz a resistência AE e provoca queda na P_{CG} (65 vs. 53 mmHg) em comparação com a terapia tripla. Visto que a IECA, mas não a terapia tripla, reduz a fibrose renal e a proteinuria, conclui-se que a P_{CG} elevada é responsável pela cicatrização renal progressiva. Além do mais, fármacos que seletivamente reduzem a pressão intraglomerular conferem um benefício ímpar em modelos humanos e experimentais de fibrose renal progressiva. Vale ressaltar que vários estudos também sugerem que a angiotensina II acelera a fibrose renal independentemente de seu efeito hemodinâmico.

conversão reduziu a P_{CG} e atenuou a fibrose renal. Vários estudos clínicos controlados em humanos confirmaram os efeitos benéficos da inibição da enzima de conversão na DRC. Tem sido demonstrado que os agentes bloqueadores dos receptores da angiotensina conferem benefícios semelhantes na fibrose renal progressiva.

Tratamento da proteinuria

Excreção proteica superior a 1.000 mg acelera a fibrose renal em todas as formas de doença renal (Figura 19.13). De modo geral, menos de 150 mg de proteína é excretada na urina final, que é derivada de 2.000 mg de proteína filtrada. Em doenças renais proeinúricas, a carga filtrada de prote-

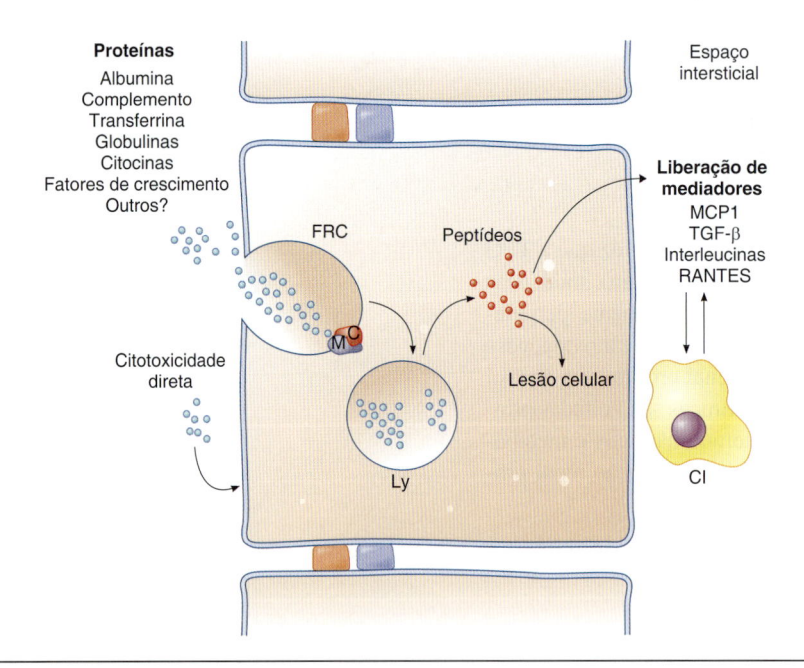

FIGURA 19.13 Modelo representando os efeitos da proteinuria sobre a fibrose renal. Praticamente todas as proteínas plasmáticas foram identificadas na urina de pacientes com síndrome nefrótica. Pensa-se que certas proteínas sejam intrinsecamente citotóxicas, em especial aquelas que transportam íons de metal (p. ex., transferrina-ferro). As proteínas filtradas ligam-se à megalina (M) e cubulina (C), expressas nas fóveas revestidas por clatrina (FRC) e sofrem endocitose. A vesícula endocítica funde-se com lisossomos (Li) e as proteínas são subsequentemente degradadas em peptídeos menores. Acredita-se que alguns peptídeos lesem diretamente a célula, enquanto outros promovam a liberação de mediadores para o interstício circundante, que ativam as células inflamatórias residentes (CI). Curiosamente, a doença renal proteinúrica é acompanhada por fibrose túbulo-intersticial, que é desproporcional à esclerose glomerular. (MCP-1, fator 1 quimioatraente de monócitos; TGF-β, fator de crescimento transformador β; RANTES, expressa e secretada pela célula T normal e regulada na ativação. O RANTES é uma citocina quimiotática expressa por macrófagos e células T.)

ína pode aumentar em mais de 20 vezes. A enorme carga de proteína induz vários efeitos prejudiciais, incluindo:

1. Liberação local de mediadores inflamatórios e citocinas;
2. Lesão direta das células epiteliais tubulares.

Lesão tubular e inflamação no compartimento túbulo-intersticial adjacente induz fibrose túbulo-intersticial. Vale ressaltar que a fibrose túbulo-intersticial correlaciona-se melhor com a diminuição da TFG comparado com com a esclerose glomerular.

Dessa forma, a proteinuria não é meramente um marcador de lesão renal, mas contribui para a perda progressiva da função renal. Estratégias agressivas para reduzir a proteinuria devem ser implementadas no início da DRC para retardar a fibrose renal progressiva. As seguintes estratégias têm sido utilizadas com sucesso para reduzir a proteinuria e retardar a progressão da doença renal clínica:

- Inibidores da enzima conversora de angiotensina e bloqueadores dos receptores de angiotensina reduzem a proteinuria em 35 a 40%. A combinação dos dois produz efeito aditivo. Esses fármacos exercem seu efeito antiproteinúrico pela redução da pressão glomerular e alteração da permeabilidade da parede capilar glomerular.
- Os bloqueadores de canais de cálcio não di-hidropiridínicos (p. ex., verapamil e diltiazem) reduzem a resistência arteriolar eferente, o que reduz a pressão glomerular e proteinuria.
- A redução da pressão arterial média diminui a carga filtrada de proteína, presumivelmente por diminuir a pressão hidráulica transmitida nos capilares glomerulares.

Tratamento da hiperlipidemia

A hiperlipidemia é comum na DRC como consequência da doença subjacente (diabetes, síndrome nefrótica) ou porque ela ocorre em paralelo com a função renal diminuída. Uma literatura abundante tem demonstrado que a hiperlipidemia acelera a fibrose renal progressiva em modelos experimentais de doença renal. Além disso, diversas classes de fármacos hipolipemiantes retardam a fibrose renal progressiva na doença renal experimental. Contudo, não foram realizados estudos randomizados prospectivos de longo prazo avaliando os efeitos da redução de lipídeos sobre a fibrose renal em humanos. Tendo em vista que a doença cardiovascular continua a ser a causa mais comum de morte na DRC, é prudente utilizar agentes hipolipemiantes para ambos: nefroproteção e cardioproteção.

Tratamento de hiperglicemia

O controle rigoroso da glicemia retarda o início e a progressão da doença renal no paciente diabético. Por exemplo, a microalbuminuria (MIA) é uma característica marcante da nefropatia diabética precoce. O Diabetes Control and Complications Trial (DCCT) demonstrou que o controle intensivo da glicemia reduziu o risco de MIA em uma coorte de pacientes normoalbuminúricos. Além disso, esse controle intensivo retardou o início da albuminuria em pacientes com MIA. O nível desejado de controle da glicose é controverso, contudo, a maioria dos especialistas sugere que a hemoglobina glicada deve ser inferior a 7%.

Terapias complementares que podem retardar a fibrose renal

Acredita-se que o controle do cálcio, fósforo e PTH confere um efeito renoprotetor. A acidose metabólica e distúrbios eletrolíticos também podem contribuir para fibrose renal progressiva e devem ser corrigidos. Sugere-se que dietas restritas em proteína retardam a progressão da doença renal. Uma metanálise sobre dietas com restrição proteica concluiu que a restrição de proteínas retarda a lesão renal progressiva, embora o benefício seja modesto, e, portanto, a restrição de proteínas não é rotineiramente implementada (em especial porque os pacientes com DRC estão em risco de desnutrição proteico-calórica). Uma estratégia prudente para empregar quando se inicia a dieta com restrição de proteína é:

1. Adiar o início até que a creatinina sérica exceda a 2,0 mg/dL;
2. Restringir a ingestão diária de proteínas para não menos que 0,7 mg/kg/dia;
3. Incentivar a ingestão de proteína com alto valor biológico;
4. Monitorar parâmetros nutricionais, como a albumina sérica.

A Tabela 19.6 resume as estratégias baseadas em evidências que retardam lesão renal progressiva.

Terapias de substituição renal

As terapias de substituição renal (TSR) abrangem três modalidades destinadas a corrigir os distúrbios bioquímico e hídrico em pacientes com doença renal terminal:

1. Hemodiálise
2. Diálise peritoneal
3. Transplante renal

Segundo o mais recente relatório dos registros de dados do United States Renal Data Systems (USRDS) havia mais de 500 mil pacientes recebendo algum tipo de TSR nos Estados Unidos (350 mil em hemodiálise, 25 mil em diálise peritoneal e 165 mil receptores de rins transplantados). O crescimento linear da TSR nos Estados Unidos ao longo da última década está representado na Figura 19.14.

Tabela 19.6 **Estratégias clínicas que retardam a fibrose renal progressiva**

Estratégia	Alvo	Força da evidência
Reduzir pressão arterial sistêmica	130/80 mmHg (especialmente no diabetes)	++++
Administrar IECA	Proteinuria < 1.000 mg/dia	++++
Administrar ARA	Proteinuria < 1.000 mg/dia	+++
Reduzir proteinuria	< 1.000 mg/dia	+++
Controlar glicemia	Hg A1$_C$ < 7%	++
Drogas hipolipemiantes[a]	Colesterol LDL < 100 mg/dL	++
Diversos (tratar acidose; corrigir cálcio, fósforo, vitamina D e PTH)	Normalizar ou alcançar nível ideal	+
Combinação de terapia (IECA, ARA, hipolipemiante, outros anti-hipertensivos)	Alcançar todos os alvos (? Efeitos aditivos ou sinérgicos)	Desconhecido

IECA, inibidor da enzima conversora da angiotensina; ARA, antagonista do receptor de angiotensina; Hg A1$_C$, hemoglobina glicada; vitamina D, 25-OH ou 1,25 OH vitamina D; PTH, hormônio paratireoidiano; (++++ = melhor; + = mínima).
[a]Fármacos hipolipemiantes geralmente são implementados por seus efeitos cardioprotetores.

Breve perspectiva histórica da TSR

No século XIX, Thomas Graham estabeleceu os princípios básicos da difusão, que permanece como fundamento da diálise moderna. O Dr. Wilhelm Kolff desenvolveu um dialisador funcionante, em 1943, e doou o projeto para vários centros médicos ao redor do mundo. O Dr. Nils Alwell, um professor sueco, modificou o dialisador de Kolff encerrando-o dentro de um recipiente de aço inoxidável ao qual poderia ser aplicado pressão negativa. Esse modelo, implantado em 1946, permitiu o controle direto de ultrafiltração por meio de aplicação de pressão pela membrana incluída dentro do recipiente. O Dr. Belding Scribner colaborou com o Dr. Wayne Quinton para modificar o acesso vascular usado por Alwell, produzindo, assim, o primeiro acesso vascular de longo prazo (também conhecido como derivação de Scribner). Em 1962, Scribner iniciou a primeira instalação de diálise ambulatorial do mundo, na Universidade de Washington. A partir dessas descobertas, tem havido um grande crescimento nas técnicas e equipamentos utilizados nos centros modernos de hemodiálise.

A diálise peritoneal foi implementada em conjunto com a hemodiálise; no entanto, sua rica história remonta ao século XVIII. O médico grego Galeno produziu os primeiros estudos sobre a anatomia peritoneal, derivados de exames da cavidade abdominal de gladiadores feridos. No século XIX, Wegner observou que soluções concentradas de glicose aumentavam o acúmulo de líquido abdominal em coelhos. A diálise peritoneal intermitente foi realizada em seres humanos no início do século XX; entretanto, ela teve um uso limitado em decorrência da dificuldade de acesso de forma segura à cavidade abdominal. Em 1968, um cirurgião americano, Henry Tenckhoff, desenvolveu um cateter peritoneal flexível com anéis para fixação, que é utilizado desde então. Com o advento das bolsas plásticas descartáveis para armazenar e infundir o dialisato peritoneal e o sistema em Y descartável, a diálise peritoneal pôde ser realizada de forma contínua com segurança (Figura19.15). A diálise peritoneal automatizada foi introduzida em 1962, simplificando ainda mais o procedimento.

O primeiro transplante renal com sucesso foi realizado em 1954, quando um rim foi transplantado de um gêmeo

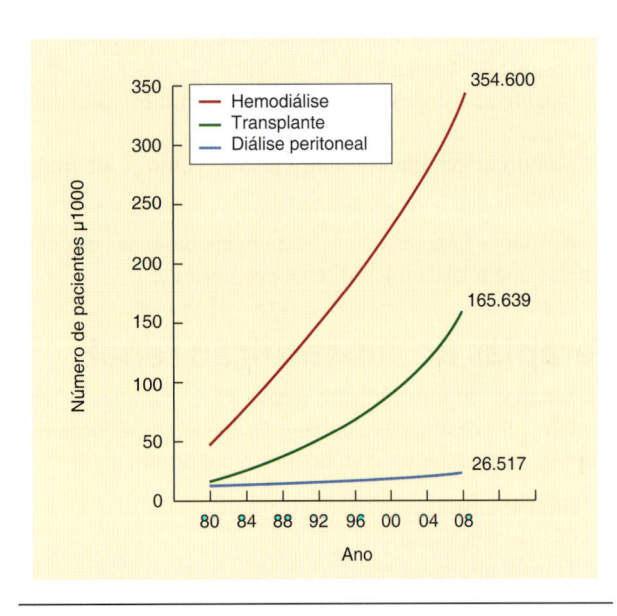

FIGURA 19.14 Crescimento das terapias de substituição renal ao longo das duas últimas décadas nos Estados Unidos (dados do relatório anual de 2010 do United States Renal Data Systems de Dados, www.usrds.org). Observar o crescimento abrupto de hemodiálise. Embora o número de pacientes transplantados tenha aumentado, há mais de 50 mil pacientes aguardando transplante renal (não mostrado). Estima-se que esses números devam crescer, principalmente porque a incidência de diabetes tipo II está aumentando.

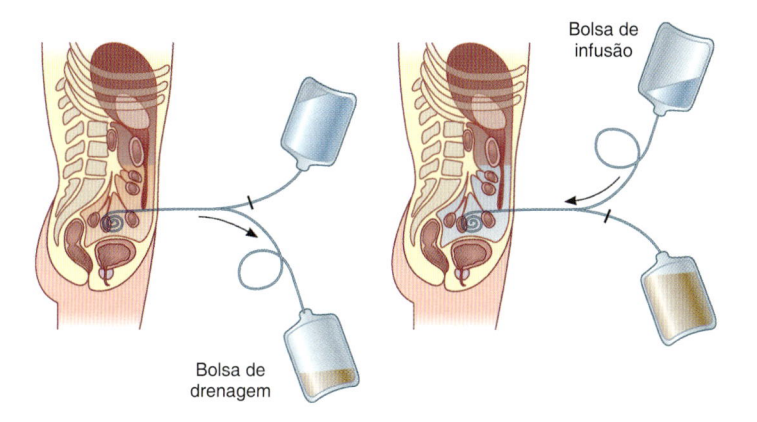

FIGURA 19.15 Ilustração do sistema de diálise peritoneal. Um cateter flexível é inserido na cavidade peritoneal sob orientação laparoscópica. O cateter é mantido no lugar por meio de dois anéis de Dacron que são envolvidos pelo tecido cicatricial. O dialisato é introduzido por meio de um sistema em Y (tubos) que podem ser clampeados para permitir o fluxo para dentro ou para fora da cavidade peritoneal. Depois de um período apropriado de permanência (geralmente 90 a 120 minutos), o dialisato (que é composto de solutos urêmicos e água) é drenado e descartado. Todo o processo (infusão, permanência e drenagem) é manualmente repetido várias vezes ao dia (diálise peritoneal ambulatorial contínua ou DPAC) ou é realizado por um sistema automatizado (i.e., diálise peritoneal cíclica contínua ou DPCC). A DPCC é mais comumente realizada, embora a DPAC seja mais barata e ofereça maior mobilidade.

idêntico saudável para o outro com DRT. Tentativas anteriores de transplante (envolvendo órgãos incompatíveis) não tiveram sucesso por causa da rejeição grave no órgão transplantado. O primeiro relato de transplante experimental é atribuído a Emerich Ullmann, um cirurgião austríaco, que transplantou um rim entre cães (embora sem sucesso a longo prazo), em 1902. Aproximadamente 10 anos depois, Alexis Carrel, um jovem cirurgião na França, aperfeiçoou a técnica de anastomose vascular entre rim e receptor, que permanece em uso até hoje. No entanto, a possibilidade de transplante de órgãos de longo prazo não foi realizada até o advento da moderna imunossupressão, na década de 1960. A azatioprina, um antimetabólito purínico, revelou-se extremamente eficaz em prolongar a sobrevida do enxerto em cães. Os corticosteroides foram então adicionados ao regime de imunossupressão e, assim, começou a era da azatioprina, que durou na década de 1980. Posteriormente, novos fármacos imunossupressores e regimes de combinações revolucionaram o transplante de rim, fígado e coração.

Princípios da diálise

O sistema de distribuição de diálise é fundamentalmente composto por três componentes:

1. Membrana semipermeável;
2. Compartimento de sangue confinado em um dos lados da membrana;
3. Compartimento de dialisato confinado no lado oposto da membrana (Figura 19.16).

A interface sangue-dialisato-membrana permite a difusão de solutos de acordo com seu gradiente de concentração. As características físico-químicas do soluto e das propriedades da membrana (p. ex., tamanho dos poros, carga, área total da superfície) regem a difusão total ou resultante.

Os solutos que são pequenos e possuem carga neutra (p. ex., ureia) atravessam a membrana de diálise, enquanto os solutos grandes, volumosos ou com carga (p. ex., albumina, globulinas) são menos permeáveis. A alteração da taxa de fluxo sanguíneo (que é efetuado por meio de uma bomba de rolete na hemodiálise) influencia o transporte dos solutos neutros menores. Solutos maiores são menos afetados pelo fluxo sanguíneo; no entanto, o aumento do tempo em diálise terá um efeito proporcionalmente maior na remoção de solutos de grande porte. Esse fenômeno é de interesse clínico considerável, uma vez que as toxinas responsáveis pelo estado urêmico incluem uma diversidade enorme de compostos de tamanho variável e estrutura molecular (Tabela 19.7).

Embora a ureia seja em quantidade o soluto mais importante, o seu papel como uma toxina urêmica é questionável. Por exemplo, em um estudo interessante, a ureia foi adicionada ao dialisato para manter uma concentração plasmática de ureia constante durante a hemodiálise. Embora a concentração de ureia não tenha sido alterada, os pacientes melhoraram clinicamente. A conclusão irrefutável, de que a ureia não é necessariamente a toxina mais importante, é uma denúncia perturbadora sobre seu uso generalizado como um marcador da adequação de diálise. É possível que a quantificação da remoção de ureia seja um substituto para outros solutos. Entretanto, isso pressupõe que as características físico-químicas de outras toxinas urêmicas sejam quase idênticas às da ureia.

A remoção de fluido (ou ultrafiltrado) durante o procedimento de diálise é realizada ajustando-se a pressão hidrostática pela membrana. A pressão hidrostática no compartimento de sangue depende da taxa de fluxo sanguíneo e da resistência do trato venoso de efluxo. A pressão hidrostática no interior do compartimento de dialisato pode ser

Tabela 19.7 Lista de supostas toxinas urêmicas

Solutos urêmicos
Ureia
Creatinina
Arginina
Dimetilarginina
Ácido guanidinosuccínico
Microglobulina-$\beta 2$
Mioinositol
Inositol
Hormônio paratireoidiano
Sulfato de p-cresol
Indican

Muitos desses solutos são gerados pelo metabolismo dos aminoácidos ou produzidos no trato gastrintestinal a partir das bactérias intestinais residentes.

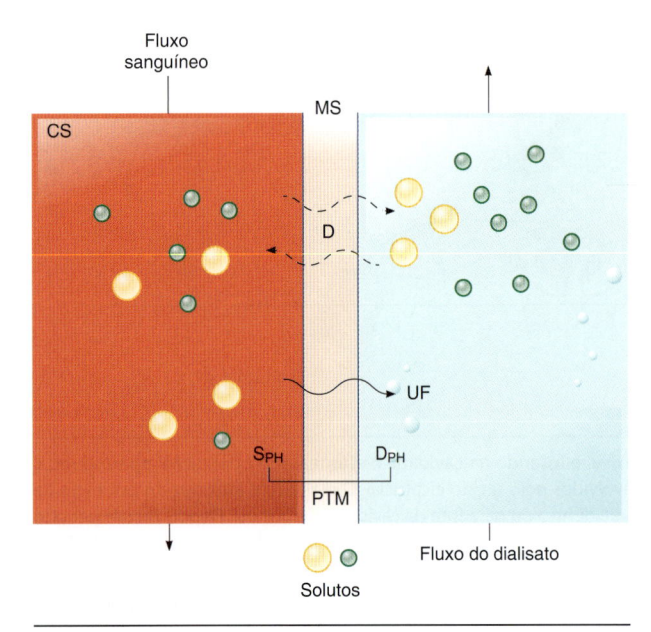

FIGURA 19.16 Modelo conceitual ilustrando os princípios da remoção de solutos e água durante a hemodiálise. O compartimento do sangue (CS) contém sangue do paciente e flui em contato direto com uma membrana semipermeável (MS). A MS é composta de um polímero sintético com características específicas de tamanho (poros) e de carga. As propriedades seletivas de tamanho e carga da MS regem a difusão de soluto (D). Os solutos com propriedades físico-químicas favoráveis serão difundidos segundo seu gradiente de concentração. Por exemplo, a ureia é uma pequena molécula neutra que atravessa a membrana. Em um circuito típico de hemodiálise, o dialisato está fluindo na direção oposta (fluxo de contracorrente). Isso facilita a remoção de soluto que se acumula no dialisato e também mantém um gradiente de concentração favorável para difusão contínua de soluto. A composição de soluto do dialisato pode ser ajustada para promover a absorção de solutos pelo sangue. Por exemplo, a concentração de bicarbonato em geral é mais elevada no dialisato, uma vez que pacientes com DRT desenvolvem acidose metabólica e, portanto, necessitam de bicarbonato. A ultrafiltração (UF) ou a remoção resultante de líquido também é realizada durante o procedimento de diálise. A pressão hidrostática no sangue (S_{PH}) versus em relação a do dialisato (D_{PH}) regem a remoção resultante de líquido. Uma vez que a pressão hidrostática no compartimento do dialisato está sob controle ativo e pode ser variada em uma ampla faixa, a pressão hidrostática transmembrânica (PTM) pode ser ajustada para remover de 0 a vários litros de ultrafiltrado por hora (média ~ 1 L/h). Assim, o *status* volumétrico do paciente pode ser ajustado para atingir um nível desejado.

ajustada dentro de um amplo intervalo. Isso permite uma enorme flexibilidade na modulação da remoção de fluido resultante. Soluções hiperosmóticas de glicose são usadas para ajustar a remoção de fluido durante a diálise peritoneal. Essas soluções exercem pressão osmótica nos capilares peritoneais que promovem o transporte de fluidos.

Hemodiálise

Nos Estados Unidos, a maioria dos pacientes com DRT escolhem hemodiálise. Esse procedimento, geralmente é realizado durante 3 a 4 horas, três vezes por semana. A maioria dos pacientes em hemodiálise recebe tratamentos em um local central ou centro de diálise, embora a hemodiálise domiciliar seja possível. A diálise é realizada por meio de um filtro de hemodiálise com fibras permeáveis à base de celulose (Figura 19.17). O sangue é enviado do paciente ao hemodialisador por uma fístula arteriovenosa confeccionada cirurgicamente ou por um cateter sintético de lúmen duplo. O circuito de sangue é impulsionado por uma bomba de rolete, que impulsiona o sangue para o feixe de fibras permeáveis e depois de volta para o paciente. O compartimento do dialisato consiste em água ultrapura, a qual é adicionado um concentrado para alcançar uma determinada composição eletrolítica. A composição de eletrólitos do dialisato pode ser ajustada para regular a difusão bidirecional de solutos entre os compartimentos do sangue e do dialisato, dependendo das necessidades do paciente.

A remoção final de líquido durante a hemodiálise é em média entre 1 e 4 L por tratamento. A pressão hidrostática transmembrânica é continuamente ajustada por um microprocessador computadorizado para alcançar a perda de líquido prescrita.

Os problemas mais comuns encontrados com hemodiálise são instabilidade hemodinâmica decorrente da transferência de líquido e eletrólitos, e trombose ou infecção do acesso vascular. A mortalidade dos pacientes submetidos a hemodiálise varia de < 10% a > 25% por ano, dependendo das comorbidades (p. ex., diabetes aumenta mortalidade). Existem variações na hemodiálise que envolvem diferentes planejamentos. Por exemplo, a hemodiálise contínua ou diária às vezes é realizada em pacientes criticamente enfermos. Além disso, estudos recentes sugerem que hemodiálise diária noturna contínua, lenta, pode conferir um benefício na sobrevida. No entanto, os custos

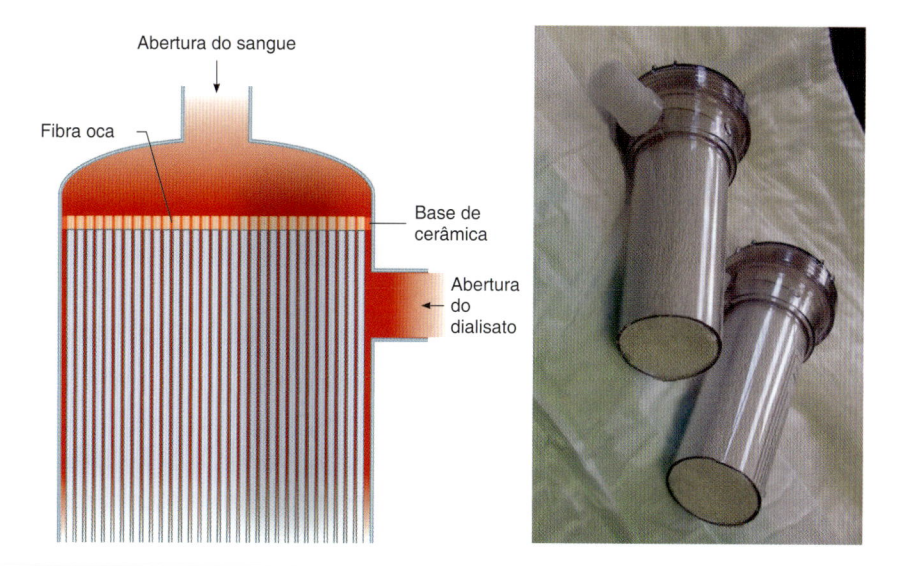

FIGURA 19.17 Anatomia do dialisador padrão de fibra oca utilizado na hemodiálise. O painel esquerdo é um desenho que ilustra os principais componentes do dialisador padrão de fibra oca. As fibras ocas são perfundidas com o sangue que é distribuído por meio de uma bomba de rolete. As fibras geralmente são compostas por um polímero de celulose, que apresenta características exclusivas de permeabilidade (p. ex., uma membrana semipermeável). O dialisato circunda a fibra (que está encravada em uma base cerâmica em ambas as extremidades para evitar vazamento) e serve para remover soluto e ultrafiltrado gerados por (1) difusão de solutos pela membrana e (2) pressão hidrostática transmembrânica. O dialisato é preparado a partir de água estéril e um concentrado balanceado de eletrólitos. A composição de eletrólitos do dialisato pode ser ajustada para atingir difusão resultante em ambas as direções, dependendo das necessidades do paciente. O painel da direita mostra um dialisador real de fibra oca em corte transversal. Observar a abundante quantidade fibras, semelhante a uma escova, dentro do compartimento do dialisador. O número e o comprimento das fibras regem a difusão resultante e a ultrafiltração para um determinado gradiente de concentração e pressão hidrostática transmembrânica.

de implementação e manutenção de hemodiálise diária por tempo indeterminado são proibitivos.

Diálise peritoneal

Os princípios que regem a remoção de solutos e líquidos durante a diálise peritoneal são conceitualmente semelhantes aos da hemodiálise. A membrana peritoneal serve como membrana semipermeável e o sangue irrigando a membrana peritoneal funciona como o compartimento sanguíneo (Figura 19.18). Uma vez que as propriedades de membrana (área de superfície, permeabilidade e espessura) são regidas por características inatas do paciente, não é possível modular a remoção de solutos pela manipulação direta da interface membrana-sangue. Apesar desta limitação, a diálise peritoneal oferece excelente depuração total de solutos. Dois métodos são empregados para realizar a diálise peritoneal,

1. Diálise peritoneal ambulatorial contínua (DPAC)
2. Diálise peritoneal cíclica contínua (DPCC)

A DPAC é realizada pela instilação de 1 a 3 L de uma solução de dialisato estéril para a cavidade peritoneal por um cateter conhecido como cateter de Tenckhoff. O líquido permanece na cavidade peritoneal por até 6 horas. Durante esse tempo, os solutos são removidos do sangue de acordo com os princípios da difusão. A composição da solução de diálise peritoneal padrão é resumida na Tabela 19.8. A ultrafiltração final é conseguida por meio da variação da concentração de glicose (de 1,5% a 4,25%) no dialisato. A glicose exerce pressão osmótica sobre os vasos sanguíneos de perfusão, que promove o deslocamento de fluidos. Ao término do tempo de permanência, o fluido peritoneal é drenado para uma bolsa plástica que é descartada. Todo o processo (infusão, permanência e drenagem) é repetido diariamente quatro a cinco vezes.

A DPCC, também conhecida como diálise peritoneal automatizada ou DPA, é semelhante à DPAC, exceto por um dispositivo que é utilizado para infundir e drenar automaticamente o dialisato. Os ciclos de infusão, permanência e drenagem em geral são realizados a cada 2 horas durante a noite por um total de 5 a 6 trocas. Ela tem como vantagem ser realizada enquanto o paciente dorme.

A diálise peritoneal é conveniente, eficaz em termo de custo e uma excelente opção para pacientes que desejam um estilo de vida independente. Os resultados a longo prazo de diálise peritoneal em relação à hemodiálise parecem semelhantes, em particular nos primeiros dois anos de diálise. Após dois anos, a hemodiálise geralmente é considerada superior, embora a experiência do pessoal do centro de diálise influencie de forma significativa o desfecho.

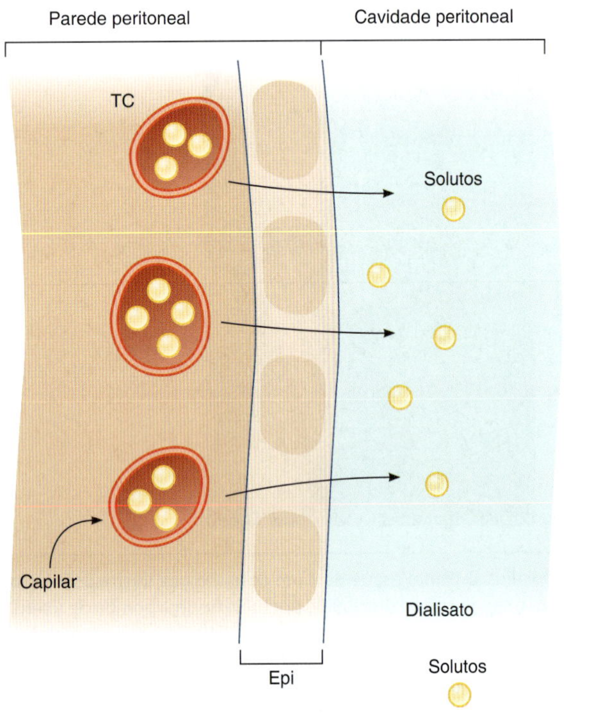

FIGURA 19.18 Ilustração representando os princípios da diálise peritoneal. As células epiteliais (Epi) e o tecido conectivo (TC) circunjacente são análogos à membrana semipermeável em hemodiálise. Notar que os solutos devem atravessar o tecido conectivo, bem como o epitélio de revestimento. Portanto, a permeabilidade da membrana da parede peritoneal é consideravelmente mais complexa do que o modelo de fibra oca utilizado para hemodiálise. Os solutos são distribuídos por meio dos vasos sanguíneos que perfundem a parede peritoneal. As propriedades físico-químicas do soluto, a área de superfície da parede peritoneal, a distância entre o vaso e o revestimento epitelial, bem como o gradiente de concentração, determinam a remoção resultante do soluto. À medida que os solutos se acumulam no dialisato, o gradiente de concentração dissipa até que dialisato fresco seja infundido. A glicose hipertônica é adicionada ao dialisato (1,5-4,25%) e exerce pressão osmótica sobre a vasculatura peritoneal, o que, por sua vez, promove a remoção de líquido. Como a glicose é absorvida nos vasos sanguíneos peritoneais ou é metabolizada pelas células peritoneais residentes, a remoção de líquido diminui (até que dialisato fresco seja infundido).

A infecção da cavidade peritoneal, túnel do cateter ou pele (local de saída) é o problema mais prevalente entre pacientes em diálise peritoneal. Em geral, essas infecções podem ser erradicadas com terapia antibiótica. Ocasionalmente, o cateter deve ser removido para erradicar totalmente o organismo infectante.

Transplante renal

O transplante renal é considerado o tratamento ideal para pacientes com DRC na etapa 5. Tanto uma melhor qualidade de vida quanto uma vantagem de sobrevivência tem sido bem documentada após o transplante renal. Taxas de sobrevida do enxerto excedem a 95% em 1 ano e 80% em 5 anos. A sobrevida do paciente é um pouco melhor do que a sobrevida do enxerto. Em 2008, 18.000 pacientes receberam transplante de rim nos Estados Unidos. Aproximadamente 30% eram de doadores vivos relacionados. Contudo, atualmente mais de 60.000 pacientes estão na lista de espera para um transplante de rim, com tempo de espera médio de quase quatro anos (há significativa variabilidade geográfica nos tempos de espera; variando de 2 a 10 anos). As estratégias para aumentar o número de órgãos disponíveis para transplante e reduzir o tempo de espera incluem:

1. Expansão dos critérios para a doação (pacientes idosos, obesos, hipertensos);
2. Implementação de protocolos de dessensibilização para permitir o transplante de pacientes altamente sensibilizados e rins incompatíveis ABO;
3. Estabelecimento de programas nacionais de educação para aumentar a conscientização;
4. Utilização de doadores vivos não relacionados (p.ex., cônjuge, amigos).

Além disso, a ética da compensação pela doação de órgãos está passando por revisão.

Imunobiologia do transplante e imunossupressão

Houve um grande crescimento na área de imunobiologia do transplante e imunossupressão ao longo das últimas duas décadas. Essa discussão será restrita aos desenvolvimentos mais relevantes.

A imunidade adaptativa envolvendo a ativação de células T e a expansão clonal são os mecanismos fundamentais

Tabela 19.8 Composição típica da solução de diálise peritoneal

Componente	Concentração
Glicose	1,5-4,25 g/dL
Sódio	132 mEq/L
Potássio	0
Cálcio	3,5 mEq/L
Magnésio	0,5 mEq/L
Cloreto	96 mEq/L
Lactato	40 mEq/L
pH	5,2 (4,0-6,5)

O dialisato padrão contém 1,5, 2,5, ou 4,25 g/dL de glicose (maiores concentrações exercem maior efeito osmótico e aumenta a ultrafiltração resultante). 1 mol de lactato é convertido no fígado em glicose e gera 2 mols de bicarbonato. O potássio pode ser adicionado ao dialisato, dependendo das necessidades individuais do paciente.

responsáveis pela rejeição do enxerto. A ativação das células T requer dois sinais:

1. Apresentação do antígeno (por meio das células apresentadoras de antígenos ou CAPs, que incluem macrófagos, células B, monócitos e células dendríticas) no contexto das proteínas do complexo principal de histocompatibilidade (MHC);
2. Coestimulação mediada por receptores e ligantes na superfície das células T e CAPs, respectivamente (Figura 19.19).

Na ausência de coestimulação, as células T tornam-se anérgicas. Agentes imunossupressores mais novos, projetados para interferir especificamente com a coestimulação, estão passando por intensa investigação. Por exemplo, o abatacept é uma proteína de fusão que contém o domínio extracelular CTLA4 (antígeno-4 do linfócito T citotóxico) combinado com uma cadeia pesada de IgG1. Essa proteína induz anergia da célula T ligando-se a B7 (e bloqueando a coestimulação) nas CAPs. Seu uso clínico tem sido restrito à artrite reumatoide e nefrite lúpica.

A expansão clonal das células T ativadas depende de vários eventos de sinalização intracelular, começando com a ativação da fosfolipase C (PLC). A PLC hidrolisa o fosfatidilinositol, o que aumenta o trifosfato de inositol e mobiliza cálcio. Subsequentemente, a calcineurina (uma fosfatase) é ativada e desfosforila fator nuclear de células T ativadas (FANTA), que se transloca para o núcleo e aumenta a transcrição do mRNA da interleucina-2 (IL-2). A IL-2 atua localmente nos seus receptores e induz a proliferação de células T (Figura 19.20). Basiliximab e daclizumab são anticorpos monoclonais que inibem a ligação de IL-2 com a subunidade alfa do seu receptor, conhecido como CD25. Esses anticorpos monoclonais são utilizados no período peritransplante como agentes de indução, isso é, eles são eficazes na promoção da aceitação precoce do enxerto e prevenção da rejeição aguda.

A ciclosporina (CSA) revolucionou a imunossupressão dos transplantes na década de 1980. Ela se liga à ciclofilina, uma imunofilina que inibe a atividade da fosfatase da calcineurina, reduzindo, assim, a síntese de IL-2. O tacrolimus, liga-se a outra imunofilina, conhecida como proteína ligante do FK506 (PLFK), que também inibe a atividade da calcineurina. O tacrolimus é mais potente, mais conveniente para administrar, e mais simples de monitorar do que a CSA. Dessa forma, ele tem gradualmente suplantado a CSA como agente de escolha nos regimes imunossupressores de manutenção. A rapamicina é um fármaco relativamente novo que interfere na transdução do sinal da IL-2 pela inibição a jusante de uma quinase conhecida como alvo da rapamicina em mamíferos ou mTOR. A principal vantagem da rapamicina sobre o tacrolimus e a CSA é que ela não possui nefrotoxicidade intrínseca (paradoxalmente, a CSA e o tacrolimus produzem fibrose renal e lesão vascular quando administrados em doses elevadas durante um período prolongado). Portanto, a administração em longo prazo de rapamicina está teoricamente associada com melhor sobrevida do enxerto. Contudo, os estudos são escassos e a rapamicina em geral é reservada para pacientes com nefrotoxicidade por calcineurina documentada.

Os glicocorticoides (p. ex., prednisona) foram introduzidos nos protocolos padrões de transplante há mais de 50 anos e têm mantido-se como apoio desde aquela época. Apesar de avanços extraordinários em nossa compreensão da rejeição do transplante, os efeitos protetores específicos dos glicocorticoides não são completamente compreendidos. Os receptores de glicocorticoides são expressos no citoplasma e passam por uma mudança conformacional após a ligação do hormônio. O complexo receptor-glicocorticoide se transloca para o núcleo e inibe a transcrição de vários genes que estão envolvidos na resposta inflamatória. Além disso, a transcrição de genes que promovem a imunocompetência é diminuída.

Os protocolos imunossupressores de manutenção quase sempre incluem um antimetabólito. Esses agentes são eficazes na antirrejeição e permitem a redução precoce da

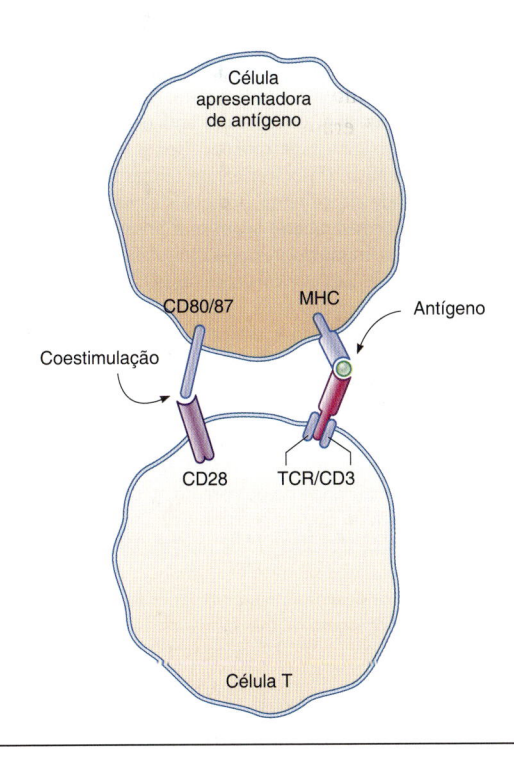

FIGURA 19.19 O passo inicial na ativação de células T envolve dois sinais; (1) apresentação de antígenos por meio do complexo principal de histocompatibilidade (MHC); e (2) coestimulação envolvendo receptores de superfície na célula T (TCR/CD3) e células apresentadoras de antígenos (CAP). A família de proteínas CD28 é expressa na superfície das células T. Alguns ligantes, como B7/CD80, iniciam a ativação de células T, enquanto ligantes que interagem com o antígeno de células T citotóxicas 4 (ALTC4) iniciam a apoptose (não mostrado). Se a coestimulação não ocorrer, as células T também sofrem apoptose. A coestimulação é de considerável interesse, uma vez que a manipulação dessa via poderia induzir a tolerância.

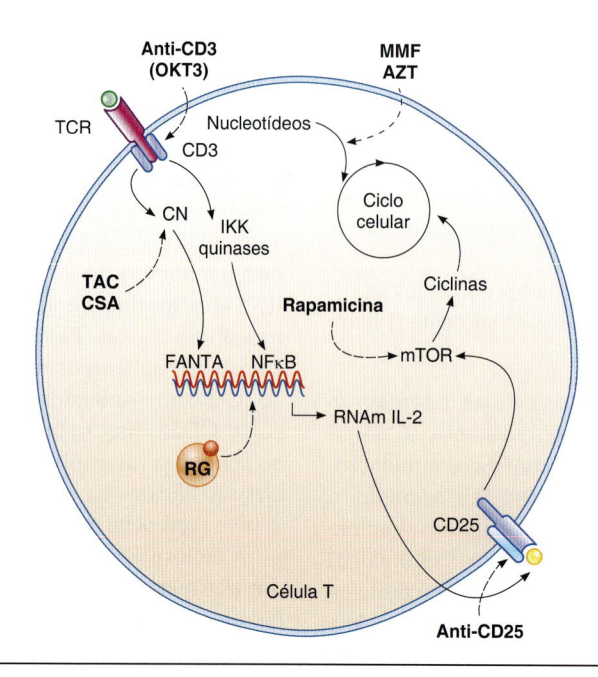

FIGURA 19.20 Modelo celular destacando os principais eventos de sinalização envolvidos no crescimento e diferenciação da célula T. As linhas tracejadas indicam os locais de ação dos fármacos empregados no transplante de órgãos sólidos. A ativação das células T requer dois sinais: apresentação de antígenos e coestimulação (ver Figura 19.19). O CD3 é um componente de todos os receptores de células T (TCR) e está envolvido na mediação dos eventos de sinalização a jusante por meio de várias quinases (IKK) e fosfatases (calcineurina ou CN). O anticorpo monoclonal contra CD3 (anti-CD3 ou OKT3) efetivamente depleta linfócitos e atenua a rejeição aguda. O OKT3 é um agonista parcial e, por isso, produz uma resposta inflamatória aguda. Além disso, como o anti-CD3 é derivado de uma linhagem celular murina, ele é intrinsecamente imunogênico. Assim, anticorpos neutralizadores limitam a sua eficácia a longo prazo. A globulina antimócito de coelho (GATC) é um anticorpo policlonal contra múltiplos receptores de superfície das células T (não mostrado). A GATC é um agente de depleção linfocitária, que pode ser usado no momento do transplante para reforçar a aceitação do enxerto ou tratar a rejeição aguda. A calcineurina (CN) ativa o fator nuclear de células T ativadas (FANTA), que juntamente com NFκB induz a transcrição de vários mediadores inflamatórios e fatores de crescimento, dos quais o melhor estudado é a interleucina-2 (IL-2). Os inibidores da calcineurina (tacrolimus e ciclosporina, TAC e CSA, respectivamente) ligam-se a imunofilinas (família de proteínas que modulam a atividade da CN) exclusivas que inativam a CN. Os inibidores da NC são imunossupressores muito eficazes e tem sido um pilar de praticamente todos os protocolos de imunossupressão de manutenção desde a década de 1980. Os corticosteroides ligam-se a receptores intracelulares de glicocorticoides (RG) e inibem o NFκB. Eles foram introduzidos no transplante clínico nos anos 1960 e estão em uso até hoje. Seu exato mecanismo de ação exato não é completamente compreendido. A IL-2 liga-se ao receptor IL-2 na superfície das células T, aumentando a proliferação dessas células. O CD25 é um componente do receptor de IL-2. Dois anticorpos monoclonais, que se ligam a CD25 e inibem o receptor de IL-2, estão em uso – basiliximab e daclizumab. Esses agentes são utilizados principalmente no período peritransplante para promover a aceitação do enxerto (referido como terapia de indução). Os anticorpos anti-CD25 não são eficazes no tratamento da rejeição aguda. A sinalização pela IL-2 aumenta a proliferação celular pela ativação de mTOR (alvo da rapamicina em mamíferos), uma quinase de serina-treonina que regula o crescimento celular. O mTOR ativa uma variedade de proteínas do ciclo celular (CDK/ciclinas), que, por sua vez, aumentam o crescimento celular. A rapamicina inibe o mTOR após se ligar com a proteína ligante de FK (também uma imunofilina), que inibe a atividade de quinase do mTOR. Ela é um fármaco imunossupressor muito eficaz. Uma vez que a rapamicina é intrinsecamente menos nefrotóxica do que os inibidores da CN, alguns centros de transplante preferem usar a rapamicina em vez do esquema padrão baseado nesses inibidores. O micofenolato de mofetil (MMF) e a azatioprina (AZT) inibem a síntese de purina e, portanto, interferem com a divisão celular. Esses antimetabólitos são fármacos imunossupressores eficazes, mas não são tão potentes como a rapamicina ou os inibidores da CN. Contudo, os antimetabólitos desempenham um papel adjuvante importante nos protocolos de imunossupressão. Um típico esquema imunossupressor de manutenção é composto de três fármacos: (1) corticosteroide; (2) antimetabólito; e (3) inibidor da CN ou rapamicina.

dose dos corticosteroides. Há dois antimetabólitos utilizados no transplante clínico,

1. Azatioprina
2. Micofenolato de mofetil (MMF)

A azatioprina é um análogo da purina que inibe ambas as vias, direta e de salvamento, envolvidas na síntese das purinas. Embora esse composto tenha revolucionado o transplante nos anos 1960, ele foi suplantado pelo MMF. O MMF é um inibidor não competitivo do monofosfato desidrogenase de inosina, inibindo, assim, a síntese de guanina. Ele exerce efeito cinco vezes maior sobre a monofosfato desidrogenase de inosina das células T e B em comparação com a dos outros tipos de células, tornando-o mais seletivo e menos tóxico do que a azatioprina.

Na década de 1970, foi usada uma linhagem celular linfoblástica para gerar anticorpos contra antígenos de superfície dos linfócitos. Essa globulina antilinfócito (GAL) foi notavelmente eficaz em induzir a aceitação do enxerto e no tratamento de rejeição aguda. Embora tenha sido retirada do mercado na década de 1990, vários outros "policlonais" (uma mistura de anticorpos para vários antígenos de linfócitos) foram desenvolvidos. A globulina antitimócito de coelho (GATC) é o anticorpo policlonal mais comum usado nos Estados Unidos. Ela reduz inespecificamente o número de linfócitos no sangue durante um período de dois a sete dias. A GATC é muito eficaz na promoção da aceitação do enxerto no período inicial do transplante. Ela também é um excelente agente no tratamento de rejeição aguda. Uma vez que a GATC é um agente inespecífico composto de anticorpos para vários marcadores de células T, ela é relativamente tóxica e deve ser cuidadosamente monitorada (trombocitopenia e leucopenia são complicações muito comuns). Para contornar a toxicidade associada com policlonais, foram desenvolvidos anticorpos monoclonais com especificidade para marcadores de células T. O primeiro desses "monoclonais" foi um anticorpo murino para CD3 (muromonab, OKT3). O CD3 é um complexo de proteínas que se associa com o receptor de células T e desempenha um papel central na transdução de sinais das células T. Ele é expresso em praticamente todos os linfócitos T; portanto, o anti-CD3 é uma linfotoxina de células T muito eficaz. Embora esse medicamento seja bastante eficaz, a sua toxicidade imediata é significativa. Por exemplo, a ligação do anti-CD3 e CD3 ativa inicialmente as células T (por causa de propriedades agonistas parciais), resultando na liberação de uma variedade de citocinas que podem produzir uma reação grave caracterizada por febre, calafrios, mialgias e edema pulmonar (i.e., uma tempestade de citocinas). Além disso, o surgimento de anticorpos contra o anti-CD3 é bastante comum após a dose inicial, limitando, assim, a sua eficácia em longo prazo. A Tabela 19.9 resume os aspectos farmacocinéticos e farmacodinâmicos dos fármacos imunossupressores utilizados no transplante clínico.

Complicações do transplante

Os períodos peritransplante e pós-transplante estão associados com várias complicações médicas, sendo as mais importantes:

1. Infecções
2. Rejeição do enxerto
3. Doença cardiovascular
4. Câncer

Complicações infecciosas:

A implementação de potentes imunossupressores aumentou drasticamente o risco de infecção no transplantado. Tradicionalmente, as infecções no paciente transplantado têm sido classificadas com base no seu início em relação à implantação do enxerto (Figura 19.21). Essa abordagem ainda é razoável, embora o espectro de microrganismos, fungos e vírus tenha mudado consideravelmente ao longo da última década. Por exemplo, quase todos os centros de transplante empregam profilaxia antimicrobiana durante os primeiros seis meses após o transplante. Essa terapia consiste no uso de trimetoprim-sulfametoxazol (para prevenir a pneumonia por *pneumocystis carinii*) e profilaxia antiviral para prevenir a infecção por citomegalovírus (CMV). Esses agentes também inibem o crescimento de muitos outros

Tabela **19.9** Farmacologia dos fármacos imunossupressores no transplante de órgãos sólidos

Droga	Classe	Mecanismo de ação	Efeitos colaterais
Globulina policlonal antitimócito	Policlonal (coelho ou cavalo)	Depleção de células T por meio de bloqueio de receptor de superfície	Liberação de citocinas (febre, calafrios), trombocitopenia e leucopenia
Anti-CD3	Monoclonal (murino)	Depleção de células T (agonista parcial)	Liberação grave de citocinas (edema pulmonar, náusea, vômitos, calafrios e febre)
Anti-CD25 (basiliximab e daclizumab)	Monoclonal (o daclizumab é uma proteína humanizada)	Bloqueio de receptor de IL-2	Reações de hipersensibilidade
Ciclosporina e tacrolimus	Inibidores da calcineurina	Liga-se a imunofilinas e, assim, diminui a atividade da calcineurina. Diminui a transcrição de IL-2	Nefrotoxicidade, resistência vascular renal aumentada, microangiopatia trombótica, (lesão endotelial), hipertensão, hiperplasia gingival, hiperlipidemia, diabetes, neurotoxicidade
Micofenolato de mofetil e azatioprina	Antimetabólitos	Inibe a síntese de purina e o crescimento de linfócitos (células B e T)	Diarreia, náusea, vômitos, leucopenia, anemia, trombocitopenia
Rapamicina (sirolimus)	Inibidor do alvo da rapamicina em mamíferos (mTOR)	Liga-se a uma imunofilina que inibe o mTOR e a sinalização de IL-2	Hiperlipidemia grave, ulceração oral, pneumonite, doença intersticial pulmonar
Prednisona	Corticosteroide	Inibe a transcrição de mediadores inflamatórios (inibe NFκB)	Intolerância à glicose, hipertensão, ganho de peso, hiperlipidemia, osteoporose, catarata

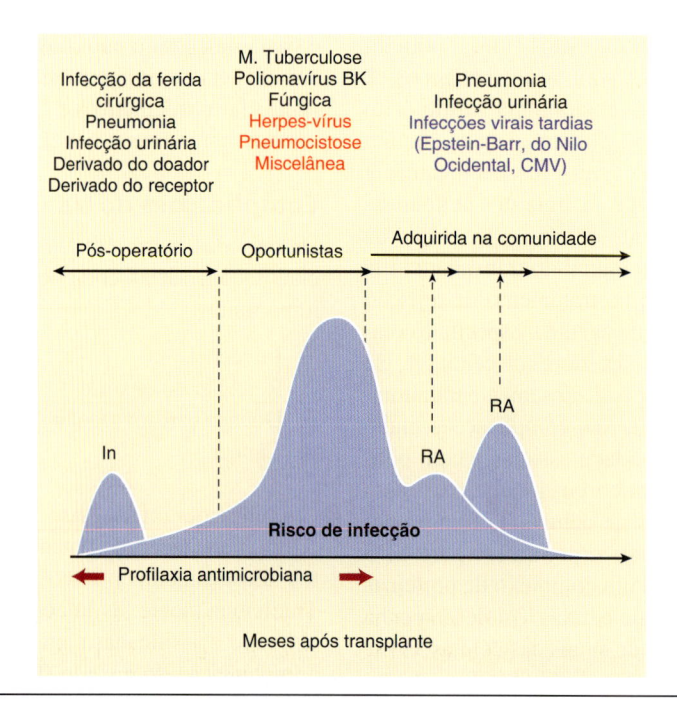

FIGURA 19.21 Complicações infecciosas no transplante de órgãos sólidos. Os tipos de infecções encontradas após o transplante de órgãos sólidos variam dependendo do estado final da imunossupressão, da relação temporal com o procedimento de transplante e do uso de profilaxia antimicrobiana. A altura da área sombreada de azul reflete o estado final da imunossupressão. Por exemplo, no período inicial pós-transplante, muitos centros utilizam a terapia de indução (In) para reforçar a aceitação do enxerto. A GATC ou anticorpos monoclonais contra o receptor IL-2 são agentes de indução comumente usados. Geralmente, esses agentes são administrados por 3 a 5 dias, sendo depois suspensos. Eles são potentes imunossupressores e, portanto, aumentam o risco de complicações infecciosas. A imunossupressão de manutenção é geralmente empregada no fim da primeira semana (terapia tripla com um inibidor da calcineurina, antimetabólito e corticosteroides) e ajustada até maximizar a proteção durante os meses 1 a 6. O risco de infecções oportunistas é maior nesse momento. À medida que a imunossupressão é reduzida (geralmente após seis meses) o risco de infecções oportunistas diminui. Após seis meses (assumindo a diminuição da imunossupressão) os tipos de infecções encontradas assemelham-se mais às observadas na população geral, por exemplo, infecções adquiridas na comunidade. Se o receptor necessitar de tratamento para rejeição aguda (RA), aumenta o risco de infecções oportunistas. Muitos centros de transplante empregam rotineiramente profilaxia antimicrobiana nos primeiros 3-6 meses (o prazo varia de acordo com as variáveis relacionadas ao receptor e doador que alteram o risco de infecção). A profilaxia antimicrobiana é geralmente composta de um agente antiviral, com atividade contra CMV e sulfametoxazol-trimetoprim, que tem atividade contra pneumocistose. Esses agentes também apresentam atividade contra microrganismos, incluindo, herpes-simples, varicela-zóster, vírus Epstein-Barr, *listeria, nocardia* e *toxoplasma*, etc. Assim, o risco dessas infecções é reduzido durante a profilaxia antimicrobiana. No entanto, após a interrupção da profilaxia o risco dessas infecções aumenta. É indispensável reconhecer que o risco de infecções oportunistas existe em todos os intervalos de tempo (embora essas infecções sejam mais prováveis durante o auge da imunossupressão). O poliomavírus BK (vírus BK) é muito comum na população em geral (> 75% foram expostos e portam o vírus), mas raramente produz doença clínica. No entanto, em transplantados, a reativação do vírus BK pode ocorrer e acredita-se que é responsável pela perda do enxerto em 5 a 10% dos pacientes de transplante renal. Não há nenhuma terapia específica conhecida para o vírus BK. Acredita-se que o vírus Epstein-Barr é responsável pelo desenvolvimento de doenças linfoproliferativas pós-transplante (DLPT: mononucleose infecciosa, linfoma de Hodgkin e linfomas não Hodgkin), no período tardio pós-transplante. Outros vírus que têm sido relatados no período tardio pós-transplante incluem vírus do Nilo Ocidental, vírus J e outras infecções por herpes-vírus (p. ex., varicela).

microrganismos (*listeria, toxoplasma, nocardia, leishmania e trypanosoma cruzi*) e vírus (herpes-simples, varicela e Epstein-Barr). Assim, a infecção por esses organismos é menos comum durante o período de profilaxia.

No período precoce pós-transplante (< 1 mês), as infecções mais comuns são nosocomiais ou técnicas (infecções da ferida, pneumonia aspirativa, colite pelo *clostridium difficile*). Além disso, podem ocorrer infecções específicas do doador (transmissão de vírus como o herpes, HIV ou hepatite) e do receptor (colonização com fungos ou bactérias). As infecções oportunistas tendem a ocorrer entre um e seis meses, quando os efeitos imunossupressores atingiram o seu apogeu. Essas infecções incluem fungos (*cryptococcus*), hepatite B e C, infecção pelo poliomavírus BK e tuberculose (TB). As infecções pelo poliomavírus BK costumam responder a uma redução da imunossupressão, porém a nefropatia do poliomavírus BK está associada com diminuição da sobrevida do enxerto. Após seis meses (à medida que a imunossupressão é reduzida), as infecções adquiridas na comunidade (pneumonia e infecção urinária) aumentam, embora as infecções oportunistas permaneçam problemáticas, pois a imunossupressão deve ser administrada indefinidamente. Por fim, se um aumento da imunossupressão for exigido a qualquer momento (p. ex., tratamento de rejeição aguda), a incidência de infecção oportunista aumenta de forma significativa.

Rejeição do enxerto:
A incidência de rejeição aguda dentro de um ano do transplante diminuiu para < 15%. Com toda a probabilidade isso reflete o estável e marcante avanço nos medicamentos e protocolos de imunossupressão. No entanto, a sobrevida do enxerto de 5 e 10 anos não mudou substancialmente ao longo das últimas duas décadas. A causa mais comum de perda do enxerto é a lesão crônica do enxerto. O mecanismo da lesão crônica do enxerto permanece enigmático, embora a rejeição subclínica ou a nefrotoxicidade dos inibidores da calcineurina seja considerada como os fatores mais prováveis.

A rejeição geralmente é classificada com base na patogênese subjacente ou em relação ao momento pós-transplante. Por exemplo, a rejeição hiperaguda ocorre quase de imediato após o enxerto ter sido implantado. Ela é secundária aos anticorpos específicos do doador contra os antígenos leucocitários humanos (HLA) presentes nas células endoteliais da microvasculatura renal. A rejeição hiperaguda acarreta, invariavelmente, a perda do enxerto (o enxerto é mosqueado após a anastomose vascular e é removido). Felizmente, a rejeição hiperaguda é muito rara, uma vez que as técnicas de prova cruzada detectam anticorpos específicos do doador antes do transplante.

A rejeição aguda pode ocorrer dentro de alguns dias a muitos anos após o enxerto; no entanto, o pico de incidência ocorre nos primeiros 3 a 6 meses após o transplante. A patogênese da rejeição aguda é mediada por anticorpos ou por células T (às vezes ambos). A rejeição mediada por anticorpo é caracterizada pelo desenvolvimento de anticorpos contra antígenos MHC expressos no endotélio do enxerto. Acredita-se que a resposta de anticorpo reflete um rápido aumento na síntese de anticorpos pelas células B de memória que tenham sido previamente expostas ao antígeno. Esse tipo de rejeição aguda é muito grave e deve ser diagnosticada precocemente e tratada de forma rápida para evitar a perda do enxerto. A rejeição aguda mediada pelas células T é muito mais comum do que a rejeição aguda mediada por anticorpos. As células T do receptor detectam os antígenos do doador por duas vias:

1. Alorreconhecimento direto
2. Alorreconhecimento indireto

Na via direta, CAPs imaturas do doador (contendo peptídeos do doador em associação com MHC), migram para o sistema linfático do receptor e apresenta o antígeno para as células T do receptor, ativando-as assim. A via indireta é ativada pelas CAPs do receptor que apresentam peptídeos derivados de proteínas que são expostas pelo enxerto. Uma vez ativadas, as células T migram para o enxerto e exercem citotoxicidade celular direta (via enzimas que rompem as membranas das células-alvo) ou liberação de citocinas inflamatórias (p. ex., interleucinas).

A rejeição aguda de início tardio (anos após o transplante) é relativamente incomum, mas em geral é grave e pouco responsiva à terapia. O mecanismo de lesão mediada imunologicamente nessa fase final é mal compreendido, embora lapsos na terapia imunossupressora ou o desenvolvimento de uma comorbidade (infecção) geralmente acompanhem a rejeição tardia.

O tratamento da rejeição aguda requer aumento de dose no regime imunossupressor. A administração de pulso intravenoso de corticosteroides é frequentemente eficaz na reversão da rejeição aguda. As rejeições refratárias ou rejeições envolvendo a microvasculatura requerem terapias depletoras de células T, incluindo a administração de GATC ou anti-CD3. A rejeição aguda mediada por anticorpos requer tratamento adicional com plasmaférese e imunoglobulina intravenosa.

Doença cardiovascular:
A doença cardiovascular é muito comum no transplantado renal e é responsável por até 40% de todas as mortes. A maioria desses pacientes tem doenças preexistentes (diabetes e hipertensão) que estão associadas com risco cardiovascular aumentado. Além disso, a própria DRC é um fator de risco para doença cardiovascular. A hiperlipidemia e a obesidade também são comuns em pacientes transplantados e são importantes fatores de risco cardiovascular. Ademais, os medicamentos imunossupressores agravam os fatores de risco preexistentes, em particular hipertensão, hiperlipidemia e diabetes (p. ex., especialmente agravado pelos corticosteroides e rapamicina). Embora os dados sejam escassos, o manuseio dos fatores de risco cardiovascular no transplantado segue as mesmas diretrizes estabelecidas para a população geral.

Câncer:
Cânceres de pele não melanoma são extremamente comuns após transplante renal (risco 50 vezes maior). O carcinoma de células escamosas, em particular envolvendo as áreas expostas ao sol, é o câncer de pele mais comum no transplantado. A vigilância dermatológica de rotina deve ser realizada em todos os pacientes transplantados, uma vez que a detecção precoce permite a excisão cirúrgica com sucesso. Os cânceres associados a vírus (particularmente herpes-vírus oncogênicos) ocorrem com maior frequência no transplantado e incluem cânceres cervical, vulvar e peniano. Esses cânceres geralmente são tratados com cirurgia, e, portanto, é essencial a vigilância (exame pélvico e urogenital). Evidências recentes, a partir dos registros de diversos transplantes, sugerem que um grupo diverso de tumores sólidos é mais comum no transplantado. Presume-se que as drogas imunossupressoras contribuem para o risco aumentado de malignidade.

Pontos-chave

- A doença renal crônica é dividida em cinco estágios baseados na TFG estimada. Vale ressaltar que a doença renal crônica (manifestada como proteinuria ou alterações estruturais) pode apresentar-se com TFG normal. Esses pacientes têm um risco aumentado para a progressão da doença renal.
- Os sintomas e sinais de doença renal crônica são diversos; porém, manifestações gastrintestinais (anorexia, náuseas e perda de peso), expansão do volume, distúrbios eletrolíticos e acidobásicos predominam.
- As principais complicações da doença renal crônica incluem doença óssea renal, anemia, sangramento, doença cardiovascular e hipertensão.
- A doença óssea renal compreende duas categorias principais:
    1. Doença óssea de alta remodelação ou osteíte fibrosa
    2. Doença óssea de baixa remodelação ou doença óssea adinâmica
- A doença óssea de alta remodelação é a variante clássica e é causada por hiperparatireoidismo secundário. O hiperparatireoidismo é resultado da hipocalcemia, hiperfosfatemia e deficiência de vitamina D.
- O tratamento da doença renal óssea baseia-se no nível ideal de PTH. Restrição de fosfato da alimentação e do uso de quelantes do fosfato intestinal são fundamentais na terapia. A administração de calcitriol é em geral necessária, especialmente na doença renal avançada. Os quelantes de fosfato à base de cálcio estão em desuso devido ao risco de calcificação dos tecidos moles.
- A eritropoetina corrige a anemia da doença renal crônica. No entanto, a deficiência de ferro é uma consequência comum da eritropoese. Uma vez que a absorção de ferro por via oral é precária na doença renal crônica, as formulações intravenosas costumam ser empregadas.
- O sangramento na uremia é secundário a diminuição da adesividade plaquetária. A desmopressina corrige parcialmente a disfunção plaquetária pelo aumento da liberação do fator de von Willebrand pelo endotélio.
- A doença cardiovascular é a causa mais comum de morte em pacientes com doença renal crônica. A doença renal crônica é um fator de risco independente para doença cardiovascular.
- Depois que um limiar crítico de néfrons são perdidos (~ 75%), a perda inexorável da função renal é provável. A taxa de perda varia entre os pacientes e as diferentes doenças.
- O controle da pressão arterial sistêmica, a redução da pressão glomerular, a diminuição da proteinuria e a redução dos lipídeos circulantes retardam a cicatrização renal progressiva. Fármacos que interferem no eixo renina-angiotensina são especialmente eficazes.
- A hemodiálise é a terapia de substituição renal mais comumente empregada. As principais complicações da hemodiálise são instabilidade hemodinâmica e trombose do acesso vascular.
- A diálise peritoneal pode ser realizada em domicílio, sendo mais conveniente. A principal complicação é a infecção da cavidade peritoneal ou do local de saída do cateter.
- O transplante renal é a terapia de substituição renal ideal para pacientes com doença renal avançada. Infelizmente, o tempo de espera média é de quase quatro anos.
- A rejeição do rim transplantado foi a causa mais comum de perda do enxerto. Com o advento da imunossupressão sofisticada, a rejeição aguda raramente é vista. Hoje, a causa mais comum de perda do enxerto é nefropatia crônica do enxerto.
- A ativação e a proliferação clonal das células T são responsáveis pela rejeição. Os protocolos de imunossupressão têm como alvo a fase de ativação ou a fase de proliferação. Os inibidores da calcineurina são o sustentáculo da imunossupressão. Eles inibem a transcrição da interleucina-2. Outros agentes usados incluem anticorpos policlonais que promovem a depleção dos linfócitos, anticorpos monoclonais contra o receptor de interleucina-2 e de receptor de células T (anti-CD25 e anti-CD3, respectivamente), antimetabólitos que inibem a síntese das purinas (azatioprina e micofenolato de mofetil) e corticosteroides.
- As infecções oportunistas são comuns no transplantado. Os organismos mais comuns são CMV e *pneumocystis*, embora praticamente todos os microrganismos tenham sido relatados.
- Os cânceres ocorrem com uma prevalência muito maior no transplantado. A maioria dos tumores surgem após o primeiro ano de terapia, especialmente o câncer de pele. Alguns linfomas são secundários ao vírus Epstein-Barr.

Bibliografia comentada

1. USRDS. Incidence and prevalence of ESRD. http://www.usrds.org. Accessed November 22, 2010. *Base de dados nacional que abrange os vários aspectos da doença renal crônica. Atualizado anualmente.*
2. Couser WG. Chronic kidney disease—the promise and the perils. *J Am Soc Nephrol. 2007;18:2803-2805. Discussão convincente dos usos e limitações da definição e sistema de estratificação do KDOQI utilizado para classificar a doença renal crônica. Leitura obrigatória.*
3. Martin KJ, Floege J, Ketteler M. Bone and mineral metabolism in chronic kidney disease. Comprehensive Clinical Nephrology. 4th ed. St. Louis, MO: Saunders; 2010:969-984. *Revisão abrangente dos últimos desenvolvimentos em doença óssea renal. Extenso, mas completamente legível.*
4. Patel T, Charytan DM. Cardiovascular complications in diabetic kidney disease. *Semin Dial. 2010;23:169-177. Excelente resumo dos fatores de risco envolvidos na doença cardiovascular, voltados especificamente para o paciente com doença renal crônica. O título é um engano, pois o artigo é aplicável a qualquer paciente com DRC.*
5. Foley RN. Emerging erythropoiesis-stimulating agents. *Nat Rev Nephrol. 2010;6:218-223. Introdução concisa à biologia da eritropoetina e novas terapias emergentes. Muito bem referenciado.*
6. Cui Y, Wu Q, Zhou Y. Iron-refractory iron deficiency anemia: new molecular mechanisms. *Kidney Int. 2009;76:1137-1141. Revisão oportuna da fisiologia do ferro com ênfase especificamente sobre o papel da hepcidina*
7. Galbusera M, Remuzzi G, Boccardo P. Treatment of bleeding in dialysis patients. *Semin Dial. 2009;22:279-286. Revisa a hemostasia normal e os transtornos descritos na DRC. Revisão baseada em evidência da abordagem terapêutica para esse problema comum.*
8. Meyer TW, Hostetter TH. Uremia. *N Engl J Med. 2007;357:1316-1325. Excelente revisão do espectro de solutos envolvidos no estado urêmico. Questiona a primazia da ureia. Uma revisão muito importante.*
9. Zandi-Nejad K, Eddy AA, Glassock RJ, Brenner BM. Why is proteinuria an ominous biomarker of progressive kidney disease? *Kidney Int. 2004;66:S76-S89. Revisão aprofundada do papel de proteínas/peptídeos específicas filtrados no desenvolvimento da lesão renal e fibrose.*
10. Himmelfarb J, Ikizler TA. Hemodialysis. *N Engl J Med. 2010;363:1833-1845. Revisão concisa dos princípios da hemodiálise. Cobre importantes informações históricas.*
11. Suthanthiran M. Strom TB. Renal transplantation. *N Engl J Med. 1994;331:365-376. Fantástica introdução na área. Sua atualidade contradiz a sua data de publicação.*
12. Fishman JA. Infections in the solid-organ transplant recipients. *N Engl J Med. 2007;357:2601-2614. Revisão referencial, sendo leitura obrigatória para todos interessados na área de transplante.*
13. Halloran PF. Immunosuppressive drugs for kidney transplantation. *N Engl J Med. 2004;351:2715-2729. Começa com uma revisão concisa da imunologia básica do transplante, que fornece a base para a discussão do mecanismo de ação dos fármacos. Notavelmente atual, considerando a data de publicação.*
14. Nankivell BJ, Alexander SI. Rejection of the kidney allograft. *N Engl J Med. 363: 2010;1451-1462. Excelente revisão de um assunto complexo. É de grande importância para quem tiver interesse em transplante renal.*

EXERCÍCIOS

1. Um homem de 56 anos, com nefropatia diabética, começou recentemente a fazer hemodiálise. A avaliação para doença renal óssea revelou um nível de PTH intacto de 450 pg/mL, cálcio sérico de 8,8 mg/dL (normal 8,4-10,4) e fósforo sérico de 5,4 mg/dL (normal 2,8-4,3). Qual é a melhor terapia inicial no tratamento do hiperparatiroidismo secundário deste paciente?
   A) Iniciar cinacalcet.
   B) Iniciar uma dieta com restrição de fósforo.
   C) Iniciar calcitriol.
   D) Iniciar carbonato de cálcio.
   E) Aumentar a frequência de diálise.

2. O paciente da questão anterior também está recebendo semanalmente 18.000 U de eritropoietina (divididas em três doses) para o tratamento da anemia (Hb de 7,8 mg/dL). Após um mês de terapia, sua Hb é de 7,7 mg/dL. O exame de fezes do paciente é negativo para sangue. Qual é o próximo passo na avaliação e conduta da anemia desse paciente?
   A) Aumentar a dose de eritropoetina em 30%.
   B) Nada, vai demorar meses para aumentar a Hb.
   C) Solicitar o *status* de ferro (saturação da transferrina e níveis de ferritina).
   D) Intensificar o regime de diálise.
   E) Alterar para um agente estimulante da eritropoese de longa ação (p. ex., darbepoetina ou CERA).

3. Uma mulher de 40 anos, com nefrite lúpica classe 5 (glomerulonefrite membranosa), está recebendo imunossupressão para tratar a lesão renal (ciclofosfamida intravenosa e prednisona oral). Seus exames laboratoriais revelam creatinina sérica de 2,4 mg/dL (normal 0,6-1,2) e proteinuria de 24 horas de 4.000 mg. O colesterol LDL era 150 mg/dL (normal < 130). O exame físico revela edema de membros inferiores, inchaço das articulações e pressão arterial de 140/95 mmHg. Qual das seguintes estratégias podem retardar a lesão renal progressiva nesta paciente?
   A) Reduzir a pressão arterial sistêmica para 130/80 mmHg.
   B) Adicionar um inibidor da enzima conversora ao seu regime.
   C) Reduzir a proteinuria para 1.000 mg/dia.
   D) Baixar o colesterol LDL para < 100 mg/dL.
   E) Todas as alternativas anteriores.

4. Correlacionar o fármaco imunossupressor com seu mecanismo de ação:

   Fármaco:
   I. *Tacrolimus*.
   II. Ciclosporina.
   III. *Sirolimus*.
   IV. Daclizumab e basiliximab.
   V. Micofenolato de mofetil.

   Mecanismo de ação:
   A) Liga-se a ciclofilina e inibe a atividade da fosfatase de calcineurina.
   B) Liga-se ao FK506 e inibe a atividade da fosfatase de calcineurina.
   C) Liga-se ao FK506 e inibe o alvo da rapamicina em mamíferos.
   D) Liga-se à subunidade alfa (CD25) do receptor de interleucina-2.
   E) Inibe monofosfato desidrogenase da inosina.

SEÇÃO

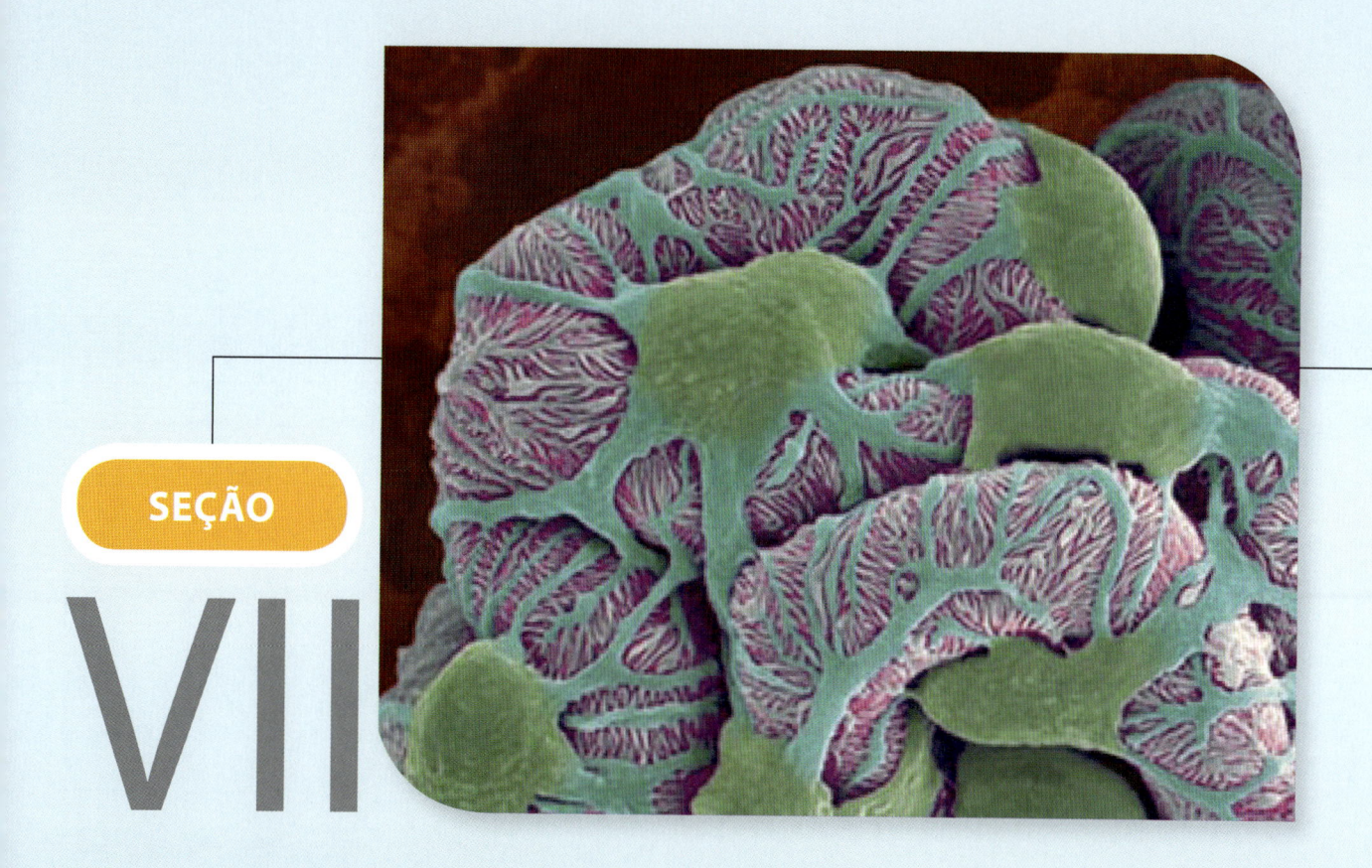

VII

DOENÇAS DIVERSAS

Capítulo 20

Hipertensão

PAUL G. SCHMITZ

Objetivos de aprendizagem

O leitor deverá:

- Listar as principais classes de hipertensão estabelecidas pelo VII JNC.
- Descrever os padrões de pressão arterial elevada, incluindo hipertensão do jaleco branco, hipertensão mascarada, hipertensão sem descenso noturno e hipertensão lábil.
- Discutir a epidemiologia, fisiopatologia e o significado clínico da hipertensão sistólica isolada.
- Descrever a abordagem inicial para avaliação de pacientes com hipertensão. Discutir a importância de identificar os hábitos de vida pouco saudáveis, de excluir as causas secundárias de hipertensão e a presença de lesões em órgãos-alvo.
- Listar as principais classes de agentes anti-hipertensivos e discutir suas vantagens e limitações. Estender a estratégia de combinar fármacos com mecanismos de ação complementares.
- Criar um algoritmo para o tratamento da hipertensão essencial e discutir o papel da combinação de fármacos no tratamento inicial da hipertensão.
- Discutir a fisiopatologia da hipertensão renovascular.
- Discutir os testes bioquímicos utilizados para triagem e confirmação de pacientes com suspeita de hiperaldosteronismo primário e feocromocitoma.
- Discutir os aspectos que diferenciam entre uma emergência hipertensiva e uma hipertensão não emergencial.
- Discutir a importância da autorregulação no tratamento das emergências hipertensivas.

Introdução

A hipertensão ou pressão alta afeta quase 75 milhões de americanos (ou um em cada três adultos), sendo um dos fatores de risco mais comuns para acidente vascular cerebral, infarto do miocárdio e doença renal progressiva. A hipertensão é responsável por uma em cada seis mortes nos Estados Unidos e impõe um enorme fardo econômico sobre o sistema de saúde (> 75 bilhões de dólares em 2009). Apesar de notáveis avanços feitos no diagnóstico e tratamento da hipertensão, ela continua sendo um desafio extraordinário na assistência médica.

Uma causa específica de hipertensão é descoberta em < 15% de todos os pacientes com pressão arterial elevada (i.e., hipertensão secundária). Em pacientes sem uma causa conhecida, a pressão alta é conhecida como hipertensão essencial ou primária. As causas secundárias de hipertensão são abordadas especificamente em subseções a seguir. Salvo indicação contrária, os comentários seguintes são restritos a pacientes com hipertensão essencial.

Classificação e epidemiologia

Durante quatro décadas, um painel de peritos nomeado pelo National Heart, Lung and Blood Institute (NHLBI) tem elaborado diretrizes para classificação e tratamento da hipertensão. O sétimo relatório do Joint National Committee on Prevention, Detection, Evaluation, and Treatment of High Blood Pressure (JNC VII) foi publicado em 2003. Espera-se uma grande revisão em 2012.

Mudanças fundamentais na classificação da hipertensão têm ocorrido em conjunto com a melhor compreensão da fisiopatologia da doença hipertensiva. O JNC VII classifica a hipertensão em quatro categorias, que refletem principalmente o risco cardiovascular da pressão arterial elevada (Tabela 20.1). Talvez a questão mais controversa no JNC VII foi a inclusão da categoria pré-hipertensão. As razões para incluir este grupo foram as seguintes:

- Pacientes com pré-hipertensão em geral evoluem para o estágio I da hipertensão (se viverem tempo suficiente).
- A taxa de progressão para o estágio I da hipertensão pode ser relativamente rápida e, portanto, esses doentes devem ser monitorados regularmente para o desenvolvimento do estágio I da hipertensão.
- Pacientes com pré-hipertensão apresentam maior risco de eventos cardiovasculares, sendo mais propensos a apresentar fatores de risco cardiovascular (hiperlipidemia, diabetes, obesidade).
- Pacientes com pré-hipertensão devem ser instruídos a hábitos saudáveis de estilo de vida e, em alguns casos, ser colocados em terapia medicamentosa (p. ex.,

Seção VII Doenças diversas

Tabela **20.1** Classificação da pressão arterial para adultos > 18 anos[a]

Categoria	Pressão arterial sistólica (mmHg)[b]	Pressão arterial diastólica (mmHg)[b]
Normal	< 120	< 80
Pré-hipertensão	120-139	80-89
Hipertensão estágio 1	140-159	90-99
Hipertensão estágio 2	≥ 160	≥ 100

[a] Sem medicação anti-hipertensiva e sem doença aguda. Quando a pressão sistólica e a diastólica caírem em diferentes categorias, a categoria mais alta deve ser a selecionada para classificar a pressão arterial do indivíduo.
[b] Com base na média de 2 ou mais leituras tomadas em cada uma de duas ou mais consultas após uma triagem inicial.

quando acompanhado de fatores de risco cardíaco adicionais).

O National Health and Nutrition Examination Survey (NHANES) é projetado para monitorar as condições nutricionais e de saúde da população americana. Em 1999, o NHANES tornou-se um inquérito constante, respondido em uma base contínua; porém, os dados sobre a pressão arterial elevada estão disponíveis desde 1976. Tendências na conscientização, tratamento e controle da hipertensão estão resumidos na Figura 20.1. Apesar dos esforços intensos na educação médica e do paciente, o número de pacientes com hipertensão controlada (definida como pressão arterial sistólica < 140 mmHg e pressão arterial diastólica < 90 mmHg) é inferior a 50% entre todos os adultos com hipertensão.

Avaliação da pressão arterial

As medições da pressão arterial são mais confiáveis na posição sentada, após 5 minutos de repouso, em uma sala silenciosa. A pressão arterial deve ser obtida por duas vezes, com intervalo de 5 minutos e confirmada no braço contralateral. O aparecimento do primeiro som de Korotkoff (caracterizado por um estalo audível seguido por sons repetitivos de batidas leves e, pelo menos, duas batidas consecutivas) é considerado a pressão sistólica. O quinto som é o silêncio (quando a pressão do manguito cai abaixo de pressão arterial diastólica) e é considerado a pressão arterial diastólica.

Embora medições únicas de pressão arterial obtidas no consultório sejam utilizadas para diagnosticar e tratar a hipertensão, a hipertensão do jaleco branco, variações diurnas da pressão arterial, hipertensão mascarada e hipertensão lábil não podem ser detectadas com uma única medição de consultório, ainda que tenham importantes

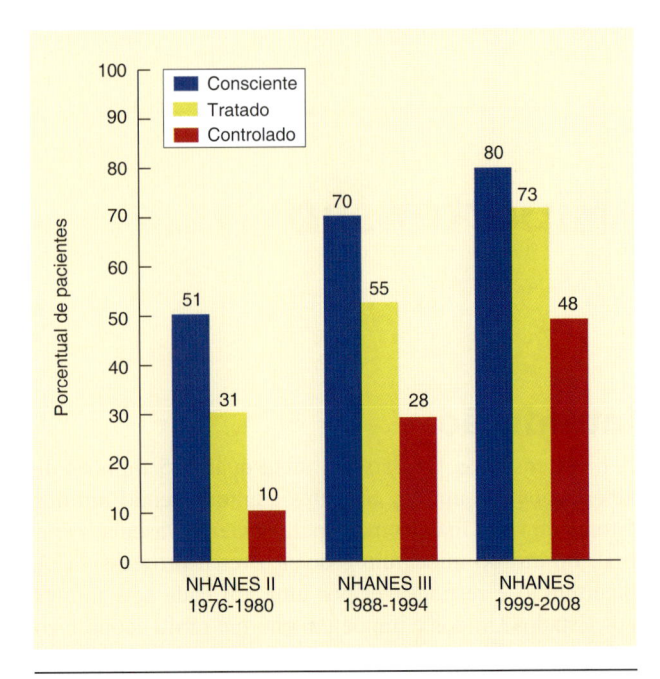

FIGURA 20.1 Tendências na conscientização, tratamento e controle da pressão arterial elevada nos Estados Unidos. A página da *web* do National Health and Nutrition Examination Survey (NHANES) foi acessada para esses dados (http://www.cdc.gov/nchs/nhanes/nhanes_questionnaires.htm). A pesquisa consiste em entrevistas realizadas nas casas dos participantes e exames realizados em centros móveis. Entre os adultos com pressão arterial elevada, a porcentagem ciente de seu problema aumentou de 51% (1976-1980) para 80% (1999-2008). Entre os adultos conhecedores de sua pressão arterial elevada, o porcentual a receber tratamento com medicamentos aumentou de 31 para 73%. Entre os adultos tratados para hipertensão, o porcentual atingindo a pressão arterial alvo (< 140/90 mmHg) aumentou de 10 para 48%. Embora essas melhorias sejam encorajadoras, dado o grande número de pacientes com hipertensão arterial (> 70 milhões apenas nos Estados Unidos), estima-se que mais de 15 milhões de norte-americanos permaneçam sem saber de sua condição e mais de 30 milhões não são controlados. Dessa forma, a detecção e o tratamento da hipertensão arterial continua a ser um desafio importante da assistência médica.

implicações clínicas. Esses padrões de pressão arterial são discutidos a seguir (ver também Figura 20.2).

Hipertensão do jaleco branco

A hipertensão do jaleco branco ou hipertensão apenas no consultório médico é responsável por até 20% dos pacientes diagnosticados com hipertensão. Ela é definida como uma pressão arterial clínica de 140/90 mmHg, ou mais, em pelo menos três ocasiões, com pelo menos dois episódios de medições menores que 140/90 mmHg em ambiente não médico, além da ausência de lesões de órgão-alvo. A maioria das evidências indica que ela não está associada com incidência aumentada de eventos cardiovasculares e não deve ser tratada. Contudo, o desenvolvimento de hipertensão evidente é maior nesses pacientes; dessa forma, monitoração regular deve ser empregada.

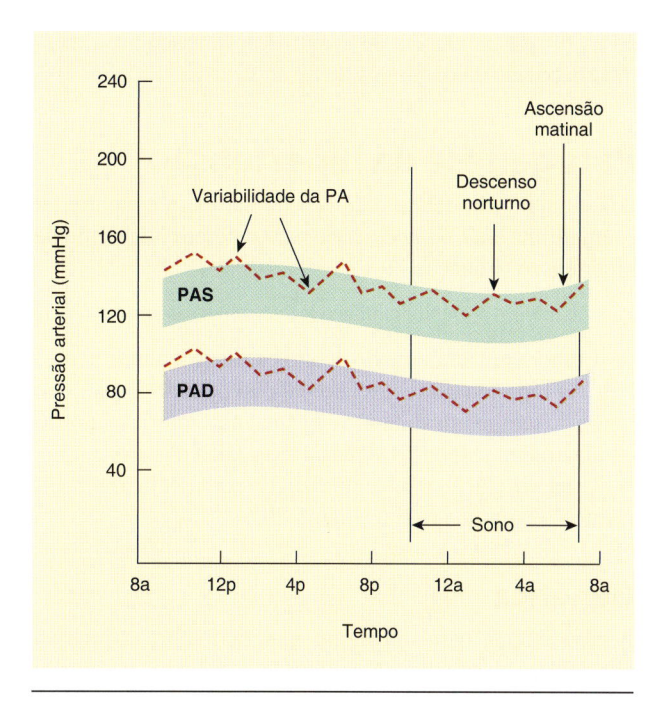

FIGURA 20.2 Amostra de monitoração ambulatorial da pressão arterial de 24 horas. As áreas sombreadas representam pressão arterial sistólica e diastólica normal (PAS e PAD, respectivamente). A queda noturna da pressão arterial (ou descenso) é observada em pacientes normais e em muitos, mas não todos, os pacientes com hipertensão. Os indivíduos que não apresentam o descenso noturno (i.e., não descentes) apresentam uma incidência maior de eventos cardiovasculares. A perda do descenso noturno é mais comum em certas condições, como doença renal crônica e causas secundárias de hipertensão. Um aumento na pressão arterial (ascensão matinal) ocorre durante a transição do sono para a vigília. A incidência de infarto agudo do miocárdio é maior pela manhã (durante a ascensão matinal) do que durante o restante do dia. As leituras superiores e inferiores (linhas tracejadas) refletem a variabilidade da pressão arterial que praticamente todos os pacientes apresentam. A hipertensão lábil é associada com a variabilidade acentuada na pressão arterial. A monitoração da pressão arterial ambulatorial média de 24 horas é melhor em predizer eventos cardiovasculares do que a medida de rotina em consultório, talvez porque ela reflita a carga diária da pressão arterial. No entanto, o uso dessa avaliação na conduta de rotina da pressão arterial elevada tem encontrado resistência, em parte, por causa do custo e das preocupações com a conveniência.

Pseudo-hipertensão

A superestimação da pressão arterial pode ocorrer em pacientes com vasos sanguíneos gravemente arterioscleróticos porque esses vasos são pouco compressíveis com os esfigmomanômetros de manguito. Se há suspeita de que essa condição exista, a medida intra-arterial direta pode ser necessária.

Variações diurnas da pressão arterial

As medidas ambulatoriais da pressão arterial de 24 horas revelam variações da pressão arterial que seguem um padrão circadiano. A variabilidade da pressão arterial ocorre durante todas as horas do dia e cai para nível mais baixo 1 a 2 horas depois do sono (referido como descenso noturno). A pressão arterial aumenta muito nas primeiras horas da manhã, durante a transição do sono para a vigília. Alguns pacientes não exibem o descenso noturno e parecem estar em maior risco de eventos cardiovasculares. O não descenso da pressão é muito comum em afro-americanos, doença renal crônica e pacientes com doença do sistema nervoso autônomo. Ele também tem sido associado com a atividade aumentada do sistema nervoso simpático (SNS) e a administração de glicocorticoides.

Hipertensão mascarada

A hipertensão mascarada é uma variante curiosa que se apresenta como a imagem especular da hipertensão do jaleco branco (i.e., hipertensão arterial em casa, com pressão arterial normal no consultório). Acredita-se que a prevalência da hipertensão mascarada ultrapasse os 10% de toda a população. Vale ressaltar que esses indivíduos têm um risco relativo aumentado de eventos cardiovasculares e, portanto, devem ser tratados. Tendo em vista que as medições de pressão arterial são normais no consultório, as medições domiciliares da pressão arterial são o único método para diagnosticar a hipertensão mascarada.

Hipertensão lábil

Embora alguma flutuação da pressão arterial, invariavelmente, acompanhe a hipertensão (ver Figura 20.2), são incomuns variações dramáticas frequentes. Ataques de ansiedade e pânico são as causas mais comuns de hipertensão lábil. A hipertensão lábil também foi relatada no feocromocitoma. Estudos recentes sugerem que ajustando o horário de administração dos medicamentos no sentido de reduzir a labilidade (p. ex., à noite e doses divididas) pode reduzir os eventos cardiovasculares.

A monitoração ambulatorial da pressão arterial (MAPA) de 24 horas é essencial para diagnosticar e tratar variantes clínicas da hipertensão arterial. Diversos dispositivos estão disponíveis nos dias de hoje, os quais são totalmente automatizados e podem ser utilizados confortavelmente pelo paciente nas 24 horas. As medições são realizadas a cada 15 a 30 minutos, armazenadas no dispositivo e, então, transferidas para um computador analisar. Os dispositivos são bastante precisos e relativamente barato. A MAPA de 24 horas é melhor em predizer eventos cardiovasculares do que a pressão arterial de consultório. No entanto, as questões de reembolso e de conveniência (principalmente se medições seriadas são necessárias) têm limitado o uso clínico da MAPA de 24 horas.

Hipertensão sistólica isolada

A hipertensão sistólica isolada (HSI) é definida como uma pressão arterial sistólica (PAS) >160 mmHg e uma pressão arterial diastólica (PAD) < 90 mmHg. A hipertensão em idosos é predominantemente sistólica. A PAS aumenta de forma linear ao longo da vida, enquanto a PAD aumenta até próximo dos 50 anos e diminui a partir de então (Figura 20.3). Diversos estudos de bases populacionais têm mostrado que a PAS é um fator de risco maior para o desenvolvimento de doença cardiovascular em comparação com a PAD (Figura 20.4). O reconhecimento do risco de HSI reflete uma mudança de paradigma importante no manejo da hipertensão. O JNC VI reviu o relatório de 2000 para incluir essas observações e sugerir que a PAS (não a PAD) seja o desfecho primário da terapia anti-hipertensiva.

Acredita-se que o mecanismo responsável pela HSI reflete o aumento gradual da rigidez arterial (devido à remodelação e calcificação da parede do vaso). O vaso menos complacente não pode se distender durante a sístole, resultando em PAS aumentada.

Já a perda do recuo elástico durante a diástole (que aumenta a pressão diastólica) diminui a PAD (Figura 20.5). Uma vez que a rigidez arterial é regida pela remodelação vascular, a HSI equivale a um vaso sanguíneo doente.

Vários estudos randomizados têm mostrado que o tratamento da HSI com um diurético tiazídico, β-bloqueador ou bloqueador dos canais de cálcio produz uma diminuição de 25 a 50% na incidência de eventos cardiovasculares, mesmo em pacientes com mais de 80 anos.

Patogênese da hipertensão

Um aumento do débito cardíaco ou da resistência arterial é, em última análise, necessário para o desenvolvimento da hipertensão (Equação 20.1).

Pressão arterial = Débito cardíaco × Resistência arterial (20.1)

Embora um aumento do débito cardíaco tenha sido descrito na hipertensão (especialmente no período inicial), ao longo do tempo um aumento da resistência arterial é a principal variável responsável pela persistência da hipertensão.

Uma série de teorias tem evoluído para explicar um aumento da pressão arterial (Figura 20.6).

Genética

As evidências para um efeito genético sobre a pressão arterial são derivadas de estudos com gêmeos e estudos de base populacional, que revelam uma maior concor-

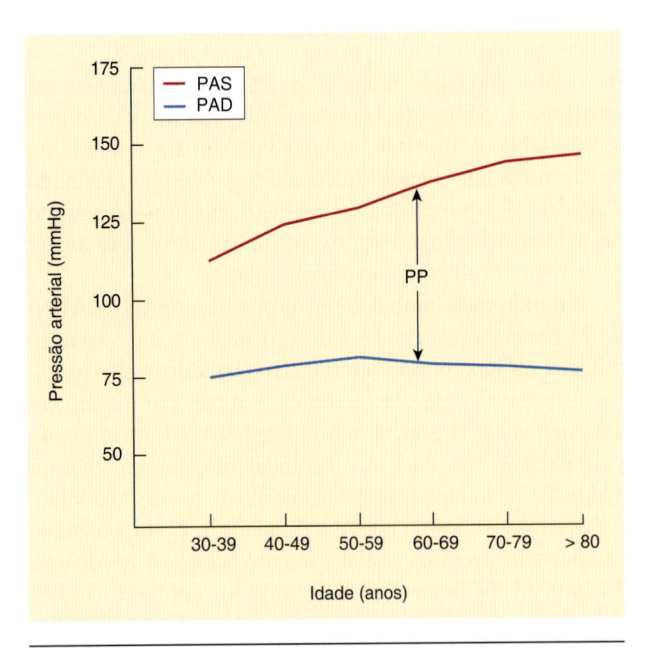

FIGURA 20.3 Efeitos da idade sobre a pressão arterial sistólica e diastólica. A pressão arterial sistólica (PAS) aumenta gradualmente ao longo da vida. Em contraste, a pressão diastólica (PAD) aumenta até aproximadamente os 50 anos, diminuindo depois. Uma vez que a PAS aumenta em relação à PAD, a pressão de pulso (PP) aumenta. Curiosamente, a PP também se correlaciona com eventos cardiovasculares no paciente idoso. O mecanismo responsável pela discordância entre PAS e PAD após a idade de 40 a 50 é discutido na Figura 20.5.

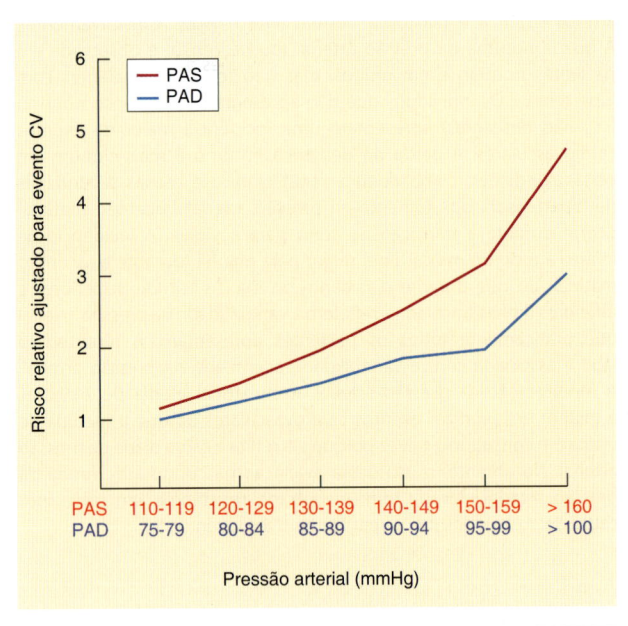

FIGURA 20.4 Risco relativo de um evento cardiovascular em relação à pressão arterial sistólica ou diastólica. Os dados são derivados de > 300.000 homens examinados por 12 anos (i.e., MRFIT ou *Múltiple Risk Factor Intervention Trial*). Os eventos cardiovasculares foram ajustados para vários outros fatores de risco (idade, colesterol, tabagismo, história familiar, etc.). Para qualquer pressão arterial sistólica (PAS) o risco relativo de infarto do miocárdio ou acidente vascular cerebral é maior do que para uma pressão arterial diastólica (PAD) comparável. Achados semelhantes também têm sido relatados a partir do *Framingham Heart Study*. Portanto, em maio de 2000, o National Heart, Lung, and Blood Institute (NHLBI) emitiu a seguinte recomendação clínica: "A pressão arterial sistólica deve se tornar o principal desfecho clínico para a detecção, avaliação e tratamento da hipertensão, especialmente no norte-americanos de meia-idade e idosos."

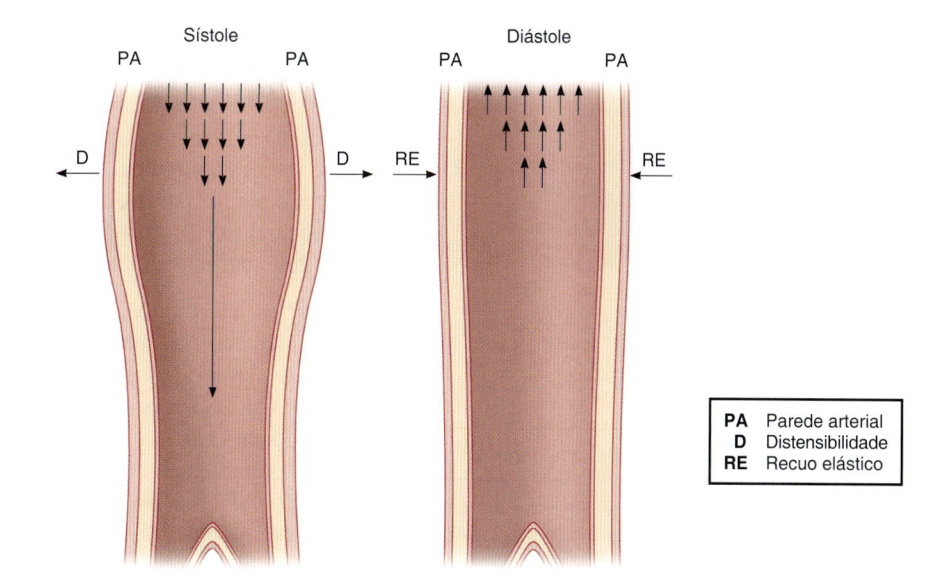

FIGURA 20.5 Efeitos da complacência da parede vascular sobre a pressão arterial sistólica e diastólica. A pressão de pico durante a sístole é uma função do volume de ejeção e distensibilidade (D) da parede do vaso. A diminuição da complacência da parede do vaso ou D, aumenta a pressão arterial sistólica (a um volume de ejeção constante). A pressão arterial diastólica de pico é, em parte, dependente do recuo elástico (RE) das artérias musculares e arteríolas. Em um vaso sanguíneo complacente, o RE aumenta a pressão arterial diastólica quando a parede "estala" de volta e provoca ondas de pressão que refletem de volta para o coração (painel direito). Em indivíduos mais velhos, a remodelação da parede vascular (ateroma e crescimento de células musculares lisas da íntima) reduz a D e o RE, o que aumenta a pressão arterial sistólica de pico e diminui a pressão arterial diastólica de pico. A pressão de pulso (PAS-PAD), aumenta necessariamente à medida que cai a complacência. O padrão de pressão arterial representado na Figura 20.3 reflete as alterações da complacência vascular durante o envelhecimento.

dância da pressão arterial entre gêmeos monozigóticos e dentro de famílias. Além disso, mutações monogênicas (p. ex., canal de sódio epitelial no ducto coletor) estão associadas com hipertensão. Até certo ponto, fatores genéticos desempenham um papel em todas as formas de hipertensão.

Fatores de risco cardiovascular

Fatores de risco cardiovascular tendem a se agregar com a hipertensão. Por exemplo, 40% dos pacientes com hipertensão também apresentam hipercolesterolemia. Hipertensão, hiperlipidemia e diabetes frequentemente coexistem (a síndrome metabólica). A resistência à insulina, que está associada à sensibilidade aumentada aos compostos vasoconstritores, pode explicar a relação entre obesidade e hipertensão.

Doença renal microvascular

Acredita-se que a lesão renal sutil secundária à doença renal microvascular promove a retenção renal de sódio, levando ao aumento do volume sanguíneo e, portanto, da pressão arterial. O aumento da pressão arterial sistêmica facilita a excreção renal de sódio e atinge um novo estado de equilíbrio, isto é, a ingestão de sódio corresponde à excreção de sódio, embora à custa do aumento da pressão arterial (isso é por vezes referido como natriurese da pressão).

Sistema nervoso simpático

O estresse levando a descarga nervosa simpática induz vasoconstrição e alterações estruturais nos vasos, que diminuem a complacência arterial. Um aumento no tônus simpático também promove transtornos metabólicos (resistência à insulina), hemodinâmicos (vasoconstrição) e trombóticos (ativação plaquetária), que promovem a disfunção endotelial, hipertrofia da parede do vaso e aumento da resistência arterial.

Remodelação vascular e lesão

Tem sido mostrado que citocinas, peptídeos e fatores de crescimento tróficos (angiotensina II, hormônio natriurético, catecolaminas, insulina) correlacionam-se com hipertrofia vascular e diminuição na complacência da parede vascular. A lesão endotelial reduz a síntese de óxido nítrico, aumentando a resistência vascular e promovendo alterações na arquitetura da parede do vaso.

Sistema renina-angiotensina--aldosterona

A angiotensina II aumenta a pressão arterial sistêmica por meio de diversas vias, incluindo aumento da resistência arterial, diminuição da complacência vascular (pela alteração da arquitetura da parede dos vasos), retenção

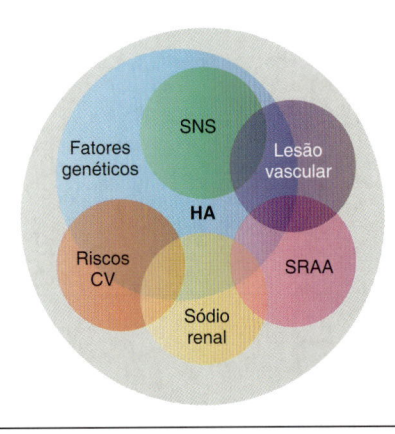

FIGURA 20.6 Diagrama de Venn modificado representando a convergência das principais escolas de pensamento em relação à patogênese da hipertensão arterial. Fatores genéticos são prováveis de desempenharem um papel importante em praticamente todos os pacientes (razão do círculo maior). Mutações monogênicas (p. ex., envolvendo o canal epitelial de sódio ou ENaC) são raras, mas instrutivas. Múltiplos fatores genéticos parecem estar envolvidos na maioria dos pacientes. O sistema nervoso simpático (SNS) e o sistema renina-angiotensina-aldosterona (SRAA) estão claramente envolvidos na regulação da pressão arterial e vários fármacos que bloqueiam esses sistemas são eficazes anti-hipertensivos. Têm sido bem descritos polimorfismos em proteínas que estão envolvidas na regulação da síntese e secreção de catecolaminas, renina e enzima de conversão da angiotensina. O rim há muito tempo tem sido considerado importante na regulação da pressão arterial, em parte, por causa das propriedades transportadoras de íons do seu epitélio (especialmente de sódio). Que os diuréticos sejam eficazes anti-hipertensivos respalda o importante papel do rim e, especificamente, do sódio na regulação da pressão arterial. Dados emergentes têm focalizado os próprios vasos sanguíneos na patogênese da hipertensão arterial. Acredita-se que os fatores de crescimento e a remodelação da parede vascular estão fundamentalmente na base do desenvolvimento da resistência vascular periférica aumentada. Além disso, a disfunção endotelial contribui para aumento da resistência vascular e remodelação. Fatores de risco cardiovasculares, incluindo, obesidade, hiperlipidemia e resistência à insulina têm sido independentemente associados à hipertensão. Por fim, há considerável intercomunicação entre esses vários mecanismos (sobreposição de bolhas); por exemplo, a angiotensina II promove o crescimento celular do músculo liso vascular.

de sal e água e aumento na atividade do sistema nervoso simpático.

Recentemente, foi demonstrado que a angiotensina II promove estresse oxidativo no endotélio e contribui para a disfunção endotelial. A disfunção endotelial é caracterizada pela redução na síntese e secreção de óxido nítrico, um potente vasodilatador local. Além disso, a deficiência de óxido nítrico tem sido implicada na remodelação da parede vascular. Estudos clínicos revelaram que inibidores da enzima conversora da angiotensina e antagonistas dos receptores da angiotensina são eficazes na redução da incidência de complicações cardiovasculares secundárias à hipertensão, respaldando o papel crítico do sistema renina-angiotensina na mediação das complicações da hipertensão arterial.

Doença renal hipertensiva – um enigma

Embora evidências consideráveis indiquem que a hipertensão acelera lesão renal, o seu papel na iniciação da doença renal é muito controverso. Existem vários argumentos convincentes que lançam dúvidas sobre o papel da hipertensão no desencadeamento da lesão renal, incluindo:

- Dos 70 milhões de americanos com hipertensão, menos de 1% apresentam lesão renal progressiva.
- A maioria dos pacientes com diagnóstico de doença renal associada à hipertensão não foi submetida à biópsia renal para excluir outras doenças renais.
- A hipertensão desenvolve-se na maioria dos pacientes com doença renal, independentemente do diagnóstico subjacente.
- Estudos recentes indicam que a doença renal desenvolve-se em pacientes geneticamente suscetíveis à hipertensão. Especificamente, afro-americanos com polimorfismos na proteína motora, miosina não muscular 2a ou MYH9 (uma proteína expressa em podócitos), tinham maior probabilidade de desenvolver insuficiência renal se eles eram hipertensos em comparação com indivíduos sem polimorfismos.

É digno de ceticismo se a hipertensão é uma causa de lesão renal crônica, mas talvez isso tenha significância menos prática; uma vez que esses indivíduos ainda assim necessitam de tratamento para reduzir as complicações cardiovasculares.

Por fim, a hipertensão é quase sempre caracterizada por alterações patológicas na microvasculatura renal. No entanto, não é possível prever quais pacientes irão desenvolver lesão renal com base em achados patológicos. De fato, as alterações vasculares típicas descritas na hipertensão são tão comuns que muitos se referem à patologia como "nefroesclerose benigna". De forma notável, hipertensão grave ou maligna produz danos vasculares graves e lesão renal aguda.

Patologia do rim na hipertensão

A nefroesclerose benigna é caracterizada por rins pequenos, atróficos, que apresentam uma superfície finamente granular (coriácea) no exame macroscópico (Figura 20.7A). A microscopia óptica revela arterioloesclerose hialina (Figura 20.7B), com espessamento das paredes das pequenas artérias e arteríolas, lúmens estreitos e atrofia dos glomérulos e túbulos com fibrose intersticial. As artérias interlobares maiores e arqueadas revelam hiperplasia fibroelástica com duplicação da lâmina elástica interna e espessamento fibroso do meio.

A nefroesclerose maligna é uma síndrome clínica grave, caracterizada por papiledema, encefalopatia e lesão renal aguda. As alterações patológicas incluem:

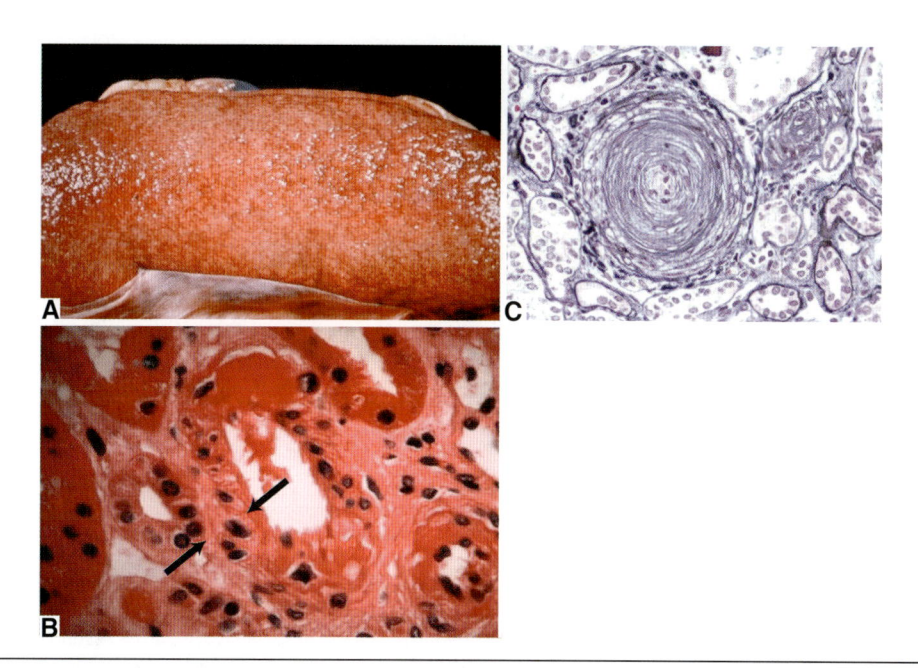

FIGURA 20.7 Alterações patológicas renais devido à hipertensão. O painel A mostra a aparência clássica de couro granulado em peça cirúrgica de um paciente com hipertensão de longa duração, embora não complicada. As alterações arteriais produzem atrofias isquêmicas esparsas com perda focal do parênquima que dão à superfície do rim a típica aparência granular. O painel B (hematoxilina/eosina 400 ×) mostra uma secção transversal de um vaso renal após hipertensão longa. Notar a média espessada (setas) e o material hialino (rosado) dentro da parede vascular (i.e., hialinose). Esse material hialino é o resultado de impregnação de proteínas plasmáticas. O painel C revela o clássico "catáfilos de cebola" observado na hipertensão arterial grave ou maligna. Esse padrão reflete células musculares lisas concêntricas espessadas, que quase obliteram a luz (coloração prata de Jones, 300 ×). Essa lesão é frequentemente acompanhada por necrose fibrinoide da parede do vaso e evidência clínica de insuficiência renal.

- Achados macroscópicos. Rins de tamanho normal a pequeno, com hemorragias na superfície devido à ruptura das arteríolas e capilares. A aparência macroscópica é referida como rim "picada de pulga".
- Achados microscópicos. Arteriolite necrotizante com necrose fibrinoide das arteríolas e pequenas artérias com leve infiltrado inflamatório. A microangiopatia trombótica, envolvendo os capilares glomerulares, artérias interlobulares e grandes arteríolas, é frequentemente observada. São comuns alterações vasculares caracterizadas por proliferação intimal ou "casca de cebola" (proliferação concêntrica de células musculares lisas) (Figura 20.7C).

Avaliação inicial da hipertensão

A avaliação inicial da hipertensão deve se concentrar em três áreas:

1. Avaliação de lesão em órgão-alvo;
2. Investigação de causa secundária;
3. Avaliação dos fatores de estilo de vida que aumentam a pressão arterial (Figura 20.8).

Uma vez que a morbidade e a mortalidade associada com hipertensão são modificadas substancialmente com a simultaneidade de lesão de órgão-alvo, é aconselhável avaliar o rim, coração e olhos em todos os pacientes com hipertensão. Um eletrocardiograma, uma proteinuria de 24 horas e um exame de fundoscopia (com dilatação da pupila, se necessário) para alterações arteriolares (Figura 20.9) em geral são suficientes. Exames adicionais são executados dependendo dos resultados dos testes e dos fatores de risco específicos do paciente.

Causas secundárias de hipertensão, embora incomuns, requerem terapias direcionadas (ocasionalmente curativa). As formas secundárias de hipertensão devem ser consideradas em pacientes que desenvolvem hipertensão antes dos 20 ou depois dos 50 anos. Hipocalemia espontânea, sopros vasculares (especialmente abdominal) ou acentuada variabilidade da pressão arterial também devem sugerir testes adicionais para causas secundárias de hipertensão. Formas secundárias de hipertensão são mais propensas a apresentar resistência à terapia medicamentosa. A hipertensão que é resistente à combinação de três ou mais fármacos merece investigação adicional. A abordagem ao diagnóstico e o tratamento de causas secundárias de hipertensão serão discutidos a seguir.

Uma avaliação detalhada das práticas de estilo de vida é essencial para desenvolver um programa abrangente de tratamento da hipertensão. É indispensável uma avaliação dietética detalhada que seja focada na ingestão de sódio, gordura saturada, potássio e álcool. O índice de massa

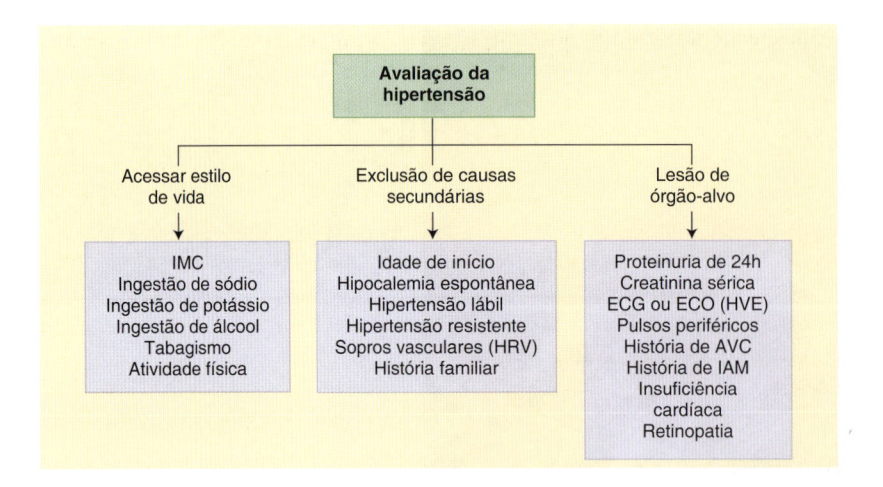

FIGURA 20.8 A avaliação inicial de hipertensão deve ser focada sobre (1) os hábitos de estilo de vida, (2) a exclusão de formas secundárias de hipertensão (potencialmente curável) e (3) a evidência de lesão de órgão-alvo e/ou outras comorbidades. A avaliação do estilo de vida identifica fatores de risco reversíveis que contribuem para a hipertensão (p. ex., obesidade) e/ou para reduzir os efeitos anti-hipertensivos dos medicamentos (p. ex., ingestão excessiva de sódio). A educação continuada é necessária para atingir as modificações ideais nos hábitos de estilo de vida (p. ex., a importância do aconselhamento nutricional e a modificação comportamental nunca são exageradas). As causas secundárias da hipertensão são potencialmente curáveis (ou o tratamento é geralmente direcionado) e, portanto, esses tipos de hipertensão devem sempre ser considerados. Não é viável ou positivo do ponto de vista custo-benefício triar todos os pacientes para causas secundárias. No entanto, é razoável triar os pacientes com uma alta probabilidade pré-exames, por exemplo, nos extremos de idade, hipocalemia espontânea (sem diuréticos), hipertensão lábil ou resistente (a resistência é definida como hipertensão não controlada com três fármacos, um dos quais sendo um diurético), doença vascular periférica grave (maior incidência de doença renovascular) e um forte histórico familiar. A presença de danos em órgãos-alvo deve ser avaliada, uma vez que o tratamento medicamentoso, além de modificações de estilo de vida em geral é necessário. A terapia medicamentosa é geralmente mais direcionada dependendo das manifestações das lesões em órgãos-alvo (p. ex., inibidores da enzima conversora para reduzir proteinuria). Vários exames são úteis para excluir lesão de órgãos-alvo: (1) proteinuria de 24 horas e creatinina sérica (lesão renal), (2) ECG (eletrocardiograma) ± ecocardiograma (hipertrofia ventricular esquerda) e (3) fundoscopia para excluir alterações microvasculares (ver Figura 20.9).

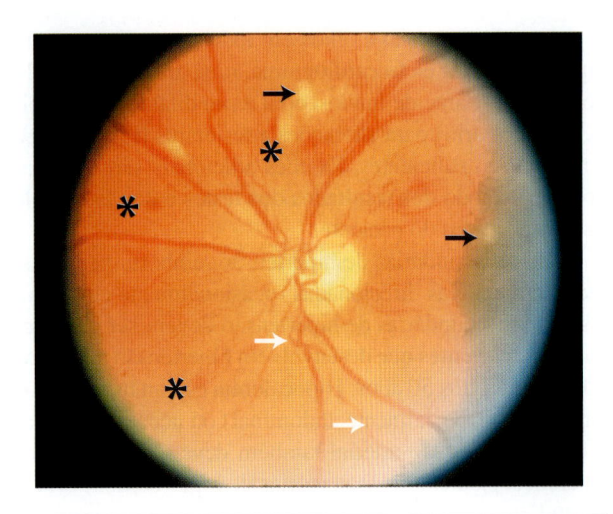

FIGURA 20.9 Exame de fundo de olho revelando as alterações clássicas da retinopatia hipertensiva moderada. Vários exsudatos algodonosos (setas pretas) são observados. Hemorragias arredondadas e puntiformes também são vistas facilmente (asteriscos). Os exsudatos algodonosos refletem atrofia isquêmica por causa da lesão microvascular, enquanto as hemorragias são secundárias ao sangramento dos vasos sanguíneos lesados. Há também evidências de alargamento ou acentuação do reflexo dorsal arteriolar (desfoque), conhecido como arteríola em fio de cobre (setas brancas). A presença dos exsudatos algodonosos e hemorragias retinianas estão associadas a um alto risco de eventos cardiovasculares subsequentes (acidente vascular cerebral, infarto agudo do miocárdio e morte cardíaca súbita).

corporal (IMC) dos pacientes, nível de atividade física e o hábito do tabagismo devem ser documentados. A modificação das práticas do estilo de vida pouco saudável pode impactar de forma significativa no controle da pressão arterial e melhorar o resultado. O impacto psicológico de melhores práticas do estilo de vida é inestimável.

Tratamento da hipertensão

O tratamento da hipertensão envolve modificações de estilo de vida, terapias farmacológicas e, em casos refratários, novas terapias (dispositivo ou de gestão de intervenção). É razoável implementar uma tentativa (4 a 6 meses) de modificações do estilo de vida sem fármacos na pré-hipertensão ou no estágio 1 de hipertensão não complicada (i.e., sem indícios convincentes que garantam o tratamento medicamentoso específico). O estágio 2 da hipertensão, ou a hipertensão associada à doença de órgão-alvo, deve ser tratado agressivamente com modificações do estilo de vida e terapia farmacológica.

Modificações do estilo de vida

Hábitos de vida insalubres estão associados com um aumento na pressão arterial média. As modificações de estilo de vida estão associadas com um declínio na pressão arterial, melhora da capacidade de resposta aos anti-hipertensivos e um aumento da sensação de bem-estar. Elas podem oferecer controle superior da pressão arterial em comparação ao de um único fármaco. Assim, todos os pacientes devem ser instruídos nas práticas saudáveis de estilo de vida. Em particular, perder peso, aumentar a atividade física, restringir o sódio, limitar a ingestão de álcool, cessar o tabagismo e implementar uma dieta rica em frutas e legumes, mas baixa em produtos lácteos e gorduras saturadas (i.e., dieta DASH), são desejáveis. A Tabela 20.2 resume o efeito das alterações de estilo de vida individual sobre o controle da pressão arterial.

Terapia medicamentosa

Embora as modificações do estilo de vida sejam eficazes na redução da pressão arterial, o tratamento medicamentoso é necessário para alcançar a pressão arterial alvo em pacientes com hipertensão em estágio 1 ou superior. Como a pressão arterial é um produto da resistência vascular e débito cardíaco, um sistema rudimentar de classificar os anti-hipertensivos tem base em seus efeitos sobre um ou ambos os parâmetros. O débito cardíaco é uma função da frequência cardíaca, do volume de sangue e da força de contração (i.e., a função ventricular esquerda). A resistência vascular sistêmica é uma função do tônus vascular e da arquitetura da parede dos vasos (complacência). Dessa forma, fármacos que reduzem o tônus vascular, a frequência cardíaca, o volume intravascular, e a função ventricular esquerda diminuirão a pressão arterial (Figura 20.10). Vários fármacos exercem seus efeitos em múltiplos locais, embora a eficácia não esteja necessariamente relacionada com o local de ação.

A arquitetura da parede do vaso reflete os efeitos conjuntos da espessura da íntima (células e matriz), calcificação da íntima e média e formação de ateroma. Uma nova abordagem atrativa para o tratamento da hipertensão é direcionada para a arquitetura da parede do vaso. Por exemplo, evidências recentes sugerem que a remodelação da parede vascular e redução da sua complacência precedem a hipertensão evidente. É provável que os fármacos, que influenciem favoravelmente a arquitetura vascular, possam prevenir ou reverter a hipertensão. Alguns fármacos induzem a regressão da hipertrofia ventricular esquerda, o qual, acredita-se, seja um substituto para a remodelação da parede do vaso.

Principais classes de anti-hipertensivos

Embora os anti-hipertensivos possam influenciar mais de um sistema de controle fisiológico da pressão arterial, eles geralmente são agrupados em sete categorias, com base em seu principal local de ação (listados em ordem de descoberta):

1. Diuréticos tiazídicos – reduzem o volume intravascular e o débito cardíaco (o uso prolongado diminui a resistência vascular periférica).
2. Vasodilatadores diretos – diminuem a resistência vascular sistêmica pelo estímulo da síntese de óxido nítrico ou aumento da condutância de potássio nas células do músculo liso vascular.
3. Simpatolíticos de ação central – diminuem a descarga simpática que exerce múltiplos efeitos, incluindo diminuição da frequência e contratilidade cardíaca, diminuição da resistência vascular e diminuição da secreção de angiotensina II.
4. Bloqueadores de receptores adrenérgicos β – antagonistas de β1 reduzem a contratilidade e a frequência cardíaca cardíaca. Antagonistas combinados β1 e β2 também inibem a secreção de renina.

Tabela **20.2** Efeitos das modificações no estilo de vida sobre a pressão arterial sistólica

Modificação[a]	Recomendação	Declínio médio da PAS em 6 meses (mmHg)
Perda de peso	IMC alvo de 18-25 kg/m2	5-20 por 10 kg de perda de peso
Redução da ingestão de sódio	< 100 mEq/d (< 6g de NaCl)	2-8
Atividade física	Atividade física aeróbica regular (caminhada ligeira) pelo menos 30 min/d, o máximo de dias por semana	4-9
Adoção do esquema nutricional DASH	Dieta rica em frutas, verduras e produtos lácteos de baixo teor de gordura, com conteúdo reduzido de gordura total e saturado	2-9
Limite no consumo de álcool	Homem: limite de < 2 doses (15 mL de etanol) Mulheres e pessoas de baixo peso: limite de < 1dose por dia	2-4
Suplementação dietética de potássio	5 g de potássio (frutas e verduras são fontes ricas)	~10 (duvidoso)

[a] Deve ser encorajado a parar de fumar.

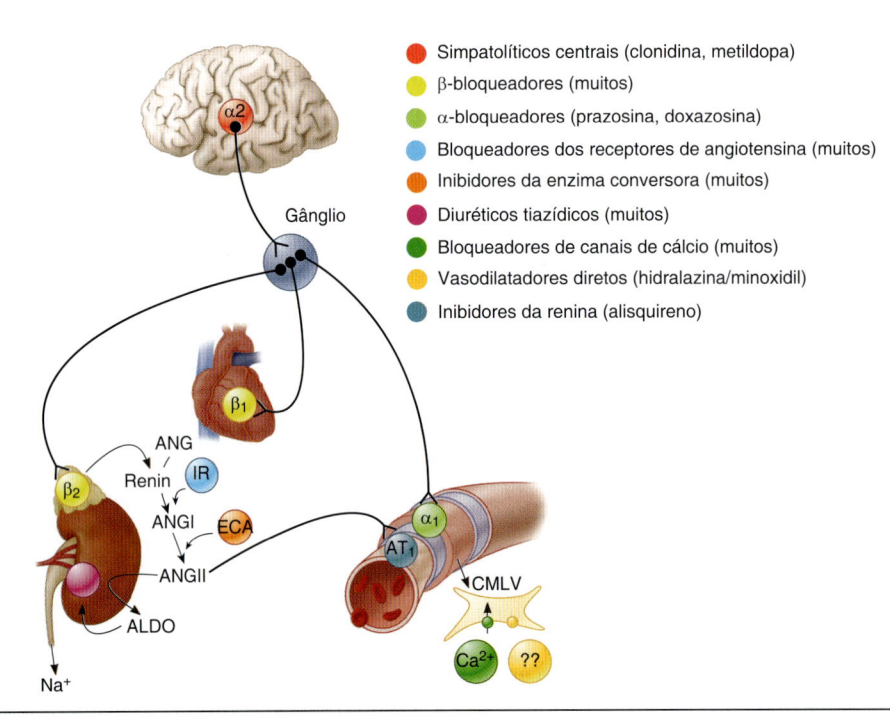

FIGURA 20.10 Local de ação dos anti-hipertensivos. A clonidina e a metildopa exercem seus efeitos nos receptores α2 centrais, que inibem o efluxo simpático. Ambos os agentes diminuem a frequência cardíaca, o volume sistólico e a resistência vascular periférica. Os β-bloqueadores reduzem o débito cardíaco por meio da diminuição da frequência e contratilidade cardíacas (β1) e reduzem a resistência vascular sistêmica diminuindo a liberação de renina (β2). Os α-bloqueadores antagonizam os efeitos das catecolaminas nos receptores periféricos α1 e diminuem a resistência vascular sistêmica. Os bloqueadores dos receptores da angiotensina antagonizam os efeitos da angiotensina II (ANG II) sobre o receptor da angiotensina tipo 1 (AT₁) e reduzem a resistência vascular. Os inibidores da enzima conversora reduzem a síntese de ANG II pela inibição da enzima conversora (ECA) e, assim, reduzem a resistência vascular sistêmica. Uma vez que a ANG II também aumenta a síntese de aldosterona (ALDO), os inibidores da enzima de conversão podem também reduzir o volume plasmático. Os diuréticos tiazídicos aumentam a excreção renal de sódio e reduzem o volume intravascular. Inicialmente, a diminuição do volume plasmático reduz o débito cardíaco; no entanto, a administração prolongada dos tiazídicos reduz a resistência vascular sistêmica (ver Figura 20.11.). Os bloqueadores dos canais de cálcio inibem a mobilização de cálcio nas células musculares lisas vasculares (ver Figura 20.13) e reduzem a resistência vascular sistêmica. Os bloqueadores dos canais de cálcio não di-hidropiridínicos também reduzem a mobilização de cálcio em miócitos cardíacos e diminuem o débito cardíaco (reduzem a frequência e a contratilidade cardíaca). Os vasodilatadores diretos, hidralazina e minoxidil, diminuem a resistência vascular, reduzindo a condutância de potássio ou alterando a síntese do óxido nítrico endotelial (o mecanismo exato é controverso). O inibidor da renina (IR), o alisquireno, bloqueia a síntese de angiotensina I (ANG I). Portanto, as sínteses de ANG II e ALDO são reduzidas (diminuindo, assim, a resistência periférica e o volume plasmático). (CMLV, células musculares lisas vasculares; ANG, angiotensinogênio.)

5. Bloqueadores de receptores adrenérgicos α1 – reduzem o tônus vascular bloqueando os efeitos das catecolaminas sobre o músculo liso vascular.
6. Fármacos que antagonizam o sistema renina-angiotensina. Existem três classes de medicamentos que interrompem a cascata renina-angiotensina em diferentes etapas, incluindo:
   – Inibidores da enzima conversora da angiotensina
   – Agentes bloqueadores do receptor da angiotensina
   – Inibidores da renina
7. Antagonistas dos canais de cálcio – reduzem o tônus vascular e a contratilidade cardíaca por meio da interferência com a mobilização do cálcio nas células musculares vasculares e cardíacas.

É desejável a combinação de fármacos para compensar sistemas contrarregulatórios que atenuem o efeito anti-hipertensivo de um único agente. Por exemplo, os diuréticos aumentam a angiotensina II circulante por causa da diminuição do volume intravascular. A combinação de diuréticos com um inibidor da enzima conversora minimiza esse efeito. Praticamente qualquer agente anti-hipertensivo tende a produzir aumento na retenção de sódio e água por causa da perfusão renal reduzida. Portanto, combinar um diurético com quase qualquer outra classe de anti-hipertensivo melhora o controle da pressão arterial.

Os diuréticos tiazídicos

Os diuréticos tiazídicos foram introduzidos há mais de 50 anos e continuam a ser uma excelente escolha para o tratamento da hipertensão. O mecanismo de ação desses fármacos continua a gerar muito debate. Embora a excreção de sódio e a contração do volume certamente desempenhem um papel importante, o efeito anti-hipertensivo não pode ser inteiramente explicado com base na contração do volume, uma vez que o volume plasmático é quase normal após o primeiro mês de terapia. Uma hipótese plausível sugere que a depleção de volume diminua um fator circulante similar ao digital, o que reduz a captação celular de cálcio. O declínio no cálcio celular reduz a resistência vascular periférica (Figura 20.11).

Todos os diuréticos aumentam a atividade da renina plasmática (o que aumenta a angiotensina II) e, dessa forma, eles são frequentemente usados em combinação com inibidores da enzima conversora da angiotensina ou bloqueadores do receptor de angiotensina. Já outras classes de anti-hipertensivos promovem a retenção de sódio (por causa de uma diminuição na perfusão renal). A adição de diuréticos em um esquema anti-hipertensivo promove a excreção de sódio e em geral aumenta a eficácia dos outros agentes. A menos que exista uma contraindicação, todos os pacientes que necessitem de dois ou mais fármacos deve receber um diurético.

Há inúmeros diuréticos tiazídicos disponíveis para tratar a hipertensão. Eles diferem principalmente em função da potência e da meia-vida. No entanto, as diferenças farmacocinéticas são modestas, e os congêneres são considerados intercambiáveis. Uma exceção notável é a clortalidona, que tem uma meia-vida > 48 horas. Ela é isolada nos eritrócitos e gradualmente liberada para o plasma. Considerando que a aderência ao tratamento é um grande problema no tratamento de hipertensão, a clortalidona pode ser excepcionalmente benéfica. Além do mais, a maioria dos ensaios clínicos que demonstraram um efeito cardioprotetor com diuréticos tiazídicos empregaram a clortalidona.

Embora os tiazídicos sejam considerados o protótipo diurético anti-hipertensivo, os diuréticos de alça e os diuréticos poupadores de potássio também reduzem a pressão arterial (ver Figura 12.8). Os diuréticos de alça em geral são reservados para pacientes com doença renal avançada (TFG < 30 mL/min), e embora sejam mais potentes, eles não são necessariamente mais eficazes como anti-hipertensivos. A meia-vida curta dos diuréticos de alça e seu perfil maior de efeitos adversos limitam seu uso. Os agentes poupadores de potássio são agentes anti-hipertensivos fracos, mas podem ser úteis em pacientes com hipocalemia. Eles são, às vezes, combinados com tiazídicos ou diuréticos de alça no sentido de reduzir as perdas de potássio.

Efeitos adversos:

O efeito adverso mais comum associado com a administração de diurético é a hipocalemia. Os diuréticos tiazídicos podem também precipitar hipercalcemia, hiperuricemia (possivelmente contribuindo para a gota), hiponatremia, hipomagnesemia, hiperglicemia (exacerbando o diabetes) e hiperlipidemia. A hiperlipidemia tende a resolve-se após vários meses de terapia. Uma importante preocupação com a administração prolongada desses fármacos é o desenvolvimento de diabetes. Embora a nossa compreensão desse fenômeno esteja longe de ser completa, a incidência de diabetes parece ser 2 a 3% maior do que na população geral. Os diuréticos poupadores de potássio têm menor probabilidade de produzir efeitos adversos, com a notável exceção da hipercalemia, que é especialmente problemática em pacientes com função renal comprometida.

Considerações especiais:

Tendo em vista que os diuréticos tiazídicos aumentam a reabsorção de cálcio, eles são agentes anti-hipertensivos atraentes em pacientes com osteoporose. Indivíduos com hipertensão sensível a sódio (p. ex., afro-americanos) são particularmente sensíveis aos diuréticos.

Vários grandes estudos randomizados confirmaram que os diuréticos reduzem os principais eventos cardiovasculares, incluindo acidente vascular cerebral, insuficiência cardíaca e infarto fatal do miocárdio. Os diuréticos tiazídicos

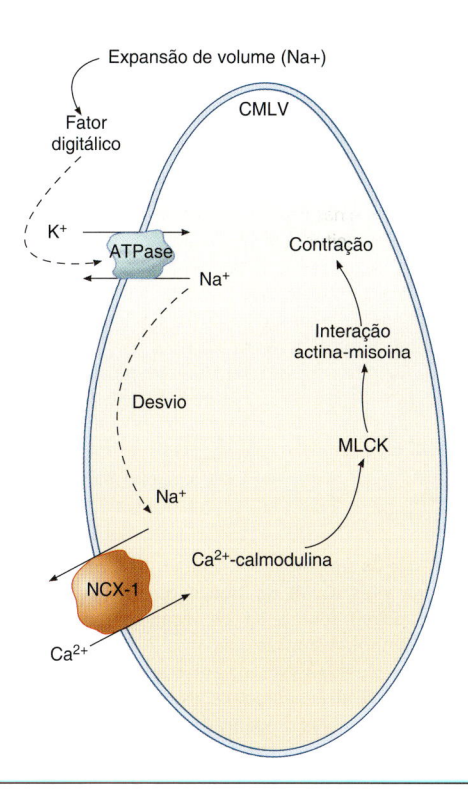

FIGURA 20.11 Esquema hipotético representando os efeitos dos diuréticos tiazídicos sobre a resistência vascular periférica. A expansão de volume (mediada por um aumento de sódio corporal total) promove a liberação de peptídeos natriuréticos. Um desses peptídeos apresenta um efeito similar ao digital (ou seja, inibe a onipresente ATPase de Na/K). A inibição da ATPase de Na/K (linha pontilhada), aumenta o sódio intracelular, que é expulso da célula por uma via alternativa (desvio) que promove a entrada de cálcio (NCX-1). Em células contráteis (p. ex., células musculares lisas vasculares, CMLV), a mobilização de cálcio ativa a quinase de cadeia leve da miosina (MLCK). A MLCK fosforila a miosina, que interage com a actina e encurta o complexo actina-miosina (i.e., provoca a contração). Os diuréticos tiazídicos promovem a perda de sódio, o que diminui a concentração de peptídeos natriuréticos, reduz a concentração de cálcio intracelular e diminui a contração celular.

oferecem cardioproteção semelhante (até mesmo superior) em comparação aos inibidores da enzima de conversão. Por último, estudos em pacientes com mais de 80 anos também mostraram um efeito cardioprotetor com indapamida, um diurético não tiazídico.

Vasodilatadores diretos

Esses fármacos relaxam o músculo liso vascular aumentando a síntese local de óxido nítrico (hidralazina) ou aumentando a condutância de potássio e hiperpolarizando a membrana celular do músculo liso vascular (minoxidil). A hidralazina e o minoxidil reduzem a resistência vascular exclusivamente na circulação arterial. Ambos os agentes induzem uma resposta significativa dos barorreceptores, resultando em taquicardia reflexa. Além disso, eles estimulam a retenção de sódio e água e produzem expansão de volume. As respostas contrarregulatórias são significativas e, portanto, esses fármacos são geralmente combinados com um diurético e um β-bloqueador (o minoxidil é um vasodilatador extremamente potente e não deve ser administrado sozinho).

Outros vasodilatadores diretos, incluindo nitroprussiato e diazóxido, estão disponíveis; contudo, seu uso é restrito em grande parte para o tratamento de emergências hipertensivas.

Efeitos adversos:
Esses agentes produzem palpitações (taquicardia reflexa), edema (retenção de sódio), cefaleia e rubor (vasodilatação). Os pacientes com doença cardíaca isquêmica podem desenvolver angina se o aumento da descarga do sistema nervoso simpático for significativo. A hidralazina produz uma síndrome similar ao lúpus, caracterizada por artralgias, eritema malar e anticorpos circulantes anti-DNA (em até 10%). Essa síndrome geralmente se resolve após a suspensão da droga. A hidralazina é acetilada em metabólitos inativos por meio da enzima N-acetiltransferase. A variabilidade genética na acetilação altera a biodisponibilidade e toxicidade da hidralazina. Por exemplo, acetiladores lentos apresentam mais predisposição para desenvolver toxicidade do que acetiladores rápidos.

O minoxidil induz o crescimento de pelos (hipertricose) e tem sido utilizado em formulações tópicas para estimular o crescimento do cabelo. Ele também tem sido implicado no desenvolvimento de derrame pericárdico.

Considerações especiais:
A hidralazina é um agente eficaz para o tratamento de insuficiência cardíaca sistólica quando combinado com o dinitrato de isossorbida. Ela também tem sido usada para o tratamento de emergências hipertensivas, embora seja predominantemente restrita ao tratamento da hipertensão grave durante a gravidez (p. ex., pré-eclâmpsia) porque ela não atravessa a barreira placentária.

Simpatolíticos de ação central

A clonidina e a metildopa são os agentes prototípicos dessa classe. Esses medicamentos reduzem o efluxo simpático que se origina nos centros vasomotores do tronco encefálico (Figura 20.12). A clonidina exerce seu efeito sobre os receptores pré-sinápticos α2-adrenérgicos no sistema nervoso central, resultando em diminuição do efluxo simpático (diminuindo, assim, a frequência cardíaca, a contratilidade e a resistência periférica).

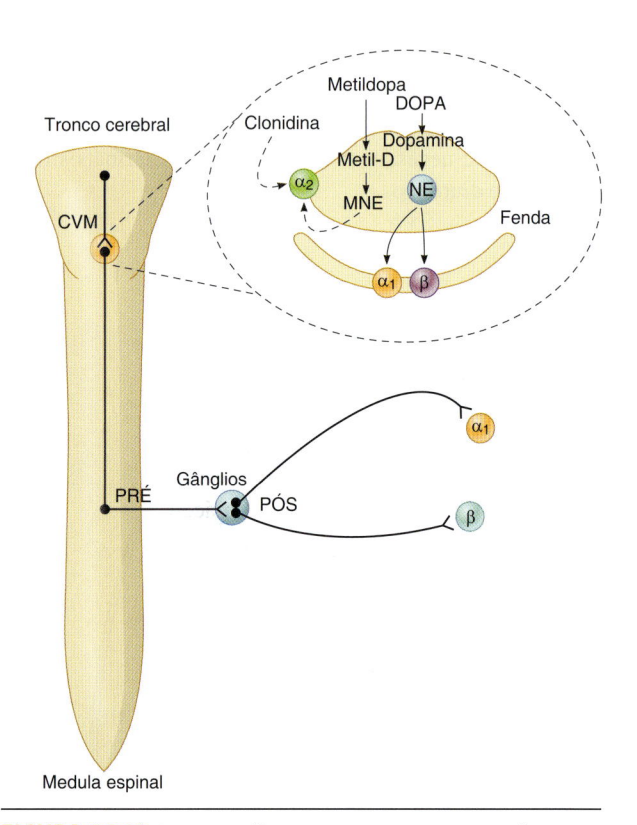

FIGURA 20.12 Os simpatolíticos centrais exercem seus efeitos nos centros vasomotores (CVM) do tronco cerebral. A sinapse central (imagem expandida) representa os receptores de catecolaminas envolvidos na neurotransmissão simpática. A DOPA é convertida em dopamina e norepinefrina (NE), pela descarboxilase-β de dopamina (não mostrado). A NE ativa neurotransmissão simpática envolvendo os receptores α1 e β. As fibras simpáticas pré-ganglionares (PRÉ) deixam a medula espinal em vários níveis e ativam as fibras simpáticas pós-ganglionares (PÓS) dentro dos gânglios situados próximos à medula espinal. A neurotransmissão simpática ativa receptores periféricos α e β, os quais, por sua vez, aumentam a frequência cardíaca, a força de contração, a resistência periférica e a liberação de renina. A ativação de receptores α2 pré-sinápticos centrais reduz a síntese de NE e diminui a neurotransmissão simpática. A clonidina ativa diretamente os receptores α2 pré-sinápticos. A metildopa é primeiro convertida para metil-dopamina (metil-D) e depois metil-norepinefrina (MNE) por meio da enzima decarboxilase-β de dopamina. A metil-norepinefrina ativa os receptores α2 pré-sinápticos e diminui a síntese de NE. Uma vez que a metildopa inibe competitivamente a síntese de NE, ela costuma ser referida como falso neurotransmissor. Os agentes de ação central são anti-hipertensivos muito eficazes, mas eles apresentam numerosos efeitos adversos sobre o SNC (p. ex., sonolência é muito comum com a clonidina).

A metildopa atravessa a barreira hematoencefálica e é convertida em metil-dopamina e metil-norepinefrina pela hidroxilase-β de dopamina. A metil-norepinefrina também é um agonista de receptores pré-sinápticos α2-adrenérgicos do sistema nervoso central. Uma vez que a metil-norepinefrina desloca a norepinefrina do seu local de ligação nos neurônios pré-sinápticos, ela é comumente referida como um falso neurotransmissor.

Efeitos adversos:
Os efeitos adversos predominantes atribuíveis a esses fármacos são alterações do estado mental (presumivelmente por causa dos efeitos sobre os receptores adrenérgicos centrais). A metildopa causa sedação, cansaço mental e concentração prejudicada. A clonidina também produz sedação (até 40%) e boca seca. As alterações do estado mental são muito mais comuns em idosos. A metildopa aumenta a secreção de prolactina e teste de Coombs positivo tem sido relatado em até 20% dos pacientes.

Considerações especiais:
Apesar dos efeitos adversos, a clonidina permanece popular no tratamento da hipertensão. Ela pode ser administrada semanalmente via emplastros, sendo altamente eficaz na redução da pressão arterial. Além disso, ela se mostrou útil no tratamento da abstinência de opiáceos e emergências hipertensivas. A metildopa tem sido abandonada no tratamento da hipertensão clínica, no entanto, continua a ser relativamente popular para tratar a hipertensão durante a gravidez, uma vez que ela apresenta um extenso registro de segurança nessa situação.

Bloqueadores de receptores β-adrenérgicos

Esses fármacos antagonizam os efeitos das catecolaminas nos receptores β. Existem três tipos de receptores β: β1, β2 e β3. Os receptores β1 estão localizados no coração e nos rins, exercem efeito cronotrópico (aumento da frequência cardíaca) e inotrópico (força da contração) e aumentam a secreção de renina dos rins. Os receptores β2 são primeiramente localizados no músculo liso vascular e reduzem o tônus vascular. Os receptores β3 foram localizados nos adipócitos e estão envolvidos na lipólise. Os β-bloqueadores seletivos (p. ex., metoprolol, atenolol, esmolol) antagonizam os receptores β1, enquanto os não seletivos inibem ambos receptores, β1 e β2 (p. ex., propranolol, carvedilol, nadolol). Alguns β-bloqueadores (p. ex., pindolol) apresentam atividade agonista parcial (conhecido como atividade simpaticomimética intrínseca, ASI).

Todos os β-bloqueadores reduzem a pressão arterial sistêmica e parecem eficazes. Os mecanismos envolvidos na mediação da redução da pressão arterial são multifatoriais e incluem:

- Redução do débito cardíaco
- Inibição da liberação renal de renina
- Redução da resistência periférica vascular
- Atenuação da resposta pressora às catecolaminas após o exercício e estresse

Os β-bloqueadores já estão disponíveis há mais de 40 anos e têm sido utilizados no tratamento de uma ampla variedade de condições clínicas. Atualmente, eles são mais utilizados na hipertensão essencial, insuficiência cardíaca congestiva, angina do peito e arritmias ventriculares malignas (p. ex., morte cardíaca súbita). O carvedilol, o metoprolol e o bisoprolol foram submetidos aos testes mais extensos na insuficiência cardíaca. Os três agentes reduzem as hospitalizações por insuficiência cardíaca sistólica e melhoram a sobrevida. Os β-bloqueadores reduzem sintomas associados com angina estável (p. ex., dor torácica), embora não haja evidência de que eles reduzam a mortalidade em angina, a não ser acompanhada por disfunção ventricular esquerda.

Efeitos adversos:
Os principais efeitos adversos dos β-bloqueadores estão relacionados à inibição dos receptores adrenérgicos β. O bloqueio do receptor β1 reduz a frequência cardíaca e atrasa a condução por meio do nódulo atrioventricular. Logo, esses fármacos podem induzir bradicardia e bloqueio cardíaco. Agentes com ASI são menos propensos a precipitar bradiarritmias. Esses fármacos devem ser usados com precaução em pacientes com insuficiência cardíaca descompensada.

Os β-bloqueadores aumentam a resistência das vias aéreas, exacerbando a asma e a DPOC. Eles podem aumentar a resistência arterial periférica (antagonizando o receptor β2) e produzem claudicação. Os β-bloqueadores prolongam a hipoglicemia nos diabéticos e elevam o potássio sérico em pacientes com doença renal (ver Figura 11.2).

Por fim, foi relatado que os β-bloqueadores precipitam distúrbios psiquiátricos, incluindo sonhos nítidos, pesadelos, depressão e perda de memória.

Considerações especiais:
O labetalol é o único fármaco que antagoniza os receptores adrenérgicos α1, β1 e β2 com uma proporção de 3:1 de antagonismo β:α. Ele reduz a pressão arterial pela diminuição da resistência vascular sem alteração significativa da frequência ou débito cardíaco. Também é utilizado para tratar emergências hipertensivas (uma vez que pode ser administrado por via intravenosa) e tumores secretores de catecolaminas (p. ex., feocromocitoma).

Bloqueadores de receptores α1

Três agentes apresentam bloqueio seletivo dos receptores α1: prazosina, doxazosina e terazosina. Eles reduzem a resistência vascular periférica e a pressão arterial sistêmica. Contudo, eles não são considerados fármacos de primeira linha no tratamento da hipertensão essencial devido ao risco de precipitar insuficiência cardíaca. Um grande estudo clínico randomizado (o estudo ALLHAT, de *antihypertensive and lipid-lowering treatment to prevent heart attack trial*) foi encerrado prematuramente devido a um risco significativamente aumentado de insuficiência cardíaca com a doxazosina comparada com clortalidona.

Efeitos adversos:
A hipotensão ortostática e a síncope são muito comuns e são especialmente proeminentes após a dose inicial (que deve ser tomada na hora de dormir). Esses agentes estão associados a boca seca, congestão nasal e disfunção sexual.

Considerações especiais:
Os antagonistas α1-adrenérgicos relaxam o músculo liso do colo vesical, a cápsula prostática e a uretra prostática pode aliviar os sintomas obstrutivos vesicais secundários à hiperplasia prostática benigna. Portanto, esses agentes têm sido utilizados como fármacos de primeira linha em homens mais velhos com hiperplasia prostática benigna que não estão em risco aumentado de insuficiência cardíaca.

Bloqueadores dos canais de cálcio

Os bloqueadores dos canais de cálcio (BCC) inibem a mobilização de cálcio em células que expressam canais de cálcio dependentes da voltagem tipo L (Figura 20.13). Ao inibir a mobilização de cálcio, os BCCs reduzem a resistência vascular periférica, diminuem contratilidade cardíaca e atrasam a condução cardíaca. Os canais de cálcio tipo L são expressos em células de músculo liso vascular, miócitos cardíacos e células do marca-passo cardíaco (p. ex., o nó sinoatrial e atrioventricular). Eles consistem em várias subunidades, incluindo α1, α2/δ e β (uma subunidade adicional, γ, é expressa em alguns tecidos). A subunidade α1 é um complexo de quatro domínios transmembrânicos que geram um poro central, que permite a difusão do cálcio.

Os BCCs são classificados em três grupos com base nas diferenças estruturais:

1. Di-hidropiridinas (DHP)
2. Fenilalquilaminas (FAA)
3. Benzotiazepinas (BTZ)

Os fármacos de cada classe exercem o seu efeito sobre receptores relacionados, mas não idênticos, dentro da subunidade α1 dos canais de cálcio tipo L. Os BCCs DHP apresentam maior potência sobre os canais de cálcio tipo L, expresso em células musculares lisas vasculares. Logo, eles reduzem a resistência vascular sistêmica e são excelentes anti-hipertensivos. Devido ao fato de eles apresentarem menor potência sobre canais de cálcio tipo L cardíacos, eles em geral não reduzem a frequência cardíaca ou a contratilidade. Na verdade, os BCCs DHP podem aumentar a frequência cardíaca e a condução cardíaca secundária à ativação dos barorreceptores.

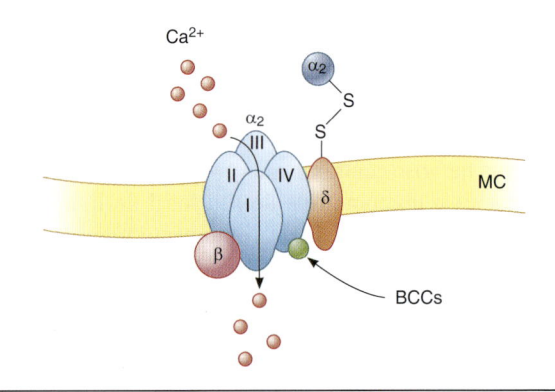

FIGURA 20.13 Modelo de um canal de cálcio dependente de voltagem do tipo L (i.e., de longa duração) (CCDV-L). Todos os CCDV-Ls são compostos de quatro subunidades principais (α1, α2, δ e β). A subunidade α1 é composta por quatro motivos homólogos (I-IV), que formam um poro central seletivo de cálcio. Cada motivo é composto por seis segmentos transmembrânicos (não mostrado). As subunidades acessórios α2/δ são unidas por uma ligação dissulfeto e parecem direcionar o canal para sítios celulares específicos. A subunidade δ (que está confinada no compartimento intracelular) parece modular a função de abertura do canal, embora o seu papel fisiológico preciso não seja completamente compreendido. Os bloqueadores dos canais de cálcio (BCCs) ligam-se a determinadas regiões dos aminoácidos dentro dos motivos III ou IV. Várias isoformas das subunidades têm sido identificadas, que, acredita-se, conferem seletividade entre os diferentes BCCs. Assim, os BCCs di-hidropiridínicos influenciam predominantemente os CCDV-Ls na vasculatura periférica, enquanto os BCCs não di-hidropiridinicos modulam a atividade dos CCDV-Ls no músculo cardíaco, e menos nos vasos sanguíneos periféricos. (MC, membrana celular.)

Já os FAAs (verapamil) e BTZs (diltiazem) exibem maior potência em canais de cálcio tipo L cardíacos. Essas classes reduzem a contratilidade e a frequência cardíaca, reduzindo, assim, o débito cardíaco. Também exibem modesta potência para canais de cálcio tipo L vascular e reduzem a resistência vascular periférica. Ambas as classes são eficazes no tratamento da angina (reduzindo o consumo de oxigênio pelo miocárdio), taquiarritmias cardíacas (pela diminuição da condução cardíaca) e miocardiopatia hipertrófica (por inibir a contratilidade cardíaca).

Efeitos adversos:
Os BCCs di-hidropiridínicos produzem rubor, cefaleia, edema periférico e taquicardia reflexa. A ativação reflexa do sistema nervoso simpático reduz a sua eficácia na angina (embora fármacos de ação mais prolongada parecem menos propensos a promover taquicardia reflexa). Os BCCs não di-hidropiridínicos seletivos cardíacos reduzem a condução cardíaca podendo precipitar várias bradiarritmias (p. ex., bloqueio cardíaco completo, bradicardia) e reduzir a contração cardíaca (o que é indesejável na insuficiência cardíaca sistólica). A constipação é comum com os não di-hidropiridínicos porque reduzem a motilidade do trato gastrintestinal.

Considerações especiais:
Apesar de seu perfil farmacológico favorável e uso extensivo, não foi mostrado que os BCCs melhoram a sobrevivência em longo prazo (com a possível exceção da amlodipina na insuficiência cardíaca). No entanto, esses agentes são muito bem tolerados em todas as faixas etárias e, portanto, continuam a ser prescritos de forma livre.

Fármacos que antagonizam o sistema renina-angiotensina

Três classes de fármacos que interrompem a cascata renina-angiotensina estão atualmente disponíveis (Figura 20.14):

1. Inibidores da enzima de conversora
2. Fármacos bloqueadores do receptor da angiotensina
3. Inibidores da renina

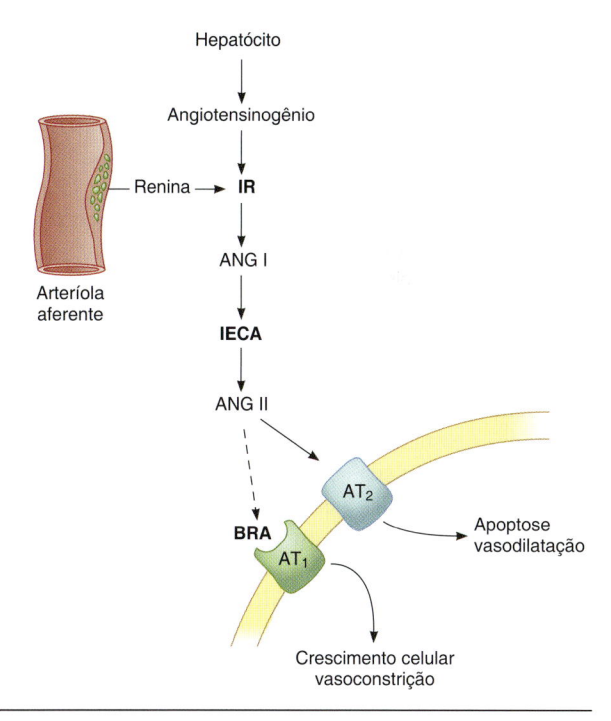

FIGURA 20.14 Modelo representando o local de ação dos fármacos que bloqueiam as várias etapas da cascata renina-angiotensina. A renina é produzida na arteríola aferente do rim e hidrolisa o angiotensinogênio (sintetizado nos hepatócitos), produzindo o decapeptídeo, angiotensina I (ANG I). Os inibidores de renina (IR) bloqueiam essa etapa de conversão e, portanto, interferem com a geração de fragmentos da angiotensina ativa. A ANG I é convertida em angiotensina II (ANG II) pela enzima conversora que está localizada no endotélio. Os inibidores da enzima conversora da angiotensina (IECA) bloqueiam este passo de conversão e, então, inibem a síntese de ANG II. Por fim, os agentes bloqueadores dos receptores da angiotensina (BRAs) antagonizam o efeito da ANG II sobre o receptor de angiotensina tipo 1 (AT$_1$). Os BRAs não bloqueiam outros subtipos de receptores da angiotensina (AT$_2$). Assim, os BRAs desviam a ANG II necessariamente para outros subtipos de receptores, o que poderia participar de seus efeitos redutores da pressão arterial (p. ex., a ativação do receptor AT$_2$ produz vasodilatação e inibe o crescimento celular). Para obter detalhes adicionais do sistema renina-angiotensina, ver Figura 9.8.

Inibidores da enzima conversora da angiotensina:
O captopril foi o primeiro inibidor da enzima conversora da angiotensina (IECA) comercializado nos Estados Unidos, em 1981. Desde então, dezenas de IECAs foram comercializados e estão disponíveis para o tratamento da hipertensão. Todos eles inibem a enzima conversora, mas apresentam diferentes propriedades farmacocinéticas (p. ex., potência, disposição, meia-vida, biodisponibilidade). O mecanismo responsável pela queda na pressão arterial é um tanto controverso. É evidente que uma diminuição do nível circulante de angiotensina II desempenha um papel. No entanto, o nível de angiotensina II retorna aos valores basais após 1 a 2 meses de terapia, mas o efeito anti-hipertensivo persiste. Uma vez que os IECAs inibem a degradação da bradicinina (um potente vasodilatador), e os antagonistas da bradicinina reduzem o efeito hipotensor dos IECAs, é provável que a bradicinina esteja envolvida no efeito anti-hipertensivo dos IECAs. Uma redução da aldosterona circulante promove a excreção de sódio e também contribui para o efeito anti-hipertensivo. Por fim, evidências recentes sugerem que IECAs alteram a remodelação da parede do vaso e melhoram a complacência vascular.

Efeitos adversos:
Os IECAs são bem tolerados, independentemente da faixa etária. O efeito adverso relatado mais comum é tosse seca em até 20% dos pacientes. A tosse desaparece após a interrupção do IECA. Um ligeiro aumento na creatinina sérica (< 1,0 mg/dL) é relativamente comum após o início da terapia com IECA, principalmente em pacientes com doença renal preexistente, contração de volume ou doença renovascular. Se a creatinina estabilizar, o fármaco em geral é continuado, em particular porque a elevação da creatinina é reversível após a interrupção do fármaco. De maior preocupação é o aumento do potássio sérico que ocorre com esses fármacos. Um aumento no potássio sérico de < 1,0 mEq/L é geralmente tolerado; porém, os níveis séricos de potássio devem ser monitorados de perto nesses pacientes. É raro os IECAs produzirem angioedema com risco de morte (talvez devido a um aumento da bradicinina). Se isso ocorrer, o fármaco deve ser suspenso imediatamente e o paciente deve ser orientado a evitar IECAs no futuro.

Considerações especiais:
Os IECAs melhoram a sobrevida, diminuem a hospitalização e oferecem melhoria sintomática em doentes com insuficiência cardíaca sistólica (esses efeitos estendem-se por todos os membros da classe). Benefícios similares foram relatados em pacientes com infarto do miocárdio. Além disso, os IECAs retardam a doença renal progressiva, particularmente no diabetes tipo I. Esse efeito benéfico renal tende a se correlacionar com um declínio na proteinuria.

Bloqueadores dos receptores da angiotensina:
O losartan foi o primeiro bloqueador do receptor da angiotensina (BRA) comercializado nos Estados Unidos, em

1994. Há mais de uma dúzia desses agentes disponíveis para o tratamento de hipertensão, diferindo principalmente em suas propriedades farmacocinéticas. Todos os agentes atuais antagonizam os efeitos da angiotensina II sobre o receptor 1 da angiotensina (AT_1). Nenhum dos BRAs apresenta efeitos apreciáveis sobre outros subtipos de receptores da angiotensina. O mecanismo responsável pelo efeito anti-hipertensivo dos BRAs foi inteiramente atribuído ao seu antagonismo do receptor AT_1.

Efeitos adversos:
Quase idênticas aos descritos para os IECAs, com a notável exceção da tosse, que ocorre em < 1%.

Considerações especiais:
Benefícios similares na insuficiência cardíaca sistólica, infarto do miocárdio e doença renal progressiva (especialmente diabetes tipo II) têm sido relatados com os BRAs. Não está claro se a combinação de um IECA com um BRA oferece cardioproteção ou renoproteção superior. Pelo menos um ensaio clínico relatou que a combinação foi associada com um maior risco de efeitos adversos, embora outros tenham contestado esse achado. Mostrou-se que o losartan promove a regressão da hipertrofia ventricular esquerda.

Inibidores da renina:
O alisquireno foi o primeiro inibidor da renina comercializado nos Estados Unidos, em 2007. Os inibidores de renina só foram aprovados para o tratamento da hipertensão essencial. Seu efeito anti-hipertensivo é mediado pela redução na síntese de angiotensina II. Estudos preliminares sugerem que esses agentes podem conferir benefícios semelhantes na doença cardíaca e renal. Os efeitos adversos associados a esses fármacos parecem mínimos. Até que estudos de desfecho a longo prazo sejam analisados, o papel clínico do alisquireno não está claro.

Novas terapias

A hipertensão resistente ou refratária é definida como hipertensão persistente após receber doses máximas de três medicamentos, um deles sendo um diurético. A abordagem comum para conduta na hipertensão resistente (após a exclusão de uma causa secundária) envolve a adição de fármacos com diferentes mecanismos de ação e trabalha diligentemente com o paciente para assegurar a adoção de hábitos de vida saudáveis e melhorar a adesão à terapia medicamentosa. Recentemente, várias terapias não farmacológicas têm mostrado-se promissoras. No manejo de pacientes com hipertensão refratária, essas incluem denervação simpática por cateter do rim, estimulação elétrica direta dos barorreceptores carotídeos e dispositivo guiado pela respiração.

A denervação simpática por cateter envolve percutânea ablação por radiofrequência dos nervos simpáticos renal depois de introduzir um cateter pela artéria renal. Uma redução substancial da pressão arterial foi observada em um estudo preliminar.

A estimulação do campo elétrico dos barorreceptores carotídeos com um dispositivo implantável resulta em uma redução significativa do efluxo simpático e pressão arterial. Vários estudos preliminares confirmaram a eficácia dessa abordagem.

Muitos estudos clínicos têm mostrado que um monitor externo de respiração pode ser usado para treinar o paciente para reduzir sua frequência respiratória, o que gera uma queda na pressão arterial sistêmica. O dispositivo foi aprovado pela FDA para a redução do estresse e terapia adjuvante da hipertensão. O papel exato dessas novas terapias espera por estudos clínicos bem concebidos, controlados e randomizados.

Abordagem clínica para o tratamento da hipertensão

Um algoritmo da abordagem para a conduta na hipertensão essencial está destacado na Figura 20.15. As modificações no estilo de vida devem ser implementadas em todos os pacientes, independentemente do estágio da hipertensão. Uma vez que a monoterapia é improvável de alcançar a meta da pressão arterial em pacientes com hipertensão no estágio 2, muitos especialistas recomendam iniciar o tratamento com uma combinação de dose fixa. De modo geral, os diuréticos tiazídicos, BCCs, IECAs e BRAs são considerados agentes de primeira linha no tratamento da hipertensão essencial. A eficácia comparativa dos dados (embora limitado) sugere que o agente utilizado é muito menos importante do que a pressão arterial alcançada. Além disso, a escolha do fármaco deve ser influenciada por características do paciente e suas comorbidades (Tabela 20.3). Por exemplo, IECAs e BRAs retardam a progressão da doença renal diabética e prolongam a sobrevida na insuficiência cardíaca sistólica e infarto do miocárdio.

Pressão arterial alvo

Dados epidemiológicos indicam que a morbidade e a mortalidade cardiovascular atingem um platô na pressão arterial de 115/75 mmHg. No entanto, a pressão arterial ideal ou alvo em pacientes que necessitam de terapia anti-hipertensiva é controversa. Forma de estudo e análise de dados inconsistentes, incluindo extrapolação de dados de subgrupos (provenientes de estudos maiores), variações na duração do estudo, diferenças de idade, gênero e etnias (p. ex., idosos, mulheres e grupos minoritários têm sido mal representados), criaram uma coleção impressionante de dados e metanálise.

Em pacientes com hipertensão sistólica isolada, a pressão sistólica alvo recomendada é ≤ 140 mmHg (desde que a diastólica permaneça acima de 60-65 mmHg para garantir a perfusão cardíaca adequada). Em pacientes com

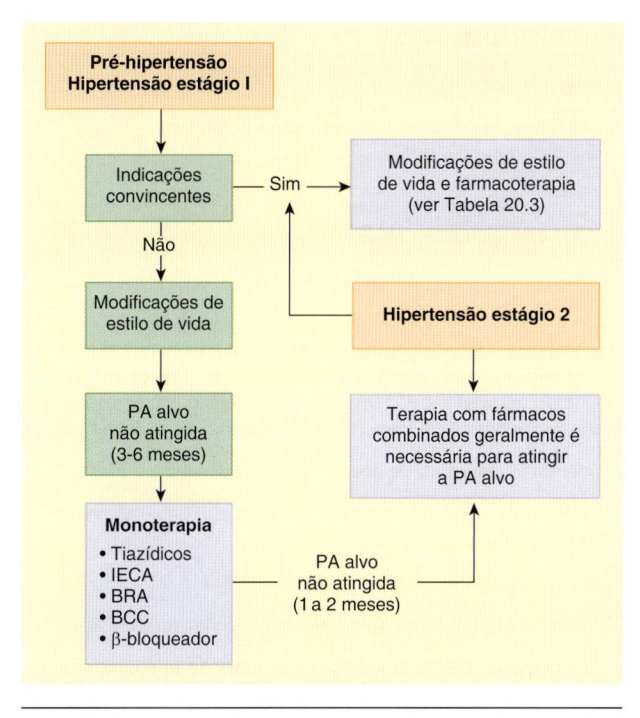

FIGURA 20.15 Abordagem algorítmica para o tratamento da hipertensão arterial de acordo com a categoria. Pacientes com pré-hipertensão ou hipertensão no estágio 1, sem indicações convincentes, devem ser submetidos a um período probatório de modificações de estilo de vida. Modificações de estilo de vida associadas à monoterapia é uma abordagem razoável em pacientes com pré-hipertensão ou hipertensão no estágio 1 que não conseguiram atingir a pressão arterial alvo depois de uma tentativa de 3-6 meses de modificações de estilo de vida. Se houver uma indicação convincente nesses pacientes, a farmacoterapia direcionada é recomendada (ver Tabela 20.3). Como os pacientes com hipertensão estágio 2, invariavelmente requerem dois ou mais fármacos para atingir a meta de pressão arterial, é razoável iniciar o tratamento com uma combinação de fármaco com dose fixa. Por exemplo, um diurético tiazídico e um inibidor da enzima conversora (IECA) é uma combinação lógica, já que o IECA atenua o aumento da angiotensina II devido à contração do volume. Recomendações para agentes de primeira linha incluem IECAs, bloqueadores dos receptores da angiotensina (BRAs), bloqueadores dos canais de cálcio (BCCs), diuréticos tiazídicos e β-bloqueadores. Independente disso, as modificações de estilo de vida devem ser empregadas em todas as categorias de pressão arterial elevada.

hipertensão diastólica isolada, a meta recomendada é de ≤ 80 mmHg. Os pacientes com proteinuria (> 1.000 mg/d) podem se beneficiar de uma menor pressão arterial alvo:

- O MDRD (*modification of diet in renal disease study*) indicou que uma pressão arterial de 125/75 mmHg em pacientes com > 1.000 mg de proteína e uma TFG média de 39 mL/min retarda a progressão da doença renal. Contudo, o tamanho da amostra do estudo foi muito pequeno.

Caso contrário, uma pressão arterial alvo de < 140/90 mmHg é razoável para a grande maioria dos pacientes com hipertensão essencial.

Causas secundárias de hipertensão

Identificar as causas secundárias de hipertensão é importante, uma vez que, em alguns casos, a cura pode ser obtida com terapia direcionada. Esta seção se concentrará em três tipos de hipertensão secundária:

- Hipertensão renovascular
- Hiperaldosteronismo primário
- Feocromocitoma

Hipertensão renovascular

A hipertensão renovascular é definida como hipertensão secundária à oclusão da artéria renal. A maioria dos pacientes com hipertensão renovascular (85%) tem doença renovascular aterosclerótica oclusiva. Os demais casos são o resultado de displasia fibromuscular, dissecção aórtica (que se estende até a artéria renal), ou compressão extrínseca da artéria renal.

A displasia fibromuscular da artéria renal geralmente envolve a média do vaso (outros subtipos raros produzem lesões displásicas na íntima e adventícia). Ela tem sido relatada em quase todos os leitos vasculares, embora as artérias renais e carótidas sejam os vasos mais comuns envolvidos. A patologia varia dependendo do local de envolvimento. Graus variados de fibrose e atrofia da parede do vaso são observados. A doença afeta principalmente adultos jovens (embora tenha sido relatada em qualquer idade), com uma razão entre feminino e masculino de 4:1. Alguns estudos sugerem que a doença possa ser hereditária, embora a incidência de displasia fibromuscular seja baixa nos estudos com irmãos (< 10%). Esses pacientes conseguem melhor resposta à revascularização cirúrgica ou angioplastia do que os pacientes com doença renovascular aterosclerótica (especialmente pressão arterial).

A incidência de hipertensão renovascular é difícil de determinar. A maioria dos casos de doença renovascular é diagnosticada no momento da autópsia, e muitos desses pacientes não apresentavam história de hipertensão arterial (i.e., doença renovascular assintomática). As estimativas correntes da prevalência de hipertensão renovascular na população são de aproximadamente 3,5%. No entanto, em pacientes com história de doença vascular, a prevalência pode se aproximar de 25 a 30%.

Fisiopatologia da hipertensão renovascular

Dois modelos experimentais têm sido usados para estudar a patogênese da hipertensão renovascular:

1. 1 rim-1 clipe
2. 2 rins-1 clipe (Figura 20.16)

A remoção de um rim e a aplicação de um clipe na artéria renal contralateral produz o modelo 1 rim-1 clipe de hi-

Tabela 20.3 Comorbidades que influenciam a escolha do anti-hipertensivo

Condição	Fármaco preferido	Comentários
Angina	β-bloqueador, BCC	Evitar fármacos que aumentem a frequência cardíaca (vasodilatadores diretos).
Pós-infarto do miocárdio	IECA, β-bloqueador, BRA	
Insuficiência cardíaca sistólica	IECA, β-bloqueador, BRA, diurético tiazídico, antagonista da aldosterona	BCCs di-hidropiridínicos parecem seguros e eficazes
Insuficiência cardíaca diastólica	β-bloqueador, BCC não DHP	
Nefropatia diabética	Tipo I (IECA), tipo 2 (BRA)	Embora esses fármacos sejam utilizados frequentemente de forma intercambiável para retardar a progressão da doença renal, os IECAs são aprovados pela FDA para a nefropatia do diabetes tipo I, enquanto os BRAs são aprovados para a nefropatia do diabetes tipo II
Doença renal crônica	IECA, BRA	Evidência menos sólida na doença renal não diabética
Diabetes	IECA, BRA	Incidência reduzida de diabetes com BRAs e IECAs (mecanismo desconhecido)
Hiperplasia prostática benigna	α-bloqueador	Evitar α-bloqueadores em insuficiência cardíaca
Osteoporose	Diurético tiazídico	Os tiazídicos têm sido implicados no desenvolvimento de diabetes

(BCC, bloqueador de canal de cálcio; IECA, inibidor da enzima de conversão da angiotensina II; BRA, bloqueador do receptor de angiotensina II; DHP, di-hidropridínico)

pertensão renovascular. A hipoperfusão do rim clampeado aumenta a liberação de renina e a síntese de angiotensina II. A angiotensina II aumenta a resistência vascular periférica e a pressão arterial. Além disso, ela estimula a síntese de aldosterona, que promove retenção renal de sódio. Assim, o modelo 1 rim-1 clipe induz a hipertensão por meio do aumento da resistência vascular periférica, bem como da expansão de volume. A expansão do volume suprime a secreção da renina e normaliza o nível de renina após várias semanas. Situações clínicas que se assemelham à patogênese acima incluem:

1. Rim único com estenose da artéria renal;
2. Estenose da artéria renal bilateral;
3. Estenose da artéria renal sobreposta à doença renal crônica.

A colocação de um clipe em um rim, enquanto o rim contralateral é deixado intocado, produz o modelo 2 rins-1 clipe de hipertensão renovascular. O rim clampeado secreta renina e contribui para a hipertensão de uma forma análoga ao modelo 1 rim-1 clipe. No entanto, a expansão do volume não ocorre, pois o rim contralateral intacto é capaz de aumentar a excreção de sódio normalmente. Portanto, a atividade plasmática da renina permanece alta nessa forma de hipertensão renovascular. A displasia fibromuscular unilateral é um excelente exemplo clínico desse tipo de hipertensão.

Independentemente do mecanismo original, a elevação sustentada da pressão arterial produz no final a remodelação da parede vascular, o que diminui a complacência arterial. Nesse estágio a correção da oclusão da artéria renal pode ter pouco impacto sobre a pressão arterial.

Detecção da hipertensão renovascular

Existem várias características clínicas que, se presente, sugerem doença renovascular:

- Desenvolvimento de hipertensão em uma idade incomum (< 20 ou > 50 anos).
- História familiar de displasia fibromuscular.
- Hipertensão acelerada/maligna ou resistente a medicamentos.
- Deterioração da função renal com inibidor da enzima conversora (o rim isquêmico é dependente da autorregulação para sustentar o ritmo de filtração glomerular; ver Figura 4.8).
- Sopros vasculares audíveis (indicando doença vascular significativa).
- Hipocalemia e alcalose metabólica espontânea, devido à aldosterona circulante aumentada.
- Tamanho assimétrico dos rins na ultrassonografia renal (i.e., rim atrófico devido à perfusão renal diminuída).

Em pacientes com suspeita de doença renovascular, vários exames de imagem não invasivos podem ser realizados para auxiliar no diagnóstico. Contudo, nenhum exame de triagem é 100% sensível e específico. Além do mais, nenhum teste, invasivo ou não invasivo, é capaz de predizer a resposta à terapia. Três exames têm se revelado como os melhores exames não invasivos:

1. Angiografia por ressonância magnética (cuidado: o gadolínio tem sido associado à fibrose nefrogênica sistêmica);

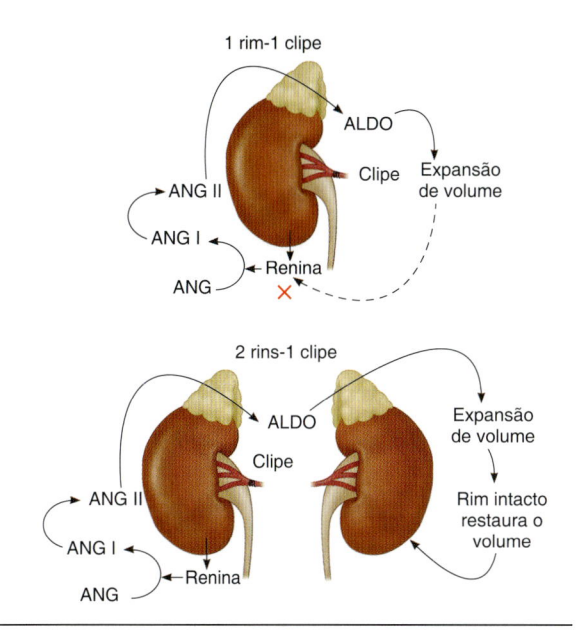

FIGURA 20.16 Modelo experimental clássico de hipertensão renovascular desenvolvido por Goldblatt nos anos 1930 (i.e., hipertensão de Goldblatt). O painel superior mostra o modelo 1 rim-1 clipe (1R1C) de hipertensão arterial. Nesse modelo, o fluxo sanguíneo arterial para um rim é reduzido após a aplicação de um clipe, enquanto o rim contralateral é removido. O rim isquêmico libera renina, que culmina com a síntese da angiotensina II (ANG II). A ANG II induz a síntese adrenal de aldosterona (ALDO). Assim, a hipertensão nesse modelo é mediada por ambos, expansão de volume e vasoconstrição periférica. Além disso, os níveis de renina geralmente declinam na hipertensão 1R1C por causa da expansão de volume. O painel inferior representa o modelo 2 rins-1 clipe (2R1C) da hipertensão de Goldblatt. Nesse modelo, um rim é clampeado, enquanto o rim contralateral é intocado. O rim isquêmico sintetiza renina e gera ANG II. No entanto, a expansão de volume é menos grave no modelo 2R1C porque o rim contralateral normal excreta sódio. Já que a expansão do volume é menor, os níveis de renina permanecem elevados na hipertensão 2R1C. Na teoria, a remoção do clipe deveria restaurar a pressão arterial em qualquer um dos dois modelos de hipertensão; contudo, isso não ocorre na prática, a menos que o clipe seja removido dentro de um curto intervalo de tempo (i.e., várias semanas). Acredita-se que o mecanismo da hipertensão sustentada nesses modelos reflita a remodelação crônica irreversível da microvasculatura renal e circulação periférica. A persistência da hipertensão arterial após a correção da lesão é consistente com os dados clínicos (p. ex., pressão arterial alta residual, embora melhorada, na maioria dos pacientes mesmo após a correção de uma lesão oclusiva da artéria renal). Na verdade, a correção de uma lesão renovascular em geral é realizada antes para preservar a função renal do que pela pressão arterial.

2. Ultrassonografia Doppler (cuidado: a velocidade do fluxo aumenta somente se a oclusão for > 60%);
3. Angiografia por tomografia computadorizada (TC) (caro, mas muito preciso).

A sensibilidade e a especificidade são de aproximadamente 90% para cada exame, embora a ultrassonografia Doppler seja altamente dependente do operador e do centro.

A angiografia intra-arterial é o padrão-ouro para estabelecer e quantificar a oclusão da artéria renal.

Terapia da hipertensão renovascular

Os objetivos da terapia são preservar a função renal e melhorar pressão arterial. Três estratégias têm sido empregadas no tratamento da hipertensão renovascular:

1. Revascularização cirúrgica;
2. Angioplastia transluminal percutânea (PTA), geralmente acompanhada pela colocação de uma endoprótese vascular;
3. Terapia médica.

Tendo em vista que a revascularização cirúrgica não se mostrou superior à terapia médica ou à PTA, e a taxa de complicação é maior, a revascularização cirúrgica raramente é executada.

Cinco estudos clínicos controlados e randomizados (ECRs), comparando a terapia médica à angioplastia, têm sido relatados. Os ensaios variam em duração (de 6 meses a 5 anos), os critérios de inclusão (pacientes de alto risco foram muitas vezes excluídos), desfecho (função renal *versus* controle da pressão arterial, ou às vezes ambos), procedimentos (as endopróteses não foram colocados em muitos pacientes) e número de pacientes (< 50-800). Nenhum dos ECRs mostrou superioridade da angioplastia em relação ao tratamento clínico otimizado. Entretanto, uma falha crítica de projeto em cada um desses estudos foi a exclusão de medidas do gradiente de pressão da aorta para o segmento pós-estenótico da artéria renal. Estudos recentes têm demonstrado que um gradiente de 10-20 mmHg (aproximadamente uma oclusão anatômica de 70 a 75%) é essencial para reduzir a perfusão renal. Sem medir o gradiente é difícil avaliar a significância fisiológica de uma lesão anatômica. Por conseguinte, não se espera que a reparação de uma lesão fisiologicamente insignificante melhore o desfecho.

Apesar dos dados decepcionantes dos estudos clínicos, a correção de uma lesão da artéria renal é razoável sob as seguintes circunstâncias: declínio da função renal, hipertensão grave que não responde a três fármacos e a hipertensão arterial lábil, resultando em insuficiência de órgão-alvo (p. ex., insuficiência cardíaca).

A terapêutica medicamentosa ideal para a hipertensão renovascular é baseada na fisiologia subjacente. Por exemplo, uma vez que o sistema renina-angiotensina-aldosterona está ativado, é desejável a utilização de um inibidor da enzima conversora ou um bloqueador do receptor de angiotensina. Há certa preocupação de que esses agentes possam piorar a função renal em pacientes com hipoperfusão grave (que dependem criticamente da angiotensina II para sustentar a TFG); no entanto, isso é raro de ocorrer e é rapidamente reversível com a descontinuação do fármaco. Os diuréticos também podem mostrar-se úteis, já que os pacientes frequentemente são expandidos em volume. Como os pacientes com HRV muitas vezes apresentam aterosclerose grave, as estatinas costumam ser administradas.

Hiperaldosteronismo primário

O hiperaldosteronismo primário é mais comum do que relatado anteriormente. Com o desenvolvimento de ensaios sensíveis de renina e aldosterona, a incidência de hiperaldosteronismo primário aumentou de < 3 para 5 a 13%, dependendo das circunstâncias clínicas (p. ex., mais prevalente em hipertensão grave ou resistente a fármacos).

O hiperaldosteronismo primário é caracterizado por um aumento da aldosterona circulante, que produz a retenção de sódio e excreção de potássio (por meio do ducto coletor). Embora a hipertensão esteja quase sempre presente, os pacientes raramente desenvolvem edema por causa do escape da aldosterona (ver Capítulo 9, página 7). Além disso, a hipocalemia desenvolve-se em menos de 50% dos pacientes, provavelmente devido a fatores contrarregulatórios que amenizam a secreção de potássio. Uma vez que a aldosterona promove a amoniagênese e a secreção distal de íon hidrogênio, a alcalose metabólica também é muito comum. O risco cardiovascular (acidente vascular cerebral e infarto agudo do miocárdio) é mais elevado nesses pacientes em comparação com controles hipertensos similares, pareados por idade.

Testes bioquímicos

A triagem costuma ser realizada em pacientes com uma ou mais das seguintes características:

- Hipertensão com hipopotassemia espontânea.
- Hipertensão com uma massa adrenal (em geral detectada incidentalmente durante uma TC de rotina por outra razão).
- Hipertensão em parentes de primeiro grau de pacientes com hiperaldosteronismo primário.
- Hipertensão em uma idade precoce (<40), especialmente se complicada por acidente vascular cerebral.

O exame inicial na suspeita de hiperaldosteronismo primário é a atividade plasmática de renina (APR). Já que a expansão do volume acompanha a doença, a APR é suprimida (uma APR aumentada exclui o diagnóstico). Tendo em vista que a APR é suprimida em até 40% dos pacientes com hipertensão essencial, o aumento da aldosterona plasmática também deve ser confirmado. A razão entre aldosterona e renina (RAR) é considerado o melhor exame de triagem para hiperaldosteronismo primário (Figura 20.17).

Geralmente, o RAR é > 20 em pacientes com hiperaldosteronismo primário e < 10 em pacientes com outras formas de hipertensão. Entre os pacientes com um RAR > 20, um exame confirmatório geralmente é realizado, envolvendo sobrecarga de sódio por via oral por 3 a 4 dias (300 mEq/d de sódio), seguido da dosagem de aldosterona em urina de 24 horas. Em pacientes com hiperaldosteronismo primário, a aldosterona na urina de 24 horas, com sobrecarga de sódio, é superior a 12 µg.

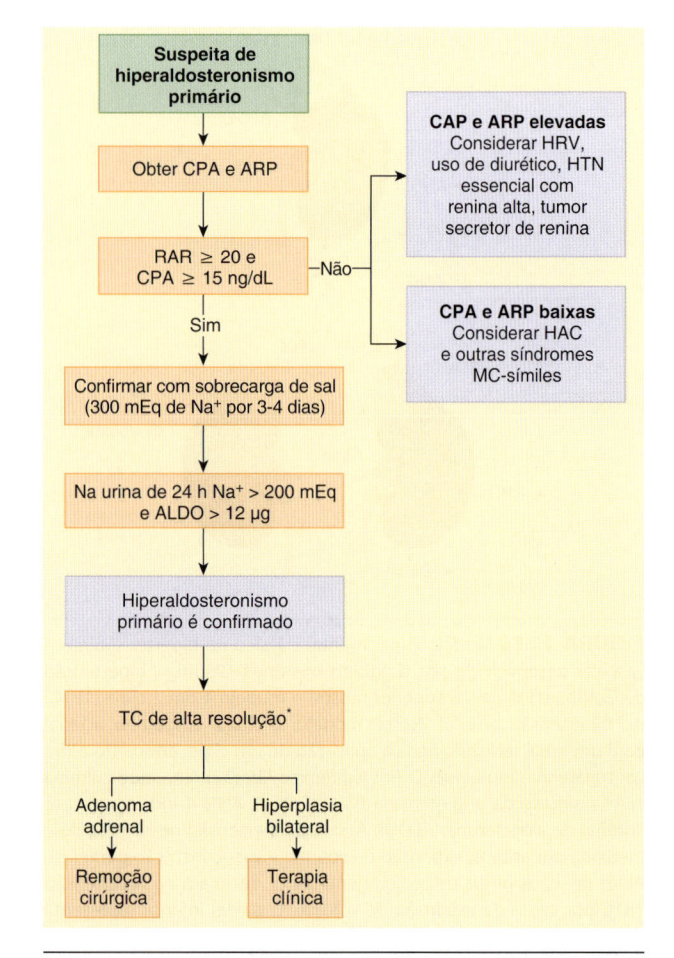

FIGURA 20.17 Abordagem ao diagnóstico e tratamento do paciente com suspeita de hiperaldosteronismo primário. A razão entre a concentração plasmática de aldosterona (CPA) e a atividade da renina plasmática (ARP) ou RAR é um teste de triagem excelente para hiperaldosteronismo primário. ARPs extremamente baixas (< 0,2) às vezes ocorrem em pacientes com hipertensão essencial e inflam a RAR (i.e., falso-positivo). Uma CPA elevada (> 15 ng/dL) em combinação com uma RAR > 20 minimiza o número de falso-positivos. Independentemente disso, a RAR é apenas um teste de triagem e deve ser confirmada com qualquer um teste de sobrecarga de sódio intravenosa ou oral. O teste de sobrecarga oral de sódio envolve a administração diária de 300 mEq de sódio por 3 a 4 dias. Isso garante uma expansão adequada do volume, o que normalmente suprime a secreção de aldosterona. No entanto, a expansão de volume não suprime a secreção de aldosterona em adenomas ou hiperplasia das glândulas suprarrenais. Portanto, a urina de 24 horas apresenta aldosterona (ALDO) ≥ 12 µg. A urina de 24 horas deve apresentar ≥ 200 mEq de sódio para confirmar a expansão adequada do volume. Após a confirmação do diagnóstico de hiperaldosteronismo primário, a TC ou ressonância magnética nuclear (RMN) deve ser realizada para identificar um adenoma. Se o adenoma é > 1 cm, a exérese cirúrgica geralmente é associada à cura. Se a CPA e ARP estão igualmente aumentada (RAR ~10), diagnóstico de doença renovascular, hipertensão essencial com renina alta, tumores secretores de renina, ou uso de diuréticos devem ser considerados. Se ambos, CPA e ARP, estão suprimidos (RAR ~10), o médico deve considerar a secreção de um mineralocorticoide endógeno (p. ex., hiperplasia adrenal congênita ou HAC) ou ingestão de uma substância com propriedades de mineralocorticoide (MC).

*A coleta seletiva das veias suprarrenais é o padrão-ouro para estabelecer um adenoma unilateral ou hiperplasia da glândula. Contudo, a coleta da veia adrenal é muito difícil de realizar e é altamente dependente do operador.

Tratamento do hiperaldosteronismo primário

O hiperaldosteronismo primário é causado por um adenoma adrenal hipersecretor (35%) ou por hiperplasia adrenal bilateral (65%). Raramente, os adenomas são malignos (< 1%). A TC é o exame de imagem de escolha para identificar um adenoma adrenal (e excluir um carcinoma).

A coleta de sangue das veias suprarrenais para a dosagem de aldosterona diferencia entre hipersecreção unilateral e bilateral. A canulação direta do sistema venoso adrenal requer um alto nível de perícia técnica. Contudo, quando realizada adequadamente, ela fornece dados clínicos valiosos, pois a remoção de um adenoma hipersecretor ou de uma glândula hiperplásica única corrige a hipocalemia e melhora ou elimina a hipertensão.

Em pacientes que recusam a cirurgia, nos candidatos inadequados à cirurgia, ou têm doença bilateral, é indicado o tratamento clínico. A espironolactona é muito eficaz na reversão da hipocalemia e melhoram a pressão arterial. A eplerenona é um novo antagonista da aldosterona, mais potente e com menos efeitos adversos androgênicos. Entretanto, a eplerenona é cara e não tem sido comparada diretamente com a espironolactona, sendo apenas usada em pacientes que são intolerantes à espironolactona.

Feocromocitoma

Feocromocitomas são tumores secretores de catecolaminas de origem da crista neural e em geral envolvem a glândula adrenal ou gânglios simpáticos. Esses tumores raros ocorrem em < 1% dos pacientes com hipertensão. Eles normalmente são esporádicos, mas pelo menos cinco genes distintos com várias mutações germinativas têm sido associados ao feocromocitoma. As doenças familiares costumam envolver o gene supressor de tumor von Hippel-Lindau, o proto-oncogene RET (que está associado com a neoplasia endócrina múltipla tipo 2 ou NEM2), ou o gene da neurofibromatose 1 (NF1). A penetrância do feocromocitoma nas doenças familiares varia de < 5% em NF1 a > 50% em NEM2.

As características clínicas que sugerem a presença de feocromocitoma são atribuíveis às ondas de catecolamina e incluem:

- Hipertensão grave, lábil (com normotensão entre os episódios).
- Taquicardia, ansiedade, sudorese, cefaleia e palpitações.
- Hipotensão ortostática devido à contração do volume (hipertensão grave promove a excreção de sódio).
- Resistência à insulina e hiperglicemia.

Diagnóstico de feocromocitoma

Vários exames bioquímicos e de imagem estão disponíveis para estabelecer o diagnóstico de feocromocitoma, incluindo as catecolaminas urinárias, metanefrinas plasmáticas e urinárias (Figura 20.18), o teste de supressão de clonidina e a cintilografia com 123-I-meta-iodo-benzil-guanidina (MIBG). O MIBG é concentrado nos tecidos secretores de catecolaminas.

O exame bioquímico ideal é um tanto controverso, embora a maioria dos especialistas solicite metanefrinas fracionadas em urina de 24 horas. Devido ao fato de descobertas casuais de massas adrenais serem cada vez mais reconhecidas, exames de imagem, como TC e RMN, devem sempre ser complementados aos testes bioquímicos para confirmar a produção aumentada de catecolaminas.

O teste de supressão da clonidina é um estudo útil de confirmação em pacientes com suspeita de feocromoci-

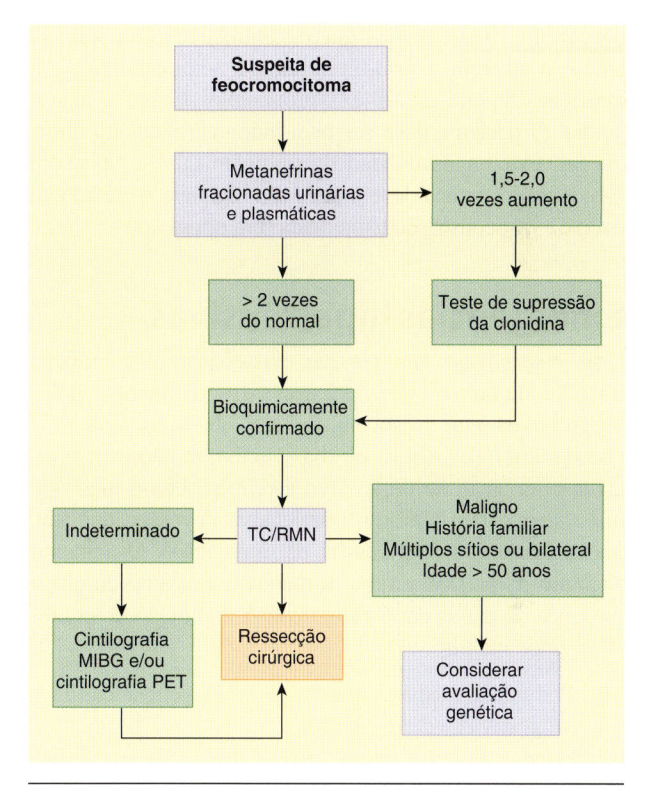

FIGURA 20.18 Abordagem ao diagnóstico e tratamento do paciente com suspeita de feocromocitoma. A confirmação bioquímica de feocromocitoma é melhor realizada com metanefrinas fracionadas urinárias e plasmáticas (normetanefrina e metanefrinas são os metabólitos da norepinefrina e epinefrina, respectivamente). Se um aumento de duas vezes nas metanefrinas fracionadas for documentado, o feocromocitoma é confirmado bioquimicamente. Em pacientes com aumentos menores nas metanefrinas fracionadas, um teste de supressão da clonidina auxilia na confirmação do diagnóstico (a clonidina suprime a secreção de catecolaminas em pacientes normais, mas não em pacientes com tumores secretores de catecolaminas). Exames de TC e RMN são realizados para identificar massas para ressecção cirúrgica, que é o tratamento de escolha. Se a massa não pode ser identificada com TC ou RMN, uma MIBG (MIBG é concentrada em tumores secretores de catecolaminas) ou PET *scan* podem localizar o tumor ou tumores. Em pacientes com história familiar de feocromocitoma, feocromocitoma maligno, tumores localizados em vários locais, ou em indivíduos mais velhos, avaliações genéticas devem ser consideradas.

toma. A clonidina suprime a liberação de catecolaminas plasmáticas em pacientes normais, mas não em pacientes com feocromocitoma.

Evidências clínicas e bioquímicas de um feocromocitoma deve levar à pesquisa de um tumor corrigível cirurgicamente. Enquanto a maioria dos feocromocitomas são benignos, 20% podem conter uma malignidade. A TC ou a RMN é utilizada para localizar uma massa neuroendócrina (geralmente limitada às glândulas suprarrenais).

Tratamento de feocromocitoma

A ressecção cirúrgica é o tratamento de escolha. A hipertensão pré e pós-operatória deve ser tratada com bloqueio α e β combinado. Um α1-bloqueador (p. ex., oral fenoxibenzamina 10 a 20 mg por dia) é administrado uma semana antes da cirurgia. Um β-bloqueador é administrado 2 a 3 dias antes da cirurgia (p. ex., propranolol 10 mg a cada 6 horas). O paciente deve ser bem hidratado antes da cirurgia para evitar a instabilidade hemodinâmica. A terapia com β-bloqueador nunca deve preceder o bloqueio α devido ao risco de vasoconstrição α-mediada sem oposição.

Emergências hipertensivas

Uma *emergência hipertensiva* existe quando a redução imediata da pressão arterial é necessária para evitar danos progressivos em órgãos-alvo. Uma elevação aguda na pressão arterial sistólica ou diastólica, que não está associada com lesão de órgão-alvo é referida como *urgência hipertensiva* (terapia anti-hipertensiva deve ser iniciada, mas o paciente não necessita de internação). O aumento absoluto da pressão arterial é menos importante do que a presença de danos em órgãos-alvo. A disfunção de órgão-alvo pode incluir:

- Disfunção cardíaca associada insuficiência cardíaca congestiva e edema pulmonar.
- Doença vascular aterosclerótica associada com infarto agudo infarto do miocárdio ou dissecção aguda da aorta.
- Disfunção renal associada a insuficiência renal aguda oligúrica frequentemente acompanhada por um padrão clínico sugestivo de microangiopatia trombótica.
- Encefalopatia geralmente caracterizada por papiledema e/ou hemorragias na fundoscopia.

A avaliação diagnóstica de hipertensão aguda deve ser focada na exclusão de danos de órgãos-alvo (enzimas cardíacas, exame torácico, creatinina sérica, exame de urina, exame de fundoscopia e exame neurológico) e na identificação de fatores precipitantes (p. ex., uso de drogas recreacionais, incluindo cocaína, fenciclidina e as anfetaminas).

Uma consideração importante no manejo de pacientes com hipertensão grave é a relação do deslocamento da autorregulação do fluxo para a direita. (Figura 20.19).

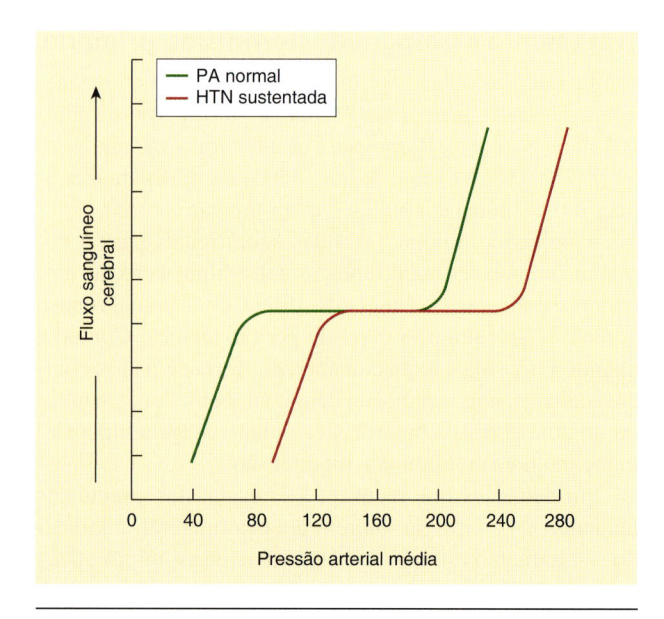

FIGURA 20.19 Autorregulação cerebral em pacientes com pressão arterial (PA) normal em relação a pacientes com hipertensão sustentada. A hipertensão sustentada desloca a curva de autorregulação para a direita. Dessa forma, a pressão arterial deve ser reduzida com cautela em todos os pacientes com hipertensão, em especial aqueles com doença cerebrovascular. A curva de autorregulação se deslocará para a esquerda (próximo à linha basal) com o controle gradual da pressão arterial durante um período de vários meses.

Portanto, reduções rápidas ou agressivas da pressão arterial geralmente são indesejáveis, pois podem precipitar insuficiência renal, cerebral ou coronariana aguda. Pacientes com hipertensão grave e lesões em órgãos-alvo necessitam de hospitalização e monitoração rigorosa na unidade de terapia intensiva. O uso de um anti-hipertensivo de ação ultracurta é fortemente recomendado (p. ex., meia-vida < 15 minutos) para permitir a titulação rápida da pressão arterial. A meta inicial é reduzir a pressão arterial em 10 a 15% durante um período de 30 a 60 minutos. Curiosamente, pacientes com emergência hipertensiva são muitas vezes de volume contraído e podem necessitar de soro fisiológico intravenoso (um aumento grave da pressão arterial promove a excreção de sódio).

Tratamento farmacológico das emergências hipertensivas

O agente ideal deve provocar uma queda linear previsível da pressão arterial, ser facilmente ajustado, e ser desprovido de efeitos adversos significativos. Vários agentes são aprovados para o tratamento de uma elevação aguda da pressão arterial (Tabela 20.4). Em geral, o fármaco de escolha varia dependendo do tipo de lesão em órgão-alvo. Por exemplo, o esmolol (antagonista β-adrenérgico) é um agente ideal para pacientes com taquiarritmias supraventriculares.

Acidente vascular cerebral agudo (p. ex., AVC isquêmico) exige uma abordagem modificada para o tratamento da hipertensão grave. Como a autorregulação cerebral é prejudicada nessa situação, a redução da pressão arterial deve ser mínima inicialmente. A American Heart Association recomenda atualmente que "hipertensão em condições de acidente vascular cerebral isquêmico agudo seja tratada raramente e com cautela." Certamente uma redução de 10 a 15% da pressão arterial é suficiente e alguns especialistas protelam a terapêutica anti-hipertensiva nas primeiras 24 a 72 horas após um acidente vascular cerebral agudo. Assim que o paciente tenha se estabilizado (2 a 5 semanas), é razoável reduzir gradualmente (meses) a pressão arterial para aproximadamente 150-155/85-90 mmHg.

Tabela 20.4 Drogas para o tratamento das emergências hipertensivas

Droga	Classe	Dose (intravenosa)	Comentários
Esmolol	β-Bloqueador (seletivo de β1)	Dose de ataque de 500 µg/Kg, velocidade de infusão de 50-300 µg/kg/min	Especialmente útil em pacientes com arritmias supraventriculares, dissecção aórtica e hipertensão pós-operatória. Cautela em bloqueio cardíaco.
Enalaprilato	Inibidor da enzima conversora	1,25-5 mg de 6/6 horas	Raramente utilizado por causa da longa duração de ação (12-24 horas).
Fenoldopam	Agonista do receptor de dopamina-1	0,1-1,6 µg/kg/min	Aumenta o fluxo sanguíneo renal. Indicado para pacientes com doença renal aguda ou crônica.
Labetalol	Bloqueador α e β	20 mg em bolo, seguido de 20-80 mg a cada 6 horas ou infusão contínua de 2 mg/min	Gravidez (muito pouco da droga é transferido através da placenta).
Nicardipina	Bloqueador de canal de cálcio di-hidropiridínico	5-15 mg/h	Aumenta o fluxo sanguíneo coronariano e cerebral (desejado na isquemia miocárdica ou insuficiência cardíaca sistólica).
Nitroglicerina (NTG)	Vasodilatador direto (exclusivamente venoso)	5-100 µg/min	Principalmente como adjuvante em pacientes com isquemia coronariana aguda, edema pulmonar ou insuficiência cardíaca. Uma vez que a NTG dilata seletivamente o sistema venoso, ela não é muito eficaz na redução da PA na hipertensão grave.
Nitroprussiato	Vasodilatador direto (arterial e venoso)	0,5-2 µg/kg/min	Excelente perfil farmacocinético (ação rápida e curta duração). Contudo, o acúmulo de tiocianato limita o seu uso, particularmente porque há disponibilidade de outras drogas.
Fentolamina	Antagonista seletivo de receptor α1	1-15 mg bolus	Utilizado principalmente para baixar a pressão arterial em pacientes com tumores secretores de catecolaminas.

Pontos-chave

- A pressão arterial elevada é classificada em três estágios de acordo com o risco cardiovascular:
    1. Pré-hipertensão (120-139/80-89)
    2. Hipertensão estágio 1 (140-159/90-99)
    3. Hipertensão estágio 2 ($\geq$ 160/100)
- Cerca de 75 milhões de americanos têm hipertensão (definida como pressão arterial $\geq$ 140/90 mmHg). Aproximadamente 15 milhões não têm conhecimento de sua pressão arterial elevada, 20 milhões não estão recebendo terapia, e 30 milhões não são controlados.
- As pressões arteriais devem ser confirmadas em casa, já que a pressão arterial do consultório nem sempre reflete a verdadeira pressão arterial (hipertensão do jaleco branco e hipertensão mascarada).
- Modificações de estilo de vida são viáveis e eficazes. Todos os pacientes com pressão arterial elevada devem ser instruídos a manterem hábitos de vida saudáveis. As modificações de estilo de vida, por si só, podem resultar na pressão arterial desejada em pacientes com pré-hipertensão e hipertensão no estágio 1 não complicada.
- A terapia medicamentosa é necessária em pacientes com hipertensão estágio 2 e em pacientes com uma indicação convincente (p. ex., doença cardíaca ou renal preexistente). Uma combinação de fármacos é razoável como terapia inicial na maioria dos pacientes com hipertensão estágio 2. Os fármacos devem ser ajustados de acordo com doença subjacente dos pacientes. A terapia combinada deve quase sempre incluir um diurético.
- Os principais agentes usados inicalmente para tratar a hipertensão incluem IECAs, BRAs, diuréticos tiazídicos, BCCs e, talvez, β-bloqueadores. Mostrou-se que IECAs, BRAs e diuréticos tiazídicos reduzem a mortalidade cardiovascular (especialmente por AVC).
- A hipertensão acelera a doença renal crônica, mas pode não iniciar a lesão renal. Portanto, a doença renal hipertensiva é quase certamente superdimensionada.
- Hipertensão sistólica isolada está associada a um maior risco de eventos cardiovasculares do que a hipertensão diastólica. Como a pressão arterial sistólica aumenta com a idade (e a pressão arterial diastólica diminui), a hipertensão sistólica isolada é comum em pacientes mais velhos.
- A hipertensão sistólica isolada é causada pela redução da complacência na circulação arterial (p. ex., remodelação da parede vascular).
- Causas secundárias de hipertensão devem ser suspeitadas em pacientes que desenvolvem hipertensão em uma idade precoce ou tardia, apresentam hipertensão refratária, desenvolvem hipocalemia espontânea ou têm hipertensão lábil.
- Uma relação entre aldosterona renina (RAR) de > 20 sugere hiperaldosteronismo primário e um aumento de duas vezes nas metanefrinas fracionadas sugere fortemente feocromocitoma.
- Emergências hipertensivas são sempre acompanhadas por uma lesão significativa de órgão-alvo (insuficiência cardíaca, encefalopatia, insuficiência renal). A redução criteriosa da pressão arterial é importante para prevenir complicações isquêmicas devido ao comprometimento da autorregulação renal, cardíaca e cerebral.

Bibliografia comentada

1. NHANES: Trends in awareness, treatment, and control of high blood pressure. Available at www.cdc.gov/nshs/nhanes.htm. Accessed December 12, 2010. *Atualizado anualmente. Enorme banco de dados. Digno a atenção de todos os envolvidos com cuidade de saúde.*

2. The Seventh Report of the Joint National Committee on Prevention, Detection, Evaluation, and Treatment of High Blood Pressure (JNC 7). Available at www.nhlbi.nih.gov/guidelines/hypertension/. Accessed December 12, 2010. *Excelentes diretrizes baseadas em evidência para o clínico ocupado. Sintetiza uma quantidade volumosa de dados. O JNC VIII deve estar disponível em 2012.*

3. Chobanian AV. The hypertension paradox-more uncontrolled disease despite improved therapy. *N Engl J Med.* 2009;361:878-887. *Excelente revisão da história, epidemiologia e tratamento da hipertensão essencial. Uma ótima introdução clínica nessa área.*

4. Pickering TG, Shimbo D, Haas D. Ambulatory bloodpressure monitoring. *N Engl J Med.* 2006;354:2368-2374. *Excelente visão geral dos diferentes padrões de pressão arterial elevada (p. ex., do jaleco branco, mascarada) e seus significados clínicos.*

5. Chobanian AV. Isolated systolic hypertension in the elderly. *N Engl J Med.* 2007;357:789-796. *Articula claramente a importância da HIS e oferece orientações para o manuseio racional.*

6. Izzo JL, Levy D, Black HR. Importance of systolic blood pressure in older Americans. *Hypertension.* 2000;35:1021-1024. *Declaração de posição emitido pelo NHLBI. É mostrada a importância da PAS como um fator de risco cardíaco.*

7. Appel LJ for the PREMIER Collaborative Research Group. Effects of comprehensive lifestyle modifications on blood pressure control. *JAMA.* 2003; 289:2083-2093. *Estudo clínico randomizado demonstrando os benefícios das várias mudanças de estilo de vida sobre a pressão arterial. Demonstra que as modificações comportamentais são viáveis e eficazes.*

8. Freedman BI, Sedor JR. Hypertension-associated kidney disease: perhaps no more. *J Am Soc Nephrol.* 2008;19:2047-2051. *Artigo importante que contesta de forma sucinta a sabedoria popular sobre o papel da hipertensão no desenvolvimento de doença renal.*

9. Mattson C, Young WF. Primary hyperaldosteronism: diagnostic and treatment strategies. *Nat Clin Pract Neph.* 2006;2:198-208. *Discussão pragmática sobre a razão entre aldosterona e renina, teste da sobrecarga de sal e exame de sangue veia adrenal no diagnóstico e tratamento do hiperaldosteronismo primário.*

10. Pacak K, Eisenhofer G, Ahlman H, et al. Pheochromocytoma: recommendations for clinical practice for the first international symposium. *Nat Clin Pract Endo Metab.* 2007;3:92-102. *Excelente revisão com uma discussão clara do papel das metanefrinas fracionadas e testes genéticos no diagnóstico de feocromocitoma.*

11. Haas AR, Marik PE. Current diagnosis and management of hypertensive emergency. *Semin Dialysis.* 2006;19:512. *Exaustivamente referenciada, mas ainda assim, uma revisão concisa da conduta farmacológica das emergências hipertensivas. Discussão lúcida sobre as indicações e limitações para todos os principais medicamentos.*

EXERCÍCIOS

1. Um homem branco de 47 anos apresenta-se no seu consultório com uma história de 12 meses de hipertensão. Ele perdeu voluntariamente 10 kg em um período de oito meses e tem uma dieta rica em frutas e vegetais e pobre em sódio. Sua pressão arterial no consultório (após 5 minutos de repouso em silêncio) é 160/95 mmHg. Ele tem acompanhado sua pressão arterial em casa com um dispositivo automatizado. A suas pressões arteriais domiciliares estão na faixa de 150-170 mmHg sistólica e 95-105 mmHg diastólica. Causas secundárias de hipertensão foram excluídas. Ele tem um forte histórico familiar de doença arterial coronariana. Qual é a melhor abordagem para conduta da hipertensão neste paciente?

   A) Monoterapia com um inibidor da enzima conversora.
   B) Uma terapia combinada com um BCC di-hidropiridínico e um diurético tiazídico.
   C) TC para descartar um adenoma adrenal.
   D) Terapia combinada com um inibidor da enzima conversora e um diurético tiazídico.
   E) Nenhuma terapia medicamentosa é indicada (continuar modificações de estilo de vida por mais 6 meses).

2. Correlacionar o efeito adverso com o agente farmacológico.

Efeitos adversos:

I. 20% dos pacientes tomando esses fármacos desenvolvem tosse seca.
II. Uma porcentagem pequena, mas significativa, de pacientes tomando esses fármacos desenvolvem diabetes melito.
III. Esses fármacos têm sido associados com ataques agudos de asma.
IV. Dos pacientes que tomam este medicamento, 40% desenvolvem sedação.
V. Dos pacientes tomando esses fármacos, 15 a 20% desenvolvem edema de membros inferiores.
VI. Esses agentes têm sido associados a um risco maior de insuficiência cardíaca
VII. Esse diurético tiazídico tem uma meia-vida estendida (> 12 horas)

Agentes farmacológicos:

A) β-bloqueadores.
B) Clonidina.
C) BCC di-hidropiridínicos.
D) α1-bloqueadores.
E) Inibidor da enzima conversora.
F) Diuréticos tiazídicos.
G) Clortalidona.

Capítulo 21

Doenças urológicas

PAUL G. SCHMITZ

Objetivos de aprendizagem

O leitor deverá:

- Diferenciar cistite aguda de pielonefrite aguda, com base nos aspectos clínicos. Discutir a escolha e duração da antibioticoterapia.
- Descrever os fatores de virulência bacteriana que estão envolvidos na patogênese de infecções do trato urinário.
- Distinguir infecções do trato urinário complicadas e não complicadas.
- Listar as causas mais comuns de obstrução do trato urinário com base no local de envolvimento.
- Listar as modalidades de exames de imagem disponíveis para o diagnóstico de obstrução do trato urinário.
- Discutir o papel do cálcio, oxalato, fosfato, citrato e volume urinário na patogênese da formação de cálculos renais.
- Discutir o papel do pH urinário na patogênese da formação de cálculos de ácido úrico e da infecção na patogênese de cálculos de estruvita.
- Reconhecer e descrever o prognóstico dos principais subtipos de carcinoma de células renais (p. ex., células claras, cromófobo, papilar e oncocitoma).
- Fazer uma ilustração que represente o estadiamento do carcinoma de células renais. Discutir o prognóstico para cada estágio.
- Descrever o papel da proteína supressora de tumor von Hippel-Lindau na patogênese do carcinoma de células renais.
- Discutir a patogênese molecular do tumor de Wilms. Identificar a relação do tumor de Wilms com síndromes congênitas conhecidas.
- Construir um diagrama que represente o estadiamento e o prognóstico para o câncer de bexiga. Descrever os efeitos da invasão tumoral muscular no prognóstico.

Introdução

As doenças urológicas incluem condições que afetam primeiro o trato urinário inferior (com exceção do câncer de células renais e tumor de Wilms). Doenças da próstata e da uretra (p. ex., câncer e disfunção sexual) não serão discutidas, pois essas condições serão abordadas em um próximo livro da série. Quatro síndromes compreendem a maioria dos distúrbios urológicos observados na prática clínica:

1. Infecção do trato urinário
2. Obstrução do trato urinário
3. Cálculos renais
4. Tumores renais (carcinoma de células renais, tumor de Wilms, tumores ureterais e câncer de bexiga)

Infecção do trato urinário

Infecções do trato urinário (ITU) são as infecções bacterianas mais comuns em humanos durante a sua vida. Até 50% das mulheres apresentam pelo menos uma ITU ao longo da vida. Indivíduos com anormalidades funcionais ou estruturais do trato urinário (p. ex., obstrução, refluxo) apresentam maior risco para ITUs.

A infecção pode ser limitada à bexiga ou envolver todo o trato urinário e estender para o tecido perinéfrico. As características clínicas, riscos de complicações e tratamento variam dependendo da localização da infecção e se coexistem anormalidades estruturais (p. ex., a obstrução do trato urinário torna ineficaz a terapêutica antimicrobiana e deve ser desobstruída).

Classificação

As ITUs são classificadas em infecções envolvendo os rins (pielonefrite) e a bexiga (cistite). A pielonefrite aguda em geral é diagnosticada com base nos aspectos clínicos, incluindo febre, calafrios e dor em flanco, juntamente com a evidência bacteriológica de uma infecção. Frequência urinária e disuria na ausência de sintomas sistêmicos sugerem o diagnóstico de cistite (Figura 21.1).

As ITUs são subdivididas em infecções não complicadas e complicadas, dependendo da ausência ou presença de condições do paciente conhecidas por favorecer infecção ou estar associadas com falha do tratamento (p. ex., obstrução do trato urinário, cálculos renais).

A maioria das ITUs não é complicada e ocorre em mulheres jovens, na comunidade ou no ambulatório. As ITUs complicadas ocorrem em pacientes com várias anormalidades urológicas (cálculos, obstrução, câncer, etc.) ou após sondagem vesical recente.

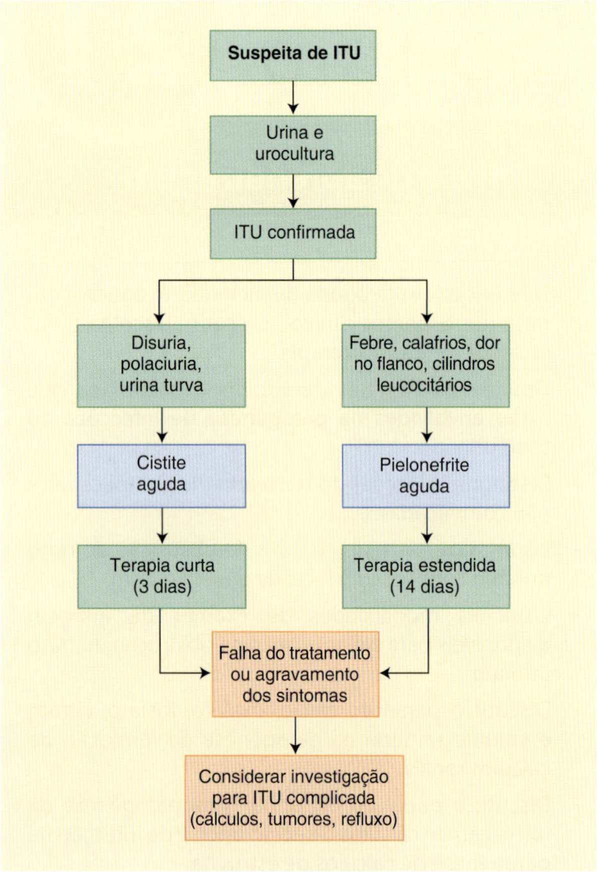

FIGURA 21.1 Abordagem geral para avaliação e tratamento da infecção do trato urinário (ITU). Sintomas sugestivos de ITU incluem urina fétida, turva, dor no flanco, disuria, polaciuria e/ou urgência. O diagnóstico deve ser confirmado com um exame de urina e cultura. A fita reagente urinária em geral é positiva para nitrito e esterase de leucócitos. Além disso, o sedimento urinário revela > 5 leucócitos por maior campo (HPF) (piuria). Sangue na urina (> 5 hemácias/HPF) também é uma característica muito comum de ITU. A urocultura é realizada frequentemente para estabelecer o microrganismo específico e a sensibilidade aos antibióticos (no entanto, uma urocultura nem sempre é necessária, se os sintomas clássicos do trato urinário inferior estão presentes com piuria). O médico deve distinguir entre infecção vesical (cistite) e envolvimento do trato superior (pielonefrite), uma vez que a duração da terapia varia dependendo da localização. Além disso, a incidência de uma ITU complicada (p. ex., obstrução, cálculos, etc.) é significativamente maior com doença do trato superior. Os aspectos clínicos são o principal método usado para distinguir a pielonefrite da cistite (p. ex., cilindros leucocitários são patognomônicos de pielonefrite). Em pacientes que não respondem ao tratamento ou desenvolvem sintomas de agravamento, o médico deve considerar a avaliação do paciente para fatores que impedem a erradicação do organismo infectante. Geralmente, uma ultrassonografia renal ou uma tomografia computadorizada (TC) é obtida para descartar obstrução do trato urinário devido a tumores, cálculos ou formação de abscesso (que deve ser drenado).

Bacteriuria assintomática refere-se a presença de mais de 10^5 colônias da mesma espécie bacteriana por mL de urina em duas uroculturas consecutivas de jato médio, na ausência de sinais ou sintomas de ITU.

▶▶ EXECUÇÃO E INTERPRETAÇÃO DA UROCULTURA

Após a limpeza da área genital, uma pequena quantidade de urina é descartada para retirar os contaminantes da uretra. A urina do jato médio é, então, coletada em um recipiente de forma estéril e levada ao laboratório de microbiologia. Uma alça de arame é mergulhada na amostra e é espalhada sobre uma placa de ágar. As placas são incubadas a 37° C durante 16 a 24 horas e examinadas para a formação de colônia. As colônias são contadas e cada colônia representa 1.000 unidades formadoras de colônia (UFC) a partir da amostra original.

Incidência

Exceto durante o período neonatal (quando a incidência de ITU é maior nos homens do que nas mulheres), as ITUs ocorrem com mais frequência em mulheres. A incidência de ITU aumenta no final de adolescência e durante a segunda e terceira décadas de vida. Aproximadamente um terço das mulheres de 20 a 40 anos desenvolve sinais e sintomas sugestivos de ITU. Durante anos reprodutivos, as mulheres são 20 a 50 vezes mais propensas a desenvolver uma ITU do que os homens. A diferença na incidência de ITU entre homens e mulheres diminui com o envelhecimento. Em pacientes mais idosos, a internação por outras doenças está associada com sondagem vesical e o desenvolvimento de ITUs hospitalares.

Microbiologia

A Tabela 21.1 resume a frequência das diferentes bactérias uropatogênicas nas ITUs não complicadas adquiridas na comunidade e complicadas hospitalares.

As bactérias que se originam a partir do trato gastrintestinal inferior são responsáveis pela maioria das ITUs. A *escherichia coli* (*e. coli*), em geral presente nas fezes, é responsável por 80 a 90% das ITUs não complicadas adquiridas na comunidade. A mesma cepa de *e. coli* recuperada da urina infectada geralmente também é recuperada de uretra, vagina ou reto dos pacientes. No entanto, nem todas as cepas são uropatogênicas (i.e., um número relativamente pequeno de cepas possui os fatores de virulência apropriados para invadir o uroepitélio). O *staphylococcus saprophyticus* é o segundo patógeno mais comum isolado de mulheres jovens. Ele é responsável por 10 a 15% das ITUs baixas não complicadas.

Outras bactérias entéricas gram-negativas, como a *klebsiella pneumoniae*, *enterobacter aerogenes*, *proteus species*, assim como bactérias gram-positivas (*enterococcus faecalis*) também são uropatógenos. As bactérias anaeróbicas, que estão presentes em abundância na flora gastrintestinal, raramente produzem ITUs.

Entre os microrganismos gram-negativos, as bactérias produtoras de urease, (p. ex., *proteus*, *klebsiella sp.*) são de

Tabela **21.1** Prevalência de microrganismos na infecção do trato urinário

Microrganismo	Não complicada (%)	Complicada (%)
E. coli	80	25
S. saprophyticus	10	< 1
Enterococos	1	15
Outros gram-negativos (proteus, klebsiella sp, pseudomonas)	5	40
Outros gram-positivos (s. aureus, streptococcus, s. epidermidis)	5	15
Fungos (cândida)	< 1	5

particular interesse. A urease é uma enzima que hidrolisa a ureia em dióxido de carbono e amônia. A amônia aumenta o pH da urina e contribui para a formação de cálculos de fosfato de amônio magnésio (cálculos de estruvita).

Suscetibilidade do hospedeiro e fatores de virulência bacteriana

O comprimento curto da uretra feminina e sua proximidade com o ânus aumentam consideravelmente o risco de ITU nas mulheres.

Desnutrição, diabetes melito, imunossupressão (drogas, câncer e HIV), corpos estranhos (cateteres de demora), estase urinária (obstrução) e anormalidades anatômicas (rim em ferradura) predispõem ao desenvolvimento de ITUs. A atividade sexual também é um fator de risco muito comum entre as mulheres.

Os fatores de virulência bacteriana incluem adesinas, polissacarídeos capsulares, sideróforos (sequestradores de ferro) e citotoxinas (Figura 21.2). A aderência à superfície da mucosa uroepitelial é um passo vital para o crescimento bacteriano. Além disso, a internalização dos microrganismos pelas células uroepiteliais é uma preocupação recente, pois torna o organismo resistente à terapia antimicrobiana. As adesinas (organelas filamentosas adesivas ou pili tipo 1) interagem com glicoproteínas do uroepitélio e promovem a adesão. Os vários microrganismos uropatogênicos elaboram polissacarídeos capsulares específicos ou antígenos K que formam uma cápsula circundando a parede bacteriana e tornando os microrganismos resistentes aos antibióticos. Certos tipos de polissacarídeos capsulares estão associados com pielonefrite aguda. As toxinas bacterianas (p. ex., hemolisinas) e os sideróforos induzem a lise celular e desviam o ferro das células do hospedeiro para as bactérias, o que propicia a multiplicação bacteriana.

Mecanismos normais de defesa do trato urinário

Os lactobacilos da flora normal da vagina e do introito vaginal interferem com a adesão da e. coli uropatogênica. Além disso, o glicocálice na superfície do epitélio da bexiga faz resistência à aderência bacteriana (lesão do epitélio vesidal está associada com a perda do glicocálice). A glicoproteína de Tamm-Horsfall (produzido na alça de Henle) adere às bactérias e facilita a remoção de

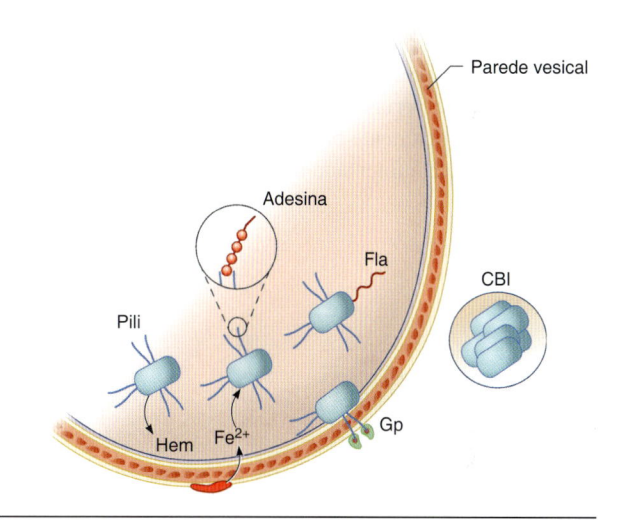

FIGURA 21.2 Os fatores de virulência bacteriana que promovem infecção do trato urinário são representados nesta ilustração. Em geral, as bactérias apresentam quatro características que regem sua virulência, incluindo (1) aderência; (2) produção de toxinas; (3) motilidade; e (4) sequestro de ferro. A adesão é mediada pela interação das fímbrias (pili) com glicoproteínas do hospedeiro (Gp). Bactérias uropatogênicas codificam subunidades distintas de pili (adesinas), que facilitam a aderência ao epitélio vesical. Certas cepas de bactérias estão associadas com o desenvolvimento de comunidades bacterianas Intracelulares (CBI) que residem dentro da parede da bexiga e estão protegidas contra as defesas locais do hospedeiro e terapia antimicrobiana. Infecções recorrentes ou resistentes podem depender da capacidade das bactérias de produzir CBIs. As toxinas produzidas por bactérias uropatogênicas podem lesar as células epiteliais da bexiga e produzir hemorragia vesical. A hemolisina (Hem) induz dano epitelial e promove a invasão bacteriana da parede da bexiga. Além disso, a hemolisina libera ferro (Fe^{2+}) e proteínas contendo ferro (heme) das células epiteliais lesadas. O ferro é um nutriente essencial para a proliferação bacteriana. As bactérias uropatogênicas são dotadas de múltiplos sistemas de transporte de ferro que sequestram o ferro liberado localmente. Elas também apresentam motilidade por causa da expressão de flagelos (Fla). As bactérias altamente móveis (p. ex., proteus sp.) ascendem o trato urinário e produzem infecção do trato superior.

microrganismos da urina. A descamação das células epiteliais da bexiga é aumentada durante uma ITU, resultando na remoção de organismos do trato urinário. Por fim, o trato urinário produz IgA secretora, que fornece uma barreira para a ascensão de bactérias.

Rotas de infecção na pielonefrite

Duas rotas principais de infecção foram descritas (Figura 21.3), incluindo:

1. Infecção ascendente (microrganismos fecais que colonizaram a área periuretral posteriormente entram na bexiga por meio da uretra)
2. Disseminação hematogênica (bacteremia e semeadura do córtex renal)

A via hematogênica é muito menos comum e em geral ocorre em pacientes com fator predisponente (p. ex., cálculo, imunossupressão e obstrução).

A infecção ascendente transuretral é a rota mais comum. A uretra feminina curta oferece pouca resistência à passagem de bactérias uropatogênicas. A relação sexual introduz mecanicamente bactérias na bexiga, contribuindo para a incidência aumentada de ITUs em mulheres sexualmente ativas.

Nos homens, o comprimento da uretra, a distância entre o meato uretral, a área perianal e a presença de fatores antibacterianos nas secreções prostáticas reduzem consideravelmente o risco de infecção em comparação às mulheres.

A cateterização da bexiga (ou outra instrumentação) em ambos os sexos aumenta o risco de ITU. Em pacientes com cateter vesical de demora e sistema de drenagem aberto, a colonização bacteriana ocorre dentro de poucos dias.

Aspectos clínicos:

Os sintomas típicos de ITU baixa não complicada incluem disuria, polaciuria, urgência, nocturia, incontinência e dor suprapúbica ou pélvica. Os pacientes podem queixar-se também de urina turva ou com odor fétido. Febre e dor no flanco não ocorrem nesses pacientes.

Na pielonefrite aguda, os pacientes parecem doentes e sentem dor flanco, calafrios, febre, suores, náuseas, vômitos, cefaleia e adinamia. A hematuria macroscópica está presente em 10 a 15% desses pacientes.

As mulheres podem requerer um exame pélvico para afastar outras condições que se apresentam com disuria aguda e polaciuria (p. ex., doenças sexualmente transmissíveis). Nos homens, realiza-se o exame da genitália para evidência de corrimento uretral, eritema, lesões penianas, epidídimo aumentado ou doloroso e linfadenopatia inguinal. Um toque retal com palpação da próstata deve ser um componente padrão do exame físico em todos os homens com sintomas de ITU. Evidência de infecção prostática é encontrada em até 50% dos homens com ITU recidiva.

Em 75% das mulheres, a cistite aguda é um evento isolado. O início da atividade sexual, ou uma alteração na atividade sexual, pode coincidir com um episódio. Em 25% das mulheres, as ITUs são recorrentes e os episódios podem ou não coincidir cronologicamente com a atividade sexual. A resposta aos agentes antimicrobianos geralmente é rápida. Os sintomas agudos desaparecem dentro de 2 a 3 dias. Se não for tratada, a infecção pode estender-se ao trato superior (em particular durante a gravidez ou com obstrução da via de saída).

Na pielonefrite aguda, a presença ou ausência de fatores complicadores é fundamental na definição da história natural e sequelas renais. Pielonefrite aguda não complicada em geral responde rapidamente à terapia antimicrobiana adequada.

Exames laboratoriais:

Uma série de testes bioquímicos de triagem tem sido desenvolvida para detectar a bacteriuria. O mais frequentemente utilizado, o teste de Griess, depende da redução bacteriana do nitrato em nitritos, que são detectados com a fita reagente urinária (ver Figura 15.4). O teste de Griess é negativo com organismos gram-positivos ou infecções por *pseudomonas*. A fita reagente urinária também é usada para detectar a esterase de leucócitos, que reflete a presença de

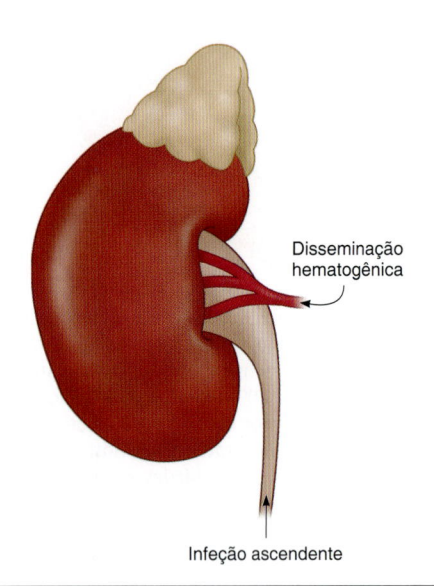

FIGURA 21.3 Esquema representando as duas principais vias de infecção na pielonefrite. A via ascendente é a mais comum (~ 90%). A infecção ascendente é mais comum em pacientes com obstrução do fluxo (hipertrofia prostática, estenose uretral) e, portanto, os pacientes com pielonefrite devem ser submetidos a uma história e exame físico completo para excluir complicações. Exames de imagem (ultrassonografia, TC ou cistoscopia) devem ser considerados em pacientes com sintomas suspeitos de obstrução de fluxo (hesitação, gotejamento ou dificuldade em iniciar a micção). A semeadura hematogênica do rim origina-se em infecção de um local distante. Dessa forma, pacientes com pielonefrite devem provavelmente passar por uma avaliação de infecções em outros locais (p. ex., ossos, válvulas cardíacas, etc.) dependendo das circunstâncias clínicas.

leucócitos na urina. A sensibilidade e a especificidade da fita reagente é de aproximadamente 75 a 85% em pacientes com ITU documentada.

O exame microscópico da urina não centrifugada detecta a presença de piuria (> 5 leucócitos/HPF) e hematuria (> 5 hemácias/HPF) em quase todos os pacientes com ITU.

A urocultura continua a ser o padrão-ouro para documentar bacteriuria clinicamente significativa, bem como para identificar o microrganismo específico e a sua sensibilidade aos antibióticos. Embora a contagem bacteriana de $\geq 10^5$ colônias/mL de urina de jato médio colhida de forma estéril tenha sido tradicionalmente usada para distinguir entre a infecção genuína da bexiga e a contaminação, as evidências recentes sugerem que as contagens bacterianas inferiores (10^2-10^4 colônias/mL), na presença de sintomas urinários e piuria, também devem ser tratadas como infecções verdadeiras. De fato, 30% das mulheres com cistite aguda causada por *e. coli, s. saprophyticus* ou *proteus* apresentam contagens de colônia de 10^2-10^4/mL. Nos homens, a contaminação da urina coletada é incomum, portanto, uma contagem de colônias maior do que 10^2 mL é considerada um limite aceitável para uma ITU real.

Nas mulheres, a primeira ITU não requer estudos urológicos adicionais. A conduta na infecção recorrente é controversa, pois alguns estudos sugerem que testes adicionais nessa situação não são custo-efetivos. A abordagem predominante é baseada na resposta à terapia antimicrobiana. Por exemplo, mulheres com infecção recidiva que são curadas com tratamento de 6 semanas com antibióticos, ou pacientes com infecção recorrente que são tratadas com sucesso com um regime profilático com baixa dose não requerem exames adicionais. Em contraste, aqueles que não respondem à terapia intensa requerem exames de imagem, em geral uma ultrassonografia renal, TC ou cistoscopia.

Em crianças menores de 5 anos, uma urografia excretora ou ultrassonografia renal juntamente com uma uretrocistografia miccional devem ser obtidas para descartar obstrução, válvula de uretra posterior ou refluxo vesicoureteral. A ITU em homens (a menos que associada a um fator de risco óbvio, como uma cateterização) sempre requer uma avaliação adicional (p. ex., ultrassonografia e exame de próstata).

Diagnóstico diferencial:
Entre 10% e 30% das mulheres com doenças sexualmente transmissíveis apresentam polaciuria e disuria. Portanto, cistite bacteriana aguda deve ser diferenciada das vulvovaginites causadas por fungos, *trichomonas* ou infecções bacterianas, bem como infecções sexualmente transmissíveis que envolvem a uretra e o colo do útero, como *chlamydia trachomatis, neisseria gonorrhoeae*, ou vírus *herpes simplex*.

Em mulheres na pós-menopausa, as alterações atróficas da mucosa vulvovaginal e uretra, causada pela deficiência de estrógeno, podem resultar na adesão e colonização bacteriana, aumentando, assim, o risco de ITU. Essas pacientes podem responder a terapia hormonal tópica.

Neoplasia renal e outras neoplasias genitourinárias também devem ser consideradas no diagnóstico diferencial dos indivíduos mais velhos que apresentam sintomas de uma ITU pela primeira vez.

A pielonefrite aguda em uma jovem deve ser diferenciada de outras condições intra-abdominais, como a doença inflamatória pélvica, apendicite, gravidez atópica e ruptura do cisto ovariano.

Conduta

O tratamento da ITU depende se a infecção está localizada ao trato urinário superior ou inferior, a julgar pelos sinais e sintomas clínicos, e se é um episódio isolado ou um problema recorrente (Figura 21.4).

Uma jovem com o primeiro episódio de cistite aguda não complicada pode ser tratada empiricamente com três dias de antibiótico. Nenhuma visita de acompanhamento ou cultura é recomendada, a menos que os sintomas persistam ou se repitam. A seleção de antibióticos deve ser baseada em padrões de resistência na comunidade. Trimetoprim-sulfametoxazol (TMP-SMZ) ou uma quinolona (p. ex., ciprofloxacina, norfloxacina) é a escolha mais comum (Tabela 21.2). TMP-SMZ é considerado o fármaco de escolha por muitos especialistas, pois reduz também as colonizações fecal, vaginal e periuretral. A recorrência dos sintomas após terapia curta determina a necessidade de realizar uma urocultura com antibiograma. A escolha do antibiótico é baseada na sensibilidade; o curso geralmente é prolongado (10-14 dias).

Mulheres grávidas com cistite aguda não complicada podem ser tratadas por 7 a 10 dias com amoxicilina, clavulanato ou nitrofurantoína.

Homens jovens saudáveis com cistite aguda e nenhum fator complicador discernível podem ser tratados com um regime de 7 a 10 dias de TMP-SMZ ou uma quinolona. Uma urocultura pré-tratamento é recomendada em homens afetados.

Pacientes com ITU complicada requerem a correção do transtorno subjacente (p. ex., obstrução), além da terapia antimicrobiana (que deve ser baseada no resultado da cultura). A duração da terapia em geral é de 14 dias, dependendo da situação clínica (p. ex., pacientes idosos com comorbidades podem exigir períodos de tratamento mais longos).

Infecções recorrentes do trato urinário

Cerca de 25% das mulheres jovens com um episódio inicial de cistite aguda irão desenvolver infecções recorrentes. Recidivas com o mesmo microrganismo sugerem uma infecção complicada (p. ex., obstrução, cálculo). Nos homens, a prostatite bacteriana crônica pode ser respon-

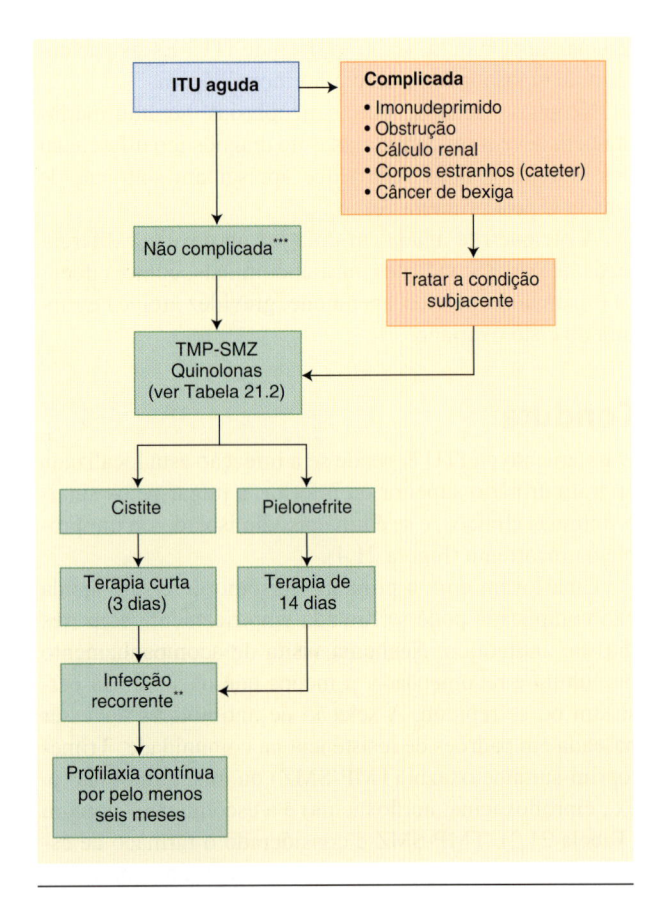

FIGURA 21.4 Algoritmo de tratamento da infecção aguda do trato urinário (ITU). Cistite aguda não complicada em um paciente saudável pode ser tratada com três dias de antibióticos. (*A escolha do antibiótico deve ser baseada na sensibilidade dos isolados obtidos na comunidade.) Na ausência de dados de sensibilidade, TMP-SMZ ou um antibiótico do grupo das quinolonas (p. ex., ciprofloxacina) são escolhas empíricas razoáveis. Seguimento de rotina após a cistite aguda sem complicações (incluindo urocultura) é desnecessário. A pielonefrite aguda (dor no flanco, febre, calafrios e cilindros leucocitários) requer antibiótico por 14 dias. Uma urocultura de seguimento em geral é obtida após 3 a 4 semanas.

** Infecção recorrente é definida como dois ou mais ITUs sintomáticas dentro de um período de seis meses ou três ou mais ITUs dentro de um período de 12 meses. Esses pacientes beneficiam-se da profilaxia contínua com baixa dose de antibiótico (geralmente TMP-SMZ, TMP sozinho, ou nitrofurantoína, na hora de dormir). Além disso, a relação entre infecções e atividade sexual deve ser discutida com a paciente. Abstinência, mudança dos agentes espermicidas, ingestão liberal de líquido pós-coito e administração diária de suco de *cranberry* (que diminui a aderência bacteriana) devem ser discutidos.

*** O médico experiente deve considerar fatores predisponentes em todos os pacientes com ITU, em particular aqueles com pielonefrite aguda, homens e mulheres com infecções recorrentes (especialmente com o mesmo isolado). Falhas no tratamento ou a persistência de sintomas sugerem organismos resistentes ou ITU complicada por obstrução, corpos estranhos (cálculos, cateteres), cânceres ou formação de abscesso. Exames de imagem, incluindo ultrassonografia, TC ou pielografia retrógrada são necessários nestas situações.

sável pelas recidivas. Em pacientes que recidivam, apesar do tratamento antimicrobiano adequado por duas semanas, o tratamento deve ser prorrogado por 4 a 6 semanas. Ao mesmo tempo, o paciente deve passar por uma avaliação para fatores complicadores.

A reinfecção não complicada causa mais de 90% das ITUs baixas recorrentes em mulheres. Quando um ou dois episódios ocorrem por ano, cada ataque agudo deve ser tratado com um curso curto de terapia antibiótica. No entanto, quando as infecções ocorrem com mais frequência (2 a 3 vezes em um período de 6 a 12 meses), o paciente pode beneficiar-se da profilaxia com baixa dose a longo prazo (seis meses). Os antibióticos utilizados para profilaxia com baixas doses incluem trimetoprim, TMP-SMZ e nitrofurantoína. O trimetoprim, com ou sem sulfametoxazol, é preferido porque reduz a incidência de colonização periuretral. Os efeitos adversos e o surgimento de cepas resistentes são preocupações, mas relativamente incomuns (mesmo após vários anos de terapia de baixa dose). A profilaxia contínua diminui recorrências e pode reduzir o risco de pielonefrite.

Mulheres em pós-menopausa, por vezes, desenvolvem ITUs baixas recorrentes, que refletem no esvaziamento vesical incompleto, secundário a prolapso uterino ou vesical, ou à deficiência de estrógeno (altera a flora vaginal e a função vesical). O tratamento profilático com antibiótico ou creme de estradiol tópico é benéfico para essas mulheres.

Bacteriuria assintomática

Pacientes com bacteriuria assintomática, com ou sem um cateter de demora, não exigem tratamento antimicrobiano. A indicação para o tratamento desses pacientes é o desenvolvimento de sintomas clínicos. Até 40% dos idosos apresentam bacteriuria assintomática, especialmente em asilos. Contudo, já que a bacteriuria assintomática raramente leva à infecção sintomática, exames de rotina e tratamento com antibióticos não são recomendados.

A bacteriuria assintomática na gravidez é uma exceção e deve sempre ser tratada. Há um risco de 30% de desenvolvimento da pielonefrite aguda no segundo ou terceiro trimestre, com graves complicações para a mãe e o feto. Durante a gravidez, a urina deve ser rastreada para bacteriuria no primeiro trimestre e, se estiver presente, tratada com um curto período de antibiótico. Após tratamento bem-sucedido, uroculturas mensais devem ser realizadas para detectar bacteriuria recorrente. Gravidez complicada por bacteriuria assintomática recorrente pode ser tratada profilaticamente de forma segura com baixa dose de nitrofurantoína.

Obstrução do trato urinário

A obstrução do trato urinário é um problema clínico comum que pode surgir em vários locais dentro do sistema coletor, bexiga e trato urinário inferior (Figura 21.5). A etiologia da obstrução engloba uma grande variedade de problemas clínicos que diferem consideravelmente com a idade. Por exemplo, as crianças se apresentam com anomalias congênitas, como o refluxo vesicoureteral. Adultos

Tabela 21.2 Tratamento com antibióticos da infecção do trato urinário em ambulatório

Tipo de infecção	Antibiótico	Dose	Duração
Cistite aguda não complicada[a]	Trimetoprim-sulfametoxazol (TMP-SMZ)	160/800 mg/dia	3 dias
	Trimetoprim	100mg 2x/dia	3 dias
	Nitrofurantoína	100 mg 2x/dia	5 dias
	Ciprofloxacina	250 mg 2x/dia	3 dias
	Levofloxacina	250 mg/dia	3 dias
Pielonefrite aguda	Levofloxacina	500 mg/dia	14 dias[b]
	Ciprofloxacina	500 mg 2x/dia	14 dias
	TMP-SMZ[c]	160/800 mg 2x/dia	14 dias
Cistite recorrente não complicada	TMP-SMZ	40/200 mg/dia	6 meses
	Trimetoprim	100 mg/dia	6 meses
	Nitrofurantoína	50-100 mg/dia	6 meses
	Norfloxacina	200 mg/dia	6 meses
Cistite aguda não complicada na gravidez[d]	Nitrofurantoína	100 mg 2x/dia	5-7 dias
	Amoxicilina-clavulanato	500 mg 2x/dia	3-7 dias

[a] Terapia de sete dias é recomendada em homens.
[b] Terapia de 5 a 7 dias é adequada em pielonefrite aguda não complicada.
[c] Não recomendado como terapia empírica.
[d] As quinolonas devem ser evitadas na gravidez. Quando possível, a escolha do antibiótico deve ser baseada na cultura e no antibiograma. A pielonefrite aguda complicada por sintomas sistêmicos graves (náuseas, vômitos, febre alta) requer hospitalização e antibiótico parenteral.

jovens desenvolvem cálculos renais, enquanto pacientes mais velhos são suscetíveis de obstrução vesical devido ao crescimento prostático ou câncer. Os diabéticos desenvolvem neuropatia autonômica e pacientes com doença da medula espinal sofrem obstrução vesical disfuncional devido à lesão neurológica.

Aspectos clínicos:
As manifestações clínicas da obstrução do trato urinário dependem da localização da obstrução e do período de tempo em que ela se desenvolve. Em geral, as obstruções de desenvolvimento lento são menos propensas a apresentar sintomas (embora obstruções ocultas/crônicas possam induzir cicatrização renal definitiva). Em contraste, a obstrução aguda em nível de bexiga, uretra ou ureteres precipita oliguria/anuria e lesão renal aguda.

Os sintomas da hipertrofia prostática tais como urgência, polaciuria e hesitação podem prenunciar a uropatia obstrutiva. A hipertensão também é uma sequela comum da obstrução. A necrose papilar renal pode complicar (ou causar) obstrução, especialmente em diabéticos com pielonefrite concomitante.

Diagnóstico:
A creatinina sérica em geral é elevada e outras manifestações bioquímicas de lesão renal aguda ou crônica podem estar presentes. O exame de urina muitas vezes é não significativo; porém, hematuria está presente quando a obstrução é por causa de câncer ou cálculo. Ocasionalmente, a bexiga distendida é palpável como uma massa mediana suprapúbica.

Exames radiológicos são indispensáveis na confirmação do diagnóstico de obstrução. A investigação, em geral, começa com a ultrassonografia renal. A dilatação da pelve renal e ureter (hidronefrose e hidroureter, respectivamente) sugere obstrução (Figura 21.6A). A urografia excretora pode ser útil para localizar o local da obstrução, mas carrega o risco adicional de lesão renal devido ao contraste. A cistoscopia é útil para avaliar a bexiga e a próstata, enquanto a cistografia retrógrada pode ser usada para a investigar o ureter sem o risco de nefropatia por contraste (Figura 21.6B). A TC ou a ressonância magnética nuclear (RMN) podem identificar tumores adenopatia ou fibrose retroperitoneal.

Tratamento:
O alívio rápido da obstrução é fundamental para prevenir a disfunção renal definitiva. Se insuficiência renal estiver presente e os sintomas sugerirem obstrução no nível da uretra ou da bexiga, o cateterismo da bexiga deve ser tentado sem demora. A obstrução no nível do trato urinário superior requer instalação de endoprótese ou de nefrostomia percutânea para drenagem. Pequenos cálculos renais (< 5 mm) podem ser tratados conservadoramente com analgésicos e líquidos. Cálculos maiores requerem retirada

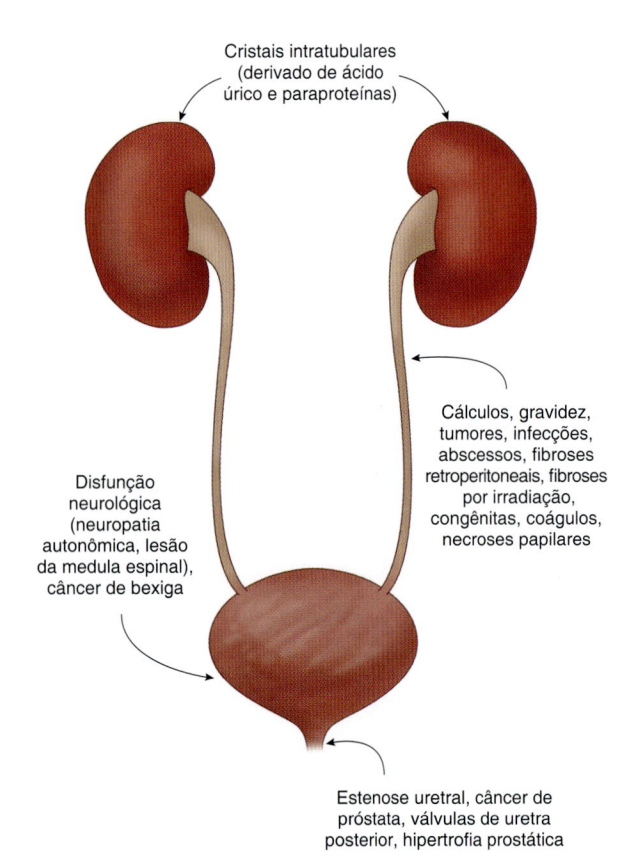

FIGURA 21.5 Etiologia da obstrução do trato urinário (OTU), baseada no local de envolvimento. A obstrução intratubular extensa o suficiente para produzir lesão renal aguda é relativamente rara, mas às vezes é observada após o tratamento para tumores grandes (a extensa necrose celular libera ácido úrico que se cristaliza no néfron) ou com mieloma (as cadeias leves filtradas coalescem). Várias condições têm sido implicadas na obstrução da pelve renal e ureter, incluindo cálculos renais, tumores (primários ou metastáticos), compressão de massas adjacentes (tumores, abscessos), tecido fibroso que envolve o ureter (fibrose retroperitoneal irradiação), coágulos e necrose papilar (as papilas renais ficam alojadas no ureter). Obstrução funcional ocorre devido ao esvaziamento comprometido da bexiga de causa neurológica (neuropatia autonômica ou lesão da medula espinal). O câncer de bexiga pode envolver a periuretra e obstruir mecanicamente o efluxo urinário. Talvez a causa mais comum de OTU seja o alargamento da próstata, que comprime a uretra adjacente.

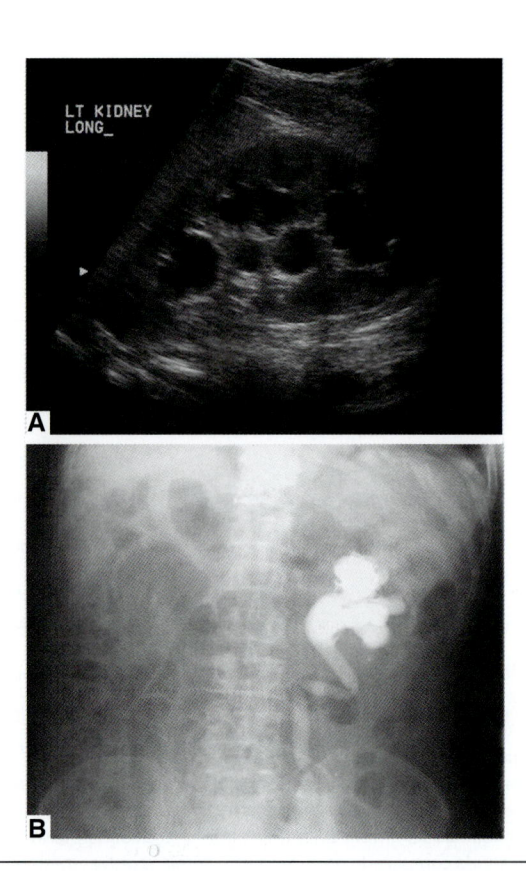

FIGURA 21.6 Exames de imagem empregados para identificar obstrução do trato urinário. O painel A mostra um sistema coletor dilatado causado por um gânglio linfático aumentado em paciente com linfoma de células B. O linfonodo foi identificado usando TC (não mostrado). O painel B mostra um sistema coletor dilatado após injeção de contraste no ureter por meio de um cistoscópio. O fluxo de contraste é oposto ao fluxo normal de urina, por isso o termo pielografia retrógrada. Esse paciente apresentava uma estenose na inserção distal do ureter para a bexiga.

Cálculos renais

Epidemiologia

A doença calculosa renal afeta até 20% da população dos Estados Unidos e é responsável por 1% de todas as admissões hospitalares. A incidência de pico ocorre entre os 18 e 45 anos de idade. A formação de cálculos é 3-5 vezes mais frequente em homens do que em mulheres e é mais comum em brancos. A taxa de recorrência após a primeira pedra é de 40% em 3 anos, 55% em 7 anos, 75% em 10 anos, e quase 100% em 20 anos.

Dos pacientes com cálculos recorrentes de cálcio, 70% têm um parente de primeiro grau com doença calculosa. A prevalência de cálculos renais é de 2 a 3 vezes mais comum no sudeste dos Estados Unidos em comparação com o meio-oeste superior (talvez por causa do clima mais quente, contribuindo para a desidratação). A composição dos cálculos renais encontrados na clínica e sua frequência de ocorrência estão resumidas na Tabela 21.3.

cirúrgica ou litotripsia extracorpórea por ondas de choque (LECO), o que desintegra a pedra.

Uma vez que a obstrução é aliviada, o débito urinário pode aumentar drasticamente, um fenômeno conhecido como diurese pós-obstrutiva (DPO). A DPO é secundária ao aumento de peptídeos natriuréticos circulantes e aos efeitos osmóticos da ureia retida e da reabsorção tubular de sódio comprometida (i.e., nefropatia perdedora de sal). Durante essa fase é importante evitar contração do volume extracelular que poderia levar à hipoperfusão do rim em recuperação. Em geral, o risco de comprometimento renal definitivo está muito relacionado à duração da obstrução não tratada.

Tabela 21.3 Composição do cálculo, frequência de ocorrência e aparência do cristal

Composição	Frequência (%)	Cristais urinários[a]
Oxalato de cálcio[b]	67	Octaédrico
Fosfato de cálcio	9	Cristais amorfos
Estruvita	18	Tampa de ataúde
Ácido úrico	4	Forma de diamante
Cistina	2	Hexagonal

[a] Para aparência do cristal ver Figura 15.7.
[b] Cálculos de oxalato de cálcio geralmente são mistos com fosfato de cálcio.

Tabela 21.4 Fatores de risco envolvidos na formação de cálculos

Fator de risco	Limiar geralmente considerado como de risco aumentado[a]
Volume urinário	< 2,5L/d
Hipercalciuria	> 240 mg/d
Hipocitraturia	< 400 mg/d
Hiperoxaluria	> 40mg/d
Hiperuricosuria	> 800 mg/d
Cistinuria	> 240mg/d

[a] Valores aproximados com base nos melhores dados disponíveis. Esses limites são diferentes entre homens e mulheres (valores maiores para os homens). Geralmente, o clínico deve se empenhar por valores que sejam 30-50% fora dos limites aceitos (o que se opuser à formação de cálculo).

Fisiopatologia da formação do cálculo

Vários fatores implicam na formação de cálculos renais, e em muitos pacientes podem coexistir múltiplos fatores. A Tabela 21.4 resume os principais fatores de risco envolvidos na formação de cálculos (hipercalciuria idiopática é o fator de risco mais comum).

A formação de cálculo reflete o equilíbrio entre as variáveis urinárias que favorecem a formação (p. ex., a supersaturação de cálcio) em relação às variáveis que se opõem a ela (p. ex., citrato na urina). Quando o equilíbrio é deslocado em favor da cristalização, segue-se a formação do cálculo (Figura 21.7). Esse paradigma também serve como uma conceituação útil para a intervenção terapêutica, já que o objetivo é aumentar a solubilidade de elementos formadores de cálculo.

O crescimento do cristal/cálculo envolve duas etapas:

1. Formação inicial de um nicho cristalino ou placa (conhecido como placas de Randall) dentro do trato urinário (geralmente composto de fosfato de cálcio);
2. Fixação e crescimento subsequente de um elemento cristalino similar (p. ex., oxalato de cálcio ou fosfato de cálcio).

Acredita-se que a formação do nicho (ou sítio de nucleação) reflete a supersaturação da urina com fosfato de cálcio, oxalato de cálcio ou, menos comumente, ácido úrico. De modo alternativo, a nucleação do cristal pode ser iniciada por detritos celulares ou irregularidades no epitélio urinário. A localização do sítio de nucleação e subsequente crescimento do cálculo está representado nas Figuras 21.8 e 21.9. A fisiopatologia da nefrolitíase por oxalato de cálcio associada à hipercalciuria idiopática é razoavelmente bem entendida. O sítio de nucleação está localizado na membrana basal do ramo descendente delgado da alça de Henle e a fase sólida (ou placa) é composta por camadas alternadas de material orgânico e de fosfato de cálcio (ver Figura 21.8). À medida que o nicho cristalino vai crescendo, ele vai envolvendo a vasa recta e sulcando por meio dos ductos coletores terminais e papilas de drenagem. O cristal que escavou para dentro das papilas atua como sítio de nucleação e crescimento da cristalização do oxalato de cálcio.

Os cálculos de oxalato de cálcio que ocorrem em pacientes com hiperoxaluria hereditária ou após a cirurgia de derivação intestinal, aglutinam-se e crescem nos ductos coleto-

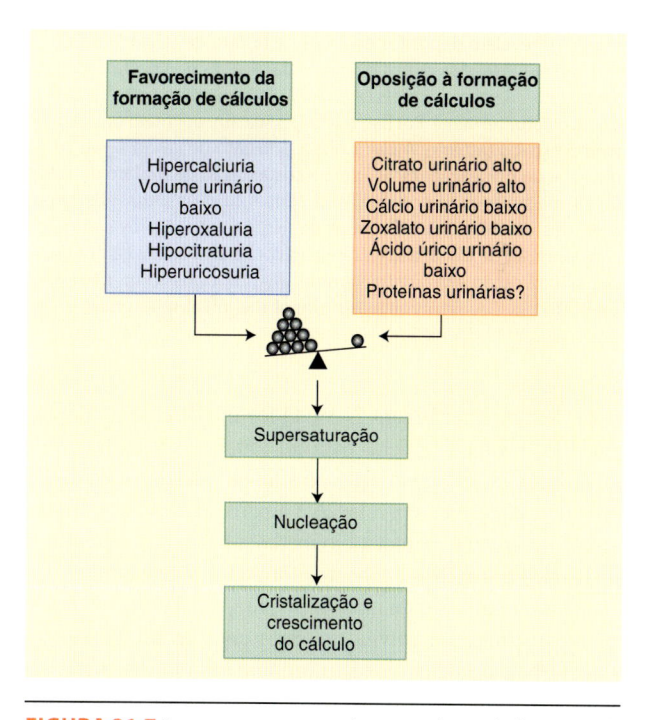

FIGURA 21.7 Esquema representando a patogênese da formação de cálculos renais com base no equilíbrio dos fatores que favorecem ou desfavorecem a supersaturação (e cristalização). Os principais fatores envolvidos na formação de cálculos são o cálcio, o oxalato, o citrato e o volume urinário. O volume urinário que excede a 3 L/d, em uma base consistente, reduz acentuadamente a incidência de formação de cálculos de repetição (em até 50%). A redução da excreção urinária de cálcio e oxalato juntamente com o aumento do citrato urinário está associado a formação reduzida de cálculos, mesmo que esses valores estejam dentro da faixa "normal".

FIGURA 21.8 Nucleação e crescimento de cálculo em pacientes com nefrolitíase idiopática por oxalato de cálcio. Cortes de tecidos de humanos revelam depósitos esféricos de fosfato de cálcio (apatita) na membrana basal dos ramos delgados da alça de Henle. Os depósitos de apatita crescem e coalescem (A-E), envolvendo a vasa recta e o ducto coletor terminal. Por fim, os cristais sulcam, por meio das papilas, para o espaço urinário. A partir disso, o fosfato de cálcio serve como um local de nucleação (nicho) para a cristalização de oxalato de cálcio (F). O mecanismo responsável pela formação de apatita nos ramos delgados de Henle não é conhecido. No entanto, é provável que a concentração de cálcio e fosfato seja maior na ponta da alça por causa da multiplicação em contracorrente. (Reproduzida com permissão de Bushinsky DA. Nephrolithiasis: site of the initial solid phase. J Clin Invest. 2003;111:602-605.)

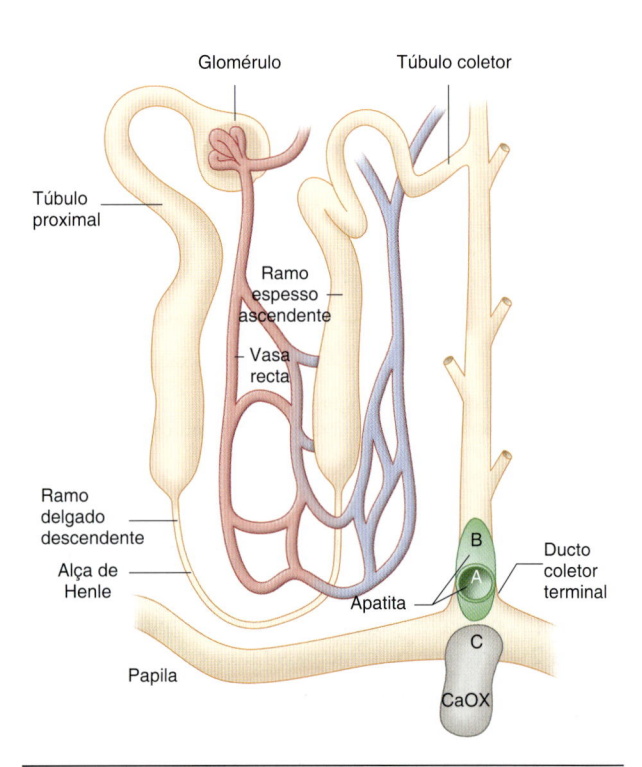

FIGURA 21.9 Nucleação e crescimento de cálculo em pacientes com predominância de cálculos de fosfato de cálcio (também conhecidos como cálculos de bruxita) ou cálculos de oxalato de cálcio ocorrendo após a cirurgia de derivação intestinal (ver Figura 21.11). Cortes de tecido de humanos mostram cristais de fosfato de cálcio na luz do ducto coletor da medula interna (A). Esses cristais crescem em grandes concreções compostas de fosfato de cálcio (B) ou servem como sítio de nucleação para cristalização de oxalato de cálcio (C). Embora o sítio de nucleação e crescimento de cristais tenha sido claramente descrito em secções de tecidos obtidos de rins de animais e humanos, a justificativa para os diferentes sítios iniciais de cristalização da fase sólida não é conhecida. Por último, os cristais podem precipitar em solução livre no espaço urinário (não mostrado). Esse é provavelmente o caso da nefrolitíase induzida pela cistina. (Reproduzida com permissão de Bushinsky DA. Nephrolithiasis: site of the initial solid phase. J Clin Invest. 2003;111:602-605).

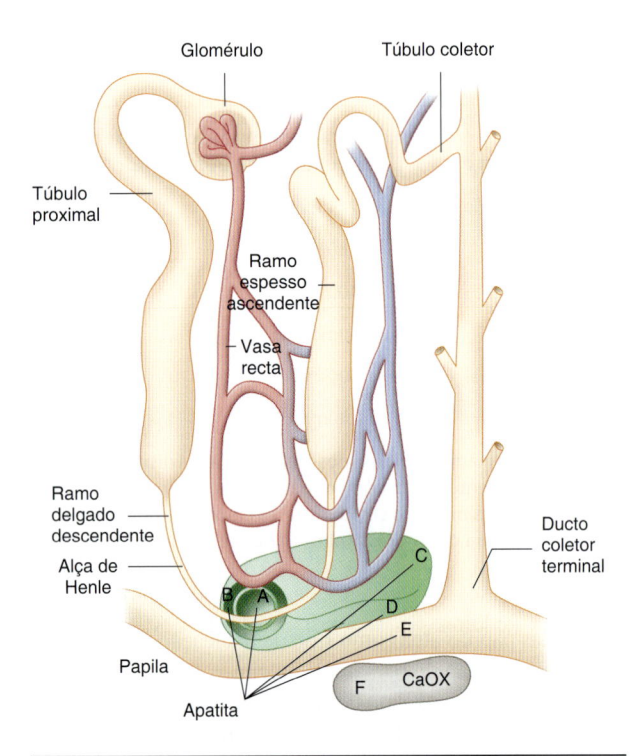

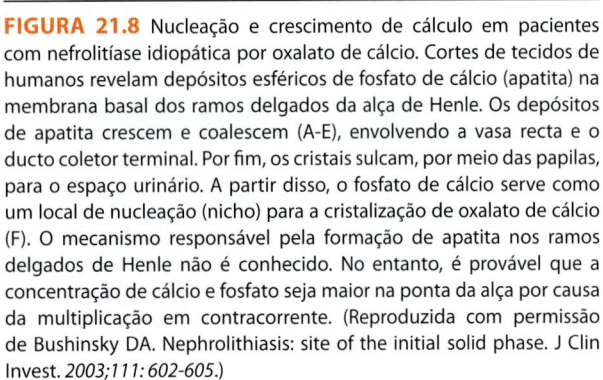

res terminais (ver Figura 21.9). O fosfato de cálcio também serve como nicho inicial para aderência e crescimento de cálculo. A razão da variação no sítio de nucleação da hipercalciuria idiopática em relação à hiperoxaluria não é conhecida. Claramente, o interstício medular hipertônico promove a supersaturação dos elementos formadores de cálculos.

O nicho ou sítio de nucleação para os cálculos de ácido úrico, cistina ou estruvita é menos compreendido. É provável que esses cálculos surjam na papila ou na pelve renais. É possível que o crescimento cristalino desses tipos de cálculos não envolva um sítio inicial de nucleação (em vez disso, cristais flutuantes livres devido à supersaturação da urina).

Cálculos de cálcio

Os cálculos mais comumente encontrados na prática clínica contêm cálcio. Vários fatores de risco (e sua frequência estimada) foram caracterizados em pacientes apresentando esse tipo de cálculo:

- Hipercalciuria (40 a 50%)
- Hipocitratúria (20 a 40%)
- Hiperuricosuria (15 a 25%)
- Hiperoxaluria (15 a 20%)
- Diminuição do volume urinário (50 a 60%)

Hipercalciuria

A hipercalciuria é o distúrbio urinário mais comum associado à formação de cálculo renal, ocorrendo em cerca de 50 a 70% de todos os pacientes com cálculos de cálcio. Várias condições clínicas específicas aumentam a excreção urinária de cálcio e devem ser excluídas em pacientes com hipercalciuria, incluindo:

- Hiperparatireoidismo, doenças granulomatosas (que aumentam a síntese de vitamina D) e ingestão de vitamina D; todas elas mobilizam o cálcio dos ossos e promovem aumento da absorção intestinal de cálcio. Essas condições são separadas da hipercalciuria absortiva, pois elas também são acompanhadas por hipercalcemia.
- Tumores metastáticos envolvendo o esqueleto são ocasionalmente associados com hipercalcemia (pela reabsorção óssea) e um aumento correspondente na carga filtrada de cálcio.
- Diminuição da absorção tubular de cálcio no rim acompanha vários distúrbios tubulares renais (em particular, acidose tubular renal). Além disso, o aumento da ingestão de sódio e a administração de diuréticos de alça aumentam a excreção urinária de cálcio.
- As causas genéticas de hipercalciuria são raras, mas instrutivas. As mutações envolvendo os canais de cloreto de rim, a ciclase do adenilato, o receptor sensor de cálcio e as proteínas envolvidas na mediação do transporte de sódio na alça de Henle (NKCC2) foram todos implicados na hipercalciuria e formação de cálculos. Esses pacientes em geral apresentam o quadro clínico em idade precoce.

Hipercalciuria idiopática
Dos pacientes com hipercalciuria, 95% não possuem condição predisponente conhecida. Três mecanismos têm sido postulados na produção de hipercalciuria nesses pacientes:

1. Hiperabsorção intestinal de cálcio ou hipercalciuria absortiva (os níveis séricos são normais, já que o cálcio é rapidamente excretado na urina);
2. Reabsorção óssea de cálcio;
3. Perda renal de cálcio.

A hipercalciuria absortiva é amplamente considerada como mecanismo predominante em pacientes com hipercalciuria idiopática. Entretanto, a causa da hiperabsorção intestinal de cálcio é mal compreendida. Embora alguns estudos sugiram variações na atividade do hormônio paratireoidiano e vitamina D, nenhuma anormalidade consistente foi descrita. De fato, é provável que o aumento da absorção intestinal de cálcio altere a secreção do hormônio da paratireoide e a síntese de vitamina D como fenômeno secundário. Essas alterações secundárias modificam a remodelação óssea e o manuseio renal de cálcio. A descrição da patogênese subjacente da hipercalciuria absortiva é em grande parte acadêmica (no momento).

A prevenção dos cálculos renais de cálcio em pacientes com hipercalciuria idiopática é direcionada para o aumento da solubilidade do cálcio urinário. As seguintes manobras são comumente empregadas:

- Aumento do volume urinário para 2,5-3 L/d no intuito de reduzir a concentração de cálcio.
- Restrição de proteínas na dieta, o que diminui a excreção de oxalato.
- Moderação da ingestão de cálcio (a restrição de cálcio pode exacerbar a hiperoxaluria porque o cálcio liga-se ao oxalato no trato intestinal e impede sua absorção).
- Restrição da ingestão de sódio (reduz a excreção de cálcio por meio de um mecanismo desconhecido).
- Administração de citrato de potássio, o que aumenta a excreção de citrato e a solubilidade do cálcio.
- Administração de diuréticos tiazídicos, que promovem a reabsorção do cálcio no néfron distal, diminuindo, assim, a excreção de cálcio. Uma diminuição de 30 a 50% na excreção urinária de cálcio é uma meta razoável. O potássio sérico deve ser monitorado de perto na terapia com diurético tiazídico, pois a hipocalemia pode reduzir o citrato urinário (pela acidose intracelular).

Hipocitraturia

A baixa excreção urinária de citrato (< 400 mg/d) é um importante fator de risco para litogênese, mas pode ser tratada. As condições clínicas associadas com a excreção urinária de citrato reduzida incluem acidose tubular renal distal, doença renal crônica, administração de acetazolamida e hipocalemia. Todas essas condições estão associadas com acidose intracelular, que aumenta a reabsorção de citrato no túbulo proximal (Figura 21.10). Além disso, aproximadamente 20% dos formadores de cálculos de cálcio apresentam hipocitraturia idiopática. A terapia com citrato de potássio, no intuito de aumentar o citrato urinário, reduz o risco de nefrolitíase de cálcio.

Hiperoxaluria

A hiperoxaluria ocorre em até 20% dos formadores de cálculos de cálcio. Embora a maioria seja idiopática, vários fatores/condições têm sido implicados na excreção urinária de oxalato aumentada, incluindo:

- Hiperoxaluria primária (HOP) é uma doença autossômica recessiva rara, caracterizada por defeito de conversão do glioxilato em glicina (HOP tipo I) ou em glicolato (HOP tipo II). Em ambos, o glioxilato gera abundante oxalato, que é excretado na urina (depósitos e/ou cálculos de oxalato são comuns nessa doença e, invariavelmente, produzem lesão renal grave). Esses pacientes são tratados com transplante combinado de fígado e rim. O transplante de fígado corrige o defeito enzimático responsável pelo metabolismo comprometido do glioxilato.
- Ingestão excessiva de oxalato (chá preto, nozes, cacau, ruibarbo, espinafre e beterraba).

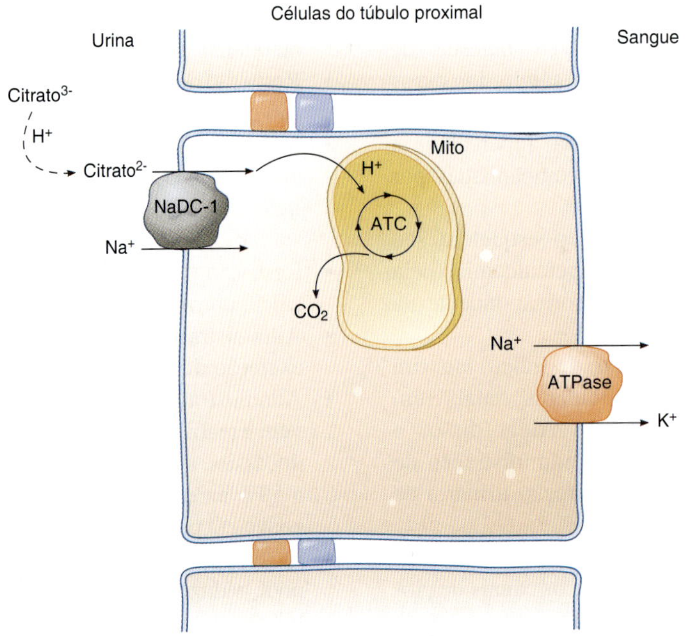

FIGURA 21.10 Modelo celular representando o transporte e o metabolismo do citrato no túbulo proximal. O citrato divalente (citrato^{2-}) é transportado para dentro da célula epitelial tubular proximal por uma proteína de membrana conhecida como transportador de dicarboxilato dependente de sódio (NaDC-1). A extrusão de sódio (via Na/K-ATPase na membrana basolateral) cria um gradiente químico favorável para o transporte de sódio. As vias envolvidas na extrusão do citrato a partir da membrana basolateral não foram caracterizadas. A reabsorção de citrato é altamente dependente do pH. A queda no pH da urina favorece a conversão do citrato trivalente em divalente, aumentando, portanto, a reabsorção (i.e., reduz o citrato urinário). Além disso, uma diminuição no pH celular favorece a conversão do citrato em isocitrato e subsequente metabolismo pelo ciclo do ácido tricarboxílico (ATC). Portanto, praticamente qualquer condição associada com a queda no pH sistêmico ou celular (acidose tubular renal, hipocalemia) irá reduzir a excreção de citrato urinário e favorecer a formação de cálculos. A administração de citrato de potássio é útil para prevenir a formação de cálculo, já que o citrato é convertido em bicarbonato e o potássio tende a aumentar o pH celular (pela translocação de íons de hidrogênio do espaço intracelular para o extracelular).

- Doses elevadas de vitamina C (a vitamina C é metabolizada em oxalato).
- Dieta com baixo teor de cálcio (como mencionado anteriormente, o cálcio dificulta a absorção de oxalato).

Uma causa incomum, mas importante da hiperoxaluria, ocorre após a cirurgia de derivação intestinal (p. ex., cirurgia bariátrica para a obesidade). A patogênese da hiperoxaluria entérica é descrita na Figura 21.11.

Cálculos de fosfato de amônio e magnésio

Também conhecidos como cálculos de estruvita, de infecção ou de fosfato triplo. A infecção com bactérias produtoras de urease (como alguns *proteus* e *klebsiella spp.*) é responsável por esse tipo de cálculo. A urease produzida por esses microrganismos gera 2 mols de amônia e 1 mol de bicarbonato a partir de 1 mol de ureia (Equação 21.1).

$$(NH_2)_2CO \xrightarrow{urease} HCO_3 + 2NH_3 \quad (21.1)$$

A amônia eleva o pH da urina e converte o fosfato bivalente na forma trivalente, que promove a cristalização de fosfato de amônio e magnésio. Os cálculos de estruvita crescem muito rapidamente e podem produzir grandes concreções, conhecidas como cálculos coraliformes (Figura 21.12). O tratamento ideal desses cálculos requer a remoção de todos os cálculos existentes e o tratamento com agentes antimicrobianos para erradicar as bactérias produtoras de urease.

Cálculos de ácido úrico

A excreção normal de ácido úrico é de < 800 mg/d em adultos saudáveis. A hiperuricemia e a hiperuricosuria são encontradas em < 20% de formadores de cálculos (principalmente nas situações de gota e doença mieloproliferativa). O fator mais importante envolvido na patogênese dos cálculos de ácido úrico é o pH da urina. A solubilidade do ácido úrico diminui drasticamente com a queda do pH urinário abaixo de 6,0, porque o urato é 10 vezes mais solúvel na forma de ácido úrico.

Os cálculos de ácido úrico são radiotransparentes nas radiografias simples, sendo necessário, portanto, TC ou urografia excretora para estabelecer a sua presença. O tratamento visa o aumento do pH urinário (administração de

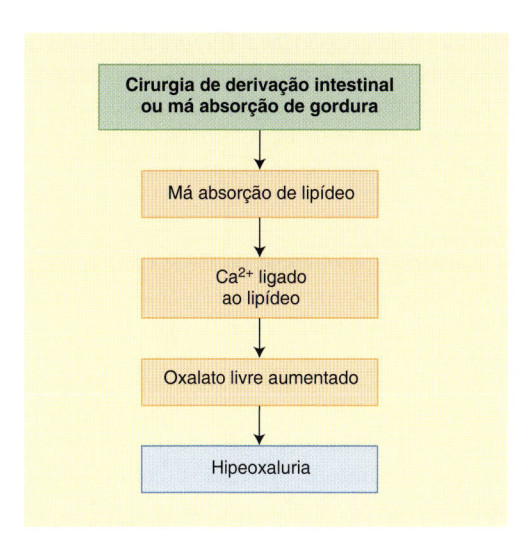

FIGURA 21.11 A hiperoxaluria entérica é caracterizada por aumento da absorção intestinal de oxalato da dieta. Cirurgia de derivação intestinal (ou distúrbios intestinais que interferem com a absorção de gordura) resulta em diminuição da concentração de cálcio intestinal livre (uma vez que o cálcio é conjugado com gordura). Logo, o cálcio disponível para se ligar ao oxalato solubilizá-lo é reduzido, o que, por sua vez, aumenta a concentração intestinal de oxalato livre. O oxalato livre é absorvido e, finalmente, excretado na urina (hiperoxaluria). Embora esse fenômeno seja relativamente incomum, o conceito é importante, pois a restrição de cálcio na dieta não é útil no tratamento de cálculos de cálcio. Provavelmente, esse paradoxo reflete os efeitos do cálcio sobre a absorção do oxalato.

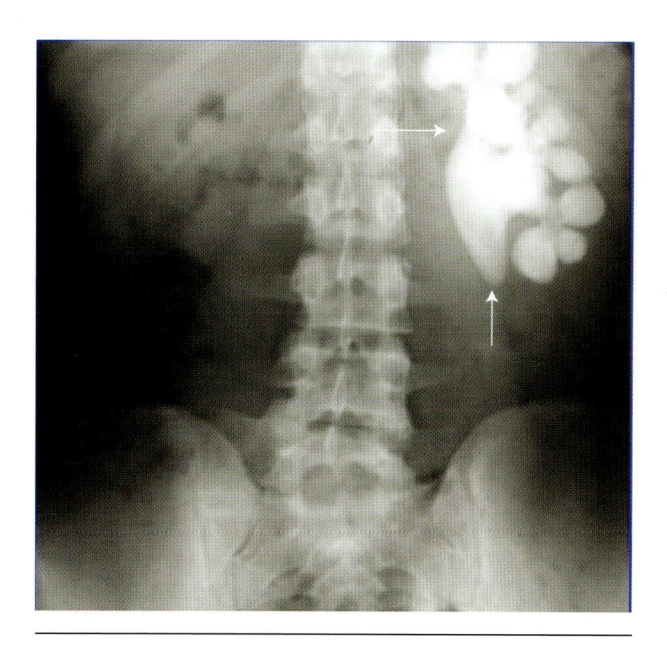

FIGURA 21.12 Radiografia simples de abdome, revelando um cálculo coraliforme radiopaco, envolvendo todo o sistema pelvicaliceal do rim direito (setas). Esse cálculo era composto de fosfato de magnésio e amônio (estruvita). A excisão cirúrgica, o tratamento antimicrobiano e o consumo de 4 a 5 L/d de água são todos necessários para tratar e prevenir esse tipo de cálculo.

acetazolamida ou álcali), diminuição da ingestão de proteínas (as purinas são metabolizadas em ácido úrico), utilização sensata de alopurinol (embora isso seja relativamente incomum) e diurese forçada (> 2,5 L/dia).

Cálculos de cistina

A cistinuria é uma doença autossômica recessiva rara que em geral se desenvolve na infância, mas tem sido relatada em qualquer idade. Ela é caracterizada por deficiência do transporte de aminoácidos dibásicos no túbulo proximal (ver Figura 6.4). Em adultos homozigóticos, a excreção de cistina varia entre 480 a 3.600 mg/d. A solubilidade urinária da cistina é de 240 a 480 mg/L; logo, a prevenção dos cálculos de cistina é dependente do aumento do volume urinário. Além disso, o pH urinário deve ser mantido em torno de 7,0, ou acima, para aumentar a solubilidade de cistina. Medicamentos, incluindo penicilamina, topronina e captopril, solubilizam a cistina pela formação de pontes dissulfeto com a cistina.

Abordagem do paciente com cálculos renais sintomáticos

Os pacientes que apresentam sinais de febre, obstrução do trato urinário ou doença sistêmica requerem intervenção imediata para evitar a desenvolvimento de sepse. O exame microscópico do sedimento urinário pode fornecer um indício para a patogênese da formação de cálculos (p. ex., cristais, ver Figura 15.5). A urocultura para excluir infecção com organismo produtor de urease pode ser útil. Exames radiológicos, como raio X simples de abdome pode revelar cálculos radiopacos (oxalato de cálcio, fosfato de cálcio, estruvita, ou cistina). A urografia excretora demonstra cálculos radiopacos, bem como radiotransparentes. A TC helicoidal do abdome e da pelve é o exame mais sensível e específico para identificar cálculos. Cálculos menores que 5 mm de diâmetro geralmente são eliminados apenas com a hidratação. Os maiores de 7 mm de diâmetro requerem consulta urológica para remoção cirúrgica ou por LECO. Com obstrução completa, insuficiência renal aguda ou infecção sobreposta, a drenagem urinária e remoção do cálculo devem ser realizadas sem demora para evitar lesão renal definitiva ou infecção potencialmente fatal. Os pacientes que formam cálculo pela primeira vez em geral não necessitam de uma avaliação extensa, a não ser que seja complicado por infecção ou cálculos grandes.

Os pacientes com doença calculosa recorrente requerem uma avaliação minuciosa (excreção de cálcio, ácido úrico, citrato, cistina e oxalato em urina de 24 horas) e exames de imagem para descartar uma causa tratável na formação de cálculos e adaptar a terapia para transtornos metabólicos específicos.

Tumores renais

Carcinoma de células renais

Os carcinomas de células renais (CCRs ou hipernefroma) são tumores renais malignos, altamente resistentes à quimioterapia e, em geral, crescem por extensão local. Eles são os cânceres renais mais comuns em adultos (80-85% dos tumores de rim) e respondem por 3% de todos os tumores malignos do adulto. Sua incidência tem aumentado regularmente ao longo dos últimos 30 anos e agora é responsável por cerca de 12.000 mortes/ano. Os CCRs são mais comuns no sexo masculino (1,6:1, relação masculino:feminino) com uma idade média de 64 anos no diagnóstico.

Embora a biologia molecular não seja completamente compreendida, quase 50% dos pacientes afetados apresentam mutações na proteína supressora de tumor von Hippel-Lindau (pVHL). Os estudos de citogenética dos CCRs frequentemente revelam uma deleção terminal do braço curto do cromossomo 3 (o gene VHL está localizado neste segmento). A pVHL modula a atividade do fator induzível por hipoxia (HIF), que, por sua vez, altera a expressão de fatores de angiogênese, incluindo o fator de crescimento endotelial vascular (VEGF). As mutações de VHL no CCR ativam constitutivamente o HIF, o que aumenta a angiogênese (um pré-requisito para o crescimento tumoral). A ativação de HIF também aumenta a expressão do fator de crescimento transformador α e várias citocinas que estão envolvidas no crescimento e diferenciação das células renais.

Aspectos clínicos:
Os CCRs são ocultos, quando confinados aos rins, e muitas vezes são descobertos acidentalmente durante uma TC para problema não relacionado. A tríade clássica de hematuria, dor no flanco e massa no flanco ocorre em < 15% dos pacientes. A hematuria, quando ocorre, é geralmente macroscópica. Dor ou massa no flanco tem sido relatada em até 50% dos pacientes. Os outros sintomas são inespecíficos e incluem febre, perda de peso, fadiga, náuseas e vômitos.

Uma variedade de síndromes paraneoplásicas tem sido relatada em pacientes com CCRs (podendo chegar a 20%). Aproximadamente 5% desses tumores produzem eritropoetina e induzem policitemia. Assim, a policitemia é uma característica de apresentação relativamente comum de CCR.

Exame de imagem é o único meio confiável para detectar um possível CCR. A TC é especialmente útil, uma vez que também fornece informações importantes de estadiamento. Mesmo pequenas massas renais (< 3 cm) podem ser malignas. Portanto, ressecção cirúrgica ou biópsia é necessária em todos os tumores renais sólidos para excluir o diagnóstico de CCR.

Um sistema de estadiamento popular (e clinicamente útil) divide o CCR em quatro categorias com base no tamanho do tumor e na invasão local (Figura 21.13). As taxas de sobrevida de cinco anos para pacientes com tumores restritos ao rim variam de 50 a 90%, dependendo do tamanho. Uma vez que o tumor tenha se espalhado para os linfonodos regionais a sobrevida em 5 anos é < 20%.

Patologia:
As características patológicas do CCR são importantes no estabelecimento do prognóstico e terapia. Vários subtipos de CCR foram descritos (Figura 21.14):

- O tipo de células claras é a variante mais comum, representando 70% dos tumores renais. Esses tumores surgem das células epiteliais no túbulo proximal e estão geralmente associados com a deleção de cromossomo 3p. Embora a maioria desses tumores sejam esporádicos, esse também é o subtipo que ocorre em pacientes com doença de von Hippel-Lindau. O câncer de células claras geralmente cresce como massas solitárias, bem circunscritas, que se projetam a partir do córtex renal. Esses tumores têm cor amarelada por causa do conteúdo rico em lipídeos de suas células, por isso a descrição de células claras.
- A variante papilar é um tumor distinto, que é responsável por aproximadamente 15% de todos os CCRs. Os tumores papilares, em sua maioria, são pequenos e confinados ao córtex. Contudo, eles são frequentemente multifocais e podem envolver ambos os rins. Tendo em vista que os carcinomas papilares tendem a ser descobertos em um estágio inicial, eles são tratáveis com ressecção cirúrgica. Como o câncer de células claras, eles se originam do túbulo proximal.
- A variante cromófobo é um tumor renal altamente característico, que constitui aproximadamente 5 a 10% de todos os CCRs. As células são mais escuras (em comparação com o carcinoma células claras) e são derivadas das células intercaladas do ducto coletor. Múltiplas anomalias citogenéticas têm sido descritas nesta variante. Os CCRs cromófobos raramente originam metástases; eles estão associados a uma melhor sobrevida de 5 anos em relação ao câncer de células claras.
- A variante oncocítica é um tumor raro que representa 1 a 2% dos CCRs. Esse tumor é composto por aglomerados de células que apresentam citoplasma granular eosinofílico. Esses tumores são invariavelmente massas benignas que raramente se expandem além da cápsula renal. Eles podem ser monitorados com exame de imagem regular e não exigem a excisão cirúrgica, a menos que seja muito grande.
- A variante do ducto coletor, originada dos ductos de Bellini, é uma forma muito rara de CCR. Microscopicamente, esse tumor exibe uma mistura de túbulos dilatados e estruturas papilares revestidas por uma camada única de células cuboidais. Eles são agressi-

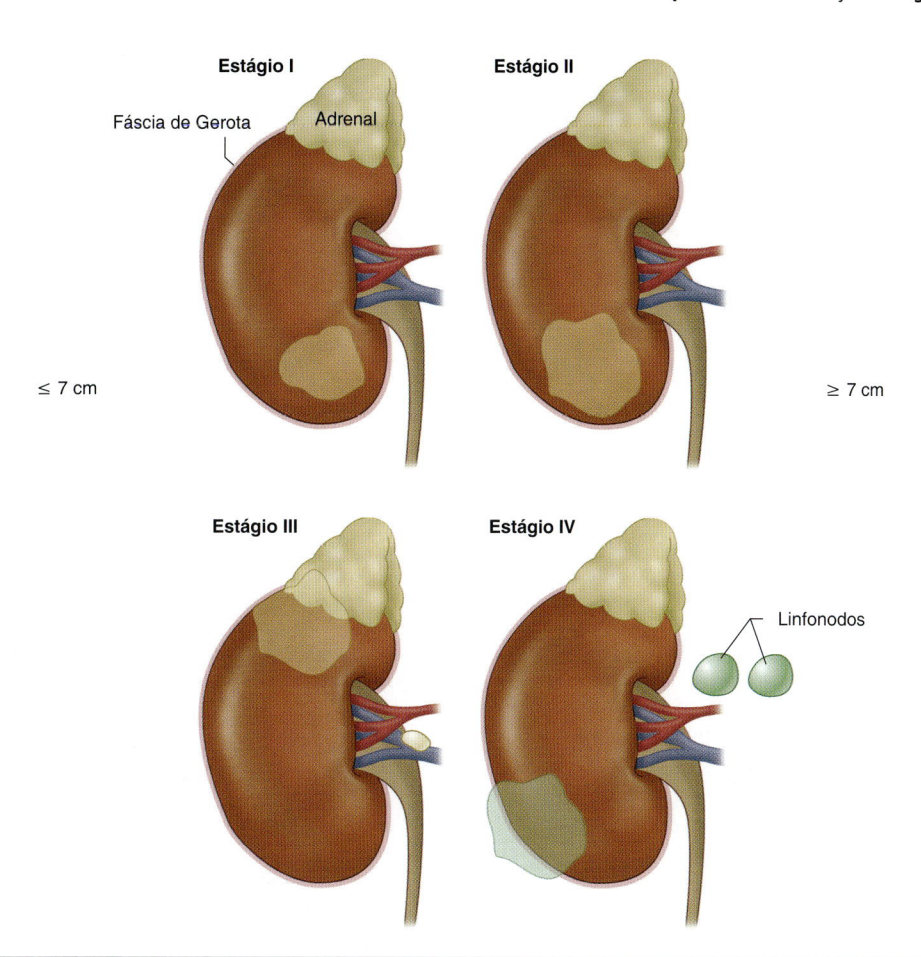

FIGURA 21.13 Estadiamento e prognóstico do carcinoma de células renais (CCR). No estágio I do CCR, o tumor está confinado ao rim e tem ≤ 7 cm de diâmetro. A excisão cirúrgica do rim (em alguns centros, cirurgia renal conservadora é realizada em tumores pequenos de baixo grau) resulta em uma sobrevida de 5 anos que excede a 95%. No estágio II, o CCR também é restrito ao rim, mas o tumor é ≥ 7 cm de diâmetro. A excisão cirúrgica do rim resulta em sobrevida de 5 anos de aproximadamente 80%. Se o tumor se estender para fáscia de Gerota, glândula adrenal, um único linfonodo, ou veia renal, a excisão cirúrgica dos rins e dos tecidos adjacentes envolvidos resulta em taxa de sobrevida de 5 anos de aproximadamente 60%. O papel da quimioterapia no estágio III do CCR não é claro. No estágio IV do CCR, o tumor espalhou-se além da fáscia de Gerota, envolve múltiplos linfonodos, ou apresenta metástases a distância (p. ex., pulmão); a sobrevida de 5 anos é < 20%. Remoção do tumor e quimioterapia com anticorpos anti-VEGF podem melhorar a sobrevida no estágio IV do CCR.

vos, desenvolvem-se em pacientes jovens e, em geral, apresentam-se com hematuria macroscópica.
- Carcinoma medular renal é uma forma rara de CCR descrito recentemente, visto apenas em pacientes com hemoglobinopatias (principalmente anemia falciforme). Ele é um tumor agressivo com um prognóstico precário.

Embora mutações no gene von Hippel-Lindau tenham sido descritas em mais de 75% dos cânceres renais de células claras, estudos recentes sugerem que esse gene supressor de tumor pode estar envolvido em até 90% de todos os CCRs por causa de alterações epigenéticas.

Tratamento:
O estágio do tumor é o determinante mais importante do desfecho. O subtipo de CCR não parece ser um fator de risco independente, além do tamanho e extensão da invasão tumoral. Quando os tumores estão restritos aos os rins e são relativamente pequenos (< 7 cm), a ressecção cirúrgica está associada com taxas de sobrevida de 5 anos que se aproximam de 90%. Quando as metástases distantes estão presentes, a taxa de sobrevida de 5 anos é < 20%.

A quimioterapia para a doença metastática é relativamente ineficaz. No entanto, a imunoterapia com altas doses de interleucina-2 e administração de anticorpos anti-VEGF são as terapias mais promissoras em tumores avançados. Vários estudos randomizados, envolvendo anticorpos anti-VEGF (p. ex., sunitinib) ou anticorpos contra mTOR (alvo da rapamicina em mamíferos) estão em andamento. A abordagem com anticorpos anti-VEGF é instigante, já que a proteína supressora de tumor von Hippel-Lindau geralmente suprime a síntese de VEGF.

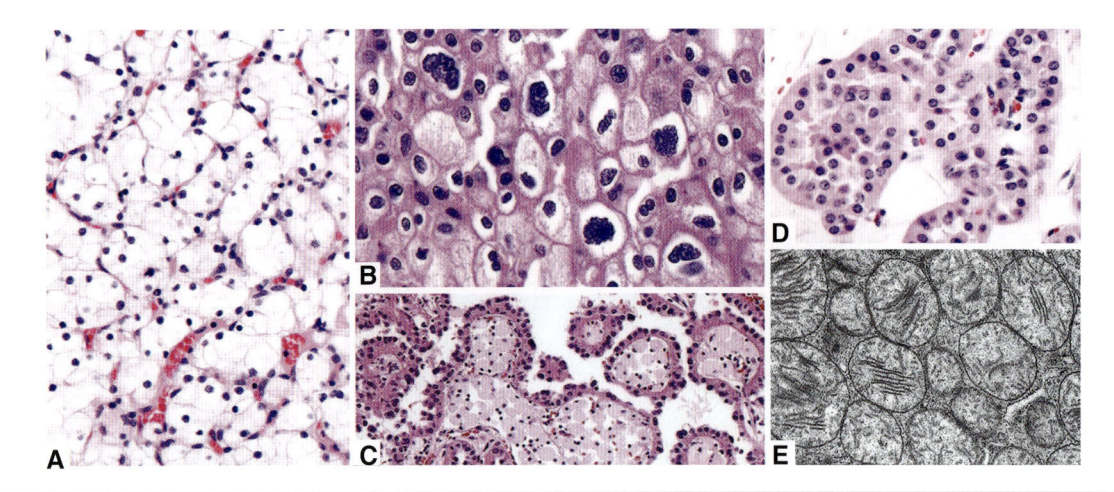

FIGURA 21.14 Aspectos histopatológicos dos principais subtipos do carcinoma de células renais (CCR). O painel A mostra camadas de células claras que estão de repletas de lipídeos (por isso o citoplasma claro). O CCR de células claras é o subtipo mais comum, ocorrendo em 70 a 75% dos CCRs. O painel B mostra células de tamanhos variados e características do CCR cromófobo (5% dos casos). Os núcleos são hipercromáticos e as células multinucleadas são comuns. O painel C mostra o padrão clássico de crescimento da variante papilar do CCR (10 a 15% dos casos). As células são cuboides ou colunares e cercam células claras espumosas, carregadas de lipídeos. Os CCRs papilares frequentemente são bilaterais e multifocais. O painel D mostra células tumorais compactadas ou aninhadas consistentes com oncocitoma. Esses tumores são geralmente benignos. Os oncócitos apresentam numerosas mitocôndrias à microscopia eletrônica (Painel E).

Tumor de Wilms

O tumor de Wilms (ou nefroblastoma) é o quarto tumor maligno mais comum na infância, com cerca de 500 novos casos diagnosticados a cada ano nos Estados Unidos. Cerca de dois terços dos casos são diagnosticados antes dos 5 anos e praticamente todos os casos são diagnosticados próximo aos 10 anos. Outrora considerada letal (com taxa de sobrevida < 30%), a sobrevida dos pacientes com diagnóstico recente de tumor de Wilms é > 90%.

Patogênese:
A clonagem posicional identificou um gene candidato localizado no cromossomo 11, conhecido como gene supressor de tumor de Wilms (WT1), em 1990. Embora o WT1 esteja claramente envolvido no desenvolvimento do rim e seja um gene supressor de tumor, o papel biológico exato da proteína não é completamente compreendido (embora ela atue como um fator de transcrição e se ligue a outras proteínas celulares, incluindo proteínas supressoras de tumor, como o p53).

Acredita-se que o tumor de Wilms ocorra durante o desenvolvimento, devido à persistência das células do blastema metanéfrico conhecidas como restos nefrogênicos. Essas células são vistas em menos de 1% dos rins de recém-nascidos saudáveis e regridem durante a infância. No tumor de Wilms, os restos nefrogênicos são observados em quase todos os pacientes. Acredita-se que o crescimento anormal e persistente dessas células dá origem aos tumores de Wilms.

Os tumores em geral surgem em um rim. Embora mutações no WT1 tenham sido descritas no tumor de Wilms há mais de 20 anos, menos de 10% dos pacientes com tumor de Wilms esporádico apresentam essa anormalidade. Mutações envolvendo várias outras proteínas supressoras de tumor têm sido caracterizadas (p. ex., p53).

Dos tumores de Wilms, 10% ocorrem em conjunto com síndromes conhecidas de malformação congênita:

- Síndrome WAGR (aniridia, deficiência mental grave, insuficiência renal, associada com a deleção de WT1).
- Síndrome de Denys-Drash (pseudo-hermafroditismo, insuficiência renal, associado com mutações pontuais em WT1).
- Outras síndromes congênitas têm sido associadas com o desenvolvimento do tumor de Wilms (p. ex., síndrome de Beckwith-Weidemann, síndrome de Perlman, síndrome de Sotos e síndrome de Simpson-Golabi-Behmel). Essas síndromes são associadas com diferentes anomalias citogenéticas e cromossômicas (especificamente localizadas no cromossomo 11), mas que não envolvem o WT1.

Aspectos clínicos e tratamento:
A maioria das crianças apresenta distensão abdominal e massa abdominal dolorosa no exame físico. Os tumores são solitários em 95% dos pacientes, embora a doença bilateral esteja associada a um pior prognóstico. A confirmação histológica do tumor é o único meio de estabelecer o diagnóstico definitivo. Os tumores de Wilms são separados em dois grandes grupos com base em suas características histológicas:

1. Tumores favoráveis apresentam células aparentemente normais
2. Tumores desfavoráveis apresentam células anaplásicas (Figura 21.15)

O estadiamento do tumor de Wilms é similar ao esquema utilizado para o CCR. Depois de examinar histologicamente as células do tumor e determinar o estágio do tumor, o tratamento ideal em geral envolve uma combinação de excisão cirúrgica, quimioterapia e radioterapia.

Tumores ureterais

Tumores nos ureteres são incomuns, sendo responsáveis por 2% de todas as neoplasias uroteliais. Quase todos os casos de câncer da pelve renal e ureteral surgem do epitélio e mais de 90% são neoplasias de células transicionais. Os fatores que afetam o crescimento e o desenvolvimento de neoplasias do trato urinário superior são, aparentemente, as mesmas que influenciam a etiologia e a patogênese de outros cânceres de bexiga. Até 10% dos pacientes com tumores do sistema coletor superior tiveram neoplasias uroteliais prévias.

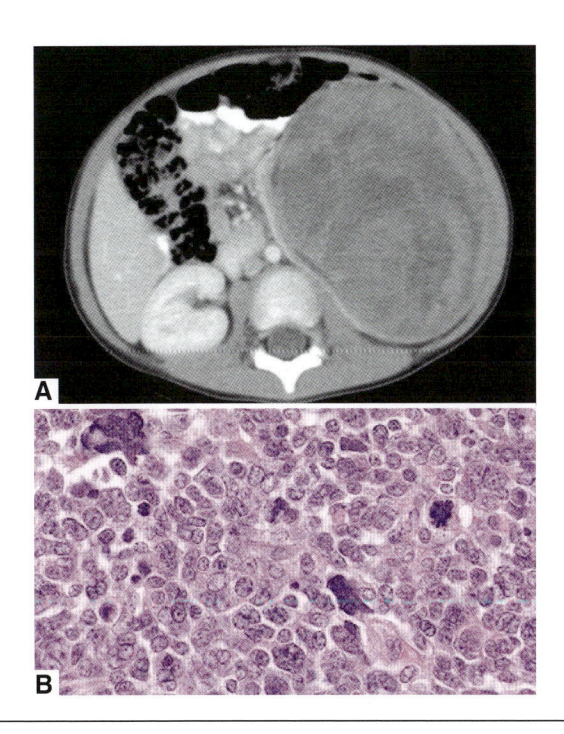

FIGURA 21.15 O painel A revela uma enorme massa realçada por contraste no rim direito de um paciente com diagnóstico de tumor de Wilms. A massa mostra áreas hipodensas provavelmente refletindo necrose ou hemorragia. O painel B, do mesmo paciente, revela a presença de núcleos hipercromáticos aumentados e figuras mitóticas polipoides multipolares. Embora as características anaplásicas sejam observadas em < 10% dos pacientes com tumor de Wilms, elas estão associadas a um prognóstico desfavorável e são o melhor fator prognóstico do desfecho.

Câncer de bexiga

O carcinoma de célula transicional ou urotelial é a causa mais comum de câncer de bexiga (> 90% dos casos). Embora a sua etiologia não seja completamente compreendida, uma forte associação com fatores ambientais é bem estabelecida. Por exemplo, vários carcinógenos têm sido implicados no desenvolvimento do câncer de bexiga, incluindo aminas aromáticas, exposições industriais (tintas, plásticos, têxteis, etc.) e fumaça de cigarro. A fumaça de cigarro é o carcinógeno mais comum ligado ao desenvolvimento de câncer de bexiga, ocorrendo em quase 50% de todos os pacientes. As substâncias produtoras de câncer (muitas têm sido implicadas) são metabolizadas no fígado e excretadas na urina. É relativamente comum, no momento do diagnóstico, identificar múltiplos agentes cancerígenos, sugerindo que seu contato direto na urina está associado ao câncer de bexiga. O tabagismo aumenta o risco de câncer de bexiga de 2 a 5 vezes, e a maioria dos estudos indica uma relação direta entre a incidência de câncer de bexiga e a prevalência de tabagismo entre qualquer coorte populacional particular.

O *schistosoma haematobium*, que inflama o uroepitélio, também está associado com o câncer de bexiga. Outros irritantes (cálculos renais, produtos químicos e corpos estranhos, como cateteres de demora) têm sido associados ao aumento da frequência de carcinoma urotelial. A ciclofosfamida produz inflamação da bexiga significante e tem sido claramente implicada no desenvolvimento de câncer de bexiga.

Embora nenhuma anormalidade cromossômica única tenha sido identificada, aberrações em múltiplos cromossomos ocorrem com frequência.

Aspectos clínicos:
Nos Estados Unidos, a incidência do câncer urotelial tem aumentado ao longo das últimas duas décadas. Mais de 70.000 novos casos foram registrados em 2009. A relação homem:mulher é de aproximadamente 3:1. Esses tumores são incomuns antes dos 40 anos, com idade média de apresentação clínica em 69 anos. Eles são o quarto tumor mais comum em homens e o sexto em mulheres. Os cânceres uroteliais representam cerca de 5% de todas as mortes relacionadas ao câncer nos Estados Unidos. Os sinais e sintomas são inespecíficos, com a maioria dos pacientes queixando-se de hematuria macroscópica intermitente, disuria, urgência, polaciuria e dor suprapúbica.

Patologia e terapia:
As lesões epiteliais malignas constituem mais de 98% de todos os tumores primários de bexiga, sendo o carcinoma de células transicionais (CCT) o mais comum. Cerca de 25% desses tumores surgem em múltiplos locais na bexiga compatível, com o conceito de que carcinógenos concentrados na urina promovam a neoplasia. O CCT é dividido

em três grandes grupos, com base na profundidade da invasão:

1. Não invasivo da camada muscular
2. Invasivo da camada muscular
3. Tumores metastáticos (Figura 21.16)

A profundidade da invasão é o fator mais importante na determinação do prognóstico, juntamente com o grau de atipia celular. Por exemplo, tumores de alto grau consistem em núcleos grandes hipercromáticos que apresentam atividades de mitose (Figura 21.17). A atipia celular está associada a uma maior incidência de invasão e doença metastática.

As neoplasias não invasivas da camada muscular estão confinadas ao epitélio, submucosa ou lâmina própria. Quando restritas à camada de células epiteliais, elas podem apresentar um crescimento papilar ou exofítico. Tumores epiteliais de baixo grau geralmente são tratados de forma conservadora, com ressecção transuretral dos tumores (TURBT) e uma única dose de quimioterapia intravesical (quimioterapia instilada diretamente na bexiga). Se a lesão ou lesões exibem maiores graus de atipia celular, estendem-se à lâmina própria ou envolvem múltiplos locais (> 3 sítios), doses adicionais de quimioterapia são administradas. A mitomicina C é o agente quimioterápico intravesical que costuma ser mais usado. A terapia intravesical com uma vacina, que consiste em *mycobacterium bovis* (BCG ou Bacilo de Calmette-Guérin) vivos atenuados, é empregada em pacientes com tumores de alto grau. A BCG elimina células tumorais, induzindo a produção local de citocinas inflamatórias. A terapia intravesical em geral é administrada semanalmente por seis semanas, embora ocorram variações na duração, dependendo do risco estimado de recidiva. Depois disso, o monitoramento de controle com citologia urinária e cistoscopia é realizado (inicialmente a cada três meses, depois a cada seis meses, se livre do tumor).

Os tumores que invadem o músculo são mais agressivos e requerem cistectomia radical (remoção da bexiga, gordura adjacente, próstata, vesículas seminais e linfono-

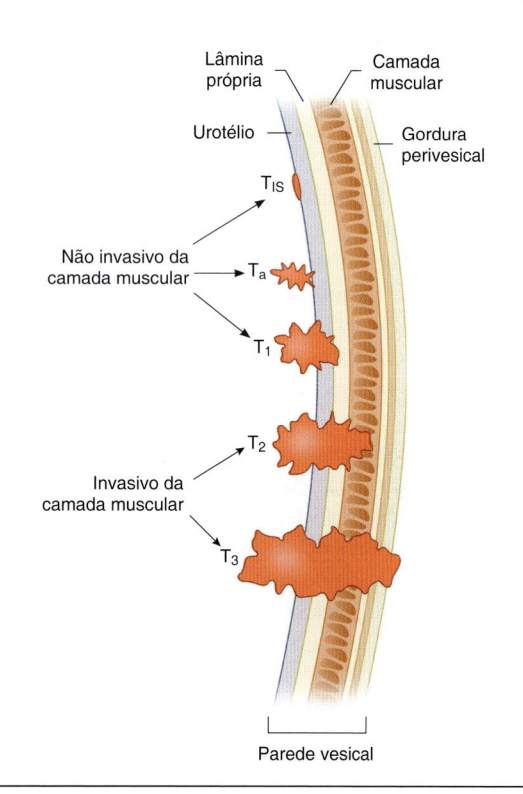

FIGURA 21.16 Estadiamento e prognóstico do câncer de bexiga. O sistema TNM é empregado para classificar o carcinoma da bexiga. No entanto, o fator mais importante na determinação do prognóstico é a profundidade da invasão. Tumores limitados ao uroepitélio e à lâmina própria (não invasivo da camada muscular) apresentam um prognóstico muito melhor (sobrevida de 5 anos > 85%) do que os tumores que invadem a camada muscular (sobrevida de 5 anos < 60%). Os tumores não invasivos da camada muscular estão subdivididos em três categorias principais: (1) T_{IS} ou carcinoma de células transicionais *in situ* são tumores planos de bexiga, que envolvem o epitélio de superfície (esses tumores apresentam um prognóstico muito favorável); (2) cânceres vesicais exofíticos ou papilares (T_a) estão confinados ao uroepitélio e exibem um excelente prognóstico (embora eles tendam a recidivar); e (3) tumores T_1 que invadem a lâmina própria (esses tumores estão associados a um bom prognóstico, mas são mais propensos a recidivar ou dar metástases do que os tumores T_{IS} ou T_a). Os tumores não invasivos da camada muscular normalmente são removidos por meio de eletrocautério e a bexiga é tratada com BCG intravesical ou mitomicina C. Os tumores que invadem a camada muscular (T_2 e T_3) estão associados com uma piora significativa da sobrevida de 5 anos (60% e 45%, respectivamente). Os tumores T_2 estão restritos à camada muscular, enquanto os tumores T3 envolvem a gordura perivesical. Os tumores T_4 estendem-se para órgãos adjacentes, incluindo próstata, vagina e intestino (não mostrado). Embora o prognóstico dos tumores T_4 seja muito pior (sobrevida de 5 anos < 15%), é possível erradicar o tumor com cistectomia radical.

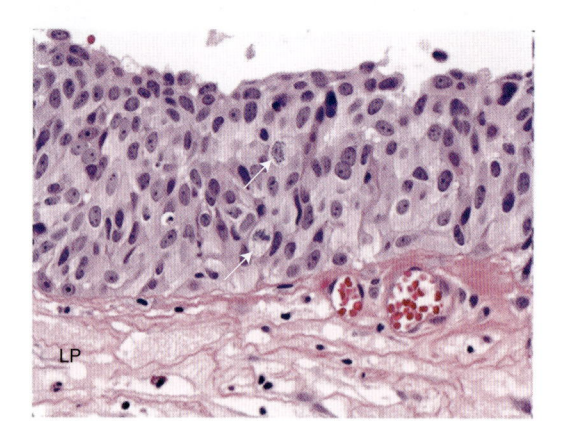

FIGURA 21.17 Este carcinoma urotelial plano *in situ* apresenta atipia nuclear grave e figuras mitóticas visíveis (setas). Embora esses tumores estejam associados com um prognóstico favorável, a atipia celular aumenta a probabilidade de recorrência e invasão. Dessa forma, esse paciente recebeu seis semanas de BCG intravesical após a remoção do tumor. Além disso, citologia urinária e cistoscopia de controle devem ser realizadas inicialmente em intervalos de 3 a 6 meses (os protocolos de controle variam de centro a centro). (LP, lâmina própria.)

dos regionais nos homens; remoção do útero, colo do útero, ovários e vagina anterior nas mulheres). A quimioterapia, com esquemas baseados em cisplatina, está associada com melhora da sobrevida. Esses esquemas em geral são administrados em conjunto com a cistectomia. A sobrevida média na doença metastática tratada com quimioterapia é menor que 15 meses.

Pontos-chave

- As causas mais comuns de infecção do trato urinário aguda não complicada são a *e. coli* (80%) e a *s. saprophyticus* (15%).
- O tratamento ideal de infecção urinária deve ser baseado em padrões de sensibilidade antimicrobiana da comunidade. No entanto, a maioria dessas infecções responde a TMP-SMZ ou um antibiótico do grupo das quinolonas.
- As mulheres são muito mais suscetíveis à infecção do trato urinário que os homens por causa da uretra curta e sua proximidade com a área perianal. A relação sexual é um fator de risco muito comum, provavelmente devido à introdução mecânica de bactérias uropatogênicas que residem na área perianal.
- Infecções do trato urinário complicadas (obstrução, cálculos, tumores e formação de abscesso) devem ser suspeitadas em todos os homens e em qualquer paciente que não responde à terapia antimicrobiana apropriada.
- As causas mais comuns de obstrução do trato urinário são cálculos renais, tumores e hipertrofia prostática.
- Hipercalciuria idiopática, volume urinário baixo, hipocitraturia e hiperoxaluria são os fatores mais comuns associados à formação de cálculos renais. Ressalta-se que cada uma dessas condições pode ser conduzida clinicamente com redução da incidência de formação subsequente de cálculos. Mais importante, o volume de urina deve ser superior a 2,5 a 3,0 L/d.
- Cálculos < 5 mm em geral passam espontaneamente. Os maiores requerem remoção cirúrgica ou LECO.
- Cálculos renais de cálcio são responsáveis por quase 80% de todos os casos de litíase. Cálculos de estruvita (ou cálculos de infecção) contribuem com aproximadamente 18%. Os cálculos de estruvita requerem terapia antimicrobiana e sua remoção completa, inclusive de todos os fragmentos.
- As mutações na proteína supressora de tumor von Hippel-Lindau (pVHL) estão implicadas em > 50% dos casos de câncer de células renais.
- O subtipo de células claras é responsável por > 70% de todos os cânceres de células renais.
- Os cânceres de células renais têm um excelente prognóstico se o tumor é < 7 cm de diâmetro e confinado ao rim (5 anos de sobrevida > 80%). Uma vez que o tumor tenha se espalhado para órgãos adjacentes ou apresente metástase, a sobrevida em 5 anos é < 20%.
- O tumor de Wilms é um tumor relativamente raro (~ 500 novos casos por ano) em crianças. Geralmente é unilateral e responde bem à terapia combinada (quimioterapia, irradiação e cirurgia). O grau de anaplasia é o melhor parâmetro para predizer o desfecho.
- O câncer de bexiga é um tumor relativamente comum que está associado com vários carcinógenos, especialmente fumaça de cigarro.
- Cânceres de bexiga que se limitam ao uroepitélio ou à lâmina própria têm um prognóstico excelente (sobrevida de 5 anos > 80%). No entanto, os tumores que se estendem até a camada muscular dão uma sobrevida de 5 anos < 60%.
- O câncer de bexiga invasivo para camada muscular é tratado com cistectomia radical e quimioterapia.

Bibliografia comentada

1. Fihn SD. Acute uncomplicated urinary tract infection in women. *N Engl J Med*. 2003;349:259-266. *Abordagem direta e prática da conduta da cistite aguda. Revisão muito recomendada.*
2. Nielubowicz GR, Mobley HLT. Host-pathogen interactions in urinary tract infection. *Nat Rev Urol*. 2010;7:430-441. *Revisão clara, mas aprofundada dos principais fatores de virulência envolvidos na mediação das infecções do trato urinário.*
3. Bushinsky DA. Nephrolithiasis: site of the initial solid phase. *J Clin Invest*. 2003;111:602-605. *Revisão concisa dos nichos ou sítios iniciais de nucleação para crescimento do cálculo.*
4. Coe FL, Evan A, Worcester E. Kidney stone disease. *J Clin Invest*. 2005;115:2598-2608. *Excelente discussão das vias moleculares envolvidas na patogênese da formação de cálculos. Acredito que essa seja uma das melhores revisões sobre o tema.*
5. Moe OW. Kidney stones: pathophysiology and medical management. *Lancet*. 2006;367:333-344. *Revisão excelente. A discussão da conduta é ótima.*
6. Worcester EM, Coe FL. Calcium kidney stones. *N Engl J Med*. 2010;363:954-963. *Diretrizes concisas e baseadas em evidências para o tratamento dos cálculos de cálcio. Abordagem sensata e prática por líderes na área. Uma versão em áudio também está disponível em NEJM.org.*
7. Zuckermann JM, Assimos DG. Hypocitraturia: pathophysiology and medical management. *Rev Urol*. 2009;11:134-144. *Revisão do estado da arte de um problema comum (e tratável) que contribui para a formação de cálculos.*
8. Coe FL, Evan AP, Worcester EM, Lingeman JE. Three pathways for human kidney stone formation. *Urol Res*. 2010;38:147-160. *Representação muito bem ilustrada do sítio inicial de cristalização em humanos com vários tipos de cálculos.*
9. Brugarolas J. Renal cell carcinoma–molecular pathways and therapies. *N Engl J Med*. 2007;356:185-187. *Revisão concisa da patogênese molecular do carcinoma de células renais. De forma convincente, ainda que sucinta, discute o papel de pVHL, VEGF, e mTOR.*
10. Morgan TM, Clark PE. Bladder cancer. *Curr Opin Oncol*. 2010;22:242-249. *Revisão do estado da arte do diagnóstico e conduta do câncer de bexiga.*

EXERCÍCIOS

1. Uma mulher de 27 anos apresenta sintomas de disuria, polaciuria e nocturia há 3 dias. A microscopia da urina mostra > 25 leucócitos/HPF e a fita reagente urinária é positiva para nitrito. A urocultura revela 10^5/colônias de e. coli. Esse é o terceiro episódio de infecção do trato urinário dessa paciente nos últimos seis meses. A paciente é sexualmente ativa e tem sido instruída a urinar dentro de 15 minutos após a relação sexual. Depois de tratar a paciente com um curso de três dias de SMX-TMP, a melhor terapia para prevenir infecções recorrentes do trato urinário nessa paciente é

    A) Administração diária de doses baixas de TMP-SMX por seis meses.
    B) Uso de agente espermicida durante a relação sexual.
    C) Higiene após a relação sexual.
    D) Uso de seis semanas de nitrofurantoína.
    E) Estrogênio tópico vaginal.

2. Um homem de 24 anos é enviado ao seu consultório para avaliação de nefrolitíase recorrente. O paciente eliminou cálculos renais de cálcio em pelo menos cinco ocasiões nos últimos 18 meses. Ele tem um irmão que apresentou um episódio isolado de cálculo renal há dois anos, mas no geral é saudável. Nenhum outro membro da família tem um histórico de cálculos renais. A urina de 24 horas desse paciente revela o seguinte:

    Volume urinário = 1,8 L
    Cálcio urinário = 220 mg
    Oxalato urinário = 40 mg
    Citrato urinário = 550 mg
    Ácido úrico urinário = 100 mg
    Cistina urinária = indetectável

    Todas as seguintes orientações poderão ser úteis para prevenir formação adicional de cálculos nesse paciente, exceto:

    A) Aumentar o volume de urina para 3 L/d.
    B) Restringir a ingestão de cálcio.
    C) Administrar citrato de potássio.
    D) Restringir ingestão de sódio para < 200 mEq/d.
    E) Reduzir a ingestão de proteína para < 1,0 g/d.

Respostas dos exercícios

CAPÍTULO 1

1. Estruturas

1. Tubo neural.
2. Cavidade amniótica.
3. Mesoderma paraxial.
4. Cordão nefrogênico.
5. Saco vitelino.
6. Aorta dorsal.

2. Estruturas

1. Tecido mesonéfrico não segmentado.
2. Ducto mesonéfrico.
3. Unidade excretora mesonéfrica.
4. Cloaca.
5. Pronefros em degeneração.
6. Vesícula umbilical ou ducto vitelino.
7. Alantoide.
8. Saída do ducto mesonéfrico.
9. Broto ureteral.

3. A resposta é D.

Aproximadamente 90% do fluido amniótico é derivado da urina produzida nas unidades excretoras mesonéfricas (precoce) e rim metanéfrico (tardio). As mutações no gene codificador de WNT4 acarreta a agenesia renal bilateral e uma acentuada diminuição no fluxo de urina. A doença renal policística infantil geralmente é caracterizada por insuficiência renal e redução na produção de urina. A atresia dos ureteres impede a urina de entrar na cavidade amniótica. A ruptura amniótica resulta em vazamento e, portanto, perda de líquido amniótico. A ruptura é muitas vezes associada a outras deformidades congênitas. A agenesia renal unilateral não produz oligo-hidrâmnio, uma vez que no rim contralateral ocorre hipertrofia mantendo a produção fetal de urina.

CAPÍTULO 2

1. Estruturas

1. Pelve renal.
2. Artéria renal.
3. Veia renal.
4. Ureter.
5. Cálice maior.
6. Cálice menor.
7. Coluna de Bertin.
8. Papila.
9. Pirâmide.
10. Córtex.

2. Estruturas

1. Túbulo contornado distal.
2. Alça do néfron.
3. Túbulo contornado proximal.
4. Corpúsculo renal.
5. Corpúsculo renal (seccionado).
6. Glomérulo.
7. Cápsula do glomérulo.
8. Túbulo contornado proximal.
9. Túbulo contornado distal.
10. Alça do néfron.
11. Ducto coletor.
12. Ducto papilar.
13. Papila renal.
14. Ramo espesso descendente ou túbulo reto proximal.
15. Ramo espesso ascendente.
16. Ramo delgado descendente.
17. Ramo delgado ascendente.
18. Medula interna.
19. Medula externa.
20. Córtex.
21. Vasos arqueados.
22. Néfron justamedular.
23. Néfron cortical superficial ou mediocortical.

3. A resposta é C.

A hematuria costuma indicar que o sangue vazou para o cálice menor e é posteriormente transportado para a bexiga. Uma vez que as artérias interlobares seguem adjacente à ponta papilar (que é coberta por um cálice menor), elas provavelmente foram laceradas durante a biópsia renal, que resultou em hematuria.

4. A resposta é E.

As mutações em gens que codificam as proteínas do diafragma da fenda rompem o complexo do citoesqueleto de actina subjacente, resultando na simplificação dos processos podálicos (estreitamento do espaço entre os processos podálicos) e proteinuria maciça. Essas anormalidades foram bem caracterizadas nas síndromes nefróticas congênitas; contudo, seu papel nas síndromes nefróticas adquiridas mais comuns (p. ex., nefropatia membranosa) não é completamente compreendido.

CAPÍTULO 3

1. A resposta é D.

Primeiro, calcular o elemento cálcio em mg existente em uma ampola de 50 mL de gluconato de cálcio (PM = 430). Uma vez que o peso atômico do cálcio é 40, aproximadamente 9,3% do gluconato de cálcio são compostos do elemento cálcio (9,3 mg para cada 100 mg de gluconato de cálcio). Uma ampola de 50 mL, contendo gluconato de cálcio a 10% por peso (100 mg/mL) produz 5.000 mg de gluconato de cálcio, ou 465 mg de elemento cálcio (aproximar de 1.900 mg que foi estimado). Assim, quatro ampolas é igual a 1.860 mg de cálcio elemental. Soluções farmacêuticas de reposição de eletrólitos são muitas vezes administradas como sais e, portanto, o conhecimento dos pesos atômicos e dos conceitos de massa, molaridade e equivalência são fundamentais para calcular as doses adequadas. No entanto, esses cálculos são estimativas, já que a distribuição de vários fármacos e elementos são dependentes de variáveis específicas do paciente, incluindo a água corporal total e a massa muscular magra. Portanto, o fármaco/elemento deve ser cuidadosamente monitorizado para permitir ajustes de dose quando necessário.

2. Parte 1, a resposta é C; parte 2, a resposta é A.

Esse importante caso é representativo de um problema clínico comum: a desidratação. A desidratação deve ser tratada rápida e de forma eficiente, no sentido de reduzir a possibilidade de lesões de órgãos em decorrência da redução da pressão sanguínea (referido como choque, em sua forma mais grave). Assim, a escolha de fluidos que são restritos ao compartimento vascular é o primeiro passo na correção desse problema. Embora os coloides (albumina) teoricamente ofereçam uma vantagem (porque a proteína está restrita ao compartimento vascular), os estudos clínicos não conseguiram confirmar esses benefícios teóricos. Dessa forma, as soluções cristaloides continuam a ser os fluidos de escolha no paciente desidratado (elas são bem mais baratas e não apresentam o risco de transmitir doenças). A salina isotônica (soro fisiológico) é o cristaloide ideal para expandir o compartimento intravascular, porque o sódio é restrito ao compartimento extracelular. As soluções diluídas (soro fisiológico 0,45%) podem ser consideradas como compostas de soro fisiológico acrescido de uma quantidade de água pura. A água pura se distribui por toda a água corporal total e, portanto, é muito menos eficaz em aumentar o volume vascular e a pressão arterial. Aproximadamente um quarto de uma carga de soro fisiológico administrado permanece no compartimento vascular.

CAPÍTULO 4

1. A resposta é E.

Esse é um paciente que desenvolveu contração de volume como uma complicação da diarreia. As características clínicas compatíveis com contração de volume incluem: veias do pescoço colapsadas, turgor da pele diminuído e diminuição postural da pressão arterial. Embora a contração de volume possa comprometer a perfusão renal, a TFG parece estar bem conservada (creatinina estável). Os sistemas autorregulatórios renais provavelmente estão desempenhando um papel importante na manutenção da filtração glomerular nesta situação. Uma diminuição da perfusão renal provoca relaxamento da AA por meio do reflexo de distensão miogênica que pode envolver um aumento na síntese local de prostaglandinas vasodilatadoras ou uma alteração na mobilização de cálcio na AA (talvez ambos). Além disso, uma diminuição na perfusão renal aumenta a renina, que, por sua vez, aumenta a angiotensina II. A angiotensina II é um potente constritor da AE, elevando a P_{CG}. A resposta E não pode ser correta, já que uma diminuição na pressão arterial sistêmica diminuiria a P_{CG}, produzindo um declínio adicional da TFG.

2. A resposta é B.

Esse é um paciente com contração de volume secundária a vômitos. Uma creatinina sérica inicial de 1,1 mg/dL sugere que a TFG do paciente está relativamente bem conservada, apesar da contração de volume. Esse é frequentemente o caso quando a contração do volume é de leve a moderada (via autorregulação). Importante, a angiotensina II é um potente vasoconstritor renal que exerce seu efeito principalmente sobre a AE. Dessa forma, um aumento de angiotensina II sustenta a TFG na situação de contração de volume (pelo aumento da pressão hidrostática glomerular). A administração de um inibidor da enzima de conversão (como o Captopril) é contraindicado em pacientes com contração de volume. Nesse caso, é provável que o inibidor da enzima de conversão tenha diminuído o nível de angiotensina II, que, por sua vez, produziu uma queda na P_{CG} (e TFG). O aumento da creatinina sérica para 3,0 mg/dL reflete essa queda da TFG. Conclui-se que quando a perfusão renal estiver comprometida, há risco de que os inibidores da enzima conversora reduzam a TFG.

CAPÍTULO 5

1. A resposta é C.

A equação de depuração padrão (Equação 5.6) é usada para calcular a depuração da creatinina a partir dos dados plasmáticos e urinários. É importante manter as unidades compatíveis em todo o cálculo (converter concentrações para mg/min e volume para mL). Assim, uma creatinina urinária de 50 mg/dL = 0,5 mg/mL; de volume urinário 1,5 L = 1.500 mL; e uma concentração plasmática de creatinina de 1,4 mg/dL = 0,014 mg/mL. Finalmente, há 1.440 minutos em 24 horas. Tendo em vista que a TFG diminuiu em cerca de 60%, a dosagem de antibióticos deve ser reduzida em porcentagem comparável.

$$\text{ClCr} = \left(\frac{0,5 \times 1500}{0,014} \right) = 53571 \text{ mL/24hs ou } 37 \text{ mL/mi}$$

2. A resposta é B.

Usando as Equações 5.7 e 5.8 para calcular a TFG estimada, resulta no valor de 53 mL/min e 41 mL/min, respectivamente. Assim, há uma diferença de 12 mL/min entre os dois métodos.

3. A resposta é B.

A depuração de fosfato é igual a 20 L/d, dada uma concentração urinária de fosfato de 400 mg/L excretada em 2,5 L de urina por dia, com uma concentração plasmática de 51 mg/L. Uma vez que a TFG normal é de 180 L/d (125 mL/min), uma depuração de fosfato, de 20 L/d é muito menor do que a TFG. Portanto, o fosfato deve passar por reabsorção final pelos túbulos. É possível que a secreção de fósforo também ocorra, mas o efeito resultante é a reabsorção.

CAPÍTULO 6

1. A resposta é D.

A profunda debilidade desse paciente provavelmente é consequência dos graves distúrbios eletrolíticos descritos (em especial fosfato baixo e acidose metabólica). A constelação de aminoácidos e glicose na urina, juntamente com acidose metabólica e hipofosfatemia, sugerem disfunção das várias proteínas de transporte acopladas ao sódio no túbulo proximal, incluindo NPT, NHE e BoAT. Assim, mutações únicas de um transportador individual não explicariam o grande número de anormalidades eletrolíticas observado neste paciente. Uma vez que a Na/K-ATPase promove o transporte acoplado ao sódio de todas essas substâncias (fosfato, bicarbonato, aminoácidos e glicose), uma diminuição em sua função explica melhor o quadro bioquímico.

2. A resposta é A.

Esse paciente foi tratado erroneamente para diabetes melito. Ele não tinha nenhuma evidência de intolerância à glicose (com base no teste de tolerância à glicose, hemoglobina glicada e glicemia normal). Mutação com ganho de função em GLUT-2 aumentaria a reabsorção de glicose e levaria à queda na glicose urinária (não aumento). Um defeito na função da Na/K-ATPase levaria a múltiplas anormalidades metabólicas como consequência do comprometimento geral do transporte acoplado ao sódio (aminoacidúria, fosfatúria, etc.). Uma vez que a concentração plasmática de glicose é de 90 mg/dL, a carga filtrada de glicose é muito menor do que o seu Tm de 375 mg/min. Uma mutação com perda de função de SGLT-2 prejudicaria a reabsorção de glicose no túbulo proximal e resultaria em glicosúria. A glicose plasmática geralmente não diminui nesses pacientes por causa da gliconeogênese contínua. Na verdade, eles são assintomáticos.

CAPÍTULO 7

1. A resposta é C.

Sabe-se há décadas que os indivíduos que consomem uma dieta com baixo teor proteico não concentram maximamente a urina. Estudos recentes indicam que a concentração de ureia na medula interna é baixa nesses indivíduos. Acredita-se que isso reflita uma redução na geração de ureia por causa da diminuição da ingestão de proteínas (e, dessa forma, catabolismo). A função das várias proteínas de transporte envolvidas na concentração urinária não é afetada pela diminuição da ingestão proteica (NKCC2, AQP, TU-A/B). O próprio ADH não é afetado pela ingestão de proteína.

2. A resposta é E.

Os portadores do gene falciforme (traço) em geral não desenvolvem falcização, porque a concentração da hemoglobina falciforme é pequena. No entanto, o meio hipóxico e hipertônico da medula interna pode promover falcização mesmo nesses pacientes. As hemácias falciformes obstruem os pequenos vasos que fornecem sangue para a medula interna. Como resultado, a lesão isquêmica da medula interna é bastante comum em pacientes com traço falciforme. Lesão nesse local afeta as várias etapas que estão envolvidas na diluição e concentração da urina. A reciclagem da ureia é comprometida devido a lesão do DCMI. A deficiência funcional de NKCC2 nas alças de Henle longas interfere na acumulação de NaCl e na diluição urinária. Finalmente, o transporte de água nas células do DCMI diminui por causa da lesão no local.

CAPÍTULO 8

1. A resposta é A.

Esse é um paciente com hiperparatireoidismo primário (geralmente um tumor autônomo não maligno, produzindo excesso de hormônio paratireoidiano). O PTH inibe o NPT (ver Figura 6.6) e estimula a expressão de TRPV5 em TCD2. A inibição do NPT produz excreção de fosfato e diminui a concentração plasmática de fósforo. Um aumento na expressão de TRPV5 promove a retenção de cálcio e hipercalcemia. O aumento isolado da atividade de TRPV5 não aumentaria a excreção urinária de fosfato. A diminuição da atividade de TRPV5 resultaria em perda de cálcio na urina e um baixo nível de cálcio sérico. A intoxicação pela vitamina D aumentaria a concentração sérica de cálcio e de fósforo (pela estimulação da absorção intestinal e renal de ambos os eletrólitos). O hiperaldosteronismo aumentaria a reabsorção de sódio e a excreção de potássio, mas não influenciaria diretamente a homeostase do cálcio ou do fósforo.

2. A resposta é C.

A diminuição da atividade de TRPV5 reduziria a reabsorção do cálcio e, portanto, diminuiria sua concentração sérica. A classe dos diuréticos tiazídicos pode produzir múltiplas anormalidades eletrolíticas. Uma vez que os diuréticos induzem moderada depleção de volume, os níveis de aldosterona aumentam, o que, por sua vez, promove a depleção de potássio. Os diuréticos tiazídicos bloqueiam a reabsorção de sódio pela inibição de NCC. Isso parece que suprarregula TRPV5 e, consequentemente, aumenta a reabsorção de cálcio. A retenção de cálcio é bastante comum após a administração de diuréticos tiazídicos. (Curiosamente, essa ação é útil em pacientes com osteoporose). Os diuréticos tiazídicos aumentam a liberação de sódio para o DCC, o que aumenta o potencial elétrico negativo tubular promovendo a secreção de potássio.

CAPÍTULO 9

1. A resposta é C.

Traumatismo craniano fechado ou lesão cerebral em geral está associado com diminuição da liberação de vasopressina. Se isso é permanente ou temporário vai depender da extensão e gravidade da lesão. Um aumento de vasopressina pode ser observado precocemente na lesão cerebral. No entanto, um aumento de ADH poderia estar associado com aumento na concentração urinária, diminuição do volume urinário e hiponatremia. O aumento precoce pode ser secundário à liberação da vasopressina pré-formada estocada em grânulos da hipófise posterior. Uma vez que os estoques tenham sido depletados, os níveis de vasopressina declinam. Cada uma das respostas restantes estaria associada com atividade aumentada da vasopressina, levando a diminuição do débito urinário e aumento da concentração urinária (osmolalidade urinária > 300 mOsm/kg de água) e da hiponatremia. Além do mais, mutações são muito improváveis de surgirem nessa situação.

2. A resposta é E.

A síntese de EPO é regulada pela atividade do HIF1, que transloca para o núcleo e induz a transcrição de EPO. O HIF1 está aumentado quando a oferta de oxigênio diminui. O fornecimento de oxigênio é afetado pela massa de hemácias e pela tensão de oxigênio vigente. Um aumento da massa de hemácias aumentaria a oferta de oxigênio e degradaria a subunidade HIF α de HIF1, diminuindo, assim, a sua atividade. As enzimas responsáveis por induzir a degradação são a polil-hidroxilase e a ligase de ubiquitina. Novos fármacos que bloqueiam a prolil-hidroxilase e aumentam, portanto, a síntese de EPO estão sendo desenvolvidos.

CAPÍTULO 10

1. A resposta é C.

Esse caso ilustra a importância do desequilíbrio da água em relação ao sódio no desenvolvimento de hiponatremia. 2 L de soro fisiológico contêm 2.000 mL de água e 600 mOsm de soluto (cada litro contém 150 mEq de NaCl, correspondendo a 300 mOsm de soluto, já que o NaCl dissocia-se em duas partículas em água). Uma vez que o *status* de volume é normal, não há estímulo para reter o NaCl na solução. Portanto, os 600 mOsm de soluto serão excretados somente em 1.000 mL de água (osmolalidade urinária = 600 mOsm/kg de H_2O). Assim, 1.000 mL de água administrados serão retidos, diminuindo ainda mais a concentração de sódio.

2. A resposta é C.

A retenção renal de sódio não teria nenhum efeito sobre a concentração de sódio no soro, pois a água é passivamente reabsorvida com o sódio (de uma forma isosmótica). A retenção de sódio (e o ganho de água correspondente) pode, no entanto, promover edema. A defesa contra a hiponatremia envolve diluição da urina e o ADH é a principal variável envolvida na mediação dessa resposta. A diminuição na ingestão de água tenderia a aumentar a concentração sérica de sódio, embora isso possa não ser desejável, dependendo da causa subjacente (contração do volume).

CAPÍTULO 11

1. A resposta é C.

O hiperaldosteronismo primário não está associado com uma elevada atividade da renina plasmática, pois a retenção primária de sódio e a expansão do volume suprimem a liberação de renina. A síndrome de Bartter imita o uso de diurético de alça, pois é manifestamente associada com diminuição da função NKCC2. Portanto, esses pacientes são normotensos ou ligeiramente hipotensos por causa da perda urinária de sódio (e água). Afora os diuréticos, medicamentos costumam causar hipercalemia. Abuso de laxantes pode produzir hipocalemia, mas as perdas de líquidos causam contração de volume e pressão arterial baixa. A doença renal arterial (secundário à aterosclerose) é muito comum nos idosos. Ela pode ser sobreposta à hipertensão longa. É geralmente resistente à terapia farmacológica (exceto medicamentos que bloqueiem o SRAA) e está associada com aumento acentuado em ambos: renina e aldosterona.

2. A resposta é D.

Um potássio sérico > 6,5 mEq/L e um transtorno do ritmo cardíaco são prenúncios de arritmias ventriculares malignas. Portanto, o passo inicial no tratamento desse paciente é a estabilização do ritmo cardíaco com cloreto de cálcio. 10 mL de uma solução a 10% é geralmente administrados durante 10 a 20 minutos. A dose pode ser repetida a cada 5 a 10 minutos com monitorização contínua do ECG. O objetivo é o restabelecimento do ritmo sinusal normal. Glicose, insulina, salbutamol e bicarbonato podem reduzir temporariamente o potássio sérico, porém, a redução do potássio pode não reverter o bloqueio cardíaco. Assim, embora essas manobras sejam úteis, elas nunca devem constituir a primeira abordagem para estabilizar uma arritmia cardíaca potencialmente fatal. A hemodiálise é uma terapia eficaz, no entanto ela requer várias horas para ser iniciada.

CAPÍTULO 12

1. A resposta é A.

A urina de 24 horas é essencial para diferenciar entre a resistência diurética e o abuso alimentar. Uma resposta excelente ao diurético é respaldada pelo volume de urina (3 L/d) e excreção de sódio (225 mEq/d). Secreção diminuída de diurético ou absorção oral prejudicada estaria associada ao efeito reduzido do diurético. A diminuição na ingestão de sódio reduziria o peso corporal (e volume), não o aumentaria. Esse paciente foi orientado a reduzir a ingestão de sódio na dieta para < 100 mEq/d. Seu peso corporal diminuiu gradualmente e os sintomas melhoraram. Embora o aumento da dose de diurético pudesse ter diminuído o edema, os efeitos adversos dos diuréticos são dose-dependentes (p. ex., hipocalemia).

CAPÍTULO 13

1. A resposta é A.

(20 + 80) – 2. A excreção resultante de ácido é igual à soma de todas os componentes ácidos na urina menos o bicarbonato. O amônio constitui a maioria de ácido na urina. Tendo em vista que o pKa de amônio é > 9.0, adicionando hidróxido de sódio à urina para atingir pH fisiológico (7,4) não vai perturbar o equilíbrio de amônia/amônio. No entanto, fosfatos, sulfatos e uratos (que constituem a maior parte dos tampões urinários restantes) têm pKa abaixo de 7,4. Portanto, a quantidade de mEq de hidróxido de sódio adicionado para atingir pH fisiológico será muito próximo à do ácido tamponado por esses produtos químicos (i.e., acidez titulável). A concentração de íons de hidrogênio livre é relativamente menor em comparação com amônio e ácidos tituláveis; dessa forma, é ignorada no cálculo de ERA. O bicarbonato perdido na urina leva necessariamente à produção de ácido; desse modo, o bicarbonato urinário deve ser subtraído do total de ácidos excretados na urina para calcular com precisão ERA.

2. A resposta é C.

Amilorida inibe o ENaC e, portanto, a reabsorção de sódio no néfron distal. A reabsorção de sódio no ducto coletor cortical produz um potencial transepitelial (PTE) negativo de -60 mV. O PTE negativo promove a secreção de íons potássio e hidrogênio. Portanto, a acidose metabólica hipercalêmica é uma complicação bastante comum de amilorida. A amilorida não tem efeito direto sobre a amoniagênese ou H-ATPase tipo V, nem a inibição desses sistemas afeta a homeostase de potássio. A amilorida não inibe ROMK, nem isso teria qualquer efeito direto sobre a homeostase acidobase. Notavelmente, o teor total de CO_2 relatado no painel bioquímico é quase idêntico à concentração de bicarbonato sérico. O CO_2 total reflete o CO_2 derivado de bicarbonato (95 a 99% do total), CO_2 dissolvido, CO_2 gasoso e ácido carbônico.

CAPÍTULO 14

1. A resposta é: I-F, II-G, III-B, IV-A.

A aplicação do processo de três etapas descritas na Figura 14.2 deve ser usada para resolver esses distúrbios acidobásicos. O caso I revela um pH ácido. O bicarbonato baixo é compatível com uma acidose metabólica em vez de respiratória. A compensação (ver Tabela 14.1) para uma acidose metabólica simples é uma diminuição na P_{CO_2}. Assim, a P_{CO_2} esperada = (1,5 × 10) + 8, ou 23 (com uma variação de ± 4). O caso II revela um pH alcalino, e o aumento do bicarbonato é compatível com uma alcalose metabólica. A P_{CO_2} esperada = (0,7 × (35) + 20, ou 44,5 (com uma variação ± 4). O caso III revela um pH alcalino. A diminuição da P_{CO_2} indica que esta é uma alcalose respiratória. Sem uma história pode ser difícil distinguir um distúrbio agudo de um crônico; no entanto, o cálculo da compensação esperada a partir da Tabela 14.1 produz um bicarbonato esperado de 18 mEq/L para um distúrbio crônico, e 22 mEq/L para um distúrbio agudo. Portanto, o diagnóstico que melhor se "encaixa" nesta situação é uma alcalose respiratória aguda. O caso IV revela um pH ácido. Tendo em vista que ambos, a P_{CO_2} e o bicarbonato, poderiam explicar o pH, esse deve ser um distúrbio misto; mais provavelmente uma combinação de acidose respiratória e acidose metabólica.

2. As respostas em sequência são: D, E, E, D.

A análise da GAB revela um pH alcalino com uma compensação respiratória adequada, portanto, um diagnóstico de alcalose metabólica. A história de vômitos é claramente compatível com esse distúrbio acidobásico. O sódio e o cloreto urinários baixos provavelmente refletem a contração de volume (também respaldado pelo exame físico). Curiosamente, o pH urinário é ácido e o potássio urinário está relativamente alto, considerando-se a diminuição grave do potássio sérico. Ambos sugerem hiperaldosteronismo, que é provavelmente secundário à contração de volume. A aldosterona promove a excreção de potássio e ácido, portanto, agravando o potássio e o distúrbio acidobásico. Contudo, a retenção de sódio é uma defesa importante contra o colapso cardiovascular, ainda que à custa dos distúrbios acidobásico e de potássio. A hipoventilação é a devida compensação fisiológica para uma alcalose metabólica, não uma causa. A correção da alcalose ocorrerá espontaneamente se o volume for restaurado, uma vez que a expansão do VCE vai aumentar a TFG e a carga filtrada de bicarbonato, juntamente com a supressão da aldosterona circulante. Além disso, a reposição de volume com uma solução contendo cloreto é essencial para promover a secreção de bicarbonato por meio das células intercaladas tipo B. Por fim, a adição de potássio na solução é indispensável, já que o potássio sérico é potencialmente fatal. Conforme o estímulo para reabsorção de bicarbonato renal diminui, o bicarbonato é rapidamente excretado na urina. A eliminação de bicarbonato é acompanhada por cátions como o potássio e o sódio para manter a eletroneutralidade. Portanto, a concentração de sódio não reflete necessariamente o *status* do volume na alcalose metabólica. No entanto, o cloreto urinário permanece baixo até que o volume seja restaurado.

3. **A resposta é D.**

Este é um desafiador distúrbio acidobásico triplo. O cálculo do *anion gap* sérico é essencial para estabelecer esse diagnóstico. Uma visão superficial da gasometria arterial e CO_2 total sugeriria uma alcalose respiratória leve. No entanto, o *anion gap* sérico é de 26 mEq/L. Tendo em vista a história de álcool, a medição sérica de cetonas é aconselhável. A discrepância entre o *anion gap* elevado e o bicarbonato sérico pode ser explicada com base na existência de vômitos. Assim, a acidose metabólica com *anion gap* elevado é compensada por uma alcalose metabólica concomitante. A alcalose respiratória é provavelmente secundária à doença hepática alcoólica.

CAPÍTULO 15

1. **A resposta é: I-E, II-B, III-A, IV-D, V-F, VI-C.**

A microscopia urinária fornece informações indispensáveis e deve ser realizada em todos os pacientes com suspeita de doença renal. Cilindros são quase sempre achados patológicos. Todas as matrizes dos cilindros são compostas de proteína de Tamm-Horsfall (THP). As células e outros debris tubulares podem ser incorporados na matriz. Os cilindros hemáticos são patognomônicos de glomerulonefrite aguda (a variante rapidamente progressiva está associada com aumento da creatinina). Os cilindros granulares marrons representam células epiteliais tubulares degeneradas na matriz do cilindro. Eles são comumente vistos em necrose tubular aguda. Cilindros leucocitários são observados em condições inflamatórias agudas envolvendo o interstício (alérgicas e infecciosas). Cristais hexagonais são compatíveis com cistinuria. A cistinuria é uma doença hereditária autossômica recessiva que costuma produzir a síndrome de Fanconi em adultos jovens ou crianças. Cristais em forma de envelope são compatíveis com supersaturação de oxalato de cálcio. O etilenoglicol é metabolizado em oxalato que é excretado na urina. Cilindros hialinos são compostos apenas de THP. A supersaturação e a coalescência da THP ocorrem em condições caracterizadas por diminuição da perfusão renal (desidratação, insuficiência cardíaca congestiva).

2. **A resposta é B.**

A hidronefrose bilateral raramente é observada em cálculos renais, já que os cálculos em geral são unilaterais. Além disso, a TC é extremamente sensível na detecção de cálculos pequenos. Por fim, nefrolitíase quase sempre causa hematúria. A fibrose retroperitoneal é uma condição rara (em geral induzida por fármacos), que é facilmente identificada em uma TC. Uma doença metastática seria muito incomum em uma pessoa de 27 anos. Além disso, a TC deve excluir de forma confiável câncer envolvendo o ureter. A falta de sintomas constitucionais argumenta contra essa possibilidade. Coágulos de sangue na urina são invariavelmente acompanhados de hematúria. A causa mais comum de coagulação na urina é o uso crônico de anticoagulantes pelos pacientes. Os coágulos também são facilmente identificados por TC. A ausência de sintomas e o sedimento urinário normal sugerem que essa é uma condição benigna. A gravidez normal pode obstruir parcialmente o fluxo urinário à medida que o útero aumenta, embora isso costume ser assintomático. No entanto, a dilatação do trato urinário que acompanha a obstrução parcial pode persistir por meses ou anos.

CAPÍTULO 16

1. **As respostas são: I-G, II-F, III-A, IV-B, V-E, VI-D, VII-C, VIII-H.**

Esses minicasos possuem uma ou mais pistas exclusivas que auxiliam no diagnóstico da doença subjacente. A vinheta 1 revela várias características clássicas da PHS, incluindo a erupção dos membros inferiores, dor abdominal, pouca idade e hipercelularidade mesangial, o que é compatível com depósitos imunes mesangiais de IgA. A vinheta 2 é uma apresentação clássica de lúpus em uma mulher jovem com eritema facial, artralgias e envolvimento renal. Ainda que os anticorpos anti-dsDNA não sejam absolutamente específicos, eles servem de papel confirmatório. A sinusite na vinheta 3 é uma pista vital, uma vez que esse é um aspecto comum da granulomatose de Wegener. A biópsia dos seios nasais provavelmente revelaria muitos granulomas. A vinheta 4 não é compatível com nefropatia diabética, uma vez que o curso de tempo para o desenvolvimento de proteinuria nefrótica é cerca de 15 a 20 anos a partir do diagnóstico inicial. Além disso, a função renal geralmente está comprometida na fase de proteinuria da nefropatia diabética. A função normal e a idade são compatíveis com a doença de lesão mínima. As fibrilas de 10-12 nm observadas na biópsia renal da vinheta 5 são compatíveis com a deposição de amiloide. O envolvimento de múltiplos órgãos (nesse caso, insuficiência cardíaca e uma macroglossia) é uma forma clássica de apresentação. A proteinuria por vezes é maciça, como descrita nesse caso. A hepatite C talvez seja a causa mais comum de GNMP tipo 1 no adulto. As características clínicas dessa doença incluem títulos baixos de complemento sérico, hematúria e proteinuria. As inclusões tubulorreticulares são vistas em três situações clínicas (nefropatia associada ao HIV ou HIVAN, nefrite lúpica, e administração de α-interferon). O envolvimento renal na vinheta 7 sugere HIVAN. A lesão vista em uma biópsia renal é quase sempre GESF. A vinheta 8 é mais provável ser nefropatia por IgA, pois a função renal é normal em 80% dos pacientes e essa doença em geral se apresenta com hematúria isolada após uma doença viral. A idade do paciente e a ausência de achados cutâneos descartam a PHS.

2. **A resposta é B.**

Esse é um caso clássico de glomerulonefrite pós-estreptocócica. Os sintomas do trato respiratório superior em geral precedem o envolvimento renal por 10 a 21 dias. A apresentação renal é classicamente associada com sedimento urinário nefrítico. No entanto, proteinuria significativa pode acompanhar a hematúria. A ativação da via alternativa da cascata do complemento produz um C3 sérico baixo. A via clássica também pode ser ativada (por complexos imunes), e, portanto, o C4 também pode estar baixo. Uma vez que esses pacientes recuperam-se de forma espontânea, nenhuma terapia é indicada. Embora o uso de imunoterapia possa parecer lógico, os estudos clínicos não mostraram melhora do desfecho. A sorotipagem, embora de interesse acadêmico, não oferece nenhuma vantagem na conduta da doença. Dada a apresentação clássica, uma biópsia renal não costuma ser realizada. Se a função renal estivesse deteriorando rapidamente, uma biópsia renal seria razoável para excluir doenças renais potencialmente tratáveis (p. ex., GNRP).

3. A resposta é B.

Esse paciente tem nefropatia diabética comprovada por biópsia. A função renal relativamente normal é animadora e é um argumento claro contra o transplante. Supondo uma taxa de declínio da TFG de 6 mL/min/a, o paciente pode não necessitar de terapia renal substitutiva (diálise ou transplante) por 10 a 15 anos. O uso de bloqueadores do receptor da angiotensina não foi estudado na nefropatia do DM tipo 1. No entanto, eles são aprovados para uso na nefropatia de DM tipo 2. Uma vez que se acredita que a patogênese da nefropatia em ambas as formas de diabetes seja similar (embora isto não tenha sido provado), eles são às vezes usados intercambiavelmente com um inibidor da enzima conversora ou adicionado à terapia existente para conseguir maior benefício. Contudo, os dados clínicos ainda não respaldam essa abordagem. Não obstante, tendo em vista que a terapia dupla reduz a proteinuria em maior magnitude do que cada agente sozinho, ela ainda é comumente empregada. Controle rigoroso da glicemia pode retardar a lesão renal progressiva; entretanto, na fase de proteinuria há pouca evidência para apoiar um controle rigoroso. Não há nenhuma evidência que a redução da proteinuria de 24 horas abaixo de 1 a 2 g/d ofereça benefício adicional no retardo da doença renal progressiva.

4. A resposta é D.

Esse é um caso de GNRP tipo 1. A presença de hemoptise sugere que esse paciente também tem hemorragia alveolar e é compatível com um diagnóstico de síndrome de Goodpasture. Esses pacientes respondem à imunoterapia, principalmente quando tratados precocemente no curso da doença (i.e., creatinina < 5,0 mg/dL). O uso de ciclofosfamida e corticosteroides está bem estabelecido. A plasmaférese, por meio da remoção de anticorpos anti-MBG circulantes, também tem provado ser valiosa.

CAPÍTULO 17

1. As respostas são: I-B, II-D, III-C e IV-A.

O caso I apresenta as características clássicas da nefrite intersticial induzida por fármacos. O desenvolvimento de uma erupção cutânea e eosinofilia sugere uma reação de hipersensibilidade. O aumento agudo da creatinina é compatível com inflamação difusa envolvendo o compartimento intersticial. A suspensão da ampicilina é necessária para facilitar a recuperação renal. Alguns médicos também administram corticosteroides para acelerar a recuperação, embora o uso desses agentes seja controverso. O caso II é melhor explicado como nefrite intersticial crônica (NIC) secundária ao ácido aristolóquico. Uma vez que o composto à base de plantas tem sido usado há vários anos e a creatinina sérica é muito elevada, são esperadas cicatrizes extensas e atrofia do compartimento intersticial. A recuperação é improvável nessa fase, embora o remédio de ervas deva ser interrompido para retardar o aparecimento da DRT. O caso III é um caso clássico de nefropatia de refluxo. Todas as crianças com infecção urinária de repetição devem ser rastreadas para refluxo. Uma vez que ambos os sistemas de coleta são dilatados, a biópsia renal revela cicatrizes, atrofia tubular e cilindros hialinos em túbulos renais dilatados (tireoidização) em ambos os rins. A correção cirúrgica do refluxo pode ser útil nessa idade. No entanto, uma uretrocistografia miccional em geral é realizada para determinar a gravidade do refluxo antes que a cirurgia seja realizada. Profilaxia antibiótica de baixa dose é

uma abordagem alternativa, embora um tanto controversa. O caso IV é um exemplo clássico de lesão tubular aguda isquêmica. A presença de cilindros granulares sugere lesão tubular. A biópsia renal geralmente não é tão impressionante como o declínio da função renal indica. Necrose tubular aguda, embora possível, não costuma ser observada.

2. A resposta é B.

A complicação extrarrenal da DRPAD mais ameaçadora é uma ruptura de aneurisma intracerebral. Embora pequenos aneurismas provavelmente estejam presentes na maioria dos pacientes com DRPAD, a ruptura é pouco frequente (afetando < 10%). Aneurismas rotos tendem a se agrupar em famílias (assim, dada a morte de um membro da família em uma idade relativamente jovem, deve-se suspeitar disso). Vale ressaltar que pacientes com história familiar de aneurisma roto requerem triagem com angiografia por RMN. Se uma lesão for descoberta e for > 7 a 10 mm de diâmetro ou se o paciente apresenta sintomas atribuíveis à lesão, deve ser reparado cirurgicamente. A ausência de rigidez de nuca argumenta contra meningite viral. A creatinina um pouco elevada é insuficiente para produzir sintomas urêmicos, como comprometimento do estado mental. Enxaquecas geralmente são associadas com distúrbios visuais.

3. A resposta é D.

O diagnóstico mais provável nesse paciente é nefrite intersticial crônica secundária à administração de lítio. Esse é um caso difícil, pois o paciente tem um histórico de surtos graves que requerem hospitalização quando a dose de lítio é reduzida. Dado que o lítio raramente causa doença renal terminal e os sintomas de abstinência de lítio nesse paciente foram debilitantes, a melhor opção é a monitoração cuidadosa da função renal, mas continuar com o fármaco. Não há nenhuma evidência clínica de que a inibição da enzima conversora retarde a progressão da doença renal nesse contexto (embora seja uma hipótese atraente). Corticosteroides não têm sido usados para tratar NIC associada ao lítio.

CAPÍTULO 18

1. A resposta é D.

A combinação de eritema, eosinofilia periférica e administração recente de um antibiótico é sugestiva de nefrite intersticial alérgica. Contudo, já que o turgor cutâneo dos pacientes está reduzido, é possível também que haja um componente de LRA pré-renal ou LTA (se o componente pré-renal for prolongado). Por fim, a história de faringite estreptocócica sugere a possibilidade de glomerulonefrite aguda. A bioquímica da urina (FE_{Na}, sódio urinário, osmolalidade urinária) provavelmente seria enganosa, uma vez que não diferenciaria entre glomerulonefrite aguda e LRA pré-renal. É provável que o sedimento urinário seja muito útil. Por exemplo, hemácias e cilindros hemáticos sugeririam glomerulonefrite aguda; leucócitos e cilindros leucocitários sugeririam nefrite intersticial; cilindros granulares sugeririam lesão tubular aguda. A reposição volêmica é indicada independentemente do diagnóstico clínico, uma vez que o exame é compatível com desidratação (turgor cutâneo reduzido). Um sedimento urinário normal juntamente com a correção da creatinina sérica após a fluidoterapia seria compatível com LRA pré-renal.

2. A resposta é B.

O sedimento urinário é mais compatível com nefrite intersticial alérgica e confirma o diagnóstico clínico. A eosinofilia periférica também é comum na nefrite intersticial alérgica. A bioquímica urinária é limítrofe, mas poderia refletir um componente de contração de volume. Seria prudente a reposição líquida ou interromper o antibiótico penicilina ou substituí-lo por uma outra classe de antibióticos (p. ex., eritromicina). O teste de nitrito normal argumenta contra pielonefrite aguda ou infecciosa. A ausência de hemácias e cilindros hemáticos descarta glomerulonefrite aguda.

3. **As respostas são I-B, II-A, III-D, e IV-C.**

O caso I é típico de rabdomiólise. A presença de sangue (heme) na fita reagente urinária e a ausência de hemácias no sedimento é quase patognomônico de mioglobinuria. Além disso, cilindros granulares marrons turvos são proeminentes com lesão tubular aguda secundária à rabdomiólise. Finalmente, o abuso de álcool é uma das causas mais comuns de rabdomiólise. O caso II é um caso complexo, que é complicado pela LTA (confirmada pelos cilindros granulares). As características relevantes, nesse caso, incluem doença febril aguda, pressão arterial marginal, pneumonia, e administração de aminoglicosídeo. Sepse e hipotensão induzida por sepse são causas muito comuns de LTA. Embora os antibióticos aminoglicosídeos possam produzir LTA, eles geralmente não provocam lesões por vários dias e requerem administração prolongada. O desenvolvimento do LRA dentro das primeiras 48 horas é, portanto, mais compatível com LTA induzida por sepse. As características pertinentes ao caso III incluem o desenvolvimento de LRA logo após a administração de contraste. A nefrotoxicidade do contraste ocorre em geral dentro das primeiras 24 horas. Além disso, a presença de hemácias, em vez de cilindros granulares, sugere que a LTA não é a causa da LRA do paciente. O exame do paciente revelou uma pequena área no primeiro pododáctilo esquerdo compatível com um êmbolo ("síndrome do artelho azul"). O ateroembolismo renal é relativamente comum após procedimentos angiográficos e a lesão renal é frequentemente adiada por semanas. O sedimento urinário revela hemácias e, por vezes, eosinófilos. Assim, o caso III é mais compatível com ateroembolismo renal. O caso IV é um caso clássico de nefrotoxicidade do contraste. O aumento da creatinina ocorreu em 24 horas, e a presença de células epiteliais na urina sugere lesão tubular. A creatinina desse paciente retornou aos níveis basais dentro de 48 horas.

CAPÍTULO 19

1. **A resposta é B.**

Esse é um paciente com hiperparatireoidismo secundário moderado. O PTH alvo fica entre 150 e 250 pg/mL. Uma vez que o fósforo é elevado, a melhor abordagem inicial é a restrição dietética de fósforo para < 1.000 mg/d. Embora, um quelante de fosfato ($CaCO_3$) possa eventualmente ser necessário, é razoável adiar por 4 a 8 semanas, enquanto a tentativa com a terapia dietética é empregada. Se o paciente necessitar de um quelante de fosfato intestinal, a restrição dietética deve ser continuada. Os níveis de vitamina D podem ser medidos para determinar deficiências. Cinacalcet geralmente é reservado para pacientes refratários à restrição de fosfato na dieta, quelantes de fosfato intestinal e calcitriol. O cinacalcet também pode ser útil em pacientes com níveis séricos de cálcio normais ou elevados, uma vez que não aumentará a carga de cálcio. A diálise não é um método eficiente de remoção de fósforo uma vez que o fosfato é uma molécula volumosa e com carga.

2. **A resposta é C.**

18.000 U (50-100 U/kg, três vezes por semana) de eritropoetina é uma dose razoável para tratar a anemia na DRC. O aumento esperado de Hb é em média entre 0,3 e 0,5 g/semana. Dessa forma, a duração da terapia é mais que suficiente para estimular a eritropoese e promover aumento de Hb. A deficiência de ferro é a causa mais comum de resistência a eritropoetina, particularmente porque a eritropoese consome considerável quantidade de ferro. Portanto, o ferro deve ser monitorado mensalmente durante a fase de titulação da administração de eritropoetina e a cada três meses durante a fase de manutenção. Uma vez que há variabilidade significativa da meia-vida entre os pacientes com DRC, um AEE de longa duração seria razoável, mas somente se os estoques de ferro estiverem repletos.

3. **A resposta é E.**

Embora a imunossupressão seja, teoricamente, a terapia ideal para evitar a progressão da doença renal na nefrite lúpica, as anormalidades hemodinâmicas e metabólicas não devem ser ignoradas. Já que a proteinuria aumenta significativamente o risco de fibrose renal progressiva, ela deve ser reduzida de forma ativa < 1.000 mg/d). Da mesma forma, o aumento da pressão arterial sistêmica e do colesterol LDL contribuem para a fibrose renal progressiva e deve ser tratada. O papel dos fármacos hipolipemiantes é menos definido em humanos; no entanto, reduzir o colesterol LDL é razoável do ponto de vista cardiológico. Os inibidores da enzima conversora são excelentes em reduzir a excreção de proteínas e oferecem uma vantagem seletiva na conduta da doença renal crônica. Essas terapias podem ser ajustadas ou suspensas se o paciente conseguir uma remissão da doença.

4. **As respostas são I-B, II-A, III-C, IV-D, V-E.**

As imunofilinas são uma família de proteínas chaperonas que são definidas por sua atividade de isomerase cis-trans e sua capacidade de modular a atividade de um grupo de proteínas fosfatases dependentes de cálcio/calmodulina (p. ex., calcineurina). A ciclosporina liga-se à proteína ligante de ciclosporina-A (ciclofilina) e esse complexo inibe a atividade da calcineurina. O tacrolimus liga-se à proteína ligante do FK506 (p. ex., PLFK12) e esse complexo também inibe a atividade da calcineurina. O sirolimus também liga-se ao FK506, no entanto, esse complexo inibe a atividade do alvo da rapamicina em mamíferos (mTOR), em vez da calcineurina. O mTOR controla a atividade de várias quinases específicas do ciclo celular. O daclizumab e o basiliximab são anticorpos monoclonais contra a cadeia alfa (CD25) do receptor de interleucina-2. Portanto, ambos os compostos interferem com a proliferação clonal de células T. O daclizumab é um anticorpo humanizado e, portanto, menos imunogênico. O micofenolato de mofetil (MMF) inibe a síntese das purinas, bloqueando a enzima desidrogenase do monofosfato de inosina, que controla a taxa de síntese do monofosfato de guanina. O MMF interfere com o crescimento das células T e B.

CAPÍTULO 20

1. **A resposta é D.**

Esse paciente tem hipertensão estágio 2, com base no sistema de classificação JNC VII. Com sua forte história familiar de doença cardíaca, seu escore de Framingham de risco cardíaco é relativamente alto. Portanto, deve-se considerar a redução agressiva da pressão arterial com fármacos associados com diminuição de eventos cardiovasculares. Ele está aderindo a uma dieta saudável e perdeu peso. De modo geral, o benefício máximo das modificações de estilo de vida sobre a pressão arterial requer 3 a 6 meses. Nesse caso, ele aderiu às mudanças de estilo de vida por > 6 meses, logo, é pouco provável que simplesmente aumentar a duração das modificações de estilo de vida melhore positivamente a pressão arterial. Além do mais, uma vez que sua pressão arterial alvo é < 140/90 mmHg, é extremamente improvável que somente as modificações de estilo de vida reduza de forma suficiente sua pressão arterial (a redução média da pressão arterial após a implementação de mudanças de estilo de vida é < 15 mmHg em seis meses). A monoterapia é também improvável que atinja a meta de pressão arterial, uma vez que a redução média da pressão arterial com um único agente é de cerca de 10/5 mmHg. Dessa forma, terapia combinada é um primeiro passo adequado neste paciente. Os inibidores da enzima conversora são uma excelente opção devido aos seus efeitos cardioprotetores e amplo índice terapêutico. A adição de um diurético em baixa dose (12,5 mg clortalidona) exerce um efeito aditivo sobre a pressão arterial e foi mostrado que reduz eventos cardiovasculares. Um bloqueador dos canais de cálcio seria um agente anti-hipertensivo eficaz, mas não se demonstrou que os BCCs exercem um efeito cardioprotetor independente.

2. **As respostas são: I-E, II-F, III-A, IV-B, VC, VI-D, VII-G.**

A razão mais comum para interromper um IECA é uma tosse seca irritante. Acredita-se que um aumento da bradicinina contribua para esse efeito adverso descrito. Os diuréticos tiazídicos têm sido implicados no desenvolvimento de diabetes (talvez em até 3% dos pacientes). No entanto, o significado disso em longo prazo é desconhecido. Apesar dessa preocupação, os diuréticos tiazídicos têm um histórico sólido e, até o momento, têm sido associados com uma redução de eventos cardíacos. Os β-bloqueadores não seletivos antagonizam os receptores β2, que promovem o relaxamento da musculatura lisa brônquica. Portanto, os β-bloqueadores devem ser evitados em pacientes com asma ou DPOC. A clonidina exerce seus efeitos sobre as sinapses adrenérgicas centrais. Presumivelmente, essa é a base para muitos dos sintomas do SNC que foram descritos com esse agente, em particular a sedação. Esses agentes devem ser usados com precaução em pacientes com estado mental comprometido. Os bloqueadores dos canais de cálcio (BCCs) di-hidropiridínicos são vasodilatadores excelentes. A diminuição da resistência arteriolar pode, em alguns pacientes, resultar em um aumento da pressão hidrostática capilar periférica, resultando em acúmulo de líquido intersticial. A queda paralela na pressão arterial sistêmica pode atenuar esse efeito. O ALLHAT incluiu um braço com o uso de α1-bloqueador que foi encerrado prematuramente devido a um risco significativamente maior de insuficiência cardíaca e eventos cardiovasculares. O mecanismo desse efeito adverso é desconhecido. Todos os diuréticos tiazídicos, com exceção da clortalidona, têm meia-vida curta (< 6 horas). Isso pode ser importante, uma vez que tem sido mostrado consistentemente que a clortalidona de longa duração exerce um efeito cardioprotetor, ao passo que os agentes de ação mais curta tiveram resultados não uniformes.

CAPÍTULO 21

1. **A resposta é A.**

O uso de agentes espermicidas e diafragma têm sido implicados no desenvolvimento de ITUs recorrentes. Portanto, é recomendado interromper o uso de diafragmas e agentes espermicidas e empregar outros métodos de contracepção. Estrógenos tópicos são úteis no período pós-menopausa, uma vez que a deficiência de estrogênio prejudica o esvaziamento da bexiga e contribui para a atrofia vaginal e colonização bacteriana. Esses agentes não são úteis em mulheres na pré-menopausa. O asseio vaginal (especialmente com substâncias perfumadas) irrita a vagina e está associado ao risco aumentado de infecção do trato urinário. Profilaxia antimicrobiana contínua com TMP, TMP-SMZ ou nitrofurantoína reduz significativamente a incidência de ITU de repetição. A duração do tratamento é de pelo menos seis meses (alguns especialistas recomendam até dois anos). A incidência de efeitos colaterais ou surgimento de organismos resistentes é mínima com essa abordagem.

2. **A resposta é B.**

Idealmente, o volume urinário deve ser superior a 2,5 a 3,0 L/d para diminuir a supersaturação de solutos. Na prática, há dificuldade para os pacientes excederem esse volume, já que a ingestão necessária para atingi-lo, provavelmente excederia a > 4-5 L/d (tendo em consideração as perdas insensíveis de suor e fezes). Muitos formadores de cálculos não apresentam uma anomalia metabólica óbvia conforme medido pela urina de 24 horas. Em vez disso, esses indivíduos exibem múltiplos valores limítrofes que coletivamente contribuem para a supersaturação de cálcio (i.e., valores de cálcio e oxalato no limite superior do normal juntamente com níveis de citrato que estão no extremo inferior da faixa normal). Esses pacientes podem responder a manobras que reduzem cálcio, fosfato e oxalato, enquanto aumentam o citrato. Dessa forma, é razoável restringir o sódio e proteínas, uma vez que eles reduzem a excreção de cálcio e oxalato. Além disso, a administração de citrato de potássio eleva o citrato urinário diretamente pelo aumento da carga filtrada de citrato e, indiretamente, pela alcalinização do pH luminal e celular. Restringir a ingestão de cálcio aumenta o risco de formação de cálculos oxalato de cálcio. Esse efeito paradoxal ocorre porque o cálcio da dieta conjuga-se com o oxalato e reduz a absorção intestinal e excreção urinária, mas aumenta a exceção urinária de oxalato.

Índice

Números de página seguidos de "f" indicam figura e seguidos de "t", tabelas.

A

Absorção do ferro, 247f
Acetazolamida, 152
Acetoacético, ácido 166
Acidentes vasculares cerebrais, 288
Acidez titulável, 139
Ácido araquidônico, 89f
Ácido carbônico, 138, 156
Ácido clorídrico, 156-157
Ácido etacrínico, 123f
Ácido fraco, 134
Ácido não volátil, 133, 138
Ácido úrico
　cálculos formados por, 304-305
　descrição de, 217
Ácido. *Ver também* Ácido específico
　excreção de, 138-140
　produção diária de, 133
　titulável, 138-139
Ácidos voláteis, 133
Acidose
　definição de, 106
　lática, 106, 150-151, 155-156
　metabólica. *Ver* Acidose metabólica
　respiratória. *Ver* Acidose respiratória
　tubular renal, 111, 151-152
Acidose láctica, 106, 151, 156
Acidose metabólica
　abordagem clínica da, 150-153
　acidose tubular renal e, 111
　bicarbonato em, 136, 155
　características da, 147-148
　compensações, 149t
　doença óssea associada com, 135
　doença renal crônica e, 153
　hipercloterêmica, 123, 151
　lacuna aniônica elevada, 150-151
　lacuna aniônica normal, 151f, 151-152
　nutrição parenteral como causa de, 151-152
　toxinas que causam, 150-151
　tratamento de, 156
　vômitos e, 139
Acidose metabólica com lacuna aniônica elevada, 150-151
Acidose metabólica com lacuna aniônica normal, 151f, 151-152
Acidose metabólica hiperclorêmica, 123, 151
Acidose respiratória
　características da, 148, 154-155
　compensação, 149t
Acidose tubular renal distal, 152

Acidose tubular renal, 111, 151
ADAMTS13, 199
AE-1, 139
Agenesia renal, 8
Agentes estimuladores da eritropoese, 247
Água
　distribuição de, 32f, 32t
　equilíbrio de, 33-34, 33f, 93
　reabsorção de
　　efeitos da vasopressina em, 120
　　no túbulo proximal, 57
Água corporal total
　descrição, 31
　distribuição de, 32f, 32t
Água corporal. V*er* Água
Albumina, 37, 166
Alça de Henle
　água em
　　reabsorção de, 70
　　transporte de, 69
　anatomia, 63
　cortical, 63
　ramo ascendente da, 63
　ramo descendente de, 63
　ramo espesso ascendente medular da
　　descrição, 63, 107
　　transporte de íons em, 63-65, 66f
　ramos delgados ascendentes e descendentes de, 20
　reabsorção de bicarbonato em, 137
　reabsorção de potássio em, 108
　reabsorção de sódio em, 64, 70
　reabsorção de soluto em, 70
　tipos de células em, 20, 20f
　transporte de amônia em, 141
　transportes em
　　características gerais de, 63-65, 65f
　　eletrólitos, 63-71
　　potássio, 64, 106-107
　　ureia, 68-69
Alcalose metabólica
　abordagem clínica da, 153-154
　características da, 148
　compensações, 149t
　depleção de potássio na, 157
　diuréticos como causa de, 154-155
　hiperaldosteronismo como causa de, 155
　patogênese da, 153
　responsiva ao cloreto, 155
　vômitos como causa de, 154,154f-155f
Alcalose respiratória
　características da, 148, 154-155

　compensação, 149t
Alcalose. *Ver* Alcalose metabólica; Alcalose respiratória
Aldosterona
　descrição de, 77, 79, 85-86, 107
　secreção de íons de hidrogênio afetada por, 143
α-bloqueadores, 276f, 279-280
Alisquireno, 282
Alvo da rapamicina em mamíferos, 209, 257
Alvo SNAREs, 140
Amiloidose, 188-189, 190f
Amilorida, 124t, 125
Aminoácidos
　eliminação de, 133
　transporte no túbulo proximal, 54-55, 55f
Amônia, 141-142, 152
Amoniagênese, 141-142, 143f, 218
Amônio, 141, 144f
AMP cíclico, 67
Anemia, 246-247
Angina renal, 211
Angiografia
　ateroembolismo secundário por, 198, 198f
　renal, 170, 171f
　tomografia computadorizada, 169-170
Angiografia renal, 170, 171f
Angioplastia para hipertensão renovascular, 285
Angiotensina I, 19, 88, 111
Angiotensina II, 44, 88, 111, 271
Angiotensinogênio, 19, 88f, 111
Anidrase carbônica, 138
Anion gap
　acidose metabólica *anion gap* elevado, 150-151
　acidose metabólica com *anion gap* normal, 151f, 151-152
　urinário, 153f, 152-153
Ânion(s) orgânico(s), 57-59, 58t, 59f
Anti-CD25, 259t
Anti-CD3, 259t
Anticorpo anti-dsDNA, 192
Anticorpos anticitoplasma de neutrófilos, 171, 195-196
Antígeno de Heymann, 184
Anti-hipertensivos
　em pacientes com doença renal crônica, 249-250
　hipertensão tratada com, 275-282, 284t
　retenção de sódio causada por, 276
　seleção de, 284t
Anti-inflamatórios não esteroides
　descrição, 89

doença renal causada por, 215-216
Aparelho justaglomerular, 17-19, 18f
Aplasia eritroide pura, 246
Aquaporinas
    aquaporina-1, 68
    aquaporina-2, 140
    descrição de, 54, 57
    osmolalidade urinária afetada por, 67-68
Arco aórtico, 118
Arraste do solvente, 35
Artéria carótida, 118
Artéria renal
    displasia da, 283
    estenose da, 110
    descrição, 21, 22f
Arteríolas aferentes, 13, 14f, 19, 41
Arteríolas eferentes
    descrição, 41, 53
    efeitos da angiotensina II sobre, 43-44
Arteriolite necrotizante, 272-273
Arterioloesclerose hialina, 188
Ascite, 235t
Ateroembolismo renal, 198, 198f, 232
Ateroembolismo, 198-199, 198f, 232
Ativador contínuo do receptor de eritropoetina, 247
Atividade da renina plasmática, 285
Autorregulação
    falha da, 44
    mecanismos de, 42-44, 228
Autorregulação cerebral, 288f
AVC, 287
Azatioprina, 252, 257

B

Bacteriuria assintomática, 293, 298
Baixa repleção arterial, 122
Basiliximab, 256
Bendroflumetiazida, 124t
β-bloqueadores, 276f, 279-280
Bexiga
    adventícia da, 24
    anatomia da, 23-24, 24f
    anomalias da, 9
    ausente, 9
    câncer de, 309-311, 310f
    desenvolvimento embriológico da, 6-7
    distensibilidade da, 24
    epitélio de transição da, 23f, 24
    esfíncteres de, 24
    extrofia da, 9
    inervação da, 24
    mucosa da, 23
    muscular da, 23-24
    músculo detrusor da, 24
    submucosa da, 23
    volume da, 24
Bexiga urinária. Ver Bexiga
Bicarbonato
    administração oral de, 156
    alcalose metabólica causada por administração exógena de, 154
    características do, 135t
    carga filtrada, 136-137
    dióxido de carbono e, como sistema tampão, 135-136, 148f
    eliminação fecal de, 133

em acidose metabólica, 136, 147
excreção urinária de, 142
reabsorção de
    mecanismos que causam, 154
    na alça de Henle, 137
    no túbulo proximal, 55, 56f, 137f, 142
recuperação de, 136-138
renovação de, 138
Biópsia renal
    avaliação de doença renal, 171, 172f
    diagnóstico de nefrite intersticial aguda, 214-216
Biópsia renal,
    avaliação de doença renal, 171, 172f
    diagnóstico de nefrite intersticial aguda, 214-215
Blastema, metanéfrico, 5
Bloqueadores dos canais de cálcio, 280-281, 280f
Bloqueadores dos receptores da angiotensina, 281-282
Bomba de Na-K-ATPase, 35
Borda em escova, 19
Broto uretérico, 5f, 6f
Bumetanida, 124t, 126

C

Cadeias leves, 218
Cálcio
    em solução de Ringer com lactato, 37
    hipercalemia tratada com, 114, 113f-114f
    reabsorção de
        no túbulo contornado distal, 74
        no túbulo proximal, 57
    transporte de, no túbulo contornado distal, 76f
Calcitriol, 86-87
Cálculos de cistina, 305
Cálculos de estruvita, 304
Cálculos de fosfato de amônio e magnésio, 304, 305f
Cálculos renais
    abordagem de avaliação para, 304
    ácido úrico, 304-305
    cistina, 305
    composição de, 299t
    contendo cálcio, 302-304
    crescimento de, 301, 302f
    epidemiologia de, 300
    fisiopatologia de, 301f-302f, 301-302
    fosfato de amônio e magnésio, 304, 305f
    oxalato de cálcio, 301
    recorrente, 301
Cálculos renais de cálcio, 300-303
Cálices, 23
Canais de cloro específicos do rim, 54
Canais de receptor de potencial transitório, 74
Canal de sódio epitelial, 76
Canal transmembrânico regulador da fibrose cística, 209
Câncer de pele, 261
Cápsula de Bowman
    anatomia da, 13, 14f
    ultrafiltrado por meio da, 15
Carcinoma de células claras, 306
Carcinoma de células renais, 306-307, 307f-308f

Carcinoma de células transicionais, 309-311
Carcinoma urotelial, 309, 310f
Cariorrexe, 193
Catecolaminas, 45
Cátion(s) orgânico(s), 57-59, 58t, 59f
CD3, 257
Células apresentadoras de antígeno, 257, 261
Células claras, 20
Células epiteliais viscerais, 16, 15f, 175. Ver também Podócitos
Células escuras, 20
Células intercaladas tipo A, 78, 78f, 139, 140f
Células intercaladas tipo B, 139
Células intercaladas tipo não A, 78, 79f
Células intercaladas, 78, 78f-79f, 139
Células intersticiais, 21
Células Lacis, 19
Células mesangiais
    contráteis, 41
    descrição, 13, 14f
    funções, 15
    receptores de, 15
Células principais, 139
Células T, 178, 256, 257f-258f
Cetoácidos, 133
Cetoacidose, 106, 150, 155
Cetoglutarato-α, 141
Cetonas, 166
Chanfradura, 51
Ciclofilina, 257
Ciclofosfamida, 309
Ciclo-oxigenases, 89f, 124
Ciclosporina, 257, 259t
Cilindro de células epiteliais, 167f
Cilindro granulado, 167f
Cilindros céreos, 167f
Cilindros hemáticos, 167f, 226
Cilindros urinários, 167, 167f
Cintilografia, 170
Cistatina-C, 227
Cistinuria, 55
Cistite, 293, 296
Cistogênese, 206f, 207
Cistos renais
    simples, 204-205, 205t
    sistema de Bosniak para classificação dos, 207t
Cistos renais simples, 204-205, 205t
Citomegalovírus, 259
Citrato, 304f
Claudina 4, 77
Cloaca, 6-7, 7f
Clonidina, 276f, 277, 279
Cloreto
    reabsorção de, no túbulo proximal, 57, 57f
    urinário, 155
Cloreto urinário, 155
Clorotiazida, 124t
Clortalidona, 124t, 277
Colágeno IV, 177, 177f
Colecalciferol, 86
Coloides, 36t, 37
Colunas de Bellini, 12, 12f
Complemento, 171, 186f
Complexo cilio/centrossomo, 203, 206f
Complexo da esclerose tuberosa, 205t
Complexos imunes
    em glomerulonefrite proliferativa aguda, 190-191

na nefropatia membranosa, 184
no glomérulo, 177-178, 178f
Conivaptano, 98
Constante de dissociação de ácido, 134
Constante de dissociação, 134
Contratransportador de sódio/cálcio, 74
Contratransporte, 35
Cordão nefrogênico, 3, 3f, 5
Corpúsculo renal
    componentes, 13
    embriologia dos, 4
    funções do, 13
    glomérulo. *Ver* Glomérulo
Córtex renal, 12, 12f
Cotransportador de cloreto de sódio, 73
Cotransportador de sódio/bicarbonato, 138
Cotransportador Na/Pi, 53
Cotransportador Na-K-2Cl, 63, 66f, 96
Cotransportador, 35
Cotransportadores ligados a sódio/glicose, 54
Cotransporte de sódio/aminoácido, 54-55, 55f
Cotransporte de sódio/glicose, 54
Cotransporte sódio-fosfato, 55-57, 56f
Creatinina
    elevações não renais da, 227
    mensuração de, 48, 226
Creatinina sérica, 226
Crista urogenital, 4
Cristais na urina, 167, 169f
Cristaloides, 36-37, 36t
Critério RIFLE, 223, 224f
Cubilina, 57, 86

D

Daclizumab, 257
Darbepoetina, 246
Débito cardíaco, 122, 122f, 270, 275
Débito urinário, 229
Deficiência de carnitina, 59
Deficiência de insulina, 112
Déficit de água, 102
Demeclociclina, 97
Densidade relativa, 31, 166
Depuração de creatinina, 48, 163
Depuração renal
    estimativas do fluxo plasmático renal usando, 49
    princípios do, 47-50
    usando para estimar a taxa de filtração glomerular, 47-48
Desenvolvimento
    indução recíproca no, 5
    mecanismos sinalizadores na regulação do, 7f
    metanefro. *Ver* Metanefro
    pronefro, 3-4
D-glicose, 34, 35f
Diabetes insípido central, 100, 102f
Diabetes insípido nefrogênico, 101-102
Diabetes insípido, 68, 101
Diafragma urogenital, 24
Diálise
    hemodiálise, 254f, 254-255, 255f
    história da, 252-253
    peritoneal, 252, 253f, 255-256, 256f, 256t
    princípios da, 253-254, 253f
    remoção de fluido (ou ultrafiltrado) durante, 253
    sistema de distribuição, 253-254, 253f
Diálise peritoneal ambulatorial contínua, 255-256, 255f-256f
Diálise peritoneal automatizada, 255
Diálise peritoneal cíclica contínua, 255-256, 255f-256f
Diálise peritoneal, 252, 253f, 255-256, 255f-256f, 256t
Dietas com restrição de proteína, 251
Difusão de soluto, 34
Difusão facilitada, 34
Difusão simples, 34
Difusão, 34
Di-hidropiridinas, 280
Dinâmica do fluido capilar, 120-121
Dióxido de carbono
    bicarbonato e, como sistema tampão, 135-136, 148f
    descrição de, 133
Dióxido de carbono dissolvido, 135
Dióxido de carbono gasoso, 133, 135
Disfunção endotelial, 271-272
Displasia fibromuscular da artéria renal, 283
Displasia renal, 9
Distúrbios acidobásicos
    abordagem de avaliação para, 149f, 149-150
    acidose metabólica. *Ver* Acidose metabólica
    acidose respiratória. *Ver* Acidose respiratória
    alcalose metabólica. *Ver* Alcalose metabólica
    alcalose respiratória. *Ver* Alcalose respiratória
    classificação de, 147
    compensações, 148-149, 149t
    descrição de, 106
    tratamento de, 155-157
Distúrbios da água
    descrição, 93
    hipernatremia, 100-102
    hiponatremia. *Ver* Hiponatremia
Distúrbios de potássio
    abordagem diagnóstica de, 110f
    classificação de, 108
    hipercalemia, 112-115
    hipocalemia. *Ver* Hipocalemia
    testes laboratoriais, 108-109
Diurese pós-obstrutiva, 300
Diuréticos
    absorção oral de, 126-127
    adaptação aos, 128
    alcalose metabólica causada por, 154-155
    de alça. *Ver* Diuréticos de alça
    distribuição de, 126, 126f
    efeitos modificadores da doença, 127f, 127
    farmacologia do, 125-128
    hipocalemia causada por, 108, 111
    inibidores da anidrase carbônica, 123
    local de ação, 123f
    na insuficiência cardíaca congestiva, 127
    poupadores de potássio, 124t, 125, 277
    relação dose-resposta de, 127
    resistência ao, 128
    tiazídicos. *Ver* Diuréticos tiazídicos
    tratamento do edema utilizando, 108, 123-128
Diuréticos de alça
    descrição de, 123-124
    diuréticos poupadores de potássio com, 125
    efeitos adversos dos, 124
    efeitos do ritmo de filtração glomerular sobre, 125
    estrutura química, 124f
    farmacocinética do, 123, 124t
    hiponatremia tratada com, 99
    indicações para, 277
    lesão tubular aguda isquêmica tratada com, 230
    mecanismo de ação, 123-124
    pressão parcial de oxigênio medular afetada por, 70
    resistência à, 128
Diuréticos poupadores de potássio, 124t, 125, 277
Diuréticos tiazídicos
    descrição dos, 124f, 124t, 124-125
    efeitos adversos dos, 277
    efeitos da reabsorção de cálcio sobre, 277
    hipertensão tratada com, 276-278, 277f
    hiponatremia tratada com, 98-99
Doença anti-MBG, 195-196
Doença cardiovascular
    doença renal crônica e, 249t, 248f, 248-249
    hipertensão e, 270-271
    transplante renal e, 261
Doença da membrana basal fina, 197, 198f
Doença de lesão mínima, 181, 182f
Doença de von Hippel-Lindau, 205t, 303
Doença do soro, 177
Doença óssea adinâmica, 242f-243f, 242-243
Doença óssea renal de baixa remodelação, 241-242
Doença óssea renal, 241-246, 242f-244f
Doença renal
    abordagem da avaliação para
        anamnese, 163
        angiografia, 170, 171f
        anticorpos anticitoplasma de neutrófilos, 171
        biópsia, 171, 172f
        dosagem da creatinina sérica, 163
        estudos sorológicos, 171
        etapas envolvidas na, 161-163
        exame de urina. *Ver* Doença renal, exame de urina em
        exame físico, 163
        exames de cintilografia, 170
        exames de imagem, 168-170, 170f-171f
        exames radiológicos, 168-170, 170f-171f
        hematuria, 164-165, 165f
        medida da filtração glomerular, 163
        pielografia intravenosa, 169
        proteinuria, 163-164, 164f
        radiografia do abdome, 168
        ressonância magnética, 170
        tomografia computadorizada, 169-170, 170f
        ultrassonografia, 168-169, 170f
    algoritmo para, 162f
    característica clínica marcante de, 161
    crônica. *Ver* Doença renal crônica
    exame de urina em
        avaliação do sedimento urinário, 167-168, 167f-169f
        fita reagente, 166-167, 166f
    hipercalemia causada por, 113
    hipertensiva, 272, 273f
    policística. *Ver* Doença renal policística
    proteinuria associada com, 163-164, 164f
    sinais e sintomas de, 161
Doença renal cística

adquirida, 205-206, 205t
cistos renais simples, 204, 205t
doença renal policística. *Ver* Doença renal policística
nefronofitise, 205t, 206-207, 208f
rim esponja medular, 205t, 206, 206f
sinopse da, 203
Doença renal cística adquirida, 204-206, 205t
Doença renal crônica
abordagem de avaliação da. *Ver* Doença renal, abordagem de avaliação da
acidose metabólica secundária à, 154
administração de diuréticos em, 126
aspectos laboratoriais da, 241t
características da, 86
classificação de, 239, 240t
complicações da
anemia, 246-247
doença cardiovascular, 248t, 248-249, 249f
doença óssea renal, 241-246, 242f-244f
sangramento, 247, 248f, 249t
comprometimento da função plaquetária em, 247, 248f
definição da, 239
descrição da, 8
disfunção progressiva causada por, 249-251
doença renal cística adquirida associada com, 204
hiperlipidemia em, 251
lesão renal aguda *versus*, 240-241
manifestações clínicas da, 240t, 240-241
terapia anti-hipertensiva em, 249-250
terapias de substituição renal para, 251-261
tratamento da proteinuria em, 250-251, 250f
Doença renal microvascular, 271
Doença renal policística autossômica dominante, 9, 205t, 207-209, 210f-211f
Doença renal policística autossômica recessiva, 205t, 209-210, 212f
Doença renal policística da infância, 205t, 209-210, 212f
Doença renal policística do adulto, 205t, 207-209, 210f-211f
Doença renal policística. *Ver também* Doença renal
adulto, 205t, 207-209
autossômica dominante, 203, 205t, 207-209, 210f-211f
autossômica recessiva, 205t, 209-210, 212f
avaliação por ultrassonografia, 168, 170f
descrição da, 9
infância, 205t, 209-210
Doença renal terminal
causas de, 239-240
descrição de, 172, 185-186
hemodiálise para, 254f, 254, 255f
nefronofitise e, 206
Doença túbulo-intersticial
categorias de, 204f
doença renal cística. *Ver* Doença renal cística
doença renal policística. *Ver* Doença renal policística
lesão tubular aguda, 210-211, 212f
Doenças glomerulares
achados de proteinuria, 175

amiloidose, 188-189, 190f
ateroembolismo, 198, 198f, 231
classificação de, 175
diagnóstico diferencial de, 177-178
doença de lesão mínima, 181, 182f
glomeruloesclerose segmentar e focal, 179, 182-183, 183f
glomerulonefrite membranoproliferativa, 186f-187f, 184-185
glomerulonefrite proliferativa aguda, 190-191, 191f
glomerulonefrite rapidamente progressiva, 194-197, 197f
glomerulopatia membranosa, 183-184, 185f
microangiopatia trombótica, 198-199
nefrite lúpica, 183t, 191-193
nefropatia diabética, 185-188, 187f-188f, 251
nefropatia por IgA, 193f-194f, 193-194
nomenclatura associada com, 179
patogênese da, 177-179
síndrome de Alport, 197-198, 198f
síndrome nefrótica causada por, 181-189
vasculite, 195, 195f-196f
Ducto coletor
cortical. *Ver* Ducto coletor cortical
de Bellini, 12f
desenvolvimento de, 4-5
na medula, 20
transporte de amônia em, 141
transporte de potássio em, 107-108
transporte em, 74, 76-78
Ducto coletor cortical
anatomia do, 20
funções do, 74f
transporte de potássio no, 107-108
transporte e reabsorção de sódio em, 76, 77f
transporte no, 76-77
Ducto coletor da medula interna
células do, 21, 74
reciclagem de ureia em, 70
transporte de sódio em, 80f
transporte em, 79, 80f
Ducto coletor da medular externa, 76, 77-79
Ductos papilares de Bellini, 21

E

Ectopia renal, 8
Edema
achados clínicos de, 118f
descrição de, 117
dinâmica do fluido capilar, 120
diuréticos para, 107, 123-128
insuficiência cardíaca congestiva associada com, 122
patogênese da, 117
síndrome nefrótica, 180
volume circulante efetivo e, 117-118
Eletrólitos. *Ver também* Eletrólito específico
concentrações no líquido extracelular de, 32-33
concentrações no líquido intracelular de, 33
transporte de
na alça de Henle, 63-70
no túbulo proximal, 51-60
Eletroneutralidade, 152
Embrião, 4f

Emergências hipertensivas, 288, 289t
Enalaprilato, 289t
Endocitose mediada por receptor, 89
Endopeptidase neutra, 184
Endotelina, 45t
Epispadia, 9
Eplerenona, 124t
Equação de Henderson modificada, 148
Equação de Henderson-Hasselbalch, 134
Equilíbrio acidobásico
mecanismos compensatórios para, 134f
regulação renal de, 136-138
Equilíbrio de filtração, 41f, 42
Equilíbrio de fluidos, 33
Equilíbrio de Gibbs-Donnan, 32-33
Equivalência eletroquímica, 30
Equivalentes, 30
Eritema malar, 163
Eritropoetina, 87-88, 87f-88f, 246
Erosões periosteais, 244f
Escherichia coli, 294
Esmolol, 289t
Espaço de Bowman, 41, 51
Espaço túbulo-intersticial, 203
Espironolactona, 113, 124t, 125
Estados edematosos, 121-123
Esterase de leucocitária, 166
Evaporação, 33-34

F

Fator de crescimento do fibroblasto 23, 55-57, 242
Fator de crescimento hepatócito, 5
Fator induzível por hipoxia 1, 87
Fator neurotrópico derivado da glia, 5
Fator nuclear de células T ativadas, 257
Fenacetina, 217
Fenoldopam, 289t
Fentolamina, 289t
Feocromocitoma, 286f, 287-288
Fibrose renal
efeitos da hiperglicemia sobre, 251
efeitos da hiperlipidemia sobre, 251
efeitos da proteinuria sobre, 249, 250f
estratégias para, 249-251, 252t
terapia anti-hipertensiva para evitar, 249-250
terapias complementares para, 251
Fibrose sistêmica nefrogênica, 170
Fibrose sistêmica progressiva, 169
Filtração glomerular
determinantes da, 40-42
modelo heteroporoso de, 16f
Fita reagente urinária, 166-167, 166f
Fluidos corporais
composição, 31-33
distribuição de, 31-33, 32f, 32t
equilíbrio de, 33
extracelular, 31-33
intracelular, 31-33
osmolalidade, 33
reabsorção no túbulo proximal de, 59-60
terapia de reposição. *Ver* Terapia de reposição hídrica
Fluxo plasmático renal
autorregulação do, 42-44, 43f
efeitos da mácula densa sobre, 44

pressão de ultrafiltração resultante afetada por, 42f
regulação do, 42-45
ritmo de filtração glomerular e, 39, 42
usando a depuração para determinar, 49
Forças de Starling, 59, 120
Fórmula de Cockcroft-Gault, 49
Fórmula MDRD, 49
Fosfato
  características, 135t
  transporte de, no túbulo proximal, 55-57, 56f
Fosfolipase C, 84f, 257
Fração de excreção de sódio, 226-227
Fração de filtração, 39
Furosemida, 124f, 124t, 126, 128f

G

Glicocorticoides
  hipertensão remediável com glicocorticoides, 111
  transplante renal, uso de, 257
Glicoproteínas Rh, 141, 144f
Glicose
  captação pela célula epitelial tubular proximal de, 34
  na urina, 51
  transporte de, no túbulo proximal, 54f
Glicosuria, 165
Globulina antilinfocitária, 258
Globulina antitimócito de coelho, 259
Globulina policlonal antitimócito, 259t
Glomérulo
  anatomia do, 13-16, 14f, 175-177, 176f
  formação do complexo imune e depósitos em, 177-178, 178f
  funcionamento de, 39
  mesângio do, 41
  parede capilar do, 15
  podócitos, 15f, 15-16, 171, 175, 176f
  suprimento sanguíneo para, 13, 22
Glomeruloesclerose segmentar e focal, 179, 182-183, 183f
Glomerulonefrite
  membranoproliferativa, 186f-187f, 184-185, 234
  necrotizante segmentar e focal, 180
  nefropatia por IgA como causa de, 193
  pós-estreptocócica, 191, 191f
  proliferativa aguda, 190-191, 191f
  rapidamente progressiva, 194-197, 197f
  segmentar e focal, 179, 182-183, 183f
Glomerulopatia membranosa, 183-184, 185f
Glutamato, 140
Glutamina, 140
Gradiente corticomedular, 65
Gradiente transtubular de potássio, 109, 109f
Granulomatose de Wegener, 195, 196f
Grupo transportador de soluto, 54

H

H/K-ATPase, 140
H-ATPase vacuolar
  estimulação da, 142
  estrutura, 138, 138f
  exocitose, 142f
  nas células intercaladas do tipo A, expressão de, 140f
  reciclagem de, 140
  secreção de íons hidrogênio, 138
H-ATPase, 137-138, 138f
Hematócrito, 248
Hematuria, 164-165, 165f, 170f, 207
Heme, 166
Hemodiálise, 115, 253f, 254, 255f
Hetastarch, 37
Hidralazina, 278
Hidroclorotiazida, 124t
Hidróxido de alumínio, 244
Hilo, 11
Hiperaldosteronismo primário, 93, 110, 286
Hiperaldosteronismo secundário, 112
Hiperaldosteronismo, 93, 110, 143, 154-155, 286
Hipercalciuria absortiva, 303
Hipercalciuria idiopática, 303
Hipercalciuria, 302-303
Hipercalcemia, 112-115, 113f-114f
Hiperglicemia, 112, 251
Hiperlipidemia
  descrição de, 173
  na doença renal crônica, 251
  na síndrome nefrótica, 180
  relacionada aos diuréticos tiazídicos, 276-278
Hipernatremia, 100-103
Hiperoxaluria primária, 303
Hiperoxaluria, 303-304
Hiperparatireoidismo secundário, 242
Hiperparatireoidismo, 242
Hipertensão
  algoritmo para, 283f
  avaliação da pressão arterial, 268-269
  avaliação de, 273-274, 274f
  causas secundárias de, 272, 282-287
  classificação de, 267-269, 268t
  denervação simpática por cateter de, 282
  doença renal causada por, 272, 273f
  doença renal microvascular e, 271
  efeitos do sistema nervoso simpático, 271
  epidemiologia da, 267-269
  estimulação do campo elétrico para, 282
  fatores de estilo de vida, 274-275, 275t
  fatores de risco cardiovascular para, 271
  fatores genéticos, 270-271
  feocromocitoma como causa de, 287f, 287-288
  hiperaldosteronismo primário como causa de, 286-287
  hipocalemia e, 110-111
  incidência de, 267
  jaleco branco, 268
  lábil, 269
  mascarada, 269
  microvasculatura afetada por, 272
  National Health and Nutrition Examination Survey findings, 267-268, 268f
  patogênese da, 270-272, 272f
  progressão da nefropatia diabética, 186
  pseudo-hipertensão, 269
  refratária, 282
  renovascular
    definição de, 283
    detecção de, 284-285
    exames de imagem de, 284-285
    fisiopatologia da, 283-284
    incidência de, 283
    modelos experimentais de, 283-284, 285f
    tratamento da, 285
  resistente, 282
  sistólica isolada, 269-270, 282
  terapia medicamentosa para
    anti-hipertensivos, 275-282, 284t
    bloqueadores de canais de cálcio, 280-281, 280f
    diuréticos tiazídicos, 276-278, 277f
    simpatolíticos de ação central, 278-279, 278f
    vasodilatadores diretos, 278
    visão geral da, 275
    α-bloqueadores, 279-280
    β-bloqueadores, 279
  tratamento da, 277-282
Hipertrofia prostática, 299
Hiperventilação, 156f
Hipoalbuminemia, 31, 120-121, 127, 180
Hipoaldosteronismo, 113-114, 143
Hipocalemia
  abordagem diagnóstica para, 110f
  amoniagênese secundária à, 218
  diuréticos como causa de, 108, 111
  etiologia da, 109-110
  hipertensão e, 110-111
  na acidose tubular renal, 111
  perda de fluido gastrintestinal como causa de, 110
  redistribuição celular como causa de, 109-110
  tratamento de, 112
Hipocitraturia, 302
Hipofosfatemia, 55
Hipomagnesemia, 123
Hiponatremia
  abordagem diagnóstica para, 98-100, 98f
  antagonistas de vasopressina para, 97-98
  assintomática, 95
  avaliação laboratorial da, 93-94
  definição de, 84, 93
  diagnóstico diferencial de, 96-97
  diuréticos de alça para, 99
  diuréticos tiazídicos para, 99
  fisiopatologia da, 95, 96f
  hipertônica, 94, 97-98
  hipo-osmolar, 94
  insuficiência adrenal causada por, 98
  pseudo-hiponatremia, 94, 97
  síndrome de desmielinização osmótica, 100, 100f
  sintomas de, 94-95
  tratamento de, 99
  volume circulante efetivo como causa de, 96-97
Hipoperfusão renal, 225, 227-228, 228f, 234
Hipoplasia renal, 8
Hipótese dos "dois golpes", 209
Hipoventilação, 148, 156f
Hipoxia
  medular renal, 70
  na síntese de eritropoetina, 87f
Hormônio antidiurético. *Ver também* Vasopressina
  descrição do, 63, 93
  excreção de água determinada por, 95
  fisiologia molecular de, 67, 68f
  osmolalidade urinária afetada por, 65, 67

Hormônio da paratireoide
  descrição de, 55, 56f, 74, 83, 84f
  efeitos da doença renal sobre, 242f
  síntese e secreção de, 246f
Hormônios, 89

I

Imunidade adaptativa, 256
Imunofluorescência
  achados na doença de lesão mínima, 181
  achados na glomeruloesclerose segmentar e focal, 182-183
  achados na glomerulonefrite membranoproliferativa, 184-185
  achados na glomerulonefrite proliferativa aguda, 190, 191f
  achados na glomerulonefrite rapidamente progressiva, 195, 197f
  achados na nefrite lúpica, 192, 192f
  achados na nefropatia diabética, 189
  achados na nefropatia membranosa, 183-184
  achados na nefropatia por IgA, 194, 194f
  achados na síndrome de Alport, 197-198, 198f
Imunofluorescência direta, 171
Imunossupressão, 256-259, 259t
Indapamida, 124t
Índice cardíaco, 117
Infecções
  riscos no transplante renal, 259-260, 260f
  síndrome nefrótica e, 180
Infecções do trato urinário
  algoritmo para, 294f
  avaliação de, 294f
  características clínicas da, 296
  cateterismo vesical como risco de, 296
  classificação de, 293-294
  conduta, 298f, 297-298
  diagnóstico diferencial de, 297
  em crianças, 297
  em mulheres na pós-menopausa, 297
  escherichia coli como causa de, 294
  exames de laboratoriais para, 296-297
  fatores de virulência bacteriana, 295, 295f
  fatores predisponentes, 296
  incidência de, 294
  inferior
    nefropatia do refluxo associada com, 213-214
    pielonefrite aguda causada por, 212-213
  microbiologia de, 294-295, 295t
  recorrente, 297-298
  suscetibilidade do hospedeiro para, 295
  tratamento antimicrobiano de, 299t
  trimetoprim-sulfametoxazol para, 297, 299t
Infecções pelo poliomavírus BK, 259
Ingestão de água psicogênica, 98
Inibidores da anidrase carbônica, 122-123, 157
Inibidores da enzima conversora, 281
Inibidores de renina, 282
Insuficiência cardíaca congestiva, 96, 121-122, 127-128
Insuficiência renal aguda. *Ver* Lesão renal aguda
Interleucina-18, 227
Interstício renal, 21
Inulina, 32, 47-48

Íons de hidrogênio
  compensações acidobásicas, 148
  secreção de, 137, 141-143

J

Junção corticomedular, 206, 206f
Junções oclusivas, 16, 18f, 20, 52-54

K

Kayexalate, 114-115
K_f, 41
Kidney Dialysis Outcomes Quality Initiative, 239

L

Labetalol, 279, 289t
Labirinto cortical, 12
Lactato, 37
Lactobacilos, 295
Lacuna aniônica sérica, 150-153
Lacuna aniônica urinária, 153f, 152-153
Lantânio, 244
Lei de van't Hoff, 31
Lesão crônica do enxerto, 259-260
Lesão glomerular
  depósitos de imunocomplexos e, 177-179
  mecanismos de, 177-179
Lesão imunológica mediada por anticorpos, 172
Lesão imunológica mediada por células, 172
Lesão renal
  aguda. *Ver* Lesão renal aguda
  mecanismos de, 171-173
Lesão renal aguda
  avaliação da bioquímica urinária, 225, 226f
  avaliação da ultrassonografia, 226
  avaliação de, 224f, 225-227
  biomarcadores de, 226-227
  classificação de, 224f
  definição de, 223-224
  descrições históricas de, 223
  diagnóstico diferencial de, 224t
  doença hepática e, 234-236
  doença renal crônica *versus*, 240-241
  induzida por aminoglicosídeos, 232, 232f-233f
  induzida por sepse, 231, 232f
  intrínsico
    características da, 224, 228
    lesão tubular aguda como causa de. *Ver* Lesão tubular aguda
  lesão tubular aguda *versus*, 225
  medidas de creatinina sérica, 227
  pós-renal, 224
  pré-renal, 224, 228-229
  sinais e sintomas de, 227
  subgrupos de, 224
  taxas de mortalidade de, 236
  terapias de substituição renal, 236
  tratamento da, 235
Lesão tubular aguda
  descrição da, 210-211, 212f
  falha de filtração após, 229, 229f
  incidência da, 229-230

  induzida por contraste, 231-232
  induzida por mioglobina, 233-234
  isquêmica, 230-231, 230f
  lesão renal aguda, 225
  rabdomiólise e, 233-234
  sepse e, 231
Lesão tubular aguda nefrotóxica, 211, 212f
Leucócitos
  cilindros, 167f
  na urina, 168f
L-glicose, 35, 35f
Lipocalina associada a gelatinase de neutrófilos, 226-227
Líquido extracelular
  descrição, 31-33
  pH, 142
  tampões, 134
  tamponamento químico pelo, 134
  volume de. *Ver* Volume extracelular
Líquido intracelular
  descrição do, 31-33
  tampões, 134
Litotripsia extracorpórea por ondas de choque, 298
Lobos, 12
Lúpus eritematoso sistêmico
  anticorpos anti-dsDNA associados com, 191
  epidemiologia do, 190-191
  nefrite associada com, 184t, 191-193
  patogênese da, 192

M

Mácula densa
  células da, vasoconstritor liberado por, 43
  descrição, 17-19, 18f
  papel na autorregulação da, 44
  ritmo de filtração glomerular afetado por, 44
Magnésio
  reabsorção de, no túbulo proximal, 57
  transporte de, no túbulo contornado distal, 75f
Medula renal
  anatomia, 12, 13f
  concentrações de ureia na, 70
  lesão isquêmica de, 70
  pressão parcial de oxigênio na, 70
  reciclagem de amônia em, 141
Megalina, 57, 86
Membrana apical, 52
Membrana basal glomerular
  achados na glomerulopatia membranosa, 185f, 183-184
  achados na nefropatia diabética, 185
  anatomia, 13-15, 15f, 175-177, 176f
  doença da membrana basal fina, 197, 198f
  lesão da, 180
Membrana basolateral, 52, 138
Mesângio
  depósitos de IgA, 193-194
  lesão ao, 179
  anatomia, 13, 14f
Mesoderma, 3, 3f
Mesonefro
  embriologia do, 4, 4f
  túbulo excretor desenvolvido a partir de, 4, 4f
Metanefro, 4-5, 5f

Metildopa, 276f, 278-279
Metolazona, 124t
Micofenolato de mofetil, 191, 258, 259t
Microalbuminuria, 185, 251
Microangiopatia trombótica, 198-199
Microscopia eletrônica
   achados na amiloidose, 189, 189f
   achados na doença de lesão mínima, 181
   achados na glomerulonefrite membranoproliferativa, 184, 187f
   achados na glomerulonefrite proliferativa aguda, 190, 191f
   achados na glomerulonefrite segmentar e focal, 182
   achados na nefrite lúpica, 192, 192f
   achados na nefropatia diabética, 188, 189f
   achados na nefropatia membranosa, 183, 185f
   achados na nefropatia por IgA, 194, 194f
   achados na síndrome de Alport, 197, 198f
Microscopia eletrônica de transmissão, 171
Microscopia óptica
   achados na amiloidose, 189, 189f
   achados na doença de lesão mínima, 181, 182f
   achados na doença renal policística do adulto, 207-209
   achados na glomeruloesclerose segmentar e focal, 182
   achados na glomerulonefrite membranoproliferativa, 184-185, 187f
   achados na glomerulonefrite proliferativa aguda, 190-191, 191f
   achados na glomerulonefrite rapidamente progressiva, 195-196, 197f
   achados na glomerulopatia membranosa, 183-184, 185f
   achados na nefrite intersticial aguda, 214-216, 217f
   achados na nefrite lúpica, 191-192, 192f
   achados na nefropatia de refluxo, 214, 215f
   achados na nefropatia diabética,185, 189f
   achados na nefropatia por IgA, 194-195, 194f
   achados na síndrome de Alport, 197-198, 198f
   descrição de, 171
Mielinólise pontina central, 100
Miliequivalentes, 30
Milimols, 30
Minoxidil, 278
Mioglobina, 233-234
Mitomicina C, 310
Molalidade, 30
Molaridade, 29
Molécula da lesão renal 1, 227
Multiplicação em contracorrente, 65, 67, 67f
Muromonab, 259
Músculo detrusor da bexiga, 24

N

Na/K-ATPase, 53, 77
N-acetil-b-D-glicosaminidase, 227
NaDC1, 59
National Health and Nutrition Examination Survey, 267-268, 268f

Necrose papilar, 213f
Nefrite
   intersticial aguda, 214-216, 215t, 216f-217f
   intersticial crônica, 216-218, 217t
   lúpus, 184t, 191-193
   túbulo-intersticial. Ver Nefrite túbulo--intersticial
Nefrite hereditária. Ver Síndrome de Alport
Nefrite intersticial aguda, 214-216, 215t, 216f-217f
Nefrite intersticial crônica, 216-218, 217t
Nefrite lúpica, 184t, 191-192
Nefrite túbulo-intersticial
   definição de, 211-212
   nefrite intersticial aguda, 214-216, 215t, 216f-217f
   nefrite intersticial crônica, 216-218, 217t
   nefropatia do refluxo, 213-214, 215f
   pielonefrite aguda, 212-213, 213f
Nefroesclerose, 272, 273f
Nefrolitíase de oxalato de cálcio, 300, 302f
Néfron
   ablação de, 173
   alça curta, 17
   alça longa, 17
   anatomia, 13
   suprimento vascular para, 14f
Néfron distal
   descrição do, 73, 74f
   excreção de ácido no, 139-140
Nefronoftise, 205t, 207-208, 208f
Néfrons justamedulares, 17
Nefropatia
   analgésico, 217
   aristolóquica, 218
   associada ao HIV, 182
   cilindro, 218
   diabética, 185-188, 187f-188f, 251
   IgA, 193f-194f, 193-194
   membranosa, 183-184, 185f
   refluxo, 213-214, 215f
   urato, 217-218
Nefropatia por ablação renal, 182-183
Nefrotoxicidade por aminoglicosídeos, 212f, 232-233, 233f
Neve urêmica, 240f
NHE-3, 137, 144f
Nicardipina, 289t
Nitritos, 166
Nitrogênio ureico, 227
Nitroglicerina, 289t
Nitroprussiato, 289t
Nódulos de Kimmelstiel-Wilson, 188

O

Obstrução da junção ureterovesical, 9
Obstruções
   trato urinário. Ver Trato urinário, obstrução do
   ureteral, 9
Oligo-hidrâmnio, 4
Osmolalidade
   compartimentos dos fluidos corporais, 33
   definição de, 30
   plasma, 31, 63, 64f, 83
   urina, 65, 67-68
Osmolaridade, 30

Osmorreceptores, 84
Osteodistrofia renal, 241-243, 242f-244f
Overdose de salicilato, 151
Óxido de deutério, 32

P

Palmitoiltransferase de carnitina I, 150
Para-amino-hipurato, 49
Paralisia periódica hipercalêmica, 113
Parênquima renal, 12
Paricalcitol, 245
Pars convoluta, 52
Pars recta, 52
Pelve renal, 11, 23
Pendrina, 78, 139
Peptídeo atrial natriurético, 79, 86, 119
Peptídeo natriurético tipo B, 119
Peptídeo natriurético tipo C, 119
Peptídeos natriuréticos
   atriais, 79, 86, 118
   tipo B, 119
   tipo C, 119
Perda insensível de água, 33
Peso molecular, 29t
P_{GC}, 40f-41f, 40-41, 43
pH
   controle respiratório de, 136
   extracelular, 142
   líquido cerebrospinal, 136
   regulação renal de, 136-138
   sanguíneo, 133-135
   urina, 166
pH do líquido cerebrospinal, 136
pH sanguíneo, 133-135
π_{CG}, 42
Pielografia intravenosa, 169, 304
Pielografia retrógrada, 170
Pielonefrite
   aguda, 212-213, 213f, 293, 296
   crônica, 215f
   vias de infecção em, 296-297
Pirâmide renal, 13f
PKHD1, 210
Plasma
   osmolalidade do, 31, 63, 64f, 83
   tampões, 134
Podócitos
   alterações dos processos podálicos, 179-180
   descrição, 15f, 15-16, 171, 175, 176f
   lesão, 178-179
   na síndrome nefrótica, 180
Poliangiíte microscópica, 195-196, 196f
Policistina-1, 209f
Policistina-2, 207, 209f
Poliuria, 102, 102f
Potássio
   concentrações plasmáticas de, 105, 143
   cotransporte, 57
   distribuição celular do, 105-106
   em solução de Ringer com lactato, 36-37
   equilíbrio de, 105, 106f
   excreção renal de
      deficiências em, 113
      testes laboratoriais de, 108-109
   gradiente transtubular, 109, 109f
   liberação do músculo lesado, 105
   movimento transcelular de, 106f

reabsorção de, no ducto coletor medular, 108, 108f
redistribuição celular, 109-110, 112
secreção de aldosterona estimulada por, 85
secreção de íons de hidrogênio afetada por concentrações plasmáticas de, 143
transporte de
  na alça de Henle, 64
  no ducto coletor cortical, 77f
  no ducto coletor, 107-108
  no túbulo proximal, 107
  regulação renal do, 106-108
Prednisona, 259t
Pré-hipertensão, 267
Pressão arterial
  altos níveis de. *Ver* Hipertensão
  autorregulação cerebral, 287f
  descenso da, 269, 269f
  diastólica, 269, 271f
  efeitos da angiotensina II sobre, 271-272
  medida da, 268-269
  monitoração ambulatorial de 24 horas da, 269, 269f
  nível ideal da, 282
  sistólica, 269-270, 271f
  variações diurnas da, 269, 269f
Pressão arterial média, 249, 250f
Pressão de perfusão renal, 43, 45f, 110
Pressão de ultrafiltração resultante, 42f
Pressão do capilar glomerular, 40f-41f, 40-41
Pressão hidrostática capilar, 120
Pressão oncótica capilar, 59, 120
Pressão oncótica do capilar glomerular, 42
Pressão oncótica, 31
Pressão osmótica, 30-31
Pressão parcial de oxigênio na medula renal, 70
Produtos finais da glicação avançada, 188
Pronefro, 3-4
Prostaciclina I_2, 45t
Prostaglandinas
  descrição, 89, 89f, 120
  E, 45t
Proteína
  excreção urinária de, 163-164
  transporte tubular proximal de, 57, 58f
Proteína de Tamm-Horsfall, 163, 211, 295
Proteína de transporte cálcio-ATPase, 74
Proteína ligante do FK506, 257
Proteína monoclonal de significado indeterminado, 188
Proteína morfogenética óssea 7, 5
Proteína quinase A, 84f
Proteína quinase C, 84f
Proteínas plasmáticas, 135t
Proteínas transportadoras de ânion orgânico, 54
Proteínas transportadoras de cátion orgânico, 54
Proteinuria
  doença renal e, 163-164, 164f, 180f
  doenças glomerulares, 175
  fibrose renal afetada por, 249, 250f
  na lesão renal crônica, 249-251, 250f
  na nefropatia diabética, 185-186
  na pielonefrite aguda, 212
  síndrome nefrótica, 163-164, 179-180, 180f, 203
  tratamento de, 249-251, 250f
Proteinuria de 24 horas, 164
Proteinuria de Bence-Jones, 218

Proteinuria postural, 163
Proteinuria transitória, 163-164
Pseudo-hipercalemia, 115f
Pseudo-hipertensão, 269
Pseudo-hipoaldosteronismo, 113
Pseudo-hiponatremia, 94, 97
P_T, 41
Púrpura de Henoch-Schönlein, 193, 193f

Q

Quimiorreceptores, 136, 136f
Quimioterapia, 309-310
Quinases WNK, 73

R

Rabdomiólise, 233-234
Radiografia simples de abdome 168, 305f
Raios medulares, 12
Ramo espesso descendente, 17
Rapamicina, 257, 259t
Receptor de eritropoetina, 87
Receptor de fosfolipase-A_2, 177
Receptor de potencial transitório vaniloide tipo 5, 74
Receptor de vasopressina 2
  antagonistas de, 97-98
  descrição, 67-68, 83
Receptor do hormônio da paratireoide, 84f
Receptor sensor de cálcio, 64, 84f
Receptores de tirosina-quinase, 5
Receptores de vitamina D, 244
Receptores Fc, 178
Rede de estudo da lesão renal aguda, 223, 224f
Reflexo miogênico de distensão, 42-43
Refluxo vesicoureteral, 215f
Rejeição mediada por anticorpos, 260
Rejeição mediada por células T, 259-261
Remodelação e lesão vascular, 271
Renina, 19, 44, 88-89, 275
Resistência vascular renal
  alterações em, 45
  descrição, 42-43
Resistência vascular sistêmica, 275
Ressonância magnética, 170
Retinopatia hipertensiva, 274f
Retroalimentação túbulo-glomerular, 43, 43f
Rim (s). *Ver também* Entradas específicas renais
  acessório, 8
  agenesia, 8
  anomalias do, 8-9
  artérias, 7f
  ascensão do, 5-6
  autorregulação do. *Ver* Autorregulação
  cicatrização progressiva do, 173f
  desenvolvimento do. *Ver* Desenvolvimento
  displasia do, 9
  doença cística do, 9
  ectopia do, 8
  estrutura macroscópica do, 11f, 11
  ferradura, 8f, 8-9
  fibrose do. *Ver* Fibrose renal
  função do, 39
  hipoplasia do, 8
  inervação do, 22, 22f
  lesão aguda do. *Ver* lesão renal aguda

  lóbulos do, 12
  perfusão do, 6
  vasculatura do, 21-22, 22f
Rim definitivo, 4-5, 5f
Rim do mieloma, 218
Rim esponja medular, 205t, 206, 206f
Rim "picada de pulga", 273
Ringer com lactato, 36-37
Rins acessórios, 8
Ritmo de filtração glomerular
  achados de doença renal, 163
  cálculo do, 39-40, 47
  efeitos da lesão tubular aguda em, 230
  efeitos da mácula densa sobre, 44
  efeitos do aumento da P_{CG} em, 41
  efeitos do volume circulante efetivo sobre, 119
  eficácia do diurético e, 125-126
  equação para, 47
  estimativa do, 47-49, 163
  fluxo plasmático renal e, 39, 42
  na situação de contração do volume, 45f
  nível normal do, 39
  regulação de, 39-42
  usando depuração para estimar, 47-48

S

Schistosoma haematobium, 309
Segmento caudal fálico, 7
Segmento conector, 74
Seio urogenital, 6-7
Sensores arteriais de volume, 118
Sensores cardíacos de volume, 118
Sensores de volume do fígado, 119
Sensores de volume do sistema nervoso central, 119
Sepse, 231, 232f
Sevelamer, 244
Simpatolíticos de ação central 278-279, 278f
Síndrome de Alport, 197-198, 198f
Síndrome de Bartter, 64-65, 111, 155
Síndrome de Churg-Strauss, 196f
Síndrome de Cushing, 111
Síndrome de Denys-Drash, 308
Síndrome de desmielinização osmótica, 100, 100f
Síndrome de Gitelman, 73, 111-112, 157
Síndrome de Goodpasture, 177, 197f
Síndrome de Liddle, 76, 125
Síndrome de Pendred, 78
Síndrome do abdome em ameixa seca (Prune-belly), 9-10
Síndrome do hormônio antidiurético inapropriado, 96, 97f, 99
Síndrome hepatorrenal, 234, 235f
Síndrome nefrítica, 189-190
Síndrome nefrótica
  componentes, 163-164
  definição de, 179
  descrição de, 127
  doenças glomerular associadas à amiloidose, 188-189, 190f
  doença de lesão mínima, 181, 182f
  glomeruloesclerose segmentar e focal, 179, 182-183, 183f
  glomerulonefrite membranoproliferativa, 185f-186f, 185-186

glomerulopatia membranosa, 183-184, 185f
nefropatia diabética, 185-188, 187f-188f, 251
edema associado a, 180
estados de hipercoagulabilidade associados com, 180-181
fisiopatologia da, 180-181
hiperlipidemia em, 180
hipoalbuminemia em, 180
incidência de, 181
infecções associadas com, 180
proteinuria associada com, 163-164, 179-180, 180f, 203
Síndrome WAGR, 308
Síndromes de baixo débito cardíaco, 121, 122f
Síndromes de complacência arterial, 121
Síndromes paraneoplásicas, 306
Sistema de alimentação direta, 107
Sistema nervoso simpático, 119
Sistema renina-angiotensina
antagonistas de, 281-282, 281f
ativação de, 44
autorregulação e, 43-44
descrição, 87-88
diagrama esquemático de, 88f
efeito dos inibidores da enzima conversora sobre, 281
inibição do, 113
Sistema renina-angiotensina-aldosterona, 119, 121, 271-272
Sistema vacuolar, 138
SNAREs, 140
Sódio. *Ver também* Hipernatremia; Hiponatremia
efeitos da terapia anti-hipertensiva sobre, 275
reabsorção de
na alça de Henle, 63, 70
no ducto coletor cortical, 77
no túbulo contornado distal, 73
volume circulante efetivo, 114
retenção de, 96, 276
transporte de
efeitos do volume circulante efetivo no, 119f
no ducto coletor cortical, 76, 77f
no ducto coletor da medula interna, 80f
no túbulo contornado distal, 75, 125
no túbulo proximal, 52
vias renais envolvidas no manuseio de, 119f, 119-120
volume extracelular afetado por desequilíbrio no, 120, 120f
Solução salina a 0,45%, 36
Solução salina a 0,9%, 36
Soluções
coloide, 36t, 37
cristaloide, 36-37, 36t
iso-osmótica, 31
isotônica, 31
Soluções iso-osmótica, 31
Soluções isotônicas, 31
Som de Korotkoff, 268
Soro fisiológico, 35
Soro glicosado a 5%, 36
Staphylococcus saprophyticus, 295
Supressor do tumor de Wilm 1, 5

T

Tacrolimus, 257, 259t
Tampões
características, 135t
definição de, 134
química, 133-135
urinário, 138
Tampões das hemácias, 134
Tampões/tamponamento químicos, 134-135
Tamponamento passivo, 134
Tecido epitelial, 29
Terapia de reposição hídrica
aplicações de, 35
coloides, 36t, 37
cristaloides, 36-37, 36t
Terapias de substituição renal
diálise. *Ver* Diálise
doença renal crônica tratada com, 252-261
história da, 252-253
lesão renal aguda tratada com, 236
Teste de supressão da clonidina, 286-287
Tomografia computadorizada
angiografia, 170
avaliação de doença renal usando, 168, 170f
Torsemida, 124t
Toxinas urêmicas, 254t
Transplante renal
câncer após, 261
câncer de pele, após, 261
complicações do, 258-261
complicações infecciosas de, 258-259, 260f
doadores, 256
doença cardiovascular após, 261
história do, 252-253
imunossupressão para, 256-259, 259t
rejeição de, 259-261
rejeição do enxerto, 259-261
taxas de sobrevida, 256
uso de glicocorticoides em, 257
Transportador de íons de hidrogênio, 139-140
Transportador de ureia A, 69
Transportador de ureia B, 69
Transporte
na alça de Henle. *Ver* Alça de Henle, transportes em
no ducto coletor cortical, 76-77
no ducto coletor da medula interna, 79, 80f
no túbulo contornado distal, 73-74
no túbulo proximal. *Ver* Túbulo proximal
no ducto coletor, 74, 76-78
Transporte acoplado, 35
Transporte ativo, 35
Transporte de água
fisiologia celular do, 53-57
mecanismos de, 34f, 34-35
na alça de Henle, 69
Transporte de íons, 34f, 34-35
Transporte de solutos
ativo, 35
fisiologia celular do, 53-57
métodos para, 34f, 35
no túbulo proximal, 52f
Transporte tubular máximo, 51
Trato gastrintestinal
absorção de ferro no, 247f
hipocalemia causada por perda de fluido no, 110

sangramento do, na doença renal crônica, 247-248, 248f, 249t
Trato urinário
mecanismos de defesa, 295-296
obstrução do
características clínicas da, 298-300
diagnóstico de, 298-300, 298f-300f
etiologia de, 298-299, 300f
nefrite intersticial crônica secundária à, 216-217
tratamento de, 299-300
Trato urinário inferior
anatomia microscópica de, 22-23, 23f
bexiga. *Ver* Bexiga
função de, 24
ureter. *Ver* Ureter
Triantereno, 124t, 125
Trifosfato de adenosina, 35
Trimetoprim-sulfametoxazol, 297, 299t
Troca de contracorrente, 70, 70f
Troca sódio/hidrogênio, 54, 57
Trocador de ânion, 15, 78, 138
Trocador Na/H, 54, 57
Tromboxano A2, 45t
Túbulo contornado distal
descrição do, 20
efeitos da furosemida sobre, 128f
final, 74f
histologia do, 21f
inicial, 74f
sódio em
reabsorção de, 73
transporte de, 75, 125
transporte no, 73-74
Túbulo contornado proximal
descrição, 17
epitélio, 20
funções, 19
membrana luminal do, 19, 19f
Túbulo em forma de S, 4f, 6-7
Túbulo proximal
amoniagênese em, 143f
anatomia microscópica de, 51-53
anatomia, 51-53
cátions e ânions orgânicos secretados por, 57-59, 58t, 59f
células epiteliais do, 34, 52
epitélio do, 52f
potássio
reabsorção de, 108
transporte de, 107
reabsorção de água em, 57
reabsorção de bicarbonato no, 55, 56f, 137f, 142
reabsorçao de cálcio em, 57
reabsorção de cloreto em, 57, 57f
reabsorção de fluido no, 59-60, 95
reabsorção de magnésio em, 57
secreção de íons de hidrogênio em, 137
segmentos do, 52-53
suprimento sanguíneo para, 53
transporte de aminoácidos em, 54-55, 55f
transporte de eletrólitos em, 51-60
transporte de fosfato em, 55-57, 56f
transporte de glicose no, 54f
transporte de proteínas em, 57, 58f
transporte de sódio em, 54
transporte de soluto em
modelo celular de, 53f

fisiologia celular do, 53-57
reabsorção, 55, 57, 58f
transporte e metabolismo do citrato em, 302f
transporte máximo, 51
Tubulorrexe, 211
Túbulos renais. *Ver também* Túbulo específico
anatomia, 16-21
lesão aguda do. *Ver* Lesão tubular aguda
variação celular regional em, 19-21
Tufo capilar glomerular, 175
Tumor de Wilm, 308-309, 309f
Tumores renais
carcinoma de células renais, 306-307, 307f-308f
tumor de Wilms, 308-309, 309f
tumores ureterais, 309

U

Ultrafiltração, 13
Ultrafiltrado glomerular, 39-40
Ultrassonografia
achados na nefrite intersticial crônica, 216-217
avaliação da lesão renal aguda, 225
avaliação de doença renal usando, 168, 170f
Ultrassonografia com Doppler colorido, 169
Unidade formadora de colônia-célula eritroide, 87
Ureia
como toxina urêmica, 253
definição de, 68
depuração de, 47
difusão de, 69
reciclagem de, 70
transporte de, 69
Ureter (es)
adventícia, 23
anatomia, 11, 23f, 24, 214f
anomalias de, 9
duplo, 9
mucosa do, 23
muscular do, 23
obstrução do, 9
parede da bexiga e, 214f
tumores, 307
Ureter duplo, 9
Uretra, 9
Urgência hipertensiva, 288
Urina
amostra de jato médio, 294
análise com fita reagente, 165-167, 166f
análise do sedimento, 166-167, 167f-169f
cetonas em, 166
cilindros em, 167, 167f
componentes ácidos em, 139f
concentração da, 65-69
cristais em, 167, 169f
densidade relativa, 31, 166
diluição de 65-67
diluída, 63
excreção de amônio em, 144f
excreção de bicarbonato em, 142
excreção de creatinina em, 48
excreção de proteína na, 163-164
excreção de ureia em, 47
formação de, 13, 40f
glicose em, 51
hemácias na, 167f-168f
osmolalidade, 65, 67-68
pH, 166
produção no metanefro de, 4-5
substâncias excretadas na, 39
Urina diluída, 63
Urobilinogênio, 167
Urocultura, 294

V

Válvula de uretra posterior, 9
Vasa recta, 22, 70
Vasculite limitada ao rim, 196f
Vasculite renal, 195, 195f-196f
Vasculite, 195-196, 195f-196f
Vasodilatação arterial, 122
Vasodilatadores diretos, 278
Vasopressina. *Ver também* Hormônio antidiurético
administração de, 103
definição de, 83
descrição, 63
efeito da diminuição do volume circulante efetivo na secreção de, 119
efeitos do volume intravascular sobre, 84-85
efeitos dos osmorreceptores sobre, 84
fisiologia molecular de, 67, 68f
osmolalidade urinária afetada por, 65, 67
permeabilidade à água afetada por, 83
secreção de, 83-84, 85t
Veia suprarrenal, 287
Veias interlobulares, 22
Ventilação minuto, 149
Ventilação, 136
Vesicular SNAREs, 140
Vitamina D, 57, 74, 86, 303
Volume circulante efetivo
cloreto urinário como índice de, 155
determinantes do, 117, 118f
edema e, 117-118
hiponatremia causada por, 96-97
reabsorção de sódio por meio de, 114
regulação da secreção de íons de hidrogênio por, 142
secreção de vasopressina afetada por diminuição do, 119
Volume corporal total, 96
Volume extracelular
composição do, 117
edema causado por aumento do, 117
equilíbrio de sódio e do, 120
expansão do, 120, 122f
na situação de débito cardíaco aumentado, 122f
na situação de débito cardíaco baixo, 122f
regulação do, 118-120
sensores, 118-119
Vômitos, 139, 154, 154f

RR DONNELLEY

IMPRESSÃO E ACABAMENTO
Av Tucunaré 299 - Tamboré
Cep. 06460.020 - Barueri - SP - Brasil
Tel.: (55-11) 2148 3500 (55-21) 3906 2300
Fax: (55-11) 2148 3701 (55-21) 3906 2324

IMPRESSO EM SISTEMA CTP